의사법학론

[제3판]

주 호 노 저

法 文 社

Medizinrecht

3. Auflage

von

Prof., Ph.D., Dr. jur. Ho-No Joo

2022

Bobmun Sa

Paju Bookcity, Korea

제3판 머리말

제2판을 출간한 지도 벌써 2년 반이 흘러간다. 그동안 코로나19의 등장 등 사회현상은 예측하기 어려울 정도로 빠르게 변하고 있고 법률의 제 · 개정도 빈번해지고 있다. 이에 따라 응급의료법, 감염병예방법 등의 개정은 물론 특히 가명정보를 포함한 개인정보보호법의 개정과 수술실 내 폐쇄회로 텔레비전의 설치와 운영 등을 내용으로 하는 의료법의 개정도 있었다. 또 관련 판례의 신규 축적도 적지 않았다.

제3판에서는 제 · 개정된 법률의 내용과 신규 축적된 판례의 내용을 모두 반영하였다. 제2판에서 누락된 판례도 추가하였다. 또 제2판에 남아 있던 문법상의 오류도 바로 잡았을 뿐만 아니라 가독성, 전달성 및 이해도를 높이기 위해 필요한 곳에서는 재편집, 수정, 산삭 및 첨부를 다시 반복하였다. 나아가 참고문헌란에서 확인될 수 있는 문헌에 대하여는 이의 각주표기를 원칙적으로 생략하도록 하였다. 이 점에 대하여는 참고문헌의 저자와 본서의 독자 여러분들께 깊고 넓은 양해를 구하는 바이다.

제3판의 출간도 제2판에 대한 독자 여러분들의 애독과 성원이 있었기에 가능하였다. 이것이 독자 여러분들께 거듭하여 깊은 감사를 드리지 않을 수 없는 이유이다. 앞으로도 본서가 더욱 발전할 수 있도록 독자 여러분들의 변함없는 애독과 지도편달이 계속되기를 희망한다. 본서의 출간을 위해서 수고하신 법문사 모든 임직원들께 감사드린다. 특히 편집과 교정에 심혈을 기울여주신 김용석 과장께도 깊은 감사를 빼놓을 수 없다. 끝으로 본서의 간단없는 발전을 위해 가까이서든 멀리서든 음으로든 양으로든 성원과 격려를 아끼지 않으시는 모든 분들께도 널리 감사를 표한다. 본서의 지속적인 발전을 위해 더욱 힘쓰고 끊임없이 노력할 것을 재삼 다짐한다.

2022년 2월

저자 주호노 씀

제2판 머리말

어느 덧 초판이 출간된 지도 2년이 넘었다. 그 동안 다수의 법률들에서 일부가 개정되었고, 판례에 있어서도 신규 축적이 있었다. 초판은 처음부터 많은 독자들로부터 호평을 받는 동시에 대한민국학술원으로부터는 2018년도 우수학술도서에 선정되기도 하였다.

제2판은 원칙적으로 초판의 체계와 내용을 그대로 유지하였다. 또한 제2판은 법률에 있어서 일부 개정된 내용과 판례에 있어서 신규 축적된 내용은 물론 이론에 있어서도 변화를 추적하여 수집된 내용을 빠짐없이 반영하려고 시도하였다. 다만, 제2판에서는 가독성을 높이기 위해서 일부 내용에 있어서는 글자의 크기를 줄이고 번호체계도 새로 구성하는 등 편집에 있어서 다소 변경이 행하여졌다. 그리고 제2판은 초판에 있던 문법상의 오류와 내용상의 오류를 바로 잡았을 뿐만 아니라 필요한 곳에서는 수정, 산삭 및 첨부를 추가하였다.

제2판의 출간으로 한동안 유지되어 온 초판의 품절상태를 해소할 수 있었다. 이는 무엇보다도 기쁘게 생각되는 바이다. 제2판의 출간은 초판에 대한 독자들의 애독과 성원이 없었으면 불가능한 일이었다. 여기서 제2판의 출간에 있어서 최고의 원동력이었던 독자들께 깊은 감사를 드리지 않을 수 없다. 앞으로도 의사법학론이 꾸준히 발전을 거듭할 수 있도록 독자들의 변함없는 애독과 지도편달이 계속되기를 바라마지 않는다.

제2판의 출간을 위해서도 수고하신 법문사 모든 임직원께 감사드린다. 특히 편집에 심혈을 기울여주신 김용석 과장께도 특별한 감사를 드린다. 끝으로 의사법학론의 계속적인 발전을 위해 가까이서 또는 멀리서 그리고 음으로 또는 양으로 지원과 응원을 아끼지 않으시는 분들께도 두루 감사를 표한다. 의사법학론의 보다 큰 발전을 위해 더욱 힘쓰고 끊임없이 노력할 것을 거듭 다짐한다.

2019년 5월
저자 주호노

머 리 말

바다의 파도처럼 제4차 산업혁명이라고 불리어지는 변화의 물결이 밀려오고 있다. 학문의 역사도 변화의 연속이었으며, 이러한 변화 속에서 그 방향은 크게 세분화와 융합화의 줄기로 묶을 수 있다고 생각된다. 융합화는 두 영역간의 특정요소들의 결합으로 시작되기 때문에 세분화를 기다려야 가능한 경우도 있을 수 있다. 융합화를 의미하는 컨버전스(convergence)라는 말은 기술과 기술의 결합에서 쉽게 찾을 수 있다. 예컨대, 정보통신(ICT, information communication technology) 컨버전스, 생명공학(BT, biotechnology) 컨버전스 또는 나노(NT, nanotechnology) 컨버전스 등에서와 같이 두 가지 이상이 모여서 또 다른 하나가 된다. 이와 같이 컨버전스는 기술과 기술의 결합에 그치지 않고, 기술과 과학 나아가 과학과 과학이 결합하는 방향으로 발전하면서 새로운 영역을 창출해 내고 있다.

의사법학(醫事法學, Medizinrecht, medical law)이라는 신생 학문분야는 의학과 법학의 컨버전스에 속한다고 할 수 있다. 그런데 학문분야간 컨버전스, 즉 학제간 연구에 있어서 가장 중요한 것은 상이한 두 학문의 언어를 모두 이해하고 이를 잘 매개할 수 있는 중개자의 역할이라고 할 수 있다. 여기서 한 가지의 분야에 매몰되는 것보다는 다양한 분야에 유연하게 대처할 수 있는 능력을 견지할 수 있는 태도야말로 컨버전스 시대에 있어서 보다 중요한 덕목이 될 수 있다고 보여진다. 의사법학론(醫事法學論)은 의사법학이라는 새로운 학문분야를 개척하려고 도전하는 시론(試論)에 불과하다. 그럼에도 불구하고 그 끝을 창대하게 하기 위하여 의사법학론은 그 목표점을 이론서임과 동시에 실무지침서에 두고 그 역할을 손색없이 해낼 수 있도록 최선을 다하기로 하였다. 의사법학론의 특징을 몇 가지로 요약하자면 다음과 같다. 첫째, 학문적 체계를 갖추고 이론적 완성도를 높이려고 노력하였다. 둘째, 개념에 관한 정의를 찾아서 명확하게 하려고 노력하였다. 개념정의는 이론정립에 있어서 출발점이 되기 때문이다. 셋째, 연혁적 고찰을 가미함으로써 기초부터 최신지견에 이르기까지 이론의 방향을 모색할 수 있도록 하였다. 넷째, 항목마다 최신의 판례까지 망라하여 소개함으로써 이론의 추이와 함께 실무의 경향도 동시에 파악할 수 있도록 하였다. 이 책의 부피증가에 상당량 기여한 부분이기도 하다. 이와 같이 의사법학론이 새로운 학문분야에 도전하여 어느 정도 성과를 낼 수 있었다면 그 배후에는 2012년에 출간된 의사법총론(醫事法總論)이라는 모태가 있었기에 가능했다고 생각된다. 의사법학론은 의사법총론을 가필수정하여 의사법학 전반을 아우르는 새로운 책으로 엮은 것이기 때문이다.

그 동안 소중한 인연을 이어가면서 필자를 믿고 격려해주시고 기다려주신 많은 분들께 감사를 표한다. 또한 이 책이 출간되기까지 음양으로 도움을 주신 고마우신 분들께도 깊은 감사를 드린다. 그리고 이 책의 출간을 기꺼이 허락해 주신 법문사 사장님과 수고를 아끼지 않으신 임직원 모두에게도 감사드린다. 독자 여러분들의 많은 지도와 편달을 기대한다.

2017년 2월

우거에서 주호노 씀

대 목 차

제3편 시설론

제4편 행위론

제 5 편 책 임 론

제 6 편 분쟁해결론

세 목 차

제 1 편 기초이론

제 2 편 당사자론

제 4 편 행 위 론

제5편 책 임 론

제 1 장 의료과실론 (781~924)

주요 참고문헌

Ⅰ. 국내 문헌

1. 기본서

곽윤직, 『채권각론』 민법강의 Ⅳ 제6판, 박영사, 2005.
김성돈, 『형법각론』 제7판, SKKUP, 2021.
김성돈, 『형법총론』 제7판, SKKUP, 2021.
김준호, 『민법강의』 제28판, 법문사, 2022.
김혜정/박미숙/안경옥/원혜욱/이인영, 『형법각론』 제2판, 정독, 2021.
김혜정/박미숙/안경옥/원혜욱/이인영, 『형법총론』 제3판, 정독, 2020.
배종대, 『형법각론』 제13판, 홍문사, 2022.
배종대, 『형법총론』 제15판, 홍문사, 2021.
신동운, 『형법각론』 제2판, 법문사, 2018.
신동운, 『형법총론』 제13판, 법문사, 2021.
오영근, 『형법각론』 제6판, 박영사, 2021.
오영근, 『형법총론』 제6판, 박영사, 2021.
이시윤, 『신민사소송법』 제15판, 박영사, 2021.
이재상/장영민/강동범, 『형법각론』 제12판, 박영사, 2021.
이재상/장영민/강동범, 『형법총론』 제10판, 박영사, 2019.
이형국/김혜경, 『형법각론』 제2판, 법문사, 2019.
이형국/김혜경, 『형법총론』 제6판, 법문사, 2021.
임동규, 『형사소송법』 제15판, 법문사, 2021.
임 웅, 『형법각론』 제12정판, 법문사, 2021.
임 웅, 『형법총론』 제12정판, 법문사, 2021.
주호노, 『법학원론』 제3판, 퍼플, 2022.
주호노, 『형법총론』 제2판, 법문사, 2022.

2. 의사법서

강공언/김희창/남영희/박경렬/박재원/박영희/오향숙/유진영, 『건강보험론』 제3개정판, 메디시안, 2015.

김나경, 법조문과 사례로 이해하는 『의료분쟁』, 박영사, 2020.
김병일, 『의료계약법론』, 한국학술정보㈜, 2006.
김선중, 최신실무 『의료과오소송법』 신정판, 박영사, 2008.
김장한/이윤성, 『의료와 법』 2판, E Public, 2008.
김재윤, 『의료분쟁과 법』 제2판, 율곡출판사, 2015.
노갑영, 『의료법과 의료분쟁의 이해』, 마인드탭, 2018.
박영호, 『의료분쟁과 법』, 법률정보센타, 2005.
박용신, 『한방의료와 의료법』, 열린 아트, 2008.
손명세 외24인, 『보건의료법 윤리학』, 박영사, 2021.
신현호, 『의료소송총론』, 육법사, 1997.
신현호/백경희, 『의료분쟁 조정 · 소송 총론』, 육법사, 2011.
신현호/백경희, 『의료분쟁 조정 · 소송 각론』, 육법사, 2012.
우상덕, 『의사를 위한 법률』, 익선문화사, 1975.
이덕환, 『의료행위와 법』 전정판, 현문사, 2010.
이상돈/김나경, 『의료법강의』 제4판, 법문사, 2020.
이상완, 『의료사범의 이론과 실태』 연구보고 19, 법무연수원, 1988. 이상완(의료사범의 이론과 실태)
주호노, 『의사법총론』, 법문사, 2012.
채 순, 『의료과실과 법』, 신지서원, 2008.
최재천/박영호/홍영균, 『의료형법』, 육법사, 2003.
추호경, 『의료과오론』, 육법사, 1992.

3. 관련 문헌

국민건강보험, 『국민건강보험법 해설』, 국민건강보험공단 법무지원실, 2011.
대한의사협회, 『의료법원론』 개정판, 법문사, 2008.
대한의사협회, 『의료분쟁의 이해』, 법문사, 2009.
법원행정처, 『의료사고에 관한 제문제』 재판자료 제27집, 법원행정처, 1985.
의료문제를 생각하는 변호사 모임, 『의료법』 주석서, 박영사, 2020.

Ⅱ. 국외 문헌

1. 독일문헌

Bergmann, Karl Otto/Weber, Carolin, *Die Arzthaftung*: Ein Leidenfaden für Ärzte und Juristen, 4. Aufl., Springer, 2013. (Bergmann/Weber, Selbstaufklärung und therapeutische Aufklärung)

Ehlers/Broglie, *Arzthaftungsrecht*, 5.Aufl., Verlag C.H. Beck München, 2014. (Ehlers/Broglie, Arzthaftungsrecht)

Joecks/Miebach(Hrsg.), *Münchener Kommentar zum Strafgesetzbuch*: StGB, 4.Auflage, Verlag C.H.Beck, München, 2021. (Joecks/Miebach(Hrsg.), Münchener Kommentar zum Strafgesetzbuch: StGB)

Laufs/Uhlenbruck, *Handbuch des Arztrechts*, 3.Auflage, Verlag C.H.Beck, München, 2002. (Laufs/Uhlenbruck, Handbuch des Arztrechts)

Panagopoulou－Koutnatzi, Fereniki, *Die Selbstbestimmung des Patienten*－Eine Untersuchung aus verfassungsrechtlicher Sicht, Schriftrn zum Offentlichen Recht Band 1123, Duncker & Humblot, Berlin, 2009. (Panagopoulou-Koutnatzi, Die Selbstbestimmung des Patienten)

Tröndle/Fischer/Schwarz, *Strafgesetzbuch und Nebengesetze*, 54. Aufl., C.H.Beck, München, 2021. (Tröndle-Fischer, Strafgesetzbuch und Nebengesetze)

Wenzel(Hrsg.), Handbuch des Fachanwalts *Medizinrecht*, Luchterhand(Köln), 2019. (Wenzel, Handbuch des Fachanwalts Medizinrecht)

2. 일본문헌

加藤久雄,『医事刑法入門』改訂版, 東京法令出版株式會社, 1999.

加藤良夫,『實務医事法講義』實務法律講義⑫, 民事法研究會, 平成17.

加藤一郎/森島昭夫 編,『醫療と人權』－醫師と患者のよりよい關係を求めて, 有斐閣, 1984.

甲斐克則,『医事刑法への旅 Ⅰ－Road to Medico－ Criminal Law Ⅰ－』, 現代法律出版, 2004.

高橋勝好,『医師に必要な法律－医療紛争を防ぐために－』, 南山堂, 1980.

高田利広,『看護婦と医療行爲』, 日本看護協會出版會, 2001.

高田利広,『医師と患者の法律知識』, 育英堂,（東京）1975.

菅野耕毅,『醫療過誤責任の理論』(新版)(医事法の研究 Ⅰ)(增補新版), 信山社, 2001.

菅野耕毅,『醫療契約法の理論』(新版)(医事法の研究 II)(增補新版), 信山社, 2001.
菅野耕毅,『看護事故判例の理論』(新版)(医事法の研究 IV)(增補新版), 信山社, 2002.
金川琢雄,『診療における說明と承諾の法理と實情』,多賀出版, 1988.
金川琢雄, 『現代医事法學』 改訂第2版, 金原出版株式會社, 1995.
大谷實, 『醫療行爲と法』 新版補正 第二版, 弘文堂, 平成9.
大谷實, 『刑法講義各論』 新版第四版補訂版, 成文堂, 2015.
大塚仁/河上和雄/佐藤文哉/吉田佑紀 編, 『大コンメンタール刑法』 第8卷, 青林書院, 2001.
稻垣喬, 『医事訴訟と医師の責任』, 有斐閣, 1999.
富田功一, 『パラメディカルの『医療行爲と法律』, 南山堂, 1983.
森本益之, 『法學要論』, 嵯峨野書院, 1993.
西内岳/許功/棚瀨慎治, Q&A 『病院・医院・齒科医院の法律実務』, 新日本法規, 平成20(2008).
船山泰範, 『刑法の役割と過失犯論』 現代刑事法研究 第1卷, 北樹出版, 東京: 2007.
小堺堅吾, ナースの知っておきたい 『看護事故の法律常識』, 學習研究社, 1987.
植木哲/斎藤ともよ/平井滿/東幸生/平栗勲,『医療判例ガイド(判例ガイドシリーズ)』, 有斐閣, 1996.
野田寬, 『医事法』 上卷, 現代法律學全集 58, 青林書院, 1984.
野田寬, 『医事法』 中卷, 現代法律學全集 58, 青林書院, 1987.
前田達明/稻垣喬/手嶋豊, 『医事法』, 有斐閣, (東京) 2000.
町野朔, 『患者の自己決定權と法』, 東京大學出版會, 1986.
中山研一/泉正夫, 『醫療事故の刑事判例』 第二版, 成文堂, 1993.
太田幸夫, 『医療過誤訴訟法』 新裁判實務大系 1, 青林書院, 2000.
樋口範雄, 『医療と法を考える－救急車と正義』(法学教室Library), 有斐閣, 2007.
唄孝一, 『医事法學への步み』, 岩波書店, 1983.
河原格, 『医師の說明と患者の同意』: インフォームド・コンセント法理の日独比較, 成文堂, 1998.
穴田秀男, 『最新医事法學』, 金原出版株式會社, 昭和61.

大阪府医師會 編, 『医事裁判と医療の實際－國家と法律家による判例研究－』, 成文堂, 1985.

법령약어표

가정폭력특례법	가정폭력범죄의 처벌 등에 관한 특례법
가족관계등록법	가족관계 등록 등에 관한 법률
간호조무사등규칙	간호조무사 및 의료유사업자에 관한 규칙
감염병예방법	감염병의 예방 및 관리에 관한 법률
건강보험요양급여규칙	국민건강보험 요양급여의 기준에 관한 규칙
경제자유구역법	경제자유구역의 지정 및 운영에 관한 특별법
고엽제법	고엽제후유의증 등 환자지원 및 단체설립에 관한 법률
공공기관운영법	공공기관의 운영에 관한 법률
공공보건의료법	공공보건의료에 관한 법률
공정거래법	독점규제 및 공정거래에 관한 법률
국가유공자법	국가유공자 예우 및 지원에 관한 법률
군형집행법	군에서의 형의 집행 및 군수용자의 처우에 관한 법률
금융실명법	금융실명거래 및 비밀보장에 관한 법률
기초생활보장법	국민기초생활보장법
노숙인복지법	노숙인 등의 복지 및 자립지원에 관한 법률
농어촌의료법	농어촌 등 보건의료를 위한 특별조치법
독립유공자법	독립유공자예우에 관한 법률
디엔에이법	디엔에이신원확인정보의 이용 및 보호에 관한 법률
마약류관리법	마약류관리에 관한 법률
무형문화재법	무형문화재 보전 및 진흥에 관한 법률
민소법	민사소송법
방사선이용법	방사선 및 방사성동위원소 이용진흥법
법령공포법	법령 등 공포에 관한 법률
보건범죄단속법	보건범죄 단속에 관한 특별조치법
보호소년법	보호소년 등의 처우에 관한 법률
보훈보상자법	보훈보상대상자 지원에 관한 법률
북한이탈주민법	북한이탈주민의 보호 및 정착지원에 관한 법률
비영리단체법	비영리민간단체지원법
사법경찰직무법	사법경찰관리의 직무를 수행할 자와 그 직무범위에 관한 법률
사회보장급여법	사회보장급여의 이용·제공 및 수급권자 발굴에 관한 법률
생협법	소비자생활협동조합법

성충동약물치료법	성폭력범죄자의 성충동 약물치료에 관한 법률
성폭력처벌법	성폭력범죄의 처벌 등에 관한 특례법
시체해부법	시체 해부 및 보존 등에 관한 법률
신문법	신문 등의 진흥에 관한 법률
신용정보법	신용정보의 이용 및 보호에 관한 법률
실종아동법	실종아동 등의 보호 및 지원에 관한 법률
아동학대처벌법	아동학대범죄의 처벌 등에 관한 특례법
에이즈예방법	후천성면역결핍증예방법
연명의료결정법	호스피스 · 완화의료 및 임종과정에 있는 환자의 연명의료결정에 관한 법률
5·18보상법	5 · 18민주화운동 관련자 보상 등에 관한 법률
5·18유공자법	5 · 18민주유공자예우 및 단체설립에 관한 법률
옥외광고물법	옥외광고물 등의 관리와 옥외광고산업진흥에 관한 법률
응급의료법	응급의료에 관한 법률
의료기사법	의료기사 등에 관한 법률
의료분쟁조정법	의료사고 피해구제 및 의료분쟁 조정 등에 관한 법률
의사상자법	의사상자 등 예우 및 지원에 관한 법률
인터넷주소법	인터넷주소지원에 관한 법률
119법	119구조 · 구급에 관한 법률
장사법	장사 등에 관한 법률
장기이식법	장기 등 이식에 관한 법률
장애인보조기기법	장애인 · 노인 등을 위한 보조기기 지원 및 활용촉진에 관한 법률
장애인차별금지법	장애인차별금지 및 권리구제 등에 관한 법률
재난안전법	재난 및 안전관리 기본법
전공의법	전공의의 수련환경 개선 및 지위 향상을 위한 법률
전문의수련규정	전문의의 수련 및 자격 인정 등에 관한 규정
접경지역법	접경지역 지원 특별법
정기간행물법	잡지 등 정기간행물의 진흥에 관한 법률
정보통신망법	정보통신망 이용촉진 및 정보보호 등에 관한 법률
정신건강복지법	정신건강증진 및 정신질환자 복지서비스 지원에 관한 법률
제주특별법	제주특별자치도 설치 및 국제자유도시 조성을 위한 특별법
중앙의료원법	국립중앙의료원의 설립 및 운영에 관한 법률
지방의료원법	지방의료원의 설립 및 운영에 관한 법률
청소년성보호법	아동 · 청소년의 성보호에 관한 법률
치과의사전문의수련규정	치과의사전문의의 수련 및 자격 인정 등에 관한 규정

표시광고법	표시·광고의 공정화에 관한 법률
학교안전법	학교안전사고 예방 및 보상에 관한 법률
한의사전문의수련규정	한의사전문의의 수련 및 자격 인정 등에 관한 규정
형소법	형사소송법
형실효법	형의 실효 등에 관한 법률
형집행법	형의 집행 및 수용자의 처우에 관한 법률

제 1 편

기초이론

제 1 장 의사법의 개념

제 1 절 의사법의 의의

의사법(醫事法, Medizinrecht, medical law)이란 의사에 관한 법률의 총체를 말한다. 의사(醫事)란 인간의 생노병사와 관련되는 의료문제의 전체에 관한 사항을 의미한다고 할 수 있다. 그러나 의료문제의 전체에 관한 사항을 한데 모아 놓은 법전(法典)으로서의 의사법이라는 제명(題名)을 가진 법률은 존재하지 않는다. 여기서 보건의료에 관하여 기본적인 사항을 규정하는 보건의료기본법, 국민의료에 관하여 필요한 사항을 규정하는 의료법, 약사(藥事)에 관하여 필요한 사항을 규정하는 약사법 등을 총칭하여 의사법이라고 부르고자 하는 것이다. 이는 마치 민사, 상사 또는 형사에 관한 법을 총칭하여 각각 민사법(民事法), 상사법(商事法) 또는 형사법(刑事法)이라고 부르는 것과 같은 맥락이라고 할 수 있다. 쉽게 말해서, 의사법이란 '의료에 관한 법'을 말한다고 할 수 있다.

의료는 본래 자연발생적인 것이기 때문에 법적 규제와는 무관하였다. 그러나 의료의 사회화와 더불어 의료에 관한 법적 규제가 시작되었다는 것이 역사이다. 예컨대, 실패한 의료에 대하여 의사의 책임을 규정한 기원전 17세기경의 함무라비법전(Code of Hammurabi, BC 1792~BC 1750)이 그 시초이다. 그러나 의료에 관한 법적 규제가 본격화되기 시작한 것은 19세기 초부터 법의학, 위생행정 등에 속하는 문제를 해결하기 위한 의사법제(醫事法制, medical jurisprudence)라는 용어가 나타나기 시작하면서부터라고 할 수 있다. 오늘날 의사에 관한 법적 규제는 영국, 미국, 프랑스 등에서와 같이 길드에 의한 자율적 규제인 민사법적 규제의 경향을 보이는 국가와 독일, 일본 등에서와 같이 국가에 의한 행정적 규제인 행정법적 규제의 경향이 강하게 나타내는 국가로 양분되고 있다. 한편, 의사법학(醫事法學)이란 의료에 관한 법적 문제를 구명하는 학문분야, 즉 학문으로서의 의사법(醫事法)을 말한다고 할 수 있다.

제2절 의사법의 특성

Ⅰ. 사회법

국내법을 분류하자면 그 내용에 따라 공법과 사법 및 사회법으로 3분하거나 또는 공법, 사법, 형사법 및 사회법으로 4분하는 경우가 일반적이다. 공법(公法, öffentliches Recht, public law)이란 '국가 또는 지방자치단체 상호간의 관계' 또는 '국가 또는 지방자치단체와 사인 사이의 관계'를 규율하는 법을 말한다. 이에 반하여 사법(私法, Privatrecht, private law)이란 사인(私人) 상호간의 관계를 규율하는 법을 말한다. 나아가 사회법(社會法, Sozialrecht, social law)이란 사인 상호간의 법률관계에 국가가 개입하는 형태의 법을 말한다. 오늘날과 같은 공법, 사법 및 사회법으로의 법의 분화는 비교적 최근의 일이라고 생각된다. 왜냐하면 근대에 이르러 법은 공법과 사법으로 분화하였고, 현대에 와서야 비로소 사회법의 분화가 추가되었기 때문이다.

공법과 사법의 구별은 경제관계 등의 시민생활은 개인의 자유에 맡기고, 국가의 역할은 범죄나 외적으로부터 시민사회를 보호하는 데에만 제한되어야 한다는 근대적 사유의 결과물이었다. 근대에는 사법은 자유와 평등을 기본원리로 함에 반하여, 공법은 상명하복관계(上命下服關係, Über-Unterordnungs-Verhältnis)에 기초를 둔 상하질서를 기본원리로 한다고 하였기 때문에 양자의 기본원리는 구별된다고 생각되었다. 즉, 근대 시민혁명에 의하여 각 개인의 사생활은 국가권력에 의하여 직접 규제된 상태에서 해방되고 국가와 시민사회가 구별되어 각 개인의 자유로운 활동에 의하여 자율적으로 행하여지는 시민사회를 보장하는 것이 국가의 임무로 되었다(야경국가). 근대 시민사회에 있어서는 법적 인격의 평등, 소유권의 불가침, 계약의 자유 및 과실책임의 원칙이라고 하는 개인주의를 기조로 하는 시민법원리를 구현하는 사법이 중요한 역할을 담당하였다. 이와 같이 시민사회의 성립기에는 재산의 사적 소유를 전제로 거래관계는 국가의 간섭을 배제하여 대등한 시민의 사적 자치를 근거로 자유로이 형성되어야 한다고 생각되었다.

나아가 근대 자본주의는 19세기 말에 이르러 많은 사회적 병폐와 모순을 드러내기 시작하였다. 현대에 접어들면서 국가는 자본주의의 모순을 시정하기 위하여 종래의 자유방임주의적 태도를 지양하고 국민의 생활에 적극적으로 개입하는 복지국가를 지향하게 되었다. 소위 수정자본주의(修正資本主義)의 길로서 독점기업의 횡포를 억제하고 자본가와 근로자의 이해를 조절하여 빈부 간의 소유와 이용의 조화를 도모하는 것을 임무로 하는 것이었다. 이러한 국가정책을 반영하기 위하여 소유권절대의 원칙, 사적 자치의 원칙 및 과실책임의 원칙이 철저히 유지되던 사법적 생활관계에 국가적 통제와 개입이 시작되었다. 이로써 사법도 아니요 공법도 아닌 중간적인 법영역, 즉 제3의 법영역이 생겨나게 되었고, 소위 '사법의 공법화'가 나타나게 되었다. 라드브루흐(Gustav Radbruch, 1878~1949)가 지적하였듯이 근대의 '개인본위의 법'으로부터 현대의 '사회본위의 법'으로 전환된 영역이다. 이것이 바로 소위 말하는 사회법의 탄생이다.

자본주의의 고도화에 따른 시민법적 원리의 수정은 주로 사법의 영역에 대한 국가의 개입이라는 형태로 행하여진다. 그것은 초기자본주의적인 시민법의 원리, 즉 자유방임주의와 개인주의에 대한 사회중심적 사고에 입각한 커다란 수정으로서, 사법에 있어서의 평균적 정의의 원리에 배분적 정의를 폭넓게 가미한 것을 뜻한다. 예컨대, 프랑스 인권선언 제17조에 있는 '소유권의 신성불가침'의 규정이 시민법적 원리의 상징이라고 한다면, 바이마르공화국 헌법 제153조가 '소유권은 의무를 수반한다'라고 한 것은 사회법적 원리를 대표적으로 상징하는 규정이라고 할 것이다. 프랑스 인권선언 제1조 이하가 추상적인 '자유와 평등'을 내세운 것이 시민법적이라고 한다면, 바이마르공화국 헌법 제151조가 구체적인 '인간다운 생활'을 보장한 것은 사회법적이라고 평가할 수 있다. 사회법은 처음에는 근로자의 지위 보장을 위해 사법 중에서 특히 고용계약법을 수정하여 노동법의 발전을 보게 하였고, 한편으로 급격히 변천하는 경제관계를 통제하기 위한 경제법의 발전을 보게 하였다. 그리고 국민의 최저생활을 실질적으로 보장하기 위한 사회보장법의 발전을 가져오게 하였다. 여기서 사회법은 노동법, 경제법 및 사회보장법의 집합체라고 할 수 있다.

결국, 의사법이 속하는 사회법의 영역은 사법과 공법의 교차영역으로서 개인 사이의 자유와 평등을 기본적 바탕으로 하지만, 보이지 않는 손이 작동하지 않아 자유와 평등이 실현되지 않을 때에는 국가권력이라는 보이는 손에 의하여 개인 사이의 실질적인 자유와 평등을 실현하려는 법영역이라고 할 수 있다. 예컨대, 의사와 환자의 관계에서는 계약자유가 원칙이지만, 국가에 의하여 정당한 사유 없는 진료거부가 금지되는 경우이다(의료법 제15조 제1항). 결국 의사법의 특징으로서는 개인의 자유에 대한 국가권력의 개입을 거론할 수 있다고 본다.

Ⅱ. 종합법

의사법의 법원에서 후술하는 바와 같이 의사법은 성문법과 불문법으로 구성되어 있다. 또한 의사법의 성문법으로서는 헌법을 비롯하여 각종의 법률 및 명령을 거론할 수 있고, 의사법의 불문법으로서도 관습법, 판례법 및 조리를 거론할 수 있다. 나아가 의사법은 헌법을 비롯하여 민법, 형법 또는 행정법 등 각종의 실체법에서 발견될 뿐만 아니라 의료소송과 관련하여서도 민사소송법, 형사소송법 또는 행정소송법 등 절차법과도 밀접한 관련을 가지고 있다. 이와 같이 의사법은 거의 모든 법을 아우르는 소위 종합법(綜合法), 통합법(統合法) 또는 융합법(融合法)으로서의 특성을 가지고 있다고 할 수 있다.[1] 이러한 의미에서 의사법학(醫事法學)이란 각 법과 의료가 교차하는 영역을 이론적으로 탐구하는 것을 과제로 하는 학문이라고 할 수 있다. 예컨대, 의사형법학이란 의사법학 중에서 형사법학의 분야를 말하고, 의료에 접목할 수 있는 형사법이론을 추출한 분야라고 할 수 있다. 한편, 의사법은 의료계 내의 자율성을 존중하여 법률의 개입을 자제하는 것을 원칙으로 하고 있다. 의료의 영역에서는 정해진 획일적 규제보다는 가변적 상황에 따른 탄력적 대응구조가 더 효과적일 수 있기 때문이다. 이리하여 의사법 영역에서는 소위 법률의 공백이 다수 존재하게 된다. 이러한 공백은 궁극적으로 의료인들의 윤리에 맡겨져 있는 셈이고, 윤리에의 위임은 곧 의료인들에 대한 신뢰를 전제로 하는 것이다. 따라서 윤리의식 또는 윤리규범이 정상적으로 작동하지 않을 때에는 법률의 개입이 불가피하게 된다.

---

1) 한귀현 역(植木哲 著), 『의료의 법률학』, 한국법제연구원, 2004, 8쪽 참조.

제 2 장 의사법의 법원

법원(法源, Rechtsquellen, sources of law)이란 법의 연원(法의 淵源) 또는 법의 근원(法의 根源)을 말한다. 법원이라는 말은 통상 '법의 타당근거'(法의 妥當根據)라는 의미로 사용되는 경우와 '법의 존재형식'(法의 存在形式)이라는 의미로 사용되는 경우가 있다. 전자를 철학적 의미의 법원이라고 한다면 후자를 형식적 의미의 법원이라고 할 수 있다. 또한 전자를 광의의 법원이라고 한다면 후자를 협의의 법원이라고도 할 수 있다. 전자는 법의 효력이나 구속성의 근원을 말하는 것이기 때문에 법철학상의 난제 중의 하나로 되어 있고, 각자의 입장에 따라 주권자, 국민의 총의, 자연법 또는 정의 등으로 그 근원이 달라지기도 한다. 이에 반하여 후자는 재판 시에 법적 판단의 근거로 될 수 있는 법규범의 존재형식, 즉 법관이 판결이유에서 이유의 근거로 제시할 수 있는 법의 존재형식을 말한다. 그러나 양자는 서로 전혀 무관한 것이 아니다. 법을 해석함에 있어서 법의 본질을 고찰하여야 할 필요가 있는 경우에는 양자는 서로 결합하여 하나로 될 수 있다. 예컨대, 조리가 법원으로 될 때에는 철학적 의미의 법원과 형식적 의미의 법원은 일치하게 된다(민법 제1조 참조). 법의 존재형식으로서의 법원은 크게 성문법과 불문법으로 나누어진다. 일반적으로 법원이라고 할 때에는 후자, 즉 형식적 의미의 법원을 말한다.

제 1 절 성 문 법

Ⅰ. 성문법의 의의

성문법(成文法)이란 입법기관에 의하여 문서의 형식으로 표현되는 법을 말한다. 일정한 절차와 요건에 따라서 제정되는 법률이라는 의미에서 제정법(制定法, Gesetzesrecht)이라고도 한다. 현대에 있어서는 다수의 국가가 성문법주의를 채용하고 있고 또한 불문법주의의 국가에서도 법전화(法典化)가 추진되고 있다. 그 이유로서 성문법은 법이 경화하기 쉬워 유동적인 사회의 변동에 탄력적으로 대처하기 어렵다는 점과 입법의 복잡화 내지 기술화로 일반국민이 체계적으로 이해하기 어렵다는 점 등의 단점에도 불구하고 다음과 같은 장점을 가지고 있기 때문이다. 첫째, 법의 존재가 명확하다는 점, 둘째 법의 통일적인 정비가 용이하다는 점, 셋째 법의 존재와 의미내용이 명료하여 법질서의 안정을 확보할 수 있다는 점, 넷째 오늘날 복잡한 사회생활을 규율하기 위해서는 상법이나 노동법과 같이 상세한 기술적인 법이 제정될 필요가 있다는 점 등이 그것이다. 특히, 근대와 현대에 있어서 일반적으로 형벌법규와 조세법규는 반드시 성문법이 아니면 안 된다는 죄형법정주의와 조세법정주의의 원칙이 확립되고 있다. 이러한 경우에는 성문법 외에 다른 선택의 여지가 없게 된다.

Ⅱ. 성문법의 종류

1. 헌 법

헌법(憲法, Verfassung, constitution)이란 국가의 조직과 작용이라는 대원칙을 정하는 국가최고의 법을 말한다. 일반적으로 국가의 기본법 또는 근본법으로서 기본권의 보장과 권력분립에 관한 내용을 기본적으로 포함하고 있다. 헌법은 최상위의 법으로서 모든 법령보다 최우선한다. 헌법에 위배되는 법령은 무효이다. 위헌법률심사권은 헌법재판소의 권한에 속한다(헌법 제111조 제1항 제1호). 다만, 명령 또는 규칙이 헌법 또는 법률에 위반되는 경우의 심판권은 대법원에 속한다(헌법 제107조 제2항, 법원조직법 제7조 제1항). 헌법의 규정 중에서 의사법의 법원이 될 수 있는 가장 중요한 규정으로서는 인간의 존엄성과 기본적 인권의 보장에 관한 규정을 들 수 있다(헌법 제10조). 이 외에도 헌법상 의사법의 법원으로서는 평등권에 관한 규정(헌법 제11조), 사회보장에 관한 규정(헌법 제34조), 국민보건보호에 관한 규정(헌법 제36조 제3항) 또는 국민의 자유와 권리의 존중·제한에 관한 규정(헌법 제37조) 등을 예시할 수 있을 것으로 보인다.

2. 법 률

(1) 법률의 의의

법률(法律)이란 입법기관인 국회에 의하여 제정된 법을 말한다. 근대 이후부터 법률은 의회의 의결을 거쳐 제정되고 있다. 이러한 의미에서의 법률을 특히 '형식적 의미의 법률'(Gesetz, act)이라고 한다. 법률제정권, 즉 입법권은 국회의 권한에 속한다(헌법 제40조). 그런데 법률에 의해서만 규정하여야 하는 사항이 있다. 이를 입법사항(立法事項) 또는 법률사항(法律事項)이라고 한다. 다시 말해서, 법치주의에 따르는 한 국민의 권리를 제한하거나 국민에게 의무를 부과하는 사항은 반드시 국회에 의한 법률로 규정해야 하며 법률의 구체적 위임 없이는 이를 행정부에 의한 명령으로 규정할 수 없다. 이와 관련하여 헌법은 다음과 같이 규정하고 있다. 즉, 국민의 모든 자유와 권리는 국가안전보장, 질서의 유지 또는 공공복리를 위하여 필요한 경우에 한하여 법률로써 제한할 수 있으며, 이를 제한하는 경우에도 자유와 권리의 본질적인 내용은 침해할 수 없고(헌법 제37조 제2항), 대통령은 법률에서 구체적으로 범위를 정하여 위임받은 사항과 법률을 집행하기 위하여 필요한 사항에 관하여 대통령령을 발할 수 있다고 규정하고 있다(헌법 제75조).

(2) 법률의 효력

법률이 효력을 발생하기 위한 요건은 공포이다. 공포(公布)란 성립된 법률을 국민일반에게 주지시킬 목적으로 공시하는 행위를 말한다. 법률은 특별한 규정이 없는 한 공포한 날로부터 20일을 경과함으로써 효력을 발생한다(헌법 제53조 제7항, 법률공포법 제13조). 여기서 20일을 경과함으로써 효력을 발생하게 한 입법취지는 법률을 공포한 후 신법의 시행에 관한 준비와 주지에 필요한 기간을 부여한 것이라고 이해할 수 있다. 이러한 의미에서 이를 주지기간(周知期間)이라고 한다. 다만, 국민의 권리제한 또는 의무부과와 직접 관련되는 법률은 긴급히 시행하여야 할 특별한 사유가 있는 경우를 제외하고는 공포일부터 적어도 30일이 경과한 날부터 시행되도록 하고 있다(법률공포법 제13조의2). 통상 법령의 효력이 발생되는 날을 시행일이라고 한다. 여기서 시행이란 법령의 효력을 현실적으로 발생시키는 것을 말한다. 법률은 위계상 헌법보다는 하위의 규범이고, 명령이나 자치법규보다는 상위의 규범이다. 따라서 법률의 형식적 효력은 헌법보다는 하위(下位)이고, 헌법 이외의 모든 법규, 즉 명령・규칙, 자치법규보다는 상위(上位)이다. 이를 '법률상위의 원칙'이라고 한다.

3. 명 령

(1) 명령의 의의

명령(命令)이란 행정기관에 의하여 제정되는 법규를 말한다(헌법 제75조, 제95조 참조). 흔히 법규명령(法規命令)이라고 하고, 협의의 명령이라고도 한다. 이에 반하여 광의의 명령이란 협의의 명령에 입법기관인 국회를 포함하여 다른 국가기관에 의하여 제정되는 규칙을 포함하여 말한다. 대법원 규칙, 국회 규칙 또는 중앙선거관리위원회 규칙 등이 그 예이다. 입법권은 국회의 전속적 권한에 속한다(헌법 제40조). 헌법은 국회의 입법권에 대한 예외로서 법률의 위임이 있거나 법률을 집행하기 위하여 필요한 경우에는 행정부로 하여금 법규의 효력을 가지는 명령을 발할 수 있도록 규정하고 있다(헌법 제75조, 제95조 등 참조). 명령은 오늘날 그 필요성과 양이 매우 증가하여 그 남용을 방지하기 위한 예방대책이 필요한 상황이다. 여기서 국회는 법률을 제정하여 명령의 효력을 개폐시키거나 행정부에 대한 국정감사기능을 통하여 직·간접적으로 명령에 대하여 통제기능을 수행할 수 있다. 또한 명령이 헌법이나 법률에 대한 위반여부가 재판의 전제가 된 때에는 대법원이 이를 최종적으로 심사하도록 하는 기능을 통하여 명령에 대한 사법적인 통제기능을 수행할 수 있도록 되어 있다(헌법 제107조 제2항 참조).

(2) 명령의 종류

1) 성질에 따른 분류

명령은 그 성질에 따라 행정명령과 법규명령으로 대별된다. 행정명령(行政命令)이란 행정부가 행정권을 담당하는 기관으로서의 고유권한에 근기하여 자체의 내부조직과 활동을 규율하기 위하여 제정하는 명령을 말한다. 흔히 '행정규칙'(行政規則)이라고 한다. 행정명령은 헌법이나 법률에 특별한 규정이 없어도 제정할 수는 있지만, 행정기관의 내부에서만 효력을 가질 뿐 국민의 권리나 의무에 관한 사항에 관하여는 규정할 수 없다. 이에 반하여 법규명령(法規命令)이란 반드시 헌법 또는 법률에 근거하여 제정되는 명령을 말한다. 법규명령은 행정기관의 외부에 대하여도 대외적·일반적 구속력을 가지기 때문에 법률의 위임이 있거나 법률을 집행하기 위하여 필요한 경우에 한한다.

법규명령은 다시 그 내용에 따라 위임명령과 집행명령으로 세분된다. 위임명령(委任命令)이란 법률의 위임에 따라 발하는 명령을 말한다. 법률이 스스로 정하지 않고 명령에 위임하는 방식에는 일반적 위임과 구체적 위임의 두 가지가 있다. 전자는 위임의 범위나 사항을 구체적으로 정하지 않고 입법의 권한을 일반적·포괄적으로 위임하는 방식을 말한다. 후자는 위임하는 사항과 범위를 개별적·구체적으로 정하여 그에 관한 입법권한을 위임하는 방식을 말한다. 전자의 일반적 위임은 사실상 입법권의 백지위임과 같기 때문에 국회입법의 원칙을 부인하는 결과가 되므로 민주국가에서는 허용되지 않는다. 또한 헌법이 반드시 법률로써만 정하도록 규정한 사항은 명령에 위임하는 것이 불가능하게 된다.

집행명령(執行命令)이란 법률의 집행을 위하여 발하는 명령을 말한다. 집행명령은 주로 법률집행의 통일성과 합리성을 기하기 위하여 발하여진다. 위임명령과 집행명령은 흔히 '시행령'(enforcement decree) 또는 '시행규칙'(enforcement rule) 등으로 불린다. 위임명령과 집행명령은 다 같이 모법이 되는 법률에 종속되므로 모법에 위반되어서는 안된다. 위임명령과 집행명령은 모법이 변경되거나 폐지됨에 따라 자동으로 변경되거나 폐지된다. 다만, 위임명령은 위임의 범위 안에서 모법에 없는 새로운 입법사항, 즉 국민의 권리와 의무에 관한 사항을 정할 수 있음에 반하여, 집행명령은 법률이나 상위명령의 시행에 필요한 구체적인 절차와 형식 등을 정할 수 있을 뿐 새로운 입법사항을 정할 수는 없다.

2) 제정권자에 따른 분류

명령은 그 제정권자에 따라서 대통령이 제정하는 대통령령, 국무총리가 제정하는 총리령, 행정 각부의 장이 제정하는 부령으로 구분된다.

첫째, 대통령령(大統領令, presidential decree)이란 대통령이 발하는 명령을 말한다. 대통령령은 흔히 '시행령'이라고 하여 공포된다. 대통령령을 제정함에 있어서는 국무회의의 심의를 거치도록 되어 있고, 그 제정과 공포에는 국무총리와 관계 국무위원의 부서를 요구하고 있다. 대통령령은 총리령이나 부령보다는 상위의 위계를 가진다.

둘째, 총리령(總理令, ordinance of the prime minister)이란 국무총리가 소관사무에 관하여 법률이나 대통령령의 위임 또는 직권으로 발하는 명령을 말한다. 총리령은 법률이나 대통령령에 위배되어서는 안 된다. 흔히 '시행규칙'이라고 하여 공포된다. 총리령은 행정부의 부처 중에서 국무총리 직속기관인 국가보훈처, 인사혁신처, 법제처, 식품의약품안전처 등의 소관사항에 관하여 제정된다. 총리령은 일반적으로 부령과 같은 위계를 가진다고 본다.

셋째, 부령(部令, ordinance of the ministry of ooo)이란 행정 각부의 장이 소관사무에 관하여 법률이나 대통령령의 위임 또는 직권으로 발하는 명령을 말한다. 흔히 부령은 총리령과 마찬가지로 '시행규칙'이라고 하여 공포된다. 부령은 법률 또는 대통령령에 위배되는 내용을 규정할 수 없다.

(3) 명령의 효력

명령의 위계는 법률보다는 하위이지만, 자치법규보다는 상위이다. 명령 상호간에는 대통령령이 총리령이나 부령보다는 상위에 선다. 총리령과 부령의 위계는 동일하다. 명령의 효력발생요건은 공포이다(법률공포법 제7조, 제9조 참조). 대통령령, 총리령 및 부령은 특별한 규정이 없으면 공포한 날부터 20일이 경과함으로써 효력을 발생하도록 하고 있다(법률공포법 제13조).

Ⅲ. 단계적인 구조와 상호간의 효력

1. 성문법의 단계적인 구조

법의 단계적인 구조를 설명한 사람은 오스트리아의 법학자 켈젠(Hans Kelsen, 1881~1973)이다. 켈젠에 의하면 성문법의 구조는 헌법을 정점으로 하여 그 아래에 법률, 명령, 자치법규의 순으로 상하의 위계를 이루면서 밑변이 넓은 피라미드형의 단계적 구조를 형성함으로써 전체로서 통일성을 갖는다고 보았다. 이것이 바로 켈젠의 '법단계설'(法段階說, Stufentheorie des Rechts)이다. 이에 의하면 법령에 규범성을 주는 것은 그보다 상위에 있는 법령이기 때문에 상위의 법령에 반하는 하위의 법령은 효력을 가지지 않는다고 하였다. 법단계설에 근거하여 우리나라 법령의 우선순위를 체계적으로 보면 다음과 같이 할 수 있다. 즉, 우리나라의 법령체계는 크게 최고규범인 헌법과 그 헌법의 이념을 구현하기 위한 법률, 그 법률의 효과적인 시행을 위한 대통령령, 총리령, 부령 등의 행정입법으로 체계화되어 있다. 이들 법령들은 헌법, 법률, 대통령령(시행령), 부령(시행규칙) 및 행정규칙(고시)의 순으로 일정한 위계를 형성하고 있기 때문에 상위법령의 위임에 의하여 제정되거나 상위법령의 집행을 위하여 제정되는 하위법령은 상위법령에 저촉되는 내용을 규정할 수 없게 된다.

2. 성문법의 상호간의 효력

(1) 수직적 관계

성문법 상호간에는 모순이나 충돌이 발생하지 않도록 효력관계가 정하여져 있다. 상위법령과 하위법령이 모순되거나 충돌하는 경우 하위법령은 효력을 가지지 않고 상위법령이 우선한다. 이를 '상위법우선의 원칙'(上位法優先의 原則)이라고 한다. 법단계설에 의하면 하위의 법령은 상위의 법령에 의하여 그 존재근거가 부여되기 때문이다. 우리나라의 법령은 헌법, 법률, 명령 및 자치법규의 순으로 위계질서를 구성하고 있다. 따라서 헌법, 법률, 명령, 자치법규의 순으로 효력의 위계를 가진다. 다시 말해서, 세부적으로는 헌법>법률>대통령령=규칙>총리령=부령>자치조례>자치규칙의 순으로 효력의 위계가 정하여지고 있다. 따라서 법률은 헌법에 저촉되어서는 안 되고, 대통령령은 헌법과 법률에, 총리령·부령은 헌법·법률·대통령령에 위반되어서는 안 된다. 이러한 위계질서의 순위와 한계에 관하여 구체적이고 최종적인 해석을 하는 곳이 대법원과 헌법재판소이다. 법률이 헌법에 저촉되는 경우에는 법원의 제청에 의하여 헌법재판소가 그 위헌 여부를 심사하여 하위인 법률의 효력을 부정한다. 즉, 법률의 위헌심사권은 헌법재판소가 가진다(헌법 제107조 제1항, 제111조). 이에 반하여, 명령·규칙이 헌법이나 법률에 위반되는지의 여부는 법원이 심사한다(헌법 제107조 제2항).

(2) 수평적 관계

1) 특별법우선의 원칙

같은 위계의 법령 사이에 일반법과 특별법의 관계가 인정되는 경우에는 일반법보다는 특별법이 우선한다. 이를 특별법우선의 원칙(特別法優先의 原則)이라고 한다. 예컨대, 채권의 소멸시효기간은 민법에서는 10년(민법 제162조), 상법에서는 5년(상법 제64조)으로 되어 있다. 이 경우 상법의 규정은 사인 간의 채권 중에서 상거래에 의하여 생긴 채권에 관하여 특칙을 정한 것이다. 이러한 특수한 관계에 관하여 정한 법을 일반법에 대하여 특별법이라 한다. 즉, 일반법이라 함은 법의 적용범위가 사람·장소·사항·기타의 관계에 있어서 제한되어 있지 아니한 법을 말하며, 이에 반하여 한정된 사람·장소·사항·기타의 관계에 한하여 적용되는 법을 특별법이라고 한다. 일반법과 특별법의 관계에 있어서는 '특별법은 일반법에 우선한다'는 원칙에 의하여 특별법이 우선하여 적용된다. 이러한 원칙에 따라 어떤 문제에 대하여 특별법이 있는 경우에는 특별법이 우선하여 적용되며, 특별법이 없는 경우에 제2차적으로 일반법이 적용된다. 흔히 기본법은 여기의 일반법에 해당하게 된다. 민법은 사인 간의 거래일반에 대하여 적용되는 일반법이며, 상법은 사인 간의 거래 중에서 상인이나 상거래에만 적용되는 특별법이다. 따라서 위의 예에서 사인 간의 채권이 상거래에 의하여 발생한 것일 때에는 상법의 규정이 우선되어 5년의 소멸시효기간이 이에 적용되게 된다.

한편, 의사법의 법원으로서의 법률은 몇 가지의 측면에서 다시 분류할 수 있다. 우선, 의사법의 영역에 있어서 기본법으로서의 성격을 가지는 보건의료기본법을 들 수 있다. 또한 의료에 관한 인력과 시설 및 지식에 관한 사항을 규정하고 있는 법률로서는 의료법, 의료기사법, 응급의료법, 혈액관리법, 장기이식법, 연명의료결정법 등을 거론할 수 있다. 그리고 의료자원의 조직적 배치에 관한 사항을 규정하고 있는 법률로서는 지역보건법, 농어촌의료법 등을 제시할 수 있다. 그럼에도 불구하고 연혁적으로 볼 때 의료법이 가장 먼저 제정되었기 때문에 의사법(醫事法)은 의료법을 중심으로 하여 이에서 파생된 법률 상호간에 유기적으로 연계되어 있다고 할 수 있다. 따라서 의사법은 의료법을 중심적인 위치에 두고 다른 법률들은 의료법을 지원·보완하는 형태를 가지는 경향은 여전히 남아 있다고 할 수 있다. 결국, 일반법과 특별법의 관계는 절대적인 것이 아니라 상대적인 관계라는 것을 알 수 있다. 일반법으로서는 헌법, 민법, 형법, 민사소송법, 형사소송법 등이 거론될 수 있다. 이에 반하여 특별법, 특히 의사특별법(醫事特別法)으로서는 보건의료기본법, 의료법, 의료기사법, 응급의료법, 국민건강보험법, 감염병예방법, 마약류관리법, 검역법 등이 예시될 수 있을 것이다. 뿐만 아니라 의사특별법 속에서도 다시 일반법과 특별법으로 구분할 수 있고, 같은 법률의 규정 상호간에 있어서도 일반법과 특별법으로 나누는 것이 가능하다. 예컨대, 보건의료기본법과 의료법의 관계를 일반법과 특별법의 관계로 파악하는 것이 가능하다는 의미이다.

2) 신법우선의 원칙

과거의 법령과 새로운 법령, 즉 구법과 신법이 있는 경우에는 신법이 우선한다. 따라서 법령이 새로 제정되거나 또는 개정된 경우에는 '신법이 구법에 우선한다' 또는 '후법이 전법을 폐한다'는 원칙이 적용된다. 이를 신법우선의 원칙(新法優先의 原則) 또는 후법우선의 원칙(後法優先의 原則)이라고 한다. 법령이 제정되거나 개정되는 경우에는 이와 저촉되는 규정이 이에 따라 삭제되거나 개정되는 것이 보통이지만, 그것이 남아 있는 경우도 있는데 이때에는 원칙적으로 후법(後法), 즉 신법(新法)이 우선한다. 이것은 쌍방이 동등한 효력을 가지고 있는 법령 사이의 문제이며, 일반법과 특별법 사이에는 법령성립의 선후가 아니라 특별법우선의 원칙에 따라 효력이 정하여진다. 따라서 특별법이 구법이고 일반법이 신법인 관계에 있어서는 특별법(구법)이 일반법(신법)보다 우선한다.

제2절 불 문 법

Ⅰ. 불문법의 의의

불문법(不文法)이란 입법기관에 의하여 제정되지는 않았지만, 법규로서의 구속력을 가지는 법을 말한다. 입법기관에 의한 제정과정을 거치지 않았다는 의미에서 비제정법(非制定法)이라고도 한다. 법의 역사는 불문법에서 성문법으로 발전하여 왔고, 오늘날 널리 성문법주의가 요구되고 성취되어 왔다. 그럼에도 불구하고 유동·변천하는 생활관계와 고정된 성문법규 사이에는 필연적으로 간격이 생기게 되어 있기 때문에 불문법의 필요성은 상존하며 어느 사회에서나 끊임없이 불문법은 형성되어 왔다. 성문법주의를 채택하고 있다고 하더라도 모든 법령을 성문법으로 하는 것이 불가능한 이유이다. 불문법은 영미법계에서는 주된 법원(法源)으로 인정되고 있으나, 대륙법계에서는 보충적 법원(法源)으로 보는 것이 일반적이다. 대륙법계에서 불문법은 주로 성문법에서 적용하여야 할 법규가 없는 항목을 보충하는 데에 그 존재의의가 있기 때문이다.

Ⅱ. 불문법의 종류

1. 관습법

(1) 관습법의 의의

관습법(慣習法, Gewohnheitsrecht, customary law)이란 법으로 된 관습을 말한다. 바꾸어 말하면, 관습으로 이루어진 법을 말한다. 다만, 관습이 법으로 되는 근거에 관하여는 크게 관행설, 국가승인설 및 법적 확신설이 대립하고 있다. 법적 확신설이 다수설이다. 법적 확신설에 따르면 관습법이란 법적 확신에 의하여 법규범으로 승인된 관습을 말한다. 법적 확신설에 따라 관습법의 성립요건을 살펴보면 다음과 같다.

(2) 관습법의 성립요건

관습법의 성립요건은 적극적 요건과 소극적 요건으로 나누어질 수 있다. 적극적 요건은 관습의 존재와 법적 확신의 획득이라고 할 수 있다. 소극적 요건은 선량한 풍속 기타 사회질서에 위반하지 않을 것(민법 제103조)과 성문법이 결여되어 있을 것이라고 할 수 있다.

첫째, 관습의 존재이다. 관습은 규범이라는 점에서 사실인 관행과 구별된다. 관행이란 초기 인류의 생존기술이었던 모방본능에 따라 동종 행위의 계속·반복에 의하여 자연발생적으로 생성된 사실적 행위양식을 말한다. 노동관행, 의료관행 등이 대표적인 예이다. 관행은 준수될 것이 사회적으로 강제되는 수준에 이르게 될 때 비로소 관습으로 될 수 있다.

둘째, 법적 확신의 취득이다. 법적 확신이란 사회 구성원 사이에서 관습에 의하여 상호간의 행동관계를 규제하고 분쟁을 해결한다는 의식, 즉 그 사회에 있어서 그러한 관습이 법으로서 인식되는 일반적 신념을 말한다. 관습은 규범으로서 법과 같이 확실히 준수될 것이 요구될 수 있으면 그것은 법적 확신을 취득한 것으로서 이미 관습법이 된다. 규범으로서의 관습이 준수에 대한 요구의 정도가 아직 법적 확신의 단계에 이르지 아니하였다면 그 관습은 여전히 사실인 관습에 그치게 된다. 아직 법적 구속력이 인정되지 않는다는 점에서 관습과 사실인 관습은 같은 개념이나, 양자는 이미 법적 구속력을 가지고 있는 관습법과는 구별되는 개념이라고 할 수 있다.

셋째, 관습은 선량한 풍속 기타 사회질서에 위배되지 않아야 한다(민법 제103조 참조). 선량한 풍속 기타 사회질서는 국가나 사회의 통상의 도덕관념에 따라서 판단되는 것이고, 도덕관은 시대에 따라 변화하고 지역에 따라 다를 수도 있다. 예컨대, 조직폭력단 내부에서의 관습은 그것이 그 집단사회의 내부에서 행위규범이라 하더라도 그것은 국가적 타당성이나 사회적 타당성을 가질 수 없다. 더욱이 이와 같은 조직폭력단의 내부적 관습을 법원으로 인정하는 것은 불가능하다고 해야 한다.

넷째, 일정한 사항에 관하여 법령에 의하여 명문으로 관습을 인정하는 규정이 있거나, 또는 법령 자체에 일정한 사항에 관한 규정이 없어야 한다. 후자의 경우 성문법의 결여 또는 법령의 부재는 명문의 규정은 없지만, 해석상 당연한 요건이라고 생각된다. 법령에 규정이 없는 것이란 법령에 그 관습과는 다른 내용 또는 동일한 내용의 규정이 존재하지 않는 것을 말한다.

(3) 관습법의 효력

1) 열후적 효력

관습법은 일단 법으로서 인정되면 법률로서의 위상과 효력을 가지게 된다. 다만, 관습법의 효력은 성문법과의 관계에서 문제가 된다. 우리나라는 성문법주의를 취하고 있기 때문에 관습법은 원칙적으로 성문법이 존재하지 않거나 또는 성문법이 명문으로 관습법의 효력을 인정하는 경우에만 효력을 가지는 것에 불과하다고 해야 한다. 따라서 관습법은 일반적으로 성문법에 대하여 종속적 지위를 가지게 되고, 열후적 효력(劣後的 效力) 또는 보충적 효력(補充的 效力)만을 가지는 것이 원칙이라고 할 수 있다. 따라서 성문법과 다른 내용을 가지는 관습법은 존재할 수 없다. 다만, 행정법의 영역에서는 조세법정주의 또는 형사법의 영역에서는 죄형법정주의에 근거하여 관습법의 존재는 완전히 부정되고 있다.

2) 의료관행의 효력

관행이란 동종 행위의 계속·반복에 의하여 자연발생적으로 생성된 사실적 행위양식을 말한다. 이러한 의미에서 관행을 사실인 관습이라고도 부른다. 여기서 의료관행(醫療慣行)이란 의료현장에서 계속·반복에 의하여 생겨난 동종의 행위라고 할 수 있다. 예컨대, 리베이트의 관행, 의학적 권고에 반하는 환자의 퇴원의 관행 등이 이에 속한다고 할 수 있다. 의료관행은 관습법의 요건을 갖추지 못한 사실인 관습(事實인 慣習)에 지나지 않기 때문에 아직은 법규범으로서의 위상과 효력을 가질 수 없다. 그러나 관습법은 바로 법원으로서 인정된다. 따라서 관습법은 성문법에 저촉되지 않는 한 법규범으로서의 효력을 가진다. 이에 반하여 사실인 관습은 법규범으로서의 효력을 가질 수 없고 경우에 따라 법률행위의 당사자의 의사를 보충하는 역할에 그치게 된다. 법령과 같은 효력을 갖는 관습법은 당사자의 주장·입증을 기다림이 없이 법원이 직권으로 이를 확정하여야 하고 사실인 관습은 그 존재를 당사자가 주장·입증하여야 한다. 그러나 관습은 그 존부 자체도 명확하지 않을 뿐만 아니라 그 관습이 사회의 법적 확신이나 법적 인식에 의하여 법규범으로까지 승인되었는지의 여부를 가리기는 더욱 어려운 일이므로, 법원이 이를 알 수 없는 경우 결국은 당사자가 이를 주장·입증할 필요가 있다. 사실인 관습은 사적 자치가 인정되는 분야, 즉 그 분야의 제정법이 주로 임의규정일 경우에는 법률행위의 해석기준으로서 또는 당사자의 의사를 보충하는 기능으로서 이를 재판의 자료로 할 수 있을 것이나 이외의 경우, 즉 그 분야의 제정법이 주로 강행규정일 경우에는 그 강행규정 자체에 결함이 있거나 강행규정 스스로가 관습에 따르도록 위임한 경우 등 이외에는 법적 효력을 부여할 수 없다.

2. 판례법

(1) 판례법의 의의

판례(判例)란 판결의 누적이고, 판례법(判例法, judge-made law, case law)이란 판례의 집적에 의하여 만들어진 법을 말한다. 판례법은 판결문 그 자체를 말하는 것이 아니라 집적된 판례로부터 추출된 일반적인 법칙을 말하는 것이다. 판례로부터 추출된 일반적인 법칙은 법규로서의 의미를 가지기 때문에 판례법이라고 하고 판례법은 불문법으로 분류된다. 다만, 판례는 법원에 의하여 형성되는 관습법이라는 점에서 일반적인 관습법과는 구별된다. 영미법계에서는 판례법이 기본적인 법규범으로 되어 있다. 그러나 판례법이 형성될 정도의 판례가 집적되기까지에는 많은 시간이 소요되기 때문에 영미법계보다 늦게 발달하기 시작한 대륙법계에서는 국회에서 제정한 제정법이 중심적인 법규범을 구성되게 되었다.

(2) 판례법의 효력

판례법의 법원성(判例法의 法源性)에 관하여는 두 가지의 입장이 크게 대립되고 있다. 영미법계의 입장과 대륙법계의 입장이 그것이다. 영미법계에서는 불문법주의의 입장에서 선례구속의 원칙(先例拘束의 原則)에 따르기 때문에 판례법의 법원성은 당연히 인정된다. 보통법(普通法, common law)과 형평법(衡平法, equity)은 영미법계에서의 주요 법원을 이루고 있지만, 이들이 바로 판례의 집적결과로서 판례법인 것이다. 이에 반하여 대륙법계에서는 순수한 '법전주의'(法典主義)에 입각한 결과 성문법을 이론적으로 해석하는 것을 법학의 기본으로 하고 있기 때문에 판례법의 법원성은 부정된다. 해석법학의 입장에서 법원에 의한 법의 적용은 법의 정립이 아니라 법의 해석에 그쳐야 한다고 보기 때문이다. 여기서 법의 정립은 입법부의 기능에 속한다고 보는 것이다.

우리나라는 대륙법계의 성문법주의를 채택하고 있기 때문에 선례구속의 원칙을 인정하지 않는다. 따라서 판례법의 법원성은 원칙적으로 부정된다. 헌법도 '법관은 헌법과 법률에 의하여 그 양심에 따라 독립하여 심판한다'(헌법 제103조)고 규정하여 선례구속의 원칙을 배제하고 있다. 그러나 법원조직법은 '상급법원의 재판에 있어서의 판단은 당해 사건에 관하여 하급심을 기속한다'(법원조직법 제8조)고 규정하고 있고, 대법원이 종전에 판시한 헌법, 법률, 명령 또는 규칙의 해석적용에 관한 의견을 변경할 필요가 있는 경우에는 대법관 전원의 3분의 2 이상의 합의체에서 행하도록 규정하고 있다(법원조직법 제7조 제1항 제3호 참조). 이러한 구조 아래에서 하급심은 상급심의 판단을 따르지 아니할 수 없게 되고, 일단 내려진 판단은 변경하기가 쉽지 않게 되어 있다. 상급심의 판단을 따르지 않은 하급심의 판단은 상급심에서 파기될 것이고, 판례의 변경은 전원합의체에서만 가능하기 때문이다. 또한 판례의 안정은 법의 안정으로 직결되기 때문에 법적 안정성의 측면에서도 판례의 반복과, 반복되는 판례의 불변경이 바람직하다고 할 수 있다. 반복하여 적용되는 판례는 법규로서의 규범력을 가지게 되며, 선례(先例, precedents)에 따라 행동하려는 일반인의 경향은 법적 확신을 형성하기 때문에 판례의 법원성은 사실상 부정할 수 없게 된다. 결국, 반복해서 적용되는 판례는 판례법이 되고, 법원성을 획득할 수 있게 된다. 다만, 우리나라는 성문법주의를 채택하고 있기 때문에 판례법은 1차적 법원인 성문법에 이어서 2차적인 법원으로서의 의미를 가진다고 할 수 있다.

(3) 판결서와 판결의 표시

1) 판결서의 구성

판결서의 구조(structure of judicial opinion)는 판결의 구성요소와 이 요소들의 배열방식을 의미한다. 판결서는 법규정 또는 법원의 관행에 의하여 정해지는 최소한의 내용으로 구성된다. 판결서의 구조는 그 내용에 따라 판결서의 양식과 밀접한 관련을 가진다. 판결서의 구조는 법률로써 그 최소한의 기재사항이 정해져 있지만, 판결서의 양식은 별도의 법규정 없이 법원의 관행이나 법관의 성향에 맡겨져 있다. 그럼에도 불구하고 판결서는 형식적 기재사항, 주문 및 이유의 3요소로 구성된다고 할 수 있다. 여기서 '형식적 기재사항' 부분을 일명 '표제부'라고 칭한다면 판결서의 구성도 재판서의 구조에서와 마찬가지로 표제부, 주문 및 이유의 3부분으로 나누는 것이 가능하게 된다. 그런데 판례를 식별하기 위하여는 표제부의 내용을 알아야 하기 때문에 이러한 범위 내에서 아래에서는 표제부의 내용을 고찰하기로 한다.

2) 표제부의 내용

표제부는 판결문의 맨 앞에 위치하고, 이어서 주문과 이유의 순으로 위치한다. 인터넷에 의하여 수집된 판결문의 양식에 따라 편의상 주문 앞까지의 기재사항을 표제부로 분류하면 다음과 같은 사항들이 이에 해당된다고 할 수 있다. 즉, 판례번호 대법원 2050.3.8. 선고 2048다61381 전원합의체 판결(의)에서와 같이 법원, 선고일자, 심급종결표시, 사건번호, 재판종결방식, 판례성격과 수록표시, 사건명칭,

판결출처표시, 판시사항, 판결요지, 참조조문, 참고판례, 소송당사자 및 원심판결 등이다. 이 중에서 특히 선고법원과 사건번호에 관하여는 상세히 살펴보기로 하고, 이에 앞서 우선 나머지 사항들에 관하여 살펴보면 다음과 같다.

첫째, 선고법원은 해당 판결을 선고한 법원명과 재판부를 기재한다. 다만, 단독재판부의 경우에는 재판부를 표시하지 않는다(재판서양식에 관한 예규 제4조 제3항). 합의재판부가 대법원인 경우에는 제○부, 예컨대 제1부로 표시하되, 전원합의체 판결의 경우에는 부 표시를 하지 않는다. 고등법원과 지방법원인 경우에는 재판부의 순서 및 담당사무의 내용에 따라 제○민사부, 제○형사부, 제○가사부, 제○행정부 등으로 표시한다. 다만, 담당사무별 재판부가 각각 1개뿐인 경우에는 민사부, 형사부, 가사부, 행정부 등으로 표시한다. 지방법원소재지에서 사무를 처리하는 고등법원의 부의 경우에는 그 지방법원명 중 지명 부분을 인용하여 '제주부' 등으로 표시하고, 민사, 형사 등 담당사무의 내용은 따로 표시하지 아니한다(재판서양식에 관한 예규 제4조 제2항). 특허법원, 행정법원, 가정법원은 제○부로 표시한다(재판서양식에 관한 예규 제4조 제3항).

둘째, 선고일자는 판결이 선고된 날을 기재한다. 판결서에는 주문표시 바로 윗줄에 선고일을 표시한다(재판서양식에 관한 예규 제13조). 선고일, 변론종결일, 작성일 등 연월일은 연과 월, 월과 일 사이에 각각 한 칸씩 띄어 표시한다(재판서양식에 관한 예규 제14조).

셋째, 심급종결표시는 판결에 의한 종결은 '선고', 결정이나 명령에 의한 종결은 '자'로 표시한다.

넷째, 재판종결방식은 전원합의체에 의한 종결은 '전원합의체 판결', 재판부에 의한 종결은 '판결'이라고 표시한다.

다섯째, 사건번호는 부호와 숫자의 조합으로 구성되며, 엄격한 원칙에 따라 부여된다. 사건번호는 '연도구분, 사건부호 및 진행번호'의 조합으로 구성되며, 띄어쓰기 없이 붙여서 표기한다. 연도구분은 당해 사건이 대법원에 상고된 연도를 표시한다. 진행번호는 일종의 접수된 일련번호로서 사건이 대법원에 상고된 순서를 의미한다. 사건부호는 대법원규칙인 '법원재판사무처리규칙'에 따라 부여된다. 이에 의하면 사건기록에는 사건번호를 붙여야 하고, 사건번호는 서기 연수의 네 자리 아라비아 숫자, 사건별 부호문자와 진행번호인 아라비아 숫자로 표시하여야 한다(법원재판사무처리규칙 제19조 제1항 · 제2항). 사건에 관하여 최초에 붙인 사건번호와 사건명은 그 사건이 종국에 이르기까지 사용하나, 사건명은 잘못이 있음이 분명한 때에는 제1심 종국에 이르기까지 재판장의 허가를 받아 정정할 수 있다(법원재판사무처리규칙 제19조 제3항). 또한 사건별 부호문자는 사건의 성격, 사건수 등을 고려하여 대법원예규로 정하도록 하고 있다(법원재판사무처리규칙 제20조). 여기서 대법원 재판예규인 '사건별 부호문자의 부여에 관한 예규'에 의하면 사건별 사건부호를 별표와 같이 부여하도록 규정하고 있다(사건별 부호문자의 부여에 관한 예규 제2조 제1항). 별표에 따르면, 1심사건, 항소사건 및 상고사건의 판결은 부호문자의 초성이 각각 'ㄱ', 'ㄴ' 및 'ㄷ'으로 표시되는 규칙성을 보이고 있다. 예컨대, 민사1심 합의사건은 '가합', 민사1심 단독사건은 '가단', 민사 소액사건은 '가소', 민사 항소사건은 '나' 및 민사 상고사건은 '다'로 표시한다. 또한 형사1심 합의사건은 '고합', 형사1심 단독사건은 '고단', 약식 정재청구 1심 단독사건은 '고정', 약식사건은 '고약', 전자 약식사건은 '고약전', 형사 항소사건은 '노' 및 형사 상고사건은 '도'로 표시한다. 그리고 행정1심 사건은 '구합', 행정1심 재정 단독사건은 '구단', 행정 항소사건은 '누' 및 행정 상고사건은 '두'로 표시한다. 또한 헌법재판소 결정서의 사건번호도 헌법재판소 규칙인 '헌법재판소사건의 접수에 관한 규칙'에 따라서 부여된다. 즉, 사건번호는 연도구분, 사건부호 및 진행번호로 구성한다(헌법재판소사건의 접수에 관한 규칙 제8조 제1항). 연도구분은 사건이 접수된 해의 서기 연수의 아라비아숫자로 표시한다(헌법재판소사건의 접수에 관한 규칙 제8조 제2항). 사건부호는 사건구분에 따라 위헌법률심판사건은 '헌가', 탄핵심판사건은 '헌나', 정당해산심판사건은 '헌다', 권한쟁의심판사건은 '헌라', 제1종 헌법소원심판사건은 '헌마', 제2종 헌법소원심판사건은 '헌바', 각종 신청사건은 '헌사' 및 각종 특별사건은 '헌아'로 표시한다(헌법재판소사건의 접수에 관한 규칙 제8조 제3항). 진행번호는 그 연도 중에 사건을 접수한 순서에 따라 일련번호로 표시한다(헌법재판소사건의 접수에 관한 규칙 제8조 제4항).

여섯째, 판례성격과 수록표시에서 ★는 '전원합의체 판결', ※는 장차 '대법원 판례집에 수록 예정'임을 의미한다. 일곱째, 사건명칭은 해당 판례의 목적과 내용을 간단하게 표시한 사건의 명칭이다. 명칭부여방식에 관한 규정은 존재하지 않는다. 이 밖에도 판결출처표시, 판시사항, 판결요지, 참조조문, 참고판례, 소송당사자 및 원심판결 등이 순차적으로 기재되어 있다.

3. 조 리

(1) 조리의 의의

조리(條理, nature of things)란 사물의 본성(Natur der Sache), 도리(道理) 등을 의미한다. 정의, 형평, 경험법칙, 신의성실, 선량한 풍속, 사회질서 등으로 표현되기도 한다. 최광의에 있어서는 자연법과 같은 의미로 사용되기도 한다. 법실증주의자들은 조리의 법원성을 부인하나, 자연법론자들은 당연히 조리의 법원성을 긍정한다. 민법은 '민사에 관하여 법률에 규정이 없으면 관습법에 의하고 관습법이 없으면 조리에 의한다'(민법 제1조)고 규정하여 조리의 법원성을 명문으로 인정하고 있다. 여기서 조리는 관습법, 판례법과 함께 성문법의 흠결에 대하여 보충적 기능을 하는 3차적인 법원으로서의 기능을 가지게 된다.

(2) 조리의 법적 효력

성문법은 모든 사건을 해결할 수 있다고 생각된 적이 있었다. 과거에 있었던 법의 완결성(完結性)의 사상이 그랬었다. 그러나 법은 모든 사건을 해결할 수 있는 완결성을 가질 수 없다고 해야 한다. 법의 흠결은 필연적으로 발생할 수밖에 없기 때문이다. 법의 흠결은 사회현상의 변화에 따라 자명한 것에 대한 규정의 생략, 예상하지 못한 사실의 발생 또는 입법기술의 졸렬 등으로 불가피하게 발생하게 된다. 이 외에도 법의 흠결(Lücke im Recht)이 있는 경우 재판은 어렵게 된다. 그렇다고 하여 재판을 거부할 수도 없다. 헌법은 '모든 국민은 헌법과 법률이 정한 법관에 의하여 법률에 의한 재판을 받을 권리를 가진다'(헌법 제27조 제1항)고 하여 법관의 재판거부를 허용하지 않는다는 취지를 규정하고 있다. 성문법의 흠결 시 형사재판에서는 죄형법정주의의 요청에 근거하여 무죄로 된다. 그러나 민사재판에서는 민법의 규정에 의하여 해결할 수밖에 없다. 따라서 성문법이 존재하지 않더라도 관습법이나 판례법에 따라 재판을 하면 문제될 것이 없다. 그러나 관습법도 없고, 판례법도 존재하지 않는 경우에는 문제가 발생한다. 그럼에도 불구하고 법관은 적용할 법이 존재하지 않는다고 하여 재판을 거부할 수 없다. 이미 언급한 바와 같이 여기서 민법은 재판의 기준으로 될 수 있는 제3의 법원으로서 조리를 규정하고 있다. 그런데 실제에 있어서는 관습법과 판례법이 발달해 있기 때문에 법원으로서의 조리의 중요성은 그만큼 반감된다고 할 수 있다. 그러나 행정법의 영역에 있어서의 조리의 중요성은 대단히 크다고 할 수 있다. 행정청이 자유재량에 속하는 행정처분을 하는 경우 처분자의 자의(恣意)를 방치할 수 없고, 평등의 원칙, 비례의 원칙, 공공의 원칙 등 일정한 원칙에 따라야 하기 때문이다. 이와 같은 일정한 원칙을 조리법이라고 한다. 조리법에 위반한 행정처분은 재량권의 남용으로 위법을 피할 수 없게 된다.

(3) 의료윤리의 법적 효력

현대사회에서는 도덕(morals)이라는 말보다는 윤리(ethics)라는 말이 훨씬 더 많이 사용되고 있는 듯하다. 여기서 도덕과 윤리의 구별이 문제되지 않을 수 없다. 보통은 도덕과 윤리를 구별하여 사용하지는 않고 있다. 그러나 상도덕(商道德)이라는 말은 있어도 상윤리(商倫理)라는 말은 없고, 기업도덕(企業道德)이라는 말은 들어보지 못했어도 기업윤리(企業倫理)라는 말은 흔히 사용되고 있다. 결론적으로 말해서, 도덕은 '개인에 대한 규범'이라고 한다면 윤리는 '집단에 대한 규범'이라고 할 수 있다는 점에서 차이를 발견할 수 있다. 다시 말해서, 도덕은 개인규범(個人規範)이고 윤리는 집단규범(集團規範)이라고 할 수 있는 것이다. 여기서 더 나아가 윤리는 부분에 대한 집단규범이라면 법은 부분의 합인 전체에 대한 규범, 즉 전체규범(全體規範)이라고 할 수 있다. 따라서 도덕적 기준은 개인마다 다를 수 있고, 윤리적 기준은 집단마다 다를 수 있다. 사용자의 윤리와 근로자의 윤리 또는 의료인의 윤리와 환자의 윤리는 동일하지 않을 수 있다. 그러나 법적 기준은 전체로서 통일되어 있지 않으면 안 된다. 한편, 도덕, 윤리 또는 법은 그 위반에 대한 제재에 있어서도 차이점을 가지고 있다. 예컨대, 도덕에 위반한 때에는 조소나 비난 등의 도덕적 규제 또는 사회적 규제가 가하여지고, 윤리에 위반한 때에는 윤리적 규제 또는 내부적 징계 등이 가하여지게 되고, 법에 위반한 경우에는 각종의 법적 제재가 가하여진다는 점에서 차이가 발견된다고 할 수 있다. 결국, 국가와 법률, 사회와 윤리 및 개인과 도덕의 관계에서 각각의 개념을 파악하는 것이 가능하다고 생각된다.

의료윤리(醫療倫理, medical ethics)란 의료인의 행동규범으로서 의료에 있어서의 도덕적 체계로 이해할 수 있다. 의료윤리의 기원은 히포크라테스의 선서에서 찾아지고 있고, 그것이 만들어진 당시의 시대상황과 상당히 다른 오늘날에 있어서도 의료윤리의 기초로 이해되고 있다. 오늘날 의료윤리의 대표적인 예로서는 자율(自律, Autonomy), 선행(善行, Beneficence), 무해(無害, Non-Malificence) 및 정의(正義, Justice)로 구성되는 의료윤리의 4원칙이 예시될 수 있을 것이다. 이 외에도 각종의 가이드라인(guide line)이나 지침, 학회의 준칙 또는 직업윤리 등이 이에 속한다고 할 수 있다. 윤리적 판단이 어려운 경우에는 윤리위원회의 자문을 얻을 수도 있다. 의료윤리는 전문가 집단으로서의 의료인들의 자기규범이라고 할 수 있지만, 법과의 관계에 있어서는 영향을 받기도 하지만 영향을 주기도 한다. 의료윤리가 새로운 법영역을 개척하는 원동력으로서 새로운 입법이

행하여지거나 법해석에 영향을 준 경우도 적지 않다고 할 수 있다. 결론적으로 의료윤리는 법규범이 아니기 때문에 법적으로 강제할 수는 없으나 의료윤리의 준수는 법적 판단에 있어서 충분히 영향력을 가질 수 있다고 보인다. 뿐만 아니라 의료윤리의 위반에 대하여는 법적 제재가 아니라 내부적 징계의 대상이 되는 것이 원칙이다. 이와 같은 이유에서 법과 윤리는 엄격히 구별되는 것이 원칙이다. 그러나 양자는 상호 보충관계에 있기 때문에 경우에 따라서는 '윤리의 법률화' 또는 역으로 '법의 윤리화'라는 현상이 발생하고 있다. 전자의 예로서는 임상시험윤리, 과학연구윤리 등의 법률화를 거론할 수 있을 것이다.

제 2 편

당사자론

제 1 장 환 자 론

제 1 절 서 설

Ⅰ. 환자의 개념

당사자란 어떤 일에 직접 관계가 있거나 관계를 하는 사람을 말한다. 의료행위란 의료인측의 일방적 행위만을 의미하는 것은 아니며, 환자측의 협력행위까지 포함하여 이루어지는 공동효과적 현상이라고 말할 수 있다.[1] 이러한 의미에서 의료에 있어서의 당사자는 의료측과 환자측이라고 할 수 있다. 시대적 상황이 의료부권시대, 환자주권시대 및 의료소비시대로 발전함에 따라 의료인측과 환자측의 구조가 주체 대 객체, 공급자 대 수요자, 생산자 대 소비자 등으로 변경되는 가운데 환자의 지위는 각각 의료의 객체, 결정의 주체 또는 선택의 주체로 진화되어 온 것은 사실이다. 이와 같이 환자의 지위가 이미 주체로 고착됨에 따라 의료에 있어서의 당사자는 의료종사자와 환자로 구분하는 것이 가능하게 되었다고 할 수 있다.

1. 환자의 의의

환자의 개념에 관하여는 여러 가지의 측면에서 다양하게 정의될 수 있다. 흔히, 환자(患者, Kranke, Patient)란 건강상의 문제로 인하여 의료서비스를 받고, 이에 대하여 대가를 지불하는 사람을 말한다. 그러나 여기서 말하고자 하는 환자란 엄밀한 의미에서의 그것이 아니라 환자로 될 수 있는 사람, 즉 자연인(自然人)을 의미한다고 할 수 있다.

2. 환자의 지위

의료에 있어서 환자의 지위는 관점에 따라 다양하게 파악될 수 있다. 의료는

---

1) 한경국, "의료과오에 관한 형사법적 고찰," 법원행정처, 『의료사고에 관한 제문제』 재판자료 제27집, 법원행정처, 1985, 467쪽.

첫째, 환자의 의뢰에 의하여 개시되고, 둘째 환자의 신체에 대하여 시행되고, 셋째 환자에게 그 효과가 나타난다고 할 수 있다. 여기서 환자의 신체는 의료가 시행되는 객체가 된다는 점에서 환자의 신체는 의료의 객체라고 할 수 있다. 그러나 첫째와 셋째의 점에서 환자는 의료를 향수하는 주체라고 할 수 있고, 또한 둘째의 점에서도 환자는 자신의 신체에 대하여 지배권을 가지고 있는 주권자가 된다고 해석할 수 있다. 다시 말해서, 환자는 의료행위의 대상이 될 수 있지만, 의료행위의 향수여부를 결정할 수 있는 권리를 가진다고 할 수 있다. 이러한 의미에서 환자는 의료행위에 있어서 자기결정권의 주체로서의 지위가 인정된다고 할 수 있다. 이는 또한 의료행위를 받을 것인가에 대한 최종적인 결정권자는 환자 자신이 아니면 안 되기 때문이다. 따라서 환자에게는 자기결정권과 이와 관련한 '설명후동의의 원칙'(Doctrin of Informed Consent)에 있어서의 동의권의 주체로서의 지위, 개인정보결정권의 주체로서의 지위, 의료계약의 체결에 있어서 승낙권의 주체로서의 지위 등이 인정된다고 할 수 있다.

Ⅱ. 환자의 능력

1. 권리능력

(1) 권리능력의 의의

권리를 향유할 수 있는 자를 권리의 주체라고 한다. 환자는 의료에 있어서 자기결정권을 향유할 수 있는 권리의 주체이다. 권리의 주체가 될 수 있는 자격을 법인격, 법적 인격 또는 권리능력(權利能力)이라고 한다. 이러한 권리능력을 가지고 있는 자를 법적 인격자, 즉 법인격자라고 한다. 법인격자에는 자연인과 법인이 있다. 이 외에도 향후 인공지능(AI)의 시대에는 전자인(電子人, electronic person)이 법인격자로 추가될 것으로 전망되고 있다. 환자는 자연인(사람)에 속하기 때문에 당연히 권리능력을 가진다. 모든 사람, 즉 자연인은 성 · 연령 · 계급 · 직업 등에 의한 차별 없이 평등하게 권리능력자로서 인정된다. 이를 권리능력평등의 원칙(權利能力平等의 原則)이라고 한다. 사람은 생존한 동안 권리능력을 가진다(민법 제3조). 여기서 '생존한 동안'이란 출생시부터 사망시까지를 말한다. 권리능력은 출생에 의하여 취득되고, 사망에 의하여 상실되게 된다. 여기서 '출생시'와 '사망시'와 관련한 것이 각각 권리능력의 취득시점으로서의 '사람의 시기'와 권리능력의 상실시점로서의 '사람의 종기'에 관한 문제이다.

(2) 권리능력의 취득

사람의 시기(始期)와 관하여는 견해가 일치하지 않고 있다. 즉, 형법상 통설과 판례의 입장으로서 규칙적인 진통을 수반하면서 태아의 분만이 개시될 때, 즉 분만이 개시되는 진통이 있을 때를 사람의 시기라고 하는 진통설(鎭痛說) 또는 분만개시설(分娩開始說),[2] 일본의 통설과 판례의 입장으로서 태아의 신체의 일부가 모체에서 노출된 때를 사람의 시기라고 하는 일부노출설(一部露出說), 특히 태아의 두부가 모체에서 노출된 때에 사람이 된다는 두부노출설(頭部露出說), 민법상 통설과 판례의 입장으로서 분만이 완성되어 태아가 모체로부터 완전히 분리된 때에 사람이 된다고 하는 전부노출설(全部露出說)[3] 및 태아가 모체에서 완전히 분리되어 태반에 의한 호흡을 그치고 독립하여 폐에 의한 호흡을 할 때, 즉 보통 첫 울음이 있을 때에 사람이 된다고 하는 독립호흡설(獨立呼吸說)이 대립하고 있다.

결론적으로 사람의 시기는 민법에서뿐만 아니라 형법에서도 문제가 된다. 그러나 민법에 있어서 사람의 시기는 '사람은 생존한 동안 권리와 의무의 주체가 된다'(민법 제3조)는 규정에 기하여 권리능력의 주체가 될 수 있는 시기를 결정하는 의미를 가지는 것이므로 전부노출설이 통설로 되고 있다. 그러나 형법에 있어서 태아는 낙태죄의 객체가 되고, 사람의 경우에는 살인죄, 상해죄 또는 과실사상죄의 죄의 객체가 된다. 다시 말해서, 형법은 태아의 분만과정 중에서 어느 시점을 기준으로 그 전단계에는 낙태죄로 처벌하고 있고, 그 단계 이후에는 살인죄, 상해죄, 과실사상의 죄라고 하여 죄명을 달리하여 처벌하고 있다. 따라서 형법에 있어서 태아와 사람의 분기점을 획정하는 것은 매우 중요한 의미를 가지게 된다. 그런데 형법은 태아에게 상해를 가하거나 과실로 낙태한 경우를 처벌하지 않고 있다. 그러나 태아가 모체에서 노출되기 전이라 할지라도 분만중에 영아의 생명이 침해될 위험성은 지극히 높다. 여기서 형법은 분만중 영아의 생명을 침해한 경우를 영아살해죄로 처벌(형법 제251조)하고 있다. 이러한 의미에서 형법에서는 분만개시설이 통설로 되어 있다.

---

2) 대법원 2007.6.29. 선고 2005도3832 판결; 대법원 1982.10.12. 선고 81도2621 판결.

3) 서울고등법원 2007.3.15. 선고 2006나56833 판결.

(3) 권리능력의 상실

사람의 종기(終期)에 관한 견해도 일치하지 않고 있다.

첫째, 호흡종지설(呼吸終止說)이다. 호흡이 영구적(불가역적)으로 정지했을 때를 사망의 시점으로 보는 견해이다. 이 설은 호흡이 정지되면 산소공급의 중단으로 6분 경과 후에는 뇌세포에 혈액순환이 중단되고(특수한 경우에는 9~12분), 지속적인 순환기능정지가 3~4분에 이르면 의식불명은 회복되지 않아 사망에 직결된다는 것을 그 이론적 근거로 하고 있다. 그러나 이 설에 대하여는 심장사, 뇌사, 폐사의 순서일 때(심근수축정지의 경우)에는 사망이 확실하다고 할 수 있으므로 합리적이나, 폐사, 뇌사, 심장사의 경우(익사)에는 사망확정에 의문의 소지가 남을 수 있으므로 불합리하고, 또 호흡이 정지한 후에도 인공적으로 호흡을 재생시킬 수 있다는 점에서 비판이 가해지고 있다. 현재 우리나라에서 이 설을 지지하는 학자는 없다.

둘째, 맥박종지설(脈搏終止說)이다. 심장의 고동, 즉 맥박이 영구적으로 정지한 때를 사망의 시점으로 보는 견해를 말한다. 심장사설(心臟死說) 또는 심장고동종지설(心臟鼓動終止說)이라고도 한다. 이 설은 호흡정지에 이어 맥박마저 정지해 버리면 다른 장기의 기능도 정지하게 되고 생명현상은 종지된다는 결론에 근거하고 있다. 인류의 경험에 의하여 처음부터 자연발생적으로 발견된 결과이다. 특별한 의학적 전문지식이 없더라도 사망판정이 쉬우며 조작의 위험성이 없어 명확성을 기할 수 있기 때문에 지금까지 확고한 사망의 기준으로 인정되어 왔다. 고래로부터 동서양을 불문하고 일치된 기준이 되어왔던 근거이다. 종래부터 형법상 우리나라의 통설의 태도이기도 하다. 맥박종지설 또한 뇌사, 폐사, 심장사의 순서의 경우에는 합리적이지만, 심장사, 뇌사, 폐사의 순서의 경우, 예컨대 심근수축정지(Cardiac Asystole)의 경우에는 불합리하다고 비판되고 있다. 또한 현대 의료기술로는 심장박동의 정지 후에도 얼마간은 인공적으로 심장박동을 소생·유지시킬 수 있으며 인공심장의 이식수술도 가능하다는 점에서 비판이 가해지고 있다.

셋째, 호흡·맥박종지설(呼吸·脈搏終止說)이다. 호흡과 맥박이 완전히 정지된 시점을 사람의 종기로 보는 견해이다. 종합설(綜合說)이라고도 한다. 종래 우리나라 민법상의 통설이었던 것으로 보인다. 그러나 이에 대하여는 호흡종지설과 맥박종지설에 대한 비판이 그대로 적용된다고 해야 한다. 즉, 호흡과 맥박의 정지는 인공적으로 소생시킬 수 있기 때문에 그것만으로 의사의 생명유지의무가 종결된다고 할 수는 없고, 이 견해에 의할 때에는 적기의 장기이식이 불가능하게 된다.

넷째, 종합판단설(綜合判斷說)이다. 심(心)·폐(肺) 기능의 영구적(불가역적) 정지와 뇌(腦) 기능의 불가역적 정지를 확인하기 위하여 동공의 확대·고정이라는 3가지의 징후를 종합하여 죽음을 판단하려고 하는 견해를 말한다. 이러한 의미에서 3징후설(三徵候說)이라고도 한다. 활력징후(活力徵候, vital signs)를 유지하는 3대 장기인 심장, 폐 및 뇌를 기준으로 판단하려는 것이다. 의료계에서 관행적으로 채택되어 오고 있는 설이다. 그러나 이에 대하여는 호흡·맥박종지설의 불합리성이 그대로 적용되는 것으로 지적되고 있다.

다섯째, 뇌사설(腦死說)이다. 뇌기능의 불가역적 소실(不可逆的 消失)을 사람의 개체사(個體死)로 인정하려는 견해이다. 인간의 생명의 중추는 뇌라는 것을 그 근거로 하고 있다. 의학계에서는 이미 오래전부터 주장되어 온 견해이고, 법학계에서도 오늘날에는 유력시되고 있는 견해이다. 사망의 판정방법으로서 뇌사를 인정하는 경우에도 뇌사가 무엇을 의미하는가에 대하여는 견해가 대립하고 있다. 즉, 뇌간의 기능이 불가역적으로 정지되었을 때를 뇌사로 인정하려는 뇌간사설(腦幹死說, brain stem death), 대뇌기능인 정신작용의 불가역적 소실을 뇌사로 보려는 대뇌사설(大腦死說, cerebral death) 및 뇌간을 포함한 전뇌(全腦)의 기능이 불가역적으로 소실된 상태를 뇌사라고 하는 전뇌사설(全腦死說, total brain death)이 대략 그것이다. 뇌간사설은 뇌간이 생명현상의 중추라는 점을, 대뇌사설은 인격을 특징지우는 정신작용이 소실되면 개인으로서의 인간은 죽었다고 해야 한다는 점을 각각 그 근거로 하고 있다. 전뇌사설에 의할 때만이 식물상태와 뇌사상태의 구별이 가능하다는 점 및 뇌사판정에 신중성을 기할 수 있다는 점 등에서 전뇌사설이 타당하다고 해야 한다. 뇌사설에 의하면 뇌사를 인정하는 시점으로부터 사망한 것으로 되며, 의사(醫師)는 그 시점을 사망진단서에 사망의 연월일(年月日)로 기입하게 된다(가족관계등록법 제84조 제2호, 의료법 시행규칙 제10조). 따라서 뇌사설에 의하여 뇌사로 판정된 자는 시체로 되고, 그로부터 장기를 적출하는 행위는 신체 또는 생명을 침해하는 행위가 아니기 때문에 상해죄 내지 살인죄의 구성요건에 해당하지 않게 된다. 다만, 이 경우에도 시체손괴죄(형법 제161조)에는 해당하게 되므로 임의로 장기를 적출할 수 있는 것은 아니다.

생각건대, 사망의 판정은 전통적인 방법인 심장사가 여전히 유효할 뿐만 아니라 새로이 발견된 뇌사도 또다른 사망의 판정방법이 될 수 있다고 본다. 결국, 사망은 심장사와 뇌사의 이원적 형태로 판단되는 것이 타당하다고 해석된다.

(4) 태아의 권리능력

태아(胎兒, fetus)는 아직 사람이 아니므로 원칙상 권리능력을 인정받을 수 없게 된다. 그러나 그렇게 된다면 출생 전에 사망한 부(父)의 재산은 다른 상속인에게 귀속되고, 또 부(父)의 사망이 불법행위로 인한 경우에도 가해자에 대하여 손해배상을 청구할 수 없게 된다. 얼마 후에 사람으로 될 것이 분명한데도 출생이 늦었다는 이유로 권리취득을 부정하는 것은 불공평하다. 그래서 각국의 입법례는 태아를 사람으로 취급하고 있다.

민법은 모든 법률관계에서 태아의 이익을 보호하려는 일반적 보호주의(一般的 保護主義)(스위스 민법 제31조 제2항)를 채택하지 않고, 일정한 경우에만 태아를 이미 출생한 것으로 보는 특별규정을 두어 개별적 보호주의(個別的 保護主義)를 채택하고 있다. 즉, 불법행위로 인한 손해배상의 청구(민법 제762조), 재산상속(민법 제1000조 제3항), 대습상속(代襲相續)(민법 제1001조), 유증(遺贈)(민법 제1064조), 인지(認知)(민법 제858조) 및 사인증여(死因贈與)(민법 제562조)의 5가지 경우가 그것이다.

다만, 태아가 예외적으로 출생한 것으로 보는 경우에도 태아의 법률상 지위에 대하여는 견해가 양분(兩分)되고 있다. 첫째, 정지조건설(停止條件說) 또는 인격소급설(人格遡及說)이다. 즉, 태아인 동안에는 권리능력이 없고, 살아서 태어났을 때 비로소 출생시기가 문제의 시점, 예컨대 상속의 개시시라든가 불법행위시까지 소급한다는 견해이다. 판례와 소수설의 입장이다.[4] 둘째, 해제조건설(解除條件說) 또는 제한인격설(制限人格說)이다. 즉, 태아인 동안에도 출생한 것으로 보는 범위내에서는(제한적인) 권리능력이 있으며, 살아서 태어나지 않았을 때 비로소 소급하여 권리능력이 소멸하는 데 지나지 않고 따라서 태아인 동안에도 법정대리인이 존재할 수 있다는 견해이다. 다수설의 입장이다. 태아의 사산율이 현저히 감소하였다고 볼 때 해제조건설이 제도의 운영에 있어서 보다 안정적이고 유리하다고 판단된다.

(5) 외국인의 권리능력

외국인(外國人)이란 대한민국의 국적을 가지고 있지 않은 자를 말한다(출입국관리법 제2조 제2호). 이에는 다른 나라의 국적을 가진 자와 무국적자(無國籍者)가 포함된다. 문제는 의료영역에 있어서 외국인의 권리능력에 있다. 민법은 외국인의 권리능력에 관하여

4) 대법원 1976.9.14. 선고 76다1365 판결.

아무런 규정을 두고 있지 않다. 다만, 헌법에서 '외국인은 국제법과 조약이 정하는 바에 의하여 그 지위가 보장된다'고 규정하고 있을 뿐이다(헌법 제6조 제2항). 여기서 외국인의 권리능력의 유무와 범위는 각각의 특별법의 규정에 맡겨져 있다고 해석되고 있다.

생각건대, 권리를 인간으로서 향유할 수 있는 권리와 국민으로서 향유할 수 있는 권리로 대별한다면 전자의 경우에는 외국인과 내국인 사이에 차별이 있을 수 없다. 따라서 인간으로서 향유할 수 있는 권리에 대하여는 외국인도 권리능력을 가지는 것은 당연하다. 그러나 후자의 경우에는 외국인의 권리능력에 대한 제한이 가능하다고 할 수 있다. 따라서 국민으로서 향유할 수 있는 권리에 대하여 외국인의 경우에는 권리능력에 한계가 있을 수 있다고 하겠다. 의료관련법령에 있어서도 외국인의 권리능력을 명문으로 규정하는 법률도 있다. 예컨대, 보건의료기본법은 국내에 체류하고 있는 외국인에게도 응급상황에서 신속하고 적절한 응급의료서비스를 받도록 규정하고 있다(보건의료기본법 제30조). 응급의료에 관한 법률도 국내에 체류하고 있는 외국인에 대하여는 차별받지 아니하고 응급의료를 받을 권리를 보장하고 있다(응급의료법 제3조 후문). 국민건강보험법은 외국인에 대한 특례를 규정하여 일정한 자격을 갖춘 외국인에게도 직장가입자의 자격을 부여하고 있다(국민건강보험법 제109조).

2. 의사능력

(1) 의사능력의 의의

민법이 모든 사람(자연인)에게 권리능력을 인정하고 있지만(권리능력평등의 원칙), 이것은 사람이 모든 권리의 주체가 될 수 있다는 것을 의미하는 것에 지나지 않는다. 구체적으로 사람이 어떤 특정한 권리를 취득하는 행위에 대하여도 모두 평등한 능력이 인정되는가의 여부는 별개의 문제이다. 사람의 지능발달에는 연령에 따른 차이가 있기 마련이고, 성년에 이르른 후에도 개인차가 있어 정신능력이 온전하지 않은 사람이 있을 수 있다. 민법은 법률행위의 효과를 이해하고 효과의사를 결정하는 능력의 차이에 상응하여 법률행위의 효력에 차등을 두고 있다. 여기서 의사를 결정할 능력을 의사능력이라고 한다. 의사능력(意思能力)이란 자기의 행위와 그 결과를 법률적으로 판단할 수 있는 능력을 말한다고 할 수 있다. 의사능력은 해석에 의하여 인정된다는 점에서 실정법에 명문으로 규정되어 있는 권리능력이나 행위능력과는 구별되고 있다. 의사능력은 사적 자치를 원칙으로 하고 있는 사법상의 법률관계의 당연한 전제로 된다. 사법상의 권리관계는 행위자의 자유로운 의사에 기하여 형성되는 사적 자치의 원칙상 자기의 행위의 의미나 결과를 판단할 수 있는 능력, 즉 의사능력을 요구하고 있기 때문이다.

(2) 의사능력의 판단기준

의사능력이란 자신의 행위의 의미나 결과를 정상적인 인식력과 예기력을 바탕으로 합리적으로 판단할 수 있는 정신적 능력 내지는 지능을 말하는 것으로서 의사능력의 유무는 구체적인 법률행위와 관련하여 개별적으로 판단될 수밖에 없다.[5] 특히, 어떤 법률행위가 그 일상적인 의미만을 이해하여서는 알기 어려운 특별한 법률적인 의미나 효과가 부여되어 있는 경우 의사능력이 인정되기 위하여는 그 행위의 일상적인 의미뿐만 아니라 법률적인 의미나 효과에 대하여도 이해할 수 있을 것을 요한다.[6] 학설에 의하면 의사능력은 법률행위에 따라 다르지만, 대체로 만 7~10세 어린이의 정신능력의 정도라고 한다. 이러한 의미에서 만 7~13세는 의사능력의 유무를 판단하기 위한 기준이 된다. 의사능력을 책임의 측면에서 보면 책임능력이 된다. 불법행위에 의한 손해배상책임을 묻기 위해서는 자기의 행위에 어떠한 법적 책임이 발생할 것인가를 이해할 수 있는 능력, 즉 의사능력이 전제되어야 하기 때문이다. 민법은 불법행위책임에 대하여는 의사능력이 없는 자에게는 책임이 발생하지 않음을 명백히 하고 있다(민법 제753조, 제754조). 판례에 의하면 책임능력은 13세 정도 어린이의 정신능력을 요구하고 있는 것으로 보인다.[7]

(3) 의사무능력의 법률효과

의사능력이 없는 의사무능력자(意思無能力者), 예컨대 유아, 광인, 술이나 약물에 취한 자 등의 행위는 현행법상 명문의 규정은 없지만 무효로 취급되고 있다. 따라서 의사를 결정할 능력이 없었다면 동의의 의사를 표시한 것으로 볼 만한 어떤 몸짓이 있었다고 하더라도 이를 동의 또는 승낙으로 볼 여지는 없다고 하겠다.[8] 여기서 의사무능력자의 법률행위는 당연히 법정대리인에 의하여 대리로 행

---

5) 대법원 2012.3.15. 선고 2011다75775 판결; 대법원 2009.1.15. 선고 2008다58367 판결; 대법원 2006.9.22. 선고 2006다29358 판결; 대법원 2002.10.11. 선고 2001다10113 판결.

6) 대법원 2006.9.22. 선고 2006다29358 판결.

7) 대법원 2007.4.26. 선고 2005다24318 판결; 대법원 1997.3.28. 선고 96다15374 판결; 대법원 1969.7.8. 선고 68다2406 판결.

8) 대법원 1993.7.27. 선고 93다8986 판결.

하여질 수밖에 없는 구조로 된다.[9)]

3. 행위능력

(1) 행위능력의 의의

권리능력자라 하더라도 법률행위를 하려면 권리능력 이외에도 일정한 자격 또는 능력을 갖추어야 한다. 이러한 능력을 법률행위능력(法律行爲能力), 행위능력(行爲能力) 또는 단순히 능력(能力)이라고 한다. 행위능력(行爲能力)이란 단독으로 유효한 법률행위를 할 수 있는 능력을 말한다. 사법상의 법률관계는 권리의 주체가 그 의사에 따라 발생·변경 또는 소멸시킨다는 사적 자치의 원칙을 기본으로 한다. 따라서 법률관계가 유효하게 성립하려면 법률행위를 행하는 때 각자가 권리의 주체가 될 만한 의사를 가질 수 있는 것, 즉 의사능력이 필요하다. 따라서 의사능력이 없는 상태에서의 법률행위는 무효가 된다. 그런데 의사능력의 결여를 이유로 법률행위의 무효를 주장하려면 주장하는 자가 법률행위시에 의사능력이 없었다는 사실을 증명해야 한다. 그러나 의사능력의 유무를 실질적으로 증명한다는 것은 쉽지 않아 판단능력이 불충분한 사회적 약자를 보호하는 데에 충분하지 않을 수 있고, 역으로 의사무능력을 입증하여 법률행위가 무효가 된 경우에는 상대방에게 불측의 손해를 줄 우려도 가지게 된다.

(2) 행위능력의 판단기준

민법은 의사능력의 유무가 법률행위시마다 개별적으로 판단되는 데에 따른 불편을 방지하고 판단능력이 충분하지 않은 사람을 보호하기 위하여 사전에 의사능력의 유무를 판단할 수 있는 형식적 기준을 정해놓고 있다. 행위능력이 제한된 범위 내에서 단독으로 유효한 법률행위를 할 수 없도록 하는 제한행위능력자제도(制限行爲能力者制度)가 그것이다. 민법은 연령과 판단능력의 정도를 기준으로 형식적이고 획일적으로 일정한 자의 행위능력을 제한하고 있다. 즉, 미성년자, 피한정후견인(구 한정치산자), 피성년후견인(구 금치산자) 및 피특정후견인이 그것이다. 민법은 제한행위능력자를 보호하기 위하여 후견인제도를 도입하고 있다. 제한행위능력자가 후견인의 동의 없이 단독으로 한 법률행위는 취소할 수 있도록 하고 있다. 역으로 민법은 제한행위능력자를 규정함으로써 제한행위능력자가 아닌 자를 행위

9) 대법원 1976.12.14. 선고 76다2191 판결.

능력자로 보고 있는 것이다. 또 민법은 각 개인차를 무시하고 의사능력이 불완전한 자를 제한행위능력자로서 형식적이고 획일적으로 정하여 그 자의 행위는 의사능력의 유무와 관계없이 취소할 수 있는 것으로 하고 있다.

다만, 제한행위능력 또는 행위능력에 관한 규정은 재산행위에 관한 기준이기 때문에 혼인, 입양 또는 유언 등의 신분행위에는 적용되지 아니한다. 신분행위에 있어서는 가능한 한 본인의 의사를 존중해야 하기 때문이다. 따라서 신분행위에 대하여는 일반적으로 행위능력의 규정은 적용되지 않고 제한행위능력자라고 하더라도 의사능력이 있는 한 단독으로 유효하게 신분행위를 행할 수 있도록 하고 있다. 예컨대, 신분행위에 있어서 행위능력, 즉 혼인적령은 만 18세(민법 제807조), 양자능력은 성년(민법 제866조), 피양자능력은 만 15세(민법 제869조) 또는 유언적령은 만 17세(민법 제1061호) 등으로 다양하게 규정되어 있다.

(3) 제한행위능력자와 대리제도

민법이 제한행위능력자로서 미성년자, 피한정후견인(구 한정치산자), 피성년후견인(구 금치산자) 및 피특정후견인에 관하여 규정하고 있다는 것에 대하여는 이미 언급한 바 있다. 그런데 제한행위능력자는 유형마다 판단능력의 정도가 다르기 때문에 이에 상응하여 제한되는 행위능력의 범위도 각각 다르다. 제한행위능력자의 행위능력이 제한되는 범위 내에서 법정대리인에 의한 법률행위의 대리가 인정되고 있다. 여기서 법정대리인은 제한행위능력자를 보호하기 위한 보조기관이 된다고 할 수 있다. 미성년자의 법정대리인으로서는 친권자 또는 후견인이고, 피한정후견인, 피성년후견인 및 피특정후견인의 법정대리인은 후견인이다. 여기서 후견인은 미성년후견인과 성년후견인의 2종류로 나누어진다고 할 수 있다.

1) 미성년자와 대리

미성년자란 19세에 이르지 않은 자를 말한다(민법 제4조). 미성년자의 법률행위는 원칙적으로 법정대리인의 동의를 요한다(민법 제5조 제1항 본문). 다만, 권리만을 얻거나 의무만을 면하는 행위, 법정대리인이 범위를 정하여 처분을 허락한 재산에 관한 처분행위, 법정대리인의 허락을 받은 특정한 영업에 관한 법률행위 등은 미성년자라도 단독으로 할 수 있다(민법 제1조 제1항 단서, 제6조, 제8조 참조). 동의를 요하는 법률행위임에도 불구하고 동의를 결한 법률행위는 미성년자 또는 그의 법정대리인이 취소할 수 있다(민법 제5조 제2항, 제140조). 그러나 미성년자가 속임수를 써서 자기를 능력자로 믿게 하거나 또는 법정대리인의 동의가 있는 것으로 믿게 한 경우에는 취소할 수 없도록 하고 있다(민법 제17조). 이러한 경우 미성년자보다는 그의 상대방을 더 보호할 필요가 있기 때문이다. 미성년자가 혼인을 한 때에는 성년자로 본다(민법 제827조).

미성년자의 법정대리인은 친권자이다(민법 제909조 제1항 전문). 양자의 경우에는 양부모가 친권자가 된다(민법 제909조 제1항 후문). 친권은 부모가 혼인중일 때에는 공동으로 행사하고, 부모의 의견이 일치하지 않을 경우에는 당사자의 청구에 의하여 가정법원이 정한다(민법 제909조 제2항). 부모의 일방이 친권을 행사할 수 없을 때에는 다른 일방이 이를 행한다(민법 제909조 제3항). 부모가 이혼한 경우에는 부모의 협의로 친권자를 정하고, 협의할 수 없거나 협의가 이루어지지 아니하는 경우에는 가정법원이 직권으로 또는 당사자의 청구에 따라 친권자를 지정한다(민법 제909조 제4항).

미성년자에게 친권자가 없거나 친권자가 친권의 전부 또는 일부를 행사할 수 없는 경우에는 미성년후견인이 법정대리인이 된다(민법 제928조). 현행법은 미성년자로 하여금 성년자가 될 때까지는 부모인 친권자의 보호와 양육을 받도록 하고 있다. 그러나 부모인 친권자가 사망하거나 또는 친권자가 친권을 상실하거나 제한을 받는 경우에는 후견인으로 하여금 친권자의 역할을 대행하게 할 필요가 있다. 이러한 필요에서 도입된 것이 미성년후견이다. 미성년후견은 친권에 의하여 보호를 받지 못하는 미성년자를 보호하기 위하여 도입된 제도이다. 따라서 미성년후견은 친권의 '연장'이나 '보충'이 아니라 친권자가 없거나 또는 친권자가 친권을 행사할 수 없는 경우에 미성년후견인으로 하여금 미성년자에 대한 신상감호와 재산관리를 하게 하는 친권의 '대행'이라고 할 수 있다. 여기서 미성년후견의 지도이념 중에서 최대의 이념은 바로 '자의 복리'(子의 福利), 즉 미성년자의 복지라고 하지 않을 수 없다. 미성년후견은 가족관계등록부에 공시한다는 점에서 후견등기부에 공시하도록 되어 있는 성년후견과 구별되고 있다.

2) 성년자와 대리

제한행위능력자로서의 성년자에 대한 대리는 후견인에 의하여 이루어진다는 점에서 친권자와 후견인에 의하여 이루어지는 미성년자의 대리와 구별된다. 성년후견은 다양한 기준에 의하여 여러 가지로 분류될 수 있다. 예컨대, 후견인의 선임원인, 선임방법 또는 선임범위를 기준으로 분류할 수 있다.

먼저, 후견인의 선임원인에 따른 분류이다. 예컨대, 성년후견, 한정후견, 특정후견 및 임의후견이 그것이다. 성년후견(成年後見)이란 질병, 장애, 노령, 그 밖의 사유로 인한 정신적 제약으로 사무를 처리할 능력이 지속적으로 결여된 사람에 대하여 법원이 일정한 자들의 청구에 따라 후견인을 선임하는 것을 말한다(민법 제9조). 한정후견(限定後見)이란 질병, 장애, 노령, 그 밖의 사유로 인한 정신적 제약으로 사무를 처리할 능력이 부족한 사람에 대하여 법원이 일정한 자들의 청구에 따라 후견인을 선임하는 것을 말한다(민법 제12조). 특정후견(特定後見)이란 질병, 장애, 노령, 그 밖의 사유로 인한 정신적 제약으로 일시적 후원 또는 특정한 사무에 관한 후원이 필요한 사람에 대하여 법원이 일정한 자들의 청구에 따라 후견인을 선임하는 것을 말한다(민법 제14조의2). 임의후견(任意後見)이란 질병, 장애, 노령, 그 밖의 사유로 인한 정신적 제약으로 사무를 처리할 능력이 부족한 상황에 있거나 부족하게 될 상황에 대비하여 자신의 재산관리 및 신상보호에 관한 사무의 전부 또는 일부를 스스로 다른 자에게 위탁하고 그 위탁사무에 관하여 대리권을 수여하는 계약을 체결하도록 하는 것을 말한다(민법 제959조의14).

다음으로, 후견인의 선임방법에 따른 분류이다. 예컨대, 법정후견과 임의후견이 그것이다. 법정후견(法定後見)은 본인의 판단능력이 충분하지 않은 경우 가정법원의 후견개시심판에 의하여 후견인이 선임되는 경우를 말한다. 법정후견은 본인의 판단능력의 정도에 따라 피성년후견, 피한정후견 및 특정후견의 3가지 유형으로 나누어진다. 법정후견은 질병, 장애, 노령 또는 그 밖의 사유로 인한 정신적 제약을 심판개시의 원인으로 하고 있다는 점에서 공통되고 있다(민법 제9조 제1항, 제12조 제1항, 제14조의2 제1항 참조).

끝으로, 후견인의 선임범위를 기준으로 한 분류이다. 예컨대, 협의의 성년후견과 광의의 성년후견이 그것이다. 협의의 성년후견은 법정후견만을 말하고, 광의의 성년후견은 협의의 성년후견에 임의의 후견계약에 의한 임의후견도 포함하여 말한다. 법정후견은 의사능력이 충분하지 않은 자의 행위능력을 제한하여 그 자를 보호함과 동시에 거래의 원활을 도모하기 위한 제도를 말한다고 할 수 있다. 한편, 성년후견, 즉 성년후견, 한정후견, 특정후견 및 임의후견의 등기에 관하여는 '후견등기에 관한 법률'의 규정에 의한다.[10]

10) 후견등기에 관한 법률 2013.4.5. 제정 법률 제11732호 2013.7.1. 시행.

제 2 절 환자의 결정능력

Ⅰ. 결정능력의 개념

1. 결정능력의 의의

근대법은 연좌제에 의한 단체책임을 폐지하고 개인에 대한 자기책임의 원칙을 확립하였다. 그런데 자기책임의 원칙은 자기결정의 원칙을 전제로 할 때만이 가능한 개념이었다. 다시 말해서, 자기가 결정한 사항에 대하여만 자기가 책임진다는 것이 그 논리적 구조였다. 이러한 자기책임의 원칙과 자기결정의 원칙은 의료의 영역에 있어서도 예외를 인정할 수 없었다. 의사와 환자의 관계에 관하여는 의료부권주의(醫療父權主義, Medizinischer Paternalismus, Medical Paternalism)와 환자주권주의(患者主權主義, Patientenautonomie, Patient Sovereignty)의 큰 흐름이 있다.

전자는 의료전문가인 의사가 환자를 위하여 무엇이 최선인가를 결정하고 스스로 그것을 행하는 것이기 때문에 환자는 그에 따르면 좋다는 입장이다. 물론 의료전문가가 결정하는 경우에 의사는 원칙적으로 의학적 기준에 따라 판단하게 된다.

후자는 의사는 전문가로서 의료정보를 제공하고 환자는 스스로를 위하여 결정하고 의사는 그에 따르고 그 기술을 제공해야 한다는 입장이다. 물론 환자가 스스로 결정하는 경우에는 의학적 기준과 무관한 경우가 포함될 수 있다. 의료부권주의는 처음부터 환자주권주의가 등장할 때까지 의료영역에 있어서 결정에 관한 기본원칙으로 기능해왔다. 근대와 현대의 의료에 있어서는 설명과 동의에 의하여 보장된 자기결정권을 근거로 하면서 환자가 자각적으로 의료에 참가하고, 의료행위의 결정에 대하여는 정보제공과 동의·선택을 통하여 의사와 환자 사이에서는 상호존중과 공동의사결정이 중요시되고 있다. 자기결정권은 헌법상 보장된 기본적 인권 중의 하나이다. 개인의 존엄, 생명, 자유 및 행복추구권에 대한 권리로서 최대한 존중된다. 사상의 자유, 양심의 자유, 신앙의 자유에서도 근거지어질 수 있다. 자기결정권의 보장을 위하여 의사에게는 설명의무와 동의취득의무가 부과되고 있는 반면, 환자에게는 설명을 들은 후 승낙권(informierte Einwilligung, informed consent)이 보장되고 있다고 할 수 있다.

문제는 환자의 자기결정권에 있다고 해야 한다. 현행법상 환자의 자기결정권에 관한 규정이 전혀 존재하지 않기 때문이다. 여기서 의료에 관한 환자의 자기결정능력이 특히 문제될 수 있다.

2. 결정능력과의 구별개념

민법상 사람의 능력에는 이미 언급한 바와 같이 권리능력, 의사능력 및 행위능력이 존재한다. 예컨대, 민법은 재산행위에 있어서 미성년자(민법 제4조, 제5조), 피성년후견인(민법 제9조, 제10조) 또는 피한정후견인(민법 제12조, 제13조)을 제한행위능력자로 규정하고 있다. 뿐만 아니라 민법은 신분행위능력에 관하여는 개별적으로 규정하고 있다. 그러나 민법은 의료행위에 관한 결정능력에 관하여는 아무런 규정을 두고 있지 아니하다. 문제는 의료에 있어서의 자기결정능력은 민법상의 능력제도와 일치하지 않는다는 점에 있다.

다만, 의료에 있어서의 자기결정능력은 의료행위와 그 결과에 대한 사실상의 판단능력, 즉 사실상의 의사능력을 의미하기 때문에 민법상의 권리능력, 의사능력 또는 행위능력 중에서는 의사능력과 매우 가까운 개념이라고 할 수 있다. 그러나 의료에 대한 자기결정능력은 사실상의 의사능력을 의미한다는 점에서 법률상의 규범적인 의사능력을 의미하는 민법상의 의사능력과는 구별된다고 하지 않을 수 없다. 뿐만 아니라 의료에 있어서의 자기결정능력은 설명후동의(informed consent)에 있어서는 환자의 동의능력 또는 승낙능력의 문제로, 의료계약의 체결에 있어서는 환자의 계약체결능력의 문제로 나타나기도 한다.

Ⅱ. 결정능력의 판단기준

의료에 있어서 환자는 자기결정능력을 가지고 있는 자기결정능력자이어야 한다. 자기결정능력은 의료행위로 인한 생명과 건강에 대한 피해를 이해하고 그에 따른 생물학상의 신체적인 상태와 기능을 판단할 수 있는 지적 능력으로서 사실상의 의사능력으로 충분하다고 할 수 있다. 따라서 의료에 있어서의 자기결정능력은 민법상 행위능력이 결여된 사람이라도 생명과 신체에 관한 사실상의 판단능력, 즉 사실상의 의사능력을 갖추었다면 인정된다고 해야 한다. 의료에 관한 자기결정능력은 재산에 관한 자기결정능력이나 또는 신분에 관한 자기결정능력과는 구별되는 개념으로서 의료에 대한 자기결정능력을 의미하는 개념이다. 따라서 자기결정능력은 민법상의 의사능력이나 행위능력과는 구별되는 개념이라고 할 수 있다.

다만, 의료에 있어서의 자기결정능력은 의료행위와 그 결과에 대한 사실상의 판단능력, 즉 사실상의 의사능력을 의미하기 때문에 법률상의 의사능력을 의미하는 민법상의 의사능력과는 서로 유사한 개념이라고 할 수 있으나 동일한 개념이라고는 할 수 없다. 의료에 대한 자기결정능력은 사실상의 의사능력을 의미한다는 점에서 법률상의 의사능력을 의미하는 민법상의 의사능력과는 구별된다고 할 수 있는 것이다. 의료에 있어서의 자기결정능력은 자신의 생명이나 신체에 대한 사실상의 유・불리(有・不利)를 판단하는 능력을 의미하지만, 민법에 있어서의 의사능력이나 행위능력은 재산에 관한 법률상의 권리나 의무에 대한 규범적인 판단능력을 의미하기 때문이다. 결국, 결정능력이란 설명후동의(informed consent)의 원칙을 근거로 할 때 제공된 정보를 이해한 후 동의할 능력을 의미한다고 할 수 있다. 여기서 결정능력이란 법률상 권리와 의무에 관한 규범적 판단능력이라기보다는 의료적 상황과 처치에 관한 사실적 판단능력에 가까운 개념이라고 해야 한다. 이에 의하면 미성년자라도 사실적 판단능력만 가지고 있다면 완전한 결정능력을 인정할 수 있게 된다.

의료에 있어서의 자기결정능력은 설명후동의에 있어서는 환자의 동의능력 또는 승낙능력의 문제로 나타나고, 의료계약에 있어서는 환자의 계약체결능력의 문제로 표출된다고 하는 것에 관하여는 위에서 언급한 바 있다. 그럼에도 불구하고 현실적으로 결정능력을 판단하는 경우에 기준이 될 수 있는 것은 존재하지 않기 때문에 편의상 가장 가까운 개념인 민법상의 의사능력에 관한 기준을 원용하고 있는 상황이라고 할 수 있다. 나아가 의료상의 문제에 관한 결정능력에 있어서 민법의 적용을 받는 것이 전혀 근거가 없는 것은 아니다. 후술하는 바와 같이 의료에 관한 결정을 일반적으로 '준위임계약'이라고 파악할 때에는 의료상의 결정능력은 민법상의 행위능력과 크게 다르지 않게 되기 때문이다. 이러한 관점에 따르면 미성년자는 의료상의 결정능력을 가지지 않게 되고, 단독으로 의료행위에 관하여 유효한 결정을 할 수 없게 된다. 여기서 미성년자가 의료를 받을 때의 법적 구성은, 예컨대 의사무능력자인 유치원생까지(대체로 0~7세)의 미성년자는 자기결정이 전혀 불가능하기 때문에 법정대리인에 의한 대리행위만이 가능하다고 하게 된다. 이에 반하여 의사능력자인 초등학생(대체로 8~12세)인 미성년자는 어느 정도 자기결정이 가능하지만 완전하지 않기 때문에 법정대리인에 의한 확인 또는 보충이 필요하다고 하게 되고, 중학생부터(대체로 13~18세)의 미성년자는 성년자와 동일하게 단독으로 자기결정이 가능하다고 하게 된다. 다만, 장기기증과 같이 중대한 사안에 있어서는 부모의 동의를 추가적으로 얻도록 하고 있다. 즉, 장기이식법은 살아 있는 미성년자의 경우 16세부터 장기기증을 할 수 있도록 장기기능능력을 인정하고 있으나(장기이식법 제22조 제1항 참조), 장기기증시에는 본인의 승낙 외에 부모의 동의를 추가적으로 얻도록 하여 미성년자의 자기결정의 정확성을 부모의 동의에 의하여 확인하도록 하고 있다.

Ⅲ. 결정무능력자와 대리제도

이미 언급한 바와 같이 결정무능력자(決定無能力者)란 사실상 의사무능력자를 말한다. 또한 현행법상 결정무능력자에 대한 제도와 그에 대한 대리제도는 존재하지 않는다. 이에 관하여는 위에서 언급한 바와 같이 현행법상 아무런 규정이 존재하지 않기 때문에 아쉬운 대로 민법상의 의사능력제도와 제한행위능력자제도를 기준으로 이와 유사하게 판단할 수밖에 없는 구조이다. 여기서 민법상의 제한행위능력자와 그에 대한 대리제도를 의료에 있어서의 결정무능력자와 그에 대한 대리제도로서 유사하게 적용하고 있는 것이 현실이다. 다만, 제한행위능력자와 그의 대리제도에 관하여는 이미 전술한 바 있기 때문에 여기에서는 고찰을 생략하기로 한다.

제 3 절 환자의 권리와 의무

Ⅰ. 서 언

1. 법제화의 필요

한동안 환자에 대하여는 치료의 대상이나 규제의 대상으로 취급되었기 때문에 권리의 주체라는 인식이 충분하지 않았다. 과거에는 사회전반적으로 인권의식이 높지 않았고, 의료수혜의 기회는 많지 않아 은혜적인 것이었을 뿐만 아니라 중심적 질병도 급성 전염병과 같은 것이었기 때문에 사회방위가 환자의 권리보호보다도 우선되었기 때문이라고 지적되고 있다. 그러나 의료의 발달은 다수의 급성 전염병을 극복하고 질병구조를 변화시켰다. 환자는 무병장수(無病長壽)에 그치지 않고 병을 가지고도 장수하는 유병장수(有病長壽)의 시대가 도래하였고 이는 환자의 권리를 직시하게 하는 계기가 되었다. 또한 의료의 발달은 새로운 검사방법과 치료방법을 개발하게 되었고, 이와 같은 새로운 기술은 그 보급과정에서 환자에게 사망이나 중증의 장애를 가져올 위험성도 가지게 되었다. 여기서 새로운 의료기술이 가지는 이익과 위험을 환자에게 알려서 양자를 판단하게 할 필요성이 환자의 권리의 측면에서 요청되게 되었다. 나아가 특히 제2차 세계대전 중에 저질러진 비인도적 임상실험 등에 대한 경험은 의료인에 대한 불신을 증폭시켰다. 결국 이러한 여러 가지의 이유에서 환자의 권리를 법적으로 보호할 필요성이 요청되게 되었다. 법제화의 필요성은 현행법상으로도 그 법적 근거를 찾을 수 있다.

헌법은 인간으로서의 존엄과 가치(헌법 제10조), 행복추구권(헌법 제10조), 신체의 자유(헌법 제12조 제1항), 인간다운 생활을 할 권리(헌법 제34조 제1항), 보건에 관하여 국가의 보호를 받을 권리(헌법 제36조 제3항) 등에 관하여 규정하고 있다. 세계인권선언(Universal Declaration of Human Rights)은 '모든 사람은 생명권과 신체의 자유와 안전을 누릴 권리가 있다'고 선언하고 있다(세계인권선언 제3조). 국제인권규약(International Bill of Human Rights)의 경제적, 사회적 및 문화적 권리에 관한 국제규약(International Covenant on Economic, Social and Cultural Rights)은 '모든 사람은 도달가능한 최고수준의 신체적·정신적 건강을 향유할 권리를 가진다'고 규정하고 있다(동 국제규약 제12조 제1항). 의료는 신체와 정신의 건강을 위하여 없어서는 안 되는 것이고, 의료를 받을 권리는 생명, 신체, 자유, 행복추구권 및 생존권의 향유를 위하여 필요불가결한 것으로서 보장되지 않으면 안 된다. 또한 의료는 인간의 존엄에 근거한 것이어야 하고, 어떠한 의료를 받을 것인가의 결정권은 의료를 거부할 권리도 포함하여 인격적 자율권으로서 보장되지 않으면 안 된다.

2. 법제화의 역사

환자의 권리는 예전부터 의윤리(醫倫理)의 내용으로서 선언되어 왔다. 그러나 명확한 형태를 가지게 된 것은 1964년 6월 제18회 세계의사회(The World Medical Association, WMA) 총회에서 채택된 '헬싱키 선언'(Declaration of Helsinki)이 효시이다.[11] 그 후 1981년 9~10월 제34회 세계의사회에서 채택된 '환자의 권리에 관한 리스본선언'(WMA Declaration of Lisbon on the Rights of the Patient) 등이 공

11) 그 중요한 기본원칙은 다음과 같다. 즉, 환자·피험자복리의 존중, 본인의 자발적·자유의사에 의한 참가, 설명후동의(informed consent)의 취득의 필요, 윤리위원회의 존재 및 상식적인 의학연구일 것이 그것이다.

표되었다.[12)] 이러한 과정에서 미국에서는 1973년 병원협회에 의하여 권리장전이 발표된 적이 있었다.[13)] 이를 전후하여 미국 각지의 병원에서 환자의 권리를 선언하는 병원이 증가하였고, 영국 등의 병원에서도 환자의 권리선언을 하는 것이 나타나게 되었다. 환자의 권리에 관하여 모범이 되는 것은 미국이다. 그럼에도 불구하고 미국에서조차 환자의 권리가 중요하게 인식되었던 것은 1970년대 이후의 일이다. 그때까지는 미국에서도 병원은 감옥과 비유되는 경우도 드물지는 않았다고 한다.

한편, 헬싱키 선언이 사람에 있어서의 생물의학적 연구에 종사하는 의사에 대한 것이었음에 반하여, 미국 병원협회의 권리장전은 그와 같은 임상연구 등과는 관계없는 일반환자에 대한 것이었다. 이후 환자의 권리보호에 커다란 영향을 준 것은 미국 병원협회의 권리장전이었다. 환자의 권리에 대한 중요성은 충분히 인식되어 있음에도 불구하고 실제로 입법에 이른 경우는 드물었다. 또한 환자의 권리에 관한 법제화는 2가지 유형으로 나타나는 것으로 보인다. 하나는 민사법적 측면에서의 자율적 규제방식이고, 다른 하나는 행정법적 측면에서의 특별법적 규제방식이라고 할 수 있다. 네덜란드, 독일 등은 전자에 방식에 속하고, 핀란드, 스웨덴, 노르웨이 등은 후자의 방식에 속한다고 할 수 있다.

---

12) 그 내용은 다음과 같다. 즉, 현실적 · 논리적 · 법적 어려움이 따를지라도 의사들은 항상 자신의 양심에 따라 행동해야 하며 또 언제나 환자의 이익을 위하여 최선을 다해야 한다. 다음 선언은 의사들이 환자들에게 마련해 주려고 애쓴 몇몇 기본권리들을 나타내는 것이다. 법률이나 정부의 행정력이 이러한 환자의 권리를 부정할 때는 언제나 의사들은 적절한 방법을 강구하여 이들을 안심시키고 회복시키도록 노력하여야 한다. ① 환자는 자유롭게 자기의 의사를 선택할 권리를 가진다. ② 환자는 아무런 외부의 간섭도 없이 자유롭게 임상적 · 논리적 판단을 내릴 수 있는 의사에 의해 보살핌을 받을 권리를 가진다. ③ 환자는 자신의 병에 대한 적절한 정보를 얻은 후에 치료를 수락하거나 거부할 권리를 가진다. ④ 환자는 자기의 의사가 자신의 진료상 또는 개인적인 여러 가지 비밀을 존중해 줄 것을 기대할 권리를 가진다. ⑤ 환자는 품위 있게 죽을 권리를 가진다. ⑥ 환자는 어떤 종교의 성직자의 도움을 비롯한 정신적 · 도덕적 위로를 받아들이거나 거절할 권리를 가진다.

13) 대략의 내용은 다음과 같다. 즉, ① 환자는 동정심이 있는 정중한 치료를 받을 권리가 있다. ② 환자는 자신의 진단 · 치료 · 예후에 대하여 완전히 새로운 정보를 스스로 충분히 이해할 수 있는 말로 전달받을 권리가 있다. ③ 환자는 자신의 치료, 처방 등에 책임 있는 의사의 이름을 알 권리가 있다. ④ 환자는 법이 허용하는 범위 내에서 치료를 거부할 권리가 있다. ⑤ 환자는 자신의 프라이버시가 지켜질 권리가 있다. ⑥ 환자는 병원이 행할 수 있는 서비스를 기대할 권리가 있다. 환자는 병원의 시설과 능력, 관련병원에 대하여 설명을 받을 권리가 있다. 또한 전원(轉院)의 자유와 권리가 있다. ⑦ 환자는 의료에 필요한 비용에 대하여 설명을 받을 권리가 있다.

3. 현행법의 규정

우리나라에서 환자의 권리와 의무에 관하여 명문의 규정을 두고 있는 현행법으로서는 보건의료기본법, 의료법 및 환자안전법을 거론할 수 있다.

보건의료기본법은 2000년 제정 당시부터 보건의료에 관한 국민의 권리와 의무에 관하여 규정하고 있었다(보건의료기본법 제2장, 제10조부터 제14조까지 참조).[14] 즉, 보건의료기본법은 건강권(보건의료기본법 제10조), 보건의료에 관한 알권리(보건의료기본법 제11조), 보건의료서비스에 관한 자기결정권(보건의료기본법 제12조), 비밀보장(보건의료기본법 제13조) 및 보건의료에 관한 국민의 의무(보건의료기본법 제14조)에 관하여 명문으로 규정하고 있다.

의료법은 2012년 일부개정시에 환자의 권리와 의무에 관한 규정을 신설하였다. 즉, 의료법은 환자가 자신의 권리를 알지 못해 받는 불이익을 최소화하기 위해 의료기관의 장에게 환자의 권리 등을 환자가 쉽게 볼 수 있게 게시하도록 의무를 부여하였다(의료법 제4조 제3항 전문).[15] 이에 따라 의료법 시행규칙은 환자의 권리와 의무에 관하여 별표로 규정하고 있다(의료법 시행규칙 제1조의2 제1항 별표1). 별표는 환자의 권리로서 진료를 받을 권리, 알권리와 자기결정권, 비밀을 보호받을 권리 및 의료분쟁이 발생한 경우 상담·조정을 신청할 권리에 관하여 규정하고 있다. 또 별표는 환자의 의무로서 의료인에 대한 신뢰·존중의무와 부정한 방법으로 진료를 받지 않을 의무에 관하여 규정하고 있다.

한편 환자안전법은 2015년 제정되었고 환자의 권리와 책무에 관하여 규정하고 있다(환자안전법 제4조).[16] 즉, 환자안전법은 환자에 대하여 안전한 보건의료를 제공받을 권리(환자안전법 제4조 제1항)와 환자와 환자의 보호자에 대하여 환자안전활동에 참여할 의무를 부과하고 있다(환자안전법 제4조 제2항).

Ⅱ. 환자의 권리

1. 개 관

환자의 권리로서는 국적, 사회적·경제적 지위, 종교, 성별, 나이, 질병의 종류

14) 보건의료기본법 2000.1.12. 제정 법률 제6150호 2000.7.13. 시행.
15) 의료법 2012.2.1. 일부개정 법률 제11252호 2012.8.2. 시행.
16) 환자안전법 2015.1.28. 제정 법률 제13113호 2016.7.29. 시행.

등에 의하여 차별받지 않고 공평하게 진료를 받을 권리, 어떠한 경우에도 인격적으로 대우받고 존엄이 보장될 권리, 최신의 의료를 받을 권리, 안전한 의료를 제공받을 권리, 의료인이나 의료기관을 선택할 권리, 정보를 제공받을 권리, 충분한 설명을 들은 후에 의료에 관하여 본인의 의사에 의하여 자기결정할 권리(자기결정권), 개인정보를 보호받을 권리(개인정보권) 등이 거론될 수 있다. 물론 환자측에서의 권리는 의료측에 대하여는 의무가 되고, 그 반대의 경우도 성립한다.

아래에서는 검토의 편의상 다수의 환자의 권리 중에서 환자의 자기결정권과 또 하나의 중요한 항목으로서 자기결정권이라고 하는 큰 틀 속에 작은 틀로서 존재한다고 할 수도 있는 정보에 관한 자기결정권에 한정하여 개괄적으로 고찰하기로 하고, 이의 세부적인 사항에 관하여는 해당하는 부분에서 상세히 고찰하기로 한다. 이 외에 의료법에 2016년 신설된 환자의 본인 기록에 관한 내용확인요청권과 2015년 제정된 환자안전법의 내용에 관하여도 부연하여 설명하기로 한다.

2. 환자의 자기결정권

(1) 자기결정권의 의의

자기결정권(自己決定權, Selbstbestimmungsrecht, right of self-determination)이란 사적(私的)인 사항(事項)에 관하여는 국가의 간섭 없이 스스로 결정할 수 있는 권리를 말한다. 자기결정권은 헌법상 명문으로 규정되어 있지는 않으나, 헌법이 보장하고 있는 인간의 존엄과 가치 그리고 행복추구권이라는 포괄적 기본권에 전제되어 있는 개인의 자기운명결정권(自己運命決定權)에 포함되어 있다고 해석되고 있다(헌법 제10조 참조).[17] 그럼에도 불구하고 자기결정권은 법률상의 문제로 되기 이전부터 의료윤리의 영역에서는 이미 기본원칙으로서 기능하고 있었다. 다시 말해서, 자율존중(Autonomy), 선행(Beneficence), 악행금지(Non-maleficence) 및 정의(Jusstice)의 원칙이라는 의료윤리의 4원칙 중에서 자율존중의 원칙(The Principle of Re-spect for Autonomy)은 환자의 자기결정권에 대한 최대한의 배려를 의미한다고 할 수 있다.

(2) 자기결정권의 보장

자기결정권은 최종적으로 환자의 승낙권으로 표현될 수 있다. 승낙권을 실질적으로 보장하기 위하여 전제사실로서 요구되는 것이 의사의 설명의무이다. 결국 설명후동의는 자기결정권을 보장하기 위한 요체라고 할 수 있다. 현행법은 환자의

17) 헌법재판소 1990.9.10. 선고 89헌마82 결정.

자기결정권을 명문으로 규정하고 있다. 예컨대, 헌법은 인간의 존엄과 가치 및 행복추구권을 보장함으로써 자기결정권을 규정하고 있다(헌법 제10조 참조). 보건의료기본법은 "모든 국민은 보건의료인으로부터 자신의 질병에 대한 치료방법, 의학적 연구대상 여부, 장기이식여부 등에 관하여 충분한 설명을 들은 후 이에 관한 동의여부를 결정할 권리를 가진다"(보건의료기본법 제12조)고 규정하여 자기결정권의 하나인 설명후동의(informed consent)에 관하여 명문으로 규정하고 있다. 또한 의료법도 2016년 12월 개정을 통하여 의료행위에 관한 설명의무(의료법 제24조의2), 응급의료법은 응급의료의 설명동의(응급의료법 제9조), 장기이식법은 장기등의 적출시 준수사항(장기이식법 제23조), 약사법은 임상시험에 관한 설명과 동의(약사법 제34조 제3항 제3호)에 관하여 규정하고 있다. 뿐만 아니라 설명후동의의 원칙은 후술하는 바와 같이 판례에 있어서도 이미 확립되어 보장되고 있다. 심지어 판례는 환자의 명시적인 수혈거부의사가 존재하는 경우에서와 같이 일정한 요건을 전제로 자기결정권은 헌법상 보장된 생명보호보의무보다도 우선한다고 밝히고 있다.[18)]

한편, 환자의 자기결정권은 여러 가지의 계기를 발단으로 법적인 권리로 확립되기 시작하였다. 첫째, 의료에 대한 불신(不信)이다. 비인도적 인체실험 또는 다수의 의료사고 등은 의료에 대한 불신을 초래하고 환자들로 하여금 의료상의 결정에 직접 참여하기를 주장하도록 하였다. 제2차 세계대전 중의 나치에 의한 비인도적 인체실험은 대상자의 자기결정권을 중시하는 뉘른베르크 강령(The Nuremberg Code, 1945)을 낳게 하였고, 이는 다시 세계의사회의 헬싱키 선언(Declaration of Helsinki, 1964)에 의하여 계승되기 시작하였다. 둘째, 의료행위의 적법성이다. 의료행위가 침습성을 가지는 경우 그 적법성을 확보하기 위해서는 환자의 승낙, 거부 또는 선택이 문제되었다. 의료행위의 적법성과 관련하여 의료과실소송에서는 의사의 설명의무와 환자의 승낙권이 강조되어 왔고, 이에 관하여는 다수의 판례가 축적되어 왔다. 뿐만 아니라 의료행위에 대하여 환자에게 적극적인 선택권을 보장하기 위하여 의사의 설명의무도 요구되어 왔다. 셋째, 의료기술의 발달이다. 비약적인 의료기술의 발달로 등장한 첨단의료영역에서의 문제, 예컨대, 수혈, 생식의료, 장기이식, 안락사, 존엄사, 신약 또는 신기술개발을 위한 임상시험에의 참여 등에 있어서 그에 대한 승낙, 거부 또는 선택의 정당성은 환자의 자기결정권을 근거로 주장되게 되었다. 넷째, 질병구조의 변화이다. 급성질환중심으로부터 만성질환중심으로의 전환은 무병장수(無病長壽)로부터 수병장수(數病長壽)까지도 가능하게 하였다. 여기서 삶의 질이 문제가 되게

---

18) 대법원 2014.6.26. 선고 2009도14407 판결.

되었고, 이와 관련된 삶의 방식에 관하여는 자신이 결정할 것을 요구하게 되었다. 다섯째, 의료소비자로서의 환자이다. 상품화된 일상의료는 의료소비자인 환자로 하여금 자율적 선택을 요구하게 되었다. 요컨대, 인격적 자율권을 근거로 하고 있는 환자의 자기결정권을 실질적으로 보장하기 위해서는 의사에게 정보제공의무가 선행되어야 한다. 소위 '설명후동의의 원칙'(doctrine of informed consent)에서 나타나듯이 환자의 자기결정권은 대표적으로 의사의 설명의무를 그 전제로 요구하고 있다.

(3) 자기결정권의 한계

1) 자기결정권의 제한

① 결정무능력

자기결정권을 행사하기 위한 전제요건은 자기결정능력이다. 따라서 반복되지만 자기결정능력이 결여된 자기결정무능력자는 자기결정권행사의 주체로 될 수 없고, 자기결정권을 행사할 수 없다는 것이 그 논리적 귀결이다. 이러한 의미에서 응급의료에 관한 법률이 의사결정능력이 없는 응급환자에 대하여 소위 설명후동의의 원칙에 대한 제외를 규정한 취지를 이해할 수 있다(응급의료법 제9조 제1항 제1호, 제2항 참조). 뿐만 아니라 자기결정무능력의 경우에는 대리권자에 의한 자기결정권의 대리행사가 다시 문제된다. 자기결정무능력자에 대한 대리권자로서는 미성년의 자녀에 대한 친권자 또는 성년자 중에서 제한행위능력자에 대한 성년후견인 등의 법정대리인이 될 수 있다. 예컨대, 응급의료에 관한 법률은 의료종사자에게 응급환자가 의사결정능력이 없는 경우 법정대리인이 동행하였을 때에는 그 법정대리인에게 응급의료에 관하여 설명하고 동의를 받도록 규정하고 있다(응급의료법 제9조 제2항 전단 참조). 다만, 여기서 대리권자에 의한 자기결정권의 대리행사는 자기결정이 아니라 타인결정이 될 수 있다.

② 자기결정권의 포기

자기결정권의 포기와 관련하여서는 견해가 일치하지 않고 있다. 포기가 가능하다는 긍정설과 포기가 불가능하다는 부정설이 그것이다. 환자의 알지 않을 권리를 보호하여야 한다고 하는 경우에는 자기결정권에 대한 포기가 인정될 수 있다. 이에 반하여 환자의 자기결정권을 기본적 인권으로 보는 경우에는 포기가 불가능한 것으로 해석될 수 있다. 생각건대, 환자의 자기결정권은 헌법상 인간의 존엄과 가치, 행복추구권 등의 전제가 되는 기본권으로서 개인이 포기한다고 하더라도 포기될 성질의 것은 아니라고 해석하는 것이 타당하다고 본다. 다만, 환자가 자기결정권을 행사하지 않는 기본권의 불행사는 포기와는 별개의 문제로서 언제든지 가능하다고 해석된다.

2) 자기결정권의 배제

① 법률규정

법률은 명문의 규정에 의하여 환자의 자기결정권을 배제할 수 있다. 이러한 경우에는 환자의 의사와 무관하게 의료가 진행되기 때문에 의료의 시행은 강제적 성질을 가지게 된다. 물론 강제의료의 타당근거는 법률의 규정 그 자체에서 구하여질 수 있지만, 여기에서의 최대의 화두는 환자에 대한 치료 이외에도 인권보장에 있다고 할 수 있다. 왜냐하면 강제의료의 영역은 자기결정이 아니라 타인결정에 의하여 움직여지는 영역이기 때문이다. 다만, 강제의료의 정당성은 인간의 존엄에 근거한 자기결정과 공공의 이익에 근거한 타인결정의 조화에 있다고 본다.

강제의료의 대표적인 영역은 감염병에 관한 의료, 정신보건에 관한 의료 등에서 발견될 수 있다. 예컨대, 감염병의 예방 및 관리에 관한 법률은 예방접종(감염병예방법 제24조 이하), 감염전파의 차단조치(감염병예방법 제34조 이하) 및 예방조치(감염병예방법 제49조 이하) 등에 관하여 규정하고 있다. 또한 정신건강증진 및 정신질환자 복지서비스 지원에 관한 법률은 정신질환자에 대한 보호 및 치료에 관하여 규정하고 있다(정신건강복지법 제39조 이하). 특히, 정신건강증진 및 정신질환자 복지서비스 지원에 관한 법률은 정신질환으로 자신의 건강 또는 안전이나 다른 사람에게 해를 끼칠 위험이 있다고 의심되는 사람 또는 정신질환자로 추정되는 사람으로서 자신의 건강 또는 안전이나 다른 사람에게 해를 끼칠 위험이 큰 사람에 대하여 강제입원을 규정하고 있다(정신건강복지법 제44조, 제50조 참조).

② 긴급사태

긴급사태는 환자의 자기결정권을 제한하는 경우도 있지만 배제하는 경우도 가능하다고 해석된다. 환자의 병상으로 인하여 자기결정권의 행사가 불가능한 경우에는 자기결정권의 행사가 배제될 수 있기 때문이다. 예컨대, 설명 및 동의 절차로 인하여 응급의료가 지체되면 환자의 생명이 위험하여지거나 심신상의 중대한 장애를 가져오는 경우에는 소위 '설명후동의의 원칙'은 배제된다고 할 수 있다(응급의료법 제9조 제1항 제2호 참조).

(4) 자기결정권의 침해

환자의 자기결정권을 침해한 의료행위는 인격권침해, 즉 권리침해로서 민법상 손해배상책임의 요건을 충족한다는 것에는 의심의 여지가 없다(민법 제751조 제1항 참조). 다만, 인격권침해로 인한 손해는 생명이나 건강침해로 인한 손해의 경우와는 달리 위자료의 배상에 그치게 된다. 인격권침해로 인한 손해는 재산적 손해가 아니라 정신적 고통으로 인한 손해이기 때문이다. 한편, 환자의 자기결정권을 침해한 의료행위에 대한 형사책임과 관련하여 문제는 형법상 상해죄나 업무상 과실치사상죄의 검토 여부에 있다. 그러나 의학적 적응성을 가지는 의료행위에 대하여 유효한 승낙이 결여되었다는 이유만으로 형법상 상해죄나 업무상 과실치사상죄를 묻는 것에는 소극적이다. 다만, 경우에 따라서는 환자의 승낙을 결여한 의료행위에 대하여는 강요죄(형법 제324조)나 감금죄(형법 제276조) 등이 성립할 가능성이 검토될 수 있다고 지적되고 있다.

3. 환자의 개인정보권

(1) 서 언

1) 개인정보의 보호

개인정보의 보호란 정보주체의 동의 없이 개인정보가 수집, 이용 또는 제공되지 않도록 함으로써 정보주체의 개인정보자기결정권을 보장하려는 것이다. 개인정보의 보호원칙과 관련하여서는 우선 각국의 법제화의 지침으로 되어온 1980년 OECD(경제협력개발기구) 이사회의 '프라이버시보호 및 개인정보의 국가간 유통에 관한 가이드라인에 관한 이사회권고'(Guidelines on the protection of privacy and transborder flow of personal data, annex to the recommendation of the council of 23rd September 1980 OECD)에 관하여 고찰할 필요가 있다.[19] 회원국들이 이 권고를 따르고 있기 때문이다. 이 권고의 핵심적 내용인 8원칙은 경제활동을 위한 개인정보의 유통필요성을 인정한 후 충분한 보호조치를 강구한다는 구조로 되어 있다. 이 권고는 식별된 또는 식별될 수 있는 개인(정보주체)에 관한 모든 정보를 개인정보라고 정의하고 있다.

이 권고는 최소한의 기준으로서 첫째, 수집목적을 명확하게 하고 정보의 이용은 수집목적에 합치하여야 한다는 목적명료화의 원칙(目的明瞭化의 原則), 둘째 정보주체의 동의가 있는 경우 또는 법률의 규정에 의한 경우 이외에는 목적의 범위를 넘어 이용·사용하여서는 안 된다는 이용제한의 원칙(利用制限의 原則), 셋째 적법·공정한 수단에 의하여 정보주체에게 통지 또는 동의를 얻어 수집되어야 한다는 수집제한의 원칙(收集制限의 原則), 넷째 이용목적에 부합한 것이어야 하고

---

19) 1980년 9월 23일에 채택되어 2013년 7월 11일에 개정되고, 2013년 9월 9일에 공개되었다.

정확 · 안전 · 최신의 것이어야 한다는 정보내용의 원칙(情報內容의 原則), 다섯째 합리적 안전보호조치에 의하여 분실 · 파괴 · 사용 · 수정 · 개시 등으로부터 보호되어야 한다는 안전보호의 원칙(安全保護의 原則), 여섯째 정보수집에 관한 정책 등을 공개하고 정보의 존재 · 이용목적 · 관리자 등을 명시하여야 한다는 공개의 원칙(公開의 原則), 일곱째 자기에 관한 정보의 소재와 내용을 확인시키거나 이의신청을 보장하여야 한다는 개인참여의 원칙(個人參與의 原則) 및 여덟째 관리자는 위의 원칙을 준수할 책임을 진다는 책임의 원칙(責任의 原則)이라는 8개의 기본원칙을 규정하고 있다.

2) 정보주체의 권리

정보주체는 개인정보에 관한 자기결정권을 가지고 있다. 개인정보보호법도 정보주체는 자신의 개인정보 처리와 관련하여 ① 개인정보의 처리에 관한 정보를 제공받을 권리, ② 개인정보의 처리에 관한 동의 여부, 동의 범위 등을 선택하고 결정할 권리, ③ 개인정보의 처리 여부를 확인하고 개인정보에 대하여 열람(사본의 발급을 포함한다)을 요구할 권리, ④ 개인정보의 처리 정지, 정정 · 삭제 및 파기를 요구할 권리 및 ⑤ 개인정보의 처리로 인하여 발생한 피해를 신속하고 공정한 절차에 따라 구제받을 권리를 가진다고 규정하여 개인정보에 관한 권리주체의 자기결정권을 보장하고 있다(개인정보보호법 제4조).

개인정보보호법은 개인정보의 보호원칙에 관하여 명문으로 규정하고 있다. 첫째, 개인정보처리자는 개인정보의 처리 목적을 명확하게 하여야 하고 그 목적에 필요한 범위에서 최소한의 개인정보만을 적법하고 정당하게 수집하여야 한다(개인정보보호법 제3조 제1항). 둘째, 개인정보처리자는 개인정보의 처리 목적에 필요한 범위에서 적합하게 개인정보를 처리하여야 하며, 그 목적 외의 용도로 활용하여서는 아니 된다(개인정보보호법 제3조 제2항). 셋째, 개인정보처리자는 개인정보의 처리 목적에 필요한 범위에서 개인정보의 정확성, 완전성 및 최신성이 보장되도록 하여야 한다(개인정보보호법 제3조 제3항). 넷째, 개인정보처리자는 개인정보의 처리 방법 및 종류 등에 따라 정보주체의 권리가 침해받을 가능성과 그 위험 정도를 고려하여 개인정보를 안전하게 관리하여야 한다(개인정보보호법 제3조 제4항). 다섯째, 개인정보처리자는 개인정보 처리방침 등 개인정보의 처리에 관한 사항을 공개하여야 하며, 열람청구권 등 정보주체의 권리를 보장하여야 한다(개인정보보호법 제3조 제5항). 여섯째, 개인정보처리자는 정보주체의 사생활 침해를 최소화하는 방법으로 개인정보를 처리하여야 한다(개인정보보호법 제3조 제6항). 일곱째, 개인정보처리자는 개인정보의 익명처리가 가능한 경우에는 익명에 의하여 처리될 수 있도록 하여야 한다(개인정보보호법 제3조 제7항). 여덟째, 개인정보처리자는 이 법 및 관계 법령에서 규정하고 있는 책임과 의무를 준수하고 실천함으로써 정보주체의 신뢰를 얻기 위하여 노력하여야 한다(개인정보보호법 제3조 제8항).

대법원도 "헌법 제10조 인간의 존엄과 가치, 행복추구권과 헌법 제17조의 사생활의 비밀과 자유에서 도출되는 개인정보자기결정권은 자신에 관한 정보가 언제 누구에게 어느 범위까지 알려지고 또 이용되도록 할 것인지를 정보주체가 스스로 결정할 수 있는 권리이다. 개인정보자기결정권의 보호대상이 되는 개인정보는 개인의 신체, 신념, 사회적 지위, 신분 등과 같이 인격주체성을 특징짓는 사항으로서 개인의 동일성을 식별할 수 있게 하는 일체의 정보를 의미하며, 반드시 개인의 내밀한 영역에 속하는 정보에 국한되지 않고 공적 생활에서 형성되었거나 이미 공개된 개인정보까지도 포함한다"고 판시한 바 있다.[20]

(2) 개인정보의 개념

의료에 있어서는 건강의 침해로부터 환자를 수호할 것이 요구되어 왔을 뿐만 아니라 정보의 침해로부터도 환자를 수호할 것이 요구되어 왔다. 19세기 말부터 사생활의 폭로에 대항하기 위하여 미국에서 판례에 의하여 확립되기 시작한 프라이버시(privacy)의 내용은 '혼자 있을 권리'(right to be let alone)를 의미하였다.

그 후 프라이버시의 권리는 2가지의 방향으로 발전하게 되었다. 하나는 국가에 의한 개인사에 대한 불개입(個人事에 내한 不介入)으로서 개인의 사적인 일에 관하여는 개인이 스스로 결정한다는 사생활영역에 있어서의 자기결정권으로 발전한다. 다른 하나는 정보에 관한 권리로서 혼자 있을 소극적 권리에 그치지 않고 적극적으로 자신의 정보를 제어할 권리로 발전하게 된다. 다시 말해서 정보에 관한 권리는 소극적 권리로서의 전통적 의의에서 적극적 권리로서의 현대적 의의로 확대된 것이다. 이러한 의미에서 프라이버시의 현대적 의의에는 자기정보제어권, 자기정보결정권 또는 개인정보자기결정권, 다시 말해서 정보에 관한 자기결정권이 포함되어 있다고 해석할 수 있다.[21] 개인정보에 관한 자기결정권은 개인정보 일반에 대한 수집, 이용 또는 제공에 대하여 스스로 판단하고 결정할 수 있고, 자기정보에 대하여 열람하고 정정할 수 있는 권리를 말한다.

---

20) 대법원 2016.3.10. 선고 2012다105482 판결.

21) 이한주, "의료영역에서의 개인정보보호의 문제점과 해결방안,"『한국의료법학회지』 제20권 제2호, 2012.12, 278쪽 이하 참조.

1) 개인정보의 의의

현행법은 개인정보에 관하여 명문으로 규정하고 있다. 현행법으로는 개인정보보호법이 기본적인 법률이라고 할 수 있다. 2020년 개정법률에 의하여 관련 법률의 유사·중복 규정을 개인정보보호법으로 일원화함으로써 정보통신망법에서의 개인정보에 관한 규정이 삭제되었기 때문이다(구 정보통신망법 제2조 제1항 제6호 참조). 개정이유서에 의하면 4차 산업혁명 시대를 맞아 핵심 자원인 데이터의 이용 활성화를 통한 신산업 육성이 범국가적 과제로 대두되고 있고, 특히, 신산업 육성을 위해서는 인공지능, 클라우드, 사물인터넷 등 신기술을 활용한 데이터 이용이 필요한 바, 안전한 데이터 이용을 위한 사회적 규범 정립이 시급한 상황인데 이를 위해서는 개인정보의 보호와 관련 산업의 발전이 조화될 수 있도록 개인정보보호 관련 법령을 개인정보보호법으로 일원화함으로써 체계적으로 정비하는 것이었다고 한다.[22]

개인정보보호법상 개인정보란 살아 있는 개인에 관한 정보로서 다음 각 목의 어느 하나에 해당하는 정보를 말한다. 즉, ① 성명, 주민등록번호 및 영상 등을 통하여 개인을 알아볼 수 있는 정보, ② 해당 정보만으로는 특정 개인을 알아볼 수 없더라도 다른 정보와 쉽게 결합하여 알아볼 수 있는 정보, ③ 위의 ① 또는 ②를 제1호의2에 따라 가명처리함으로써 원래의 상태로 복원하기 위한 추가 정보의 사용·결합 없이는 특정 개인을 알아볼 수 없는 정보(가명정보)가 그것이다(개인정보보호법 제2조 제1호).

이 외에도 현행법상 개인정보에 관하여 명문으로 규정하고 있는 법률은 다수 존재한다. 대표적으로 생명윤리법은 "개인정보란 개인식별정보, 유전정보 또는 건강에 관한 정보 등 개인에 관한 정보를 말한다"고 규정하고 있고(생명윤리법 제2조 제18호), 장애인차별금지법(제3조 제8호 다목) 등에서도 그 예를 찾아볼 수 있다. 한편, 신용정보법에서는 개인신용정보와 개인식별정보의 개념에 대해 규정하고 있다(신용정보법 제2조 참조). 그러나 신용정보법상의 개인신용정보와 개인식별정보는 개인정보보호법에서 말하는 개인정보의 개념과는 큰 차이가 없다고 할 수 있다. 왜냐하면 신용정보법이 개인신용정보를 '개인을 알아볼 수 있는 정보'일 것을 명시적으로 요구하고 있지는 않지만, 개인을 알아볼 수 없는 신용정보는 개인신용정보에 포함될 수 없고, 개인식별정보는 생존하는 개인의 성명, 주소, 주민등록번호, 여권번호, 운전면허번호, 외국인등록번호, 국내거소신고번호 등 개인을 식별할 수 있는 정보를 의미하기 때문이다.

---

22) 정보통신망법 2020.2.4. 일부개정 법률 제16955호 2020.8.5. 시행; 개인정보보호법 2020.2.4. 일부개정 법률 제16930호 2020.8.5. 시행.

결론적으로 말해서, 의료에 있어서 개인정보에 관한 독자적인 개념정의는 존재하지 않는다. 여기서 의료에 있어서도 개인정보의 개념은 다른 법에서의 정의를 준용하여 사용할 수밖에 없다. 의료에 있어서 개인정보는 진료정보에 포함되어 있다. 진료정보란 진료를 목적으로 수집되어 처리되는 정보로서 개인정보가 포함된 정보를 말한다. 진료정보는 진료기록부, 수술기록부, 조산기록부, 간호기록부, 환자명부 등에 기재된다. 진료정보는 사망한 자의 정보도 포함한다. 의료에 있어서 취급되는 개인정보로서는 환자의 건강상태, 신체적 특징, 유전정보, 병력 등 민감정보와 주민등록번호 등의 고유식별정보 및 신용카드번호, 통장계좌번호, 근로정보, 개인영상정보 등 다양한 개인정보가 거론될 수 있다.

2) 개인정보와의 구별개념

개인정보와 구별해야 할 개념으로서는 비밀과 프라이버시가 있다. 첫째, 비밀과의 구별이다. 개인정보란 공개여부를 불문하고 처음부터 다른 사람에 의하여 이용 또는 활용될 것을 전제로 하는 것이다. 이에 반하여 비밀이란 주관적으로 비밀유지의 의사가 있고, 객관적으로 비밀유지의 이익이 있는 것, 즉 다른 사람에게는 숨기고 공개되지 않는 것을 말한다. 따라서 비밀은 비밀의 주체가 공개하지 않는 한 영원히 비밀로 존재하기 때문에 수집이나 이용의 대상이 되지 않는 것이 원칙이다. 따라서 개인정보보호법은 소위 개인비밀보호법과는 그 성격이 다를 수밖에 없다. 다만, 비밀도 일정한 범위 내에서 수집 또는 이용될 수 있는 경우가 있다. 예컨대, 범죄수사를 위하여 통신비밀이 수집·이용되거나 또는 다른 사람에 대한 감염의 확산을 방지하기 위하여 질병정보가 수집·이용되는 경우가 그 예이다. 둘째, 프라이버시와의 구별이다. 개인정보는 인격권과 무관한 경우도 있고, 정보주체인 개인뿐만 아니라 개인정보를 수집·이용하는 자의 권리도 인정해야 한다. 이에 반하여 프라이버시는 인격권 그 자체이고, 자기 자신에게 전속한 권리로서 누구의 간섭도 받음이 없이 독립적으로 행사할 수 있다.

3) 개인정보의 개념요소

개인정보란 살아 있는 개인에 관한 정보로서 개인을 알아볼 수 있는 정보를 말한다. 이에 관하여 상설하면 다음과 같다.

① 개인에 관한 정보

개인정보는 개인에 관한 정보여야 한다. 여기서 개인이란 자연인을 말한다. 따라서 법인이나 단체는 개인에 속하지 아니한다. 다만, 법인이나 단체에 속한 자연인에 관한 정보는 개인정보에 해당한다. 예컨대, 법인 또는 단체의 소속원의 이름, 주소 또는 연락처 등은 개인정보에 속한다. 또한 개인정보는 개인인 사람에 대한 정보를 말하기 때문에 사물에 대한 정보는 여기의 개인정보에 해당하지 않는다. 다만, 사물 등에 대한 제조자, 소유자 등 사람에 대한 정보는 개인정보에 속한다고 할 수 있다. 예컨대, 아파트의 주소가 소유자를 확인하는 데에 이용된다면 이는 개인정보에 해당한다.

② 살아 있는 개인에 관한 정보

개인정보는 살아 있는 또는 생존하는 개인에 대한 정보여야 한다. 따라서 사망자나 실종자에 대한 정보는 여기의 개인정보에 해당하지 않는다. 다만, 사망자에 관한 정보라고 하더라도 유족과의 관계를 알 수 있는 정보는 유족의 개인정보에 속한다고 할 수 있다.

③ 개인을 알아볼 수 있는 정보

개인정보는 개인을 알아볼 수 있는 정보여야 한다. 개인정보에는 인적 사항뿐만 아니라 사회 · 경제적 지위, 신체 · 보건 · 의료 · 교육적 상태, 문화활동 및 정치적 성향과 같은 내면의 비밀도 포함된다. 알아볼 수 있다는 의미는 해당정보를 처리하는 자의 입장에서 합리적으로 활용될 가능성이 있는 수단을 고려하여 개인을 알아볼 수 있다면 개인정보에 해당한다. 여기서 처리란 개인정보의 수집, 생성, 연계, 연동, 기록, 저장, 보유, 가공, 편집, 검색, 출력, 정정(訂正), 복구, 이용, 제공, 공개, 파기(破棄), 그 밖에 이와 유사한 행위를 말한다고 할 수 있다(개인정보보호법 제2조 제2호 참조).

개인정보는 해당 정보만으로는 특정 개인을 알아볼 수 없더라도 다른 정보와 쉽게 결합하여 개인을 알아볼 수 있는 정보도 포함한다. 예컨대, 주민등록번호는 그 자체만으로도 특정 개인을 알아볼 수 있지만, 생년월일은 같은 사람이 또 있을 수 있기 때문에 다른 정보 없이 그 자체만으로는 개인을 알아볼 수 있다고 할 수 없다. 여기서 쉽게 결합한다는 의미는 다른 정보의 입수가능성과 다른 정보와의 결합가능성을 동시에 요구하는 개념이다. 개인정보보호법은 쉽게 결합할 수 있는지 여부는 다른 정보의 입수 가능성 등 개인을 알아보는 데 소요되는 시간, 비용, 기술 등을 합리적으로 고려하여야 한다고 규정하고 있다(개인정보보호법 제2조 제1호 나목 제2문). 입수가능성은 합법적인 방법에 의한 입수가능성을 의미하기 때문에 해킹 등과 같은 불법적인 방법에 의한 입수는 여기에 포함되지 않는다. 또한 결합가능성이란 합리적인 수준의 비용이나 노력에 의한 결합을 의미하기 때문에 결합이 사실상 불가능하거나 합리적인 수준을 넘는 방법을 수반한다면 결합가능성이 존재하지 않는다고 할 수 있다. 예컨대, 전자의무기록에 저장된 '개인정보'에는 환자의 이름·주소·주민등록번호 등과 같은 '개인식별정보'뿐만 아니라 환자에 대한 진단·치료·처방 등과 같이 공개로 인하여 개인의 건강과 관련된 내밀한 사항 등이 알려지게 되고, 그 결과 인격적·정신적 내면생활에 지장을 초래하거나 자유로운 사생활을 영위할 수 없게 될 위험성이 있는 의료내용에 관한 정보도 포함된다고 새기는 것이 타당하다고 할 수 있다(의료법 제23조 제3항 참조).[23)]

한편 개인정보의 유형은 성명, 주민등록번호, 주소, 전화번호, 생년월일, 출생지, 이메일주소, 가족관계 등에 관한 인적 사항정보, 전과, 범죄기록, 납세자료, 병역기록, 군번, 계급, 근무부대 등에 관한 사회적 정보, 소득, 신용카드, 계좌번호, 동산·부동산의 보유내역, 저축 내역, 신용 등 경제적 정보, 얼굴, 지문, 홍채, 음성, 키, 몸무게, 유전자 등 신체적 정보, 학력, 성적, 생활기록부 등 교육정보, 진료기록, 장애등급 등 보건·의료정보, 도서, 비디오 대여기록, 잡지구독, 물품구매내역 웹사이트 검색내역 등 내면적 정보 및 전화통화내역, IP주소, 웹사이트 접속내역, 이메일, 문자메시지, 개인위치정보 등 기타의 정보로 분류되는 것이 가능하다.

(3) 개인정보의 처리

1) 개인정보의 처리원칙

① 최소한의 개인정보처리의 원칙

개인정보처리자가 개인정보를 수집하는 경우에는 그 목적에 필요한 최소한의 개인정보를 수집하여야 한다. 최소한의 개인정보의 수집이라는 입증책임은 개인정보처리자가 부담한다(개인정보보호법 제16조 제1항). 정보주체의 동의를 받아 개인정보를 수집하는 경우 필요한 최소한의 정보 외의 개인정보수집에는 동의하지 아니할 수 있다는 사실을 구체적으로 알리고 개인정보를 수집하여야 한다(개인정보보호법 제16조 제2항). 필요한 최소한의 정보 외의 개인정보수집에 동의하지 아니한다는 이유로 정보주체에게 재화 또는 서비스의 제공을 거부하여서는 안 된다(개인정보보호법 제16조 제3항). 개인정보처리자가 만 14세 미만 아동의 개인정보를 처리하기 위하여 동의를 받아야 할 때에는 그 법정대리인의 동의를 받아야 한다. 여기서 개인정보보호법이 개인정보의 처리에 관한 동의능력을

23) 대법원 2013.12.12. 선고 2011도9538 판결.

만 14세로 규정하고 있다는 것을 알 수 있다. 다만, 법정대리인의 동의를 받기 위하여 필요한 최소한의 정보는 법정대리인의 동의 없이 해당 아동으로부터 직접 수집할 수 있다(정보보호법 제22조 제5항).

② 민감정보와 고유식별정보의 처리제한

민감정보와 고유식별정보는 개인정보처리에 대한 동의와 별도의 동의를 받은 경우 또는 법령에서 처리를 요구하거나 허용하는 경우에 한하여 개인정보처리자에 의하여 처리될 수 있다(개인정보보호법 제23조, 제24조).

민감정보(敏感情報)란 사상·신념, 노동조합·정당의 가입·탈퇴, 정치적 견해, 건강·성생활 등에 관한 정보 그 밖의 정보주체의 사생활을 현저히 침해할 우려가 있는 정보로서 대통령령으로 정하는 정보를 말한다(개인정보보호법 제23조 제1항). 대통령령으로 정하는 정보란 ① 유전자검사 등의 결과로 얻어진 유전정보, ② 범죄경력자료에 해당하는 정보, ③ 개인의 신체적, 생리적, 행동적 특징에 관한 정보로서 특정 개인을 알아볼 목적으로 일정한 기술적 수단을 통해 생성한 정보 또는 ④ 인종이나 민족에 관한 정보를 말한다(개인정보보호법 시행령 제18조). 범죄경력자료란 수사자료표 중에서 ㉠ 벌금 이상의 형의 선고, 면제 및 선고유예, ㉡ 보호감호, 치료감호, 보호관찰, ㉢ 선고유예의 실효, ㉣ 집행유예의 실효 및 ㉤ 벌금 이상의 형과 함께 부과된 몰수, 추징, 사회봉사명령, 수강명령 등의 선고 또는 처분에 관한 자료를 말한다(형실효법 제2조 제5호). 수사자료표란 수사기관이 피의자의 지문을 채취하고 피의자의 인적사항과 죄명 등을 기재한 표(전산입력되어 관리되거나 자기테이프, 마이크로필름, 그 밖의 이와 유사한 매체에 기록·저장된 표를 포함한다)로서 경찰청에서 관리하는 것을 말한다(형실효법 제2조 제4호).

고유식별정보(固有識別情報)란 개인을 고유하게 구별하기 위하여 부여된 식별정보로서 대통령령으로 정하는 정보를 말한다(개인정보보호법 제24조). 대통령령으로 정하는 정보란 주민등록번호, 여권번호, 운전면허의 면허번호 또는 외국인등록번호를 말한다(개인정보보호법 시행령 제19조).

의료기관은 법령에 의하여 환자의 고유식별정보나 민감정보를 수집할 수 있다. 예컨대, 진료기록부·조산기록부·간호기록부 등(의료법 제22조), 처방전(의료법 제18조), 진단서·증명서(의료법 제17조), 감염병환자 등의 신고(감염병예방법 제11조, 성매개감염병 및 후천성면역결핍증 건강진단규칙 제7조), 뇌사추정자의 신고(장기이식법 제17조) 등의 경우이다.

③ 주민등록번호의 수집에 대한 법정주의

주민등록번호의 유출로 인한 2차 피해를 방지하기 위하여 2014년 8월부터 주민등록번호 수집 법정주의가 시행되고 있다.[24] 주민등록번호는 유일성, 평생불변성 등의 특성으로 인하여 단 한 번의 유출만으로도 지속적인 피해가 충분히 발생할 수 있기 때문이다. 여기서 주민등록번호수집법정주의란 일정한 예외적인 경우가 아닌 한 주민등록번호의 수집을 원칙적으로 금지하는 것을 말한다. 일정한 예외적인 경우란 첫째, 법률, 대통령령, 국회규칙, 대법원규칙, 헌법재판소규칙, 중앙선거관리위원회규칙 또는 감사원규칙에서 구체적으로 주민등록번호의 처리를 요구하거나 허용한 경우, 둘째 정보주체 또는 제3자의 급박한 생명, 신체, 재산의 이익을 위하여 명백히 필요하다고 인정되는 경우 및 셋째, 기타 이에 준하여 주민등록번호의 처리가 불가피한 경우로서 보호위원회가 고시로 정하는 경우를 말한다(개인정보보호법 제24조의2 제1항).

개인정보보호법은 2014년 주민등록번호수집법정주의를 신설하면서 당시 주민등록번호를 처리하고 있는 개인정보처리자로 하여금 당시의 법 시행일부터 2년 이내인 2016년 8월 6일 이전까지 보유하고 있던 주민등록번호를 파기하도록 하였다(당시 개인정보보호법 부칙 제2조 제1항 본문).[25] 다만 법령에서 구체적으로 주민등록번호의 처리를 요구하거나 허용한 경우, 정보주체 또는 제3자의 급박한 생명, 신체, 재산의 이익을 위하여 명백히 필요하다고 인정되는 경우 및 이들의 경우에 준하여 주민등록번호 처리가 불가피한 경우로서 안전행정부령으로 정하는 경우에는 제외하도록 하였다(당시 개인정보보호법 부칙 제2조 제1항 단서). 이에 따른 기간 내에 보유하고 있던 주민등록번호를 파기하지 아니한 경우에는 3천만원 이하의 과태료에 처하도록 하고 있다(개인정보보호법 제75조 제2항 제4의2호). 또 개인정보보호법은 최근 주민등록번호의 사용을 보다 엄격히 관리·통제하기 위하여 주민등록번호를 수집할 수 있는 범위를 2014년의 법령에서 2016년에는 법률, 대통령령, 국회규칙, 대법원규칙, 헌법재판소규칙, 중앙선거관리위원회규칙 또는 감사원규칙으로 한정하도록 개정되어 2017년 3월 30일부터 시행되도록 하고 있다.[26] 이러한 의미에서 그 동안 시행규칙에 의하여 주민등록번호의 수집이 인정되어왔던 의료정보, 예컨대 진단서(의료법 시행규칙 제9조 제1항 제1호), 처방전(의료법 시행규칙 제12조 제1항 제1호), 진료기록부(의료법 시행규칙 제14조 제1호) 또는 조산기록부(의료법 시행규칙 제14조 제2호) 등의 경우에는 재검토가 필요하다고 하겠다.

---

24) 개인정보보호법 2013.8.6. 일부개정 법률 제11990호 2014.8.7. 시행.
25) 개인정보보호법 2013.8.6. 일부개정 법률 제11990호 2014.8.7. 시행.
26) 개인정보보호법 2016.3.29. 일부개정 법률 제14107호 2016.9.30. 시행.

한편, 온라인상의 주민등록번호 수집금지제도는 2012년 8월부터 시행중에 있다. 정보통신망법은 대규모 개인정보 유출사고가 발생하는 것을 방지하기 위하여 정보통신서비스제공자들로 하여금 법령에서 이용자의 주민등록번호 수집·이용을 예외적으로 허용하는 경우 등을 제외하고는 주민등록번호의 무분별한 수집과 이용을 금지하도록 개정되었다.[27] 예외적으로 허용하는 경우란 본인확인기관으로 지정받은 경우 또는 기간통신사업자로부터 이동통신서비스 등을 제공받아 재판매하는 전기통신사업자가 본인확인기관으로 지정받은 이동통신사업자의 본인확인업무 수행과 관련하여 이용자의 주민등록번호를 수집·이용하는 경우로 제한되어 있다(정보통신망법 제23조의2 제1항). 또 정보통신망법은 당시 주민등록번호를 사용한 회원가입 방법을 제공하고 있는 정보통신서비스 제공자는 법 시행일로부터 2년 이내인 2014년 8월 17일까지 보유하고 있던 주민등록번호를 파기하도록 하고 있다(당시 정보통신망법, 법률 11322호, 부칙 제2조 제1항).

2) 개인정보의 목적내처리

① 개인정보의 수집·이용

ⓘ 요 건: 개인정보는 일정한 요건하에 개인정보처리자에 의한 수집이 허용되고 있으며, 그 수집된 목적의 범위에서 개인정보처리자에 의한 이용이 허용되고 있다(개인정보보호법 제15조 제1항). 개인정보의 수집허용요건은 다음과 같다. 첫째, 정보주체의 동의를 받은 경우에 허용된다(개인정보보호법 제15조 제1항 제1호). 다만, 정보주체의 동의를 받아 개인정보를 수집하는 경우에는 일정한 사항을 정보주체에게 알려주어야 한다(개인정보보호법 제15조 제2항). 즉, ① 개인정보의 수집·이용의 목적, ② 수집하려는 개인정보의 항목, ③ 개인정보의 보유 및 이용의 기간 및 ④ 동의를 거부할 권리가 있다는 사실 및 동의 거부에 따른 불이익이 있는 경우에는 그 불이익의 내용을 정보주체에게 알려야 한다. 정보주체에게 알려야 하는 사항 중 어느 하나의 사항을 변경하는 경우에도 이를 알리고 동의를 받아야 한다. 이에 위반하여 정보주체에게 알려야 할 사항을 알리지 아니한 자에 대하여는 3천만원 이하의 과태료에 처한다(개인정보보호법 제75조 제2항 제1호). 이 외에도 둘째, 법률에 특별한 규정이 있거나 법령상 의무를 준수하기 위하여 불가피한 경우, 셋째 공공기관이 법령 등에서 정하는 소관 업무의 수행을 위하여 불가피한 경우, 넷째 정보주체와의 계약의 체결 및 이행을 위하여 불가피하게 필요한 경우, 다섯째 정보주체 또는 그 법정대리인이 의사표시를 할 수 없는 상태에 있거나 주소불명 등으로 사전 동의를 받을 수 없는 경우로서 명백히 정보주체 또는

---

27) 정보통신망법 2012.2.17. 일부개정 법률 제11322호 2012.8.18. 시행.

제3자의 급박한 생명, 신체, 재산의 이익을 위하여 필요하다고 인정되는 경우 또는 여섯째, 개인정보처리자의 정당한 이익을 달성하기 위하여 필요한 경우로서 명백하게 정보주체의 권리보다 우선하는 경우에 개인정보에 대한 수집이 허용된다. 다만, 이 경우 개인정보처리자의 정당한 이익과 상당한 관련이 있고 합리적인 범위를 초과하지 아니하는 경우에 한한다(개인정보보호법 제15조 제1항 제2호부터 제6호까지).

한편, 개인정보처리자는 당초 수집 목적과 합리적으로 관련된 범위에서 정보주체에게 불이익이 발생하는지 여부, 암호화 등 안전성 확보에 필요한 조치를 하였는지 여부 등을 고려하여 대통령령으로 정하는 바에 따라 정보주체의 동의 없이 개인정보를 이용할 수 있다(개인정보보호법 제15조 제3항).

ⅱ 범 위: 개인정보처리자에 의하여 수집되는 개인정보의 범위도 법정되어 있다. 즉, 개인정보를 수집하는 경우에는 그 목적에 필요한 최소한의 개인정보를 수집하여야 한다. 이 경우 최소한의 개인정보의 수집이라는 입증책임은 개인정보처리자가 부담하도록 전환되어 있다(개인정보보호법 제16조 제1항). 또 개인정보처리자는 정보주체의 동의를 받아 개인정보를 수집하는 경우 필요한 최소한의 정보 외의 개인정보 수집에는 동의하지 아니할 수 있다는 사실을 구체적으로 알리고 개인정보를 수집하여야 한다(개인정보보호법 제16조 제2항). 그리고 개인정보처리자에게는 정보주체가 필요한 최소한의 정보 외의 개인정보 수집에 동의하지 아니한다는 이유로 정보주체에게 재화 또는 서비스의 제공을 거부하여서는 아니되도록 하고 있다(개인정보보호법 제16조 제3항).

ⅲ 방 법: 개인정보는 개인정보처리자에 의하여 적법하고 정당하게 수집되어야 한다. 따라서 거짓이나 그 밖의 부정한 수단이나 방법으로 개인정보를 취득하거나 처리에 관한 동의를 받는 행위는 금지된다(개인정보보호법 제59조 제1호). 이에 위반하여 거짓이나 그 밖의 부정한 수단이나 방법으로 개인정보를 취득하거나 개인정보 처리에 관한 동의를 받는 행위를 한 자 및 그 사정을 알면서도 영리 또는 부정한 목적으로 개인정보를 제공받은 자는 3년 이하의 징역 또는 3천만원 이하의 벌금에 처한다(개인정보보호법 제72조 제2호).

② 개인정보의 제공

ⅰ 제3자 제공의 원칙적 금지: 개인정보를 제3자에게 제공하는 것은 원칙적으로 금지되어 있다.

ⅱ 제3자 제공의 예외적 허용: 개인정보의 제3자에 대한 제공(공유를 포함한다)은 일정한 요건하에 예외적으로 허용되고 있다. 편의상 ① 정보주체의 동의를 받은 경우,

② 개인정보를 수집한 목적의 범위 내에서 개인정보를 제공하는 경우 또는 ③ 국외의 제3자에게 제공하는 경우로 나누어 검토하려고 한다(개인정보보호법 제17조 제1항, 제3항).

첫째, 개인정보의 제3자에 대한 제공은 정보주체의 동의를 받은 경우에 허용된다(개인정보보호법 제17조 제1항 제1호). 다만, 동의를 받기 전에 동의여부를 판단하기 위한 사항에 대한 정보제공이 선행되어야 한다(개인정보보호법 제17조 제2항). 즉, 정보주체에게 ① 개인정보를 제공받는 자, ② 개인정보를 제공받는 자의 개인정보 이용목적, ③ 제공하는 개인정보의 항목, ④ 개인정보를 제공받는 자의 개인정보보유 및 이용기간 및 ⑤ 동의를 거부할 권리가 있다는 사실 및 동의거부에 따른 불이익이 있는 경우에는 그 불이익의 내용을 알려야 한다(개인정보보호법 제17조 제2항 전문). 위의 사항 중 어느 하나의 사항을 변경하는 경우에도 이를 알리고 동의를 받아야 한다(개인정보보호법 제17조 제2항 후문). 이에 위반하여 정보주체에게 알려야 할 사항을 알리지 아니한 자에 대하여는 3천만원 이하의 과태료에 처한다(개인정보보호법 제75조 제2항 제1호).

둘째, 개인정보를 수집한 목적의 범위 내에서 제공하는 경우이다(개인정보보호법 제17조 제1항 제2호). 즉, 법률에 특별한 규정이 있거나 법령상 의무를 준수하기 위하여 불가피한 경우(개인정보보호법 제15조 제1항 제2호), 공공기관이 법령 등에서 정하는 소관 업무의 수행을 위하여 불가피한 경우(개인정보보호법 제15조 제1항 제3호), 정보주체 또는 그 법정대리인이 의사표시를 할 수 없는 상태에 있거나 주소불명 등으로 사전 동의를 받을 수 없는 경우로서 명백히 정보주체 또는 제3자의 급박한 생명, 신체, 재산의 이익을 위하여 필요하다고 인정되는 경우(개인정보보호법 제15조 제1항 제5호) 및 정보통신서비스의 제공에 따른 요금정산을 위하여 필요한 경우(개인정보보호법 제39조의3 제2항 제2호)와 다른 법률에 특별한 규정이 있는 경우(개인정보보호법 제39조의3 제2항 제3호)에 개인정보를 수집한 목적 범위에서 개인정보를 제공하는 경우이다. 이에 위반하여 정보주체의 동의를 받지 아니하고 개인정보를 제3자에게 제공한 자 및 그 사정을 알고 개인정보를 제공받은 자에 대하여는 5년 이하의 징역 또는 5천만원 이하의 벌금에 처한다(개인정보보호법 제71조 제1호).

셋째, 국외의 제3자에게 제공하는 경우이다. 개인정보처리자가 개인정보를 국외의 제3자에게 제공할 때에는 위의 첫 번째의 동의를 받을 때처럼 ① 개인정보를 제공받는 자, ② 개인정보를 제공받는 자의 개인정보 이용목적, ③ 제공하는 개인정보의 항목, ④ 개인정보를 제공받는 자의 개인정보보유 및 이용기간 및 ⑤ 동의를 거부할 권리가 있다는 사실 및 동의거부에 따른 불이익이 있는 경우에는 그 불이익의 내용을 정보주체에게 알리고 동의를 받아야 하며, 이 법을 위반하는 내용으로 개인정보의 국외 이전에 관한 계약을 체결하여서는 아니 된다(개인정보보호법 제17조 제3항).

3) 개인정보의 목적외처리

① 목적외처리 금지의 원칙

개인정보처리자가 개인정보를 이용하는 경우에는 수집된 목적의 범위를 초과하여서는 안 된다(개인정보보호법 제15조 제1항, 제18조 전단). 또 개인정보를 제3자에게 제공하는 경우에는 정보주체의 동의를 받지 아니하거나, 수집한 목적의 범위를 초과하여 제공하거나 또는 국외의 제3자에게 제공하기 위한 요건을 위반하여서는 안 된다(개인정보보호법 제17조 제1항, 제3항, 제18조 제1항 후단). 이에 위반하여 개인정보를 이용하거나 제3자에게 제공한 자 및 그 사정을 알면서도 영리 또는 부정한 목적으로 개인정보를 제공받은 자에 대하여는 5년 이하의 징역 또는 5천만원 이하의 벌금에 처한다(개인정보보호법 제71조 제2호).

② 목적외처리의 예외적 허용요건

개인정보처리자가 개인정보를 목적외로 이용하거나 또는 목적외로 제3자에게 제공하는 것은 원칙적으로 금지된다. 즉, 개인정보의 목적외의 이용 또는 목적외의 제3자제공이 정보주체 또는 제3자의 이익을 부당하게 침해할 우려가 있을 때에는 언제나 금지된다. 그러나 아래와 같이 일정한 요건을 갖춘 경우에는 개인정보의 목적외의 이용 또는 목적외의 제3자제공도 허용되고 있다(개인정보보호법 제18조 제2항). 이에 위반하여 개인정보를 이용하거나 제3자에게 제공한 자 및 그 사정을 알면서도 영리 또는 부정한 목적으로 개인정보를 제공받은 자에 대하여는 5년 이하의 징역 또는 5천만원 이하의 벌금에 처한다(개인정보보호법 제71조 제2호).

첫째, 정보주체로부터 별도의 동의를 받은 경우이다(개인정보보호법 제18조 제2항 제1호). 다만, 동의를 받을 때에는 ① 개인정보를 제공받는 자, ② 개인정보의 이용목적(제공시에는 제공받는 자의 이용목적), ③ 이용 또는 제공하는 개인정보의 항목, ④ 개인정보의 보유 및 이용기간(제공시에는 제공받는 자의 보유 및 이용기간) 및 ⑤ 동의를 거부할 권리가 있다는 사실 및 동의거부에 따른 불이익이 있는 경우에는 그 불이익의 내용을 정보주체에게 알려야 하고, 이에 변경사항이 있는 경우도 이를 알리고 동의를 받아야 한다(개인정보보호법 제18조 제3항). 이에 위반하여 정보주체에게 알려야 할 사항을 알리지 아니한 자에 대하여는 3천만원 이하의 과태료에 처하여진다(개인정보보호법 제75조 제2항 제1호). 이 외에도 둘째, 다른 법률에 특별한 규정이 있는 경우, 셋째 정보주체 또는 그 법정대리인이 의사표시를 할 수 없는 상태에 있거나 주소불명 등으로 사전동의를 받을 수 없는 경우로서 명백히 정보주체 또는 제3자의 급박한 생명, 신체, 재산의 이익을 위하여 필요하다고 인정되는 경우, 넷째 개인정보를 목적 외의 용도로 이용하거나 이를 제3자에게 제공하지 아니하면 다른 법률에서 정하는 소관 업무를 수행할 수 없는 경우로서 보호위원회의 심의의결을 거친 경우, 다섯째 조약 그 밖의 국제협정의 이행을 위하여 외국정부 또는 국제기구에 제공하기 위하여 필요한 경우, 여섯째 범죄의 수사와 공소의 제기 및 유지를 위하여 필요한 경우, 일곱째 법원의 재판업무수행을 위하여 필요한 경우 및 여덟째 형(刑) 및 감호, 보호처분의 집행을 위하여 필요한 경우이다(개인정보보호법 제18조 제2항 제2호부터 제9호까지). 다만, 넷째부터 여덟째까지의 경우에는 공공기관의 경우에 한정된다(개인정보보호법 제18조 제2항 단서). 뿐만 아니라 공공기관이 위의 둘째부터 다섯째까지의 경우, 일곱째의 경우 및 여덟째의 경우에 개인정보를 목적 외의 용도로 이용하거나 이를 제3자에게 제공하는 경우에는 그 이용 또는 제공의 법적 근거, 목적 및 범위 등에 관하여 관보 또는 인터넷 홈페이지 등에 게재하여야 한다(개인정보보호법 제18조 제4항).

한편, 개인정보처리자는 개인정보가 목적 외의 용도로 제3자에게 제공되는 경우에는 개인정보를 제공받는 자에게 이용목적, 이용방법, 그 밖의 필요한 사항에 대하여 제한을 하거나 개인정보의 안전성확보를 위하여 필요한 조치를 마련하도록 요청하여야 한다. 이 경우 요청을 받은 자는 개인정보의 안전성확보를 위하여 필요한 조치를 하여야 한다(개인정보보호법 제18조 제5항).

4) 개인정보를 제공받은 자의 이용 · 제공의 제한

개인정보처리자로부터 개인정보를 제공받은 자는 정보주체로부터 별도의 동의를 받은 경우 또는 다른 법률에 특별한 규정이 있는 경우를 제외하고는 개인정보를 제공받은 목적 외의 용도로 이용하거나 이를 제3자에게 제공하여서는 안 된다(개인정보보호법 제19조). 이에 위반하여 개인정보를 이용하거나 제3자에게 제공한 자 및 그 사정을 알면서도 영리 또는 부정한 목적으로 개인정보를 제공받은 자에 대하여는 5년 이하의 징역 또는 5천만원 이하의 벌금에 처하도록 하고 있다(개인정보보호법 제71조 제2호).

5) 가명정보의 처리에 관한 특례

개인정보보호법은 2020년 개정시 용어정의에서 개인정보에 가명정보를 추가하고, 가명처리라는 규정을 신설하였을 뿐만 아니라 제3장에 제3절을 신설하여 가명정보의 처리에 관한 특례를 규정한 바 있다(개인정보보호법 제2조 제1호 다목, 제1의2호, 제28조의2~제28조의7 참조).[28]

① 용어정의

가명정보란 전술한 바와 같이 가명처리함으로써 원래의 상태로 복원하기 위한 추가 정보의 사용·결합 없이는 특정 개인을 알아볼 수 없는 정보를 말한다(개인정보보호법 제2조 제1호 다목). 가명처리란 개인정보의 일부를 삭제하거나 일부 또는 전부를 대체하는 등의 방법으로 추가 정보가 없이는 특정 개인을 알아볼 수 없도록 처리하는 것을 말한다(개인정보보호법 제2조 제1의2호).

② 가명정보의 처리

개인정보처리자는 통계작성, 과학적 연구, 공익적 기록보존 등을 위하여 정보주체의 동의 없이 가명정보를 처리할 수 있다(개인정보보호법 제28조의2 제1항). 개인정보처리자는 가명정보를 제3자에게 제공하는 경우에는 특정 개인을 알아보기 위하여 사용될 수 있는 정보를 포함해서는 아니 된다(개인정보보호법 제28조의2 제2항). 이에 위반하여 개인정보를 이용하거나 제3자에게 제공한 자 및 그 사정을 알면서도 영리 또는 부정한 목적으로 개인정보를 제공받은 자에 대하여는 5년 이하의 징역 또는 5천만원 이하의 벌금에 처한다(개인정보보호법 제71조 제2호).

③ 가명정보의 결합제한

통계작성, 과학적 연구, 공익적 기록보존 등을 위한 서로 다른 개인정보처리자 간의 가명정보의 결합은 보호위원회 또는 관계 중앙행정기관의 장이 지정하는 전문기관이 수행한다(개인정보보호법 제28조의3 제1항). 결합을 수행한 기관 외부로 결합된 정보를 반출하려는 개인정보처리자는 가명정보 또는 제58조의2에 해당하는 정보로 처리한 뒤 전문기관의 장의 승인을 받아야 한다(개인정보보호법 제28조의3 제2항). 이에 위반하여 가명정보를 처리하거나 제3자에게 제공한 자 및 그 사정을 알면서도 영리 또는 부정한 목적으로 가명정보를 제공받은 자에 대하여는 5년 이하의 징역 또는 5천만원 이하의 벌금에 처한다(개인정보보호법 제71조 제4의2호).

④ 가명정보에 대한 안전조치의무

개인정보처리자는 가명정보를 처리하는 경우에는 원래의 상태로 복원하기 위한 추가 정보를 별도로 분리하여 보관·관리하는 등 해당 정보가 분실·도난·유출·위조·변조 또는 훼손되지 않도록 대통령령으로 정하는 바에 따라 안전성 확보에 필요한 기술적·관리적 및 물리적 조치를 하여야 한다(개인정보보호법 제28조의4 제1항). 개인정보

28) 개인정보보호법 2020.2.4. 일부개정 법률 제16930호 2020.8.5. 시행.

처리자는 가명정보를 처리하고자 하는 경우에는 가명정보의 처리 목적, 제3자 제공 시 제공받는 자 등 가명정보의 처리 내용을 관리하기 위하여 대통령령으로 정하는 사항에 대한 관련 기록을 작성하여 보관하여야 한다(개인정보보호법 제28조의4 제2항). 이에 위반하여 안전성 확보에 필요한 조치를 하지 아니한 자에 대하여는 3천만원 이하의 과태료를 부과하고(개인정보보호법 제75조 제2항 제6호), 안전성 확보에 필요한 조치를 하지 아니하여 개인정보를 분실·도난·유출·위조·변조 또는 훼손당한 자에 대하여는 2년 이하의 징역 또는 2천만원 이하의 벌금에 처한다(개인정보보호법 제73조 제1호).

⑤ 가명정보처리시의 금지의무

누구든지 특정 개인을 알아보기 위한 목적으로 가명정보를 처리해서는 아니된다(개인정보보호법 제28조의5 제1항). 개인정보처리자는 가명정보를 처리하는 과정에서 특정 개인을 알아볼 수 있는 정보가 생성된 경우에는 즉시 해당 정보의 처리를 중지하고, 지체없이 회수·파기하여야 한다(개인정보보호법 제28조의5 제2항). 이에 위반하여 특정 개인을 알아보기 위한 목적으로 가명정보를 처리한 자에 대하여는 5년 이하의 징역 또는 5천만원 이하의 벌금에 처한다(개인정보보호법 제71조 제4의3호).

(4) 개인정보의 관리

1) 안전관리의무

개인정보의 안전한 관리를 위하여 마련한 여러 가지의 방책 중 몇 가지를 보면 다음과 같다. 우선, 개인정보보호법은 개인정보처리자에게 안전조치의무를 부과하고 있다. 즉, 개인정보처리자로 하여금 개인정보가 분실·도난·유출·위조·변조 또는 훼손되지 아니하도록 내부관리계획수립, 접속기록보관 등 대통령령으로 정하는 바에 따라 안전성확보에 필요한 기술적·관리적 및 물리적 조치를 취하도록 하고 있다(개인정보보호법 제29조). 또한 개인정보보호법은 개인정보처리자에게 개인정보처리방침의 수립과 공개의 의무를 부과하고 있다. 즉, 개인정보처리자로 하여금 ① 개인정보의 처리 목적, ② 개인정보의 처리 및 보유 기간, ③ 개인정보의 제3자 제공에 관한 사항(해당되는 경우에만 정한다), ④ 개인정보처리의 위탁에 관한 사항(해당되는 경우에만 정한다), ⑤ 정보주체와 법정대리인의 권리·의무 및 그 행사방법에 관한 사항, ⑥ 개인정보보호책임자의 성명 또는 개인정보 보호업무 및 관련 고충사항을 처리하는 부서의 명칭과 전화번호 등 연락처, ⑦ 인터넷 접속정보파일 등 개인정보를 자동으로 수집하는 장치의 설치·운영 및 그 거부에 관한 사항(해당하는 경우에만 정한다) 및 ⑧ 그 밖에 개인정보의 처리에 관하여 대통령령으로 정한 사항이 포함된 개인정보의 처리방침(개인정보처리방침)을 정하도록 하고 있다(개인정보보호법 제30조 제1항 전문). 또한 개인정보처리자가 개인정보 처리방침을 수립하거나 변경하는 경우에는 정보주체가 쉽게 확인할 수 있도록 대통령령으로 정하는 방법에 따라 공개하도록 하고 있다(개인정보보호법 제30조 제2항). 이 외에도 개인정보보호법은 개인정보보호책임자의 지정(개인정보보호법 제31조), 공공기관의 장에 의한 개인정보파일의 등록 및 공개(개인정보보호법 제32조), 개인정보의 보호인증제도(개인정보보호법 제32조의2), 개인정보영향평가(개인정보보호법 제33조) 및 개인정보 유출 통지 등(개인정보보호법 제34조)에 관하여 규정하고 있다.

2) 개인정보의 파기

개인정보처리자는 보유기간의 경과, 개인정보의 처리 목적 달성 등 그 개인정보가 불필요하게 되었을 때에는 지체 없이 그 개인정보를 파기하여야 한다(개인정보보호법 제21조 제1항 본문). 다만, 다른 법령에 따라 보존하여야 하는 경우에는 그러하지 아니하다(개인정보보호법 제21조 제1항 단서). 이에 위반하여 개인정보를 파기하지 아니한 자에 대하여는 3천만원 이하의 과태료에 처한다(개인정보보호법 제75조 제2항 제4호). 개인정보처리자가 개인정보를 파기할 때에는 복구 또는 재생되지 아니하도록 조치하여야 한다(개인정보보호법 제21조 제2항).

3) 개인정보의 보존

개인정보처리자가 개인정보를 파기하지 아니하고 보존하여야 하는 경우에는 해당 개인정보 또는 개인정보파일을 다른 개인정보와 분리하여서 저장·관리하여야 한다(개인정보보호법 제21조 제3항). 이에 위반하여 개인정보를 분리하여 저장·관리하지 아니한 자에 대하여는 1천만원 이하의 과태료에 처한다(개인정보보호법 제75조 제3항 제1호).

(5) 개인정보의 침해

개인정보가 침해된 경우에 법적 책임은 여러 방면에서 제기될 수 있다. 행정상 책임, 민사상 책임 및 형사상 책임이 그것이다. 첫째, 행정상의 책임이다. 개인정보처리자가 개인정보를 처리할 때 개인정보에 관한 권리 또는 이익을 침해받은 사람은 보호위원회에 그 침해 사실을 신고할 수 있다(개인정보보호법 제62조 제1항). 개인정보처리에 관한 행정청의 위법 또는 부당한 처분이나 부작위로 인하여 권리 또는 이익의 침해를 받은 자는 행정심판을 청구할 수 있고(행정심판법 제3조), 나아가 경우에 따라서는 행정소송도 제기할 수 있다(행정소송법 제3조). 둘째, 민사상의 책임이다. 개인정보가 침해된 경우에는 '개인정보침해신고센터'에 신고할 수 있다(개인정보보호법 제62조). 나아가 개인정보와 관련된 분쟁의 조정을 원하는 경우에는 개인정보분쟁조정위원회에 분쟁조정을 신청할 수 있으며, 개인정보를 침해당한 개인은 손해배상도 청구할 수 있다(개인정보보호법 제43조 제1항). 뿐만 아니라 정보주체는 개인정보처리자가 개인정보보호법을 위반한 행위로 손해를 입으면 개인정보처리자에게 손해배상을 청구할 수 있다(개인정보보호법 제39조 제1항 전문). 이 경우 그 개인정보처리자는 고의 또는 과실이 없음을 입증하지 않으면 책임을 면할 수 없다(개인정보보호법 제39조 제1항 후문). 셋째, 형사상의 책임이다. 개인정보침해에 대한 형사처벌에 관하여는 개인정보보호법이 엄격하게 규정하고 있다(개인정보보호법 제70조부터 제74조의2까지 참조). 이 외에도 명예훼손에 대하여는 정보통신망법의 규정(정보통신망법 제70조 참조)과 형법의 규정(형법 제307조 참조)이 검토될 수 있을 것이다. 업무상 비밀누설과 관련하여서는 형법의 규정(형법 제317조, 제308조 참조)이 참고가 될 수 있을 것으로 보인다.

4. 본인기록 내용확인요청권

(1) 의 의

의료법은 2016년 12월 개정을 통하여 본인에 관한 기록의 열람 또는 그 사본의 발급 등 내용의 확인을 요청할 수 있는 소위 내용확인요청권을 신설하였다. 환자의 자기정보결정권을 보장하기 위한 규정이라고 할 수 있다. 의료법은 “환자는 의료인, 의료기관의 장 및 의료기관 종사자에게 본인에 관한 기록의 열람 또는 그 사본의 발급 등 내용의 확인을 요청할 수 있다”고 하고(의료법 제21조 제1항 전단), “이 경우 의료인, 의료기관의 장 및 의료기관 종사자는 정당한 사유가 없으면 이를 거부하여서는 아니 된다”고 규정하고 있다(의료법 제21조 제1항 후단).

한편, 환자의 자기정보결정권은 나아가 환자가 아닌 다른 사람에게 환자에 관한 기록을 열람하게 하거나 그 사본을 내주는 등 내용을 확인하게 하는 것을 허용하지 않는다(의료법 제21조 제2항 참조). 다만, 내용확인의 필요성이 인정되는 일정한 경우에는 내용확인을 허용할 수밖에 없게 된다(의료법 제21조 제3항 참조). 이와 같이 의료법은 전자와 같이 환자기록내용확인금지의무와 후자와 같이 위법성이 조각되는 일정한 경우에 대하여도 동시에 규정하고 있다. 이에 관하여 자세한 것은 환자기록내용확인금지의무에서 후술하기로 한다.

(2) 요 건

1) 주 체

주체는 환자이다. 환자는 자기정보결정권의 주체이기 때문이다. 다만, 환자의 상대방은 의료인, 의료기관의 장 및 의료기관 종사자에 한한다.

2) 객 체

객체는 환자의 본인에 관한 기록의 전부 또는 일부이다. 본인에 관한 기록에는 추가기재·수정된 경우 추가기재·수정된 기록 및 추가기재·수정 전의 원본을 모두 포함한다(의료법 제21조 제1항 전문 괄호).

3) 행 위

행위는 요청이다. 요청대상행위는 내용의 확인이다. 의료법은 내용의 확인방법으로서 열람 또는 그 사본의 발급 등을 예시하고 있다. 환자는 본인에 관한 기록의 전부 또는 일부에 대하여 열람 또는 그 사본의 발급 등 내용의 확인을 요청할 수 있다. 이 경우 의료인, 의료기관의 장 및 의료기관의 종사자는 정당한 사유가 없는 한 환자의 확인요청을 거부해서는 안 된다(의료법 제21조 제1항 후단). 다만, 환자의 자해 또는 타해의 위험을 이유로 하는 거부로서 소위 진료상 특권은 정당한 사유의 대표적인 경우라고 할 수 있다.

환자의 본인기록에 대한 내용확인요청권은 1차적으로 적극적 요건으로서는 환자 본인의 요청이 있을 것과 2차적으로 소극적 요건으로서는 의료인, 의료기관의 장 또는 의료기관 종사자에게 이를 거부할 만한 정당한 사유가 없을 것을 그 성립요건으로서 요구하고 있다. 내용확인요청권은 환자의 자기결정권과 자기정보결정권을 동시에 보장하는 효과를 가지고 있다고 해석된다. 한편, 반대로 이와 같은 환자의 권리는 의료인 등에게는 내용확인요청에 응할 의무로 나타난다. 이에 관하여 상세한 것은 의료종사자의 권리와 의무, 진료기록부 등에 관한 의무, 내용확인에 응할 의무 중에서 요청이 있는 경우에서 후술한다.

(3) 위 반

환자의 본인기록 내용확인요청에 위반하게 되면 시정명령의 대상이 될 뿐만 아니라(의료법 제63조), 500만원 이하의 벌금에 처하게 된다(의료법 제90조).[29]

---

29) 의료법 2016.12.20. 일부개정 법률 제14438호 2016.12.20. 시행.

5. 환자안전법상의 권리

(1) 환자안전법의 제정

환자에게 있어서 최대의 권리는 그에게 생명과 신체에 관한 안전을 보장받는 것일 것이다. 환자의 안전을 위하여 필요한 사항을 규정함으로써 환자의 보호와 의료의 질의 향상에 이바지하기 위하여 환자안전법이 2015년 1월 28일 제정되어 2016년 7월 29일부터 시행되고 있다(환자안전법 제1조 참조).[30] 환자안전법의 제정이유서는 이 법의 제정이유가 환자안전에 대한 체계적이고 총괄적인 관리를 위한 법률을 제정하여 국가와 보건의료기관 등의 환자안전활동에 관한 사항을 규정하고 환자안전사고에 대한 보고체계를 마련하여 보건의료의 질 향상과 환자안전의 증진에 이바지하려는 데에 있다고 밝히고 있다. 다만, 환자안전법과 환자의 권리의 연관관계는 그다지 크다고 할 수 없다고 생각된다. 한편, 독일의 '환자의 권리증진에 관한 법률'(Gesetz zur Verbesserung der Rechte von Patientinnen und Patienten), 약칭하여 환자권리법(PatRG, Patientenrechtegesetz)은 환자의 권리와 관련하여 의료계약, 정보의무, 동의와 설명, 진료기록과 열람 및 입증책임에 관하여 규정하고 있다.[31]

(2) 환자안전법의 개정

환자안전법은 2020년 1차 개정되었다.[32] 환자안전사고가 발생한 경우 보건의료인이나 환자 등이 자율적으로 이를 보고하도록 하고 있어 환자안전사고 발생 실태 파악이 어렵고, 이를 바탕으로 한 환자안전사고 예방 및 재발방지 대책 마련이 미흡하다는 지적에 따라 일정 규모 이상의 병원급 의료기관에서 중대한 환자안전사고가 발생한 경우 해당 의료기관의 장이 이를 지체 없이 보건복지부장관에게 보고하도록 하는 한편, 환자안전활동의 효과적 수행과 지원을 위하여 환자안전사고 실태조사의 실시 근거와 중앙환자안전센터·지역환자안전센터의 지정 근거를 마련하였다.

---

30) 환자안전법 2015.1.28. 제정 법률 제13113호 2016.7.29. 시행. 환자안전법은 일명 '종현이법'이라고도 불리어진다. 정종현(당시 9세) 어린이가 2010년 5월 19일 백혈병치료를 받으면서 완치를 앞둔 시점에서 투약오류, 즉 정맥으로 주사되어야 할 항암제 '빈크리스틴'과 척수강 내로 주사되어야 할 항암제 '시타라빈'이 의료진의 실수로 뒤바뀐 채 잘못 주사되어 사망한 사건을 계기로 제정되었기 때문이다.

31) 이에 관하여 개략적인 내용은 김기영, "독일의 환자권리법에 대한 입법정책적 논의와 중요내용," 『법제연구』 제44호, 461~481쪽 참조.

32) 환자안전법 2020.1.29. 일부개정 법률 제16893호 2021.1.30. 시행.

(2) 환자안전법의 주요내용

1) 환자안전사고

환자안전사고란 보건의료인이 환자에게 보건의료서비스를 제공하는 과정에서 환자안전에 위해가 발생하였거나 발생할 우려가 있는 사고를 말한다(환자안전법 제2조 제1호). 보건복지부장관으로 하여금 환자안전 및 의료의 질향상을 위하여 환자안전종합계획을 5년마다 수립하여 시행하도록 하고 있다(환자안전법 제7조 제1항).

2) 전담인력의 배치

일정규모 이상의 병원급 의료기관은 환자안전 및 의료의 질향상을 위하여 환자안전위원회를 설치 · 운영하고(환자안전법 제11조 제1항), 이에 관한 업무를 전담하여 수행하는 환자안전전담인력을 두어야 한다(환자안전법 제12조 제1항). 환자안전위원회는 환자안전사고의 예방 및 재발 방지를 위한 계획 수립 및 시행, 환자안전 전담인력의 선임 및 배치, 보건의료기관의 의료 질 향상 활동 및 환자안전체계 구축 · 운영, 환자안전사고를 보고한 자 및 보고내용의 보호, 환자와 환자 보호자의 환자안전활동 참여를 위한 계획 수립 및 시행 및 그 밖에 보건복지부령으로 정하는 환자안전활동에 필요한 사항에 관한 업무를 심의한다(환자안전법 제11조 제3항). 환자안전전담인력은 환자안전사고 정보의 수집 · 분석 및 관리 · 공유, 환자안전사고 예방 및 재발 방지를 위한 보건의료인 교육, 환자와 환자 보호자의 환자안전활동을 위한 교육 및 그 밖에 보건복지부령으로 정하는 환자안전활동의 업무를 수행한다(환자안전법 제12조 제3항).

3) 환자안전사고의 자율보고

환자안전사고를 발생시켰거나 발생한 사실을 알게 된 또는 발생할 것이 예상된다고 판단한 보건의료인, 보건의료기관의 장, 전담인력, 환자 또는 환자 보호자는 보건복지부장관에게 그 사실을 보고할 수 있다(환자안전법 제14조 제1항, 환자안전법 시행규칙 제12조 제1항). 보건복지부령으로 정하는 일정 규모 이상의 병원급 의료기관에서 다음에 해당하는 환자안전사고가 발생한 경우 그 의료기관의 장은 보건복지부장관에게 그 사실을 지체 없이 보고하여야 한다(환자안전법 제14조 제2항). 즉, 「의료법」 제24조의2 제1항에 따라 설명하고 동의를 받은 내용과 다른 내용의 수술, 수혈, 전신마취로 환자가 사망하거나 심각한 신체적 · 정신적 손상을 입은 환자안전사고가 발생한 경우, 진료기록과 다른 의약품이 투여되거나 용량 또는 경로가 진료기록과 다르게 투여되어 환자가 사망하거나 심각한 신체적 · 정신적 손상을 입은 환자안전사고가 발생한 경우, 다른 환자나 부위의 수술로 환자안전사고가 발생한 경우 또는 의료기관 내에서 신체적 폭력으로 인해 환자가 사망하거나 심각한 신체적·정신적 손상을 입은 경우에 해당하는 환자안전사고가 그것이다. 위의 보고(자율보고)를 환자안전사고를 발생시킨 사람이 한 경우에는 「의료법」 등 보건의료 관계 법령에 따른 행정처분을 감경하거나 면제할 수 있다(환자안전법 제14조 제3항).

보건복지부장관은 제14조에 따라 환자안전사고를 보고한 자의 의사에 반하여 그 보고자의 정보를 공개할 수 없으며, 보고된 환자안전사고가 발생한 보건의료기관의 경우에는 그 보건의료기관의 장의 의사에 반하여 해당 보건의료기관의 정보를 공개할 수 없다(환자안전법 제17조 제1항). 자율보고가 된 환자안전사고에 관한 정보와 제15조 및 제15조의2에 따라 수집한 자료는 보건복지부령으로 정하는 검증을 한 후에는 반드시 개인식별이 가능한 부분을 삭제하여야 한다. 다만, 자율보고를 한 자(환자안전사고를 발생시킨 사람에 한정한다)가 동의한 경우 그 사람의 개인식별정보는 삭제하지 아니할 수 있다(환자안전법 제17조 제2항). 환자안전사고의 정보 수집·분석 및 주의경보 발령 등의 업무에 종사하거나 종사하였던 사람은 직무상 알게 된 비밀을 다른 사람에게 누설하거나 직무 외의 목적으로 사용하여서는 아니 된다(환자안전법 제17조 제3항). 보건의료기관의 장은 해당 보건의료기관에 속한 제14조에 따라 환자안전사고를 보고한 자에게 그 보고를 이유로 해고, 전보나 그 밖에 신분이나 처우와 관련하여 불리한 조치를 할 수 없다(환자안전법 제17조 제4항). 이에 위반하여 자율보고를 한 보고자에게 불리한 조치를 한 사람은 2년 이하의 징역 또는 2천만원 이하의 벌금에 처한다(환자안전법 제18조 제2항).

4) 환자안전사고의 보고·학습시스템

보건복지부장관은 환자안전을 위하여 제14조에 따라 보고된 환자안전사고에 관한 정보와 제15조 및 제15조의2에 따라 수집한 자료의 조사·연구와 그 공유에 필요한 환자안전사고 보고·학습시스템(보고학습시스템)을 구축하여 운영하여야 한다(환자안전법 제16조 제1항). 보건복지부장관은 환자안전사고가 새로운 유형이거나 환자안전에 중대한 위해가 발생할 우려가 있는 등 보건복지부령으로 정하는 사유가 발생한 경우에는 주의경보를 보건의료기관에 발령하여야 하며, 필요한 경우 보건의료기관에 개선 또는 시정을 권고할 수 있다(환자안전법 제16조 제2항).

Ⅲ. 환자의 의무

1. 개　관

의료는 환자의 권리나 의무 또는 의료인의 권리나 의무를 통해서 달성되는 것이 아니다. 환자측과 의료인측의 상호 협동에 의하여 최선의 의료효과가 달성될 수 있는 것이다. 또 환자측의 권리나 의무는 의료인측에 대하여는 의무나 권리가 된다고 함에 대하여는 전술한 바 있다.

의료법은 2012년 일부개정시에 환자의 권리와 의무에 관한 규정을 신설하였다. 즉, 의료법 시행규칙은 환자의 권리와 의무에 관하여 별표로 규정하고 있다(의료법 시행규칙 제1조의3 제1항 별표1). 전술한 바와 같이 별표는 환자의 권리로서 진료를 받을 권리, 알권리와 자기결정권, 비밀을 보호받을 권리 및 의료분쟁이 발생한 경우 상담·조정을 신청할 권리에 관하여 규정하고 있다. 또한 별표는 환자의 의무로서 의료인에 대한 신뢰·존중의무와 부정한 방법으로 진료를 받지 않을 의무에 관하여 규정하고 있다. 위의 별표에는 규정되어 있지 않지만, 환자측의 의무로서는 진료에 협조할 의무, 정확한 정보를 제공할 의무, 진료비를 납부할 의무, 병원의 규칙을 준수할 의무 등이 보다 핵심적인 의무로 거론될 수 있을 것이다.

의료법은 2016년 개정을 통하여 의료인 등에 대한 폭행 또는 협박 행위를 금지하고 있다. 환자에 대하여 의료인 등에 대한 폭행 또는 협박 행위의 금지의무가 추가되고 있는 것이다. 한편 환자측의 의무불이행은 경우에 따라서는 계약위반에 해당할 수 있고, 환자과실로서 손해배상에 있어서 과실상계의 원인이 될 수도 있다.

2. 진료협조의무

환자에게는 검사, 치료 등 진료에 있어서 자신의 희망이 있으면 이를 명확히 하고, 의료인측으로부터 설명이 있는 경우에는 충분히 이해하려고 노력하여야 하며 이에 관하여 명확한 의사를 표시할 의무가 있다.

3. 정보제공의무

환자에게는 적정한 진료를 위하여 과거의 병력, 건강에 관한 정보 또는 진료중의 변화 등에 관한 정확한 정보를 제공할 의무가 있다. 이에 관한 판례의 구체적 내용은 다음과 같다. 즉, 의사의 문진에 대하여 임신중이라는 사실을 고지하지 아니한 환자에게 답변상의 과실이 있다고 보고, 또한 임신중이라는 환자의 신체적 소인(신체적 소인)이 질병의 발생에 기여하였다고 보아서 이를 과실상계의 법리를 유추·적용함으로써 피고의 손해배상책임을 80%로 제한한 원심의 판단은 정당하다.[33]

4. 진료비납부의무

환자에게는 청구시에 신속하게 진료비를 납입할 의무가 있다. 진료계약의 중요한 내용 중의 하나라고 할 수 있다. 환자가 의료인이나 의료기관에 진료를 의뢰하거나 의료인이 요청에 응하여 치료행위가 개시되는 경우 의료인과 환자 사이에는 의료계약이 성립된다. 의료계약에 따라 의료인은 모든 의료지식과 의료기술을 동원하여 환자를 진찰하고 치료할 의무를 부담하며, 이에 대하여 환자 측은 보수를 지급할 의무를 지게 된다.[34]

5. 기타의 의무

환자에게는 의료가 안전하고 효율적으로 실시될 수 있도록 환자 확인을 포함하여 진료행위에 적극적으로 참여할 의무가 있다. 환자에게는 병원 내에서의 규칙 등 공공의 장소에서의 규칙을 준수하여 타인에게 해가 되지 않도록 행동할 의무가 있다. 환자에게는 의학, 사회, 경제 또는 윤리 등의 여러 가지의 요소에 의하여 의료에 있어서는 한계가 있다는 것을 인식할 의무가 있다. 이 외에도 의료법상 의무로서는 재물손괴 또는 진료방해 행위의 금지의무, 폭행 또는 협박 행위의 금지의무 등을 추가할 수 있을 것으로 보인다.

(1) 재물손괴 또는 진료방해 행위의 금지의무

의료법은 '누구든지 의료기관의 의료용 시설, 기재·약품 기타의 기물등을 파괴·손상하거나 의료기관을 점거하여 진료를 방해하여서는 아니 되며, 이를 교사 또는 방조하여서는 아니 된다'고 규정하고 있다(의료법 제12조 제2항). 안정적인 진료환경 조성을 위하여 의료법은 1994년 개정을 통하여 신설한 규정이다.[35] 이에 위반한 자에

33) 대법원 1998.9.4. 선고 96다11440 판결.
34) 대법원 2015.8.27. 선고 2012다118396 판결.

대하여는 5년 이하의 징역이나 5천만원 이하의 벌금에 처한다(의료법 제87조 제2항). 물론 이 규정은 누구에게나 적용되기 때문에 반드시 환자만의 의무라고는 할 수 없다. 그러나 이 규정의 주체 속에는 일반인, 의료인 등뿐만 아니라 환자도 포함되어 있다는 의미에서 환자의 의무로 분류한 것이다.

(2) 폭행 또는 협박 행위의 금지의무

의료법은 2016년 5월 개정을 통하여 의료인 등에 대한 폭행 또는 협박 행위를 금지하는 규정을 신설하고 있다.[36] 이에 관하여 의료법은 '누구든지 의료행위가 이루어지는 장소에서 의료행위를 행하는 의료인, 간호조무사 및 의료기사 또는 의료행위를 받는 사람을 폭행·협박하여서는 아니 된다'고 하여 이를 명문으로 규정하고 있다(의료법 제12조 제3항). 안정적인 의료환경을 조성하고 의료인의 진료권과 환자의 건강권을 보호하기 위한 취지에서 신설한 규정이다. 이에 위반하여 의료인 등을 폭행 또는 협박한 경우에는 5년 이하의 징역 또는 5천만원 이하의 벌금에 처하도록 하고 있다(의료법 제87조 제2항 제2호 본문). 다만, 피해자의 명시한 의사에 반하여 공소를 제기할 수 없도록 하는 반의사불벌죄(反意思不罰罪)로 규정하고 있다(의료법 제87조 제2항 제2호 단서).

나아가 2019년 개정 의료법은 위의 범행에 대한 결과적 가중범에 대한 처벌규정을 신설하였다.[37] 개정 의료법은 위의 폭행 또는 협박행위의 금지의무에 위반한 죄를 범하여 사람을 상해에 이르게 한 경우에는 7년 이하의 징역 또는 1천만원 이상 7천만원 이하의 벌금에 처하고, 중상해에 이르게 한 경우에는 3년 이상 10년 이하의 징역에 처하며, 사망에 이르게 한 경우에는 무기 또는 5년 이상의 징역에 처하도록 규정하고 있다(의료법 제87조의2 제1항). 또 개정 의료법은 원인에 있어서 자유로운 행위도 신설하고 있다. 개정 의료법은 음주로 인한 심신장애 상태에서 위의 폭행 또는 협박행위의 금지의무에 위반한 죄를 범한 때에는 심신장애로 인하여 사물을 변별할 능력이 없거나 의사를 결정할 능력이 없는 자의 행위를 벌하지 않는 형법상 심신상실자에 대한 면책규정(형법 제10조 제1항)을 임의적으로 적용하지 아니할 수 있도록 규정하고 있다(의료법 제90조의2).

35) 의료법 1994.1.7. 일부개정 법률 제4732호 1994.7.8. 시행.
36) 의료법 2016.5.29. 일부개정 법률 제14220호 2016.5.29. 시행.
37) 의료법 2019.4.23. 일부개정 법률 제16375호 2019.10.24. 시행.

(3) 응급의료 등의 방해 금지 의무

누구든지 응급의료종사자(의료기사와 간호조무사를 포함한다)와 구급차 등의 응급환자에 대한 구조·이송·응급처치 또는 진료를 폭행, 협박, 위계(僞計), 위력(威力), 그 밖의 방법으로 방해하거나 의료기관 등의 응급의료를 위한 의료용 시설·기재(機材)·의약품 또는 그 밖의 기물(器物)을 파괴·손상하거나 점거하여서는 아니 된다(응급의료법 제12조). 2019년 개정 응급의료법은 이에 위반한 행위에 대한 처벌규정을 최근 개정을 통하여 신설하였다.[38] 2020년 개정 응급의료법은 종사자가 없는 구급차의 이송 방해행위에 대하여도 처벌 근거를 추가적으로 마련한 바 있다.[39] 응급의료를 방해하거나 의료용 시설 등을 파괴·손상 또는 점거한 사람에 대하여는 5년 이하의 징역 또는 5천만원 이하의 벌금에 처한다(응급의료법 제60조 제2항 제1호).

의료기관의 응급실에서 응급의료종사자(의료기사와 간호조무사를 포함한다)를 폭행하여 상해에 이르게 한 사람은 10년 이하의 징역 또는 1천만원 이상 1억원 이하의 벌금에 처하고, 중상해에 이르게 한 사람은 3년 이상의 유기징역에 처하며, 사망에 이르게 한 사람은 무기 또는 5년 이상의 징역에 처한다(응급의료법 제60조 제1항). 나아가 응급의료법은 형법상의 심신장애에 대한 특례를 도입하고 있다. 즉, 음주로 인한 심신장애 상태에서 응급의료 등의 방해금지 의무에 위반하는 죄를 범한 때에는 형법상 심신상실로 인한 면책규정(형법 제10조 제1항)을 적용하지 아니할 수 있도록 규정하고 있다(응급의료법 제64조).

38) 응급의료법 2019.1.15. 일부개정 법률 제16252호 2019.1.15. 시행.
39) 응급의료법 2020.12.29. 일부개정 법률 제17786호 2020.12.29. 시행.

제 2 장 종사자론

제 1 절 의료종사자의 종별

의료는 사람의 생명과 신체에 대하여 직접 행하여지는 것이기 때문에 의료종사자에게는 엄격한 자격이 요구되고 있다. 의료종사자에게는 직무의 범위도 법정되어 있을 뿐만 아니라 일정한 권리와 의무도 명문으로 규정되고 있다.

Ⅰ. 서 설

1. 조직의료

현대의료의 특징 중의 하나는 조직의료이다. 의료인을 중심으로 다양한 직종의 종사자들이 참여하는 공동관계 내지 협력관계의 형태로서 의료인 중심주의이다. 대법원도 "의료행위는 의료인만이 할 수 있음을 원칙으로 하되, 간호사, 간호조무사, 의료기사법에 의한 임상병리사, 방사선사, 물리치료사, 작업치료사, 치과기공사, 치과위생사의 면허를 가진 자가 의사, 치과의사의 지도하에 진료 또는 의학적 검사에 종사하는 행위는 허용된다 할 것이나, 그 외의 자는 의사, 치과의사의 지도하에서도 의료행위를 할 수 없는 것이고, 나아가 의사의 전체 시술과정 중 일부의 행위라 하더라도 그 행위만으로도 의료행위에 해당하는 한 비의료인은 이를 할 수 없으며, 의료행위를 할 면허 또는 자격이 없는 한 그 행위자가 실제로 그 행위에 관하여 의료인과 같은 수준의 전문지식이나 시술능력을 갖추었다고 하더라도 마찬가지이다"라고 판시한 바 있다.[1]

의료인 중심주의의 구조는 법률에 의하여 보장되고 있으며, 국민건강의 보호증진에 크게 기여하고 있다. 의료인 이외에도 다양한 직종의 의료종사자들이 법정되어 있을 뿐만 아니라 그들의 직무와 명칭에 대한 독점도 법정되어 있다. 다만, 직종에 따른 직무독점의 원칙에도 불구하고[2] 의료인은 다른 의료종사자들의 직무를

1) 대법원 2003.9.5. 선고 2003도2903 판결.

수행할 수 있지만, 각각의 의료종사자들은 그들의 직무를 수행함에 있어서 원칙적으로 의료인의 지시에 따를 것이 요구되고 있다. 이는 의료인이 그 동안 독점해 왔던 의료인만의 직무가 다양한 종류의 의료종사자들의 직무로 분화하였기 때문이다.

현대의료는 조직의료에 의하여 수행되고 있는 특성상 의료에 있어서는 의료인을 포함하여 여러 직역의 종사자를 필요로 하고 있다. 예컨대, 의료법상의 의료종사자로서는 의료인 이외에도 ① 한지의료인(限地醫療人)(의료법 제79조 제1항), ② 간호조무사(의료법 제80조), ③ 의료유사업자(접골사 · 침사 · 구사)(의료법 제81조) 및 ④ 안마사(의료법 제82조)를 들 수 있다. 의료유사업자, 안마사 및 조산사의 경우에는 현행 의료법상 의료인에 대한 면허제도가 확립되기 전인 일제하에서, 침구 · 접골 · 안마 · 산파 등에 관한 단편적인 기술을 습득하여 자격을 수여받은 기존의 유자격자들의 기득권을 인정해 주는 측면에서 특별히 마련한 제도이다. 이 외에도 의료종사자로는 ⑤ 의료기사법에서 규정하고 있는 의료기사(임상병리사, 방사선사, 물리치료사, 작업치료사, 치과기공사 및 치과위생사), 보건의료정보관리사 및 안경사가 있다(의료기사법 제2조, 제3조). 또한 ⑥ 응급의료법에서 규정하고 있는 응급구조사(응급의료법 제36조)와 ⑦ 정신건강복지법이 규정하고 있는 정신건강전문요원(정신건강복지법 제17조) 등도 이에 포함될 수 있을 것이다. 그리고 의료인을 포함한 의료종사자의 자격은 모두 법정되어 있고, 점증(漸增)하는 새로운 직종의 의료종사자들에 대하여도 그 자격이 법정되어야 할 것으로 예상된다.[3)]

2. 명칭독점

의료법은 의료인이 아니면 의사 · 치과의사 · 한의사 · 조산사 또는 간호사의 명칭이나 이와 비슷한 명칭을 사용하지 못한다고 하여 의료인의 명칭(사용)독점권(名稱使用獨占權) 내지 비의료인(非醫療人)의 의료인명칭사용금지에 대하여 규정하고 있다(의료법 제27조 제2항). 이에 위반할 경우 의료법은 500만원 이하의 벌금에 처하도록 하고 있다(의료법 제90조). 이러한 명칭독점권은 의료인뿐만 아니라 의료기사 등(의료기사법 제9조 제2항), 응급구조사(응급의료법 제59조 제1항) 등의 의료종사자에게도 인정되고 있다.

2) 직무의 독점성은 면허제도에 그 근거가 있다. 이에 따르면 현행법은 의료인에 대하여 행위독점을 규정하는 반면, 다른 의료종사자, 예컨대 의료기사 등에게는 의료기사업무를 보장하고 있다. 여기서 의료인에게 보장되고 있는 행위독점과 다른 의료종사자에게 보장되고 있는 업무독점을 합하여 필자는 편의상 직무독점이라는 하나의 용어로 표현한 것이다.

3) 주호노, “의료인 자격의 취득과 상실,”『대한의사협회지』, 대한의사협회, 2001.8, 907～908쪽.

의료법이 의료종사자에게 명칭독점을 규정한 것은 의료종사자로 하여금 각각의 명칭을 독점시킴에 의하여 긍지와 책임을 자각하게 하기 위함이다. 또 의료유사업자 등이 의료인에 유사한 명칭을 모용(冒用)함으로써 초래될 수 있는 부작용과 무자격자가 의료종사자의 명칭을 사용함에 의하여 발생할 수 있는 각종의 사회적 폐해를 방지하기 위함이다.[4] '유사한 명칭'이란 사회일반에 대하여 의사・치과의사・한의사・조산사 및 간호사로서 의료인과 같은 인상을 주는 접골의, 침술의, 치과기공의(사) 등을 말하고, 환자에게 의료인이라는 착각을 일으킬 우려가 없는 인형의(人形醫), 경영진단의(經營診斷醫) 등의 명칭은 이에 해당하지 않는다. '명칭을 사용'의 의미는 광고보다는 넓은 개념으로서 대화시에 칭하거나 명함에 인쇄하는 경우 등을 포함한다.[5]

Ⅱ. 의료인

1. 의료인의 종별

의료법은 "의료인이란 보건복지부장관의 면허를 받은 의사・치과의사・한의사・조산사 및 간호사를 말한다"고 하여 의료인의 종별에 관하여 규정하고 있다(의료법 제2조 제1항). 특히, 한의사는 전통의학(traditional medicine)을 전문적으로 행하는 의료인을 말한다. 뿐만 아니라 우리나라에서 한의학은 대체의학(代替醫學, alternative medicine)이 아니라 정통의학(正統醫學, orthodox medicine), 제도권의학(制度圈醫學, orthodox medicine), 학교의학(學校醫學, school medicine) 또는 공식의학(公式醫學, formal medicine)으로서의 지위를 가지고 있다는 점이 커다란 특징이라고 할 수 있다.

의료인의 종별은 1951년 국민의료법이 3종의 의료업자, 즉 제1종 의사・치과의사, 제2종 한의사 및 제3종 보건원・조산원・간호원을 규정한 것(국민의료법 제2조)을[6] 1962년 의료법이 의료업자로서 의사, 치과의사, 한의사, 조산원 및 간호원으로 전면개정한 데에서 유래한다(1962년 의료법 제2조).[7] 조산원과 간호원은 1987년에 이르러 조산사와 간호사로 각각 명칭이 변경된 바 있다(1987년 의료법 제2조).[8]

---

4) 이상완, 『의료사법의 이론과 실태』 연구보고 19, 법무연수원, 1988, 105쪽.

5) 주호노, "의료인의 행위독점과 명칭독점," 『대한의사협회지』 제44권 제10호, 대한의사협회, 2001.10, 1124쪽.

6) 국민의료법 1951.9.25. 제정 법률 제221호.

7) 의료법 1962.3.20. 전부개정 법률 제1035호.

8) 의료법 1987.11.28. 일부개정 법률 제3948호.

의료인보다는 넓은 개념으로서 보건의료 서비스에 종사하도록 허용된 보건의료인이란 개념이 사용되는 경우도 있다(보건의료기본법 제3조 제3호). 여기서 보건의료라 함은 국민의 건강을 보호·증진하기 위하여 국가·지방자치단체·보건의료기관 또는 보건의료인 등이 행하는 모든 활동을 말한다(보건의료기본법 제3조 제1호). 예컨대, 의사, 치과의사, 한의사, 간호사, 조산사, 약사, 의료기사, 영양사, 보건의료행정가, 의료보조요원 등이 보건의료인의 범주에 포함된다. 다만, 보건의료인의 개념에 관하여는 법률에 따라 "보건의료 관계 법령에서 정하는 바에 따라 자격·면허 등을 취득하거나 보건의료서비스에 종사하는 것이 허용된 자를 말한다"고 하거나(보건의료기본법 제3조 제3호) "의료법에 따른 의료인·간호조무사, 의료기사 등에 관한 법률에 따른 의료기사, 응급의료에 관한 법률에 따른 응급구조사 및 약사법에 따른 약사·한약사로서 보건의료기관에 종사하는 사람을 말한다"고 하여 그 입법적 정의가 일치하지 않을 수 있다(의료분쟁조정법 제2조 제3호).

한편, 의료인 중에는 전문자격증이 인정되는 사람도 있다. 전문의와 전문간호사가 그들이다. 이들에게는 면허가 아니라 자격이 부여되는 것에 주의하여야 한다. 전문의란 의사·치과의사 및 한의사가 일정한 수련기간을 거쳐 보건복지부장관으로부터 자격을 인정받는 사람을 말하고(의료법 제77조), 전문간호사란 간호사가 일정한 수련기간을 거쳐 보건복지부장관으로부터 자격을 인정받은 사람을 말한다(의료법 제78조). 전문의의 전문과목은 의사의 경우 내과, 신경과, 정신건강의학과, 외과, 정형외과, 신경외과, 흉부외과, 성형외과, 마취통증의학과, 산부인과, 소아청소년과, 안과, 이비인후과, 피부과, 비뇨의학과, 영상의학과, 방사선종양학과, 병리과, 진단검사의학과, 결핵과, 재활의학과, 예방의학과, 가정의학과, 응급의학과, 핵의학 및 직업환경의학과의 26개 과로 분류된다(전문의수련규정 제3조).[9] 치과의사의 경우에는 구강악안면외과, 치과보철과, 치과교정과, 소아치과, 치주과, 치과보존과, 구강내과, 영상치의학과, 구강병리과, 예방치과 및 통합치의학과의 11개 과로 나누어진다(치과의사전문의수련규정 제3조). 한의사의 경우에는 한방내과, 한방부인과, 한방소아과, 한방신경정신과, 침구과, 한방안·이비인후·피부과, 한방재활의학과 및 사상체질과의 8개 과로 세분된다(한의사전문의수련규정 제3조). 또한 전문간호사의 자격은 보건, 마취, 정신, 가정, 감염관리, 산업, 응급, 노인, 중환자, 호스피스, 종양, 임상 및 아동의 13개 분야로 구분된다(전문간호사 자격인정 등에 관한 규칙 제2조). 전문간호사는 1973년 신설되어 실시되어 오던 분야별 간호사(1973년 의료법 제56조)[10]를 2000년

[9] 정신과 및 산업의학과에 대한 국민의 부정적 인식을 개선하기 위하여 해당 전문과목의 명칭이 각각 정신건강의학과 및 직업환경의학과로 변경되었다. 전문의의 수련 및 자격 인정 등에 관한 규정 2011.11.23. 일부개정 대통령령 제23314호 제·개정 이유서 참조.

의료법 개정에서 그 명칭을 전문간호사로 변경한 것이다(2000년 의료법 제56조).[11] 1973년 분야별 간호사제도의 도입 당시의 분야별 간호사는 보건간호분야의 간호원, 마취간호분야의 간호원 및 정신간호분야의 간호원의 3분야가 있었다(1973년 의료법 제56조).

2. 명칭독점

이미 언급한 바와 같이, 의료인에게는 의료인이 아니면 의사·치과의사·한의사·조산사 또는 간호사의 명칭이나 이와 비슷한 명칭을 사용하지 못하도록 명칭사용독점권이 부여되고 있다(의료법 제27조 제2항). 이에 위반한 자에 대하여는 500만원 이하의 벌금에 처한다(의료법 제90조).

Ⅲ. 의료기사 등

1. 의료기사 등의 종별

의료기사라 함은 의사 또는 치과의사의 지도 아래 진료나 의화학적(醫化學的) 검사에 종사하는 사람을 말한다(의료기사법 제1조의2 제1호). '의료기사 등'이라 함은 의료기사 외에 보건의료정보관리사와 안경사를 포함한 개념이다(의료기사법 제3조). 의료기사에는 임상병리사, 방사선사, 물리치료사, 작업치료사, 치과기공사 및 치과위생사가 있다(의료기사법 제2조 제1항). '보건의료정보관리사'란 의료 및 보건지도 등에 관한 기록 및 정보의 분류·확인·유지·관리를 주된 업무로 하는 사람을 말한다(의료기사법 제1조의2 제2호). 보건의료정보관리사란 종전의 의무기록사의 명칭이 변경된 것이다.[12] 최근 의료정보는 환자 스스로 자신의 건강 상태를 확인하고 점검할 수 있는 자료로 활용되면서 의료정보를 관리하는 의무기록사의 역할이 강조되고 있다는 점을 감안한 것이다.[13] '안경사'란 안경(시력보정용에 한정한다)의 조제 및 판매와 콘택트렌즈(시력보정용이 아닌 경우를 포함한다)의 판매를 주된 업무로 하는 사람을 말한다(의료기사법 제1조의2 제3호).

---

10) 의료법 1973.2.16. 전부개정 법률 제2533호.
11) 의료법 2000.1.12. 일부개정 법률 제6157호.
12) 의료기사법 2017.12.19. 일부개정 법률 제15268호 2018.12.20. 시행.
13) 의료기사법(2017.12.19. 일부개정 법률 제15268호 2018.12.20. 시행) 제정·개정 이유 참조.

2. 명칭독점

의료기사 등이 아니면 의료기사 등의 명칭 또는 이와 유사한 명칭을 사용하지 못한다(의료기사법 제9조 제2항). 이에 위반하여 의료기사 등의 면허없이 의료기사 등의 명칭 또는 이와 유사한 명칭을 사용한 자에 대하여는 500만원 이하의 벌금에 처한다(의료기사법 제31조 제1호).

Ⅳ. 응급구조사

1. 응급구조사의 종별

응급구조사란 의료인과 함께 응급환자에 대하여 응급의료를 제공하는 응급의료종사자 중의 한 사람이다(응급의료법 제2조 제4호 참조). 응급구조사는 그의 업무의 범위에 따라 1급 응급구조사와 2급 응급구조사로 구분되고 있다(응급의료법 제36조 제1항).

2. 명칭독점

응급구조사가 아니면 응급구조사의 명칭 또는 이와 유사한 명칭을 사용하지 못한다(응급의료법 제59조 제1항). 이에 위반하여 응급구조사의 명칭 또는 유사명칭을 사용한 자에 대하여는 300만원 이하의 과태료에 처한다(응급의료법 제62조 제1항 제6호).

Ⅴ. 기타의 자

1. 한지의료인

한지의료인(限地醫療人)이란 일정한 지역안에서만 의료업무에 종사할 수 있도록 허가받은 한지의사, 한지치과의사 및 한지한의사를 말한다(의료법 제79조 제1항 참조). 한지의료인이 허가받은 지역 밖에서 의료행위를 한 때에는 보건복지부장관에 의하여 면허가 취소될 수 있다(의료법 제79조 제2항).

한지의사, 한지치과의사, 한지한의사로서 허가받은 지역 안에서 10년 이상 의료업무에 종사한 경력이 있는 자 또는 의료법의 시행 당시 의료업무에 종사하고 있는 자 중 경력이 5년 이상인 자에 대하여는 보건복지부령이 정하는 바에 따라 의사, 치과의사 또는 한의사의 면허를 줄 수 있다(의료법 제79조 제4항). 이는 1986년 의료법의 개정으로 한지의사, 한지치과의사, 한지한의사로서 허가받은 지역 안에서 10년 이상 의료업무에 종사한 경력이 있는 자 또는 의료법의 시행 당시 의료업무에 종사하고 있는 자 중 경력이 5년 이상인 자에 대하여 정규의 의료인의 면허를 할 수 있도록 한 것이다.[14)]

2. 간호조무사

간호조무사란 보건복지부령으로 정하는 교육과정을 이수하고 간호조무사 국가시험에 합격한 후 보건복지부장관으로부터 자격인정을 받은 사람을 말한다(의료법 제80조 제1항 참조). 형식적으로 볼 때 간호조무사는 의료인이 아니기 때문에 면허제도를 적용하지 않고 있다. 그럼에도 불구하고 다수의 의료인에 관한 규정을 준용하고 있기 때문에 자격제도를 도입하고 있는 것이 특징이다(의료법 제80조의3 참조).

간호조무사제도는 의료보조원법에[15)] 근거하여 개정된 의료보조원법 시행령[16)] 제1조에 현행의 의료기사제도와 더불어 간호보조원제도가 신설됨으로써 시행되던 것을 의료법을 전면적으로 개정하면서 의료법 제57조에 규정되게 되었다.[17)] 이에 따라 간호보조원 · 의료유사업자 및 안마사에 관한 규칙을[18)] 제정하였으며 1984년 10월 15일 동규칙 중 안마사를 분리하고 간호보조원 및 의료유사업자에 관한 규칙으로 개정하여 지금에 이르고 있다. '간호보조원'의 명칭은 1987년 의료법을 개정하면서 '간호조무사'로 변경된 것이다.[19)]

3. 의료유사업자

의료유사업자(醫療類似業者)라 함은 의료법 시행 전에 종전의 규정에 의하여 자격을 받은 접골사 · 침사 · 구사를 말한다(의료법 제81조 제1항; 간호조무사 등 규칙 제2조 제5항). 접골사(接骨士)는 뼈가 부러지거나(골절) 관절이 삐거나 겹질린 환자의 환부(患部)를 조정(調整)하고 회복시키는 응급처치 등 접골 시술행위(施術行爲)를 하는 것을 업무로 하는 사람을 말

---

14) 의료법 1986.5.10. 일부개정 법률 제3825호 제 · 개정문 참조.

15) 의료보조원법 1963.7.31. 제정 법률 제1380호.

16) 의료보조원법 시행령 1969.7.25. 개정 대통령령 제2665호.

17) 의료법 1973.2.16. 전면개정 법률 제2533호. 의료보조원법은 1973.2.16. 별도의 의료기사법을 제정하면서 폐지하였다.

18) 간호보조원 · 의료유사업자 및 안마사에 관한 규칙 1973.10.31. 제정 보사부령 제428호.

19) 의료법 1987.11.28. 일부개정 법률 제3948호.

하고, 침사(鍼士)는 환자의 경혈(經穴)에 침 시술행위를 하는 것을 업무로 하는 사람을 말하고, 구사(灸士)는 환자의 경혈에 구(灸: 뜸질) 시술행위를 하는 것을 업무로 하는 사람을 말한다(간호조무사 등 규칙 제2조).

현행법상 접골시술은 양방의료에 속하고, 침・구 시술은 한방의료에 속하는 의료행위이다. 따라서 접골시술을 위하여는 의사(정형외과)의 면허가 있어야 하고, 침・구시술을 위하여는 한의사의 면허가 필요하다. 다만, 구법제하에서 이미 침사・구사・접골사의 자격을 부여받았던 사람들에 한하여만 그들의 기득권을 인정하여 의사 또는 한의사가 아님에도 불구하고 침・구・접골시술에 한정된 의료행위만을 할 수 있게 하였고 이들을 여전히 의료유사업자라고 하고, 침・구・접골시술을 의료유사행위라고 부르고 있는 것이다. 이와 같이 침사・구사・접골사의 의료유사업자로 하여금 계속하여 그 시술행위를 업으로 할 수 있도록 허용한 것은 1973년에 개정된 의료법이었다.[20]

4. 안마사

안마사란 시・도지사로부터 자격인정을 받고 안마업무에 종사할 수 있게 된 시각장애인을 말한다(의료법 제82조 제1항, 제2항 참조).

5. 정신건강전문요원

정신건강전문요원이란 정신건강분야에 관한 전문지식과 기술을 갖추고 수련기관에서 수련을 받은 사람으로서 보건복지부장관으로부터 자격을 인정받은 사람을 말한다(정신건강복지법 제17조 제1항). 정신건강전문요원은 그 전문분야에 따라 정신건강임상심리사, 정신건강간호사, 정신건강사회복지사 및 정신건강작업치료사의 4종으로 분류된다(정신건강복지법 제17조 제2항). 정신건강복지법은 2020년 4월 개정에서 정신건강작업치료사를 정신건강전문요원에 추가하였다.[21] 정신질환자의 신체적・정신적 기능장애의 회복을 돕

20) 의료법 1973.2.16. 전부개정 법률 제2533호 제・개정이유문 참조. 이에 의하면 "종전의 의료법이 1962년 3월 20일 제정・공포된 이래 10여년이 경과하는 동안 사회여건이 변화되었을 뿐만 아니라 의료기관의 편중, 응급환자의 진료거부, 의료밀수의 부적정 등 의료에 관한 여러 가지 사회적 문제를 야기시킴으로써 국민의료를 저해하는 중요한 요인이 되고 있으므로 변화된 현실에 부응하고 나아가서는 의료인으로 하여금 유신과업의 통화적인 전진대열에서 국민을 위한 진취적인 자세를 확립하도록 의료에 관한 제도적인 모순을 시정하고 의료질서를 확립하려는 것"이 의료법의 전면개정이유라고 밝히고 있다.

21) 정신건강복지법 2020.4.7. 일부개정 법률 제17217호 2020.10.8. 시행.

는 정신건강작업치료사의 역할이 중요하게 부각되고 있었기 때문이다.

한편 정신건강전문요원에 대한 명칭사용독점권을 규정한 명문의 규정은 존재하지 않는다. 따라서 정신건강전문요원의 명칭사용독점권은 인정되지 않는다고 하겠다.

6. 보건진료전담공무원

보건진료전담공무원이란 무면허의료행위의 금지규정(의료법 제27조 제1항)에도 불구하고 근무지역으로 지정받은 의료취약지역에서 대통령령으로 정하는 경미한 의료행위를 하기 위하여 진료보건소에 근무하는 사람을 말한다(농어촌의료법 제2조 제3호, 제19조 참조).[22]

7. 약사 · 한약사

약사(藥師)란 한약에 관한 사항 외의 약사(藥事)에 관한 업무(한약제제에 관한 사항을 포함한다)를 담당하는 자로서, 한약사(韓藥師)란 한약과 한약제제에 관한 약사(藥事) 업무를 담당하는 자로서 각각 보건복지부장관의 면허를 받은 자를 말한다(약사법 제2조 제2호).

한약이란 동물 · 식물 또는 광물에서 채취된 것으로 주로 원형대로 건조 · 절단 또는 정제된 생약(生藥)을 말한다(약사법 제2조 제5호). 한약제제(韓藥製劑)란 한약을 한방원리에 따라 배합하여 제조한 의약품을 말한다(약사법 제2조 제6호). 의약품이란 ① 대한민국약전(大韓民國藥典)에 실린 물품 중 의약외품이 아닌 것, ② 사람이나 동물의 질병을 진단 · 치료 · 경감 · 처치 또는 예방할 목적으로 사용하는 물품 중 기구 · 기계 또는 장치가 아닌 것 또는 ③ 사람이나 동물의 구조와 기능에 약리학적(藥理學的) 영향을 줄 목적으로 사용하는 물품 중 기구 · 기계 또는 장치가 아닌 것을 말한다(약사법 제2조 제4호).

약사와 한약사에 대하여도 약사면허를 받지 아니하면 약사의 명칭을 사용할 수 없도록 하고(약사법 제3조 제3항), 한약사면허를 받지 아니한 자는 한약사의 명칭을 사용할 수 없도록 하여 명칭사용독점권을 보장하고 있다(약사법 제4조 제3항).

한편, 약사(藥師)란 1953년 약사법의 제정 이전에는 약제사(藥劑師)라고 불리어졌고,[23] 한약업사란 종전의 약종상 · 한약종상 · 매약청매상을 1971년 약사법 개정

22) 농어촌 등 보건의료를 위한 특별조치법의 2012년 개정으로 '보건진료원'의 명칭이 '보건진료전담공무원'으로 변경되었다(농어촌 등 보건의료를 위한 특별조치법 2012.10.22. 일부개정 법률 제11514호 2013.1.23. 시행).

시 통합한 명칭으로서[24] 의약품판매업자의 한 사람을 말한다(약사법 제44조, 제45조 참조). 한약업사는 환자가 요구하면 기존 한약서에 실린 처방 또는 한의사의 처방전에 따라 한약을 혼합 판매할 수 있도록 허용되고 있다(약사법 제45조 제4항). 혼합판매행위란 환자의 요구가 있을 때에 기존 한약서에 수재된 처방 또는 한의사의 처방전에 의하여 한약을 혼합판매하는 행위를 말한다.[25]

제 2 절 의료종사자의 자격

Ⅰ. 서 설

의료는 환자의 생명을 구하고 건강을 회복한다는 의미에서 인류의 행복에 기여하는 바가 대단히 크다. 그러나 그것이 실패하게 되면 환자의 생명과 건강에 중대한 위험이 초래될 수 있다. 여기서 의료관련법령은 의료종사자에 대한 자격제도를 확립하여 의료종사자의 자격을 엄격히 규제하고 있다. 자격제도 중에서 가장 강력한 것으로는 면허제도를 들 수 있다. 현행법상 면허의 취득이 요구되는 의료종사자로서는 의료인과 의료기사 등이 있다(의료법 제5조부터 제11조까지, 의료기사법 제4조부터 제8조까지). 의료행위는 인신에 대한 침습이고 생명·신체에 대한 위험을 수반한다. 이러한 위험을 최소한으로 하여 적정한 의료를 행하기 위하여는 일정한 능력의 확보가 필요하다. 여기서 보건위생상 위해를 발생시킬 우려가 생기지 않는 정도의 전문적 지식기능을 습득하는 것이 의료인에 대한 면허부여의 실질적 요건이 된다고 할 수 있다.

Ⅱ. 의료인

1. 자격의 취득

의료인이 되고자 하는 자는 보건복지부장관으로부터 면허를 받아야 한다(의료법 제5조 이하). 면허를 취득하기 위해서는 적극적 요건과 소극적 요건을 갖추어야 한다. 적극적

23) 약사법 1953.12.18. 제정 법률 제300호 1954.1.28. 시행.
24) 약사법 제37조 참조(약사법 1971.1.13. 일부개정 법률 제2279호 1971.1.13. 시행).
25) 대법원 1993.8.27. 선고 93도153 판결.

요건은 해당 국가시험에 합격하는 것이고, 소극적 요건은 의료인의 결격사유에 해당하지 않는 것이다.[26] 환자에 대한 위험을 최소화하여 적정한 의료행위를 행할 수 있다는 의료인의 자질과 능력에 대한 검증이 필요하고, 이것이 곧 면허부여의 실질적 요건이 되어야 하기 때문이다.

(1) 적극적 요건

의료인의 면허를 취득하기 위한 적극적 요건은 해당 국가시험에 합격하는 것이다. 해당 국가시험에 합격하는 것은 의료인으로서 그에 상응한 전문적 지식·기능 및 경험을 가지고 있다는 능력이 국가에 의해서 담보되게 됨을 의미한다.[27]

1) 국가시험에의 합격

① 국가시험의 종류

의료인의 해당 국가시험에는 의사·치과의사·한의사·조산사 또는 간호사 국가시험과 의사·치과의사·한의사 예비시험이 있다. 여기서 의료법은 국가시험과 예비시험을 통칭하여 '국가시험 등'이라고 하고 있다(의료법 제9조 제1항).

② 국가시험의 범위

의사·치과의사·한의사·조산사 또는 간호사의 국가시험은 각각 의학·치과의학·한방의학·조산학·간호학 및 보건의약관계법규에 관하여 의사·치과의사·한의사·조산사 또는 간호사로서 갖추어야 할 필요한 지식과 기능에 관하여 이를 행한다(의료법 시행령 제3조).

③ 국가시험의 시행과 공고

보건복지부장관은 매년 1회 이상 국가시험 등을 시행하여야 한다(의료법 시행령 제4조 제1항). 보건복지부장관은 국가시험 등의 관리에 관하여 한국보건의료인국가시험원법에 따른 한국보건의료인국가시험원(국가시험등관리기관, 국시원)에 위임하고 있다(의료법 제9조 제2항, 의료법 시행령 제4조 제2항, 한국보건의료인국가시험원법 제2조). 국가시험등관리기관의 장은 국가시험등을 실시하려면 미리 보건복지부장관의 승인을 얻어 시험일시·시험장소·시험과목, 응시원서 제출기간, 그 밖에 시험의 실시에 관하여 필요한 사항을 시험실시 90일 전까지 공고하여야 한다. 다만, 시험장소는 지역별 응시인원이 확정된 후 시험실시 30일 전까지 공고할

26) 주호노, "의료인 자격의 취득과 상실," 908쪽.
27) 주호노, "의료인 자격의 취득과 상실," 908쪽.

수 있다(의료법 시행령 제4조 제3항). 국가시험등관리기관의 장은 국민의 건강 보호를 위하여 긴급하게 의료인력을 충원할 필요가 있다고 보건복지부장관이 인정하는 경우에는 공고기간을 단축할 수 있다(의료법 시행령 제4조 제4항). 의료 현장에서의 원활한 인력 수급을 위하여 긴급하게 의료인력을 충원할 필요가 있다고 보건복지부장관이 인정하는 경우에는 예외적으로 의료인 국가시험의 공고기간을 단축할 수 있도록 하기 위하여 2021년 1월 신설된 규정이다.[28)]

시험제도의 조사·연구·개발을 통하여 시험제도의 전문화와 질적 향상을 도모하고자 전문기관인 국가시험등관리기관에 위탁 실시하고 있는 것이다. 이에 따라 한국보건의료인국가시험원이 보건의료인 국가시험 관리 및 시험제도 등의 조사, 연구, 개발을 통하여 국가시험의 제도발전 및 질적 향상 등을 목표로 국가시험 관리기관으로 1992년 설립되어 운영되어 왔다.[29)] 그러다가 2015년에 이르러서는 한국보건의료인국가시험원법이 제정됨에 따라 국시원은 법률에 근거를 가지는 기구로 성장하게 되었다.[30)] 이에 따라 국시원의 사업도 ① 보건의료기본법에 따른 보건의료인 국가시험의 시행 및 관리, ② 국내외 보건의료인 시험 제도 조사·연구 및 간행물 발간, ③ 정부로부터 위탁받은 사업 및 ④ 그 밖에 보건의료인 국가시험과 관련하여 보건복지부장관이 필요하다고 인정하는 사업으로 법정되게 되었다(한국보건의료인국가시험원법 제6조 제1항).

2) 국가시험의 시험과목과 시험방법 등

국가시험의 시험과목과 시험방법 등에 관하여는 의료법 시행규칙이 정하고 있다(의료법 시행령 제5조, 의료법 시행규칙 제2조 별표1의3). 2000년 12월 1일부터 의사국가시험 출제방식을 그 동안의 치료자중심의 전문과목별 출제방식에서 응시자의 포괄적 문제해결능력평가방식으로 개선하였다. 이 방식은 환자가 호소하는 여러 가지 증상들을 상호 연관시켜 종합적으로 질병치료능력을 갖추도록 한 것이 그 특징이라고 할 수 있다.[31)]

① 국가시험의 시험과목

의사 국가시험과 치과의사 국가시험은 필기시험과 실기시험으로 대별된다. 의사 국가시험 필기시험이란 의학총론, 의학각론 및 보건의약관계법규를 말한다.

---

28) 의료법 시행령 2021.1.12. 일부개정 대통령령 제31398호 2021.1.12. 시행.
29) 한국보건의료인국가시험원 URL: www.kuksiwon.or.kr.
30) 한국보건의료인국가시험원법 2015.6.22. 제정 법률 제13367호 2015.12.23. 시행.
31) 주호노, "의료인 자격의 취득과 상실," 908쪽.

첫째 의학총론은 몸의 정상구조와 기능, 정상발생·성장 및 노화, 질병의 발생과 죽음, 주요 증상과 병태생리, 진찰 및 진단, 검사, 치료와 합병증, 건강증진·질병예방 및 보건의료관리를 말한다. 둘째 의학각론은 영양, 소화기 질환, 손상·중독, 신생물, 혈액·조혈기관 질환, 심혈관 질환, 근골격계·결합조직 질환, 신경계 질환, 알레르기 및 면역질환, 호흡기 질환, 감염 및 기생충 질환, 내분비·대사성 질환, 신장·요로 및 남성생식기 질환, 유전 질환과 선천성기형, 주산기 및 신생아 질환, 눈 및 눈부속기 질환, 귀 및 유양돌기 질환, 피부질환, 여성생식기 질환, 임신·출산 및 산욕기 질환, 정신 질환을 말한다. 셋째 보건의약관계법규란 감염병예방법·검역법·국민건강보험법·국민건강증진법·마약류관리법·보건의료기본법·응급의료법·의료법·지역보건법·혈액관리법·연명의료결정법·에이즈예방법과 그 시행령 및 시행규칙을 말한다. 의사 국가시험 실기시험이란 병력청취, 신체진찰, 환자와의 의사소통, 진료태도 및 기본 기술적 수기(手技)를 말한다(의료법 시행령 제5조, 의료법 시행규칙 제2조 별표1의3).

치과의사 국가시험 필기시험이란 구강악안면외과학, 치과보존학, 치과보철학, 소아치과학, 영상치의학, 치주과학, 구강내과학, 치과재료학, 치과교정학, 구강병리학, 구강보건학, 구강생물학(구강해부학, 구강생리학, 구강생화학, 치과약리학, 구강미생물학, 구강조직학을 포함한다) 및 보건의약관계 법규를 말한다(의료법 시행령 제5조, 의료법 시행규칙 제2조 별표1의3). 치과의사 국가시험 실기시험이란 병력청취, 구강 내·외부 진찰, 환자와의 의사소통, 진료태도, 기본 기술적 수기를 말한다(의료법 시행령 제5조, 의료법 시행규칙 제2조 별표1의3).

한의사 국가시험, 조산사 국가시험 및 간호사 국가시험에는 실기시험이 없고 필기시험만이 존재한다. 한의사 국가시험 필기시험 과목은 내과학, 침구학, 부인과학, 소아과학, 외과학, 신경정신과학, 안이비인후과학, 본초학, 한방생리학, 예방의학 및 보건의약관계법규이다(의료법 시행령 제5조, 의료법 시행규칙 제2조 별표1의3). 또 조산사 국가시험 필기시험 과목은 조산학(마취학을 포함한다), 신생아간호학, 모자보건학(가족계획을 포함한다) 및 모자보건법이고, 간호사 국가시험 필기시험 과목은 기본간호학, 성인간호학, 모성간호학, 아동간호학, 지역사회간호학, 정신간호학, 간호관리학 및 보건의약관계법규이다(의료법 시행령 제5조, 의료법 시행규칙 제2조 별표1의3).

② 국가시험의 시험방법

의사 또는 치과의사 국가시험의 시험방법은 필기시험과 실기시험으로 구분하여 실시하고, 필기시험 또는 실기시험 중 어느 한 시험에 합격한 자에 대하여는 다음 회의 시험에 한하여 그 시험을 면제한다.

한의사·조산사·간호사 국가시험의 시험방법은 필기시험으로 한다(의료법 시행령 제5조, 의료법 시행규칙 제2

조 별표 1의3).

③ 합격자 결정방법

의사 또는 치과의사 국가시험의 필기시험 합격자 결정은 전 과목 총점의 60퍼센트 이상, 매 과목 40퍼센트 이상을 득점한 자로 하고, 실기시험의 합격자 결정은 의과대학(의사 국가시험만 해당한다) 또는 치과대학(치과의사 국가시험만 해당한다) 교수로 구성된 합격선 심의 위원회에서 결정된 합격점수 이상을 득점한 자로 하되, 합격점수의 산출방법에 관한 세부 사항은 보건복지부장관이 정하여 고시하며, 필기시험과 실기시험에 모두 합격한 자를 최종 합격자로 한다. 이 경우 치과의사 국가시험의 필기시험에서 매 과목 40퍼센트 이상 득점 여부는 소아치과학 및 치과교정학을 1개 과목으로, 영상치의학 · 구강내과학 및 구강병리학을 1개 과목으로, 치주과학 및 구강보건학을 1개 과목으로, 치과재료학 및 구강생물학을 1개 과목으로, 나머지 시험과목을 각각 1개 과목으로 하여 결정한다(의료법 시행령 제5조, 의료법 시행규칙 제2조 별표1의3).

한의사 · 조산사 · 간호사 국가시험의 합격자 결정은 전 과목 총점의 60퍼센트 이상, 매 과목 40퍼센트 이상을 득점한 자를 합격자로 한다. 이 경우 한의사 국가시험에서 매 과목 40퍼센트 이상 득점 여부는 부인과학 및 소아과학을 1개 과목으로, 외과학 · 안이비인후과학 및 신경정신과학을 1개 과목으로, 본초학 · 한방생리학 및 예방의학을 1개 과목으로, 나머지 시험과목을 각각 1개 과목으로 하여 결정한다(의료법 시행령 제5조, 의료법 시행규칙 제2조 별표1의3).

3) 국가시험의 응시자격

의료법은 의료인이 해당 국가시험에 응시하기 위해서는 소정의 양성과정을 반드시 이수할 것을 요구하고 있다(의료법 제5조부터 제10조까지). 이는 의학의 발달에 상응하여 의료인의 자질을 가능한 한 높게 유지하기 위한 제도라고 할 수 있다.[32)]

① 의사 · 치과의사 · 한의사

의사 · 치과의사 또는 한의사의 국가시험에 응시할 수 있는 자격은 국내에서 양성과정을 이수한 사람과 외국에서 양성과정을 이수한 사람의 경우가 각각 다르다.

ⓘ 국내학교졸업자 : 국내에서 양성과정을 이수한 사람으로서 의사 · 치과의사 또는 한의사가 되려는 자는 다음의 어느 하나에 해당하는 자격을 가진 자로서 의사 · 치과의사 또는 한의사 국가시험에 합격한 후 보건복지부장관의 면허를

32) 주호노, "의료인 자격의 취득과 상실," 910쪽.

받아야 한다(의료법 제5조 제1항). 따라서 의사·치과의사 또는 한의사의 국가시험에 응시하려면 ① 인정기관(평가인증기구)의 인증(평가인증기구의 인증)을 받은 의학·치의학 또는 한의학을 전공하는 대학을 졸업하고 의학사·치의학사 또는 한의학사 학위를 받은 자 또는 ② 평가인증기구의 인증을 받은 의학·치의학 또는 한의학을 전공하는 전문대학원을 졸업하고 석사학위 또는 박사학위를 받은 자이어야 한다(의료법 제5조 제1항 제1호, 제2호).

평가인증기구의 인증을 받은 의학·치의학 또는 한의학을 전공하는 대학 또는 전문대학원을 6개월 이내에 졸업하고 해당 학위를 받을 것으로 예정된 자는 위의 ① 및 ②의 자격을 가진 자로 본다. 다만, 그 졸업예정시기에 졸업하고 해당 학위를 받아야 면허를 받을 수 있다(의료법 제5조 제2항). 입학 당시 평가인증기구의 인증을 받은 의학·치의학 또는 한의학을 전공하는 대학 또는 전문대학원에 입학한 사람으로서 그 대학 또는 전문대학원을 졸업하고 해당 학위를 받은 사람은 ① 및 ②의 자격을 가진 사람으로 본다(의료법 제5조 제3항).

의료인의 면허시험에 응시할 수 있는 자격을 정부가 인정한 평가인증기구로부터 인증받은 대학을 졸업한 자 등으로 제한한 것은 의료의 질적 보장과 사회 및 환자 보호를 도모하기 위한 취지로써 2012년 개정의료법부터 도입된 제도이다.[33] 이 외에도 과거의 개정내용을 보면 우선 전문대학원졸업자에게 국가시험응시자격을 부여한 것은 의학·치의학 및 한의학 전문대학원 제도가 2005년에 도입되어 2009년 2월부터 첫 졸업생이 배출되게 됨에 따라 의학·치의학 및 한의학 전문대학원을 졸업하고 석사학위 또는 박사학위를 받은 자에게도 의사·치과의사 및 한의사 면허시험 응시자격을 부여하여 우수한 의료인 양성이라는 전문대학원제도의 도입취지를 살리기 위해서였다는 점과 졸업예정자에게도 국가시험응시자격을 부여하도록 명문화한 것은 면허시험에 응시한 해에 졸업이 예정된 자에 대하여 명시적 규정 없이 의사·치과의사 또는 한의사 면허시험에 응시할 수 있도록 하던 것을 법률에 명확히 규정하기 위해서였다는 점이 2008년 개정된 의료법의 내용이었다.[34]

ⅱ **외국학교졸업자 :** 의사·치과의사 또는 한의사의 국가시험에 응시하려

33) 의료법 2012.2.1. 일부개정 법률 제11252호 2012.8.2. 시행. 다만, 개정규정은 공포 후 5년이 경과한 날부터 시행한다(당시의 개정 의료법 부칙 제1조 단서). 이 부칙의 규정에 의하여 2017년 2월 2일부터 시행되고 있다.

34) 의료법 2008.10.14. 일부개정 법률 제9135호 2008.10.14. 시행. 제·개정이유 참조.

면 외국의 의학·치의학 또는 한의학을 전공하는 대학 또는 전문대학원에 해당하는 학교(보건복지부장관이 정하여 고시하는 인정기준에 해당하는 학교를 말한다)를 졸업하고 외국의 의사·치과의사 또는 한의사 면허를 받은 자로서 예비시험에 합격한 자이어야 한다(의료법 제5조 제1항 제3호).

예비시험은 2002년 개정 의료법이 공포된 후 3년이 경과한 2005년 3월 31일부터 시행되고 있다(2002년 개정 의료법 부칙 제1조).[35] 예비시험은 외국 대학 졸업생에 대해 우리나라 의료계에서 활동할 수 있는 정도의 능력과 자질이 있음을 검증한 후 국가시험에 응시하도록 함으로써 외국에서 수학한 보건의료인력의 질적 수준을 담보하려는 데에 그 취지가 있다.[36] 다만, 한의사에 대한 예비시험은 정부가 인정하는 외국의 한의과대학이 없다는 점에서 시행되지 않고 있다고 한다. 외국이란 대학을 졸업한 국가와 면허를 취득한 국가가 동일한 것을 의미한다.[37] 이는 의료인을 양성하기 위한 교육과정과 이를 마친 자에게 면허를 부여하는 과정은 서로 맞물려 긴밀한 관계를 가지고 있기 때문이다. 뿐만 아니라 대학졸업국가와 면허취득국가가 일치하지 않을 경우에는 상대적으로 면허를 쉽게 취득할 수 있는 국가에서 면허를 취득하는 우회적인 방법이 가능하게 되기 때문이기도 하다.

ⅰ. 예비시험의 시험방법 의사·치과의사·한의사 예비시험의 시험과목과 시험방법 등에 관하여는 의료법 시행규칙이 정하고 있다(의료법 시행령 제5조, 의료법 시행규칙 제2조 별표2). 예비시험의 시험방법은 1차 시험은 필기시험, 2차 시험은 실기시험으로 하되, 2차 시험은 1차 시험 합격자에 대하여만 실시한다. 이 경우 1차 시험에 합격한 자에 대하여는 다음 회의 시험에서만 1차 시험을 면제한다.

1차 시험 중 한국어 과목의 시험은 국가시험등관리기관의 장이 지정하는 한국어능력평가 전문기관(한국어시험기관)이 시행한다. 다만, 국내에서 한국어로 수업하는 초·중등교육법에 따른 중학교와 고등학교 과정을 모두 마친 자는 한국어 과목의 시험을 면제한다. 예비시험에 응시하는 자는 한국어시험기관이 발행한 한국어 과목 인증서를 제출하여야 하고, 한국어 과목의 면제 대상이 되는 자는 출신학교의 장이 발행한 졸업증명서를 제출하여야 한다.

ⅱ. 예비시험의 시험과목 의사 국가시험 예비시험의 1차시험인 필기시험의 시험과목은 의학의 기초와 한국어이다. 의학의 기초란 몸의 정상구조와 기능,

35) 의료법 2002.3.30. 일부개정 법률 제6686호 2003.3.31. 시행.

36) 헌법재판소 2006.4.27. 선고 2005헌마406 결정; 헌법재판소 2003.4.24. 선고 2002헌마611 결정.

37) 대법원 2006.3.10. 선고 2005두16079 판결.

정상발생 · 성장 및 노화, 병리, 주요 증상 및 소견, 진찰과 검사, 건강증진 · 질병예방, 보건의료관리를 말한다. 2차시험인 실기시험의 평가내용은 병력청취, 신체질환, 환자와의 의사소통, 진료태도, 기본 기술적 수기(手技, basic technical skill)이다.

치과의사 국가시험 예비시험의 1차 시험인 필기시험의 시험과목은 치의학의 기초와 한국어이다. 치의학의 기초란 구강악안면의 구조와 발생, 성장, 기능 및 대사, 병력청취 및 진찰, 구강악안면 부위의 영상, 기능, 병리검사, 구강악안면질환, 형태이상의 진단과 치료, 치과 생체재료의 이해, 공중구강보건과 구강질환의 예방과 교육, 한국치과의료의 이해를 말한다. 2차시험인 실기시험의 평가내용은 병력청취, 신체질환, 환자와의 의사소통, 진료태도, 기본 기술적 수기(basic technical skill)이다.

한의사 국가시험 예비시험의 1차시험인 필기시험의 시험과목은 한의학의 기초와 한국어이다. 한의학의 기초란 인체의 구조, 기능 및 대사, 질병의 발생과 변화, 진찰, 검사 및 변증, 치료기법 및 재료, 한국한의학의 이해를 말한다. 2차시험인 실기시험의 평가내용은 병력청취, 신체질환, 환자와의 의사소통, 진료태도, 학약재관리, 기본 기술적 수기(basic technical skill)이다.

ⅲ. 합격자의 결정방법　　예비시험의 1차 시험 합격자는 한국어 과목에서 국가시험등관리기관의 장이 정하는 기준 이상의 성적을 취득하거나 한국어 과목 시험을 면제받은 자로서 한국어 과목을 제외한 과목 총점의 60퍼센트 이상을 득점한 자로 한다. 예비시험의 2차 시험 합격자는 국가시험등관리기관의 장이 정하는 실기시험 합격 기준에 따라 적격 판정을 받은 자로 한다.

② 조산사

조산사 국가시험의 응시자격은 ① 간호사 면허를 가지고 보건복지부장관이 인정하는 의료기관에서 1년간 조산 수습과정을 마친 자(의료법 제6조 제1호)와 ② 외국의 조산사의 면허(보건복지부장관이 정하여 고시하는 인정기준에 해당하는 면허를 말한다)를 받은 자이다(의료법 제6조 제2호). 조산(助産) 수습의료기관으로 보건복지부장관의 인정을 받을 수 있는 의료기관은 전문의수련규정에 따른 산부인과 수련병원 및 소아청소년과 수련병원으로서 월평균 분만 건수가 100건 이상 되는 의료기관이어야 한다(의료법 시행규칙 제3조 제1항).

③ 간호사

간호사 국가시험의 응시자격은 ① 평가인증기구의 인증을 받은 간호학을 전공하는 대학이나 전문대학(구제(舊制) 전문학교와 간호학교를 포함한다)을 졸업한 자 또는 ② 외국의 ①에 해당하는 학교(보건복지부장관이 정하여 고시하는 인정기준에 해당하는 학교를 말한다)를 졸업하고 외국의 간호사 면허를 받은 자이어야 한다(의료법 제7조 제1항). 입학 당시 평가인증기구의 인증을 받은 간호학을 전공하는 대학 또는 전문대학에 입학한 사람으로서 그 대학 또는 전문대학을 졸업하고 해당 학위를 받은 사람은 위의 ① 또는 ②에 해당하는 사람으로 본다(의료법 제7조 제2항).

4) 국가시험의 결격사유

의료인의 결격사유에 해당하는 자는 국가시험 등에 응시할 수 없다(의료법 제10조 제1항). 후술하는 의료인의 결격사유가 국가시험의 결격사유로 또 다시 규정되고 있는 것이다.

부정한 방법으로 국가시험 등에 응시한 자나 국가시험 등에 관하여 부정행위를 한 자는 그 수험을 정지시키거나 합격을 무효로 한다(의료법 제10조 제2항). 부정행위란 국가시험의 공정성을 해하거나 해할 우려가 있는 시험에 관한 일체의 부정행위를 통틀어 지칭하는 것으로서 그것이 합격 여부에 영향을 미치지 아니하였어도 부정행위에 해당되어 그 합격을 무효로 하는 사유가 된다.[38] 예컨대, 채점위원들에게 비밀표시한 답안지에 대한 채점상의 유리한 평가를 부탁한 후 그 시험의 답안작성을 함에 있어 비밀표시를 한 행위는 부정행위에 해당한다.[39]

보건복지부장관은 수험이 정지되거나 합격이 무효가 된 사람에 대하여 처분의 사유와 위반 정도 등을 고려하여 대통령령으로 정하는 바에 따라 그 다음에 치러지는 이 법에 따른 국가시험 등의 응시를 3회의 범위에서 제한할 수 있다(의료법 제10조 제3항).

(2) 소극적 요건

면허취득의 소극적 요건은 의료인의 결격사유이다. 결격사유에 해당하는 자는 의료인이 될 수 없다. 의료인이 되었다 하더라도 결격사유가 발생하면 면허가 취소된다(의료법 제65조 제1항 제1호). 국가시험 결격사유에 해당하는 사람이 의료인의 면허를 취득했다고 하더라도 그것은 면허를 취득할 수 없는 사람이 취득한 하자에 해당하기 때문이다.[40] 면허의 취소에는 보건복지부장관에게 재량권이 부여되어 있지 않기 때문에 취소사유가 발생하면 취소해야 한다.[41]

결격사유에 해당하는 자는 국가시험에도 응시할 수 없다(의료법 제10조 제1항). 결격사유는 면허의 결격사유, 의료인의 결격사유와 국가시험의 결격사유가 되기 때문에 이중

38) 대법원 1991.12.24. 선고 91누3284 판결; 대법원 1972.1.31. 선고 71누180 판결.
39) 대법원 1991.12.24. 선고 91누3284 판결.
40) 대법원 1975.12.9. 선고 75누123 판결.
41) 대법원 1993.6.8. 선고 92누19026 판결 참조.

의 기능을 가진다고 할 수 있다. 현행법은 의료인의 결격사유로서 다음의 사유 중 어느 하나에 해당하는 자라고 규정하고 있다(의료법 제8조). 즉, ① 전문의가 의료인으로서 적합하지 않다고 인정한 정신질환자, ② 마약 · 대마 · 향정신성의약품 중독자, ③ 피성년후견인 · 피한정후견인 또는 ④ 의료 관련 법령을 위반하여 금고 이상의 형을 선고받고 그 형의 집행이 종료되지 아니하였거나 집행을 받지 아니하기로 확정되지 아니한 자이다.

한편, 의료인의 결격사유에 대한 연혁적 고찰의 결과는 다음과 같다. 즉, 1951년 국민의료법에서는 ① 정신병자, 심리모약자, ② 농자, 아자, 맹자, ③ 금치산자, 준금치산자, ④ 의료업자로서 부적당한 불구자 또는 폐질자 및 ⑤ 마약 기타 유독물질의 중독자(국민의료법 제15조),[42] 1962년 의료법의 전부개정시에는 ① 정신병자, 심신박약자, ② 농자, 아자, 맹자, ③ 금치산자, 한정치산자, 파산선고를 받고 복권되지 아니한 자, ④ 의사, 치과의사, 한의사, 조산원으로서 부적당한 불구폐질자 및 ⑤ 마약, 기타 유독물질의 중독자(당시의 의료법 제18조),[43] 1965년 의료법의 일부개정시에는 ① 정신병자, 심신박약자, ② 농자, 아자, 맹자, ③ 금치산자, 한정치산자, 파산선고를 받고 복권되지 아니한 자, ④ 의사, 치과의사, 한의사, 조산원으로서 부적당한 불구폐질자 및 ⑤ 마약, 기타 유독물질의 중독자(당시의 의료법 제18조),[44] 1973년 의료법의 일부개정시에는 ① 정신병자, 심신박약자, ② 농자, 아자, 맹자, ③ 의료인으로서 부적합하다고 인정되는 불구폐질자의 마약 기타 유독물질의 중독자, ④ 금치산자, 한정치산자, 파산선고를 받고 복권되지 아니한 자 및 ⑤ 금고 이상의 형을 받고 그 형의 집행이 종료되지 아니하거나 집행을 받지 아니하기로 확정되지 아니한 자(당시의 의료법 제8조 제1항), 다만, 금고이상의 형에 해당하는 죄를 범하여 기소중에 있는 자가 국가시험에 합격한 때에는 그 확정판결이 있을 때까지 면허를 유보한다(당시의 의료법 제8조 제2항),[45] 1987년 의료법의 일부개정시에는 ① 정신병자, 정신박약자, ② 마약 기타 유독물질의 중독자와 대통령령이 정하는 의료인으로서 부적합한 장애자, ③ 금치산자, 한정치산자, 파산선고를 받고 복권되지 아니한 자 및 ④ 금고이상의 형을 받고 그 형의 집행이 종료되지 아니하거나 집행을 받지 아니하기로 확정되지 아니한 자(당시의 의료법 제8조 제1항). 다만, 금고이상의 형에 해당하는 죄를 범하여 기소중에 있는 자가 국가시험에 합격한 때에는 그 확정판결이 있을 때까지 면허를 유보한다(당시의 의료법 제8조 제2항),[46] 1994년 의료법의 일부개정에서는 ① 정신질환자, 정신지체

42) 국민의료법 1951.9.25. 제정 법률 제221호.
43) 의료법 1962.3.20. 전부개정 법률 제1035호.
44) 의료법 1965.3.23. 일부개정 법률 제1690호.
45) 의료법 1973.2.16. 전부개정 법률 제2533호.

인, ② 마약, 대마 또는 향정신성의약품중독자, ③ 금치산자, 한정치산자, 파산선고를 받고 복권되지 아니한 자 및 ④ 금고이상의 형의 선고를 받고 그 형의 집행이 종료되지 아니하거나 집행을 받지 아니하기로 확정되지 아니한 자(당시의 의료법 제8조),[47] 2000년 의료법의 일부개정에서는 ① 정신질환자, ② 마약, 대마 또는 향정신성의약품중독자, ③ 금치산자, 한정치산자, 파산선고를 받고 복권되지 아니한 자 및 ④ 이 법 또는 형법 중 제233조, 제234조, 제269조, 제270조 및 제317조 제1항, 보건범죄단속에관한특별조치법, 지역보건법, 후천성면역결핍증예방법, 응급의료에관한법률, 농어촌등보건의료를위한특별조치법, 시체해부및보존에관한법률, 혈액관리법, 마약법, 향정신성의약품관리법, 대마관리법, 모자보건법 기타 대통령령이 정하는 의료관련법령에 위반하여 금고 이상의 형의 선고를 받고 그 형의 집행이 종료되지 아니하거나 집행을 받지 아니하기로 확정되지 아니한 자(당시의 의료법 제8조),[48] 2002년 의료법의 일부개정에서는 ① 정신질환자, ② 마약, 대마, 향정신성의약품중독자, ③ 금치산자, 한정치산자, 파산선고를 받고 복권되지 아니한 자 및 ④ 이 법 또는 형법 중 제233조, 제234조, 제269조, 제270조, 제317조 제1항 및 제347조(허위로 진료비를 청구하여 환자나 진료비를 지급하는 기관 또는 단체를 기망한 경우에 한한다), 보건범죄단속에관한특별조치법, 지역보건법, 후천성면역결핍증예방법, 응급의료에관한법률, 농어촌등보건의료를위한특별조치법, 시체해부및보존에관한법률, 혈액관리법, 마약류관리에관한법률, 약사법, 모자보건법 기타 대통령령이 정하는 의료관련법령에 위반하여 금고이상의 형의 선고를 받고 그 형의 집행이 종료되지 아니하거나 집행을 받지 아니하기로 확정되지 아니한 자(당시의 의료법 제8조),[49] 2003년 의료법의 일부개정에서는 ① 정신질환자, ② 마약, 대마 또는 향정신성의약품중독자, ③ 금치산자, 한정치산자, 파산선고를 받고 복권되지 아니한 자 및 ④ 이 법 또는 형법 중 제233조, 제234조, 제269조, 제270조, 제317조 제1항 및 제347조(허위로 진료비를 청구하여 환자나 진료비를 지급하는 기관 또는 단체를 기망한 경우에 한한다), 보건범죄단속에관한특별조치법, 지역보건법, 후천성면역결핍증예방법, 응급의료에관한법률, 농어촌등보건의료를위한특별조치법, 시체해부및보존에관한법률, 혈액관리법, 마약류관리에관한법률, 약사법, 모자보건법 기타 대통령령이 정하는 의료관련법령에 위

---

46) 의료법 1987.11.28. 일부개정 법률 제3948호. 이 법률은 장애자의 권익을 보호하기 위하여 의료인의 결격사유 중 농자·아자·맹자를 삭제하고 심신박약자를 정신박약자로 한정하며 불구폐질자를 대통령령이 정하는 장애자로 하고 있다.

47) 의료법 1994.1.7. 일부개정 법률 제4732호.

48) 의료법 2000.1.12. 일부개정 법률 제6157호. 이 법률에서는 금고 이상의 형을 선고받은 자에 대한 의료인의 결격사유 및 면허취소사유를 의료법 또는 보건의료와 관련되는 법령을 위반하여 금고이상의 형의 선고를 받은 경우로 조정한 것이 그 특징이다(제8조 제1항 제5호 및 제52조 제1항).

49) 의료법 2002.3.30. 일부개정 법률 제6686호. 이 법률은 허위로 진료비를 청구함으로써 형법상 사기죄를 범하여 금고 이상의 형의 선고를 받고 그 집행이 종료되지 아니한 경우 등을 의료인의 결격사유에 추가하고 있다(제8조 제1항 제5호).

반하여 금고 이상의 형의 선고를 받고 그 형의 집행이 종료되지 아니하거나 집행을 받지 아니하기로 확정되지 아니한 자(당시의 의료법 제8조),[50] 2007년 4월 의료법의 전부개정시에는 ① 정신질환자, ② 마약, 대마, 향정신성의약품중독자, ③ 금치산자, 한정치산자 및 ④ 이 법 또는 형법 제233조, 제234조, 제269조, 제270조, 제317조 제1항 및 제347조(허위로 진료비를 청구하여 환자나 진료비를 지급하는 기관이나 단체를 속인 경우만을 말한다), 보건범죄단속에 관한 특별조치법, 지역보건법, 후천성면역결핍증 예방법, 응급의료에 관한 법률, 농어촌 등 보건의료를 위한 특별 조치법, 시체해부 및 보존에 관한 법률, 혈액관리법, 마약류관리에 관한 법률, 약사법, 모자보건법, 그 밖에 대통령령으로 정하는 의료 관련 법령을 위반하여 금고 이상의 형을 선고받고 그 형의 집행이 종료되지 아니하였거나 집행을 받지 아니하기로 확정되지 아니한 자(당시의 의료법 제8조)이다.[51] 그 동안 결격사유로 되어 있었던 파산선고를 받고 복권되지 아니한 자는 2007년 4월 의료법의 전부개정시에 삭제된 바 있다.[52] 의료법이 파산선고를 받은 의사의 면허를 취소하도록 한 취지는 파산자가 의료인 본연의 임무를 방기하여 무리한 경제적인 영리활동을 하는 것을 방지하려는 데에 있었다.[53] 그러나 파산선고와 의료인의 면허취득 사이에 직접적인 관련성이 없다는 것이 그 삭제의 이유였다.[54] 또한 파산의 원인이 무리한 영리활동이 아니라 연대보증에 있었다면 면허의 취소는 지나치게 가혹하다고 할 수 있다.[55] 또한 2007년 10월 의료법의 일부개정시에는 ① 정신보건법 제3조 제1호에 따른 정신질환자. 다만, 전문의가 의료인으로서 적합하다고 인정하는 사람은 그러하지 아니하다. ② 마약, 대마, 향정신성의약품중독자, ③ 금치산자, 한정치산자 및 ④ 이 법 또는 형법 제233조, 제234조, 제269조, 제270조, 제317조 제1항 및 제347조(허위로 진료비를 청구하여 환자나 진료비를 지급하는 기관이나 단체를 속인 경우만을 말한다), 보건범죄단속에 관한 특별조치법, 지역보건법, 후천성면역결핍증 예방법, 응급의료에 관한 법률, 농어촌 등 보건의료를 위한 특별 조치법, 시체해부 및 보존에 관한 법률, 혈액관리법, 마약류관리에 관한 법률, 약사법, 모자보건법, 그 밖에 대통령령으로 정하는 의료 관련 법령을 위반하여 금고 이상의 형을 선고받고 그 형의 집행이 종료되지 아니하였거나 집행을 받지 아니하기로 확정되지 아니한 자이다(당시의 의료법 제8조).[56]

---

50) 의료법 2003.9.29. 일부개정 법률 제6984호.

51) 의료법 2007.4.11. 전부개정 법률 제8366호. 이 법률은 파산선고와 의료인 면허 취득 간에 직접적인 관련성이 없으므로 의료인 면허의 결격사유에서 파산선고를 받고 복권되지 아니한 자를 삭제하고, 소아과 진료과목 명칭을 소아청소년과로 변경하는 한편, 법적 간결성·함축성과 조화를 이루는 범위에서 법 문장의 표기를 한글화하고 어려운 용어를 쉬운 우리말로 풀어쓰며 복잡한 문장은 체계를 정리하여 쉽고 간결하게 다듬었다.

52) 의료법 2007.4.11. 전부개정 법률 제8366호.

53) 서울행정법원 2000.4.19. 선고 2000구4834 판결.

54) 의료법 2007.4.11. 전부개정 법률 제8366호의 개정이유서.

55) 서울행정법원 2000.4.19. 선고 2000구4834 판결.

다른 한편, 일본의 의사법(医師法)과 치과의사법(歯科医師法)은 일정한 사유가 존재할 때에는 예외없이 의사 또는 치과의사가 될 수 없도록 하는 절대적 결격사유와 일정한 사유가 존재하더라도 경우에 따라 의사 또는 치과의사가 될 수도 있고 못 될 수도 있는 상대적 결격사유로 나누어 규정하고 있다. 그런데 일본에서는 2001년부터 의사법 등의 결격사유 등에 종래 존재하고 있던 장애자 등에 대한 차별을 해소하기 위한 목적으로 "장애자 등에 관한 결격사유의 적정화 등을 도모하기 위한 의사법 등의 일부를 개정하는 법률"(障害者等に係る欠格事由の適正化等を図るための医師法等の一部を改正する法律)을 제정하여 시행하고 있다.[57] 이에 따라 일본의 의사 또는 치과의사의 절대적 결격사유를 '① 미성년자, ② 성년피후견인, ③ 피보좌인 및 ④ 맹자, 농자, 아자'에서 '① 미성년자, ② 성년피후견인 및 ③ 피보좌인'으로 변경하여 규정하고 있다(일본 의사법 3조, 치과의사법 제3조). 또한 의사 또는 치과의사의 상대적 결격사유로는 '① 정신병자, 마약, 대마 또는 알코올 중독자, ② 벌금 이상의 형에 처하여진 자 및 ③ 전호에 해당하는 자를 제외하고 의사(医事)에 관한 범죄 또는 부정한 행위를 행한 자'에서 '① 심신(心身)의 장애에 따라 의사의 업무를 적정하게 행할 수 없는 자로서 후생노동성령으로 정하는 자, ② 마약, 대마 또는 알코올 중독자, ③ 벌금 이상의 형에 처하여진 자 및 ④ 전호에 해당하는 자를 제외하고 의사(医事)에 관한 범죄 또는 부정한 행위를 행한 자'로 변경하여 규정하고 있다(일본 의사법 제4조, 치과의사법 제4조).[58] 여기에서 '후생노동성령으로 정하는 자'라 함은 시각, 청각, 음성기능 또는 언어기능 또는 정신기능의 장해에 따라 의사의 업무를 적정하게 행함에 있어서 필요한 인지, 판단 및 의사소통을 적정하게 행하는 것이 불가능한 자를 의미한다(일본의 의사법 시행규칙 제1조).[59]

1) 정신질환자

의료인의 첫 번째 결격사유는 정신질환자이다(의료법 제8조 제1호 본문). 정신질환자는 의학적으로 정신병 또는 정신장애의 진단을 받은 사람뿐만 아니라 그러한 정신장애의 의심이 있는 사람도 포함하는 개념으로 이해할 수 있다.[60] 다만 전문의가 의료인으

56) 의료법 2007.10.17. 일부개정 법률 제8651호. 이 법률은 그 증세가 가벼운 정신질환자로서 전문의가 의료인의 업무를 수행할 능력이 있다고 인정하는 경우에는 의료인이 될 수 있도록 함으로써 국민의 보건 및 건강 보호에 관한 법익이 침해되지 아니하는 범위에서 그 증세가 가벼운 정신질환자의 헌법 상 직업선택의 자유를 보장하려는 것이다.

57) 이 법률은 2001년 6월 29일 공포되어 2001년 7월 16일부터 시행되고 있다. URL: http://ja.wikipedia.org/wiki/ 참조.

58) 일본 의사법 URL: http://www.houko.com/00/01/S23/201.HTM 참조. 일본 치과의사법 URL: http://www.houko.com/00/01/S23/202.HTM 참조.

59) 일본 의사법 시행규칙 URL: http://www.lawdata.org/law/htmldata/S23/S23F03601000047.html 참조.

로서 적합하다고 인정하는 사람은 그러하지 아니하다(의료법 제8조 제1호 단서).

정신질환자는 두 가지의 유형으로 양분될 수 있는 것으로 보인다. 즉, 정신질환자를 의료인으로서 적합한 정신질환자와 의료인으로서 부적합한 정신질환자로 양분한다면 후자는 결격사유라는 의미로 해석된다. 의료법은 정신질환자에 대하여 정의규정을 두고 있지 않다. 다만, 정신건강복지법에 의하면 정신질환자란 망상, 환각, 사고(思考)나 기분의 장애 등으로 인하여 독립적으로 일상생활을 영위하는 데 중대한 제약이 있는 사람을 말한다(정신건강복지법 제3조 제1호). 모든 정신질환자는 인간으로서의 존엄과 가치를 보장받고, 최적의 치료를 받을 권리를 가지고(정신건강복지법 제2조 제2항), 정신질환이 있다는 이유로 부당한 차별대우를 받지 아니하는 것이 정신건강복지법의 기본 이념이다(정신건강복지법 제2조 제3항).

의료법은 정신질환자 중 전문의가 의료인으로서 적합하다고 인정하는 사람은 의료인의 결격사유에 해당하지 않는다고 규정하고 있다(의료법 제8조 제1호 단서). 그 증세가 가벼운 정신질환자로서 전문의가 의료인의 업무를 수행할 능력이 있다고 인정하는 경우에는 의료인이 될 수 있도록 함으로써 국민의 보건 및 건강 보호에 관한 법익이 침해되지 아니하는 범위에서 그 증세가 가벼운 정신질환자의 헌법상 직업선택의 자유를 보장하려는 것이 그 취지라고 한다.[61] 기존의 법률에서는 정신질환자라는 이유로 면허나 자격의 취득이 제한되어 불합리한 점이 많았다고 지적되어 왔다. 정신질환자를 중증정신질환으로 상당기간 동안 특정업무와 활동을 할 수 없다고 인정되는 '기능저하정신질환자'와 그 밖의 정신질환자인 '일반정신질환자'로 나누어 후자에 대하여는 면허나 자격의 취득의 기회를 부여하여 이를 통한 재활과 사회복귀의 기회를 확대하기 위한 것이라고 한다.[62] 이러한 의미에서 1994년 1월부터 절대적 결격사유로 규정되어 왔던 정신질환자가 그 정도에 따라 의료인이 될 수도 있고 안 될 수도 있는 상대적 결격사유로 변경되었다고 할 수 있다.[63] 정신질환자가 상대적 결격사유로 변경된 것은 2007년 10월의 개정 의료법부터이다.[64]

---

60) 대법원 2015.10.29. 선고 2015도8429 판결.

61) 의료법 2007.10.17. 일부개정 법률 제8651호. 제·개정이유서 참조.

62) 정신보건법 전부개정법률안 2010.12.2. 의안번호 제1809741호. 대한민국 국회, 의안정보시스템 참조.

63) 의료법 1994.1.7. 일부개정 법률 제4732호 1994.7.8. 시행.

64) 의료법 2007.10.17. 일부개정 법률 제8651호 2008.4.18. 시행.

2) 마약 · 대마 · 향정신성의약품 중독자

의료인의 두 번째 결격사유는 마약류중독자이다. 마약 · 대마 · 향정신성의약품의 중독자, 즉 마약류중독자는 의료인이 될 수 없다(의료법 제8조 제3호). 마약 · 대마 · 향정신성의약품이란 '마약류'를 말한다(마약류관리법 제2조 제1호).[65] "마약류중독자"란 마약류를 남용하여 마약류에 신체적 · 정신적으로 의존 상태에 있는 사람을 말한다(마약류중독자 치료보호규정 제2조 제2호).

마약(痲藥)이란 ① 양귀비[양귀비과(科)의 파파베르 솜니페룸 엘(Papaver somniferum L.), 파파베르 세티게룸 디시(Papaver setigerum DC.) 또는 파파베르 브락테아툼(Papaver bracteatum)], ② 아편(양귀비의 액즙(液汁)이 응결(凝結)된 것과 이를 가공한 것. 다만, 의약품으로 가공한 것은 제외한다), ③ 코카 잎(엽)(코카 관목{灌木: 에리드록시론속(屬)의 모든 식물을 말한다}의 잎. 다만, 엑고닌 · 코카인 및 엑고닌 알칼로이드 성분이 모두 제거된 잎은 제외한다), ④ 양귀비, 아편 또는 코카 잎에서 추출되는 모든 알카로이드 및 그와 동일한 화학적 합성품으로서 대통령령으로 정하는 것, ⑤ ①부터 ④까지에 규정된 것 외에 그와 동일하게 남용되거나 해독(害毒) 작용을 일으킬 우려가 있는 화학적 합성품으로서 대통령령으로 정하는 것 또는 ⑥ ①부터 ⑤까지에 열거된 것을 함유하는 혼합물질 또는 혼합제제(다만, 다른 약물이나 물질과 혼합되어 가목부터 마목까지에 열거된 것으로 다시 제조하거나 제제(製劑)할 수 없고, 그것에 의하여 신체적 또는 정신적 의존성을 일으키지 아니하는 것으로서 총리령으로 정하는 것{한외마약(限外痲藥)이라 한다}은 제외한다)를 말한다(마약류관리법 제2조 제2호).

향정신성의약품(向精神性醫藥品)이란 인간의 중추신경계에 작용하는 것으로서 이를 오용하거나 남용할 경우 인체에 심각한 위해가 있다고 인정되는 다음의 어느 하나에 해당하는 것으로서 대통령령으로 정하는 것을 말한다. 즉, ① 오용하거나 남용할 우려가 심하고 의료용으로 쓰이지 아니하며 안전성이 결여되어 있는 것으로서 이를 오용하거나 남용할 경우 심한 신체적 또는 정신적 의존성을 일으키는 약물 또는 이를 함유하는 물질, ② 오용하거나 남용할 우려가 심하고 매우 제한된 의료용으로만 쓰이는 것으로서 이를 오용하거나 남용할 경우 심한 신체적 또는 정신적 의존성을 일으키는 약물 또는 이를 함유하는 물질, ③ ①과 ②에 규정된 것보다 오용하거나 남용할 우려가 상대적으로 적고 의료용으로 쓰이는 것으로서 이를 오용하거나 남용할 경우 그리 심하지 아니한 신체적 의존성을 일으키거나 심한 정신적 의존성을 일으키는 약물 또는 이를 함유하는 물질, ④ ③에 규정된 것보다 오용하거나 남용할 우려가 상대적으로 적고 의료용으로 쓰이는 것으로서 이를 오용하거나 남용할 경우 다목에 규정된 것보다 신체적 또는 정신적 의존성을 일으킬 우려가 적은 약물 또는 이를 함유하는 물질 또는 ⑤ ①부터 ④까

65) 그동안 마약법 · 향정신성의약품관리법 및 대마관리법으로 구분 · 시행되고 있던 마약류관계 법률은 2000년 1월 12일부터 행정규제기본법에 의한 규제정비계획에 따라 "마약류관리에 관한 법률"(2000.1.12. 제정 법률 제6146호)로 통합하여 제정되었다.

지에 열거된 것을 함유하는 혼합물질 또는 혼합제제(다만, 다른 약물 또는 물질과 혼합되어 ①부터 ④까지에 열거된 것으로 다시 제조하거나 제제할 수 없고, 그것에 의하여 신체적 또는 정신적 의존성을 일으키지 아니하는 것으로서 총리령으로 정하는 것은 제외한다)가 그것이다(마약류관리법 제2조 제3호).

대마(大麻)란 다음의 어느 하나에 해당하는 것을 말한다. 즉, ① 대마초와 그 수지(樹脂), ② 대마초 또는 그 수지를 원료로 하여 제조된 모든 제품, ③ ① 또는 ②에 규정된 것과 동일한 화학적 합성품으로서 대통령령으로 정하는 것 또는 ④ ①부터 ③까지에 규정된 것을 함유하는 혼합물질 또는 혼합제제가 그것이다(마약류관리법 제2조 제4호). 다만, 대마초(칸나비스 사티바 엘(Cannabis sativa L)을 말한다. 이하 같다)의 종자(種子)·뿌리 및 성숙한 대마초의 줄기와 그 제품은 제외한다.

3) 피성년후견인·피한정후견인

의료인의 세 번째 결격사유는 피성년후견인과 피한정후견인이다. 2013년 7월부터 민법상의 금치산자와 한정치산자라는 행위무능력자제도가 피성년후견인과 피한정후견인 등의 제한행위능력자제도로 변경됨에 따라[66] 의료인의 결격사유로 규정되어 있던 금치산자와 한정치산자를 피성년후견인과 피한정후견인으로 변경한 것이다.[67]

피성년후견인이란 질병, 장애, 노령, 그 밖의 사유로 인한 정신적 제약으로 사무를 처리할 능력이 지속적으로 결여된 사람에 대하여 본인, 배우자, 4촌 이내의 친족, 미성년후견인, 미성년후견감독인, 한정후견인, 한정후견감독인, 특정후견인, 특정후견감독인, 검사 또는 지방자치단체의 장의 청구에 의하여 가정법원으로부터 성년후견개시의 심판을 받은 자를 말한다(민법 제9조 제1항). 피성년후견인의 법률행위는 취소할 수 있다(민법 제10조 제1항). 다만, 일용품의 구입 등 일상생활에 필요하고 그 대가가 과도하지 아니한 법률행위는 성년후견인이 취소할 수 없고(민법 제10조 제4항), 가정법원은 취소할 수 없는 피성년후견인의 법률행위의 범위를 정할 수 있고(민법 제10조 제2항), 또한 이 범위는 청구권자의 청구에 의하여 범위를 변경할 수 있다(민법 제10조 제3항).

피한정후견인이란 질병, 장애, 노령, 그 밖의 사유로 인한 정신적 제약으로 사무를 처리할 능력이 부족하여 본인, 배우자, 4촌 이내의 친족, 미성년후견인, 미성년후견감독인, 성년후견인, 성년후견감독인, 특정후견인, 특정후견감독인, 검사 또는 지방자치단체의 장의 청구에 의하여 가정법원으로부터 한정후견개시의 심판을 받은 자를 말한다(민법 제12조 제1항). 피한정후견인은 한정후견인의 동의를 받은 행위의 범위

---

66) 민법 2011.3.7. 일부개정 법률 제10429호 2013.7.1. 시행.

67) 의료법 2018.8.14. 일부개정 법률 제15716호 2018.11.15. 시행.

안에서 법률행위를 할 수 있다(민법 제13조 제1항). 그 행위의 범위는 청구권자의 청구에 의하여 변경될 수 있다(민법 제13조 제2항). 한정후견인의 동의가 필요한 법률행위를 피한정후견인이 한정후견인의 동의 없이 한 법률행위는 취소할 수 있다(민법 제13조 제4항 본문). 다만, 일용품의 구입 등 일상생활에 필요하고 그 대가가 과도하지 아니한 법률행위에 대하여는 그러하지 아니하다(민법 제13조 제4항 단서).

4) 의료 관련 법령을 위반하여 금고 이상의 형을 선고받고 그 형의 집행이 종료되지 아니하였거나 집행을 받지 아니하기로 확정되지 아니한 자

의료인의 결격사유의 마지막은 의료 관련 법령을 위반하여 금고 이상의 형을 선고받고 그 형의 집행이 종료되지 아니하였거나 집행을 받지 아니하기로 확정되지 아니한 자이다. 의료관련법령이란 편의상 임의적으로 조어(造語)한 개념으로서 의료법 또는 형법 제233조(허위진단서 등의 작성), 제234조(위조사문서 등의 행사), 제269조(낙태), 제270조(의사 등의 낙태, 부동의낙태), 제317조 제1항(업무상 비밀누설) 및 제347조(사기, 허위로 진료비를 청구하여 환자나 진료비를 지급하는 기관이나 단체를 속인 경우만을 말한다),[68] 보건범죄단속법, 지역보건법, 에이즈예방법, 응급의료법, 농어촌의료법, 시체해부법, 혈액관리법, 마약류관리법, 약사법, 모자보건법, 그 밖에 대통령령으로 정하는 의료 관련 법령만을 의미하고자 한다. 그리하면 의료인의 결격사유를 위의 의료관련법령에 위반하여 금고 이상의 형을 선고받고 그 형의 집행이 종료되지 아니하였거나 집행을 받지 아니하기로 확정되지 아니한 자라고 축약하여 표현할 수 있게 된다.

비록 의료인이 금고 이상의 형을 선고받더라도 그것이 위의 의료관련법령이 아니라 다른 법령에 위반한 경우에는 의료인의 결격사유에 해당하지 않는다는 결론이 도출된다.[69] '금고 이상의 형의 선고를 받고 그 집행이 종료되지 아니하거나 집행을 받지 아니하기로 확정되지 아니한 자'란 금고 이상의 형의 선고를 받은 자로서 형의 시효에 의하여 형의 집행이 면제될 때까지 사이의 자, 일반사면 또는 특별사면에 의하여 형의 선고의 효력을 상실하거나 형의 집행이 면제되기까지 사이의 자, 집행유예의 선고를 받은 경우에는 그 선고의 실효 또는 취소됨이 없이 유예기간을 경과하여 형의 선고의 효력이 잃게 되기까지 사이의 자 등이 포함된다.[70] 따라서 금고 이상의 형의 집행유예를 선고받고 그 유예기간이 종료되지 아

---

68) 예컨대, 편취할 의사로 장기간의 입원 등을 통하여 과다한 보험금을 지급받는 경우에는 지급받은 보험금 전체에 대하여 사기죄가 성립한다(대법원 2009.5.28. 선고 2008도4665 판결 참조).

69) 헌법재판소 2005.12.22. 선고 2005헌바50 결정 참조.

70) 대법원 1998.2.13. 선고 97누18042 판결.

니한 경우, 즉 집행유예기간 중에 있는 자의 면허는 취소사유가 된다. 따라서 집행유예를 선고받고 그 유예기간이 종료되지 아니한 경우 이는 면허취소사유에 해당된다.[71)]

한편, 형사처벌로 인하여 의사면허가 취소되는 경우 이중처벌이 문제될 수 있다. 그러나 의료법 위반행위에 대한 형사처벌과 의사면허의 취소는 그 보호법익과 목적을 달리하는 것이어서 의료법 위반으로 형사처벌을 받은 사람에 대하여 다시 의사면허취소처분을 하더라도 이를 이중처벌이라고 할 수 없다.[72)] 또 집행유예가 부기되어 있지 않은 자유형, 즉 집행유예가 없는 징역, 금고 및 구류를 흔히 실형(實刑)이라고 하고, 이러한 판결을 실형판결(實刑判決)이라고 한다. 실제로 집행이 되어야 할 형이 선고되었다는 의미에서 실형이라고 하는 것이다. 다만, 구류에 대하여는 집행유예가 불가능하기 때문에 항상 실형이 된다고 할 수 있다.

(3) 면허의 절차

해당 국가시험에 합격하고, 결격사유가 존재하지 않는 자에 대하여는 본인의 신청에 따라 보건복지부장관에 의하여 면허가 주어진다. 따라서 신청을 하지 않은 자에 대하여는 면허가 주어지지 않는다. 이는 면허가 일반적 금지를 특정인에 대하여만 해제하여 적법하게 그 행위를 할 수 있도록 허용하는 행정행위라는 점에서 나오는 당연한 귀결(歸結)이다.[73)]

1) 면허증의 신청

국가시험에 합격한 자는 합격자 발표 후 보건복지부령이 정하는 서류를 첨부하여 보건복지부장관에게 면허증의 발급을 신청하여야 한다(의료법 시행령 제8조 제1항, 의료법 시행규칙 제4조 제1항). 허위 또는 부정한 사실에 의해서 의료인의 면허를 받은 자에 대한 처벌이 필요하나, 이에 관한 규정은 마련되어 있지 않다. 다만, 면허신청서에 첨부하는 국가시험합격증 또는 의사의 진단서 등을 위조한 경우에는 형법상 공문서위조죄(형법 제225조) 또는 사문서위조죄(형법 제231조)가 성립하게 된다. 보건복지부장관은 면허증의 발급을 신청한 자에게 그 종류에 따라 면허증을 발급하여야 한다(의료법 시행규칙 제4조 제2항). 면허증은 그 발급을 신청한 날부터 14일 이내에 발급하여야 한다. 다만, 외국에서 의사·치과의사 또는 한의사의 면허를 받은 자나 또는 외국에서 간호사의 면허를 받은 자의 경우에

---

71) 대법원 1998.2.13. 선고 97누18042 판결.
72) 대법원 2007.11.30. 선고 2007두10051 판결.
73) 주호노, "의료인 자격의 취득과 상실," 913쪽.

는 외국에서 면허를 받은 사실 등에 대한 조회가 끝난 날부터 14일 이내에 면허증을 발급한다(의료법 시행규칙 제4조 제3항).

2) 면허증의 교부

① 면허의 등록

보건복지부장관은 의사・치과의사・한의사, 조산사 및 간호사의 면허를 내줄 때에는 그 면허에 관한 사항을 등록대장에 등록하고 면허증을 내주어야 한다(의료법 제11조 제2항). 등록대장이란 의료인의 신분을 공증(公證)하기 위한 공적 장부를 말한다. 등록대장은 의료인의 종별에 따라 별개로 작성・비치하도록 되어 있다(의료법 제11조 제3항).

② 조건부면허

보건복지부장관은 보건의료시책상 필요하다고 인정될 때에는 의사・치과의사・한의사, 조산사 및 간호사의 면허에 있어서 3년 이내의 기간을 정하여 특정지역 또는 특정업무에 종사할 것을 면허의 조건으로 붙일 수 있다(의료법 제11조 제1항).

특정지역이란 보건복지부장관이 정하는 보건의료취약지를 말하고, 특정업무란 국・공립 보건의료기관의 업무와 국・공・사립 보건의학연구기관의 기초의학분야에 속하는 업무를 말한다(의료법 시행령 제10조 제1항). 특정지역 또는 특정업무에 종사하는 의료인에게는 예산의 범위안에서 수당을 지급한다(의료법 시행령 제10조 제2항). 면허의 조건을 이행하지 아니한 경우에는 면허가 취소될 수 있다(의료법 제65조 제1항 제3호).

조건부면허제도는 의료기관의 공익화와 무의촌해소를 목적으로 유신헌법 당시 국회기능을 가지고 있던 비상국무회의에서 개정한 의료법[74]에 의하여 도입된 것이 현재까지 유지되고 있는 것이다.[75] 다만, 도입 당시의 1973년의 의료법이 2년 이내의 기간을 정하여 조건을 붙이던 것이 1981년 개정 의료법[76]부터는 3년 이내로 변경되었을 뿐이다.

---

74) 의료법 1973.2.16. 전문개정 법률 제2533호.

75) 참고로 도입 당시의 의료법의 조문을 보면 현행법과 거의 차이가 없음을 알 수 있다. 1973년 개정 의료법 "제11조 (면허의 조건 및 등록) ① 보건사회부장관은 보건의료시책상 필요하다고 인정될 때에는 제5조 내지 제7조의 규정에 의한 면허에 있어서 2년 이내의 기간을 정하여 특정지역 또는 특정업무에 종사할 것을 면허의 조건으로 붙일 수 있다. ② 보건사회부장관은 제5조 내지 제7조의 규정에 의한 면허를 할 때에는 그 면허에 관한 사항을 등록대장에 등록하고 면허증을 교부하여야 한다. ③ 제2항의 등록대장은 의료인의 종별에 따라 작성・비치하여야 한다. ④ 면허의 등록과 면허증에 관하여 필요한 사항은 보건사회부령으로 정한다."

76) 의료법 1981.12.31. 일부개정 법률 제3504호.

③ 면허의 취득시기

의료인의 면허의 취득시기 또는 면허의 효력발생시기가 문제될 수 있다. 예컨대, 면허의 등록시(登錄時)인가, 교부시(交付時)인가 아니면 취득시(取得時)인가가 그것이다.

참고로 운전면허의 취득시기는 운전면허증이 작성되어 신청인이 이를 교부받을 수 있는 상태, 즉 등록시라고 해석할 수 있다. 판례에 의하면 "운전면허의 효력은 운전면허신청인이 운전면허시험에 합격하기만 하면 발생한다고는 할 수 없지만, 지방경찰청장으로부터 운전면허증을 현실적으로 교부받아야만 발생하는 것은 아니고, 운전면허증이 작성권자인 지방경찰청장에 의하여 작성되어 운전면허신청인이 이를 교부받을 수 있는 상태가 되면 운전면허의 효력이 발생한다고 보아야 하며, 그 경우에 운전면허신청인이 운전면허증을 교부받을 수 있는 상태가 되었는지의 여부는 특별한 사정이 없는 한 운전면허증에 기재된 교부일자를 기준으로 결정함이 상당하다"고 판시한 바 있다.[77]

생각건대, 의료인의 면허취득시기도 등록시라고 하는 것이 타당하다고 해석된다. 면허를 취득한 의료인에게는 면허증이 교부되지만, 이는 등록대장에의 등록을 증명하는 문서에 지나지 않고, 면허라는 행정행위는 이미 등록대장에의 등록에 의하여 종료되기 때문이다. 따라서 의료인의 신분은 등록대장에 등록한 날부터 발생한다. 뿐만 아니라 아직 면허증을 교부받지 않았거나 분실 등에 의하여 현실적으로 면허증을 소지하고 있지 않은 경우에도 적법하게 의료행위를 할 수 있고, 반대로 면허증을 소지하고 있어도 면허의 취소 등으로 인하여 면허가 말소되었으면 적법하게 의료행위를 할 수 없다고 해야 하기 때문이다. 따라서 면허증을 소지하고 있더라도 면허가 말소된 자가 의료행위를 하면 그 행위는 무면허의료행위가 된다.[78]

3) 면허증의 재발급

의료인이 면허증을 잃어버렸거나 면허증이 헐어 못쓰게 되어 재발급받으려는 경우에는 신청서에 일정한 서류를 첨부하여 보건복지부장관에게 제출하여야 한다(의료법 시행규칙 제6조 제1항). 면허증의 재발급은 면허증을 재발급한다는 점에서 후술하는 바와 같

77) 대법원 1997.1.21. 선고 96다40127 판결.

78) 주호노, "의료인 자격의 취득과 상실," 914쪽; 山下登, "第5章 医事法制, Ⅱ. 医事法," 加藤良夫 編,『實務医事法講義』實務法律講義⑫, 民事法研究會, 平成17, 445頁.

이 면허를 재부여하는 재면허와 구별된다.

(4) 면허의 대여 등의 금지

의료법은 2020년 3월 개정을 통하여 면허의 대여 등을 금지하고 있다. 다만 이 규정은 공포된 지 3년 후인 2023년 3월 5일부터 시행된다(동개정법 부칙 제1조).[79]

의료인은 면허를 다른 사람에게 대여하여서는 아니 된다(의료법 제4조의3 제1항). 누구든지 면허를 대여받아서는 아니 되며, 면허 대여를 알선하여서도 아니 된다(의료법 제4조의3 제2항). 이에 위반하여 면허를 대여한 경우에는 면허가 취소될 수 있고(의료법 제65조 제1항 제4호), 면허를 대여한 사람에 대하여는 5년 이하의 징역이나 5천만원 이하의 벌금에 처한다(의료법 제87조의2 제2항 제1호). 또 면허를 대여받거나 면허 대여를 알선한 사람에 대하여도 5년 이하의 징역이나 5천만원 이하의 벌금에 처한다(의료법 제87조의2 제2항 제1호의2).

2. 자격의 상실

의료인은 다음의 경우에 자격을 상실한다. 즉, ① 의료인의 자유의사(自由意思)에 의한 등록말소신청, ② 의료인의 사망 또는 실종선고(失踪宣告)에 의한 등록말소신청 및 ③ 면허의 취소로 인하여 의료인의 자격은 상실된다. 또 ④ 면허가 정지되는 경우에도 의료인의 자격은 일시적으로 상실된다고 할 수 있다.

의료법은 도저히 의료인의 자격을 유지할 수 없다고 평가되는 결격사유나 위법행위에 대하여는 의료인의 면허취소처분을 하도록 하고 있고(의료법 제65조 제1항), 그렇지 아니하고 의료인이 의료행위 과정에서 저지르는 위법행위로서 그 비난의 정도가 면허취소의 정도에 이르지 않는다고 보이는 경우에는 의료인의 면허자격을 정지하도록 하여(의료법 제66조 제1항), 의료인의 면허자격의 취소사유와 정지사유를 준별(峻別)하여 규정하고 있다.[80]

(1) 면허의 취소

면허의 취소방법과 관련하여 의료법은 아무런 규정을 두고 있지 않다. 의료인에 대한 면허의 취소는, 의료인의 면허가 등록대장에의 등록에 의하여 효력을 발생한다고 하였듯이, 그와는 반대로 등록대장에서의 등록의 말소에 의해서 행하여

79) 의료법 2020.3.4. 일부개정 법률 제17069호 2023.3.5. 시행.
80) 주호노, "의료인 자격의 취득과 상실," 917쪽.

진다고 하는 것이 타당하다고 해석된다.[81]

1) 면허취소사유

면허의 취소사유는 법정되어 있다. 의료법은 ① 의료인에게 결격사유가 발생한 경우, ② 자격정지처분 기간 중에 의료행위를 하거나 3회 이상 자격정지처분을 받은 경우, ③ 특정지역 또는 특정업무에 종사할 면허의 조건을 이행하지 아니한 경우, ④ 면허를 다른 사람에게 대여한 경우, ⑤ 일회용 의료기기를 한 번 사용한 후 다시 사용하여 사람의 생명 또는 신체에 중대한 위해를 발생하게 한 경우 또는 ⑥ 의료인이 아닌 자에게 의료행위를 하게 하거나 의료인에게 면허 사항 외의 의료행위를 하게 하여 사람의 생명 또는 신체에 중대한 위해를 발생하게 할 우려가 있는 수술, 수혈, 전신마취를 의료인 아닌 자에게 하게 하거나 의료인에게 면허 사항 외로 하게 한 경우에는 보건복지부장관으로 하여금 의료인의 면허를 취소할 수 있도록 규정하고 있다(의료법 제65조 제1항 본문).

다만, 면허의 취소사유에는 필요적 면허취소사유와 임의적 면허취소사유가 있다. 전자는 반드시 면허를 취소해야 한다는 점에서 면허의 취소가 임의적인 후자와 구별되고 있다. 의료인의 결격사유는 반드시 면허를 취소해야 하는 필요적 면허취소사유로 규정되어 있다(의료법 제65조 제1항 단서). 따라서 결격사유가 존재하면 의료인이 될 수 없을 뿐만 아니라 의료인이 된 뒤에 사후적으로 발생하더라도 의료인의 면허가 취소됨에 유의하여야 한다.

한편, 면허취소사유가 발생한 경우 행정상의 책임과는 별개로 경우에 따라서는 민사상의 책임 또는 형사상의 책임이 동시에 발생할 수 있음에 유의하지 않으면 안 된다.

2) 청문과 항변

면허의 취소처분을 하려면 보건복지부장관은 청문을 실시하여야 한다(의료법 제84조). 면허의 취소는 본인과 사회의 이해와 관련된 것이 대부분이기 때문에 행정관청의 독단을 피하고 공평성과 객관적 타당성을 보장하기 위한 것이다. 청문은 행정처분에 앞서 처분의 상대방 또는 그 대리인에게 항변할 수 있는 진술의 기회를 제공하고 위법사실여부를 확인하여 행정처분의 합법성 및 합목적성을 확보하는 데에 그 목적이 있다.

---

81) 주호노, "의료인 자격의 취득과 상실," 917쪽.

청문을 거치도록 하고 있는 경우에는 반드시 청문을 실시한 후 처분을 하여야 하며 정당한 사유없이 청문을 거치지 아니한 행정처분은 절차상의 하자를 이유로 무효가 된다. 의료인이 의료법령을 위반하여 행정처분의 대상이 되는 경우에는 이와 같은 청문요구가 있게 되며 이에 대하여 청문대상자는 직접 출석하여 위법사실을 항변 또는 변명하거나 우송된 청문서에 소명요지를 기재하여 당해 처분관청에 제출할 수 있다. 청문결과 위법사실이 확인되면 처분관청은 위법내용, 청문에서 조사된 정상 등을 참작하여 행정처분을 하게 된다.[82]

(2) 면허의 정지

1) 면허정지사유

면허의 정지사유도 법정되어 있다. 의료법은 ① 의료인의 품위를 심하게 손상시키는 행위를 한 때, ② 의료기관 개설자가 될 수 없는 자에게 고용되어 의료행위를 한 때, ③ 일회용 의료기기를 한 번 사용한 후 다시 사용한 때, ④ 진단서 · 검안서 또는 증명서를 거짓으로 작성하여 내주거나 진료기록부 등을 거짓으로 작성하거나 고의로 사실과 다르게 추가기재 · 수정한 때, ⑤ 태아의 성감별행위 등 금지규정에 위반한 경우, ⑥ 의료기사가 아닌 자에게 의료기사의 업무를 하게 하거나 의료기사에게 그 업무범위를 벗어나게 한 때, ⑦ 관련 서류를 위조 · 변조하거나 속임수 등 부정한 방법으로 진료비를 거짓 청구한 때, ⑧ 부당한 이익 등의 취득금지의 규정에 위반하여 경제적 이익 등을 제공받은 때 또는 ⑨ 그 밖에 의료법 또는 의료법에 따른 명령을 위반한 때에 보건복지부장관으로 하여금 1년의 범위에서 의료인의 면허자격을 정지시킬 수 있도록 규정하고 있다(의료법 제66조 제1항 제1문). 이 경우 의료기술과 관련한 판단이 필요한 사항에 관하여는 관계 전문가의 의견을 들어 결정할 수 있도록 하고 있다(의료법 제66조 제1항 제2문).

의료인의 품위손상행위로서는 ① 학문적으로 인정되지 아니하는 진료행위(조산 업무와 간호 업무를 포함한다), ② 비도덕적 진료행위, ③ 거짓 또는 과대 광고행위, ④ 방송, 신문 · 인터넷신문, 정기간행물 또는 인터넷매체(이동통신단말장치에서 사용되는 애플리케이션(Application)을 포함한다)에서 식품에 대한 건강 · 의학정보(의학, 치의학, 한의학, 조산학 및 간호학의 정보를 말한다. 이하 같다), 건강기능식품에 대한 건강 · 의학정보, 의약품 · 한약 · 한약제재 또는 의약외품에 대한 건강 · 의학정보, 의료기기에 대한 건강 · 의학정보 또는 화장품 · 기능성화장품 또는 유기농화장품에 대한 건강 · 의학정보

---

82) 주호노, "의료인 자격의 취득과 상실," 918쪽.

에 대하여 거짓 또는 과장하여 제공하는 행위, ⑤ 불필요한 검사·투약(投藥)·수술 등 지나친 진료행위를 하거나 부당하게 많은 진료비를 요구하는 행위, ⑥ 전공의(專攻醫)의 선발 등 직무와 관련하여 부당하게 금품을 수수하는 행위, ⑦ 다른 의료기관을 이용하려는 환자를 영리를 목적으로 자신이 종사하거나 개설한 의료기관으로 유인하거나 유인하게 하는 행위 또는 ⑧ 자신이 처방전을 발급하여 준 환자를 영리를 목적으로 특정 약국에 유치하기 위하여 약국개설자나 약국에 종사하는 자와 담합하는 행위가 예시되고 있다(의료법 시행령 제32조 제1항). 의약분업의 실시와 발맞추어 의사 또는 치과의사가 약사 등과 담합하여 자신이 처방전을 교부한 환자를 특정 약국에 유치하는 행위를 방지하기 위하여 의료인의 품위손상행위의 범위에 담합하는 행위를 추가하였다. 이 외에도 환자의 빈부(貧富) 내지 존지(寸志)에 따라 진료내용을 심히 달리하는 행위, 환자와의 성적 관계, 고액의 탈세 및 되풀이하여 진료의무에 위반하는 행위 등도 의료인의 품위손상행위로서 거론될 수 있을 것이다.[83)]

2) 면허정지기간

보건복지부장관은 1년의 범위에서 의료인의 면허자격을 정지시킬 수 있다(의료법 제66조 제1항). 의료기관은 그 의료기관의 개설자가 관련 서류를 위조·변조하거나 속임수 등 부정한 방법으로 진료비를 거짓 청구하여 자격정지의 처분을 받은 경우에는 그 자격정지 기간 중에는 의료업을 할 수 없다(의료법 제66조 제3항).

3. 재면허

재면허는 면허를 다시 부여한다는 점에서 면허증의 재발급과 구별된다. 보건복지부장관은 면허가 취소된 자라 할지라도 ① 그 취소의 원인이 된 사유가 없어지거나 ② 개전(改悛)의 정(情)이 뚜렷하다고 인정될 때에는 면허를 재교부할 수 있다(의료법 제65조 제2항).

취소된 면허를 재교부받으려는 자는 신청서에 면허취소의 원인이 된 사유가 소멸하거나 개전의 정이 현저하다고 인정될 수 있는 서류와 사진을 첨부하여 특별시장·광역시장·도지사 또는 특별자치도지사를 거쳐 보건복지부장관에게 제출하여야 한다(의료법 시행규칙 제6조 제2항). '취소의 원인이 된 사유가 소멸'하였다고 하기 위해서는

83) 주호노, "의료인 자격의 취득과 상실," 919쪽.

금고 이상의 형의 집행유예를 선고받은 자는 집행유예기간을 무사히 마치면 된다. 그런데 금고 이상의 형의 선고를 받고 그 집행을 종료하거나 집행이 면제된 자의 경우에는 형이 실효(失效)되어 전과사실이 말소될 때까지 기다려야 한다는 견해가 있다. 그러나 이러한 경우에도 집행을 종료하거나 집행이 면제된 때 즉시 면허를 재교부할 수 있는 적격자로 된다고 하는 것이 타당하다. 면허의 재교부는 보건복지부장관이 적격여부에 대한 심사를 한 후 임의적(任意的)으로 결정할 수 있기 때문이다. 또한 개전의 정이 현저하다고 보건복지부장관이 인정하는 경우에는 이를 근거로 하여 면허를 재교부할 수 있기 때문이다.[84] 재면허(再免許)는 본인의 신청에 의해서가 아니라 보건복지부장관의 직권에 의해서 행하여지는 재량행위(裁量行爲)에 속한다. 그러나 취소된 면허를 재교부받고자 하는 자는 신청서를 제출하여야 하기 때문에(의료법 시행규칙 제6조 제2항) 실제로는 본인의 의사를 참작하지 않을 수 없을 것으로 보인다.[85]

보건복지부장관이 재면허하는 경우 재면허유예기간이 법정되어 있다. ① 특정지역 또는 특정업무에 종사할 면허의 조건을 이행하지 아니하여 면허가 취소된 경우에는 취소된 날부터 1년 이내, ② 자격정지처분기간 중에 의료행위를 하거나 3회 이상 자격정지처분을 받은 경우에는 취소된 날부터 2년 이내 그리고 ③ 면허를 다른 사람에게 대여한 경우, 일회용 의료기기를 한 번 사용한 후 다시 사용하여 사람의 생명 또는 신체에 중대한 위해를 발생하게 한 경우, 의료인이 아닌 자에게 의료행위를 하게 하거나 의료인에게 면허 사항 외의 의료행위를 하게 하여 사람의 생명 또는 신체에 중대한 위해를 발생하게 할 우려가 있는 수술, 수혈, 전신마취를 의료인 아닌 자에게 하게 하거나 의료인에게 면허 사항 외로 하게 한 경우 및 의료관련법령에 위반하여 금고 이상의 형의 선고를 받은 결격사유로 인하여 면허가 취소된 경우에는 최소된 날부터 3년 이내에는 재교부하지 못한다(의료법 제65조 제2항).

한편 형의 실효기간, 즉 수형인이 자격정지 이상의 형을 받지 아니하고 형의 집행을 종료하거나 그 집행이 면제된 날부터 3년을 초과하는 징역·금고의 경우에는 10년, 3년 이하의 징역·금고의 경우에는 5년이 경과한 때에 그 형이 실효되는 점을 감안해 볼 때 3년이라는 재면허금지기간은 매우 짧은 기간임을 알 수 있다(형실효법 제7조 제1항 참조). 또 다른 한편, 면허취소사유에 의하여 면허를 취소당한 자가 그 사유의 소멸 후에 다시 처음부터 새로운 면허를 취득하는 것은 물론, 이 규정과

84) 주호노, "의료인 자격의 취득과 상실," 920쪽.
85) 주호노, "의료인 자격의 취득과 상실," 920쪽.

는 별개의 문제로서, 가능하다고 본다.[86]

4. 전문의

(1) 전문의의 의의

전문의(專門醫)란 의사 · 치과의사 또는 한의사로서 일정한 수련과정을 이수하고 해당 전문의 시험에 합격하여 보건복지부장관으로부터 자격을 인정받은 사람을 말한다(의료법 제77조). 전문의는 (의사) 전문의, 치과의사 전문의 및 한의사 전문의로 나누어진다.

전문의의 전문과목은, 이미 언급한 바와 같이, 내과, 신경과, 정신건강의학과, 외과, 정형외과, 신경외과, 흉부외과, 성형외과, 마취통증의학과, 산부인과, 소아청소년과, 안과, 이비인후과, 피부과, 비뇨의학과, 영상의학과, 방사선종양학과, 병리과, 진단검사의학과, 결핵과, 재활의학과, 예방의학과, 가정의학과, 응급의학과, 핵의학 및 직업환경의학과로서 총 26개 과목이다(전문의수련 규정 제3조).

치과의사 전문의의 전문과목은 구강악안면외과, 치과보철과, 치과교정과, 소아치과, 치주과, 치과보존과, 구강내과, 영상치의학과, 구강병리과, 예방치과 및 통합치의학과로서 총 11개 과목이다(치과의사전문의 수련규정 제3조).

한의사 전문의의 전문과목은 한방내과, 한방부인과, 한방소아과, 한방신경정신과, 침구과, 한방안 · 이비인후 · 피부과, 한방재활의학과 및 사상체질과로서 총 8개 과목이다(한의사전문의수련규정 제3조).

한편, 전문의의 경우 세부전공과 관련하여 세부전문의 또는 세부전문과목에 관한 논의가 있다. 그러나 이에 관한 자격인증제도가 아직 법적으로 마련된 것은 아니라고 할 수 있다. 따라서 분과전문의가 관행적으로 실존한다고 하더라도 이는 아직 법적인 제도와는 별개의 것이라고 해야 한다.

(2) 전문의의 자격취득

1) 전문의자격의 인정

전문의의 자격을 인정받은 수 있는 사람은 ① 의사로서 수련과정을 이수한 사람이거나, ② 의사로서 보건복지부장관이 인정하는 외국의 의료기관에서 소정의 인턴과정 및 레지던트과정을 이수한 사람 또는 ③ 전문과목이 신설되는 경우 보

86) 주호노, “의료인 자격의 취득과 상실,” 920쪽.

건복지부장관이 수련을 마친 사람으로서 인정한 사람이어야 한다(전문의수련규정 제18조). '인턴'이란 의사 면허를 받은 사람으로서 일정한 수련병원에 전속(專屬)되어 임상 각 과목의 실기를 수련하는 사람을 말하고, '레지던트'란 인턴과정을 이수한 사람(가정의학과의 경우에는 의사 면허를 받은 사람) 또는 보건복지부장관이 이와 동등하다고 인정한 사람으로서 일정한 수련병원 또는 수련기관에 전속되어 전문과목 중 1과목을 전공으로 수련하는 사람을 말한다. 수련병원이나 수련기관에서 전문의(專門醫)의 자격을 취득하기 위하여 수련을 받는 인턴 및 레지던트를 '전공의'(專攻醫)라고 한다(전문의수련규정 제2조).

치과의사 전문의의 자격을 인정받을 수 있는 사람은 ① 치과의사로서 수련과정을 마친 사람이거나, ② 치과의사로서 보건복지부장관이 인정하는 외국의 의료기관(예방치과의 경우에는 수련기관을 포함한다)에서 소정의 인턴과정, 레지던트과정 또는 이에 준하는 과정을 이수한 사람 또는 ③ 전문과목이 신설되는 경우 치과의사로서 보건복지부장관이 수련을 마친 사람으로 인정한 사람이어야 한다(치과의사전문의수련규정 제18조). '치과의사 전공의'란 수련치과병원 또는 수련기관에서 치과의사 전문의 자격을 취득하기 위하여 수련을 받는 인턴 및 레지던트를 말한다. '인턴'이란 치과의사 면허를 받은 사람으로서 일정한 수련치과병원에 소속되어 임상 각 과목의 실기를 수련하는 사람을 말하고, '레지던트'란 인턴과정을 이수한 사람(통합치의학과의 경우에는 치과의사면허를 받은 사람을 말한다) 또는 보건복지부장관이 이와 동등하다고 인정한 사람으로서 일정한 수련치과병원 또는 수련기관에 소속되어 전문과목 중 1과목을 전문적으로 수련하는 사람을 말한다(치과의사전문의수련규정 제2조).

한의사 전문의의 자격을 인정받을 수 있는 사람은 ① 한의사로서 수련과정을 마친 사람이거나 또는 ② 전문과목이 신설되는 경우 한의사로서 보건복지부장관이 수련을 마친 사람으로 인정한 사람이어야 한다(한의사전문의수련규정 제18조). '한방 전공의'라 함은 수련한방병원에서 한의사 전문의(韓醫師專門醫)의 자격을 취득하기 위하여 수련을 받는 일반수련의 및 전문수련의를 말한다. '일반수련의'라 함은 한의사의 면허를 받은 사람으로서 일정한 수련한방병원에 소속되어 임상 각 과목의 실기를 수련하는 사람을 말하고, '전문수련의'라 함은 일반수련의 과정을 마친 사람으로서 일정한 수련한방병원에 소속되어 전문과목중 1과목을 전문적으로 수련하는 사람을 말한다(한의사전문의수련규정 제2조).

2) 전공의의 수련기간

전공의의 수련기간은 인턴 1년, 레지던트 4년(가정의학과의 경우 인턴과정 없이 레지던트 3년)으로 하는 것이 원칙이다. 다만, ① 군의 의무장교(醫務將校)로서 현역복무를 마치고 예비역 병적에 편입된 사람이 해당 전역연도에 수련을 받으려는 경우 인턴 또는 레지던트 수련기간에서 2개월을 제외한 기간, ② 농어촌 등 보건의료를 위한 특별조치법에 따른 공중보건의사의 의무를 이행한 사람이 의무이행 완료연도에 수련을 받으려는 경우 인턴 또는 레지던트 수련기간에서 2개월을 제외한 기간, ③ 여성전공의가 수련기간 중에 출산한 경우 인턴 또는 레지던트 수련기간에서 3개월을 제외한 기간을 전공의의 수련기간으로 한다(전문의수련규정 제5조 제1항).

치과의사전공의의 수련기간은 인턴(통합치의학과는 제외한다)은 1년, 레지던트는 3년으로 하는 것이 원칙이다. 다만, ① 군(軍)의 의무장교(醫務將校)로서 현역복무를 마치고 예비역 병적에 편입된 사람이 해당 전역연도에 수련을 받으려는 경우에는 인턴 또는 레지던트 수련기간에서 2개월을 제외한 기간, ② 농어촌의료법에 따른 공중보건의사의 의무를 이행한 사람이 의무이행 완료연도에 수련을 받으려는 경우에는 인턴 또는 레지던트 수련기간에서 2개월을 제외한 기간 또는 ③ 여성 치과의사전공의가 수련기간 중에 출산한 경우에는 인턴 또는 레지던트 수련기간에서 3개월을 제외한 기간으로 한다(치과의사전문의수련규정 제5조 제1항).

한방전공의의 수련기간은 일반수련의는 1년, 전문수련의는 3년으로 하는 것이 원칙이다. 다만, ① 군의 의무장교(醫務將校)로서 현역 복무를 마치고 예비역병적에 편입된 사람이 해당 전역연도에 수련을 받으려는 경우 또는 ② 농어촌의료법에 의한 공중보건의사의 의무를 이행한 사람이 의무이행 완료연도에 수련을 받으려는 경우에는 일반수련의 수련기간은 10개월로, 전문수련의 수련기간은 2년 10개월로 한다(한의사전문의수련규정 제5조 제1항).

3) 자격증의 발급

보건복지부장관은 전문의·치과의사 전문의 또는 한의사 전문의의 자격시험에 합격한 사람에게는 그 합격자 발표일부터 2개월 이내에 전문과목의 종별에 따라 전문의·치과의사 전문의 또는 한의사 전문의의 자격증을 각각 발급한다(전문의수련규정 제19조, 치과의사전문의수련규정 제19조, 한의사전문의수련규정 제19조).

(3) 전문의의 권리

전문의의 자격을 인정받은 자가 아니면 전문과목을 표시할 수 없다(의료법 제77조 제2항 본문). 다만, 보건복지부장관은 의료체계를 효율적으로 운영하기 위하여 전문의 자격을 인정받은 치과의사와 한의사에 대하여 종합병원·치과병원·한방병원 중 보건복지부령으로 정하는 의료기관에 한하여 전문과목을 표시할 수 있도록 하고 있다(의료법 제77조 제2항 단서).[87] 전문의는 진료과목 표시판에 진료과목 외에 '전문과목'이라는 글자와 전문과목의 명칭을 표시할 수 있다(전문의수련규정 제20조). 다만, 치과의사 전문의와 한의사 전문의의 경우에는 진료과목의 표시에 관한 규정을 아직 두고 있지 아니하다.

5. 전문간호사

(1) 전문간호사의 의의

전문간호사란 간호사로서 일정한 교육과정을 마치고 해당 전문간호사 시험에 합격하여 보건복지부장관으로부터 자격을 인정받은 사람을 말한다(의료법 제78조). 다시 말해서, 특정의 간호분야에서 양질의 간호를 제공하기 위한 지식과 기술을 구비한 탁월한 간호능력자를 말한다. 전문간호사의 자격은 보건, 마취, 정신, 가정, 감염관리, 산업, 응급, 노인, 중환자, 호스피스, 종양, 임상 및 아동의 총 13개 분야로 구분된다(전문간호사 자격인정 등에 관한 규칙 제2조).

(2) 전문간호사의 자격취득

1) 전문간호사자격의 인정

전문간호사가 되려는 사람은 ① 보건복지부령으로 정하는 전문간호사 교육과정을 이수한 사람이거나 ② 보건복지부장관이 인정하는 외국의 해당 분야 전문간호사 자격이 있는 사람으로서 보건복지부장관이 실시하는 전문간호사 자격시험에 합격한 후 보건복지부장관의 자격인정을 받아야 한다(의료법 제78조 제2항, 전문간호사 자격인정 등에 관한 규칙 제3조). 전문간호사는 자격을 인정받은 해당 분야에서 간호 업무를 수행하여야 한다(의료법 제78조 제3항).

2) 전문간호사의 교육과정

전문간호사 교육과정은 보건복지부장관이 지정하는 전문간호사 교육기관이 실시하고 그 교육기간은 2년 이상이다(전문간호사 자격인정 등에 관한 규칙 제4조 제1항). 전문간호사 교육과정을 신청할 수 있는 자는 교육을 받기 전 10년 이내에 해당분야의 기관에서 3년 이상 간호사로서의 실무경력이 있는 자여야 한다(전문간호사 자격인정 등에 관한 규칙 제4조 제2항). 충분한 이론과 풍부한 현장경험을 확보하기 위한 요건이다.

---

87) 개정 의료법(2009.1.30. 일부개정 법률 제9386호) 부칙 제2조의 규정에 의하여 이 조 제2항 단서의 개정규정 중 치과의사에 대한 부분은 2013년 12월 31일까지, 한의사에 대한 부분은 2009년 12월 31일까지 유효하다.

3) 전문간호사자격시험의 과목과 방법

시험과목과 시험방법은 다음과 같다. 즉, 자격시험은 1차시험과 2차시험으로 구분하되, 1차시험은 필기시험으로 하고 2차시험은 실기시험으로 한다. 2차시험은 1차시험에 합격한 자가 응시할 수 있고, 1차시험에 합격한 자에 대하여는 다음 회의 시험에 한하여 1차시험을 면제한다. 자격시험의 합격자는 1차시험과 2차시험에서 각각 총점의 60퍼센트 이상을 득점한 자로 한다. 자격시험의 출제방법, 배점비율, 그 밖에 시험 시행에 관하여 필요한 사항은 자격시험관리기관의 장이 정한다(전문간호사 자격인정 등에 관한 규칙 제10조).

4) 자격증의 발급

보건복지부장관은 자격시험관리기관의 장으로부터 시험실시 결과보고를 받은 경우에는 전문간호사 자격인정대장에 ① 성명 및 주민등록번호, ② 전문간호사 자격인정번호 및 자격인정 연월일, ③ 전문간호사 자격시험 합격 연월일 및 ④ 간호사 면허번호 및 면허 연월일을 적고, 합격자에게 전문간호사 자격증을 발급하여야 한다(전문간호사 자격인정 등에 관한 규칙 제12조).

Ⅲ. 의료기사 등

1. 자격의 취득

의료기사 등, 즉 의료기사・보건의료정보관리사 및 안경사가 되고자 하는 자는 의료기사 등의 국가시험에 합격한 후 보건복지부장관의 면허를 받아야 한다(의료기사법 제4조 제1항). 아래에서는 면허의 요건을 적극적 요건과 소극적 요건으로 나누어 살펴보기로 한다.

(1) 적극적 요건

의료기사 등의 자격을 취득하기 위한 적극적 요건은 의료기사 등의 국가시험에 합격하는 것이다. 의료기사 등의 국가시험에 응시하기 위하여는 첫째, 대학・산업대학・전문대학(대학 등)에서 취득하려는 면허에 상응하는 보건의료에 관한 학문을 전공하고 졸업한 사람이어야 한다. 다만, 보건의료정보관리사의 경우 고등교육법 제11조의2에 따른 인정기관의 보건의료정보관리사 교육과정 인증을 받은 대학등에서 보건의료정보 관련 학문을 전공하고 보건복지부령으로 정하는 교과목을 이수하여 졸업한 사람이어야 한다. 둘째, 외국에서 위의 대학 등에 해당하는 학교(보건복지부장관이 정하여 고시하는 인정기준에 해당하는 학교를 말한다)와 같은 수준 이상의 교육과정을 이수하고 외국의 해당 의료기사등의 면허를 받은 사람이어야 한다(의료기사법 제4조 제1항).

아울러 2020년 12월 개정 의료기사법에서 추가된 내용은 다음과 같다.[88] 의료기사·안경사는 대학등에서 취득하려는 면허에 상응하는 보건의료에 관한 학문을 전공한 사람과 보건의료정보관리사는 인정기관의 보건의료정보관리사 교육과정 인증을 받은 대학등에서 보건의료정보 관련 학문을 전공하고 보건복지부령으로 정하는 교과목을 이수한 사람으로서 6개월 이내에 졸업할 것으로 예정된 사람은 위의 첫 번째에 해당하는 사람으로 본다. 다만, 그 졸업예정시기에 졸업하여야 면허를 받을 수 있다(의료기사법 제4조 제2항). 또 입학 당시 인정기관의 인증을 받은 대학등에 입학한 사람으로서 그 대학등에서 보건의료정보 관련 학문을 전공하고 보건복지부령으로 정하는 교과목을 이수하여 졸업하였으나 졸업 당시 해당 대학등이 인정기관의 인증을 받지 못한 경우 또는 대학등이 인정기관의 인증을 처음 신청한 날부터 그 인증신청의 결과가 나오기 전까지의 기간 동안 해당 대학등에 입학한 사람이 그 대학등에서 보건의료정보 관련 학문을 전공하고 보건복지부령으로 정하는 교과목을 이수하여 졸업한 경우에는 보건의료정보관리사 국가시험 응시자격을 갖춘 것으로 본다(의료기사법 제4조 제3항).

의료기사 등의 결격사유가 있는 자에 대하여는 국가시험에도 응시할 수 없도록 국가시험의 결격사유로도 규정하고 있다(의료기사법 제7조 제1항). 부정한 방법으로 국가시험에 응시한 사람 또는 국가시험에 관하여 부정행위를 한 사람에 대하여는 그 시험을 정지시키거나 합격을 무효로 하고(의료기사법 제7조 제2항), 시험이 정지되거나 합격이 무효가 된 사람에 대하여 보건복지부장관은 처분의 사유와 위반의 정도 등을 고려하여 보건복지부령으로 정하는 바에 따라 그 다음에 치러지는 국가시험 응시를 3회의 범위에서 제한할 수 있다(의료기사법 제7조 제3항).

(2) 소극적 요건

의료기사 등의 자격을 취득하기 위한 소극적 요건은 결격사유이다. 결격사유에 해당하는 자에 대하여는 의료기사 등의 면허를 하지 아니한다(의료기사법 제5조).

---

88) 의료기사법 2020.12.15. 일부개정 법률 제17643호 2020.12.15. 시행.

의료기사 등의 결격사유는 ① 정신건강복지법 제3조 제1호에 따른 정신질환자이다. 다만, 전문의가 의료기사 등으로서 적합하다고 인정하는 사람은 그러하지 아니하다. 또 결격사유가 있는 자로는 ② 마약류관리법에 따른 마약류 중독자, ③ 피성년후견인, 피한정후견인 또는 ④ 이 법 또는 형법 중 제234조(위조사문서 등의 행사), 제269조(낙태), 제270조 제2항부터 제4항까지(부동의낙태, 낙태치사상), 제317조 제1항(업무상 비밀누설), 보건범죄단속법, 지역보건법, 국민건강증진법, 에이즈예방법, 의료법, 응급의료법, 시체해부법, 혈액관리법, 마약류관리법, 모자보건법 또는 국민건강보험법을 위반하여 금고 이상의 실형을 선고받고 그 집행이 끝나지 아니하거나 면제되지 아니한 사람이 열거되고 있다.

의료기사 등의 결격사유는 의료인의 결격사유와 일치하고 있다. 이에 관하여 자세한 내용은 전술한 내용이 참고가 될 수 있다. 다만, 피성년후견인과 피한정후견인은 기존의 금치산자와 한정치산자를 대체한 것이다.[89] 다시 말해서, 2011년 민법의 개정으로 2013년부터 금치산자와 한정치산자라는 행위무능력자제도가 폐지되고 성년후견제라는 제한행위능력자제도가 신설되어 시행되고 있는 것에 따른 후속조치라고 할 수 있다.[90]

(3) 면허의 절차

1) 면허증의 발급

의료기사 등의 면허를 할 때에는 보건복지부장관으로 하여금 그 종별에 따르는 면허대장에 그 면허에 관한 사항을 등록하고 그 면허증을 발급하도록 하고 있다(의료기사법 제8조 제1항). 면허의 등록과 면허증에 관하여 필요한 사항은 보건복지부령으로 정한다(의료기사법 제8조 제2항).

2) 면허의 대여 등의 금지

의료기사법은 2020년 4월 국가자격증이 대여·알선 등을 통해 돈벌이 수단으로 악용되는 것을 방지하기 위하여 의료기사, 보건의료정보관리사 및 안경사 면허의 대여·알선 등을 금지하고, 이를 위반한 경우 처벌할 수 있는 근거를 마련하기 위하여 개정되었다.[91]

의료기사 등은 면허를 다른 사람에게 대여하여서는 아니 된다(의료기사법 제9조 제3항). 누구든

---

89) 의료기사 등에 관한 법률 2017.9.19. 일부개정 법률 제14889호 2017.9.19. 시행.

90) 민법 2011.3.7. 일부개정 법률 제10429호 2013.7.1. 시행.

91) 의료기사법 2020.4.7. 일부개정 법률 제17211호 2020.7.8. 시행.

지 면허를 대여받아서는 아니 되며 면허 대여를 알선하여서도 아니 된다(의료기사법 제9조 제4항). 이에 위반하여 다른 사람에게 면허를 대여한 경우에는 면허가 취소될 수 있고(의료기사법 제21조 제1항 제3호), 3년 이하의 징역 또는 3천만원 이하의 벌금에 처하여진다(의료기사법 제30조 제1항 제2호). 또 면허를 대여받거나 면허 대여를 알선한 사람은 3년 이하의 징역 또는 3천만원 이하의 벌금에 처한다(의료기사법 제30조 제1항 제2호의2).

2. 자격의 상실

의료기사 등도, 의료인의 경우와 같이, 다음의 경우에 자격을 상실한다. 즉, ① 의료기사 등의 자유의사(自由意思)에 의한 등록말소신청, ② 의료기사 등의 사망 또는 실종선고(失踪宣告)에 의한 등록말소신청 및 ③ 면허의 취소로 인하여 의료기사 등의 자격은 상실된다. 또 ④ 면허가 정지되는 경우에도 의료기사 등의 자격은 일시적으로 상실된다고 할 수 있다.

(1) 면허의 취소

면허의 취소사유에는 면허를 반드시 취소해야 하는 필요적 취소사유와 면허의 취소가 임의적인 임의적 취소사유가 있다는 것에 관하여는 이미 언급한 바 있다. 전자에는 의료기사 등의 결격사유가 속하고 있다(의료기사법 제21조 제1항 단서, 제1호). 따라서 의료기사 등에게 의료기사 등의 결격사유가 발생한 경우에는 반드시 면허를 취소해야 한다. 후자의 경우로는 ① 다른 사람에게 면허를 대여한 경우, ② 치과의사가 발행하는 치과기공물제작의뢰서에 따르지 아니하고 치과기공물제작등 업무를 한 때 또는 ③ 면허자격정지 또는 면허효력정지 기간에 의료기사등의 업무를 하거나 3회 이상 면허자격정지 또는 면허효력정지 처분을 받은 경우가 열거되고 있다(의료기사법 제21조 제1항 제3호, 제3호의2, 제4호).

(2) 면허의 정지

보건복지부장관은 의료기사 등이 다음에 해당하는 때에는 6개월 이내의 기간을 정하여 그 면허자격을 정지시킬 수 있다(의료기사법 제22조 제1항). 즉, ① 품위를 현저히 손상시키는 행위를 한 경우, ② 치과기공소 또는 안경업소의 개설자가 될 수 없는 사람에게 고용되어 치과기공사 또는 안경사의 업무를 한 경우, ③ 치과진료를 행하는 의료기관 또는 등록한 치과기공소가 아닌 곳에서 치과기공사의 업무를 행한 때, ④ 개설등록을 하지 아니하고 치과기공소를 개설·운영한 때, ⑤ 치과기공물제작의뢰서를 보존하지 아니한 때, ⑥ 치과기공소의 개설자가 치과기공물제작 등 업무를 의뢰한 치과의사가 실제 기공물제작 등이 치과기공물제작의뢰서에 따라 적합하게 이루어지고 있는지 여부를 확인할 수 있는데 이의 확인에 응하지 아니한 때 또는 ⑦ 기타 이 법 또는 이 법에 의한 명령에 위반한 때가 그것이다.

이 외에도 의료기사등이 면허실태와 취업상황에 관한 신고(의료기사법 제11조 참조)를 하지 아니한 때에는 신고할 때까지 면허의 효력이 정지될 수 있다(의료기사법 제22조 제3항).

의료기사등의 품위손상행위의 범위로서는 ① 의료기사 등의 업무범위를 벗어나는 행위, ② 의사 또는 치과의사의 지도에 받지 아니하고 의료기사의 업무를 하는 행위(보건의료정보관리사와 안경사의 경우를 제외한다), ③ 학문적으로 인정되지 아니하거나 윤리적으로 허용되지 아니하는 방법으로 업무를 하는 행위 또는 ④ 검사결과를 사실과 다르게 판시하는 행위가 열거되고 있다(의료기사법 시행령 제13조).

한편, 면허정지처분에 관한 소멸시효제도가 다음과 같이 신설되었다. 즉, 면허정지처분은 그 사유가 발생한 날부터 5년이 지나면 하지 못하도록 하고 있다. 다만, 그 사유에 대하여 공소가 제기된 경우에는 공소가 제기된 날부터 해당 사건의 재판이 확정된 날까지의 기간은 시효기간에 산입하지 아니한다(의료기사법 제22조 제4항).

3. 재면허

의료기사 등이 면허가 취소된 후 그 처분의 원인이 된 사유가 소멸되는 등 대통령령이 정하는 사유가 있다고 인정될 때에는 보건복지부장관으로 하여금 그 면허를 재교부할 수 있도록 하고 있다(의료기사법 제21조 제2항, 본문).

다만, ① 타인에게 의료기사등의 면허증을 대여하여 면허가 취소된 경우, ② 면허자격정지기간중에 의료기사등의 업무를 행하거나 3회이상 면허자격정지처분을 받아 면허가 취소된 경우 ③ 결격사유 중 다음의 사유로 면허가 취소된 경우, 즉 이 법 또는 형법 중 제234조 · 제269조 · 제270조 제2항 내지 제4항 · 제317조 제1항, 보건범죄단속법, 지역보건법, 국민건강증진법, 에이즈예방법, 의료법, 응급의료법, 시체해부법, 혈액관리법, 마약류관리법, 모자보건법 또는 국민건강보험법에 위반하여 금고 이상의 실형의 선고를 받고 그 집행이 종료되지 아니하거나 면제되지 아니하여 면허가 취소된 경우에는 그 취소된 날부터 1년 이내에는 재교부하지 못하도록 하고 있다(의료기사법 제21조 제2항 단서).

한편, 법조문(의료기사법 제21조 제2항)에서는 면허증의 재발급이라는 용어를 사용하고 있으나 이는 면허의 재교부로 시정되어야 한다. 전술한 바와 같이 양자는 서로 다른 개념이고 법조문은 내용상 면허의 재교부를 규정하고 있다고 해석되기 때문이다.

Ⅳ. 응급구조사

1. 자격의 취득

응급구조사가 되고자 하는 자는 보건복지부장관이 실시하는 시험에 합격한 후 보건복지부장관의 자격인정을 받아야 한다(응급의료법 제36조 제2항, 제3항). 응급구조사의 자격취득도 적극적 요건과 소극적 요건으로 나누어 고찰하는 것이 유용하다고 생각된다.

(1) 적극적 요건

응급구조사의 자격을 취득하기 위한 적극적인 요건은 보건복지부장관이 실시하는 해당 응급구조사 자격시험에 합격하는 것이다. 보건복지부장관이 실시하는 1급 응급구조사 시험과 2급 응급구조사 자격시험에 응시하기 위해서는 다음의 요건이 요구되고 있다.

1) 1급 응급구조사

1급 응급구조사 시험에 응시하려고 하는 사람은 ① 대학 또는 전문대학에서 응급구조학을 전공하고 졸업한 사람, ② 보건복지부장관이 정하여 고시하는 기준에 해당하는 외국의 응급구조사 자격인정을 받은 사람 또는 ③ 2급응급구조사로서 응급구조사의 업무에 3년 이상 종사한 사람이어야 한다(응급의료법 제36조 제2항). 2019년 12월 개정 응급의료법은 응급구조사 자격시험 응시자의 권리보호를 강화하기 위하여 외국의 응급구조사 자격인정의 기준을 보건복지부장관이 정하여 고시하도록 하였다.[92)]

2) 2급 응급구조사

2급 응급구조사 시험에 응시하려고 하는 사람은 ① 보건복지부장관이 지정하는 응급구조사 양성기관에서 대통령령으로 정하는 양성과정을 마친 사람 또는 ② 보건복지부장관이 정하여 고시하는 기준에 해당하는 외국의 응급구조사 자격을 인정받은 사람이어야 한다(응급의료법 제36조 제3항).

---

92) 응급의료법 2019.12.3. 일부개정 법률 제16724호 2020.6.4. 시행.

3) 부정행위에 대한 제재

부정한 방법으로 응급구조사시험에 응시한 사람 또는 응급구조사시험에서 부정행위를 한 사람에 대하여는 그 수험을 정지시키거나 합격을 무효로 한다(응급의료법 제38조 제1항). 보건복지부장관은 수험이 정지되거나 합격이 무효로 된 사람에 대하여 처분의 사유와 위반 정도 등을 고려하여 대통령령으로 정하는 바에 따라 그 다음에 치러지는 응급구조사시험 응시를 3회의 범위에서 제한할 수 있다(응급의료법 제38조 제2항).

(2) 소극적 요건

응급구조사의 자격을 취득하기 위한 소극적 요건은 응급구조사의 결격사유이다. 응급구조사의 결격사유에 해당하는 자는 응급구조사가 될 수 없다. 따라서 ① 정신건강증진 및 정신질환자 복지서비스 지원에 관한 법률 제3조 제1호에 따른 정신질환자는 응급구조사가 될 수 없다. 다만, 전문의가 응급구조사로서 적합하다고 인정하는 사람은 그러하지 아니하다. ② 마약・대마 또는 향정신성의약품 중독자, ③ 피성년후견인・피한정후견인 또는 ④ 이 법 또는 형법 중 제233조(허위진단서 등의 작성)・제234조(위조사문서 등의 행사)・제268조(업무상 과실・중과실치사상, 의료과실에 한한다)・제269조(낙태)・제270조 제1항부터 제3항까지(부동의낙태, 낙태치사상)・제317조 제1항(업무상 비밀누설), 보건범죄단속법, 지역보건법, 국민건강증진법, 에이즈예방법, 의료법, 의료기사법, 시체해부법, 혈액관리법, 마약류관리법, 모자보건법, 국민건강보험법에 위반하여 금고 이상의 실형의 선고를 받고 그 집행이 끝나지 아니하거나 면제되지 아니한 사람도 응급구조사가 될 수 없다(응급의료법 제37조).

(3) 자격증

1) 자격증의 교부

보건복지부장관은 응급구조사시험에 합격한 사람에게 응급구조사 자격증을 교부하여야 한다. 다만, 자격증 교부 신청일 기준으로 결격사유에 해당하는 사람에게는 자격증을 교부해서는 아니 된다(응급의료법 제36조의2 제1항). 보건복지부장관은 응급구조사 시험에 합격한 자로부터 자격증의 교부신청을 받고, 자격증의 교부신청을 받은 날부터 14일 이내에 시험응시자격유무를 확인하여 응급구조사 자격등록대장에 합격자를 등록하고 응급구조사의 자격증을 교부한다(응급의료법 시행규칙 제29조).

2) 명의대여 업무수행 금지 및 자격증의 대여 등의 금지

응급의료법은 2020년 4월 개정에서 국가자격증이 대여·알선 등을 통해 돈벌이 수단으로 악용되는 것을 방지하기 위하여 응급구조사 자격증의 대여·알선 등의 행위를 금지하고, 이를 위반한 경우 처벌할 수 있는 근거를 신설하였다.[93] 응급구조사는 다른 사람에게 자기의 성명을 사용하여 응급구조사의 업무를 수행하게 하여서는 아니 된다(응급의료법 제36조의2 제3항). 자격증을 교부받은 사람은 다른 사람에게 그 자격증을 빌려주어서는 아니 되고, 누구든지 그 자격증을 빌려서는 아니 된다(응급의료법 제36조의2 제5항). 누구든지 자격증을 주거나 빌리는 행위를 알선하여서는 아니 된다(응급의료법 제36조의2 제6항). 이에 위반하여 다른 사람에게 자기의 성명을 사용하여 제41조에 따른 응급구조사의 업무를 수행하게 하거나 응급구조사 자격증을 다른 사람에게 빌려준 경우 보건복지부장관은 응급의료종사자가 다음 각 호의 어느 하나에 해당하는 경우에는 그 면허 또는 자격을 취소하거나 6개월 이내의 기간을 정하여 그 면허 또는 자격을 정지시킬 수 있다(응급의료법 제55조 제1항 제3호의2). 나아가 다른 사람에게 자기의 성명을 사용하여 제41조에 따른 응급구조사의 업무를 수행하게 한 자, 다른 사람에게 자격증을 빌려주거나 빌린 자 또는 자격증을 빌려주거나 빌리는 것을 알선한 자에 대하여는 사람은 3년 이하의 징역 또는 3천만원 이하의 벌금에 처한다(응급의료법 제60조 제3항 제1호의2, 제1호의3, 제1호의4).

3) 자격증의 재교부

응급구조사 자격증을 교부받은 사람은 응급구조사 자격증의 분실 또는 훼손으로 사용할 수 없게 된 경우에는 보건복지부장관에게 재교부 신청을 할 수 있다(응급의료법 제36조의2 제2항). 응급구조사 자격증의 교부·재교부 및 관리에 필요한 사항은 보건복지부령으로 정한다(응급의료법 제36조의2 제4항).

응급구조사는 ① 자격증이 헐어 못쓰게 된 경우, ② 자격증을 잃어버린 경우에는 보건복지부장관에게 신청하여 응급구조사 자격증을 재교부받을 수 있다(응급의료법 시행규칙 제30조).

4) 자격증의 반납

응급구조사는 ① 자격취소처분을 받은 경우 또는 ② 자격증을 재교부 받은 후 잃어버린 자격증을 찾은 경우에는 자격증(자격증을 찾은 경우에는 다시 찾은 자격증)을 지체 없이 보건복지부장관에게 반납하여야 한다(응급의료법 시행규칙 제31조 제1항).

---

93) 응급의료법 2020.4.7. 일부개정 법률 제17210호 2020.7.8. 시행.

2. 자격의 상실

응급구조사도, 다른 의료종사자와 같이, 다음의 경우에 자격을 상실한다. 즉, ① 응급구조사의 자유의사(自由意思)에 의한 등록말소신청, ② 응급구조사의 사망 또는 실종선고(失踪宣告)에 의한 등록말소신청 및 ③ 자격의 취소로 인하여 응급구조사의 자격은 상실된다. 또 ④ 자격이 정지되는 경우에도 응급구조사의 자격은 일시적으로 상실된다고 할 수 있다.

보건복지부장관은 응급구조사가 다음의 사유에 해당하는 때에는 그 자격을 취소하거나 6월 이내의 기간을 정하여 그 자격을 정지시킬 수 있다(응급의료법 제55조 제1항). 자격의 취소 또는 정지사유로는 ① 응급의료거부금지의무·응급환자에 대한 우선응급의료 등·응급의료업무에 대한 종사명령·응급구조사의 준수사항·비밀준수의무·심폐소생술을 위한 응급장비의 구비의무에 위반한 때, ② 이송처치료를 과다하게 징수하거나 이송처치료 외에 별도의 비용을 징수한 때, ③ 응급환자에게 중대한 불이익으르 끼친 경우, ④ 다른 사람에게 자기의 성명을 사용하여 응급구조사의 업무를 수행하게 하거나 응급구조사 자격증을 다른 사람에게 빌려준 경우, ⑤ 응급구조사의 결격사유에 해당하게 된 때, ⑥ 의사의 지시를 받을 수 없는 경우가 아님에도 불구하고 의사로부터 구체적인 지시를 받지 아니하고 응급처치를 한 때, ⑦ 자질향상을 위하여 필요한 보수교육을 받지 아니한 때 또는 ⑧ 기타 응급의료에 관한 법률 또는 응급의료에 관한 법률에 의한 명령에 위반한 때가 열거되고 있다.

V. 기타의 자

1. 한지의료인

한지의료인(限地醫療人)이란 한정된 지역에서만 의료인으로 되는 사람을 말한다. 현행 의료법은 이 법이 시행되기 전의 규정에 따라 면허를 받은 한지의사(限地醫師), 한지치과의사(限地齒科醫師) 및 한지한의사(限地韓醫師)는 허가받은 지역에서 의료업무에 종사하는 경우 의료인으로 본다고 규정하고 있다(의료법 제79조 제1항). 허가받은 지역 밖에서 의료행위를 하는 경우에는 그 면허가 취소될 수 있다(의료법 제79조 제2항). 아울러 허가받은 지역에서 10년 이상 의료업무에 종사한 경력이 있는 자와 이 법 시행 당시 의료업무에 종사하고 있는 자 중 경력이 5년 이상인 자에게는 의사, 치과의사 또는 한의사의 면허를 줄 수 있도록 규정하고 있다(의료법 제79조 제4항).

한지의료인제도는 의료법의 전신인 1951년 국민의료법에[94] 의하여 폐지되었다가,[95] 국민의료법의 전면개정법인 1962년 의료법에[96] 의하여 다시 부활된 바 있다.[97] 그 후, 즉 1962년 이후 첫 개정법인 1965년 의료법부터는[98] 한지의료인에 관하여 부칙이 아닌 본문에서 규정되기 시작하였다.[99] 그러다가 한지의료인제도는 1986년 의료법의[100] 개정에 의하여 다시 폐지되었다.[101] 그리고 그 당시의 일정한 경력자에게는 의료인의 면허를 취득할 수 있도록 허용하여 이들을 구제한 바 있다. 이는 그 간 의료인 양성이 급진전되어 무의면이 해소되었을 뿐만 아니라 의료법에 의한 한지의료인은 의료행위에 제한이 없다는 점과 무의지역의료봉사에 대한 공적이 컸음을 고려하여 10년 이상 의료업무에 종사한 경력이 있는 자 또는 이 법 시행 당시 의료업무에 종사하고 있는 자로서 5년 이상 의료업무종사경력이 있는 자에 대하여는 정규 의료인의 면허를 할 수 있도록 한 것이었다.[102] 따라서 한지의료인에 대하여 신규로 자격을 부여하는 제도는 1986년 이후부터 존재하지 않는다고 할 수 있다. 그리고 최종적으로 한지의료인의 자격을 취득한 사람이

---

94) 국민의료법 1951.9.25. 제정 법률 제221호.

95) 국민의료법 부칙 제2조 “종래에 시행하든 한지의사, 한지치과의사, 한지의생의 자격시험은 이를 폐지한다.”

96) 의료법 1962.3.20. 전부개정 법률 제1035호.

97) 1962년 의료법 부칙 ③ “본법 시행 당시의 의사, 한지의사, 치과의사, 한지치과의사, 한의사, 한지한의사, 보건원, 조산원, 간호원 및 의료유사업자의 면허 및 자격과 기타 의료상의 권리는 본법에 의하여 취득한 것으로 간주한다.” ④ “한지의사, 한지치과의사, 한지한의사에 대하여는 본법을 준용하며 보건사회부령으로 정하는 바에 의한 지역을 이탈할 때에는 그 면허를 취소하고 의료유사업자에 대하여는 본법 중 제27조, 제65조 내지 제68조의 규정을 준용한다.”

98) 의료법 1965.3.23. 일부개정 법률 제1690호.

99) 1965년 의료법 제69조의2 (한지의료업자등) “제25조의 규정에 불구하고 한지의사 · 한지치과의사 또는 한지한의사는 보건사회부장관의 허가를 받은 지역안에서 의료 · 치과의료 또는 한방의료 업무를 할 수 있다”(본조신설 1965.3.23).

100) 의료법 1986.5.10. 일부개정 법률 제3825호.

101) 1986년 의료법 제57조 (한지의료인) ① 이 법 시행전에 종전의 규정에 의하여 면허를 받은 한지의사 · 한지치과의사 및 한지한의사는 그 허가받은 지역안에서 의료업무에 종사할 때에는 이를 의료인으로 본다. 〈개정 1975.12.31, 1986.5.10〉 ② 보건사회부장관은 제1항의 규정에 의한 의료인이 그 허가받은 지역밖에서 의료행위를 한 때에는 그 면허를 취소할 수 있다. 〈개정 1975.12.31〉 ③ 제1항의 규정에 의한 의료인의 허가지역의 변경 기타 필요한 사항은 보건사회부령으로 정한다. 〈개정 1975.12.31〉 ④ 한지의사, 한지치과의사, 한지한의사로서 그 허가받은 지역안에서 10년 이상 의료업무에 종사한 경력이 있는 자 또는 이 법 시행당시 의료업무에 종사하고 있는 자중 그 경력이 5년 이상인 자에 대하여는 제5조의 규정에 불구하고 보건사회부령이 정하는 바에 따라 의사, 치과의사 또는 한의사의 면허를 할 수 있다. 〈신설 1986.5.10〉.

102) 의료법 1986.5.10. 일부개정 법률 제3825호. 제 · 개정문 참조.

1986년 이래 10년 이상이 되었다면 한지의료인에 관한 규정은 더 이상 불필요한 규정이 된다. 모두 정규 의료인의 면허를 취득하였을 것이기 때문이다. 이와 같이 사문화(死文化)된 규정임에도 불구하고 현행 의료법은 이 규정을 그대로 유지하고 있다(의료법 제79조 참조). 결국 한지의료인제도는 1973년부터 도입된 조건부면허제도에 의하여 그 명맥이 유지되어 오는 것은 아닌가 추측해 본다(의료법 제11조 참조).103)

2. 간호조무사

(1) 자격의 취득

간호조무사가 되려는 사람은 다음의 어느 하나에 해당하는 사람으로서 보건복지부령으로 정하는 교육과정을 이수하고 간호조무사 국가시험에 합격한 후 보건복지부장관의 자격인정을 받아야 한다(의료법 제80조 제1항).

간호조무사가 되려는 사람은 ① 특성화고등학교의 간호 관련 학과를 졸업한 사람(간호조무사 국가시험 응시일로부터 6개월 이내에 졸업이 예정된 사람을 포함한다), ② 고등학교 졸업자(간호조무사 국가시험 응시일로부터 6개월 이내에 졸업이 예정된 사람을 포함한다) 또는 같은 수준의 학력이 있다고 인정되는 사람(고등학교 졸업학력 인정자)으로서 보건복지부령으로 정하는 국·공립 간호조무사양성소의 교육을 이수한 사람, ③ 고등학교 졸업학력 인정자로서 평생교육법령에 따른 평생교육시설에서 고등학교 교과 과정에 상응하는 교육과정 중 간호 관련 학과를 졸업한 사람(간호조무사 국가시험 응시일로부터 6개월 이내에 졸업이 예정된 사람을 포함한다), ④ 고등학교 졸업학력 인정자로서 학원의 설립·운영 및 과외교습에 관한 법률 제2조의2 제2항에 따른 학원의 간호조무사 교습과정을 이수한 사람, ⑤ 고등학교 졸업학력 인정자로서 외국의 간호조무사 교육과정(보건복지부장관이 정하여 고시하는 인정기준에 해당하는 교육과정을 말한다)을 이수하고 해당 국가의 간호조무사 자격을 취득한 사람 또는 ⑥ 평가인증기구의 인증을 받은 간호학을 전공하는 대학이나 전문대학(구제(舊制) 전문학교와 간호학교를 포함한다)을 졸업한 자 또는 외국의 이에 해당하는 학교(보건복지부장관이 정하여 고시하는 인정기준에 해당하는 학교를 말한다)를 졸업하고 외국의 간호사 면허를 받은 자의 어느 하나에 해당하는 사람이어야 한다.

(2) 자격증의 발급

간호조무사 국가시험에 합격한 자는 필요한 서류를 보건복지부장관에게 제출하여야 한다(간호조무사등규칙 제9조 제1항). 시·도지사는 간호조무사자격시험에 합격한 자가 소위 자

---

103) 의료법 1973.2.16. 전부개정 법률 제2533호 1973.8.17. 시행.

격증명서류를 제출한 날부터 30일 이내에 자격증을 발급하여야 한다(간호조무사등규칙 제9조 제2항). 시·도지사는 간호조무사 등록대장을 비치하여야 한다(간호조무사등규칙 제10조). 간호조무사가 자격증이 헐어 못쓰게 되거나 자격증을 잃어버려 이를 재발급받거나 등록 사항을 정정하려는 경우에는 신청서에 이에 필요한 서류를 첨부하여 시·도지사에게 자격증의 재발급 또는 등록 사항의 정정을 신청하여야 한다(간호조무사등규칙 제11조 제1항). 시·도지사는 자격증 재발급 신청을 받으면 등록대장에 그 사유를 적고 자격증을 재발급하여야 한다(간호조무사등규칙 제11조 제3항).

(3) 자격의 상실

간호조무사의 자격은 ① 간호조무사의 자유의사(自由意思)에 의한 등록말소신청, ② 간호조무사의 사망 또는 실종선고(失踪宣告)에 의한 등록말소신청으로 자격은 상실될 수 있다. 이 외에도 간호조무사에게 의료인에 대한 면허의 취소사유나 자격정지 등의 사유가 있으면 간호조무사의 자격은 상실된다(의료법 제65조, 제66조 참조). 의료인에 대한 면허의 취소와 자격정지 등에 관한 규정을 간호조무사에게도 그대로 준용하고 있기 때문이다(의료법 제80조의3).

3. 의료유사업자

(1) 제도의 역사

국민의료법 제정 이전의 일정시대에는 안마술, 침술, 구술영업단속규칙이[104] 있어서 위 각 시술을 하고자 하는 자는 그 기술을 습득한 것을 증명하는 서면을 경무부장에게 제출하여 경무부장으로부터 적당하다고 인정받으면 그로부터 면허를 받아 그 시술을 업으로 할 수 있게 하였다고 한다.[105] 침구사제도는 1914년 10월부터 시행되었으나 1946년 4월 미군정청 후생부 결정에 의거 위 규칙의 효력이 정지된 바 있다.

의료유사업자에 대한 규정은 공식적으로는 현행 의료법의 전신인 국민의료법의 제정으로부터 시작된다.[106] 입법 당시의 국민의료법은 제59조에서 “종래에 규정된 접골·침술·구술·안마술업자 등 의료유사업자제도는 주무부령으로써 정한

---

104) 大正 3년 10월 경령 제10호, 개정 大正 12년 10월 조선총독부령 제117호.

105) 이용우, “무면허의료행위에 대한 형사처벌상의 제문제,” 법원행정처, 『의료사고에 관한 제문제』 재판자료 제27집, 법원행정처, 1985, 506쪽 참조.

106) 국민의료법 1951.9.25. 제정 법률 제221호.

다"고 규정하고 있었다. 이에 따라 주무부령으로서 '의료유사업자령'이 제정되게 되고,[107] 동령 제7조는 "자격시험에 관히여 필요한 사항은 보건사회부령으로써 따로 정한다"고 규정하고 있었고, 제8조는 결격사유에 대하여 규정하고 있었다. 또한 보건사회부령으로서 '접골사 · 침사 · 구사 · 안마사 자격시험 규정'이[108] 1960년 제정되어, 2008년과 2010년 2차례의 형식적인 개정만을 거쳤을 뿐 그 내용을 그대로 유지한 채 현재까지 계속하여 남아 있다.[109]

문제는 국민의료법이 1962년 의료법으로[110] 대체되어 국민의료법 제59조에 해당하는 의료유사업자의 일종으로서 침구사제도에 관한 규정을 두지 아니하여 이를 폐지하되, 다만 그 부칙 제3항에서 종전에 자격을 취득한 침구사가 침구시술행위를 할 수 있도록 함에 따라 의료유사업자령도 1962년 1차로 개정되면서 자격시험과 관련된 제7조와 제8조를 삭제하였다는 점에 있다.[111] 그 후 의료유사업자령은 새로이 제정된 '간호보조원 · 의료유사업자 및 안마사에 관한 규칙'에게[112] 바통을 넘기면서 1973년 폐지되었다. 그러나 이 규칙에서도 간호보조원과 안마사의 자격에 관한 규정만을 두고 있을 뿐 의료유사업자의 자격에 관한 규정은 두지 않고 있다. 또한 이 규칙은 1984년에 이르러 '간호보조원 및 의료유사업자에 관한 규칙'과[113] '안마사에 관한 규칙'으로[114] 분화한다. 그러나 여기 전자의 규칙에서도 의료유사업자의 자격에 관한 규정은 두지 않고 있다.

결국 의료유사업자령이 1962년 의료유사업자의 자격시험과 관련된 규정이 삭제된 때부터 의료유사입자에 대한 신규 자격부여의 길은 사라졌고, 지금까지 의료법상으로는 의료유사업자의 기득권을 인정하는 규정만을 두고 있을 뿐 사실상 폐지된 것이다.[115] 의료유사업자인 침구사에게 침술을 허용한 것은 해방전 일제하에서 자격을 받은 자들에게 기득권만 인정하고 침구사제도를 사실상 폐지한 것이다.

---

107) 의료유사업자령 1960.11.28. 제정 보건사회부령 제55호.
108) 접골사 · 침사 · 구사 · 안마사 자격시험 규정 1960.11.28. 제정 보건사회부령 제56호.
109) 국가법령정보센터 홈페이지 참조.
110) 의료법 1962.3.20. 전부개정 법률 제1035호.
111) 의료유사업자령 1962.7.21. 일부개정 보건사회부령 제85호.
112) 간호보조원 · 의료유사업자 및 안마사에 관한 규칙 1973.10.31. 제정 보건사회부령 제428호.
113) 간호보조원 및 의료유사업자에 관한 규칙 1984.10.15. 타법개정 보건사회부령 제757호.
114) 안마사에 관한 규칙 1984.10.15. 제정 보건사회부령 제757호.
115) 헌법재판소 2005.5.26. 선고 2003헌바86 결정; 헌법재판소 2003.2.27. 선고 2002헌바23 결정 참조; 대법원 1994.12.27. 선고 94도78 판결.

(2) 폐지의 이유

침구사 제도를 폐지한 것은 침구술이 국민의 건강과 생명에 직접관련이 있는 한방의료행위로서 특히 윤리성과 전문성이 요구될 뿐만 아니라 고도의 전문지식과 경험을 필요로 하며, 단기교육과정으로 시술행위를 할 수 있는 의술이 아니고, 기초 한의학과의 연계하에 과학적이고 체계적인 전문교육 및 임상실습이 필요함에 따라 6년제 한의과대학을 졸업한 후 국가시험에 합격하여 면허를 취득한 한의사가 침구시술을 하는 것이 타당하기 때문이다.[116] 침구학 교육은 한의과대학의 가장 기본이 되는 학문으로 한의과대학에서 다루어져 왔다. 한의학은 '침'과 '첩약'이 개별적이 아닌 일침, 이구, 삼약의 순으로 병행되어 치료되는 학문으로서 진단학, 내과학, 소아과학의 모든 과목에서 기본적으로 다루어지는 학문이다.

침술이 국민의 건강과 생명에 직접 관련이 있는 한방의료행위로서 특히 윤리성과 전문성이 요구될 뿐만 아니라 고도의 전문지식과 경험을 필요로 하므로, 기초의학과 연계하여 과학적이고 체계적인 전문교육 및 임상실습이 필요함에 따라 6년제 한의과대학을 졸업한 후 국가시험에 합격하여 면허를 취득한 한의사가 침시술을 하는 것이 타당하다.[117] 따라서 ① 중국 침구사 및 안마사 자격증이라는 것은 통신과정으로 수업을 받고 중국침구학회 대북장영중의약침구학원으로부터 발급 받은 졸업증서에 불과하고 달리 그 곳의 침사자격을 취득하였음을 인정할 만한 아무런 자료가 없을 뿐만 아니라, 가사 외국에서 위 자격을 취득하였다고 하더라도 우리나라의 의료법 및 동법시행령 소정의 시험을 거쳐 면허를 받지 아니한 이상 우리나라에서는 위 자격이 있다고 할 수 없다.[118] ② 외국(홍콩)에서 침사자격고시에 합격하여 침사자격을 취득하였다고 하더라도 우리나라의 의료법 및 동법시행령 소정의 시험을 거쳐 면허를 받지 아니한 이상 우리나라에서는 침사자격이 있다고 할 수 없다.[119]

---

116) 헌법재판소 2003.2.27. 선고 2002헌바23 결정 참조.
117) 헌법재판소 2005.5.26. 선고 2003헌바86 결정.
118) 대법원 1996.7.30. 선고 94도1297 판결.
119) 대법원 1983.3.8. 선고 82누443 판결.

4. 안마사

(1) 제도의 역사

1) 제도의 도입

의료법의 시초인 국민의료법은[120] 안마술업자에 관한 통제를 접골·침술·구술업자와 함께 의료유사업자로 하여 주무부령으로 정하도록 하였다(동법 제59조). 이에 따라 주무부령인 의료유사업자령은[121] 안마사를 접골사·침사·구사와 함께 의료유사업자로 규정하면서 "안마사라 함은 지압 또는 안마의 시술을 하는 자를 말한다"고 하였다(동령 제2조 제4호). 안마사의 자격은 접골사·침사·구사와 함께 서울특별시장 또는 도지사가 자격시험에 합격한 자에게 자격증을 부여하도록 하였다(동령 제3조). 또한 접골사가 시술행위를 할 때에는 의사의, 침사 및 구사가 시술행위를 할 때에는 한의사의 지시를 받아야 함에 반하여 안마사는 시술행위를 함에 있어서 의사나 한의사의 지시를 받지는 않았었다(동령 제13조 참조).

그 후 1962년 의료유사업자령이 개정되면서[122] 자격시험에 관한 규정(동령 제7조, 제8조)이 삭제되고 이로써 안마사에 대한 신규의 자격부여제도가 폐지되고 기득권자에 대하여만 그 시술권한을 인정해주게 되었다. 이는 접골사·침사·구사에게도 마찬가지여서 소위 의료유사업자에 대한 자격부여제도가 사실상 폐지된 것이었다. 그러다가 1973년 개정된 의료법은[123] 종전의 규정에 의한 한지의사·한지치과의사·한지한의사 등 한지의료인이나 접골사·침사·구사 등 의료유사업자는 계속하여 그 의료업무 또는 시술행위를 업으로 할 수 있게 허용하였을 뿐만 아니라 안마사에 관한 규정도 이와는 별도로 신설하였다(1973년 의료법 제62조). 의료인으로 하여금 유신과업의 통화적인 전진대열에서 국민을 위한 진취적인 자세를 확립하도록 의료에 관한 제도적인 모순을 시정하고 의료질서를 확립한다는 것이 그 개정이유였다.[124] 이로부터 안마사에 관한 규정이 현행 의료법에까지 그대로 이어지고 있는 것이다(의료법 제82조).

한편, 1973년 의료법에 안마사에 관한 규정이 신설됨에 따라 그 시행을 위해 보건사회부령으로 '간호보조원·의료유사업자 및 안마사에 관한 규칙'이 새로이

120) 국민의료법 1951.9.25. 제정 법률 제221호.
121) 의료유사업자령 1960.11.28. 제정 보건사회부령 제55호.
122) 의료유사업자령 1962.7.21. 일부개정 보건사회부령 제85호.
123) 의료법 1973.2.16. 전부개정 법률 제2533호.
124) 국가법령정보센터 홈페이지 의료법 제·개정이유 참조. URL: http://law.go.kr/ 참조.

제정되었다.[125] 이 규칙에서는 안마사의 자격에 관하여 규정하면서 일정한 과정을 이수한 맹인이나 실명자에 한하여 자격을 부여하도록 하였다(동규칙 제9조). 이는 맹인이나 실명자에 대한 사회복지정책의 일환이었다. 그 후 1984년에 이르러 '간호보조원 · 의료유사업자 및 안마사에 관한 규칙'은 '간호보조원 및 의료유사업자에 관한 규칙'과[126] '안마사에 관한 규칙'으로[127] 나누어진다. 안마사에 관한 규칙은 안마사의 업무에 대하여 "안마사는 안마, 마사지 또는 지압에 의하거나 전기기구의 사용 그 밖의 자극방법에 의하여 인체에 대한 물리적 시술행위를 하는 것을 업무로 한다"고 규정하였다(동규칙 제2조). 또한 안마사의 자격을 일정한 과정을 마친 '앞을 보지 못하는 사람'에 한하여 부여하도록 제한하였다(동규칙 제3조 제1항 참조).

2) 일반인으로 자격의 확대

2008년 개정 '안마사에 관한 규칙'은[128] 안마사의 자격과 관련하여 '앞을 보지 못하는 사람'이라는 부분을 삭제하였다. 이는 위의 규칙이 안마사의 자격인정을 받을 수 있는 자를 일정한 범위의 '앞을 보지 못하는' 사람으로 한정하는, 이른바 비맹제외기준(非盲除外基準)을 설정함으로써 시각장애인이 아닌 일반인으로 하여금 안마사 자격을 받을 수 없도록 규정하고 있고, 이는 시각장애인이 아닌 일반인이 안마사 직업을 선택할 수 있는 자유를 원천적으로 제한하는 것으로서 기본권 제한에 관한 법률유보원칙이나 과잉금지원칙에 위배하여 일반인의 직업선택의 자유를 침해하고 있으므로 헌법에 위반된다는 헌법재판소의 위헌판결에 따른 조치였다.[129]

그러나 이는 종전의 헌법재판소의 태도와 완전히 대치되는 판결이었다.[130] 이에 관한 헌법재판소의 판례의 구체적 내용은 다음과 같다. 즉,

> 안마사 자격인정 제도는 안마사업에 종사할 수 있는 국민들의 직업선택의 자유를 일반적으로 금지한 후 그와 같이 금지된 직업선택의 자유를 법령이 정하는 바에 의해 일정한 경우에 한해 회복시켜 주는 이른바 강학상의 허가에 해당하는 것이므로 본래 그 허가기준을 반드시 법률로 상세히 정해야 하는 것은 아니다. 그리고 의료법의 목적과 일반적으로 자격인정제를 두는 취지에 비추어 볼 때, 안마사 자격인정의

---

125) 간호보조원 · 의료유사업자 및 안마사에 관한 규칙 1973.10.31. 제정 보건사회부령 제428호.
126) 간호보조원 및 의료유사업자에 관한 규칙 1984.10.15. 타법개정 보건사회부령 제757호.
127) 안마사에 관한 규칙 1984.10.15. 제정 보건사회부령 제757호.
128) 안마사에 관한 규칙 2008.4.11. 전부개정 보건복지가족부령 제8호.
129) 헌법재판소 2006.5.25. 선고 2003헌마715 결정.
130) 헌법재판소 2003.6.26. 선고 2002헌가16 결정.

기준은 적정한 안마행위를 통하여 국민의 건강을 보호하고 증진시킬 수 있는 자, 즉 안마에 관한 소정의 교육을 받은 자나 특히 안마행위를 하기에 적합한 전문적 기술이나 신체적 조건을 갖춘 자 등에게만 자격을 인정하리라는 것을 일반인이 충분히 예견할 수 있다고 보인다. 또한 입법자는 일단 법률에서 안마사업은 누구나 종사할 수 있는 업종이 아니라 행정청에 의해 자격인정을 받아야만 종사할 수 있는 직역이라고 규정하고 그 자격인정 요건을 정할 수 있는 권한을 행정부에 위임하는 것으로서 의회유보 원칙을 준수했다고 할 수 있는 것이다. 그리고 입법자로부터 그러한 위임을 받은 행정부는 시행규칙을 제정하여 안마사 자격인정을 받을 수 있는 대상자를 특정할 권한도 위임받은 것이라고 보아야 한다. 이에 따라 행정부의 장애인 복지 시책 일환으로 안마사의 자격을 시각장애인에 한해 부여하는 것도 행정부의 정책적 판단에 달린 일이라고 해야 한다. 나아가 안마사제도의 시행 역사에서 알 수 있는 바와 같이 일반인들의 의식에도 안마사는 원칙적으로 시각장애인에게 허용되는 업종이라는 법의식이 형성되어 왔다고 할 수 있으며, 시각장애인들도 안마사업은 원칙적으로 자신들에게 허가되는 업종이라고 여겨 그에 관한 정부정책에 대해 신뢰를 형성해 왔다고 할 수 있다. 그렇다면 시각장애인 아닌 자에 대해 안마사의 자격을 인정하지 않는 이른바 비맹제외라는 기준이 비록 법 제61조 제4항의 문언에 표시되어 있지 않았다고 하더라도 그러한 정부정책에 대한 시각장애인들의 신뢰를 보호할 필요가 있다는 점 등에서 볼 때, 안마사에 관한 규칙 제3조가 비맹제외기준을 설정한 것은 법 제61조 제4항에 내포된 의미를 확인하는 것이고 이는 국민들이 능히 예상할 수 있는 내용이라고 하겠다. 그리고 설령 위 안마사에 관한 규칙 제3조가 위헌의 의심이 있나고 하더라도 시행규칙의 위헌성을 이유로 하여 그 상위규범인 법률을 위헌이라고 할 수는 없다.

3) 시각장애인으로 자격의 복귀

그러다가 비시각장애인의 직업선택권보다는 신체장애자 등에 대한 국가의 보호의무를 규정하고 있는 헌법 제34조 제5항의 정신을 좀 더 고려하여 안마사의 자격을 장애인복지법에 따른 시각장애인 중에서 일정한 교육과정 등을 마친 자로 하여 이를 법률에 직접 규정함으로써 위헌의 문제를 해결하려고 하였다. 의료법은 장애인복지법에 따른 시각장애인 중에서 시·도지사의 자격인정을 받아야 안마사가 되도록 하는 규정을 신설하였다(당시 의료법 제61조 제1항).[131] 여기서 헌법재판소는 장애인복지법에 따른 시각장애인 중 일정한 사람만 안마사 자격인정을 받을 수 있게 하고

131) 의료법 2006.9.27. 일부개정 법률 제8007호.

시각장애인이 아닌 일반인은 안마사 자격인정을 받을 수 없도록 규정한 의료법상의 자격조항은 다시 합헌이라고 판시한 바 있다.[132] 결국 당초 위헌 결정은 "직업의 자유를 제한하는 중요한 내용이 법률도 아닌 시행령에 있어서"가 중요한 이유였다. 이후 시각장애인 독점 규정이 의료법에 다시 들어가면서 합헌이 됐다. 위헌으로 없어진 법규를 살려낸 게 아니라, 위헌 사유를 해소한 새로운 법규를 만든 것이다라고 평가할 수 있을 것이다. 합헌에 관한 판례의 구체적 내용은 다음과 같다. 즉,

> 신체장애자 보호에 대한 헌법적 요청, 장애인복지정책의 원칙 등에 바탕을 두고서 시각장애인의 생계를 보장하기 위한 것으로서 궁극적으로는 그들에게 삶의 보람을 얻게 하고 인간다운 생활을 할 권리를 실현시키려는 데에 그 목적이 있으므로 입법목적이 정당하고, 다른 직종에 비해 공간이동과 기동성을 거의 요구하지 않을 뿐더러 촉각이 발달한 시각장애인이 영위하기에 용이한 안마업의 특성 등에 비추어 시각장애인에게 안마업을 독점시킴으로써 그들의 생계를 지원하고 직업활동에 참여할 수 있는 기회를 제공하는 이 사건 자격조항은 이러한 입법목적을 달성하는 데 적절한 수단이 된다. 나아가 안마업은 시각장애인이 선택할 수 있는 거의 유일한 직업이므로 시각장애인 안마사 제도는 시각장애인의 생존권 보장을 위한 불가피한 선택인 점 등에 비추어 이 사건 자격조항은 최소침해성 원칙에 반하지 아니하고, 이 자격조항은 시각장애인의 생존권 보장이라는 헌법적 요청에 따라 시각장애인과 비시각장애인을 둘러싼 여러 상황을 적절하게 형량한 것으로서 이 사건 자격조항으로 인해 얻게 되는 시각장애인의 생존권 등 공익과 그로 인해 잃게 되는 일반국민의 직업선택의 자유 등 사익 사이에 법익 불균형이 발생한다고 할 수도 없다. 또한 시각장애인 안마사 제도는 생활전반에 걸쳐 시각장애인에게 가해진 유・무형의 사회적 차별을 보상해주고 실질적인 평등을 이룰 수 있는 수단이다. 그러므로 이 사건 자격조항이 비시각장애인을 시각장애인에 비하여 비례의 원칙에 반하여 차별하는 것이라고 할 수 없을 뿐 아니라, 비시각장애인의 직업선택의 자유를 과도하게 침해하여 헌법에 위반된다고 보기도 어렵다"고 하였던 것이었다. 대법원도 "의료법 제82조 제1항에 따른 안마사의 자격은 우리나라 시・도지사의 자격인정에 의하여 부여되는 것으로서 안마사를 시・도지사의 자격인정을 받은 시각장애인으로 제한하는 위 규정의 목적이 시각장애인에게 안마업을 독점시킴으로써 그들의 생계를 지원하고 직업활동에 참여할 수 있는 기회를 제공하려는 데 있다.[133]

---

132) 헌법재판소 2010.7.29. 선고 2008헌마664-671・673-675, 2009헌마583・644(병합) 결정.
133) 대법원 2018.2.8. 선고 2014도10051 판결.

(2) 자격의 취득

1) 적극적 요건

안마사는 시각장애인 중 ① 특수학교 중 고등학교에 준한 교육을 하는 학교에서 안마사의 업무한계에 따라 물리적 시술에 관한 교육과정을 마친 자 또는 ② 중학교 과정 이상의 교육을 받고 보건복지부장관이 지정하는 안마수련기관에서 2년 이상의 안마수련과정을 마친 자로서 시·도지사에게 자격인정을 받아야 한다(의료법 제82조 제1항).

한편 의료법 제82조 제1항에 따른 안마사의 자격은 우리나라 시·도지사의 자격인정에 의하여 부여되는 것으로서 안마사를 시·도지사의 자격인정을 받은 시각장애인으로 제한하는 위 규정의 목적이 시각장애인에게 안마업을 독점시킴으로써 그들의 생계를 지원하고 직업활동에 참여할 수 있는 기회를 제공하려는 데 있음을 고려하면, 대한민국 영역 외에서 안마업을 하려는 사람에게까지 시·도지사의 자격인정을 받아야 할 의무가 있다고 보기는 어렵다. 따라서 내국인이 대한민국 영역 외에서 안마업을 하는 경우에는 위와 같은 의무위반을 처벌하는 의료법 제88조 제3호의 구성요건 해당성이 없다.[134)]

2) 소극적 요건

의료인의 결격사유에 해당하는 자는 안마사가 될 수 없다. 의료법은 의료인의 결격사유에 대한 규정을 안나사에 관하여 준용하고 있기 때문이다(의료법 제82조 제3항). 따라서 전문의의 인정에 따라 의료인으로서 적합하지 않은 정신질환자, 마약·대마·향정신성의약품 중독자, 피성년후견인·피한정후견인 및 의료관련법령에 위반하여 금고 이상의 형을 선고받고 그 형의 집행이 종료되지 아니하였거나 집행을 받지 아니하기로 확정되지 아니한 자는 안마사가 될 수 없다(의료법 제8조 참조).

3) 자격증의 발급

안마사의 자격인정을 받으려는 자는 안마사 자격인정 신청서(전자문서로 된 신청서를 포함한다)에 필요한 서류(전자문서를 포함한다)를 첨부하여 주소지를 관할하는 특별시장·광역시장·도지사 또는 특별자치도지사(이하 '시·도지사'라고 한다)에게 제출하여야 한다. 다만, 전자정부법 제36조 제1항에 따른 행정정보의 공동이용을 통하여 첨부서류에 대한 정보를 확인할 수 있는 경우에는 그 확인으로 첨부서류를 갈음할 수 있다(안마사에 관한 규칙 제3조 제1항). 시·도지사는 신청에

---

134) 대법원 2018.2.8. 선고 2014도10051 판결.

따라 안마사의 자격을 인정한 경우에는 안마사 자격증을 발급하고 안마사 등록대장에 그 내용을 적고 그 등록대장을 갖추어 두어야 한다(안마사에 관한 규칙 제3조 제2항). 자격증을 발급받은 자가 그 자격증을 잃어버렸거나 자격증이 헐어 못쓰게 되어 재발급받으려는 경우에는 안마사 자격증 재발급신청서에 시·도지사에게 신청하여야 한다(안마사에 관한 규칙 제4조).

(3) 자격의 상실

안마사의 자격은 ① 안마사의 자유의사(自由意思)에 의한 등록말소신청, ② 안마사의 사망 또는 실종선고(失踪宣告)에 의한 등록말소신청으로 자격은 상실될 수 있다. 이 외에도 안마사에게 의료인에 대한 면허의 취소사유나 자격정지 등의 사유가 있으면 안마사의 자격은 상실된다(의료법 제65조, 제66조 참조). 의료인에 대한 면허의 취소와 자격정지 등에 관한 규정을 안마사에게도 준용하고 있기 때문이다(의료법 제82조 제3항).

5. 정신건강전문요원

(1) 자격의 취득

1) 적극적 요건

정신건강전문요원의 자격취득을 위한 적극적 요건은 정신건강분야에 관한 전문지식과 기술을 갖추고 보건복지부령으로 정하는 수련기관에서 수련을 받고 보건복지부장관으로부터 정신건강전문요원의 자격을 받는 것이다(정신건강복지법 제17조 제1항). 정신건강전문요원의 자격기준에 관하여는 정신건강복지법 시행령이 자세히 규정하고 있다(정신건강복지법 시행령 제12조 제1항 별표1).

2) 소극적 요건

정신건강전문요원의 자격취득을 위한 소극적 요건은 결격사유이다. 결격사유에 해당하는 자는 정신건강전문요원이 될 수 없다(정신건강복지법 제18조). 정신건강전문요원의 결격사유는 크게 3가지의 유형으로 나누어진다. 첫째, 피성년후견인이다(정신건강복지법 제18조 제1호). 둘째, 이 법이나 다음 중 어느 하나의 법률에 위반하여 금고 이상의 형을 선고받고 그 집행이 끝나지 아니하거나 집행을 받지 아니하기로 확정되지 아니한 사람이다(정신건강복지법 제18조 제2호). 셋째, 성폭력처벌법상의 성폭력범죄(성폭법 제2조) 또는 청소년성보호법상의 성범죄(청소년성보호법 제2조 제2호)를 저질러 금고 이상의 형 또는 치료감호를 선고받고 그 집행이 끝나지 아니하거나 집행을 받지 아니하기로 확정되지 아니한 사람이다(정신건강복지법 제18조 제3호).

위의 둘째에서 다음 중 어느 하나의 법률이란 ① 농어촌의료법, ② 마약류 관리법, ③ 모자보건법, ④ 보건범죄단속법, ⑤ 사회보장급여법, ⑥ 사회복지사업법, ⑦ 시체해부법, ⑧ 약사법, ⑨ 응급의료법, ⑩ 의료기사법, ⑪ 의료법, ⑫ 지역보건법, ⑬ 혈액관리법, ⑭ 에이즈예방법 및 ⑮ 형법 중 제233조, 제234조(제233조의 죄에 의하여 작성된 허위진단서등을 행사한 사람만 해당한다), 제235조(제233조 및 제234조의 미수범만 해당한다), 제269조, 제270조 제2항 · 제3항, 제317조 제1항 및 제347조(거짓으로 진료비를 청구하여 환자나 진료비를 지급하는 기관 · 단체를 속인 경우만 해당한다)를 말한다.

3) 자격증

정신건강전문요원에 대한 자격증의 발급 등에 관하여 필요한 사항은 보건복지부령으로 정한다(정신건강복지법 제17조 제8항).

(2) 자격의 상실

정신건강전문요원의 자격은 ① 정신건강전문요원의 자유의사(自由意思)에 의한 등록말소신청, ② 정신건강전문요원의 사망 또는 실종선고(失踪宣告)에 의한 등록말소신청으로 자격은 상실될 수 있다.

(3) 명의대여 업무수행 금지 및 자격증의 대여 등의 금지

정신건강전문요원은 다른 사람에게 자기의 명의를 사용하여 정신건강전문요원의 업무를 수행하게 하거나 정신건강전문요원 자격증을 빌려주어서는 아니 된다(정신건강복지법 제17조 제5항). 누구든지 정신건강전문요원 자격을 취득하지 아니하고 그 명의를 사용하거나 자격증을 대여받아서는 아니 되며, 명의의 사용이나 자격증의 대여를 알선하여서도 아니 된다(정신건강복지법 제17조 제6항). 보건복지부장관은 정신건강전문요원이 ① 자격을 받은 후 제18조 각 호의 어느 하나에 해당하게 된 경우, ② 거짓이나 그 밖의 부정한 방법으로 자격을 받은 경우, ③ 제5항을 위반하여 다른 사람에게 자기의 명의를 사용하여 정신건강전문요원의 업무를 수행하게 하거나 정신건강전문요원 자격증을 빌려준 경우 및 ④ 고의 또는 중대한 과실로 제8항에 따라 대통령령으로 정하는 업무의 수행에 중대한 지장이 발생하게 된 경우의 어느 하나에 해당하는 경우에는 그 자격을 취소하거나 6개월 이내의 기간을 정하여 자격의 정지를 명할 수 있다(정신건강복지법 제17조 제7항 본문). 다만, ① 또는 ②에 해당하면 그 자격을 취소하여야 한다(정신건강복지법 제17조 제7항 단서).

(4) 보수교육

보건복지부장관은 정신건강전문요원의 자질을 향상시키기 위하여 보수교육을 실시할 수 있다(정신건강복지법 제17조 제3항).

6. 보건진료전담공무원

(1) 자격의 취득

보건진료전담공무원은 간호사·조산사의 면허를 가진 사람으로서 보건복지부장관이 실시하는 24주 이상의 직무교육을 받은 사람이어야 한다(농어촌의료법 제16조 제1항). 직무교육에 관하여 필요한 사항은 보건복지부령으로 정한다(농어촌의료법 제16조 제2항). 보건진료전담공무원은 지방공무원으로 하며, 특별자치시장·특별자치도지사·시장·군수 또는 구청장이 근무지역을 지정하여 임용한다(농어촌의료법 제17조 제1항).

(2) 자격의 상실

특별자치시장·특별자치도지사·시장·군수 또는 구청장은 보건진료 전담공무원이 다음의 어느 하나에 해당하는 경우에는 그 보건진료 전담공무원을 징계할 수 있다(농어촌의료법 제17조 제2항). 즉, ① 정당한 이유 없이 지정받은 근무지역 밖에서 의료행위를 한 경우, ② 근무지역으로 지정받은 의료 취약지역에서 대통령령으로 정하는 경미한 의료행위의 범위를 넘어 의료행위를 한 경우 또는 ③ 관할구역 이탈금지 명령을 위반하여 허가 없이 연속하여 7일 이상 관할구역을 이탈한 경우가 그것이다.

7. 약사·한약사

(1) 자격의 취득

1) 적극적 요건

① 약 사

약사(藥師)가 되려는 자는 보건복지부령으로 정하는 바에 따라 보건복지부장관의 면허를 받아야 한다(약사법 제3조 제1항). 약사면허는 ① 인정기관의 인증을 받은 약학을 전공하는 대학을 졸업하고 약학사 학위를 받은 자로서 약사국가시험에 합격한 자와 ② 외국의 약학을 전공하는 대학(보건복지부장관이 정하여 고시하는 인정기준에 해당하는 대학을 말한다)을 졸업하고 외국의 약사면허를 받은 자로서 약사예비시험과 약사국가시험에 합격한 자에게 준다(약사법 제3조 제2항).

2020년 4월 개정 약사법은 약사자격에 대한 국민의 신뢰를 제고하고, 약사업무의 전문화를 통해 보건의료의 질을 향상시키기 위하여 약학대학의 인증제도를 도입하고 있다.[135] 또 이 개정법은 입학 당시 인정기관의 인증을 받은 약학을 전공하는 대학에 입학한 사람으로서 그 대학을 졸업하고 해당 학위를 받은 사람은 위 ①의 약학사 학위를 받은 사람으로 본다(약사법 제3조 제4항).

② 한약사

한약사가 되려는 자는 보건복지부령으로 정하는 바에 따라 보건복지부장관의 면허를 받아야 한다(약사법 제4조 제1항). 한약사면허는 대학에서 한약학과를 졸업하고 한약학사 학위를 받은 자로서 한약사국가시험에 합격한 자에게 준다(약사법 제4조 제2항).

③ 국가시험

약사 · 한약사 국가시험, 약사 예비시험(이하 '국가시험 등'이라 한다)은 매년 1회 이상 보건복지부장관이 시행한다(약사법 제8조 제1항). 보건복지부장관은 국가시험 등의 관리를 대통령령으로 정하는 바에 따라 한국보건의료인국가시험원법에 따른 한국보건의료인국가시험원으로 하여금 수행하게 할 수 있다(약사법 제8조 제2항).

약사면허 또는 한약사면허의 결격사유 중 ① 정신질환자. 다만, 전문의가 약사(藥事)에 관한 업무를 담당하는 것이 적합하다고 인정하는 사람은 그러하지 아니하다. ② 피성년후견인 · 피한정후견인 및 ③ 마약 · 대마 · 향정신성의약품 중독자는 국가시험 등에 응시할 수 없다(약사법 제9조). 국가시험 등에서 부정행위를 한 자에 대하여는 그 시험을 정지시키며, 합격 후에 부정행위가 발견된 자에 대하여는 합격을 무효로 한다(약사법 제10조 제1항). 보건복지부장관은 위의 부정행위자에 해당하는 자에 대하여는 2년간 국가시험 등에 응시하지 못하게 할 수 있다(약사법 제10조 제2항).

2) 소극적 요건

약사 또는 한약사의 결격사유에 해당하는 자는 약사 또는 한약사의 면허를 받을 수 없다. 즉, ① 정신질환자(다만, 전문의가 약사(藥事)에 관한 업무를 담당하는 것이 적합하다고 인정하는 사람은 그러하지 아니하다), ② 피성년후견인 · 피한정후견인, ③ 마약 · 대마 · 향정신성의약품 중독자, ④ 약사법 · 마약류관리법 · 보건범죄단속법 · 의료법 · 형법 제347조(사기, 거짓으로 약제비를 청구하여 환자나 약제비를 지급하는 기관 또는 단체를 속인 경우만 해당한다), 그 밖의 약사(藥事)에 관한 법령을 위반하여 금고 이상의 형을 선고받고 집행이 종료되지 아니하였거나 집행을 받지 아니하기로 확정되지 아니한 자, 또는 ⑤ 형법 제347조의

---

135) 약사법 2020.4.7. 일부개정 법률 제17208호 2020.10.8. 시행.

죄를 범하여 면허취소 처분을 받고 3년이 지나지 아니하였거나 약사(藥事)에 관한 법령을 위반하여 면허취소의 처분을 받고 2년이 지나지 아니한 자는 약사면허 또는 한약사면허를 받을 수 없다(약사법 제5조).

3) 면허증의 교부와 재교부

보건복지부장관은 약사면허 또는 한약사면허를 줄 때에는 각각 등록대장에 면허에 관한 사항을 등록하고 면허증을 내주어야 한다(약사법 제6조 제1항). 면허증을 분실 또는 훼손하였거나 기재 사항이 변경된 경우에는 면허증을 다시 교부받을 수 있다(약사법 제6조 제2항). 약사면허 또는 한약사면허의 등록과 면허증 교부에 필요한 사항은 보건복지부령으로 정한다(약사법 제6조 제5항).

4) 면허의 대여 등의 금지

약사 및 한약사는 면허를 다른 사람에게 대여하여서는 아니 된다(약사법 제6조 제3항). 누구든지 면허를 대여받아서는 아니 되며 면허 대여를 알선하여서도 아니 된다(약사법 제6조 제4항). 이에 위반하여 다른 사람에게 면허를 대여한 사람이나 면허를 대여받거나 면허 대여를 알선한 사람에 대하여는 5년 이하의 징역 또는 5천만원 이하의 벌금에 처한다(약사법 제93조 제1항 제1호, 제1호의2). 2020년 4월 개정 약사법이 신설한 규정이다.[136]

(2) 자격의 상실

1) 면허의 취소

보건복지부장관은 약사 또는 한약사가 결격사유 중 다음의 어느 하나에 해당하면 그 면허를 취소하여야 한다(약사법 제79조 제1항). 즉, ① 전문의의 인정에 따라 약사(藥事)에 관한 업무를 담당하는 것이 적합하지 않은 정신질환자, ② 피성년후견인 · 피한정후견인, ③ 마약 · 대마 · 향정신성의약품 중독자 또는 ④ 약사법 · 마약류관리법 · 보건범죄단속법 · 의료법 · 형법 제347조(거짓으로 약제비를 청구하여 환자나 약제비를 지급하는 기관 또는 단체를 속인 경우만 해당한다), 그 밖의 약사(藥事)에 관한 법령을 위반하여 금고 이상의 형을 선고받고 집행이 종료되지 아니하였거나 집행을 받지 아니하기로 확정되지 아니한 자의 어느 하나에 해당하면 그 면허를 취소하여야 한다. 약사 또는 한약사의 면허 취득 전의 결격사유가 면허를 취득한 후에는 다시 면허취소사유로 되고 있는 것이다.

---

136) 약사법 2020.4.7. 일부개정 법률 제17208호 2023.4.8. 시행.

2) **면허의 정지**

약사 또는 한약사가 ① 약사에 관한 법령을 위반하거나 보건복지부령으로 정하는 윤리 기준을 위반한 경우, ② 관련 서류를 위조·변조하거나 거짓이나 그 밖의 부정한 방법으로 약제비를 거짓으로 청구한 경우 또는 ③ 약사회 또는 한약사회의 면허취소 또는 자격정지 처분요구 등에 따른 명령을 정당한 사유 없이 따르지 아니한 경우 중 어느 하나에 해당하면 보건복지부장관으로 하여금 그 면허를 취소하거나 1년 이내의 기간을 정하여 약사 자격 또는 한약사의 자격정지를 명할 수 있도록 하고 있다(약사법 제79조 제2항).

보건복지부장관은 약사 또는 한약사가 ① 약국의 개설자가 될 수 없는 자에게 고용되어 약사 또는 한약사의 업무를 한 경우 또는 ② 판매촉진을 목적으로 제공되는 경제적 이익 등을 제공받은 경우 중 어느 하나에 해당하면 1년 이내의 기간을 정하여 약사 또는 한약사의 자격정지를 명할 수 있다(약사법 제79조 제3항). 보건복지부장관은 약사 또는 한약사가 취업상황 등 그 실태에 관하여 신고(약사법 제7조 제1항 참조)를 하지 아니한 때에는 신고할 때까지 면허의 효력을 정지할 수 있다(약사법 제79조 제4항).

(3) 재면허

약사 또는 한약사의 면허가 취소되었다 하더라도 그 취소 원인이 된 사유가 없어진 때에는 보건복지부장관으로 하여금 보건복지부령으로 정하는 바에 따라 그 면허를 다시 줄 수 있도록 하고 있다(약사법 제79조 제5항).

제 3 절 의료종사자의 직무범위

Ⅰ. 서 설

1. 의사중심구조

현대의료의 특징 중의 하나는 의사중심주의(醫師中心主義) 내지 의사의 행위독점으로부터 다양한 의료종사자 내지 의료관계자의 출현과 이들 각 직종간의 협력관계 내지 공동관계로 변화하고 있다는 점이다. 그 원인으로서는 의학·의료의 발전 · 전문화, 포괄의료화, 의료시설의 거대화 · 복잡화, 질병구조의 변화, 의료수요의 증대 내지 의료의 사회화 등에 의하여 새로운 전문직이 요구되고 있다는 점과 다른 한편으로는 의사만에 의한 행위독점이 의사에게는 정신적 · 육체적으로 무리(無理)라는 점 등이 거론되고 있다. 따라서 각 직종간의 직능적 연결에 의한 공동질서를 모색하는 것이 바람직하다는 견해도 있지만, 여전히 의료제도는 의사중심구조의 골격을 유지할 수밖에 없다.[137]

의사의 중심적 지위라고 하는 것은 다음과 같이 두 가지 의미를 가진다. 첫째, 각종의 행위는 그것이 일반적으로 금지된다고 하여도 의사에게는 해제되어 있는 것이 보통이고, 미분화(未分化)인 채로 의료행위에 포함되어 있음을 의미한다. 둘째, 각종의 행위들은 의사의 진료행위에 대하여 어떠한 협력관계를 가지고 있음을 의미한다. 예컨대, 간호사의 업무 중 '진료의 보조'(의료법 제2조 제2항 제5호 나목)는 그 자체가 의사의 존재를 전제로 한 규정이고, 또 '의사 또는 치과의사의 지도하에 진료 또는 의화학적 검사에 종사하는 사람'를 의료기사라고 하는 규정(의료기사법 제1조의2 제1호)과 '응급구조사는 의사로부터 구체적인 지시를 받지 아니하고는 응급처치를 행하여서는 아니 된다'고 하는 규정(응급의료법 제42조 본문) 등은 의사의 지시를 그 요건으로 하고 있는 경우이다.

그러나 오늘날 의사중심구조는 점점 약화되고 있다. 각종 의료종사자의 행위들이 의사로부터 상대적 독립성을 강하게 하고 있기 때문이다. 그러나 상호간 긴밀한 연계의 결여는 효율적인 의료의 공급을 저해할 수 있는 요인이 될 수 있다. 여기서 현재의 의사(의료인)중심구조는 과학적 합리성에 근거하여 재편성하는 것이 바람직하다고 지적되고 있다. 또 우리나라와 같은 풍토에서는 의사중심구조가 기술적 합리성의 범주를 넘어 의사와 기타의 종사자 사이에 봉건적인 주종관계(主從關係)를 연장하는 수단으로 작용할 가능성을 가지고 있는 것도 사실이다. 장차 의사중심구조는 새로운 기술체계에 따라 각자의 책임과 권한을 명확히 하는 방향으로 재검토하는 것이 바람직하다고 생각된다.[138]

2. 행위독점구조

의료법은 "의료인이 아니면 누구든지 의료행위를 할 수 없으며 의료인도 면허

---

137) 주호노, "의료인의 행위독점과 명칭독점," 1116쪽 각주1) 참조; 野田寬, 『医事法』 上卷, 青林書院, 平成2年, 54~55頁.

138) 주호노, "의료인의 행위독점과 명칭독점," 1116쪽 각주2).

된 것 이외의 의료행위를 할 수 없다"고 하여 의료인에 의한 의료행위의 독점이 원칙에 관하여 규정하고 있다(의료법 제27조 제1항 본문 참조). 이는 국가가 의료인이 아닌 자의 의료행위를 금지하는 것은 의료행위가 가장 존귀한 사람의 생명이나 신체를 다루는 일로서 이를 조금이라도 그르치면 그 피해는 영원히 회복될 수 없거나 회복되기 어려운 것이므로 의과대학에서 기초의학부터 시작하여 체계적으로 의학을 공부하고 상당기간 임상실습을 한 후 국가의 검증(국가시험)을 거친 사람에 한하여 의료행위를 하게 하고 그러한 과정을 거치지 아니한 사람은 이를 하지 못하게 하여 사람의 생명, 신체나 공중위생에 대하여 위해를 발생케 할 우려가 있는 의료행위 그 자체를 미리 막자는 취지라고 할 수 있다.[139)]

그러나 의료법은 의료행위의 개념 내지 의료인별로 면허된 의료행위의 범위에 관하여는 명확한 규정을 두고 있지 않다. 의료법은 의료행위에 대하여 '의료인이 행하는 의료·조산·간호 등 의료기술의 시행'(의료법 제12조)이라고만 하고 있을 뿐 그 구체적 내용에 대하여는 아무런 규정을 두지 않고 있다. 또 의료법은 의료인의 종별을 의사·치과의사·한의사·조산사 및 간호사로 나누고(의료법 제2조 제1항), 그 종별에 따른 임무로서 각각 ① 의사는 의료와 보건지도에, ② 치과의사는 치과의료 및 구강보건지도에, ③ 한의사는 한방의료와 한방보건지도에, ④ 조산사는 조산(助産)과 임산부 및 신생아에 대한 보건과 양호지도에, ⑤ 간호사는 ㉮ 환자의 간호요구에 대한 관찰, 자료수집, 간호판단 및 요양을 위한 간호, ㉯ 의사, 치과의사, 한의사의 지도하에 시행되는 진료의 보조, ㉰ 간호요구자에 대한 교육·상담 및 건강증진을 위한 활동의 기획과 수행 그 밖의 대통령령으로 정하는 보건활동 및 ㉱ 간호조무사가 수행하는 위의 ㉮부터 ㉰까지의 업무보조에 대한 지도를 임무로 한다고 규정하고 있을 뿐 그 내용이 무엇인지 명확한 한계를 정하지 않고 있다(의료법 제2조 제2항). 따라서 의료인에 의해 독점대상이 되는 의료행위와 그 범위를 분명히 하기 위해서는 다시 의료행위 내지 무면허의료행위에 대한 구체적이고 명확한 개념이 실질적으로 정립되지 않으면 안 된다.[140)]

3. 업무독점구조

의료법은 의료인에 대하여는 행위독점을 규정하고 있음에 반하여, 다른 법률에

---

139) 서울지방법원 2000.2.1. 선고 99노6870 판결.

140) 주호노, "의료인의 행위독점과 명칭독점," 1117쪽.

서는 의료인 이외의 의료종사자에 대하여 업무독점이 규정되고 있다. 예컨대, 의료기사법은 "의료기사 등이 아니면 의료기사 등의 업무를 행하지 못한다"고 하여 무면허의료기사 등의 업무금지에 관하여 규정하고 있다(의료기사법 제9조 제1항 본문). 다만, 대학 등에서 취득하려는 면허에 상응하는 교육과정을 이수하기 위하여 실습 중에 있는 사람의 실습에 필요한 경우에는 그러하지 아니하다고 하여 그에 대한 예외를 인정하고 있다(의료기사법 제9조 제1항 단서).

그럼에도 불구하고 의료기사법은 다른 조문에서 의료기사 등의 구체적인 업무의 범위와 한계는 대통령령으로 정한다(의료기사법 제3조)고 규정함으로써 업무의 의미를 업으로서 행한다는 의미가 아니라 의료기사 등의 행위라는 의미로 사용하고 있다고 해석된다. 결국 현행법상 업무독점이라는 표현도 실질적으로는 행위독점을 규정한 것이라고 해석될 수 있다.

Ⅱ. 의료인

1. 서 언

(1) 면허범위

의료인은 그 종별에 따라 다음의 임무를 수행함으로써 국민보건의 향상을 이루고 국민의 건강한 생활확보에 이바지할 사명을 가진다(의료법 제2조 제2항). 전술한 바와 같이 의료법은 의료인의 종별에 따른 임무로서 면허범위를 ① 의사는 의료와 보건지도에, ② 치과의사는 치과의료 및 구강보건지도에, ③ 한의사는 한방의료와 한방보건지도에, ④ 조산사는 조산(助産)과 임산부 및 신생아에 대한 보건과 양호지도에, ⑤ 간호사는 ㉠ 환자의 간호요구에 대한 관찰, 자료수집, 간호판단 및 요양을 위한 간호, ㉡ 의사, 치과의사, 한의사의 지도하에 시행되는 진료의 보조, ㉢ 간호요구자에 대한 교육·상담 및 건강증진을 위한 활동의 기획과 수행 그 밖의 대통령령으로 정하는 보건활동 및 ㉣ 간호조무사가 수행하는 위의 ㉠부터 ㉢까지의 업무보조에 대한 지도를 임무로 한다고 명문으로 규정하고 있다(의료법 제2조 제2항). 그러나 의료법은 의료인의 종별에 따른 면허의 범위와 관련하여, 예컨대 의료행위, 치과의료행위 및 한방의료행위 등에 관하여 적극적인 정의규정이나 특정한 의료행위의 허용 또는 금지에 대하여 구체적으로 규정하지 않고 있다.

(2) 입법취지

의료인이 각자 면허를 받아 면허된 것 이외의 의료행위를 할 수 없도록 규정한 취지는, 각 의료인의 고유한 담당 영역을 정하여 전문화를 꾀하고 독자적인 발전을 촉진함으로써 국민이 보다 나은 의료 혜택을 누리게 하는 한편, 의료인들이 각자의 영역에서 체계적인 교육을 받고 국가로부터 관련 의료에 관한 전문지식과 기술을 검증받은 범위를 벗어난 의료행위를 할 경우 사람의 생명·신체나 일반 공중위생에 발생할 수 있는 위험을 방지함으로써 궁극적으로 국민의 건강을 보호하고 증진하기 위한 데 있다.[141] 그럼에도 불구하고 막상 각 의료인에게 '면허된 의료행위'의 내용은 무엇이고 범위는 어떻게 되는지, 어떠한 기준에 의하여 구분하는지 등에 관하여는 구체적인 규정을 두고 있지 아니하다. 이는 의료행위의 종류가 극히 다양하고 그 개념도 의학의 발달과 사회의 발전, 의료서비스 수요자의 인식과 요구에 수반하여 얼마든지 변화될 수 있는 것임을 감안하여, 법률로 일의적으로 규정하는 경직된 형태보다는 시대적 상황에 맞는 합리적인 법 해석에 맡기는 유연한 형태가 더 적절하다는 입법 의지에 기인한다.[142] 결국 의료행위가 '면허된 것 이외의 의료행위'에 해당하는지는 구체적 사안에 따라 의료인들의 면허를 구분한 의료법의 입법 목적, 해당 의료행위에 관련된 법령의 규정 및 취지, 해당 의료행위의 기초가 되는 학문적 원리, 해당 의료행위의 경위·목적·태양, 의과대학 등의 교육과정이나 국가시험 등을 통하여 해당 의료행위의 전문성을 확보할 수 있는지 등을 종합적으로 고려하여 사회통념에 비추어 합리적으로 판단할 수밖에 없게 된다.[143]

2. 의료인의 직무범위

의료법은 의료인의 종별과 그에 따른 의료인의 직무범위에 관하여 명문으로 규정하고 있다(의료법 제2조 제1항, 제2항).

(1) 의 사

의사의 면허범위는 의료와 보건지도이다. 의료행위란 의학적 전문지식을 기초

141) 대법원 2016.7.21. 선고 2013도850 전원합의체 판결.
142) 대법원 2016.7.21. 선고 2013도850 전원합의체 판결.
143) 대법원 2016.7.21. 선고 2013도850 전원합의체 판결.

로 하는 경험과 기능으로 진찰, 검안, 처방, 투약 또는 외과적 시술을 시행하여 질병의 예방 또는 치료행위 및 그 밖에 의료인이 행하지 아니하면 보건위생상 위해가 생길 우려가 있는 행위를 의미한다.[144] 진료행위는 의사가 행하는 의료행위이다. 간단히 진료라고도 한다. 진료는 진찰과 치료로 나누어질 수 있고, 진찰은 치료의 전제인 것이 원칙이다.

그러나 진찰하여도 진단할 수 없는 경우에는 대증요법이 행하여져도 위의 전제가 성립하지 않는다. 진찰의 방법은 문진, 시진, 청진, 촉진, 타진, 검사 등이 있지만 모두 의료행위의 방법의 범위 내에 있다. 오늘날에는 분업화하여 행하여지기도 하고 기계화되어 행하여지기도 한다. 치료의 방법에도 수술, 투약, 처치, 관리요법, 작업요법 등이 있다. 이것도 조직화와 집중화의 경향이 있다. 진찰과 치료 중 하나가 있으면 진료가 있다고 할 수 있다. 진찰과 치료는 일체불가분의 관계에 있기 때문이다.

(2) 치과의사

치과의사의 면허범위는 치과의료와 구강보건지도이다. 치과의료행위란 의료행위 가운데에서 치과의사가 행하는 의료행위, 즉 치과의료기술에 의한 질병의 예방이나 치료행위를 지칭한다.[145] 전통적인 관념이나 문언적 의미에 따르면, '치과'는 '이(치아)와 그 지지 조직 및 입 안의 생리 · 병리 · 치료 기술 등을 연구하는 의학 분야', '치과의사'는 '입 안 및 치아의 질병이나 손상을 예방하고 치료하는 것을 직업으로 하는 사람'으로 정의함이 일반적이다. 그러나 치과의사의 의료행위와 의사의 의료행위가 이러한 전통적 관념이나 문언적 의미만으로 구분될 수 있는 것은 아닐뿐더러, 의료행위의 개념은 고정 불변인 것이 아니라 의료기술의 발전과 시대 상황의 변화, 의료서비스에 대한 수요자의 인식과 필요에 따라 달라질 수 있는 가변적인 것이기도 하고, 의약품과 의료기술 등의 변화 · 발전 양상을 반영하여 전통적인 치과진료 영역을 넘어서 치과의사에게 허용되는 의료행위의 영역이 생겨날 수도 있다.[146]

한편, 의사, 치과의사 및 한의사의 면허범위는 각각 의료, 치과의료 및 한방의료로 구분되고 있다. 여기서 의료와 치과의료는 그 학문적 원리를 달리한다는 점

---

144) 대법원 2009.5.14. 선고 2007도5531 판결; 대법원 2004.10.28. 선고 2004도3405 판결 등 참조.

145) 헌법재판소 2007.3.29. 선고 2003헌바15 · 2005헌바9(병합) 결정.

146) 대법원 2016.7.21. 선고 2013도850 전원합의체 판결.

에서 한방의료와 구별되고 있지만, 의료와 한방의료는 그 신체적 영역을 달리한다는 점에서 치과의료와 각각 구별되는 것은 아닌가 하고 생각되기도 한다.

(3) 한의사

한의사의 면허범위는 한방의료와 한방보건지도이다. 한방의료란 우리의 선조들로부터 전통적으로 내려오는 한의학(韓醫學)을 기초로 한 한방의료행위와 이를 기초로 하여 과학적으로 응용·개발한 한방의료행위를 말한다(한의약육성법 제2조 제1호 참조). 한방의료는 과거의 기술에 머물지 않고 미래의 기술로 나아가기 위해 그 개념을 '과학적으로 응용·개발한 의료행위'에까지 확대함으로써 그 외연을 넓히고 있음을 알 수 있다.[147] 따라서 한방의료행위란 사회통념상 우리의 옛 선조로부터 전통적으로 내려오는 한의학을 기초로 하거나[148] 또는 과학적으로 응용·개발한 질병의 예방이나 치료행위 및 그 밖에 한의사가 행하지 아니하면 보건위생상 위해가 생길 우려가 있는 행위를 하는 것을 의미한다고 할 수 있다.

한편, 의료행위라 함은 의학적 전문지식을 기초로 하는 경험과 기능으로 진찰, 검안, 처방, 투약 또는 외과적 시술을 시행하여 하는 질병의 예방 또는 치료행위 및 그 밖에 의료인이 행하지 아니하면 보건위생상 위해가 생길 우려가 있는 행위를 의미하는 것인데, 침술행위는 경우에 따라서 생리상 또는 보건위생상 위험이 있을 수 있는 행위임이 분명하므로 현행 의료법상 한의사의 의료행위(한방의료행위)에 포함된다.[149] 또 의료법의 개정에 의하여 침구사제도가 폐지되는 과정에서도 종전에 자격을 취득한 침구사가 침구시술행위를 계속 할 수 있도록 하는 취지의 규정을 유지하는 취지는 종전에 자격을 취득한 침구사에게 배타적·독점적인 침구술업권을 부여한 것이 아니라 침구사제도를 폐지하여 한의사가 의료행위로서 침구시술행위를 할 수 있도록 하되 기존의 침구사의 기득권을 보호하기 위하여 이들 역시 침구시술을 할 수 있도록 허용한 데 지나지 아니한다고 볼 것이다.[150] 따라서 의료법상 한의사의 의료행위(한방의료행위)에는 당연히 침술행위가 포함되고 있다고 할 수 있다.

---

147) 한의약육성법 2011.7.14. 일부개정 법률 제10852호 개정문 참조.

148) 헌법재판소 2007.3.29. 선고 2005헌바9 결정; 헌법재판소 2005.5.26. 선고 2003헌바86 결정; 헌법재판소 2003.2.27. 선고 2002헌바23 결정; 헌법재판소 1996.12.26. 선고 93헌바65 결정.

149) 대법원 1999.3.26. 선고 98도2481 판결.

150) 대법원 1994.12.27. 선고 94도78 판결.

(4) 조산사

1) 면허의 범위

조산사의 면허범위는 조산과 임산부 및 신생아에 대한 보건과 양호지도이다. 조산사의 제1의 임무는 조산이다. 조산(助産)이란 임부가 정상분만하는 경우에 안전하게 분만할 수 있도록 해산부의 곁에서 도와주는 것을 말한다.[151] 조산은 분만의 징후가 나타나면서부터 시작하여 후산을 완료하여 분만이 종료될 때까지의 사이에서 행하여진다. 산도(産道)를 넓히는 것은 조산에 해당한다고 할 수 있다. 탯줄을 끊고, 관장을 하고, 기타 조산에 부수하는 행위, 예컨대 심음청진기, 혈압계 및 골반계의 사용 등도 이에 포함된다.[152] 조산은 또한 의사와 조산사에게 허용된 의료행위로서 임부에 대한 내진(內診)을 포함한다.[153]

임산부란 임부를 의미하는 외에도 해산부와 산욕부를 포함하는 넓은 의미로 해석된다. 2019년 개정의료법이 조산사의 면허범위와 관련하여 임부, 해산부 및 산욕부를 임산부로 포괄하였기 때문이다.[154] 임부(姙婦)란 임신기간중의 부인을 말하는 것이지만, 임신 당초에는 평상시의 부인과 외관상 변화가 없기 때문에 일반적으로 말해서 임신징후가 나타나면서부터 분만개시전까지의 기간에 걸쳐 있는 부인을 말한다. 임신기간은 10개월, 40주, 280일이다. 10개월이 280일인 것은 대부분의 가임기 여성의 월경주기가 통상적으로 28일이기 때문이다. 해산부(解産婦)란 분만징후가 나타나면서부터 후산(後産)이 완료될 때까지, 즉 분만이 완전히 종료할 때까지의 기간에 걸쳐 있는 부인을 말한다. 산욕부(産褥婦)란 분만종료후 모체가 정상적으로 회복할 때까지의 기간, 약 6주간에 걸쳐 있는 부인을 말한다.[155] 신생아란 출생후 28일 이내의 영유아를 말한다(모자보건법 제2조 제4호). 조산사의 제2의 임무는 임산부와 신생아에 대한 보건과 양호지도이다.

2) 면허의 한계

조산사는 조산사의 면허와 간호사의 면허를 동시에 가지고 있는 사람이다. 조산사는 조산사의 면허범위에 있는 행위는 물론 간호사의 면허범위에 있는 행위도

151) 대법원 2007.9.6. 선고 2005도9670 판결; 대법원 1988.9.20. 선고 86도1694 판결.

152) 菅野(看護事故判例の理論), 292頁.

153) 樋口範雄, 『医療と法を考える一救急車と正義』(法學教室Library), 有斐閣, 2007, 121頁.

154) 의료법 2019.4.23. 일부개정 법률 제16375호 2019.4.23. 시행.

155) 주호노, "의료인의 행위독점과 명칭독점," 1117쪽 각주 8) 참조. 한편, 분만개시 후부터 분만종료를 경과하여 출산 후 1년 이내까지의 부인을 산부(産婦)라고 하기도 한다. 이에 관하여는 菅野(看護事故判例の理論), 291頁 참조.

행할 수 있다.[156] 조산사는 분만과정에서 산모와 태아의 상태가 정상적인지 여부를 계속적으로 관찰하고 산부인과 전문의 등으로 하여금 발생가능한 응급상황에 적절히 대처할 수 있도록 산모와 태아의 상태를 적시에 보고하여야 하며, 응급상황에서 자신이 취할 수 있는 범위 내의 필요한 조치를 취할 조산상의 주의의무를 진다.[157] 조산사가 면허의 범위를 넘어서는 의료행위, 예컨대 의사만이 할 수 있는 진찰 및 치료 등의 의료행위를 한 경우에는 무면허의료행위가 된다.[158] 이상분만으로 인하여 임부·해산부에게 이상현상이 생겼을 때 그 원인을 진단하고 이에 대처하는 조치(약물투여를 포함한다)를 강구하는 것은 그러한 의료행위를 임무로 하는 산부인과 의사 등 다른 의료인의 임무범위에 속하는 것으로서 조산사에게 면허된 의료행위인 '조산'에 포함되지 않는다.[159]

(5) 간호사

간호사의 면허범위는 간호업무라고 할 수 있다.[160] 간호사는 ① 환자의 간호요구에 대한 관찰, 자료수집, 간호판단 및 요양을 위한 간호, ② 의사, 치과의사, 한의사의 지도하에 시행되는 진료의 보조, ③ 간호요구자에 대한 교육·상담 및 건강증진을 위한 활동의 기획과 수행 그 밖의 대통령령으로 정하는 보건활동 및 ④ 간호조무사가 수행하는 위의 ①부터 ③까지의 업무보조에 대한 지도를 임무로 한다(의료법 제2조 제2항 제5호). 여기서 간호업무는 독자적 업무, 보조적 업무, 대체적 업무 및 지도적 업무로 유형화될 수 있을 것이다.

1) 독자적 업무

① 의 의

독자적 업무란 의사의 지시 없이 독자적으로 행할 수 있는 임무영역을 말한다. 간호업무 중에서 환자의 간호요구에 대한 관찰, 자료수집, 간호판단 및 요양을 위한 간호를 말한다(의료법 제2조 제2항 제5호 가목). 이 중에서 요양을 위한 간호는 역사적으로는 간호사의 본질적 임무이자 법률상으로는 간호사의 독점적 임무이다. 요양을 위한 간호는

---

156) 高田利廣, 『看護婦と医療行爲』, 日本看護協會出版會, 2001, 59頁.

157) 대법원 2010.5.27. 선고 2006다79520 판결.

158) 대법원 2007.9.6. 선고 2006도2306 판결.

159) 대법원 2007.9.6. 선고 2005도9670 판결; 대법원 1988.9.20. 선고 86도1694 판결.

160) 간호사의 면허범위는 의료법의 2015년 개정에서 '상병자(傷病者)나 해산부의 요양을 위한 간호 또는 진료보조 및 대통령령으로 정하는 보건활동'으로부터 현행과 같은 내용으로 변경된 바 있다(의료법 2015.12.29. 일부개정 법률 제13658호 2016.9.30. 시행).

의사가 행하지 않아도 위생상 위해를 발생시킬 우려는 없으나 진료의 효과에 영향을 주는 중요한 요소로서 구체적으로는 복약보조, 입욕보조, 환자 신체의 청결유지, 배뇨배변의 보조, 분변의 처리, 위생관리, 수술 후의 경과관찰, 환경관리 등이 예시되고 있다. 따라서 의료 현장에서 특히 입원시설의 현장에서 의사 · 치과의사 · 한의사의 진료활동과 그와 같은 간호활동은 차의 두 바퀴의 역할을 수행하고 있다고 할 수 있다. 의사(· 치과의사 · 한의사)가 이상적인 수술, 치료처치를 시행하여도 그 간의 요양생활태도가 되어 있지 않으면 치료기간이 연장되거나 질환이 적어도 치유되지 않을 경우도 있을 수 있다. 임상심리적 측면에서 요양상의 간호의 구체적인 예로서는 환자에게 희망을 가지게 하는 것, 고통 · 고뇌에 대한 위안을 주는 것이다. 이와 같은 심리적인 면에서의 간호를 전혀 무시할 경우 왕왕 간호사는 환자로부터는 '백의의 악마'로 생각될 수 있을 것이다. 입원환자의 병실에는 간호조무사의 자격도 가지지 않은 간호실습생, 간병인, 잡역인 등이 많이 있지만 이러한 직종의 사람들은 행위의 하나하나에 대하여 간호사의 구체적 지시를 받아 일을 처리하지 않으면 안 되고 요양상의 간호에 관하여도 간호사(· 간호조무사)의 수족이 되어 활동하지 않으면 안 된다.

② 요양간호

요양을 위한 간호에 대하여는 진료보조에서와 같은 의사의 지시에 관한 규정이 없기 때문에 의사의 지시의 필요여부에 대하여 논의의 여지가 있다. 간호사가 주체성을 가지고 하여야 하는 업무이기 때문에 의사의 지시를 요하지 않는다는 견해와 병원에서 의료활동의 일환으로서 행하는 경우는 의사의 지시에 따르지 않으면 안 된다고 하는 견해가 그것이다. 생각건대, ① 병원 내에서의 간호는 주치의의 치료방침에 근거한 일반적 지시에는 따르지 않으면 안 되지만, ② 요양상의 간호에 있어서의 구체적 사항은 의사의 지시를 받지 않고 독자적인 판단으로 행할 수 있다고 해야 한다. 요양상의 간호에 있어서는 간호의 전문성과 책임의 독자성이 인정되어야 하기 때문이다. 그렇다고 하여 요양간호에 의사의 지시가 있어서는 안 된다는 의미는 아니다. 요양간호에 대하여 의사의 지시가 있는 경우에는 의사의 지시와 간호사의 요양지도의 관계가 문제된다. 이에 대하여는 의사의 지시가 내용상 불명확한 경우와 의사의 지시에 따르기만 하면 면책되는가가 문제된다. 먼저, 의사의 지시가 없는 경우에는 당연히 간호사 스스로 결정하겠지만, 지시가 있지만 그 내용이 불명확한 경우에는 의사에게 질문하여야 한다. 다음으로, 의사의 지시에 따르기만 하면 간호사에게는 책임이 없다는 견해와 간호사에게 책임을 인정할 수 있다는 견해가 대립하고 있다. 후자가 근거로 하는 간호사에게도 책임을 묻지 않는다면 간호임무의 독자성이 훼손될 우려가 있다는 점, 간호사는 의사와는 달리 24시간 계속적으로 환자와 접하고 있어 환자의 상태를 가장 잘 관찰할 수 있는 입장에 있다는 점 및 간호사의 관찰과 판단 및 의견은 의사가 결정하는 데에 결정적 영향을 미친다는 점 등에 대하여는 경청할 만한 근거가 있다고 생각된다.[161] 요컨대, 요양간호는 간호사의 주체적 임무이기 때문에 그 사고에 대한 책임도 주체적으로 부담하지 않으면 안 된다. 또한 요양간호가 의사의 지시에 의하여 행하여지는 경우에도 간호사는 요양간호 자체는 간호사의 전문적 지식과 기능에 근거하여 주체적으로 행하여지는 것이기 때문에 원칙적으로 책임을 피할 수 없다고 하겠다.[162] 다만, 의사의 지시에 의한 경우에는 지시의 내용에 대하여 의사도 함께 책임을 지지 않으면 안 된다는 점에서 차이가 있을 뿐이다. 따라서 간호가 불충분하였고 환자에게 악결과가 발생한 경우에 있어서 의사의 지시가 부적절하였다는 이유로 의사의 지시에 따라 간호한 결과에 대하여 책임이 없다고 할 수는 없다.[163]

③ 독자적 업무의 상대성

간호업무 중 독자적 업무에 해당하는 경우에도 이는 간호사에 의하여 당연히 수행될 수 있지만, 간호사가 아니더라도 간호조무사 또는 의사, 치과의사, 한의사 및 조산사에 의하여도 수행될 수 있다고 해석된다. 따라서 간호사의 독자적 업무에 속하는 경우에도 간호사가 의사, 치과의사 또는 한의사의 지시에 의하여 행하는 간호업무는 본래의 주도적 업무관계로부터 보조적 업무관계로 변경되게 된다. 본래의 보조적 업무를 포함하여 간호업무가 보조적 업무관계에 서게 되는 한 의사 등의 주도적 인력과 간호사 등의 보조적 인력 사이에는 수직적 분업관계가 성립되기 때문에 신뢰의 원칙은 적용될 수 없게 된다. 따라서 하급자인 간호사는 상급자의 지시에 따르는 한 책임으로부터는 자유로울 수 있다.

---

161) 菅野(看護事故判例の理論), 170頁 참조.
162) 菅野(看護事故判例の理論), 166頁.
163) 菅野(看護事故判例の理論), 23頁.

2) 보조적 업무

① 의 의

보조적 업무란 의사의 지시를 정당한 업무의 요건으로 하고 있는 임무영역을 말한다. 간호업무 중에서 의사, 치과의사, 한의사의 지도하에 시행되는 진료의 보조를 말한다(의료법 제2조 제2항 제5호 나목). 진료의 보조란 간호사의 지식과 기술을 가지고 행하지 않으면 보건위생상 위해를 가져올 우려가 있는 보조행위를 말한다.[164] 진료란 협의의 진찰과 치료 이외에 질병의 예방·완화, 조산, 시험 등 의사, 치과의사 또는 한의사의 지식과 기술을 가지고 하지 않으면 보건위생상 위해를 가져올 우려가 있는 행위를 포함한 광의의 진료를 의미한다. 진료의 보조란 의료행위는 본래 의사(·치과의사·한의사)의 임무이지만, 간호사가 행하여도 환자에게 위해가 가하여지지 않는다고 판단되는 의료행위에 대하여는 의사의 지시가 있으면 간호사가 행하여도 된다는 의미이기 때문에 진료의 보조는 의사(·치과의사·한의사)가 행하는 의료행위에 대한 보조를 의미한다고 할 수 있다. 진료를 보조하도록 하는 것은 위험성을 수반하는 의료행위에 있어서 그 위험성의 정도에 따라 의사의 개별적이고 구체적인 지시를 받도록 함으로써 환자의 생명과 안전을 지키려는 취지이다. 간호조무사가 진료의 보조를 하는 때에는 의사, 치과의사, 한의사 또는 간호사의 지시를 받을 것을 요건으로 하고 있는 것은 간호조무사의 능력이 간호사의 지식과 기술에 미치지 않는다고 생각되기 때문이다.

간호사가 의사(·치과의사·한의사)의 진료를 보조하는 경우에는 특별한 사정이 없는 한 의사(·치과의사·한의사)의 지시에 따라 진료를 보조할 의무가 있다. 진료의 보조는 간호사 이외에도 치과진료에 있어서는 치과위생사, 채혈과 생리학적 검사에 있어서는 임상병리사, 물리요법과 작업요법에 있어서는 물리치료사와 작업치료사에 의하여도 행하여질 수도 있다. 의료는 의사 등의 주도인력과 간호사 등의 보조인력의 협동에 의하여 이루어진다. 협동의 방식은 시대에 따라 다르고, 의료의 내용에 따라 변한다. 의사의 주도성(主導性)과 간호사의 보조성(補助性)의 상호관계는 수직적인 '지시와 복종'의 관계로부터 수평적인 '분업과 협동'의 관계에 이르기까지 다양한 유형의 조합이 가능하다. 한편, 간호사의 과실책임에 있어서도 간호사의 독자성이 약하여 진료상의 주도권을 가진 의사의 책임 속에 포함시켰던 과거와는 다른 경향도 나타나고 있다. 즉, 분업과 협업이 도입되어 부문별로 각자

164) 菅野(看護事故判例の理論), 55頁.

의 책임을 가지고 업무를 처리하지 않으면 안 되게 되었다(신뢰의 원칙의 적용). 예컨대, 가정간호 등 간호의 영역이 확대되고 간호의 중요성이 재인식되고 그 독자성도 명확하게 되어 독자적으로 책임을 부담하게 되기 때문이다. 이는 수평적 분업관계가 인정되는 영역에 있어서 신뢰의 원칙을 적용하게 되면 도출되는 당연한 결론이다.

② 범 위

진료의 보조의 범위와 관련하여 의료행위를 간호사 등에 의하여 보조가 가능한 상대적 의료행위와 의사(・치과의사・한의사)가 아니면 행할 수 없어 보조가 불가능한 절대적 의료행위로 구별하는 견해가 있다. 판례도 의사가 간호사에게 진료의 보조행위를 하도록 지시하거나 위임할 수는 있으나, 고도의 지식과 기술을 요하여 반드시 의사만이 할 수 있는 의료행위 자체를 하도록 지시하거나 위임하는 것은 허용될 수 없으므로, 간호사가 의사의 지시나 위임을 받고 그와 같은 행위를 하였다고 하더라도 이는 무면허의료행위에 해당한다고 하고 있다.[165]

따라서 간호사는 진료의 보조라는 자신의 행위범위를 일탈하여 의사(・치과의사・한의사)의 고유한 행위영역, 예컨대 진단, 수술 등에 들어가지 않도록 주의하지 않으면 안 된다(진료행위의 금지). 이는 특히 전문간호사에게도 그대로 타당하다고 해야 한다. 마취전문 간호사가 의사의 구체적 지시 없이 독자적으로 마취제와 사용량을 결정하여 척수마취시술을 한 경우 의료법상의 무면허의료행위에 해당한다고 해야 한다.[166] 전문간호사라고 하더라도 마취분야에 전문성을 가지는 간호사의 자격을 인정받았을 뿐이지 의사의 면허를 취득한 것은 아니기 때문이다.[167] 따라서 간호사가 행할 수 있는 의료행위는 간호사의 의학적 판단과 기술에 있어서 인체에 위생상 위해를 가져오거나 또는 가져올 우려가 없는 범위로 한정되게 된다. 그런데 의료 그 자체는 본래 의사의 책임하에 의사 자신이 행하여야 하는 것이었다. 그러나 고도로 복잡다기한 현대의 의료는 다른 사람의 조력 없이는 능률적이고 효과적인 활동이 불가능하다. 오늘날의 의료에서는 보조자의 조력이 불가결하게 되었다. 그러나 그것은 어디까지나 의사의 책임하에 가능한 것이다. 따라서 진료의 보조라 함은 당연히 의사가 주체로 되어 있는 상황하에서 의사의 지시에 따라 보조적인 활동을 하는 것을 의미한다.

165) 대법원 2010.3.25. 선고 2008도590 판결; 대법원 2007.9.6. 선고 2006도2306 판결.
166) 대법원 2010.3.25. 선고 2008도590 판결.
167) 대법원 2010.3.25. 선고 2008도590 판결.

③ 방 법

문제는 보조한다는 말의 의미에 있다. 보조한다는 의미는 돕는다는 것이고, 의사가 행하는 진료에 조력한다는 의미이다. 다시 말해서, 진료의 본행위를 행하는 것이 아니라는 의미이다. 본행위와 부수행위, 본질행위와 비본질행위로 구분하여 생각하면 이해가 가능할 것이다. 본행위는 의사의 의학적 판단 및 기술을 가지고 하지 않으면 인체에 위해를 미치거나 또는 위해를 미칠 우려가 있는 행위이고, 비본질행위는 일반인이 하면 인체에 위해를 미치거나 또는 위해를 미칠 우려가 있지만 간호사의 의학적 판단과 기술을 가지고 하면 인체에 위생상 위해를 미치거나 또는 위해를 미칠 우려가 없는 행위를 말한다. 예컨대, 의사는 옆에서 지시만 하고 실제 행위는 간호사가 한다든지 또는 의사는 전화상으로 설명만 하고 간호사로 하여금 진료를 하게 한다든지 하면 이는 진료의 보조가 아니라 진료행위 그 자체가 된다.[168] 따라서 간호사는 무면허의료행위를 한 것이 된다.[169]

그러나 오늘날의 보조자들은 교육을 받고 훈련을 쌓은 유자격자들이기 때문에 일거수일투족에 이르기까지 의사의 지배하에 보조행위를 할 필요는 없다고 본다. 판례도 "간호사가 진료의 보조를 함에 있어서는 모든 행위 하나하나마다 항상 의사가 현장에 입회하여 일일이 지도·감독하여야 한다고 할 수는 없고, 경우에 따라서는 의사가 진료의 보조행위 현장에 입회할 필요 없이 일반적인 지도·감독을 하는 것으로 족한 경우도 있을 수 있다 할 것인데, 여기에 해당하는 보조행위인지 여부는 보조행위의 유형에 따라 일률적으로 결정할 수는 없고 구체적인 경우에 있어서 그 행위의 객관적인 특성상 위험이 따르거나 부작용 혹은 후유증이 있을 수 있는지, 당시의 환자 상태가 어떠한지, 간호사의 자질과 숙련도는 어느 정도인지 등 여러 사정을 참작하여 개별적으로 결정하여야 한다"고 하고 있다.[170] 결국, 상대적 의료행위에 있어서 간호사에 의한 진료의 보조가 가능하다는 점에 대하여는 이견이 없다.

남은 문제는 절대적 의료행위에 있어서 간호사에 의한 진료의 보조가 가능한가에 있다. 양자를 구별하는 입장에서는 당연히 절대적 의료행위에 대하여는 간호사에 의한 진료의 보조가 불가능하다는 입장에 서게 될 것이다. 생각건대, 양개념

168) 이용우, "무면허의료행위에 대한 형사처벌상의 제문제," 518쪽.

169) 이상완(의료사범의 이론과 실태), 50쪽; 이용우, "무면허의료행위에 대한 형사처벌상의 제문제," 518쪽.

170) 대법원 2010.4.29. 선고 2009도7070 판결; 대법원 2003.8.19. 선고 2001도3667 판결.

의 한계가 분명한 것도 아니고, 또한 양자의 구별은 불필요하다고 해석된다. 절대적 의료행위에 해당하는 의료행위라 하더라도 보조의 범위내에서 간호사의 참여를 인정한다면 보조행위가 아니라고 할 수는 없기 때문이다. 위의 판례의 취지도 이러한 의미로 해석하여야 한다고 생각된다. 그렇다면 진료의 보조가 금지되는 것은 절대적 의료행위이기 때문이 아니라 지시 내지 보조하는 방법과 태양 내지 그 범위에 문제가 있기 때문이라고 하는 것이 타당하다.

④ 의사의 지시

보조자에 의한 진료의 보조의 합법성의 근거는 '의사의 지시'에 있다. 따라서 진료의 보조는 의사의 지시에 따라서 행하여져야 한다. 진료행위는 의사(・한의사・치과의사)의 독점적 행위이기 때문이다. 그런데 의사의 지시의 방법에 관하여는 명문의 규정이 없다. 여기서 의사의 지시는 구두이든 서면이든 그 방법은 불문한다고 해석된다. 그리고 기타의 방법으로서 구체적인 상황에 따라 의사가 적절하다고 판단하는 방법에 의한다고 해도 문제는 없을 것으로 판단된다. 또한 의사의 지시는 ① 진료의 보조의 행위를 행할 것을 명하는 일반적 지시와 ② 진료의 보조의 행위의 과정에서 구체적 지휘・감독으로서 행하여지는 구체적 지시로 나누어질 수 있다. 진료의 보조는 일반적 지시에 의하여 개시된다고 할 수 있기 때문에 일반적 지시는 필수적이라고 생각된다.

다만 진료의 보조는 구체적 지휘・감독으로서의 구체적 지시를 반드시 필요로 하는가에 대하여는 이견이 있을 수 있다. 다시 말해서, 진료의 보조는 의료행위의 성질에 따라서 그것이 의사(・치과의사・한의사)가 행하지 않으면 보건 위생상 위해를 가져올 우려가 있는 행위라면 구체적 지시를 반드시 필요로 하겠지만, 그러한 우려가 없는 의료행위의 경우에는 별도의 구체적 지시는 필요하지 않다고 할 수 있다. 또한 구체적 지시는 실체상의 지휘・감독을 의미하는 것이다. 따라서 전화 등에 의한 지시 등과 같이 장소적으로 떨어져 있어 실제적으로 지휘・감독의 효과를 기대할 수 없는 경우에는 원칙적으로 여기서 말하는 구체적 지시의 요건을 갖추지 못한 것이라고 할 수 있다. 예컨대, ① 의료기기의 사용은 준비행위, 보수관리 및 실제조작으로 나누어진다. 준비행위나 보수관리에 관하여는 간호사가 의사의 일반적 지시가 있으면 구체적인 지휘・감독 없이 행할 수 있는 것이지만 진료에 있어서의 조작은 의사가 행하는 것이 아니면 위생상 위해를 발생시킬 우려가 있는 행위로서 의사의 구체적인 지휘・감독을 요한다고 생각된다. ② 의사의 의약품 직접 조제가 허용되는 경우에, 비록 의사가 자신의 손으로 의약품을 조제하지 아니하고 간호사 또는 간호조무사로 하여금 의약품을 배합하여 약제를 만들도록 하였다 하더라도 실질적으로는 간호사 등을 기계적으로 이용한 것에 불과하다면 의사 자신이 직접 조제한 것으로 볼 수도 있지만, 의약분업 제도의 목적과 취지, 이를 달성하기 위한 약사법의 관련 규정, 국민건강에 대한 침해 우려, 약화(藥禍) 사고의 발생가능성 등 여러 사정을 종합적으로 고려해 볼 때, '의사의 지시에 따른 간호사 등의 조제행위'를 '의사 자신의 직접 조제행위'로 법률상 평가할 수 있으려면 의사가 실제로 간호사 등의 조제행위에 대하여 구체적이고 즉각적인 지휘·감독을 하였거나 적어도 당해 의료기관의 규모와 입원환자의 수, 조제실의 위치, 사용되는 의약품의 종류와 효능 등에 비추어 그러한 지휘·감독이 실질적으로 가능하였던 것으로 인정되고, 또 의사의 환자에 대한 복약지도도 제대로 이루어진 경우라야만 한다.[171] 따라서 의사가 입원환자의 진료기록지에 의약품의 종류와 용량을 적어 처방을 하면 간호조무사들이 의사의 특별한 지시나 감독 없이 진료기록지의 내용에 따라 원무과 접수실 옆 약품진열장에서 종류별로 용기에 들어 있는 약을 꺼내어 배합·밀봉하는 등의 행위를 한 경우에는 의사가 의약품을 직접 조제한 것으로 볼 수 없다.[172]

이에 관한 판례의 구체적 내용은 다음과 같다. 즉,

① 의사가 간호사로 하여금 의료행위에 관여하게 하는 경우에도 그 의료행위는 의사의 책임 아래 이루어지는 것이고 간호사는 그 보조자에 불과하다. 간호사가 '진료의 보조'를 하는 경우 행위 하나하나마다 항상 의사가 현장에 참여하여 지도·감독하여야 하는 것은 아니고, 경우에 따라서는 의사가 진료의 보조행위 현장에 참여할 필요 없이 일반적인 지도·감독을 하는 것으로 충분한 경우도 있으나, 이는 어디까지나 의사가 주도하여 의료행위를 실시하면서 그 의료행위의 성질과 위험성 등을 고려하여 그 중 일부를 간호사로 하여금 보조하도록 지시 또는 위임할 수 있다는 것을 의미하는 것에 그친다. 이와 달리 의사가 간호사에게 의료행위의 실시를 개별적으로 지시하거나 위임한 적이 없음에도 간호사가 주도하여 전반적인 의료행위의 실시 여부를 결정하고 간호사에 의한 의료행위의 실시과정에 의사가 지시·관여하지 아니한 경우라면, 이는 의료법 제27조 제1항이 금지하는 무면허의료행위에 해당한다고 보아야 한다. 그리고 의사가 이러한 방식으로 의료행위가 실시되는 데 간호사와

171) 대법원 2007.10.25. 선고 2006도4418 판결.
172) 대법원 2007.10.25. 선고 2006도4418 판결.

함께 공모하여 그 공동의사에 의한 기능적 행위지배가 있었다면, 의사도 무면허의료행위의 공동정범으로서의 죄책을 진다.[173)] ② 간호사 갑, 을이 수술 직후의 환자에 대한 진료를 보조하면서 1시간 간격으로 4회 활력징후를 측정하라는 담당 의사의 지시에 따르지 아니하였고 그 후 위 환자가 과다출혈로 사망하였다면 갑과 을에게 업무상 과실이 있다.[174)] ③ 간호사가 '진료의 보조'를 함에 있어서는 모든 행위 하나하나마다 항상 의사가 현장에 입회하여 일일이 지도·감독하여야 한다고 할 수는 없고, 경우에 따라서는 의사가 진료의 보조행위 현장에 입회할 필요 없이 일반적인 지도·감독을 하는 것으로 족한 경우도 있을 수 있다 할 것인데, 여기에 해당하는 보조행위인지 여부는 보조행위의 유형에 따라 일률적으로 결정할 수는 없고 구체적인 경우에 있어서 그 행위의 객관적인 특성상 위험이 따르거나 부작용 혹은 후유증이 있을 수 있는지, 당시의 환자 상태가 어떠한지, 간호사의 자질과 숙련도는 어느 정도인지 등의 여러 사정을 참작하여 개별적으로 결정하여야 한다.[175)] ④ 의료행위는 의사의 책임하에 이루어지는 것이고 간호사는 그 보조자에 불과하므로, 의사는 당해 의료행위가 환자에게 위해가 미칠 위험이 있는 이상 간호사가 과오를 범하지 않도록 충분히 지도·감독을 하여 사고의 발생을 미연에 방지하여야 할 주의의무가 있고, 이를 소홀히 한 채 만연히 간호사를 신뢰하여 간호사에게 당해 의료행위를 일임함으로써 간호사의 과오로 환자에게 위해가 발생하였다면 의사는 그에 대한 과실책임을 면할 수 없다.[176)]

3) 대체적 업무

대체적 업무란 의사를 대체하여 간호사가 독자적으로 의료행위를 행할 수 있는 임무영역을 말한다. 간호임무 중에서 간호요구자에 대한 교육·상담 및 건강증진을 위한 활동의 기획과 수행 그 밖의 대통령령으로 정하는 보건활동을 말한다(의료법 제2조 제2항 제5호 다목). 대통령으로 정하는 보건활동이란 ① 농어촌의료법에 따른 보건진료전담공무원으로서 하는 보건활동, ② 모자보건법에 따른 모자보건전문가가 행하는 모자보건 및 가족계획 활동, ③ 결핵예방법에 따른 보건활동 및 ④ 그 밖의 법령에 따라 간호사의 보건활동으로 정한 업무를 말한다(의료법 시행령 제2조).

173) 대법원 2014.9.4. 선고 2012도16119 판결; 대법원 2012.5.10. 선고 2010도5964 판결 등 참조.

174) 대법원 2010.10.28. 선고 2008도8606 판결.

175) 대법원 2003.8.19. 선고 2001도3667 판결.

176) 대법원 1998.2.27. 선고 97도2812 판결.

4) 지도적 업무

지도적 업무란 간호조무사가 수행하는 업무보조에 대하여 지도할 수 있는 임무영역을 말한다. 간호임무 중에서 간호조무사가 수행하는 '① 환자의 간호요구에 대한 관찰, 자료수집, 간호판단 및 요양을 위한 간호, ② 의사, 치과의사, 한의사의 지도하에 시행되는 진료의 보조 또는 ③ 간호요구자에 대한 교육·상담 및 건강증진을 위한 활동의 기획과 수행 그 밖의 대통령령으로 정하는 보건활동'의 업무보조에 대한 지도를 말한다(의료법 제2조 제2항 제5호 라목).

3. 행위독점

(1) 법적 근거

의료인에 의한 의료행위독점의 원칙은 "의료인이 아니면 누구든지 의료행위를 할 수 없으며, 의료인도 면허된 이외의 의료행위를 할 수 없다"고 규정하고, 이에 위반한 자에 대하여는 형사처벌하고 있는 의료법에서 그 법적 근거를 찾을 수 있다(의료법 제27조 제1항 본문, 제87조의2 제2항 제2호 참조). 바로 이 점에서 우리나라의 의료법은 업무독점(業務獨占)을 규정하고 있는 일본의 의사법과 구별되고 있다.[177] 한편, 우리나라의 의료법도 1951년 국민의료법의[178] 제정시부터 1973년 의료법의[179] 개정시까지는, 일본의 의사법에서와 같이, 무면허의료행위가 아닌 무면허의료업무를 금지하고 있었다.[180] 따라서 현행과 같이 무면허의료행위금지는 1973년 개정의료법부터 규정되기 시작한 것이다.[181]

(2) 입법취지

의료법이 의료인에 의한 의료행위독점의 원칙을 규정한 취지는 의료가 사람의

177) 일본 의사법 제17조는 『의사가 아니면 의업(醫業)을 행하여서는 안 된다』고 하여 의사의 업무독점에 대하여 규정하고 있다.

178) 국민의료법 1951.9.25. 제정 법률 제221호.

179) 의료법 1973.2.16. 전부개정 법률 제2533호.

180) 대법원 1970.5.12. 선고 70도702 판결; 대법원 1966.9.20. 선고 66도928 판결. 여기서 참고로 70도702의 내용의 일부를 소개하면 다음과 같다. 즉, "의료법 제25조의 규정은 면허 없는 자의 의료업무를 금지하기 위한 것임이 그 규정자체로서 분명하다 할 것이니 의사가 아니면 의료업무를 하지 못한다 라는 취지이고 업무가 아닌 의료행위까지를 금지하는 규정이라고는 할 수 없다"고 하고 있다.

181) 이용우, "무면허의료행위에 대한 형사처벌상의 제문제," 522~525쪽 참조. 국가법령정보센터, 연혁법령 참조. URL: http://law.go.kr/ 참조.

생명·신체에 미치는 영향이 지대함에 비추어 일정한 자격을 가진 의료인에게만 의료를 독점시켜 의료인자격이 없는 자가 함부로 의료행위를 할 수 없도록 하는 것이 국민의 건강과 보건을 보호하기 위해 불가결하다고 보기 때문이다.[182] 한 나라의 의료제도는 그 나라의 국민건강의 보호증진을 목적으로 하여 합목적적으로 체계화된 것이므로 국가로부터 의료에 관한 지식과 기술의 검증을 받은 사람으로 하여금 의료행위를 하게 하는 것이 가장 합리적이고 안전하며, 사람의 생명과 신체를 대상으로 하는 의료행위의 특성상 가사 어떤 시술방법에 의하여 어떤 질병을 상당수 고칠 수 있었다고 하더라도 국가에 의하여 확인되고 검증되지 아니한 의료행위는 항상 국민보건에 위해를 발생케 할 우려가 있으므로 전체 국민의 보건을 책임지고 있는 국가로서는 이러한 위험발생을 미리 막기 위하여 이를 법적으로 규제할 수밖에 없기 때문이다.[183] 따라서 의료법은 국민의 건강을 보호하고 증진하는 것을 목적으로 하고 있기 때문에 의료법이 인정하는 행위독점은 국민의 건강을 보호하고 증진하는 경우에 한하여 정당화될 수 있다.

(3) 법적 성질

행위독점은 행위의 질적 향상에 이바지 할 수 있다는 점, 종사자에게는 직업적 안정과 매력을 줄 수 있다는 점 등에서 장점을 가질 수 있지만, 기득권자의 이익을 옹호할 수 있다는 점, 수급의 조정을 위하여 오용될 수 있다는 점 등에 대하여는 경계하지 않으면 안 된다. 의료인에 의한 의료행위독점의 법적 성질과 관련하여, 이는 위와 같은 규정의 반사적 이익(反射的 利益)에 따른 것이지 의료인에게 권리를 인정한 것은 아니라고 해석되고 있다. 의료인의 면허는 허가의 일종으로서 일반적으로 금지되어 있는 행위를 피면허자(被免許者)에게만 해제하여 그 자유를 회복시키는 데 그치는 것이고 새로운 권리를 부여하는 것은 아니기 때문이다.[184]

---

182) 헌법재판소 1996.4.25. 선고 94헌마129 결정.
183) 헌법재판소 2005.5.26. 선고 2003헌바86 결정.
184) 주호노, "의료인의 행위독점과 명칭독점," 1116쪽.

Ⅲ. 의료기사 등

1. 서 언

(1) 의 의

의료기사란 의사 또는 치과의사의 지도 아래 진료나 의화학적(醫化學的) 검사에 종사하는 사람을 말한다(의료기사법 제1조의2 제1호). '의료기사 등'이란 의료기사, 의무기록사 및 안경사를 말한다(의료기사법 제3조 참조). 보건의료정보관리사란 의료 및 보건지도 등에 관한 기록 및 정보의 분류 · 확인 · 유지 · 관리를 주된 업무로 하는 사람을 말한다(의료기사법 제1조의2 제2호). 안경사란 안경(시력보정용에 한정한다)의 조제 및 판매와 콘택트렌즈(시력보정용이 아닌 경우를 포함한다)의 판매를 주된 업무로 하는 사람을 말한다(의료기사법 제1조의2 제3호).

(2) 입법취지

의료행위는 의료인만이 할 수 있음을 원칙으로 하되, 의료기사의 면허를 가진 자가 의사, 치과의사의 지도하에 진료 또는 의학적 검사에 종사하는 행위는 허용된다. 의료기사에게 한정된 범위 내에서 의료행위 중의 일부를 할 수 있도록 허용한 것은, 의료인만이 할 수 있도록 제한한 의료행위 중에서, 그 행위로 인하여 사람의 생명이나 신체 또는 공중위생에 위해를 발생시킬 우려가 적은 특정 부분에 관하여, 인체에 가해지는 그 특정 분야의 의료행위가 가져올 수 있는 위험성 등에 대한 지식과 경험을 획득하여 그 분야의 의료행위로 인한 인체의 반응을 확인하고 이상 유무를 판단하며 상황에 대처할 수 있는 능력을 가졌다고 인정되는 자에게 면허를 부여하고, 그들로 하여금 그 특정 분야의 의료행위를 의사의 지도하에서 제한적으로 행할 수 있도록 허용한 것이라고 보아야 하기 때문이다.[185] 의료기사가 반드시 의사 또는 치과의사의 지도하에서만 업무를 수행할 수 있도록 한 것은 의사의 진료행위를 지원하는 업무도 국민의 보건과 관련되어 있는 이상 일정한 자격자로 하여금 담당하게 함으로써 위험을 예방하려는 취지이다.[186]

---

185) 대법원 2018.6.19. 선고 2017도19422 판결; 대법원 2009.6.11. 선고 2009도794 판결; 대법원 2002.8.23. 선고 2002도2014 판결.

186) 헌법재판소 1996.4.25. 선고 94헌마129,95헌마121 결정.

2. 의료기사 등의 직무범위

의료기사는 의사 또는 치과의사의 지도를 받아 업무를 행한다(의료기사법 제1조의2 제1호, 같은 법 시행령 제2조 제2항). 의료기사 등의 종별에 따른 업무범위를 보면 각각 아래와 같다. 다만, 종전에는 의료기사 등의 업무범위가 대통령령에 포괄적으로 위임되어 있었으나, 2016년 개정법부터는 보건의료정보관리사와 안경사를 제외한 의료기사의 업무범위에 관하여는 예측가능성을 제고하기 위하여 법률에 규정하게 되었다(의료기사법 제2조 제2항 참조).[187)]

(1) 임상병리사

임상병리사는 각종 화학적 또는 생리학적 검사 외에 대통령령으로 정하는 업무를 수행한다(의료기사법 제2조 제2항 제1호). '대통령으로 정하는 업무'란 ① 기생충학 · 미생물학 · 법의학 · 병리학 · 생화학 · 세포병리학 · 수혈의학 · 요화학(尿化學) · 혈액학 · 혈청학 분야, 방사성동위원소를 사용한 검사물 분야 및 기초대사 · 뇌파 · 심전도 · 심폐기능 등 생리기능 분야의 화학적 · 생리학적 검사에 관한 ㉠ 검사물 등의 채취 · 검사, ㉡ 검사용 시약의 조제, ㉢ 기계 · 기구 · 시약 등의 보관 · 관리 · 사용 및 ㉣ 혈액의 채혈 · 제제 · 제조 · 조작 · 보존 · 공급 업무와 ② 그 밖의 화학적 · 생리학적 검사를 말한다(의료기사법 시행령 제2조 제1항 별표1).

(2) 방사선사

방사선사는 방사선 등의 취급 또는 검사 및 방사선 등 관련기기의 취급 또는 관리 외에 대통령령으로 정하는 업무를 수행한다(의료기사법 제2조 제2항 제2호). '대통령으로 정하는 업무'란 ① 방사선 등의 취급 · 검사 및 방사선 등 관련 기기의 취급 · 관리에 관한 ㉠ 방사선기기와 부속 기자재의 선택 · 관리, ㉡ 방사성동위원소를 이용한 핵의학적 검사, ㉢ 의료영상진단기와 초음파진단기의 취급 및 ㉣ 전리방사선(電離放射線, 물질을 통과할 때에 이온화를 일으키는 방사선) · 비전리방사선의 취급 업무와 ② 그 밖에 방사선 등의 취급 · 검사 및 방사선 등 관련 기기의 취급 · 관리에 관한 업무를 말한다(의료기사법 시행령 제2조 제1항 별표1).

---

187) 의료기사 등에 관한 법률 2016.5.29. 일부개정 법률 제14219호 2016.5.29. 시행.

(3) 물리치료사

1) 업 무

물리치료사는 신체의 교정 및 재활을 위한 물리요법적 치료 외에 대통령령으로 정하는 업무를 수행한다(의료기사법 제2조 제2항 제3호). '대통령령으로 정하는 업무'란 ① 신체의 교정 및 재활을 위한 물리요법적 치료에 관한 ㉠ 물리요법적 기능훈련 · 재활훈련, ㉡ 기계 · 기구를 이용한 물리요법적 치료, ㉢ 도수치료(기구나 약물을 사용하지 않고 손으로 하는 치료), ㉣ 도수근력(손근력) · 관절가동범위 검사, ㉤ 마사지, ㉥ 물리요법적 치료에 필요한 기기 · 약품의 사용 · 관리, ㉦ 신체 교정운동, ㉧ 온열 · 전기 · 광선 · 수(水)치료 및 ㉨ 물리요법적 교육 업무와 ② 그 밖에 신체의 교정 및 재활을 위한 물리요법적 치료에 관한 업무를 말한다(의료기사법 시행령 제2조 제1항 별표1).

2) 업무범위

물리치료사에게 허용된 업무범위는 인체 외부에 물리적인 힘이나 자극을 가하는 물리요법적 치료방법에 한정된다 할 것이다. 따라서 물리치료사가 약물을 인체에 투입하는 치료나 인체에 생물학적 또는 화학적 변화가 일어날 위험성이 있는 치료 또는 수술적인 치료방법은 물리치료사에게 허용된 업무범위에 포함되지 아니하기 때문에 이러한 행위는 무면허의료행위가 되는 것은 당연한 것이다.[188] 물리치료사가 환자의 좌측 옆구리에 길이 약 6cm 가량의 침 4개를 0.5cm 깊이로 꽂는 행위를 하였다면 이는 물리치료사의 업무 범위를 벗어난 의료행위로서 무면허의료행위가 된다.[189]

3) 한방물리치료사의 문제

문제는 물리치료사가 한의사의 지시를 받아 물리치료를 할 수 있느냐에 있다. 여기서 물리치료를 양방물리치료와 한방물리치료로 나누어 볼 필요가 있다. 판례는 "한의사가 수행할 수 있는 한방의료행위에 한방물리요법은 당연히 포함되고, 물리치료사는 온열치료, 전기치료, 광선치료 등 기타 물리치료적 치료업무에 종사하게 되는데, 이는 의사가 지시하는 양방물리치료행위뿐만 아니라 한의사가 수행할 수 있는 한방물리치료행위도 포함된다고 볼 여지가 크다. 한편, 의료법에서 규정하고 있는 '면허받은 외의 의료행위'의 규정을 해석하는 경우에는 '의료행위의

---

188) 헌법재판소 1996.4.25. 선고 94헌마129 결정.

189) 대법원 2002.8.23. 선고 2002도2014 판결.

범위'가 주로 문제되고, 의료인이 수행한 '의료행위의 방법'에 대하여는 상당한 재량이 인정되어야 한다. 따라서 한의사가 자신의 업무범위 내인 한방물리치료행위를 수행하는 때에 그 능력을 갖춘 자를 고용하여 처방에 따른 보조업무를 시켰다고 하여 이러한 행위가 당연히 '면허받은 외의 의료행위'에 해당한다고 단정하기는 어렵다"고 판시한 바 있다.[190]

(4) 작업치료사

작업치료사는 신체적·정신적 기능장애를 회복시키기 위한 작업요법적 치료 외에 대통령령으로 정하는 업무를 수행한다(의료기사법 제2조 제2항 제4호). '대통령으로 정하는 업무'란 ① 신체적·정신적 기능장애를 회복시키기 위한 작업요법적 치료에 관한 ㉠ 감각·지각·활동 훈련, ㉡ 삼킴장애 재활치료, ㉢ 인지 재활치료, ㉣ 일상생활 훈련: 일상생활에서 사용하는 물체나 기구를 활용한 훈련, ㉤ 운전 재활훈련, ㉥ 직업 재활훈련, ㉦ 작업수행능력 분석·평가, ㉧ 작업요법적 치료에 필요한 기기의 사용·관리, ㉨ 팔보조기 제작 및 팔보조기를 사용한 훈련 및 ㉩ 작업요법적 교육 업무와 ② 그 밖에 신체적·정신적 기능장애를 회복시키기 위한 작업요법적 훈련·치료에 관한 업무를 말한다(의료기사법 시행령 제2조 제1항 별표1).

(5) 치과기공사

치과기공사는 보철물의 제작, 수리 또는 가공 외에 대통령령으로 정하는 업무를 수행한다(의료기사법 제2조 제2항 제5호). '대통령으로 정하는 업무'란 ① 치과의사의 진료에 필요한 ㉠ 교정장치·충전물(充塡物)·작업 모형, ㉡ 보철물 및 ㉢ 임플란트 맞춤 지대주(支臺柱, 인공치관과 인공치근을 연결하는 구조물)·상부구조에 따른 치과기공물을 전산설계(CAD/CAM), 삼차원(3D)프린터 또는 주조기 등을 이용해 디자인, 제작, 수리 또는 가공하는 업무와 ② 그 밖에 치과의사의 진료에 필요한 치과기공물의 디자인, 제작, 수리 또는 가공에 관한 업무를 말한다(의료기사법 시행령 제2조 제1항 별표1).

(6) 치과위생사

치과위생사는 치아 및 구강질환의 예방과 위생관리 등 외에 대통령령으로 정하는 업무를 수행한다(의료기사법 제2조 제2항 제6호). '대통령으로 정하는 업무'란 ① 치아 및 구강질환의 예방과 위생 관리 등에 관한 ㉠ 교정용 호선(弧線, 둥근 형태의 교정용 줄)의 장

190) 청주지방법원 2009.11.9. 선고 2009고정747 판결.

착 · 제거, ㉡ 불소 바르기, ㉢ 보건기관 또는 의료기관에서 수행하는 구내 진단용 방사선 촬영, ㉣ 임시 충전, ㉤ 임시 부착물의 장착, ㉥ 부착물의 제거, ㉦ 치석 등 침착물(沈着物)의 제거 및 ㉧ 치아 본뜨기 업무와 ② 그 밖에 치아 및 구강질환의 예방과 위생 관리 등에 관한 업무를 말한다(의료기사법 시행령 제2조 제1항 별표1).

(7) 보건의료정보관리사

보건의료정보관리사를 포함한 의료기사 등의 업무범위와 한계는 대통령령에 위임되고 있다(의료기사법 제3조). 대통령령에 의한 보건의료정보관리사의 업무란 ① 의료기관에서의 의료 및 보건지도 등에 관한 기록 및 정보의 분류 · 확인 · 유지 · 관리에 관한 ㉠ 보건의료정보의 분석, ㉡ 보건의료정보의 전사(轉寫), ㉢ 암 등록, ㉣ 진료통계 관리 및 ㉤ 질병 · 사인(死因) · 의료행위의 분류 업무와 ② 그 밖에 의료기관에서의 의료 및 보건지도 등에 관한 기록 및 정보의 분류 · 확인 · 유지 · 관리에 관한 업무를 말한다(의료기사법 시행령 제2조 제1항 별표1).

(8) 안경사

1) 업 무

안경사를 포함한 의료기사 등의 업무범위와 한계는 대통령령에 위임되고 있다(의료기사법 제3조). 대통령령에 의한 안경사의 업무란 ① 안경(시력보정용에 한정한다)의 조제(調製) 및 판매와 콘택트렌즈(시력보정용이 아닌 경우를 포함한다)의 판매에 관한 ㉠ 안경의 조제 및 판매(다만, 6세 이하의 아동을 위한 안경은 의사의 처방에 따라 조제 · 판매해야 한다), ㉡ 콘택트렌즈의 판매(다만, 6세 이하의 아동을 위한 콘택트렌즈는 의사의 처방에 따라 판매해야 한다), ㉢ 안경 · 콘택트렌즈의 도수를 조정하기 위한 목적으로 수행하는 자각적(주관적) 굴절검사로서 약제를 사용하지 않는 검사 및 ㉣ 안경 · 콘택트렌즈의 도수를 조정하기 위한 목적으로 수행하는 타각적(객관적) 굴절검사로서 약제를 사용하지 않는 검사 중 자동굴절검사기기를 이용한 검사 업무와 ② 그 밖에 안경의 조제 및 판매와 콘택트렌즈의 판매에 관한 업무를 말한다(의료기사법 시행령 제2조 제1항 별표1).

2) 업무범위의 연혁

소위 의료기사법의 1987년의 개정으로[191] 안경사제도(의료기사법 제13조의3 제1항, 제2항)가 신설되기

---

191) 의료기사법 1987.11.28. 일부개정 법률 제3949호. 한편, 의료 또는 치과의료를 행함에 있어서 필요불가결한 전문분야의 기술자를 의료기사로 하고 그 자격요건을 법률로 명문화하여 의료기술자에 대한 대우와 질적 향상을 기함으로써 국민의 보건 및 의료발전에 기여하게 하기 위하여 종전의 의료보조원법을 폐지하고 새로이 1973년 제정된 의료기사법(1973.2.16. 제정 법률 제2534호)

전까지는 안경이나 콘택트렌즈는 약사법(제2조 제9항)상 의료용구의 일종으로 취급되었고, "약국개설자 및 의약품판매업자가 아닌 자로서 의료용구 및 위생용품의 판매업을 하고자 하는 자는 보건사회부령이 정하는 바에 의하여 시장 · 군수 또는 구청장에게 등록하여야 한다"(약사법 제42조 제1항)고 되어 있는 외에는, 안경 또는 콘택트렌즈의 판매업에 종사하는 데 대해 법상 아무런 제한이 없었으므로, 안경업소를 경영하려는 자나 의료행위의 일환으로서가 아니라 단순히 안경이나 콘택트렌즈의 판매업을 겸업하려는 안과의사는 위 법조항에 따른 등록만으로 안경 또는 콘택트렌즈의 판매업에 종사할 수 있었다.

그러나 1987년 개정된 소위 의료기사법이 안경사제도를 새로이 도입한 취지는 자격 없는 자가 함부로 안경이나 콘택트렌즈를 조제 · 판매한다면 국민의 안 건강에 해를 끼칠 수 있다는 반성적 고려에서 국민보건 향상을 위하여 신설된 제도로서 안경이나 콘택트렌즈의 판매업은 다른 의료용구 등 판매업과는 달리 법 소정의 자격 있는 안경사만이 행할 수 있게 하기 위한 것이었다.[192)]

3. 행위독점

(1) 법적 근거

의료기사 등에 관한 법률은 "의료기사 등이 아니면 의료기사 등의 업무를 하지 못한다"고 규정하여 무면허의료기사 등의 업무금지에 대하여 규정하고 있다(의료기사법 제9조 제1항 본문). 다만, 대학 · 산업대학 또는 전문대학에서 취득하려는 면허에 상응하는 교육과정을 이수하기 위하여 실습 중에 있는 사람의 실습에 필요한 경우에는 예외가 인정된다(의료기사법 제9조 제1항 단서).

(2) 입법취지

의료기사가 아니면 의료기사의 업무를 행하지 못하도록 한 것은 '의사의 지도'를 전제로 의료기사 등의 자격이 없는 자에 의한 의료기사 등의 업무를 금지하는 것일 뿐 의사의 진료행위를 배제하고 의료기사에게만 독자적인 업무를 허용하는 취지는 아니다.[193)] 또 의료기사라고 하더라도 의사 또는 치과의사의 지시 또는 감

은 1995년 개정법부터 법명을 '의료기사법'에서 '의료기사 등에 관한 법률'(1995.1.5. 전부개정 법률 제4912호)로 변경한 바 있다.

192) 헌법재판소 1993.11.25. 선고 92헌마87 결정.

193) 헌법재판소 1996.4.25. 선고 94헌마129 결정.

독 없이 행한 의료행위는 무면허의료행위가 된다. 따라서 임상병리사의 면허를 가진 의료기사라고 하더라도 의사의 면허나 지시 및 감독이 없이 의료행위를 한 이상 무면허의료행위가 성립한다.[194)]

(3) 무면허의료기사행위

의료기사 등의 면허 없이 의료기사 등의 업무를 행하면 무면허의료기사업무가 성립한다고 하여야 한다. 여기서 의료기사 등의 단독 개업에 대한 제한이 따르게 된다고 이해할 수 있다. 이와 같이 의료기사법은 업무의 범위와 한계를 대통령령에 위임(의료기사법 제3조)하고 의료기사 등이 아니면 의료기사 등의 업무를 하지 못하도록 의료기사업무의 독점을 규정(의료기사법 제9조)하고 있다. 그럼에도 불구하고 대통령령에 위임되어 있는 의료기사 등의 업무는 위에서 보는 바와 같이 업으로 하는 행위라는 의미라기보다는 오히려 직무라는 의미로서의 업무라고 해석된다. 따라서 규정의 형식상으로 읽혀지는 의료기사 등의 업무독점은 실질적으로 행위독점으로 해석된다고 할 수 있다. 이미 언급한 바와 같이 의료기사 등의 업무는 업무독점으로 읽히지만, 의료인의 행위독점과 마찬가지로 의료기사 등의 행위독점으로 해석하여야 한다고 해석된다. 결국, 의료기사 등의 행위도 업으로 하는 업무독점을 규정한 것이 아니라 업무행위를 금지한 경우이기 때문에 행위독점이라고 해야 한다.

Ⅳ. 응급구조사

1. 서 언

응급구조사는 응급환자가 발생한 현장에서 응급환자에 대하여 상담·구조 및 이송 업무를 수행하며, 의료법 제27조의 무면허의료행위 금지규정에도 불구하고 보건복지부령으로 정하는 범위에서 현장에 있거나 이송 중이거나 의료기관 안에 있을 때에는 응급처치의 업무에 종사할 수 있다(응급의료법 제41조).

---

194) 대법원 1976.10.12. 선고 76도2706 판결.

2. 응급구조사의 직무범위

(1) 1급 응급구조사

1급 응급구조사의 업무범위는 다음과 같다(응급의료법 시행규칙 제33조 별표14 참조). 즉, ① 심폐소생술의 시행을 위한 기도유지(기도기(airway)의 삽입, 기도삽관(intubation), 후두마스크 삽관 등을 포함한다), ② 정맥로의 확보, ③ 인공호흡기를 이용한 호흡의 유지, ④ 약물투여{저혈당성 혼수시 포도당의 주입, 흉통시 니트로글리세린의 혀아래(설하) 투여, 쇼크시 일정량의 수액투여, 천식발작시 기관지확장제 흡입} 및 ⑤ 2급 응급구조사의 업무가 그것이다.

(2) 2급 응급구조사

2급 응급구조사의 업무범위는 다음과 같다(응급의료법 시행규칙 제33조 별표14 참조). 즉, ① 구강내 이물질의 제거, ② 기도기(airway)를 이용한 기도유지, ③ 기본 심폐소생술, ④ 산소투여, ⑤ 부목 · 척추고정기 · 공기 등을 이용한 사지 및 척추 등의 고정, ⑥ 외부출혈의 지혈 및 창상의 응급처치, ⑦ 심박 · 체온 및 혈압 등의 측정, ⑧ 쇼크방지용 하의 등을 이용한 혈압의 유지, ⑨ 자동심장충격기를 이용한 규칙적 심박동의 유도 및 ⑩ 흉통시 니트로글리세린의 혀아래(설하) 투여 및 천식발작시 기관지확장제 흡입(환자가 해당약물을 휴대하고 있는 경우에 한함)이 그것이다. 2급 응급구조사의 업무범위는 응급구조사가 의사의 지시를 받지 않고 행할 수 있는 '경미한 응급처치'와 일치한다(응급의료법 시행규칙 제33조, 제34조).

3. 응급구조학을 전공하는 학생의 응급처치 허용

대학 또는 전문대학에서 응급구조학을 전공하는 학생은 보건복지부령으로 정하는 경우에 한하여 의사로부터 구체적인 지시를 받아 응급처치를 할 수 있다(응급의료법 제43조의2,제1문). 이 경우 응급구조사에 관한 규정을 준용한다(응급의료법 제43조의2,제2문). 2012년 5월 개정 응급의료법이 도입한 규정이다.[195]

4. 업무제한

응급구조사의 업무독점에 관하여는 명문의 규정이 존재하지 않는다. 긴급사태에서의 응급처치는 응급구조사가 아니더라도 누구에게나 허용될 수밖에 없기 때

195) 응급의료법 2012.5.14. 일부개정 법률 제11422호 2012.11.15. 시행.

문이라고 생각된다. 응급처치가 긴급피난에 해당하는 한 위법성을 조각하기 때문이다. 다만, 응급구조사는 의사로부터 구체적인 지시를 받지 아니하고는 응급처치를 하여서는 안 되도록 업무의 제한이 규정되어 있다(응급의료법 제42조 본문). 그럼에도 불구하고 ① 보건복지부령으로 정하는 응급처치, 즉 경미한 응급처치를 하는 경우와 ② 급박한 상황에서 통신의 불능(不能) 등으로 의사의 지시를 받을 수 없는 경우에는 그러하지 아니하다고 하여 그 예외가 규정되어 있다(응급의료법 제42조 단서).

5. 응급구조사 업무지침의 개발과 보급

응급의료법은 2012년 5월 개정에 의하여 응급구조사 업무의 체계적 · 전문적 관리를 위하여 응급구조사 업무지침을 작성하여 보급하도록 신설하였다.[196] 따라서 보건복지부장관은 응급구조사 업무의 체계적 · 전문적 관리를 위하여 보건복지부령으로 정하는 절차 · 내용 · 방법에 따라 응급구조사 업무지침을 작성하여 보급하여야 한다(응급의료법 제41조의2, 제1항). 보건복지부장관은 응급구조사의 업무범위를 조정한 경우에는 업무지침에 이를 반영하여야 한다(응급의료법 제41조의2, 제2항). 응급구조사는 업무를 수행할 때 업무지침을 활용하여야 한다(응급의료법 제41조의2, 제3항).

Ⅴ. 기타의 자

1. 한지의료인

한지의사(限地醫師), 한지치과의사 및 한지한의사는 허가받은 지역에서 의료업무에 종사하는 경우 의료인으로 본다(의료법 제79조 제1항). 한지의료인이 허가받은 지역 밖에서 의료행위를 하는 경우에는 그 면허가 취소될 수 있다(의료법 제79조 제2항). 한지의사, 한지치과의사, 한지한의사로서 허가받은 지역에서 10년 이상 의료업무에 종사한 경력이 있는 자 또는 이 법 시행 당시 의료업무에 종사하고 있는 자 중 경력이 5년 이상인 자에게는 보건복지부령으로 정하는 바에 따라 의사, 치과의사 또는 한의사의 면허를 줄 수 있다(의료법 제79조 제4항). 그러나 한지의료인에 관한 규정은 이미 사문화(死文化)되어 있다는 점에 대하여는 이미 언급한 바와 같다.

---

196) 응급의료법 2012.5.14. 일부개정 법률 제11422호 2012.11.15. 시행.

2. 간호조무사

간호조무사는 보조업무를 수행한다. 간호조무사는 간호사에 대한 보조업무와 의사·치과의사·한의사에 대한 보조업무를 수행한다. 전자의 간호사에 대한 보조업무란 간호업무 중에서 간호조무사가 수행하는 간호업무의 보조에 대한 지도를 제외한 나머지 간호업무를 말한다. 즉, ① 환자의 간호요구에 대한 관찰, 자료수집, 간호판단 및 요양을 위한 간호, ② 의사, 치과의사, 한의사의 지도하에 시행되는 진료의 보조 및 ③ 간호요구자에 대한 교육·상담 및 건강증진을 위한 활동의 기획과 수행 그밖의 대통령령으로 정하는 보건활동이 그것이다(의료법 80조의2 제1항).

후자의 의사·치과의사·한의사에 대한 보조업무란 의원급 의료기관에서 간호조무사가 의사, 치과의사 또는 한의사의 지도하에 수행하는 환자의 요양을 위한 간호와 진료의 보조를 말한다(의료법 제80조의2 제2항). 결국, 간호조무사는 간호사를 보조하여 간호보조업무를 수행할 수 있을 뿐만 아니라 의원급 의료기관에 한하여 의사, 치과의사, 한의사의 지도하에 요양간호와 진료보조업무를 수행할 수 있게 된다. 따라서 간호조무사는 병원급 이상의 의료기관에서는 의사, 치과의사, 한의사에 대한 보조업무를 수행할 수 없기 때문에 간호사에 대한 보조업무만을 수행할 수 있다고 해석된다. 여기서 보조업무란 간호사 또는 의사 등의 주도자가 주체가 되어 간호업무 또는 진료 등의 주도행위를 함에 있어서 그의 지시에 따라 종속적인 지위에서 조력하는 것을 의미한다고 해야 한다.[197)]

3. 의료유사업자

접골사, 침사, 구사, 즉 의료유사업자는 각 해당 시술소에서 시술(施術), 즉 의료유사행위를 업(業)으로 할 수 있다(의료법 제81조 제1항). 접골사(接骨士)는 뼈가 부러지거나(골절) 관절이 삐거나 겹질린 환자의 환부(患部)를 조정(調整)하고 회복시키는 응급처치 등 접골 시술행위(施術行爲)를 하는 것을 업무로 한다(간호조무사등규칙 제2조 제2항). 침사(鍼士)는 환자의 경혈(經穴)에 침 시술행위를 하는 것을 업무로 한다(간호조무사등규칙 제2조 제3항). 구사(灸士)는 환자의 경혈에 구(灸: 뜸) 시술행위를 하는 것을 업무로 한다(간호조무사등규칙 제2조 제4항).

의료유사행위는 의료행위보다 비교적 위험성이 경미하기 때문에 시술자의 업무범위 내지 시술법에는 스스로 제한이 있다. 먼저, 시술자는 외과수술을 행하거

---

197) 대법원 2011.7.14. 선고 2010도1444 판결 참조.

나 약품을 투여하거나 그러한 지시 등의 행위를 하여서는 안 된다(간호조무사등규칙 제2조 제5항). 이는 의료인만이 행할 수 있는 의료행위이기 때문에 이러한 규정은 주의적(注意的) 규정에 지나지 않는다. 이에 위반한 행위에 대하여 벌칙이 정하여져 있지 않은 이유는 시술자가 이러한 행위를 행하면 의료법위반, 즉 무면허의료행위(의료법 제27조 제1항)으로 처벌되기 때문이다. 다음으로, 진단 또한 의사가 행하여야 할 의료행위이기 때문에 시술자의 시술을 위한 진찰도 경혈을 정하기 위한 한도내에서만 가능하다고 해석해야 한다. 이미 언급한 바와 같이, 현행법상 침·구시술을 위하여는 한의사의, 접골시술을 위하여는 의사(정형외과)의 면허를 받아야 하고, 이러한 시술이 의료행위에 속하게 됨은 당연하다. 다만, 구법제하에서 이미 침사(鍼士), 구사(灸士), 접골사(接骨士)의 자격을 부여받았던 사람들에 대하여만 그들의 기득권을 인정하여 의사 또는 한의사가 아님에도 불구하고 침·구·접골시술에 한정된 의료행위를 할 수 있게 하였고 이들을 여전히 의료유사업자라고 하고(의료법 제81조), 침·구·접골시술을 의료유사행위라고 부르고 있다.[198] 따라서 한의사, 침사, 구사가 아닌 자가 침·구시술을 하거나, 의사 또는 접골사가 아닌 자가 접골시술을 하게 되면 무면허의료행위에 해당된다.

4. 안마사

(1) 업무범위

안마사는 무면허의료행위의 금지(의료법 제27조)에도 불구하고 안마업무를 할 수 있다(의료법 제82조 제2항). 다만, 안마사의 업무는 안마·마사지·지압 등 각종 수기요법(手技療法)이나 전기기구의 사용, 그 밖의 자극요법으로 인체에 물리적 시술행위를 하는 것에 그치도록 하고 있다(안마사에 관한 규칙 제2조).

(2) 의료행위와의 구별

문제는 안마행위와 의료행위의 구별한계에 있다. 그것은 단순한 피로회복에 그치느냐 아니면 질병의 치료행위에까지 나아가느냐에 따라 결정된다고 해야 한다.[199] 질병의 치료행위에까지 이른다면 그것은 보건위생상 위해가 발생할 우려가 있는 의료행위라고 해야 하기 때문이다. 따라서 피하의 경혈에 대한 침시술행위는

198) 이상완(의료사범의 이론과 실태), 36쪽.
199) 대법원 2002.6.20. 선고 2002도807 전원합의체 판결.

안마의 보조요법으로서 물리적 시술행위인 자극요법에 포함되지 않고 안마사의 침술행위는 무면허의료행위가 된다. 그러나 근육통을 호소하는 손님들에게 엄지손가락과 팔꿈치 등을 사용하여 근육이 뭉쳐진 허리와 어깨 등의 부위를 누르는 방법으로 근육통을 완화시켜 준 행위는 의료행위에 해당하지 않는다.[200] 판례도 '안마행위'라 함은 "국민의 건강증진을 목적으로, 손이나 특수한 기구로 몸을 주무르거나, 누르거나, 잡아당기거나, 두드리거나 하는 등의 안마, 마사지 또는 지압 등 각종 수기요법과, 전기기구의 사용, 그 밖의 자극요법에 의하여 인체에 대한 물리적 시술을 하여 혈액의 순환을 촉진시킴으로써 뭉쳐진 근육을 풀어주는 등에 이를 정도의 행위"라고 풀이하고 있고,[201] '수기요법'이란 "안마 · 마사지 · 지압 등 명칭에 불구하고 손으로 사람의 근육 · 관절 · 피부 등 신체 부위를 두드리거나 주무르거나 문지르거나 누르거나 잡아당기는 등의 방법으로 혈액순환을 촉진시키고 근육을 풀어줌으로써 통증 등 증상의 완화 · 건강증진 · 피로회복 등을 도모하기 위한 물리적인 시술을 통칭하는 것"이라고 하고 있다.[202]

(3) 무자격안마행위

안마사의 업무는 안마행위에 그치고 의료행위에 나아가지 않는 것이지만, 의료법은 안마사의 자격인정을 받지 아니하고 영리를 목적으로 안마를 한 자에 대하여는 3년 이하의 징역이나 3천만원 이하의 벌금에 처하고 있다(의료법 제88조). 판례는 이발소에서의 안마행위는 의료법상 무자격 안마영업에 해당하고,[203] 엄지손가락과 손바닥을 이용하여 피부나 뭉쳐 있는 근육을 잡아당기거나 문지르거나 누르는 방법으로 자극을 주어 근육을 풀어주는 이른바 스포츠마사지는 안마사의 업무한계인 각종 수기요법에 해당한다고 하고 있다.[204] 비록 스포츠마사지 교육과정을 수료하여 수료증을 취득하고 세무서에 사업자등록까지 하였다 하여 의료법이 금지하고 있는 안마사 자격인정 없는 안마행위까지 허용되는 것은 아니기 때문이라고 한다.[205] 그러나 마사지업소에서 종업원이 대가를 받고 손님들의 몸을 손으로 문지르는 등의 행위가 사실관계 등에 비추어 윤락행위를 위하여 성적 흥분을 일으키

200) 대법원 2000.2.22. 선고 99도4541 판결.
201) 대법원 2001.6.1. 선고 2001도1568 판결; 대법원 2009.5.14. 선고 2007도5531 판결.
202) 대법원 2004.1.29. 선고 2001도6554 판결.
203) 대법원 2004.1.29. 선고 2001도6554 판결.
204) 대법원 2004.1.27. 선고 2000도2977 판결.
205) 대법원 2004.1.27. 선고 2000도2977 판결.

게 하는 행위이지 안마행위에는 해당하지 않는다고 하고 있다.[206]

5. 정신건강전문요원

정신건강전문요원의 업무의 범위, 자격 · 등급에 관하여 필요한 사항은 대통령령으로 정하도록 하고 있다(정신건강복지법 제17조 제8항). 대통령령이 정하는 정신건강전문요원의 업무범위는 다음과 같다(정신건강복지법 시행령 제12조 제2항 별표2).

첫째, 공통업무이다. 즉, ① 정신재활시설의 운영, ② 정신질환자등의 재활훈련, 생활훈련 및 작업훈련의 실시 및 지도, ③ 정신질환자등과 그 가족의 권익보장을 위한 활동 지원, ④ 법 제44조제1항에 따른 진단 및 보호의 신청, ⑤ 정신질환자등에 대한 개인별 지원계획의 수립 및 지원, ⑥ 정신질환 예방 및 정신건강복지에 관한 조사 · 연구, ⑦ 정신질환자등의 사회적응 및 재활을 위한 활동, ⑧ 정신건강증진사업등의 사업 수행 및 교육 및 ⑨ 그 밖에 제1호부터 제8호까지의 규정에 준하는 사항으로 보건복지부장관이 정하는 정신건강증진 활동이다.

둘째, 개별업무이다. ① 정신건강임상심리사의 업무는 정신질환자 등에 대한 심리 평가 및 심리 교육과 정신질환자등과 그 가족에 대한 심리 상담 및 심리 안정을 위한 서비스 지원이다. ② 정신건강간호사의 업무는 정신질환자등의 간호 필요성에 대한 관찰, 자료수집, 간호 활동과 정신질환자등과 그 가족에 대한 건강 증진을 위한 활동의 기획과 수행이다. ③ 정신건강사회복지사의 업무는 정신질환자등에 대한 사회서비스 지원 등에 대한 조사와 정신질환자등과 그 가족에 대한 사회복지서비스 지원에 대한 상담 · 안내이다.

6. 보건진료전담공무원

보건진료전담공무원은 무면허의료행위의 금지규정(의료법 제27조)에도 불구하고 근무지역으로 지정받은 의료취약지역에서 대통령령으로 정하는 경미한 의료행위를 할 수 있다(농어촌의료법 제19조).

보건진료전담공무원의 의료행위의 범위는 다음과 같다(농어촌의료법 시행령 제14조 제1항). 즉, ① 질병 · 부상 상태를 판별하기 위한 진찰 · 검사, ② 환자의 이송, ③ 외상 등 흔히 볼 수 있는 환자의 치료 및 응급 조치가 필요한 환자에 대한 응급처치, ④ 질

206) 대법원 2001.6.1. 선고 2001도1568 판결.

병 · 부상의 악화 방지를 위한 처치, ⑤ 만성병 환자의 요양지도 및 관리, ⑥ 정상분만 시의 분만 도움, ⑦ 예방접종 또는 ⑧ ①부터 ⑦까지의 의료행위에 따르는 의약품의 투여가 그것이다. 보건진료전담공무원은 의료행위를 할 때에는 보건복지부장관이 정하는 환자 진료지침에 따라야 한다(농어촌의료법 시행령 제14조 제3항).

한편, 보건진료전담공무원은 의료행위 외에 다음의 업무를 수행한다(농어촌의료법 시행령 제14조 제2항). 즉, ① 환경위생 및 영양개선에 관한 업무, ② 질병예방에 관한 업무, ③ 모자보건에 관한 업무, ④ 주민의 건강에 관한 업무를 담당하는 사람에 대한 교육 및 지도에 관한 업무 및 ⑤ 그 밖에 주민의 건강증진에 관한 업무가 그것이다.

7. 약사 · 한약사

(1) 약 사

1) 조제행위의 독점

약사법은 약사 및 한약사가 아니면 의약품을 조제할 수 없으며, 약사 및 한약사는 각각 면허의 범위에서 의약품을 조제하여야 한다고 하여 약사 및 한약사의 조제행위독점권에 관하여 규정하고 있다(약사법 제23조 제1항 본문). 조제란 일정한 처방에 따라서 두 가지 이상의 의약품을 배합하거나 한 가지 의약품을 그대로 일정한 분량으로 나누어서 특정한 용법에 따라 특정인의 특정된 질병을 치료하거나 예방하는 등의 목적으로 사용하도록 약제를 만드는 것을 말한다(약사법 제2조 제11호). 따라서 타인에 의한 처방에 따라 한약을 혼합하여 특정인의 특정된 질병에 대한 약제를 만드는 것도 일반적으로는 조제의 개념에 포함된다.[207)]

다만, 약학을 전공하는 대학의 학생은 보건복지부령으로 정하는 범위에서 의약품을 조제할 수 있다(약사법 제23조 제1항 단서). 약사 또는 한약사가 의약품을 조제할 때에는 약국 또는 의료기관의 조제실(한국희귀 · 필수의약품센터에 설치된 조제실을 포함한다)에서 하여야 한다(약사법 제23조 제2항 본문). 다만, 시장 · 군수 · 구청장의 승인을 받은 경우에는 예외로 한다(약사법 제23조 제2항 단서). 의료기관의 조제실에서 조제업무에 종사하는 약사는 처방전이 교부된 외래환자를 위하여 의약품을 조제하여서는 아니된다(약사법 제23조 제7항).

---

207) 대법원 2006.2.24. 선고 2005두2322 판결; 대법원 1991.12.10. 선고 91도2348 판결.

2) 의약의 분업

① 의약분업의 원칙

의약분업이란 '진료는 의사에게, 약은 약사에게'라는 표어로 표현되듯이, 의사와 약사의 전문성에 따라 진단과 처방은 의사에게 맡기고 처방된 의약품을 조제하는 것은 약사에게 맡기는 제도를 말한다. 의약분업의 원칙에 관한 법적 근거는 약사법에 있다. 약사법에 의하면 "의사 또는 치과의사는 전문의약품과 일반의약품을 처방할 수 있고, 약사는 의사 또는 치과의사의 처방전에 따라 전문의약품과 일반의약품을 조제하여야 한다"고 하여 의약분업의 원칙을 명문으로 규정하고 있다(약사법 제23조 제3항 본문).

② 의약분업의 예외

의약분업의 원칙을 관철할 수 없는 경우에는 그 예외로서 의사에게는 조제권을, 약사에게도 처방권을 상호 인정할 수밖에 없다. 우선, 약사법은 약사에게 처방전 없는 조제권을 인정하고 있다. 즉, 약사법에 따르면 ① 의료기관이 없는 지역에서 조제하는 경우, ② 재해가 발생하여 사실상 의료기관이 없게 되어 재해 구호를 위하여 조제하는 경우, ③ 감염병이 집단으로 발생하거나 발생할 우려가 있다고 보건복지부장관 또는 질병관리청장이 인정하여 경구용(經口用) 감염병 예방접종약을 판매하는 경우 또는 ④ 사회봉사 활동을 위하여 조제하는 경우 중 어느 하나에 해당하면 약사는 의사 또는 치과의사의 처방전 없이 조제할 수 있다(약사법 제23조 제3항 단서).

다음으로, 약사법은 의사와 치과의사에게도 직접 조제권을 인정하고 있다. 의사 또는 치과의사로 하여금 일정한 사유가 있는 경우에는 직접 조제할 수 있도록 허용하고 있다(약사법 제23조 제4항). 즉, ① 약국이 없는 지역에서 조제하는 경우, ② 재해가 발생하여 사실상 약국이 없게 되어 재해 구호를 위하여 조제하는 경우, ③ 응급환자 및 조현병(調絃病) 또는 조울증 등으로 자신 또는 타인을 해칠 우려가 있는 정신질환자에 대하여 조제하는 경우, ④ 입원환자, 감염병예방법에 따른 감염병환자 중 콜레라·장티푸스·파라티푸스·세균성이질·장출혈성대장균감염증·A형간염환자 및 사회복지사업법에 따른 사회복지시설에 입소한 자에 대하여 조제하는 경우(사회복지시설에서 숙식을 하지 아니하는 자인 경우에는 해당 시설을 이용하는 동안에 조제하는 경우만 해당한다), ⑤ 주사제를 주사하는 경우, ⑥ 감염병 예방접종약·진단용 의약품 등 보건복지부령으로 정하는 의약품을 투여하는 경우, ⑦ 지역보건법에 따른 보건소 및 보건지소의 의사·치과의사가 그 업무(보건소와 보건복지부장관이 지정하는 보건지소의 지역 주민에 대한 외래 진료 업무는 제외한다)로서 환자에 대하여 조제하는 경우, ⑧ 국가유공자법에 따른 상이등급 1급부터 3급까지에 해당하는 자, 5·18유공자법에 따른 5·18민주화운동 부상자 중 장해등급 1급부터 4급까지에 해당하는 자, 고엽제법에 따른 고도장애인, 장애인복지 관련 법령에 따른 1급·2급 장애인 및 이에 준하는 장애인, 파킨슨병 환자 또는 한센병 환자에 대하여 조제하는 경우, ⑨ 장기이식을 받은 자에 대하여 이에 관련된 치료를 하거나 후천성 면역결핍증 환자에 대하여 해당 질병을 치료하기 위하여 조제하는 경우, ⑩ 병역의무를 수행 중인 군인·의무경찰과 형집행법 및 군형집행법에 따른 교정시설, 보호소년법에 따른 보호소년 수용시설 및 출입국관리법에 따른 외국인 보호시설에 수용 중인 자에 대하여 조제하는 경우, ⑪ 결핵예방법에 따라 결핵치료제를 투여하는 경우(보건소·보건지소 및 대한결핵협회 부속의원만 해당한다), ⑫ 사회봉사 활동을 위하여 조제하는 경우, ⑬ 국가안전보장에 관련된 정보 및 보안을 위하여 처방전을 공개할 수 없는 경우 또는 ⑭ 그 밖에 대통령령으로 정하는 경우가 그것이다.

(2) 한약사

1) 조제행위의 독점

약사 및 한약사가 아니면 의약품을 조제할 수 없으며, 약사 및 한약사는 면허의 범위에서 의약품을 조제하여야 한다고 규정하고 있다(약사법 제23조 제1항 본문). 약사와 한약사의 조제행위독점권을 명문으로 규정하고 있는 것이다. 다만, 시장·군수·구청장의 승인을 받은 경우에는 한약사의 조제행위독점권에 대한 예외로 한다(약사법 제23조 제2항 단서). 한약사가 의약품을 조제할 때에는 약국 또는 의료기관의 조제실(한국희귀·필수의약품센터에 설치된 조제실을 포함한다)에서 하여야 한다(약사법 제23조 제2항 본문).

2) 의약분업의 미실시

약사법은 한약사가 한약을 조제할 때에는 한의사의 처방전에 따라야 한다고 하여 한방에 있어서도 의약분업의 원칙을 명문으로 규정하고 있다(약사법 제23조 제6항 본문). 그럼에도 불구하고 약사법은 보건복지부장관이 정하는 한약 처방의 종류 및 조제 방법에 따라 조제하는 경우에는 한의사의 처방전 없이도 조제할 수 있다고 하여 한방의약분업에 대한 예외에 관하여도 동시에 명문으로 규정하고 있다(약사법 제23조 제6항 단서). 문제는 한방의료에 있어서의 현실이 예외쪽에 가깝다고 하는 점에 있다. 다시 말해서, 한방에 있어서는 아직 의약분업의 원칙이 철저히 시행되고 있지 않다고 할 수 있다.

제 4 절 의료종사자의 권리와 의무

Ⅰ. 서 설

1. 권리와 의무의 의의

의료인의 권리와 의무는 2가지로 대별할 수 있다. 하나는 행정주체로서의 국가에 대한 관계에서 발생하는 공법상(公法上)의 권리와 의무이고, 다른 하나는 일반인, 즉 환자에 대한 관계에서 발생하는 사법상(私法上)의 권리와 의무이다. 의사법(醫事法)이 사회법으로서 공법상의 속성과 사법상의 속성을 모두 가지는 결과라고 할 수 있다. 공법상의 권리와 의무는 반드시 법률에 규정되어야 발생하는 것이다. 이에 반하여 사법상의 그것은 법률의 규정에 의하여 발생하는 것도 있지만, 주로 사인간(私人間)의 계약의 의하여 발생하는 것이고 이를 계약상의 권리와 의무라고도 할 수 있다.

공법상의 권리 · 의무와 사법상의 권리 · 의무의 상호관계를 보면 다음과 같다. 예컨대, 의료법의 규정에 의하여 의료인에게는 진료기록부 등의 작성 및 보존의무가 부과되어 있다. 이는 공법상의 의무로서 이를 이행하지 않는 의료인에게는 국가에 의하여 벌이 과하여진다. 그러나 환자에게 진료기록부 등의 기재 및 보존을 요구할 수 있는 사법상의 권리를 부여한 것은 아니다. 물론 공법상의 의무를 의료인이 이행함에 의하여 결과적으로 환자의 질병기록이 확보되는 것으로 된다. 이와 같이 권리와 의무의 밖에 있는 자가 받는 이익을 '반사적 이익'(反射的 利益)이라고 한다. 이에 반하여, 계약을 체결하여 입원가료(入院加療)를 받고 있는 환자에 대하여는 의료인은 필요한 진료에 해당하는 의무를 부담하고, 그것을 이행하지 않는 경우에는 그 환자에 대하여 손해를 배상하지 않으면 안 된다. 이와 같이 2종류의 권리와 의무의 성격은 다르지만, 양자는 상호 밀접한 관계에 있다. 사법상의 관계는 통상 공법상의 관계를 대전제로 하고 있기 때문에 공법상의 의무불이행의 결과 계약상의 관계에도 파탄이 초래되어 사법상의 손해배상책임이 발생하는 경우도 있다. 앞의 예에서 보면 진료기록부 등을 기재하지 않았기 때문에 과하여지는 벌금 또는 업무정지 등의 처분과는 별도로 만약 진료기록부 등의 불비(不備)로 인하여 약제가 중복 사용되고 환자가 사망하였다면 진료기록부 등을 작성하지 않은 것을 과실로 하여 사망에 대한 손해배상책임이 발생할 수 있다. 따라서 의료인은 여러 가지의 법의 목적과 그 곳에서 문제되는 권리와 의무를 명확히 인식할 필요가 있다.

2. 의료종사자의 권리

의료법상 의료인의 권리로서 열거할 수 있는 것은 다음과 같은 정도이다. 의료법은 ① 의료행위에 대하여는 누구든지 이에 간섭하지 못하도록 하고 있으며(의료법 제12조 제1항), ② 누구든지 의료기관의 의료용시설, 기재·약품 기타의 기물 등을 파괴·손상하거나 의료기관을 점거하여 진료를 방해하여서는 아니 되며, 이를 교사 또는 방조할 수 없도록 하고 있다(의료법 제12조 제2항). 또 ③ 의료인의 의료업무에 필요한 기구·약품 기타 재료는 이를 압류할 수 없고(의료법 제13조), ④ 의료인은 의료행위를 위하여 필요한 기구·약품 기타 시설 및 재료에 대하여 우선적으로 공급받을 권리를 가질 뿐만 아니라(의료법 제14조 제1항), ⑤ 이의 권리에 부수되는 물품·노력과 교통수단에 대하여도 우선적 권리를 보유하도록 하고 있다(의료법 제14조 제2항).

위에서 '진료를 방해할 목적으로 의료기관을 점거한 자'란 입법취지에 비추어 볼 때 통상 진료실이나 병실을 사실상 지배하여 의료인의 진료를 방해할 수 있는 정도의 물리적 지배를 하는 자를 의미한다고 할 것이다. 그러나 반드시 의료기관을 완전히 점거한 자만을 지칭하는 것은 아니고 진료를 방해할 목적으로 진료실이나 병실에서 유형, 무형의 실력행사와 그 외의 방법으로 진료행위를 하려고 하는 의료인의 의료행위를 방해했다면 그와 같은 경우도 '의료기관을 점거한 자'에 해당한다고 해석해야 할 것이다.[208] 또 압류를 허용하지 않는 권리는 채권자의 일반담보로 할 수 없는 것이어서 채권자대위권의 목적이 될 수 없다고 할 것이나, 국가배상법 제4조(법률 제1899호)가 같은 법 제3조의 규정에 의한 국가배상을 받을 권리의 양도나 압류를 허용하지 않는 것은 배상청구권자를 보호하기 위한 것이고, 특히 그 중 신체의 침해로 인한 치료비 청구권의 압류를 금지하는 취지는 이를 금지함으로써 피해자로 하여금 그 상해를 치료하기 위한 치료비 채권을 확보할 수 있게 하여 피해의 구제에 만전을 기하려는 뜻이라고 할 것이니 이러한 위 법조의 취지에 비추어 보면 그 상해를 치료한 의료인이 피해자에 대한 그 치료비 청구권에 기하여 피해자의 국가에 대한 같은 치료비 청구권을 압류하는 경우에도 이것이

---

208) 대법원 1980.9.24. 선고 79도1387 판결.

금지되는 것은 아니라고 풀이하여야 할 것이고(그렇지 않다면 의료인이 국가에 대한 압류 또는 채권자대위권행사에 의하여 치료비채권을 만족시킬 수 있는 길이 막히므로 위 법조의 본래의 취지와는 달리 오히려 자력없는 피해자가 상해를 치료받을 수 있는 기회를 봉쇄하는 것이 된다), 따라서 이러한 의료인이 이러한 치료비 청구권에 기하여 국가에 대한 피해자의 같은 치료비 청구권을 대위행사하는 것은 위 법조의 규정에 불구하고 허용된다고 하여야 할 것이다.[209] 이와 같은 의료종사자의 권리는 모두 의료인 또는 의료기관에 대한 특혜가 아니라 환자의 치료를 위한 조치라는 점에 그 근거가 있다.

3. 의료종사자의 의무

의료인으로서의 권리와 의무에 대하여는 의료법을 비롯한 보건의료관계법률에서 따로 정하고 있다. 예컨대, 보건의료기본법은 (보건)의료인의 의무와 권리에 대하여 규정하고 있다(보건의료기본법 제5조, 제6조 참조). 의료법도 의료인의 권리(의료법 제12조부터 제14조까지)와 의료인의 의무(의료법 제15조부터 제26조까지)에 대하여 규정하고 있다. 다만, 의료인으로서의 권리와 의무에 대한 규정들은 의료행위에 대한 독점권의 부여와 의료인 직무의 공공성(公共性)을 이유로 권리보다는 의무를 강조하는 의무본위(義務本位)로 되어 있는 것이 큰 특징이다.[210] 의료인이 의료행위를 행함에 있어서 준수하여야 할 법률상의 의무를 의료인의 의무라고 한다면, 이미 본 바와 같이, 그것은 그 성질에 따라 행정주체로서의 국가에 대하여 지는 공법상(公法上)의 의무와 일반인인 환자에 대하여 부담하는 사법상(私法上)의 의무로 나눌 수 있다. 그밖에 의료인의 의무는 그 구별기준에 따라 다양하게 분류할 수 있겠으나, 아래에서는 의료법이 특별히 정하고 있는 의료인의 의무에 한정하여 살펴보기로 한다.

의료법은 의료인이 의료행위시에 지켜야 할 공법상의 의무에 대하여 규정하고 있다. 예컨대, 진료의무(의료법 제15조), 진단서 등의 작성 · 교부의무(의료법 제17조), 처방전의 작성 · 교부의무(의료법 제18조), 의약품정보의 확인의무(의료법 제18조의2), 정보누설금지의무(의료법 제19조, 제21조), 태아의 성감별행위 등의 금지의무(의료법 제20조), 진료기록부 등의 작성 · 보존의무(의료법 제22조), 진료기록의 송부의무 등(의료법 제21조의2), 부당한 경제적 이익 등의 취득금지의무(의료법 제23조의5), 요양방법

209) 대법원 1981.6.23. 선고 80다1351 판결.

210) 주호노, "의료인의 의무(I)," 『대한의사협회지』 제45권 제1호, 대한의사협회, 2002.1, 100쪽.

의 지도의무(의료법 제24조), 의료행위에 관한 설명의무(의료법 제24조의2), 취업상황 등의 신고의무(의료법 제25조), 변사체의 신고의무(의료법 제26조), 보수교육을 받을 의무(의료법 제30조 제3항) 및 광고의 제한(의료법 제56조, 제57조) 등이 그것이다. 이 중의 몇 가지는 환자에 대한 계약상의 의무로서 거론되는 것도 있다.[211]

의료행위의 내용에 대하여는 의료법 또는 다른 법령에 특히 규정된 경우를 제외하고는 누구든지 이에 간섭하지 못하는 것이 원칙이다(의료법 제12조 제1항). 의료행위는 의료인의 자주성, 자유재량성을 그 핵심으로 하고 있어 법률 등에 의한 사전(事前)의 획일적 규제에 친숙하지 않기 때문이다. 다만, 이와 관련하여 의료법은 '보건복지부장관 또는 시ㆍ도지사는 보건의료정책을 위하여 필요하거나 국민보건에 중대한 위해(危害)가 발생하거나 발생할 우려가 있으면 의료기관이나 의료인에게 필요한 지도와 명령을 할 수 있다'고 규정하고 있다(의료법 제59조 제1항). 이는 국가가 의료행위의 내용에 관여하고, 획일적ㆍ법칙적으로 단속할 수 있는 법적 근거가 될 수 있음을 의미한다.

Ⅱ. 의료행위의 의무

1. 서 언

의료인에게는 통상 의료행위의 의무가 인정된다고 할 수 있다. 이는 보건의료기본법상 "보건의료인은 보건의료서비스의 제공을 요구받으면 정당한 이유없이 이를 거부하지 못한다"고 한 보건의료서비스제공의무에 대한 규정(보건의료기본법 제5조 제2항)과 "보건의료인은 적절한 보건의료서비스를 제공하기 위하여 필요하면 보건의료서비스를 받는 자를 다른 보건의료기관에 소개하고 그에 관한 보건의료자료를 다른 보건의료기관에 제공하도록 노력하여야 한다"고 한 전원의무에 관한 규정(보건의료기본법 제5조 제3항)과 그 맥락을 같이하는 것이다. 다만, 여기에서 의료행위의 의무는 의료법을 중심으로 한 의무, 즉 진료거부금지의무를 필두로 하여 응급의료의무, 요양방법지도의무 및 전원의무와 같이 의료행위의 제공에 한정되는 개념으로 파악하고자 한다.

211) 예컨대, 독일에서는 진료기록작성의무가 계약상의 부수의무로서 인정되는 경우도 있다고 한다(村山淳子, "醫療契約論-その實體的解明-,"『西南學院大學法學論集』 38卷 2号, 西南學院大學, 2005.10, 각주91) 참조).

2. 진료거부금지의무

(1) 의 의

의료법은 "의료인 또는 의료기관개설자는 진료나 조산 요청을 받으면 정당한 사유 없이 거부하지 못한다"고 하여(의료법 제15조 제1항) 소위 진료거부금지의무(診療拒否禁止義務) 내지 진료인수의무(診療引受義務)에 대하여 규정하고 있다. 이에 위반한 의료기관에 대하여는 시정명령을 할 수 있고(의료법 제63조 제1항), 위반한 자에 대하여는 1년 이하의 징역 또는 1천만원 이하의 벌금에 처한다(의료법 제89조 제1호).

진료거부금지의무는 의료인 또는 의료기관개설자가 처음으로 진료 또는 조산의 요구를 받은 때에 이에 응할 진료개시의무(診療開始義務)와 이미 개시된 진료 또는 조산을 중단해서는 안 된다는 계속진료의무(繼續診療義務)를 포함하는 개념이다.[212)]

한편, 의료법은 "의료인은 응급환자에게 응급의료에 관한 법률에서 정하는 바에 따라 최선의 처치를 하여야 한다"(의료법 제15조 제2항)고 규정하여 의료인의 응급환자에 대한 최선의 처치의무에 대하여도 규정하고 있다. 이에 대하여는 이를 넓은 의미에서의 응급의료의무에 포함시켜 후술하기로 한다.

(2) 법적 성질

진료거부금지의무는 의료인 또는 의료기관개설자가 환자 개인에 대하여 부담하는 사법상(私法上)의 의무가 아니라, 국가에 대하여 부담하는 공법상(公法上)의 의무로 이해되고 있다.[213)] 국가가 면허제도를 통하여 의료인에게 의료행위의 독점권을 부여하는 대신 환자의 진료를 거절하지 못하도록 강제하는 공법상의 의무이다. 따라서 국가가 정책적으로 의료인에게 진료인수 내지 진료계약체결을 강제할 수 있을 뿐이고, 환자 개인이 이 규정을 근거로 직접 의료인에 대하여 진료를 받을 권리 내지 진료계약체결청구권을 취득하는 것은 아니다.

의료인이 진료거부금지의무에 위반한 경우 공법상의 제재가 문제될 뿐이고, 환자가 사실상 진료를 받을 수 있는 것은 의료인의 공법상 의무로부터 발생하는 반사적 이익(反射的 利益)에 불과하다.[214)] 다만, 진료거부금지의무를 공법상의 의무라

---

212) 주호노, "의료인의 의무(I)," 102쪽.

213) 주호노, "의료인의 의무(I)," 102쪽 참조; 이보환, "의료과오로 인한 민사책임의 법률적 구성," 법원행정처(의료사고에 관한 제문제), 21쪽; 이상완(의료사법의 이론과 실태), 61쪽.

고 하는 경우에도 그 구체적 성질에 대하여는 견해가 대립하고 있다. 첫째, 의료인의 직업윤리를 규정한 훈시규정으로 해석하는 견해이다. 이 견해에 의하면 진료거부금지의무는 의료인의 직업윤리상의 의무이기 때문에 본래 법률에 의하여 강제되어야 할 성질의 것이 아니라 의료인의 양심에 맡겨져야 할 부분이지만, 의료인의 직무의 공공성을 고려하여 공법상의 의무로 규정한 것이라고 한다. 둘째, 국민의 기본권으로서 헌법상 보장된 건강권(헌법 제36조 제3항)과 '국민보건의 향상을 이루고 국민의 건강한 생활확보에 이바지'라는 의료인의 사명(의료법 제2조 제2항)을 근거로 진료거부금지의무를 국민의 건강권을 구체적으로 보장하기 위한 규정이라고 해석하는 견해이다. 이 외에도 셋째, 진료거부금지의무를 법적 의무에서 윤리적 의무로 전환해야 한다는 견해도 주장되고 있다.[215)]

생각건대, 처벌규정이 없어 진료거부금지의무에 관한 규정을 훈시규정으로 이해하고 있는 일본의 경우와는 달리, 명문으로 시정명령과 벌칙을 규정하여 형사처벌하고 있는 우리나라의 의료법에 있어서는 진료거부금지의무에 관한 규정을 단순히 훈시규정으로 해석하는 견해에는 무리가 있다고 해석된다.

(3) 내 용

1) 주 체

진료거부금지의무를 지는 자는 의료인 또는 의료기관 개설자이다. 2016년 12월 개정 의료법에서 의료기관 개설자가 추가되었다.[216)] 의료인이란 의사·치과의사·한의사·조산사 및 간호사를 말한다(의료법 제2조 제1항 참조).

판례에 의하면 침술사는 의료인에 포함되어 있지 않다고 하고 있다.[217)] 그러나 이는 타당하지 않다고 해야 한다. 침사·구사·접골사, 즉 의료유사업자에게는 의료인에 관한 규정이 준용되고 있기 때문이다(의료법 제81조 제2항). 따라서 의료인에는 의료유사업자가 포함되어 있다고 하는 것이 타당하다.[218)] 그러나 이에 관한 준용규정이 없

---

214) 주호노, "의료인의 의무(Ⅰ)," 102쪽 참조.

215) 진료거부금지의무를 법적 의무로 규정한 의료법에 대한 비판으로서는 대한의사협회, 『의료분쟁의 이해』, 법문사, 2009, 27~28쪽; 이상돈, 진료거부와 응급의료거부－이론, 정책, 도그마틱－, 법학논집, 고려대 법학연구원 제33집, 1997, 501쪽 참조. 이 견해는 의사와 환자의 관계를 각각의 입장을 고려한 구조로 변경하거나 적어도 현행 조항의 정당한 이유를 최대한 확장해석함으로써 같은 결과를 얻도록 해야 한다고 주장하고 있다. 나아가 이 견해는 진료거부금지의무를 윤리적 의무로 해야 한다고 주장하고 있다.

216) 의료법 2016.12.20. 일부개정 법률 제14438호 2016.12.20. 시행.

217) 대법원 1982.4.27. 선고 81도2151 판결.

는 안마사는 제외된다고 해석해야 하기 때문에 안마시술을 거부한다 해도 진료거부로는 되지 않는다.[219)]

문제는 간호조무사의 경우에 있다. 의료법은 간호조무사가 간호보조업무에 종사하는 경우에는 간호사에 관한 규정을 준용하도록 하고 있었으나, 2015년 개정법에는 준용규정을 신설하여 제15조에 관한 준용을 규정하지 않고 있다(의료법 제80조의3).[220)] 진료거부금지의무를 부담하는 의료인의 범위는 진료에 종사하는 의료인만으로 한정하는 것이 타당하다. 진료에 종사하는 의료인이라 함은 의료행위를 행하는 의료인을 의미한다. 개업의(開業醫)이든 고용의(雇傭醫)이든 묻지 않는다. 따라서 질병 등으로 휴업중인 의료인, 대학 · 연구소 등에서 기초의학 · 병리학 · 법의학 기타 학문의 연구와 교육에만 종사하는 의료인, 행정에 종사하는 의료인 등 어떤 식으로든 간에 실질적으로 진료에 종사하고 있지 않은 의료인은 이에 포함되지 아니한다.[221)] 한편, 의료기관 개설자에 관하여는 후술하는 시설론에서 고찰하기로 한다.

2) **행 위**

진료 또는 조산의 요구를 거부하는 것이다. 요구는 진료거부죄가 성립하기 위한 제1의 요건이다. 진료거부금지의 의료법위반죄가 성립하려면 우선 환자측의 진료 또는 조산의 요구가 선행되어야 하기 때문이다. 따라서 진료 또는 조산의 요구가 없는 경우에는 당연히 진료거부금지의무가 발생하지 아니한다. 단순히 내심의 불만을 표시하는 것만으로는 요구가 있었다고 할 수 없다. 예컨대, 전원된다는 것을 알고 통증을 호소하면서 여기서 수술을 받게 하지 어디로 데려가는 것이냐고 말하는 등 불만을 표시하는 발언은 이미 결정된 이송방침에 따르면서 내심의 불만스러움을 표시한 것에 불과하고 이송을 거부하면서 수술할 것을 요구한 것이라고는 보기 어렵다.[222)] 또 의료인측에서 환자운반용 침대를 가지고 환자가 타고 있는 택시 옆으로 가서 환자를 응급실로 옮기려던 차에 환자측에서 환자를 택시에서 내리는 등의 조치를 취하지 아니하고 보험처리가 되지 않을 경우에 소요되는 비용, 절차 등에 관하여 물어보았다면 그 당시로 보아서는 환자측의 진료요구행위가 있었다고 단정하기 어렵고 따라서 의료인측이 위 환자측이 보험치료

218) 이상완(의료사범의 이론과 실태), 62쪽; 주호노, "의료인의 의무(I)," 102쪽.
219) 이상완(의료사범의 이론과 실태), 62쪽; 주호노, "의료인의 의무(I)," 102쪽.
220) 의료법 2015.12.29. 일부개정 법률 제13658호 2016.9.30. 시행. 다만, 부칙에 의하여 이 개정규정은 2017년 1월 1일부터 시행되도록 하고 있다(부칙 제1조 참조).
221) 주호노, "의료인의 의무(I)," 103쪽.
222) 대법원 2000.9.8. 선고 99다48245 판결.

가 되는 병원을 찾는 것으로 생각하고 이에 관해 대답을 하자 더 이상 보험치료가 아닌 일반환자로라도 치료를 해 달라고 요청하지 아니하고 다른 병원으로 갔다면 의료인측의 행위를 진료거부행위라고 보기는 어렵다고 할 수 있다.[223)]

진료거부죄가 성립하기 위한 제2의 요건으로서 진료의 거부란 의료인 또는 의료기관이 환자를 진료할 수 있는 필요한 인력과 시설 등을 갖추고 있음에도 불구하고 정당한 이유 없이 진료를 거부하거나 진료를 하지 않는 행위를 뜻한다. 예컨대, 일단 진료한 환자의 상태를 보아 의사가 의학적인 판단에 따라 퇴원 또는 다른 의료기관으로 진료를 권유하는 행위만으로 진료거부로 보기는 어려울 수 있다.[224)] 또 진료거부금지의무는 이미 언급한 바와 같이 의료인 또는 의료기관개설자가 처음으로 진료 또는 조산의 요구를 받은 때에 이에 응할 진료개시의무(診療開始義務)와 이미 개시된 진료 또는 조산을 중단해서는 안 된다는 계속진료의무(繼續診療義務)를 포함하는 개념이다. 따라서 이미 진료 또는 조산을 개시하여 진료 또는 조산 중인 경우에 진료 또는 조산의 요구가 존재하는 한 계속진료의무가 유지되고 있기 때문에 진료 또는 조산을 중단하게 되면 진료거부에 해당한다고 할 수 있다.

3) 정당한 사유

진료거부에 '정당한 사유'가 있는 때에는 진료거부금지의 의료법위반죄가 성립하지 않는다. 진료인수거부의 의료법위반죄가 성립하려면 의료인측에게는 환자측의 진료 또는 조산의 요구를 거부할 만한 '정당한 사유'가 존재하지 않아야 하기 때문이다(의료법 제15조 제1항). 정당한 사유가 무엇인가에 대하여는 명문의 규정이 없다. 따라서 정당한 사유의 합리적인 한계는 해석에 의하여 정하여질 수밖에 없다.

정당한 사유에 대한 2020년 11월 4일 보건복지부 유권해석의 결과는 다음과 같다.[225)] 즉, ① 의사가 부재중이거나 신병으로 인하여 진료를 행할 수 없는 상황인 경우, ② 병상, 의료인력, 의약품, 치료재료 등 시설 및 인력 등이 부족하여 새로운 환자를 받아들일 수 없는 경우, ③ 의원 또는 외래진료실에서 예약환자 진료 일정 때문에 당일 방문 환자에게 타 의료기관 이용을 권유할 수밖에 없는 경우, ④ 의사가 타 전문과목 영역 또는 고난이도의 진료를 수행할 전문지식 또

---

223) 서울지방법원 동부지원 1993.1.15. 선고 92고합90 형사부판결.

224) 2000.6.2. 의정 65507-704.

225) 보건복지부 보건복지상담센터, 자주하는 질문, 보건의료, "진료가 금지되는 범위는 어디까지인가요? URL: http://www.129.go.kr/faq/faq01_view.jsp?n=1987. 최종접속일: 2021년 10월.

는 경험이 부족한 경우, ⑤ 타 의료인이 환자에게 기 시행한 치료(투약, 시술, 수술 등) 사항을 명확히 알 수 없는 등 의학적 특수성 등으로 인하여 새로운 치료가 어려운 경우, ⑥ 환자가 의료인의 치료방침에 따를 수 없음을 천명하여 특정 치료의 수행이 불가하거나, 환자가 의료인으로서의 양심과 전문지식에 반하는 치료방법을 의료인에게 요구하는 경우, ⑦ 과거의 모욕죄, 명예훼손죄, 폭행죄, 업무방해죄 등으로 인해 의료인의 판단 하에 위해가 생길 우려가 있다고 보는 경우로서, 당장 진료하지 않더라도 환자에게 중대한 위해가 발생하지 않는다는 전제하에 다른 의료기관을 안내하는 경우, ⑧ 환자 또는 보호자 등이 해당 의료인에 대하여 모욕죄, 명예훼손죄, 폭행죄, 업무방해죄에 해당될 수 있는 상황을 형성하여 의료인이 정상적인 의료행위를 행할 수 없도록 하는 경우 및 ⑨ 더 이상의 입원치료가 불필요함 또는 대학병원급 의료기관에서의 입원치료는 필요치 아니함을 의학적으로 명백히 판단할 수 있는 상황에서, 환자에게 가정요양 또는 요양병원 · 1차 의료기관 · 요양시설 등의 이용을 충분한 설명과 함께 권유하고 퇴원을 지시하는 경우가 그것이다.

생각건대, 어떠한 경우이든 '정당한 사유'의 유무는 환자측의 절박한 사정과 의료인측의 직업상의 사정과 개인적 사정의 희생의 문제로 귀착한다고 할 수 있다. 그것은 진료를 거절하는 것이 진실로 정당한가의 문제이다. 뿐만 아니라 그것은 의료행위의 공공성과 지역의 의료현황 등 여러 가지 사회적 여건까지 종합적으로 고려하여 사회통념에 따라 구체적 · 개별적으로 판단할 수밖에 없다고 하겠다.[226)]

① 의료인측의 사정

ⓘ **신체상태 :** 의료인의 질병 · 피로 · 명정(酩酊)의 경우에는 의료인의 신체적 상태와 환자의 병세 · 정도 및 주변여건과의 상관관계에 따라 달라질 수 있다. 환자측의 사정에 따라 의료인측의 가벼운 정도의 그것은 정당한 사유로 되지 않을 가능성이 높다.[227)]

ⓘⓘ **전문과목외 :** 우리나라의 경우 전문의(專門醫)제도가 정착되어 있고, 현실적으로도 전문과목에 따라서 진료를 행하는 것이 통례이고, 또한 전문의의 진료과목도 더욱 세분화하는 추세에 있으며, 응급의료체계도 정비되어 있는 만큼 그러한 전제하에서 전문외(專門外)의 환자에 대하여는 전문과목이 개설된 의료시설로

---

226) 이상완(의료사범의 이론과 실태), 62쪽; 주호노, "의료인의 의무(Ⅰ)," 105쪽.

227) 주호노, "의료인의 의무(Ⅰ)," 103쪽.

유도하는 것이 상호 바람직하다고 생각된다.[228] 또 능력 이상의 환자를 인수하는 것은 경우에 따라서 인수과실 나아가 전원의무위반으로 인한 의료과실이 문제될 수도 있기 때문이다. 물론 이러한 경우에도 전문과목, 인적·물적 설비의 정도 등 의료인측의 사정뿐만 아니라 특히 긴급성의 유무 등 환자측의 사정 및 기타 부근의 전문의료시설의 유무 등을 종합적으로 고려하여 정당한 사유의 유무를 판단하여야 하기 때문에 경우에 따라서는 전문외의 환자에 대하여도 응급처치를 하거나 전문시설로 환자를 인계할 때까지 진료를 인수하지 않으면 안 되는 경우가 존재하게 될 것이다. 특히, 진료과목이 아니라는 의료인의 설명에 대하여 환자가 양해를 하면 정당한 이유로 될 수 있겠으나, 환자가 계속 진료를 요구하는 경우에는 응급처치 기타 가능한 범위의 진료를 하지 않으면 안 될 것으로 판단된다.[229]

ⅲ **진료시간외 :** 휴진일이나 진료시간외에 내원(內院)한 환자에 대하여 휴일 및 야간진료체제가 정비되어 있는 경우에는 휴일 또는 야간의료시설 또는 당번의사 등으로 하여금 수진(受診)하도록 하는 것은 진료거부금지의무위반이 되지 않는다고 해석된다. 다만, 이러한 경우에도 환자의 증상이 위급하여 즉시 필요한 응급조치를 취하지 아니하면 환자의 생명 또는 신체에 위험이 초래될 우려가 있는 경우에는 정당한 사유가 되지 않는다고 하여야 할 상황도 존재할 것으로 판단된다.[230]

ⅳ **위해의 우려 :** 환자의 언행으로 인해 불안감이 조성되는 경우뿐만 아니라 환자 또는 제3자로부터 위해(危害)를 받을 우려가 있다고 판단되는 경우에는 경찰관의 동행 등 의료인에 대한 보호조치가 취하여지지 않는 한 진료를 거부할 수 있다고 해야 한다. 다만, 의료인의 직무의 성질상 감염병환자로부터의 감염우려는 진료를 거부할 수 있는 정당한 사유가 되지 않는다.[231]

ⅴ **신념에 따른 거부 :** 신념에 따른 거부(conscientious Objectiveness)는 상당수의 국가들이 이를 인정하고 있다. 다만, 응급상황시에는 거부할 수 없도록 하고 있으며, 거부를 하더라도 임신중단을 위한 시술 가능한 기관으로서의 연계를 의무화하고 있다. 헌법 제19조가 양심의 자유를 규정하고 있는 것과 맥락을 같이하여 정당한 사유가 될 가능성이 있을 것으로 보인다.

228) 주호노, “의료인의 의무(I),” 103쪽.
229) 주호노, “의료인의 의무(I),” 104쪽.
230) 주호노, “의료인의 의무(I),” 104쪽.
231) 주호노, “의료인의 의무(I),” 104쪽.

② 환자측의 사정

ⓘ **위법한 진료 :** 위법한 의료행위, 예컨대 위법한 낙태수술이나 위법한 장기이식수술 등을 요구할 때에는 진료거부의 정당한 사유에 해당한다.

ⓘⓘ **진료비미지급 :** 진료거부금지의무의 성질상 진료비의 미지급은 일반적으로 진료거부금지의 정당한 사유가 되지 않는다. 진료거부금지의무는 공법상의 의무이기 때문에 사법상의 권리인 동시이행항변권(同時履行抗辯權)(민법 제536조)을 가지고 대항하는 것은 불가능하기 때문이다. 그러나 이에 대하여는 의료업도 일종의 영업이기 때문에 병원경영이 불가능할 정도로 진료인수의무를 과하는 것은 부당하다는 견해가 있다.[232] 생각건대, 응급환자가 아니고 진료비의 지불능력도 충분히 있음에도 불구하고 고의적으로 계속 이를 회피하는 경우에는 진료를 거부할 수 있다고 해석된다.

③ 기타의 유형

환자의 진료거부 등으로 인한 퇴원 또는 타의료기관으로의 진료권유, 환자의 과량음주 등으로 인한 진료의 곤란, 입원시설의 부족, 전염병환자의 격리병실이 없어 다른 의료기관으로 전원시키는 경우, 수술승낙서의 제출거부, 의료인의 지시에 대한 불응, 보다 위급한 다른 환자의 진료 등도 의료인이 진료를 거부할 수 있는 정당한 이유가 될 수 있다. 뿐만 아니라 친지의 결혼 내지 장례식 등 전적으로 의료인의 개인적인 사정도 환자의 상태 등을 고려하여 정당한 사유가 되는 것이 불가능한 것도 아니라고 본다.[233]

(4) 처 벌

진료거부금지의무에 위반한 자에 대하여는 시정명령(의료법 제63조)과 형사처벌로써 1년 이하의 징역 또는 1천만원 이하의 벌금에 처한다(의료법 제89조). 진료거부금지의무에 대한 위반행위는 또한 면허정지사유인 '의료인의 품위를 심하게 손상시키는 행위를 한 때'(의료법 제66조 제1호)에 해당할 수 있어 행정상의 제재도 가능하다.

한편, 일본에서는 응초의무(応招義務), 즉 진료거부금지의무에 대한 처벌규정을 삭제한 후 나타나고 있는 부작용을 해결하기 위하여 학설은 다각도로 대책을 강구중에 있다. 먼저, 응초의무의 위반행위는 의사로서 품위를 훼손하는 행위가 있는 때에

232) 이상완(의료사범의 이론과 실태), 63쪽.
233) 주호노, "의료인의 의무(Ⅰ)," 105쪽.

해당되기 때문에 면허의 취소 또는 정지를 명할 수 있는 사유에 해당한다고 해석하고 있다. 후생성의 행정해석도 진료의무위반은 의사로서의 품위를 손상하는 행위로서 이를 반복하는 경우에는 의사면허의 취소사유 또는 정지사유에 해당할 수 있다고 한다. 그러나 처분되는 것은 진료거부가 반복·계속되는 경우로 되어 실제상 이 규정만으로 의사가 징계처분되는 경우는 없다고 한다.[234] 다음으로 법률가들은 부진정부작위범을 근거로 한 살인죄, 상해죄, 유기죄, 업무상 과실치사상죄 등 형사처벌를 위한 법적 근거를 검토하고 있다. 유력설에 의하면 구체적 상황에 비추어 진료거부에 의한 생명·신체에 대한 위험의 발생이 일반적으로 예견가능한 정도에 달하고 있으면 응초의무위반은 업무상 과실치상죄를 구성할 수 있게 된다고 한다. 또한 법률가들은 불법행위 또는 채무불이행을 근거로 하는 민사책임을 위한 법적 근거에 관하여도 그 가능성을 검토하고 있다. 일본의 판례는 의사가 진료를 거부함에 의하여 환자에게 손해가 발생한 때에는 의사에게 과실이 있다는 일응의 추정이 작동하고 정당한 사유에 대한 반증이 없는 한 의사에게 민사상의 책임(손해배상)을 인정할 수 있다고 한다.[235] 또 다른 한편, 의료법은 진료거부금지의무(의료법 제15조 제1항)와 응급의료의무(의료법 제15조 제2항)을 동시에 규정하고 있다. 문제는 응급환자의 경우 진료거부로 인한 응급조치불이행의 문제가 동시에 발생하는 경우의 죄수에 있다. 이와 같이 진료거부로 인한 의료법위반죄와 응급조치불이행으로 인한 의료법위반죄가 동시에 문제될 경우 규제내용에 비추어 포괄일죄의 관계가 아니라 상상적 경합관계로 파악하는 것이 판례의 입장이다.[236]

3. 응급의료의무

(1) 의 의

의료법은 '의료인은 응급환자에게 응급의료에 관한 법률에서 정하는 바에 따라 최선의 처치를 하여야 한다'고 하여 응급환자에 대한 의료인의 최선의 처치의무에 대하여 규정하고 있고(의료법 제15조 제2항), 응급의료법은 '응급의료종사자는 업무중에 응급의료를 요청받거나 응급환자를 발견하면 즉시 응급의료를 하여야 하며 정당한 사유없이 이를 거부하거나 기피하지 못한다'고 하여 응급의료종사자의 응급의료의무, 응급의료거부금지의무 또는 응급의료기피금지의무에 관하여 규정하고 있다(응급의료법 제6조 제2항).

234) 昭和 30.8.12. 医收 755号(西內 外(病院・医院・齒科医院の法律實務), 37頁 참조.
235) 千葉地判昭61.7.25. 判時 1220, 118; 神戶地判平4.6.30. 判時 1458, 127.
236) 대법원 1993.9.14. 선고 93도1790 판결.

여기서 넓은 의미의 응급의료의무는 ① 의료인에 대한 최선의 처치의무와 ② 응급의료종사자에 대한 좁은 의미의 응급의료의무, 응급의료거부금지의무 또는 응급의료기피금지의무를 모두 포함하는 개념이라고 할 수 있다. 아래에서는 좁은 의미의 응급의료의무를 중심으로 살펴보기로 한다.

(2) 특 칙

질병, 분만, 각종 사고 및 재해로 인한 부상이나 기타 위급한 상태로 인하여 즉시 필요한 응급처치를 받지 아니하면 생명을 보존할 수 없거나 심신에 중대한 위해(危害)가 발생할 가능성이 있는 환자 또는 이에 준하는 사람, 즉 응급환자에 대하여는 그 긴급성으로 인하여 통상의 의료에 비하여 다음과 같이 여러 가지의 특성과 특칙이 인정되고 있다. 응급의료의 상황은 평상시의 상황이 아니라 비상시의 상황이라고 해야 하기 때문이다.

1) 최선의 처치의무

① 의 의

의료법이 규정하고 있는 '의료인은 응급환자에게 응급의료에 관한 법률에서 정하는 바에 따라 최선의 처치를 하여야 한다' 는 의무(의료법 제15조 제2항), 즉 응급환자에 대한 의료인의 최선의 처치의무는 넓은 의미에서 응급의료의무에 포함시킬 수 있다는 것에 대하여는 이미 살펴본 바 있다. 이에 따라 응급의료법은 의료인 또는 응급의료종사자에 대한 최선의 처치의무와 관련하여 다음과 같이 규정하고 있다. 우선, 응급의료법은 응급의료기관 등에서 근무하는 응급의료종사자로 하여금 응급환자를 항상 진료할 수 있도록 응급의료업무에 성실히 종사하여야 한다고 규정하고 있다(응급의료법 제6조 제1항). 또한 의료인에게 응급환자가 아닌 사람을 응급실이 아닌 의료시설에 진료를 의뢰하거나 다른 의료기관에 이송할 수 있도록 하고 있다(응급의료법 제7조 제1항). 뿐만 아니라 응급의료종사자에게는 응급환자에 대하여 다른 환자보다 우선하여 상담·구조 및 응급처치를 실시하고 진료를 위하여 필요한 최선의 조치를 취하도록 하고(응급의료법 제8조 제1항), 응급환자가 2명 이상이면 의학적 판단에 따라 더 위급한 환자부터 응급의료를 실시하도록 하고 있다(응급의료법 제8조 제2항).

② 전원의무

응급의료법은 응급의료종사자로 하여금 정당한 사유가 없으면 응급환자에 대한 응급의료를 중단하지 못하도록 하고 있으며(응급의료법 제10조), 의료인에게는 해당 의료기관의 능력으로는 응급환자에 대하여 적절한 응급의료를 할 수 없다고 판단한 경우에는 지체 없이 그 환자를 적절한 응급의료가 가능한 다른 의료기관으로 이송하도록 하여 전원의무에 관하여 규정하고 있다(응급의료법 제11조 제1항). 또 의료기관의 장에 대하여 응급환자를 이송할 때에는 응급환자의 안전한 이송에 필요한 의료기구와 인력을 제공하고, 응급환자를 이송받는 의료기관에 진료에 필요한 의무기록(醫務記錄)을 제공하도록 하여 전원의무에 대한 일종의 특칙으로서 소위 의무기록 자동 송부의무에 대하여 규정하고 있다(응급의료법 제11조 제2항).

③ 의료수준의 판단기준

문제는 응급의료에 있어서의 주의의무의 수준에 관한 판단기준에 있다. 생각건대, 응급의료시의 주의의무수준은 통상적인 의료행위시의 주의의무수준과는 달리 판단하는 것이 타당하다고 해야 한다. 어떤 경우보다 신속하고 단호해야 하는 응급의료에 있어서 일반적인 의료행위를 할 때의 신중한 주의의무를 요구하거나 그런 주의의무를 다하지 못했을 때 환자에게 생긴 결과에 대해 책임을 부담하게 하는 것은 의료인에게 소극적·방어적 의료행위만을 조장하게 할 수 있고, 응급의료에서 소극적·방어적 의료행위만 하게 되면 결국 환자의 소생을 위한 적극적이고 과단성 있는 의료행위를 못하도록 해 환자를 사망으로 몰고 갈 위험성이 야기될 수 있기 때문이다. 따라서 생명이 위급한 환자에게 응급의료를 제공하는 경우에는 통상적인 의료행위를 하는 경우와 같은 기준으로 업무상 주의의무를 판단해서는 안 된다고 해야 한다. 그럼에도 불구하고 응급조치의 시점을 지체하거나 효과적인 응급처치방법을 선택하지 못하여 환자에게 악결과가 발생한 경우에는 과실이 부정될 수 없다고 할 수밖에 없을 것이다.[237)]

2) 설명후동의에 대한 특례

응급의료에 있어서도 '설명후동의의 원칙'(informed consent)은 그대로 타당하다고 해야 한다. 문제는 위급한 상황에서 응급환자의 동의를 얻을 수 없거나 동의를 얻기 위한 시간적 여유가 없는 경우에 있다. 응급의료법은 응급의료에 있어서 설명후동의의 원칙에 대한 예외를 명문으로 규정하고 있다. 응급의료종사자는 ① 응급환자가 의사결정능력이 없는 경우 또는 ② 설명 및 동의 절차로 인하여 응급의료가 지체되면 환자의 생명이 위험하여지거나 심신상의 중대한 장애를 가져오는 경우에는

237) 대법원 2013.12.12. 선고 2013다31144 판결.

응급환자에게 응급의료에 관하여 설명하고 그 동의를 얻지 않아도 된다(응급의료법 제9조 제1항). 소위 설명과 동의가 면제되는 경우에 대한 규정이라고 할 수 있다.

또 응급의료종사자는 응급환자가 의사결정능력이 없는 경우 법정대리인이 동행하였을 때에는 그 법정대리인에게 응급의료에 관하여 설명하고 그 동의를 받아야 하며, 법정대리인이 동행하지 아니한 경우에는 동행한 사람에게 설명한 후 응급처치를 하고, 의사의 의학적 판단에 따라 응급진료를 행할 수 있다(응급의료법 제9조 제2항). 소위 법정대리인의 동행시 법정대리인에 대한 설명과 그의 동의취득, 그리고 법정대리인이 동행하지 않은 경우 동행한 사람에 대한 설명과 동의면제에 대한 규정이라고 할 수 있다. 응급의료종사자가 의사결정능력이 없는 응급환자의 법정대리인으로부터 동의를 얻지 못하였으나 응급환자에게 반드시 응급의료가 필요하다고 판단되는 때에는 의료인 1명 이상의 동의를 얻어 응급의료를 할 수 있도록 하고 있다(응급의료법 시행규칙 제3조 제3항).

3) 일반인에 대한 신고의무와 협조의무의 부과

응급의료법은 일반인에게도 누구든지 응급환자를 발견하면 즉시 이를 응급의료기관 등에 신고하여야 한다고 하여 응급환자신고의무를 규정하고 있으며(응급의료법 제5조 제1항), 응급의료종사자가 응급의료를 위하여 필요한 협조를 요청하면 누구든지 적극 협조하여야 한다고 하여 응급의료협조의무에 대하여도 명문으로 규정하고 있다(응급의료법 제5조 제2항). 다만, 이들의 의무위반에 대한 처벌규정은 존재하지 않고 있다. 따라서 이들은 훈시규정으로 이해된다. 그러나 생명과 신체에 관하여 서로 돕는 사회적 연대성(sozial Solidarität)을 강조하고 그 효율성을 담보하기 위하여는 이러한 의무의 위반에 관하여도 어느 정도 처벌규정을 두는 것이 바람직하다고 할 수 있을 것이다.

4) 미수금에 대한 대지급제도

응급의료에 있어서는 주로 이송비용을 포함한 의료비용이 문제된다. 응급의료법은 진료비가 없는 응급환자에 대하여 진료비의 지불을 보장함으로써 응급환자에 대한 의료기관의 진료거부 내지 회피를 방지하고 적절한 응급의료를 받을 수 있도록 응급의료기금을 설치해 놓고 있다(응급의료법 제19조부터 제22조의3까지).

의료기관과 구급차 등을 운용하는 자는 응급환자에게 응급의료를 제공하고 그 비용을 지불받지 못하였을 때에는 그 비용 중 응급환자 본인이 부담하여야 하는 금액, 즉 미수금에 대하여는 기금관리기관의 장에게 대신 지급하여 줄 것을 청구할 수 있다(응급의료법 제22조 제1항). 기금관리기관의 장은 의료기관 등이 미수금에 대한 대지급을 청구하면 보건복지부령으로 정하는 기준에 따라 심사하여 그 미수금을 기금에서 대신 지급하여야 한다(응급의료법 제22조 제2항).

기금관리기관의 장은 미수금을 대신 지급한 경우에는 응급환자 본인과 그 배우자, 응급환자의 1촌의 직계혈족 및 그 배우자 또는 다른 법령에 따른 진료비부담 의무자에게 그 대지급금(代支給金)을 구상(求償)할 수 있다(응급의료법 제22조 제4항). 대지급금의 상환 청구를 받은 자가 해당 대지급금을 정하여진 기간 내에 상환하지 아니하면 기금관리기관의 장은 기한을 정하여 독촉할 수 있다(응급의료법 제22조 제5항). ⑥ 독촉을 받은 자가 그 기한 내에 대지급금을 상환하지 아니하면 기금관리기관의 장은 보건복지부장관의 승인을 받아 국세 체납처분의 예에 따라 이를 징수할 수 있다(응급의료법 제22조 제6항). 기금관리기관의 장은 대지급금을 구상하였으나 상환받기가 불가능하거나 소멸시효가 완성된 대지급금을 결손으로 처리할 수 있다(응급의료법 제22조 제7항). 대지급금에 대한 구상의 권리는 그 대지급금을 청구할 수 있는 날부터 3년 동안 행사하지 아니하면 소멸시효가 완성된다(응급의료법 제22조의3 제1항).

5) 경과실에 대한 책임감면

① 응급의료종사자에 대한 책임감면

응급의료법은 업무자의 주의의무위반에 있어서도 형사책임의 감면에 관하여 명문으로 규정하고 있다. 업무자의 응급의료에 있어서의 업무상 주의의무위반과 응급처치에 있어서의 업무상 주의의무위반의 경우에 형사책임의 감면에 관한 것이다. 이는 응급상황에서 방어적 의료를 탈피하여 위험을 감수하더라도 적극적으로 개입할 수 있는 여건을 조성하여 소위 '살릴 수 있는 환자는 반드시 살린다'라는 취지라고 해석된다.

응급의료종사자가 응급환자에게 발생된 생명의 위험, 심신상의 중대한 위해 또는 증상의 악화를 방지하기 위하여 긴급히 제공하는 응급의료로 인하여 응급환자가 사상에 이른 경우 응급의료행위가 불가피하고 응급의료행위자에게 중대한 과실이 없는 때 정상을 참작하여 업무상 과실치사상죄(형법 제268조)의 형을 감경하거나 면제할 수 있다(응급의료법 제63조 제1항). 선박의 응급처치담당자(선원법 제86조) 및 구급대(119법 제10조) 등 다른 법령에 따라 응급처치 제공의무를 가진 자가 응급환자에게 발생된 생명의 위험, 심신상의 중대한 위해 또는 증상의 악화를 방지하기 위하여 긴급히 제공하는 응급처치(자동심장충격기를 사용하는 경우를 포함한다)로 인하여 응급환자가 사상에 이른 경우 그 응급처치행위가 불가피하고 응급처치행위자에게 중대한 과실이 없는 때 정상을 참작하여 형을 감경하거나 면제할 수 있다(응급의료법 제63조 제2항).

② 일반인에 의한 선의의 응급의료에 대한 책임감면

일반인의 선의의 응급의료란 업무상 주의의무를 부담하지 않는 경우의 응급의료를 말한다. 선한 의지를 가지고 행하는 일반인에 의한 인명구조활동과 업무자의 업무 외의 인명구조활동도 법률적으로 보호할 수 있도록 하려면 응급의료의 제공으로 인한 악결과에 대하여 어느 정도의 면책이 필요하기 때문이다. 심각한 응급환자에 대한 일반인의 응급처치로 인하여 발생하는 민사책임 또는 형사책임을 감경하거나 면제하도록 제도적 장치를 마련하여 구조업무를 활성화하고 국민의 생명과 건강을 보호하려는 취지이다.[238]

응급의료법은 의급의료 또는 응급처치로 인한 민・형사상 책임의 감면에 관하여 규정하고 있다. 즉, ① 응급의료종사자가 아닌 자 또는 응급처치 제공의무를 가진 자가 아닌 자가 응급의료 또는 응급처치를 제공하거나 또는 ② 응급의료종사자 또는 응급처치 제공의무를 가진 자가 업무수행 중이 아닌 때에 응급의료 또는 응급처치를 제공하여 발생한 재산상 손해와 사상(死傷)에 대하여 고의 또는 중대한 과실이 없는 경우 그 행위자는 민사책임과 상해에 대한 형사책임을 지지 아니하고 사망에 대한 형사책임은 감면되도록 규정하고 있다(응급의료법 제5조의2).

응급의료법은 생명이 위급한 응급환자에게 ① 응급의료종사자가 아니거나 또는 선박의 응급처치 담당자(선원법 제86조), 구급대(119법 제10조) 등 다른 법령에 따라 응급처치 제공의무를 가진 자가 아닌 자가 행한 응급처치, ② 응급의료종사자가 업무수행 중이 아닌 때 본인이 받은 면허 또는 자격의 범위에서 한 응급의료 또는 ③ 선박의 응급처치 담당자(선원법 제86조), 구급대(119법 제10조) 등 다른 법령에 따라 응급처치 제공의무를 가진 자가 업무수행 중이 아닌 때에 한 응급처치를 제공하여 발생한 재산상 손해와 사상(死傷)에 대하여 고의 또는 중대한 과실이 없는 경우 그 행위자는 민사책임과 상해(傷害)에 대한 형사책임을 지지 아니하며 사망에 대한 형사책임은 감면하도록 명문으로 규정하고 있다(응급의료법 제5조의2).

한편, 선의의 응급의료에 관한 면책규정은 미국에서의 이른바 '선한 사마리안법'(the good samaritan law)을 입법화한 것이다. 그런데 소위 '선한 사마리안법'의 핵심내용은 경과실

238) 응급의료에 관한 법률 2008.6.13. 일부개정 법률 제9124호. 제・개정이유 참조.

에 관한 민사면책이다. 그러나 경과실에 대한 민사면책은 우리나라의 경우 민법상의 규정, 즉 '관리자가 타인의 생명, 신체, 명예 또는 재산에 대한 급박한 위해를 면하게 하기 위하여 그 사무를 관리한 때에는 고의나 중대한 과실이 없으면 이를 배상할 책임이 없다'는 긴급사무관리규정에 의하여도 해결이 가능한 것이었다(민법 제735조). 그럼에도 불구하고 구호자가 위기에 처한 사람을 돕는 과정에서 피구호자(被救護者)에게 피해를 준 경우 오히려 손해배상을 해야 하는 등 민·형사상 어려움을 당하는 사례가 많이 있음에도 이들에 대한 사회적 관심과 배려는 적어지고 있는 분위기가 있었다. 여기서 구호자에게 중대한 과실이 없는 한 구호과정에서 발생하는 손해와 사상(死傷)에 관하여 민사상의 책임 외에도 형사상의 책임을 감면해 주고, 국가는 구호자가 입은 손해에 관하여는 먼저 보상하며 속임수 등의 부정한 방법으로 구호자에게 손해를 입힌 피구호자에 대하여는 구상할 수 있도록 함으로써 사람의 생명과 신체를 안전하게 보호하는 등 적극적인 구호활동을 활성화할 필요성이 있었다. 이러한 요건을 충족시키기 위하여 등장한 법률안이 바로 가칭 '구호자보호에 관한 법률안'이었다.[239] 그러나 이 법률안은 2006년 제안되었지만 2008년 제17대 국회(2004년~2008년)의 임기가 만료됨으로써 자동으로 폐기되었다. 이 법률안은 경과실에 관한 민사면책뿐만 아니라 형사면책을 포함하고 있었다는 점에서 소위 '선한 사마리안법'과 구별되며, 응급환자뿐만 아니라 생명 또는 신체에 대한 위험으로부터 스스로 벗어날 수 없어 다른 사람으로부터 도움을 받아야 하는 자, 즉 요구호자(要救護者)를 포함하고 있었다는 점에서 선의의 응급의료에 관한 면책규정과는 확연히 구별되었었다(구호자보호에 관한 법률안 제3조 제2호, 제8조, 제9조 참조). 이 외에도 이 법률안은 구호의무(구호자보호에 관한 법률안 제9조 제1항), 협력의무(구호자보호에 관한 법률안 제9조 제2항), 신고의무(구호자부호에 관한 법률안 제9조 제3항) 및 국가의 손실보상(구호자보호에 관한 법률안 제10조)에 관하여도 명문의 규정을 두고 있었다.[240] 그러나 당초부터 이 법률안이 가지고 있었던 규정 중의 일부가 응급의료에 관한 법률에 흡수됨으로써 이 법률안의 의미는 퇴색되었다고 보여진다(응급의료법 제5조의2, 제63조 참조).

(3) 내 용

응급의료종사자는 업무 중에 응급의료를 요청 받거나 응급환자를 발견하면 즉시 응급의료를 행하여야 하며 정당한 사유 없이 이를 거부하거나 기피하지 못한다(응급의료법 제6조 제2항). 이를 응급의료의무, 응급의료거부금지의무 또는 응급의료회피금지의무

---

239) 구호자보호에 관한 법률안 2006.6.5. 제안 의안번호 제174452호. 대한민국 국회 홈페이지, 의안정보시스템 참조.

240) 구호자보호에 관한 법률안에 관하여는 대한민국 국회 홈페이지, 의안정보시스템 참조.

라고 한다는 것에 관하여는 이미 언급한 바 있다.

1) 주 체

응급환자를 인수할 보증인적 지위를 부담하는 자는 '응급의료종사자'에 한정된다. 진정신분범이라고 할 수 있다. 응급의료종사자라 함은 면허 또는 자격의 범위안에서 응급환자에 대한 응급의료를 제공하는 의료인과 응급구조사를 말한다(응급의료법 제2조 제4호). 따라서 응급의료의무를 부담하는 자는 응급의료를 제공하는 의료인과 응급구조사에 한정된다.

2) 행 위

행위는 응급의료상황 발생시 즉시 '응급의료'를 하는 것이다. 응급의료라 함은 응급환자의 발생부터 생명의 위험에서 회복되거나 심신상의 중대한 위해가 제거되기까지의 과정에서 응급환자를 위하여 행하여지는 상담・구조(救助)・이송・응급처치 및 진료 등의 조치를 말한다(응급의료법 제2조 제2호). 응급처치란 응급의료행위의 하나로서 응급환자의 기도를 확보하고 심장박동의 회복, 그 밖에 생명의 위험이나 증상의 현저한 악화를 방지하기 위하여 긴급히 필요로 하는 처치를 말한다(응급의료법 제2조 제3호).

3) 행위상황

응급의료의무가 발생하려면 응급의료상황이어야 한다. 즉 '업무중에 응급의료를 요청받거나 응급환자를 발견한 때'에 해당하여야 한다. 여기서 응급의료상황은 응급의료의무가 발생하기 위한 전제요건이 되고 있다. 업무중이라 함은 시간적인 측면에서 업무를 개시하여 아직 종료하지 않은 상태를 말하며, 현재 업무를 처리하고 있지 않더라도 업무처리와 불가분의 관계가 있는 업무착수 직전의 준비행위와 대기행위는 물론 업무가 종료하기 전까지의 일시적인 휴식행위도 이에 포함된다. 따라서 퇴근하는 의사에게는 노상에서 발생한 응급환자에 대하여 응급의료의무가 발생하지 않는다.[241] 응급의료를 요청받은 경우뿐만 아니라 그러한 요청이 없더라도 응급의료종사자가 응급환자를 발견한 때에도 응급의료의무가 발생한다. 예컨대, 순찰 내지 회진시 발견한 응급환자에 대하여는 응급의료를 실시하여야 한다.[242]

---

241) 주호노, "의료인의 의무(Ⅰ)," 108쪽.
242) 주호노, "의료인의 의무(Ⅰ)," 108쪽.

4) 정당한 사유

응급의료는 '정당한 사유'가 있으면 거부하거나 기피할 수 있다. 응급의료의무에 있어서의 '정당한 사유'는 진료거부금지의무에 있어서의 그것과 개념상으로는 별 차이가 없다고 생각되나, 그것보다는 훨씬 엄격하게 해석되고 있다. 예컨대, 전문과목외, 진료시간외, 입원시설의 부족, 진료비지급불능 등은 일반적으로 정당한 사유가 될 수 없다.[243] 위급한 상태만 넘기면 일반환자로 될 응급의료의 특성상 신속한 처치가 필요하고 확보되어야 하기 때문이다. 또 응급의료에 있어서는 그것이 사람의 생명과 직결되기 때문에 정당한 사유의 해석에 있어서도 단순히 계약논리에 의한 형식적 기준이 아니라 법질서 전체에서 최고의 법익(法益)인 생명(生命)을 보호하기 위한 접근방식이 타당하다고 생각되기 때문이다.[244]

다만, 이미 언급한 바와 같이, 응급환자가 2명 이상이면 의학적 판단에 따라 더 위급한 환자부터 응급의료를 실시하는 경우(응급의료법 제8조 제2항) 또는 응급환자에 대하여 해당 의료기관의 능력으로는 응급환자에 대하여 적절한 응급의료를 할 수 없다고 판단하여 지체 없이 그 환자를 적절한 응급의료가 가능한 다른 의료기관으로 이송하는 경우(응급의료법 제11조 제1항) 등은 법령에 의한 정당행위(형법 제20조)로서 응급의료의 거부 내지 기피에 대한 정당한 사유가 되어 위법성이 조각된다.[245]

한편, 응급의료의무도 궁극적으로는 환자의 자기결정권에 의하여 한계가 지워진다고 할 수 있다. 따라서 최대한 설득을 한 후에도 환자가 진지하게 거부의사를 표시하였을 때에는 이를 존중하지 않으면 안 된다. 종교상의 이유로 수혈을 거부하는 응급환자의 경우에도 환자의 진지한 거부의사는 응급의료를 거부하거나 기피할 수 있는 정당한 사유가 될 수 있다. 그러나 응급의료종사자는 수혈을 제외한 나머지 차선(次善)의 조치는 모두 취하지 않으면 안 된다. 환자가 미성년자인 경우에는 법정대리인인 친권자의 의사를 존중해야 할 것이나, 친권자인 부모가 반대할 경우에는 의료인의 판단에 맡겨져 있다고 할 수도 있을 것이다.[246]

(4) 처 벌

응급의료의무에 위반한 자에 대하여는 진료거부금지의무에 위반한 자에 비하여

---

243) 이상완(의료사범의 이론과 실태), 64쪽 참조.
244) 주호노, "의료인의 의무(Ⅰ)," 109쪽.
245) 주호노, "의료인의 의무(Ⅰ)," 111쪽.
246) 주호노, "의료인의 의무(Ⅰ)," 110쪽.

더욱 가중하여 3년 이하의 징역 또는 3천만원 이하의 벌금에 처한다(응급의료법 제60조 제3항 제1호). 이미 언급한 바와 같이 의료법상 진료거부금지의무위반죄(의료법 제15조 제1항)와 응급조치의무위반죄(의료법 제15조 제2항)는 상상적 경합관계에[247] 있기 때문에 양죄(兩罪)가 성립하는 경우에는 더 무거운 죄인 응급조치위반죄로 처벌된다.

또 행정처분으로서 응급의료의무에 위반한 응급의료종사자에 대하여 보건복지부장관은 그 면허 또는 자격을 취소하거나 6개월 이내의 기간을 정하여 그 면허 또는 자격을 정지시킬 수 있다(응급의료법 제55조 제1항). 한편, 응급처치 및 의료행위에 대한 형의 감면이 적용되고 있다(응급의료법 제63조 참조). 이에 관하여 자세한 것은 이미 경과실에 대한 책임감면에서 전술한 바 있다.

(5) 관련문제

응급의료법은 2020년 12월 개정을 통하여 대규모 행사에 관한 체계적인 응급의료체계 구축의 기반을 마련하고 국민의 생명과 건강을 보호하기 위하여 정부기관이나 지방자치단체, 기획사, 민간업체 등 대규모 행사를 개최하려는 자로 하여금 법령에서 정하는 기준에 따라 응급의료 인력 및 응급이송수단을 확보하도록 하여 소위 '대규모 행사에서의 응급의료 인력 등 확보 의무'를 신설하였다.[248] 응급의료법에 의하면 대통령령으로 정하는 대규모 행사를 개최하려는 자는 응급환자의 발생 시 신속하고 적절한 응급의료를 제공하기 위하여 보건복지부령으로 정하는 바에 따라 응급의료 인력 및 응급이송수단 등을 확보하여야 한다(응급의료법 제54조의3 참조).

4. 요양방법지도의무

(1) 의 의

의료법은 "의료인은 환자 또는 그 보호자에 대하여 요양의 방법 기타 건강관리에 필요한 사항을 지도하여야 한다"고 하여, 요양방법을 건강관리에 필요한 사항의 하나로 예시함으로써 요양방법의 외연(外延)을 밝히고 있다(의료법 제24조). 따라서 요양방법지도의무는 요양방법의 지도에만 그치는 것이 아니라 건강관리에 필요한 사항까지 모두 포함하는 넓은 개념으로서의 건강관리지도의무라고 할 수 있다.

의료행위를 함에 있어서는 사람의 생명·신체·건강을 관리하는 업무의 성질

247) 대법원 1993.9.14. 선고 93도1790 판결.

248) 응급의료법 2020.12.29. 일부개정 법률 제17786호 2021.3.30. 시행.

에 비추어 환자의 구체적인 증상이나 상황에 따라 위험을 방지하기 위하여 요구되는 최선의 조치를 취하여야 할 주의의무가 있고, 이와 같은 주의의무는 환자에 대한 수술 등 침습행위가 종료함으로써 끝나는 것이 아니라 그 진료목적의 달성을 위하여 환자가 의사의 업무범위 이외의 영역에서 생활을 영위함에 있어서 예견되는 위험을 회피할 수 있도록 환자에 대한 요양의 방법 기타 건강관리에 필요한 사항을 지도설명하는 데까지도 미친다고 해야 하기 때문이다.[249]

다만, 임상현장이 훌륭한 건강교실인 것은 사실이지만, 의료인은 스포츠강사가 아니기 때문에 건강관리에 관한 부분은 엄격하게 해석할 필요가 있다고 하겠다.[250] 요양방법지도의무에 있어서는 수술·투약 등의 처치가 의료인의 주도하에 이루어지는 반면, 치료효과의 유지·증진 내지 치료기회의 설정 등을 위해서는 환자의 협력이 필수적이기 때문에 의료인측에게는 주의사항의 적절한 지시여부와 환자측에게는 의료인의 지시에 따른 요양의 태도가 각각 문제된다.[251]

(2) 입법취지

의료인은 그 종별에 따라 각각의 임무를 수행하여 국민보건의 향상을 이루고 국민의 건강한 생활확보에 이바지할 사명을 가지고 있고(의료법 제2조 제2항), 또 의료행위가 유효한 치료효과를 거두기 위해서는 환자측의 협조가 없이는 불가능하다. 의료법은 환자측의 적절한 협력을 이끌어내어 치료효과를 극대화하기 위한 전제로서 전문가인 의료인으로 하여금 요양방법 등에 대한 지도의무를 명문화하고 있는 것이다.

본조의 입법취지는 의료인이 일정한 진료행위에 의하여 알게 되거나 초래하게 된 현재 또는 장래의 환자의 증상 내지 질병에 대하여 의료전문가의 입장에서 요양방법을 환자측에게 설명하도록 함에 의하여 환자측의 자각, 절제, 협력을 촉진하고 이를 통하여 궁극적으로는 위의 증상 내지 질병의 완화, 예방, 치료 등을 도모하기 위한 것이라고 할 수 있다. 오늘날 만성질환이 증가하는 추세에 있고 환자 스스로의 건강관리의 중요성이 커지고 있기 때문에 본조의 의의는 적지 않다고 하겠다.[252]

---

249) 대법원 2010.7.22. 선고 2007다70445 판결.
250) 주호노, "의료인의 의무(Ⅰ)," 111쪽.
251) 주호노, "의료인의 의무(Ⅰ)," 112쪽.
252) 주호노, "의료인의 의무(Ⅰ)," 112쪽.

(3) 법적 성질

본조는 벌칙규정이 없기 때문에 권리로서의 성격을 가진다는 견해도 있지만, 훈시규정 내지 윤리적 규정이라고 할 수 있고, 의료인에게 자주적 준수를 기대하고 있는 규정이라고 할 수 있다. 이는 공법상의 의무로서 의료인에게는 병상에 대한 진료뿐만이 아니라 환자 및 그 보호자에 대하여도 보건교육의 의무가 있다는 점을 강조한 규정이다.

한편, 요양방법지도의무는 의사의 환자에 대한 설명의무의 하나로서 논의되고 있음에도 유의하여야 한다. 후술하는 바와 같이, 설명의무를 진료를 위한 설명의무와 동의를 위한 설명의무로 나눌 때 요양방법지도의무는 이른바 '진료를 위한 설명의무'에 해당한다는 것이다. 내과적 만성적 질환 중에는 알코올 섭취제한, 식사제한 또는 일상생활상의 여행제한 등의 사항을 준수하는 것만으로도 치료의 효과를 볼 수 있는 경우가 적지 않다. 요양방법에 관한 사항은 환자 자신의 노력에 맡겨진다는 특수성이 있기는 하지만, 요양지도상의 설명은 치료행위 그 자체라고 평가되고 있다. 이러한 의미에서 요양지도를 위하여 행하여지는 설명은 치료행위의 일환으로서 진료행위를 위한 설명의무라고 하는 것이 가능하게 된다. 다른 한편, 요양방법지도의무를 진료를 위한 설명의무로 이해하는 한 이는 시술이나 수술과는 달리 소위 '말로 하는 치료'라고 해도 무방할 것이다.

(4) 내 용

1) 지도의 내용

의료인이 행하여야 하는 요양방법 등의 지도는 환자에 대한 병태파악 및 치료효과의 확보에 중점이 놓여져 있기 때문에 최초의 진료를 행한 때로부터 그것이 끝날 때까지 문제되는 것이 통상이다. 그러나 요양방법 등의 지도는 환자의 통원 또는 퇴원후 귀가(歸家)하였을 때에 가장 전형적인 형태로 나타난다. 환자는 완치시(完治時)가 아니라 치료완료(治療完了) 시점에서 퇴원을 하게 되고, 간호에 중점을 두어야 하는 재택환자(在宅患者)나 정신장애자의 재택요법(在宅療法) 등 의료인의 지도책임이 증대하고 있기 때문이다.[253]

의사가 지도하여야 할 사항에는 내용적으로 ① 치료목적을 촉진하기 위하여 환자가 취하여야 할 태도에 관한 것과 ② 치유목적에 반하기 때문에 금지되어야

253) 주호노, "의료인의 의무(Ⅰ)," 113쪽.

할 행위에 관한 것의 2종류가 있다. 전자에 속하는 사항으로서는 안정의 유지에 대한 지시, 적당한 운동의 지시, 병상에 변화가 보이는 경우에 있어서의 수진지시, 투약상의 지시 등을 열거힐 수 있다. 이에 반히여 후자에 속하는 사항으로서는 외출이나 입욕의 금지, 금식·금연의 지시 등이 열거될 수 있다. 이와 같이 요양방법에 대한 지도는 침습을 수반하지 않는다는 점을 그 특징으로 한다.

2) **지도의 정도**

요양방법의 지도로서 어떠한 내용을 어느 정도로 설명을 하여야 하는가는 환자의 증상변화에 대한 사전예측이 어렵기 때문에 상당부분 의료인의 재량에 맡겨져 있다(裁量性), 따라서 궁극적으로는 의료인이 의학적 판단에 따라 개별적·구체적으로 판단할 수밖에 없다. 요양방법 등 지도에 있어서는 특히 전염병환자의 관리지도, 복약지도 및 긴급사태 발생시 조치사항 등에 대한 주의지도(注意指導)가 중요하다.[254] 일반적으로 의사가 진단한 환자의 증상과 상당한 관련을 가지는 것에 대하여 지도설명하면 족하다고 해석되고 있다. 따라서 발생가능한 모든 경우의 수에 대한 지도설명은 불가능하다고 할 수 있다. 진료 당시의 의료수준으로 보아 상당한 정도의 개연성을 가지고 발생이 예견되는 질환과 이러한 질환에 대하여 유효성과 안전성이 확인된 예방·치료·검사방법 등에 대하여 지도설명하면 그것으로 충분하다고 하겠다. 설명의 내용에 대하여도 일반적인 의료행위에 있어서와 마찬가지로 당시의 의료수준을 기준으로 판단하게 되는 것이다. 따라서 당시의 의료수준에 비추어 요양지도의 내용이 부적절하여 환자에게 악결과가 발생한 경우에는 법적 책임이 문제되지 않을 수 없게 된다.

요양방법 지도설명의무는 그 목적 및 내용상 진료행위의 본질적 구성부분을 구성하므로, 지도설명의무 위반은 진료과실로서 그로 인한 생명·신체상의 전 손해에 대하여 배상할 책임을 면할 수 없게 된다.[255] 요양방법에 대한 지시는 환자의 질병, 연령, 성별, 성격, 교양의 정도 등에 상응하여 진료의 각 단계에서 적절한 시기에 환자의 상황에 따라 구체적으로 충분하게 이루어져야 한다.[256] 그러나 지나친 설명은 경우에 따라 오히려 환자측을 혼란에 빠뜨릴 수 있다. 요양지도는 환자가 이해하기 쉽도록 평이한 용어로 설명되어야 한다. 의료진 사이에서만 통용되는 전문용어는 환자와의 의사소통을 방해할 뿐만 아니라 의료진의 권위적·기

254) 주호노, “의료인의 의무(Ⅰ),” 113쪽.
255) 대법원 2010.7.22. 선고 2007다70445 판결.
256) 대법원 1999.3.26. 선고 98다45379,45386 판결.

만적 태도는 신뢰형성을 저해하고 요양방법의 지도에 지장을 초래할 수 있기 때문이다.[257] 또 요양방법의 지도는 상투적으로 해서는 안 되고, 경우에 따라서는 환자의 숙지(熟知)여부에 대한 것까지도 확인할 필요가 있다.[258] 특히, 퇴원시에는 환자의 병태와 주의점이 입원중에 명확해졌기 때문에 초진시와는 달리 일반적 주의의무로는 족하지 않다고 해야 한다. 구체적으로는 입원시의 병태파악에 근거하여 주의를 요하는 증상을 구체적으로 언급하고, 이러한 증상이 나타나는 경우의 예후에 대하여 설명하고, 충분한 의학적 지식을 가지고 있지 않은 환자에게 재수진의 시기를 이해할 수 있을 정도의 설명이 이루어지지 않으면 안 된다.

요양방법지도의무를 긍정한 판례의 구체적 내용은 다음과 같다. 즉

> ① 입원환자나 수술환자들의 금연에 대한 지시 혹은 지도는 의료종사자들의 요양지도의 한 구체적 내용을 이룬다고 할 것이나, 의료종사자들에게 이처럼 금연에 대한 지시 혹은 지도의무가 인정된다고 하더라도 흡연 자체가 환자에게 금기시되는 것은 굳이 의학적 지식이라고 할 것까지 없이 상식적인 사항에 해당하므로, 환자의 질병과 나이 또는 상황 등에 비추어 달리 특별한 사정이 있다고 인정되지 않는 한, 이러한 금연에 대한 지시 혹은 지도는 금연의 필요성에 대한 의학적 설명 내지 강조와 구두에 의한 금연의 수시 확인 정도로도 충분하고 나아가 환자의 동태 등을 살펴 금연 여부를 상시 확인·감독할 의무까지 있는 것은 아니다.[259] ② 의사는 수술 등의 당해 의료행위의 결과로 후유 질환이 발생하거나 아니면 그 후의 요양과정에서 후유 질환이 발생할 가능성이 있으면, 비록 그 가능성이 크지 않다고 하더라도 이를 억제하기 위한 요양의 방법이나 일단 발생한 후유 질환으로 인해 중대한 결과가 초래되는 것을 막기 위하여 필요한 조치가 무엇인지를 환자 스스로 판단·대처할 수 있도록, 그와 같은 요양방법, 후유 질환의 증상과 그 악화 방지나 치료를 위한 대처방법 등을 환자의 연령, 교육 정도, 심신상태 등의 사정에 맞추어 구체적인 정보의 제공과 함께 설명·지도할 의무가 있다.[260] ③ 자기집 안방에서 취침하다가 일산화탄소(연탄가스) 중독으로 병원 응급실에 후송되어 온 환자를 진단하여 일산화탄소 중독으로 판명하고 치료한 담당의사에게 회복된 환자가 이튿날 퇴원할 당시 자신의 병명을 문의하였는데도 의사가 아무런 요양방법을 지도하여 주지 아니하여, 환자가 일산화탄소에 중독되었던 사실을 모르고 퇴원 즉시 사고 난 자기 집 안방에서 다시 취침하다 전신피부파열 등 일산화탄소 중독을 입은 것이라면, 위 의사에게는 그 원

257) 주호노, "의료인의 의무(Ⅰ)," 114쪽.
258) 주호노, "의료인의 의무(Ⅰ)," 114쪽.
259) 대법원 1999.3.26. 선고 98다45379,45386 판결.
260) 대법원 2010.7.22. 선고 2007다70445 판결.

인 사실을 모르고 병명을 문의하는 환자에게 그 병명을 알려주고 이에 대한 주의사항인 피해장소인 방의 수선이나 환자에 대한 요양의 방법 기타 건강관리에 필요한 사항을 지도하여 줄 요양방법의 지도의무가 있는 것이므로 이를 태만한 것으로서 의사로서의 업무상과실이 있고, 이 과실과 재차의 일산화탄소 중독과의 사이에 인과관계가 있다고 보아야 한다.[261] ④ 피고가 일단 악성종양일 가능성을 인식하였다면 위 원고에게 악성종양의 가능성을 설명하고, 확진을 위한 추가적인 검사방법으로 조직검사를 적극적으로 권유함과 아울러 위 원고로 하여금 향후 유방암의 존부에 관하여 지속적인 관심과 검사를 받을 수 있도록 유방암의 발병 및 전이속도, 치료방법, 요양방법 등에 관한 충분한 설명을 하여야 할 주의의무가 있다고 할 것이다.[262]

(5) 환자의 과실

의료인의 요양방법지도에 대하여는 환자의 복종의무도 요구되기 때문에 환자측의 협력의무와 관련하여 논의될 수 있다. 의료인의 지시나 지도는 적합하지만 치료가 장기화되는 등 적정한 치료효과를 얻을 수 없게 하는 환자의 요양태도는 의료인에 대한 민사상 손해배상책임을 부정하게 하거나 과실상계(過失相計)를 하도록 하는 원인이 될 수 있다. 요양지도에 복종할 것을 강제할 수는 없지만, 이에 따르지 않았기 때문에 발생한 손해에 대하여는 이를 환자가 부담하는 것이 공평하기 때문이다. 예컨대, 수술 후 얼마 동안 등산이나 심한 운동을 삼가할 것을 의사가 지시했음에도 불구하고 환자가 퇴원과 동시에 등산을 심하게 하거나 운동장으로 즉시 가 격렬하게 축구를 하다가 심장파열로 사망한 경우라면 이는 환자의 과실이라고 하는 것이 타당하다. 환자가 의사의 요양방법에 관한 지시사항을 준수하지 않았기 때문이다. 다만, 의료인측의 요양방법의 지도내용에 있어서는 이를 엄격하게 해석할 필요가 있다. 의료인측이 환자측보다는 입장과 지식에 있어서 우월적 지위를 점하고 있기 때문에 양자 사이의 책임의 조화를 도모하기 위해서이다.[263]

(6) 위 반

요양방법지도의무의 위반에 대하여는 처벌규정이 존재하지 않는다. 의료법은 일상의 진료에서 환자에 대한 요양방법 등 필요한 지도를 하지 않으면 안 된다는

261) 대법원 1991.2.12. 선고 90도2547 판결.
262) 대법원 2009.1.15. 선고 2008다60162 판결.
263) 주호노, "의료인의 의무(Ⅰ)," 114쪽.

당연한 사리를 훈시적으로 규정하고 있는 것이다.

그러나 요양방법 등에 관한 지시, 지도 또는 설명 이른바 '진료를 위한 설명(의무)'은 의료행위의 내용을 이룬다. 따라서 이에 관한 위반은 의료과실로서 민·형사상의 책임을 발생시킬 수 있다. 요양방법지도의무의 불이행은 민사상 채무불이행(민법 제390조) 내지 불법행위(민법 제750조)를 구성하여 손해배상책임을 발생시킬 수 있다. 공법상의 의무인 요양방법지도의무가 민사법상의 주의의무와 반드시 일치하는 것은 아니지만, 의료과실이 발생한 경우 요양방법지도의무위반도 의료인에 대한 과실판단의 요소로서 고려될 수 있기 때문이다. 판례도 요양방법에 대한 지도설명의무는 그 목적 및 내용상 진료행위의 본질적 구성부분이므로, 지도설명의무 위반과 상당인과관계가 있다면 그로 인한 생명·신체상의 손해에 대하여 배상할 책임을 면할 수 없다고 판시한 바 있다.[264] 다만, 환자 또는 그 보호자가 의료인의 요양지도에 제대로 따르지 않았다고 하여 무조건 의료인의 책임이 전부 면제되는 것은 아니다.[265] 한편, 형사상 업무상 과실치사상죄(형법 제268조)의 문제도 완전히 배제할 수 있는 것은 아니라고 해석된다. 환자의 안전을 배려하여야 할 작위의무에 대한 위반이 인정되는 한 형사상의 책임추급도 전혀 불가능한 것은 아니기 때문이다.[266]

5. 전원의무

(1) 개 념

1) 의 의

의사에게는 환자에 대하여 의료수준에 적합한 의료행위를 제공할 의무가 있다. 그러나 환자의 질병이 자신의 전문과목 외이거나 또는 자신의 진료설비로는 효과적인 질병개선이 곤란하다고 판단되는 경우에는 전원조치 또는 전원권고 등의 적절한 조치를 강구할 필요가 있다.[267] 이와 같이 자신의 능력범위를 넘는 환자의 진료에 있어서 적절한 조치를 강구할 의무를 전의의무(轉醫義務) 또는 전원의무(轉院義務)라고 한다.

응급의료법은 "의료인은 해당 의료기관의 능력으로는 응급환자에 대하여 적절한 응급의료를 할 수 없다고 판단한 경우에는 지체 없이 그 환자를 적절한 응급

264) 대법원 2010.7.22. 선고 2007다70445 판결.
265) 대법원 1996.4.9. 선고 95다14572 판결.
266) 주호노, "의료인의 의무(Ⅰ)," 112쪽.
267) 대법원 1998.2.27. 선고 97다38442 판결.

의료가 가능한 다른 의료기관으로 이송하여야 한다"고 하여 응급환자에 대한 전의의무 내지 전원의무를 명문으로 규정하고 있다(응급의료법 제11조 제1항). 또 의료법은 "의료기관의 장은 천재지변, 감염병 의심 상황, 집단 사망사고의 발생 등 입원환자를 긴급히 전원(轉院)시키지 않으면 입원환자의 생명·건강에 중대한 위험이 발생할 수 있음에도 환자나 보호자의 동의를 받을 수 없는 등 보건복지부령으로 정하는 불가피한 사유가 있는 경우에는 보건복지부령으로 정하는 바에 따라 시장·군수·구청장의 승인을 받아 입원환자를 다른 의료기관으로 전원할 수 있다"고 하여 입원환자에 대한 전원의무에 관하여서도 명문으로 규정하고 있다(의료법 제47조의2). 의료법은 2019년 1월 개정을 통하여 의료기관의 장으로 하여금 입원환자에 대하여 강제로 전원시킬 수 있는 근거를 마련한 것이다.[268] 서울 시내 소재 한 대형종합병원에서 4명의 신생아가 연쇄적으로 사망하는 사고가 발생했을 당시 같은 신생아 중환자실에 있던 신생아 중 2명의 신생아가 전원에 대한 보호자의 동의를 받지 못하여 사고가 발생한 신생아실에서 16시간 동안 방치되는 일이 있었기 때문이다. 이와 같은 사고의 경우에도 일반적인 의료행위 시에서와 같이 보호자의 동의를 받는 절차에 따른 것으로 파악되었다. 여기서 유사한 사례의 재발을 방지하기 위해서 집단 사망사고의 발생 등과 같은 응급상황에서는 신속하게 전원 조치를 할 수 있도록 하는 법적 근거를 마련한 것으로 개정이유서를 밝히고 있다.[269]

2) 전원의무의 유형

전원의무는 현행법상 3가지의 유형으로 분류할 수 있다고 본다. 즉, 일반환자에 대한 전원의무, 응급환자에 대한 전원의무 및 입원환자에 대한 전원의무가 그것이다.

이와는 별개로 흔히 말하는 전원권고의무와 전원조치의무는 각각 일반환자에 대한 전원의무와 응급환자에 대한 전원의무를 의미한다고 해석된다. 전원에 관한 주의의무는 그 내용상 ② 환자에게 전원을 권고하고 환자가 전원을 검토할 수 있도록 설명하여야 할 의무(전원권고의무)와 ① 환자를 적절한 의료기관에 이송하여야 할 의무(전원조치의무)로 나누어 검토하는 것이 가능하기 때문이다.[270] 전자는

268) 의료법 2019.1.15. 일부개정 법률 제16254호 2019.7.16. 시행.

269) 의료법 2019.1.15. 일부개정 법률 제16254호 2019.7.16. 시행, 개정이유서 참조.

270) 한편, 견해에 따라서는 2분설에 의한 설명의무의 분류에 상응하여 전의의무를 '전의권고의무'와 전원제시의무'로 2분하여 설명하는 견해도 있다. 다만, 이 견해에 있어서의 '전의권고의무'는 '전원조치의무'를 의미하고, '전의제시의무'는 '전의권고의무'와 같은 의미로 사용되고 있다는 점에서 그 특색을 찾을 수 있다.

당해 의료기관에서도 진료가 가능하지만 다른 의료기관에서의 수진이 환자에게 보다 적절하다고 판단되어 전원을 권유하고 환자에게 전원을 검토할 수 있도록 설명하여 환자에게 자기결정에 의한 선택의 기회를 주는 경우로서 설명의무의 일부가 된다. 따라서 전자는 환자의 자기결정권을 보장하기 위한 전원에 대한 설명의무를 포함하고 있다고 할 수 있다. 이에 반하여 후자는 전문과목 외를 이유로 또는 시설・인원의 불비 등으로 인하여 환자에게 의료수준에 따른 의료행위를 행할 수 없고, 만약 신속하게 환자를 다른 적절한 의료기관으로 이송하지 않는다면 위험이 예견되는 경우로서 의료행위의 일부가 된다. 따라서 후자는 치료상 필요한 전원의무라고 할 수 있다.

한편, 전원의무를 설명의무의 하나로 이해하는 견해도 있다. 즉, 후술하는 바와 같이, 설명의무를 ① 진료를 위한 설명의무와 ② 동의를 위한 설명의무로 나누는 2분설과는 달리 3분설은 2분설에 ③ 전원권고의무를 추가하여 이해하고 있다. 그러나 전원권고의무를 결과회피를 위한 의무로서 진료를 위한 설명의무에 포함시키든[271] 아니면 환자의 선택을 위한 의무로서 동의를 위한 설명의무에 포함시키든 어느 경우에나 2분설을 취하게 된다는 것에 대하여도 후술하는 바와 같다.

(2) 전원요건

전원의무의 발생요건은 전원의무의 유형에 따라 각각에 대하여 구체적으로 검토할 필요가 있다.

1) 일반환자의 전원의무

일반환자에 대한 전원의무는 당해 의료기관 또는 의료인으로서는 감당할 수 없는 경우 또는 감당할 수는 있지만 환자를 위하여 보다 나은 양질의 의료서비스를 받게 하기 위한 경우에 발생한다고 할 수 있다. 따라서 일반환자에 대한 전원의무는 전원을 권고하는 정도에 그치는 소위 전원권고의무의 성질을 가진다고 할 수 있다. 나아가 전자는 감당할 수 없는 경우이기 때문에 진료를 위한 전원의무에 속하지만, 후자는 감당할 수 있는 경우이기 때문에 동의를 위한 전원의무의 속성을 가진다고 해석된다.

2) 응급환자의 전원의무

응급환자에 대한 전원의무의 요건으로서는 다음의 사항이 제시되고 있다. 즉,

271) 전원권고의무를 전원조치의무와 같은 의미로 사용하는 견해의 입장이다.

① 인적 · 물적 요건의 미비이다. 환자의 질환이 자신의 전문외라든가 자신의 임상경험 또는 의료설비에 의하여 당해 환자의 질병개선이 곤란할 것을 요한다. ② 환자의 상태는 이송을 견딜 수 있어야 한다. 환자의 상태는 이미 위험상태를 벗어나고 있거나 실기(失期)하고 있지 않아야 한다. ③ 전원가능한 지역 내에 인적 · 물적 요건을 갖춘 의료기관이 존재하고 있어야 한다. 환자의 질환에 비추어 지리적으로 이송이 가능한 지역 내에 환경적으로 적절한 의료인과 의료설비를 갖춘 의료기관이 존재하고 있어야 한다. ④ 전원에 의하여 환자의 질병에 대한 개선의 가능성이 존재하고 있어야 한다. 환자에게는 전원에 의하여 중대한 결과회피의 가능성이 존재하고 있어야 한다.

또 응급환자에 대한 전원의무는 그 요건 상호간의 비교형량에 의하여 결정되지 않을 수 없다. 다시 말해서, ①의 요건, 즉 환자의 질병이 의사의 전문외일 경우에는 전원을 하지 않으면 안 되지만, ③의 요건, 즉 이송가능한 지역에 적절한 의료기관이 존재하지 않거나 ④의 요건, 즉 이송하지 않아도 환자의 병상개선의 가능성이 존재하는 경우에는 전원하지 않아도 된다. 반대로 ③의 요건, 즉 이송가능한 지역에 적절한 설비를 갖춘 의료기관이 존재하고, ④의 요건, 즉 이송으로 환자의 병상의 개선이 가능하다면 전원을 하지 않으면 안 된다.

응급환자에 대한 전원조치의무를 긍정한 판례의 구체적 내용은 다음과 같다. 즉,

> ① 의사가 진찰 · 치료 등의 의료행위를 할 때는 사람의 생명 · 신체 · 건강을 관리하는 업무의 성질에 비추어 환자의 구체적 증상이나 상황에 따라 위험을 방지하기 위하여 요구되는 최선의 조치를 해야 한다. 의사에게 진단상 과실이 있는지를 판단할 때는 의사가 비록 완전무결하게 임상진단을 할 수는 없을지라도 적어도 임상의학 분야에서 실천되고 있는 진단 수준의 범위에서 전문직업인으로서 요구되는 의료상의 윤리, 의학지식과 경험에 기초하여 신중히 환자를 진찰하고 정확히 진단함으로써 위험한 결과 발생을 예견하고 이를 회피하는 데에 필요한 최선의 주의의무를 다하였는지를 따져 보아야 한다. 나아가 의사는 환자에게 적절한 치료를 하거나 그러한 조치를 하기 어려운 사정이 있다면 신속히 전문적인 치료를 할 수 있는 다른 병원으로 전원시키는 등의 조치를 하여야 한다.[272] ② 구급환자에 대하여 의료인은 즉시 진단하고 최선의 처치를 행한 후 당해 의료기관의 능력으로는 그 환자에 대한 충분한 치료를 할 수 없다고 판단될 때에는 충분한 치료를 할 수 있는 의료기관으로 이송하여

272) 대법원 2018.5.11. 선고 2018도2844 판결; 대법원 2007.5.31. 선고 2007도1977 판결.

야 할 의무가 있다.[273] ③ 일반적인 개업의사가 감당하기 어려운 이상분만환자가 자궁출혈이 기하고 일반적인 조산술로는 분만이 어려웠다면 시설이 좋은 종합병원에 이송해야 할 것이다.[274] ④ 임신중절을 위한 소파수술을 하였으나 자궁 내에서 아무 내용물이 나오지 않았다면 산부인과 전문의인 피고인으로서는 자궁임신이 아닌가 하는 판단을 내려 자궁외 임신여부를 세밀히 진찰하든가 피고인으로서 그 진찰에 자신이 없다면 의료시설이 완비된 종합병원의 진찰을 권유할 업무상 주의의무가 있다.[275] ⑤ 환자에게 적절한 치료를 하거나 그러한 조치를 취하기 어려운 사정이 있다면 신속히 전문적인 치료를 할 수 있는 다른 병원으로의 전원조치 등을 취하여야 하며, 특히 미용성형을 시술하는 의사로서는 고도의 전문적 지식에 입각하여 시술여부, 시술의 시기, 방법, 범위 등을 충분히 검토한 후 그 미용성형 시술의 의뢰자에게 생리적, 기능적 장해가 남지 않도록 신중을 기하여야 할 뿐 아니라, 회복이 어려운 후유증이 발생할 개연성이 높은 경우 그 미용성형 시술을 거부 내지는 중단하여야 할 의무가 있다.[276] ⑥ 일반외과전문의인 갑이 환자 을을 치료함에 있어 방사선사진상에 나타나 있는 선상골절상이나 이에 따른 뇌실질내출혈 등을 발견 내지 예견하지 못하여 을을 제때에 신경외과 전문의가 있는 병원에 전원시켜 확정적인 진단 및 수술을 받을 수 있는 필요한 조치를 취하지 아니한 경우 그러한 조치를 취했을 경우의 구명률이 50퍼센트라면 특별한 사정이 없는 한 갑의 과실과 을의 사망과의 사이에는 인과관계를 인정함이 상당하다.[277] ⑦ 의사에게는 만일 당해 의료기관의 설비 및 지리적 요인 기타 여러 가지 사정으로 인하여 진단에 필요한 검사를 실시할 수 없는 경우에는 특단의 사정이 없는 한 당해 환자로 하여금 그 검사를 받을 수 있도록 해당 의료기관에 전원을 권고할 의무가 있다.[278] ⑧ 일반적인 개업의사가 감당하기 어려운 이상분만환자가 자궁출혈이 심하고 일반적인 조산술로는 분만이 어려웠다면 시설이 좋은 종합병원에 이송해야 할 것인데 장시간에 걸쳐 일반적인 조산술로 분만시키려다 산모가 기진하고 다량의 출혈로 산모를 사망에 이르게 하였다면 의사에게 치료상의 과실로 환자를 사망케 한 위법이 있다고 할 것이다.[279]

응급환자에 대한 전원조치의무를 부정한 판례의 구체적 내용은 다음과 같다. 즉,

① 의사가 환자 내지 그 가족에게 상처 부위의 조직괴사에 대응하기 위하여 필

273) 대법원 1982.4.27. 선고 81도2151 판결.
274) 대법원 1967.7.11. 선고 67다848 판결.
275) 대법원 1967.8.29. 선고 66도1197 판결.
276) 대법원 2007.5.31. 선고 2007도1977 판결.
277) 대법원 1989.7.11. 선고 88다카26246 판결.
278) 대법원 1998.2.27. 선고 97다38442 판결.
279) 대법원 1967.7.11. 선고 67다848 판결.

요한 검사 내지 치료를 할 수 있는 병원으로는 종합병원밖에 없다고 설명하면서 종합병원으로 전원할 것을 권유하였다면 그것으로 의사로서의 진료상의 의무를 다하였다 할 것이고, 거기서 나아가 그 환자나 가족들이 개인의원으로 전원하는 것을 만류, 제지하거나 그 환자를 직접 종합병원으로 전원하여야 할 의무까지 있다고 할 수는 없다고 하여, 환자가 그 권유에 따르지 아니하여 증세가 악화된 데 대한 의사의 과실을 부정하였다.[280] ② 응급수술이 불가능한 병원의 의사가 전원요청을 받은 환자의 상태에 대해 응급수술이 필요한지 여부를 전원을 요청하는 의사로부터 확인하여 전원을 허용하였다면 전원요청을 받은 의사로서는 구체적이고 추가적인 질문을 하여 환자의 상태를 더 구체적으로 정확하게 파악한 후에야 전원을 허용할 것인지의 여부를 결정하여야 할 주의의무까지 있다고 보기는 어렵다.[281]

3) 입원환자의 전원의무

의료법은 의료기관의 장으로 하여금 천재지변, 감염병 의심 상황, 집단 사망사고의 발생 등 입원환자를 긴급히 전원(轉院)시키지 않으면 입원환자의 생명 · 건강에 중대한 위험이 발생할 수 있음에도 환자나 보호자의 동의를 받을 수 없는 등 보건복지부령으로 정하는 불가피한 사유가 있는 경우에는 보건복지부령으로 정하는 바에 따라 시장 · 군수 · 구청장의 승인을 받아 입원환자를 다른 의료기관으로 전원시킬 수 있도록 규정하고 있다(의료법 제47조의2).

입원환자에 대한 전원의무는 시장 · 군수 · 구청장의 승인에 의한 전원의무를 의미하기 때문에 자기결정이 아닌 타인결정에 의한 강제의료로서 일종의 강제전원의무에 속한다고 할 수 있다. 강제전원의무의 주체는 의료기관의 장이고, 대상은 입원환자이다. 강제전원의무의 요건은 천재지변, 감염병 의심 상황, 집단 사망사고의 발생 등 입원환자를 긴급히 전원시키지 않으면 입원환자의 생명 · 건강에 중대한 위험이 발생할 수 있음에도 환자나 보호자의 동의를 받을 수 없는 등 보건복지부령으로 정하는 불가피한 사유가 있는 경우이다. 강제전원의무는 승낙 또는 동의가 아니라 승인을 요하고, 승인권자는 시장 · 군수 · 구청장이다.

(3) 전원방법

전원의무의 이행에 있어서 그 방법은 환자의 상태에 따라 달라질 수 있다. 여기서 전원방법은 일반환자의 경우와 응급환자의 경우 및 입원환자의 경우로 나누

280) 대법원 1996.6.25. 선고 94다13046 판결.
281) 대법원 2005.6.24. 선고 2005다16713 판결.

어 검토할 필요가 있다.

1) 일반환자의 전원방법

일반환자의 전원방법에 관하여는 명문의 규정이 존재하지 않는다. 그러나 일반적으로 의사는 환자에게 전원의 필요성에 대하여 설명한 다음 적절한 진료행위를 할 수 있는 의료기관으로 전원할 것을 권고하면 그것으로 충분하다고 해석된다.

일반환자의 전원방법에 관한 판례의 구체적 내용은 다음과 같다. 즉,

> ① 의사가 환자 내지 그 가족에게 상처 부위의 조직괴사에 대응하기 위하여 필요한 검사 내지 치료를 할 수 있는 병원으로는 종합병원밖에 없다고 설명하면서 종합병원으로 전원할 것을 권유하였다면 그것으로 의사로서의 진료상의 의무를 다하였다 할 것이고, 거기서 나아가 그 환자나 가족들이 개인의원으로 전원하는 것을 만류, 제지하거나 그 환자를 직접 종합병원으로 전원하여야 할 의무까지 있다고 할 수는 없다.[282] ② 피해자가 1979년 5월 7일 타병원에서 절개수술까지 권유받았으나 경제적인 이유로 이에 불응하고 퇴원하여 민간요법치료를 하다가 같은 달 10일 피고인의 진찰을 받고 일단 종합병원에 가서 진단과 치료를 받을 것을 권고받았으나 경제적 사정을 호소하면서 피고인의 치료를 요구하여 피고인이 피해자의 병상에 비추어 봉과직염으로 진단하고 우측슬하부 절개수술을 하였으나 밤톨만한 응고된 혈괴만이 검출되어 혈관질환에 의한 증상으로 판단하고 세균감염에 대비한 조치를 취하고 아울러 즉시 혈관촬영이 가능하고 수술시설이 갖추어진 종합병원으로 갈 것을 강력히 제시하고 괴사의 위험성이 있음을 경고하였으나 피해자는 이에 불응하고 민간요법으로 치료를 계속하다가 같은 달 21일 타병원에서 괴사로 진행되고 있는 우측하지를 절단받기에 이른 경우라면 피고인에 있어서 치료시술상 요구되는 주의의무를 해태하였다고 볼 수 없다.[283] ③ 만일 당해 의료기관의 설비 및 지리적 요인 기타 여러 가지 사정으로 인하여 진단에 필요한 검사를 실시할 수 없는 경우에는 특단의 사정이 없는 한 당해 환자로 하여금 그 검사를 받을 수 있도록 해당 의료기관에 전원을 권고할 의무가 있다.[284] ④ 임신중절을 위한 소파수술을 하였으나 자궁내에서 아무 내용물이 나오지 않았다면 산부인과 전문의인 피고인으로서는 자궁임신이 아닌가 하는 판단을 내려 자궁외 임신여부를 세밀히 진찰하든가 피고인으로서 그 진찰에 자신이 없다면 의료시설이 완비된 종합병원의 진찰을 권유할 업무상 주의의무가 있다.[285] ⑤ 의사에게는 만일 당해 의료기관의 설비 및 지리적 요인 기타 여러 가지

---

282) 대법원 1996.6.25. 선고 94다13046 판결.
283) 대법원 1983.5.24. 선고 82도289 판결.
284) 대법원 1998.2.27. 선고 97다38442 판결.

사정으로 인하여 진단에 필요한 검사를 실시할 수 없는 경우에는 특단의 사정이 없는 한 당해 환자로 하여금 그 검사를 받을 수 있도록 해당 의료기관에 전원을 권고할 의무가 있다.[286]

2) **응급환자의 전원방법**

응급환자의 전원방법에 대하여는, 이미 언급한 바와 같이, 응급의료법이 명문으로 규정하고 있다. 응급의료법은 "의료기관의 장은 응급환자를 이송할 때에는 응급환자의 안전한 이송에 필요한 의료기구와 인력을 제공하여야 하며, 응급환자를 이송받는 의료기관에 진료에 필요한 의무기록(醫務記錄)을 제공하여야 한다"고 하여 응급환자에 대한 전원방법에 대하여도 명문으로 규정하고 있다(응급의료법 제11조 제2항).

의료인은 당해 의료기관에서 적정한 치료를 할 수 없는 응급환자를 다른 의료기관으로 이송하는 경우에는 ① 이송받는 의료기관에 연락하고, 적절한 이송수단을 알선하거나 제공하여야 하고, ② 이송받는 의료기관에 대한 연락이나 준비를 할 수 없는 경우에는 응급의료지원센터나 119구급상황관리센터를 통하여 이송받을 수 있는 의료기관을 확인하고, 적절한 이송수단을 알선하거나 제공하여야 하고, ③ 응급환자를 이송하는 경우에 응급환자진료의뢰서와 검사기록 등 의무기록과 방사선 필름의 사본 그 밖에 응급환자의 진료에 필요하다고 판단되는 자료를 제공하여야 한다(응급의료법 시행규칙 제4조).

한편, 의료기관의 구급차를 이용하여 환자를 이송한 경우 당해 의료기관의 장은 그 구급치에 의한 이송처치료를 환자에게 청구할 수 있다(응급의료법 제11조 제3항, 응급의료법 시행규칙 제5조). 따라서 응급환자의 전원에 있어서는 단순한 전원권고만으로는 족하지 않고, 의료진이 직접 전원할 병원에 연락을 하여 전원의 가능성여부에 대하여 확인을 하고 구급차에 동승하여 이송해 줄 의무까지 존재한다고 해야 한다.[287] 결국 응급환자에 대한 전원의무는 전원이 완료될 때까지에 이른다고 할 수 있다.

응급환자의 전원방법에 관한 판례의 구체적 내용은 다음과 같다. 즉,

> ① 즉각적인 응급수술을 받아야 할 환자임에도 불구하고 환자의 상태를 잘못 판단하여 즉각적인 응급수술이 불가능한 병원으로 전원시키고, 또한 전원과정에서 환자의 초기상황과 시행된 처치에 대한 정보를 제공하지 아니한 결과 환자에 대한 즉

285) 대법원 1967.8.29. 선고 66도1197 판결.
286) 대법원 1998.2.27. 선고 97다38442 판결.
287) 김선중(의료과오소송법), 131~132쪽.

각적인 응급수술의 실시가 지연됨으로써 환자가 사망에 이르게 된 것으로 보아 병원 측의 전원상의 과실과 환자의 사망 사이의 인과관계를 인정된다.[288] ② 응급환자를 전원하는 의사는 전원받는 병원 의료진이 적시에 응급처치를 할 수 있도록 합리적인 범위 내에서 환자의 주요 증상 및 징후, 시행한 검사의 결과 및 기초진단명, 시행한 응급처치의 내용 및 응급처치 전후의 환자상태, 전원의 이유, 필요한 응급검사 및 응급처치, 긴급성의 정도 등 응급환자의 진료에 필요한 정보를 전원받는 병원 의료진에게 제공할 의무가 있다.[289] ③ 진료하게 되었으면 즉시 진단하고 최선의 응급처치를 행한 후 위 병원의 능력으로는 충분한 치료를 할 수 없다고 판단될 시 지체 없이 구급환자처치표를 환자에게 부착하고 의료인을 동승시켜 충분한 치료를 할 수 있다고 인정되는 다른 의료기관으로 이송하여야 할 것임에도 불구하고 혈압과 맥박을 측정하고 좌우동공반사검사, 청진기 진단, 팔다리의 운동제한 진단 등을 시행하여 요추부의 손상으로 인한 하지신경마비 등으로만 진단하고 복강내 출혈이 의심되는 위 환자의 엑스레이 촬영도 하지 않고서 위 병원의 능력으로는 치료를 할 수 없으니 인근의 제4병원 등 다른 큰 병원으로가 보도록 종용하면서 구급환자처치표를 환자에게 부착하거나 의료인을 동승시키지 아니한 채 위 택시에 다시 태워 보냄으로써 구급환자에 대한 응급조치를 이행하지 아니하였다.[290]

3) 입원환자의 전원방법

의료법은 의료기관의 장으로 하여금 천재지변, 감염병 의심 상황, 집단 사망사고의 발생 등 입원환자를 긴급히 전원(轉院)시키지 않으면 입원환자의 생명·건강에 중대한 위험이 발생할 수 있음에도 환자나 보호자의 동의를 받을 수 없는 등 보건복지부령으로 정하는 불가피한 사유가 있는 경우에는 보건복지부령으로 정하는 바에 따라 시장·군수·구청장의 승인을 받아 입원환자를 다른 의료기관으로 전원시킬 수 있도록 규정하고 있다(의료법 제47조의2).

(4) 전원내용

1) 범 위

초진시 전문과목의 외가 명백한 경우 곧바로 전원조치 내지 전원권고를 할 수 있는가가 문제된다. 경우에 따라서는 "의료인은 진료나 조산요청을 받으면 정당한 사유 없이 거부하지 못한다"는 진료거부의 문제가 발생할 수 있기 때문이다(의료법 제15조 제1항).

---

288) 대법원 2005.6.24. 선고 2005다16713 판결.
289) 대법원 2010.4.29. 선고 2009도7070 판결.
290) 서울지방법원 동부지원 1993.1.15. 선고 92고합90,145(병합) 형사부판결.

진료거부에 대한 정당한 사유는 의사의 부재 등으로 인하여 진료가 사실상 불가능한 경우에 인정된다고 할 수 있다. 나아가 의료행위의 공공적 성격을 고려해 볼 때 전문과목 외의 경우에도 진료거부와 동시에 곧바로 취하여지는 전원조치나 전원권고는 타당하지 않다고 생각된다. 환자에 대하여 문진 등을 행하고 전원의무의 요건 상호간을 형량한 다음 전원조치나 전원권고를 해야 하고, 응급환자의 경우에는 최소한의 응급처치를 행하지 않으면 안 된다고 해야 하기 때문이다.

2) 시 기

전원의무는 환자의 상태와 전원요건의 구비여부에 따라 적절한 시기에 이루어져야 한다.[291] 전원의 시기를 놓치면 전원의무에 대한 위반이 된다.

전원의무의 시기에 관한 판례의 구체적 내용은 다음과 같다. 즉,

> ① 제왕절개수술을 시행 중 태반조기박리를 발견하고도 피해자의 출혈 여부 관찰을 간호사에게 지시하였다가 수술 후 약 45분이 지나 대량출혈을 확인하고 전원조치하였으나 그 후 피해자가 사망한 사안에서, 피고인에게 대량출혈 증상을 조기에 발견하지 못하고, 전원을 지체하여 피해자로 하여금 신속한 수혈 등의 조치를 받지 못하게 한 과실이 있다.[292] ② 일반외과 전문의인 갑이 환자 을을 치료함에 있어 방사선 사진상에 나타나 있는 선상골절상이나 이에 따른 뇌실질내출혈 등을 발견 내지 예견하지 못하여 을을 제때에 신경외과 전문의가 있는 병원에 전원시켜 확정적인 진단 및 수술을 받을 수 있는 필요한 조치를 취하지 아니한 경우 그러한 조치를 취했을 경우의 구명률이 50퍼센트라면 특별한 사정이 없는 한 갑의 과실과 을의 사망과의 사이에는 인과관계를 인정함이 상당하다.[293]

3) 판단기준

전원의무에 있어서의 주의의무의 기준은 진료 당시의 의료수준이다. 전원은 주로 전문과목 외의 경우가 문제되기 때문에 표준적 임상의의 주의의무가 기준으로 되는 것이 원칙이다. 결과회피의 가능성에 대한 인식의 정도도 전문의로서의 주의의무를 요구하게 된다. 전원권고의 설명에 있어서도 그 기준은 당시의 의료수준에 상응하지 않을 수 없게 된다. 뿐만 아니라 당시의 의료수준을 넘어 환자의 자기결정권을 일층 존중할 필요가 있는 특별한 이유가 있는 경우에는 의료수준으로서

291) 김선중(의료과오소송법), 129쪽; 대한의사협회(의료분쟁의 이해), 14쪽.

292) 대법원 2010.4.29. 선고 2009도7070 판결.

293) 대법원 1989.7.11. 선고 88다카26246 판결.

확립되어 있지 않은 진료방법에 대하여도 전원하여 당해 진료를 선택할 수 있다는 설명을 하여야 하는 경우도 가능하다고 생각된다.

(5) 위 반

전원의무 또는 전의의무의 위반에 대한 명문의 처벌규정은 존재하지 않는다. 다만, 전의의무 내지 전원의무에 대한 위반은 주의의무에 대한 위반으로서 민사상 손해배상책임(민법 제390조, 제750조) 또는 형사상 업무상 과실치사상죄(형법 제268조)의 원인이 될 수 있다.

한편, 전원에 의한 질병개선의 가능성이 거의 존재하지 않는 경우 환자가 예외적으로 의사의 전원권고에 따르지 않는 경우가 있을 수 있다. 전원권고에 따르지 않는 경우에는 원칙적으로 환자의 과실이 된다고 할 수 있다. 그러나 환자는 전원권고에 따르지 않고 동일한 의료기관에서 계속 수진을 의뢰하거나 지시된 의료기관이 아닌 제3의 의료기관에서 수진할 자유도 가지고 있다고 생각된다. 대법원도 '신생아가 조산아, 쌍태아, 저체중아라 하더라도 제반 사정에 비추어 볼 때 출생 직후부터 보육기 등에 의한 적절하고 집중적인 소생, 보육을 받았더라면 생존할 가능성이 50% 정도는 되었다고 봄이 상당하다면, 의사가 신생아의 생존가능성이 전혀 없는 것으로 속단하고 그를 살리기 위하여 산부인과에서 할 수 있는 응급조치 내지 소생술을 시행하거나 미숙아를 위한 인력과 시설을 갖추고 있는 소아과로의 전과를 시행하지 아니한 과실과 그 신생아의 사망 사이에는 인과관계를 인정함이 상당하다'고 판시한 바 있다.[294]

Ⅲ. 보수교육을 받을 의무

의료법은 의료인에게 보수교육을 받을 의무를 부과하고 있다(의료법 제30조 제3항). 또 의료법은 보건복지부장관으로 하여금 보수교육을 이수하지 아니한 의료인에 대하여는 취업상황 등 보건복지부장관에게 하여야 하는 신고를 반려할 수 있도록 규정하고 있다(의료법 제25조 제2항). 보수교육을 받을 의무는 의료행위의 의무에 버금가게 중요한 의무라고 할 수 있다. 연찬의무(研鑽義務, Weiter-bilbungspflicht)를 게을리하여 일진월보하는 의료수준에 상응하지 못하는 의료행위는 특별한 사정이 없는 한 의료과실에 해당한다고 할 수 있기 때문이다.

294) 대법원 1995.4.14. 선고 94다29218 판결.

의료법에 따라 보수교육은 ① 직업윤리에 관한 사항, ② 업무 전문성 향상 및 업무 개선에 관한 사항, ③ 의료 관계 법령의 준수에 관한 사항, ④ 선진 의료기술 등의 동향 및 추세 등에 관한 사항 및 ⑤ 그 밖에 보건복지부장관이 의료인의 자질 향상을 위하여 필요하다고 인정하는 사항을 포함하여 매년 실시되어야 한다(의료법 시행규칙 제20조 제1항). 또 의료인의 경우 보수교육을 연간 8시간 이상 이수하도록 의무화되어 있다(의료법 시행규칙 제20조 제2항).

Ⅳ. 의료행위에 관한 설명의무

1. 개 념

(1) 의 의

의료법은 2016년 12월 개정을 통하여 의사가 사람의 생명 또는 신체에 중대한 위해를 발생하게 할 우려가 있는 수술 등을 하는 경우 환자에게 수술 등에 관한 설명 및 서면 동의를 받는 방식을 개선하여 환자의 안전 및 자기결정권을 보장하도록 의료행위에 관한 설명의무를 신설하였다.[295]

(2) 법적 성질

1) 설명의무의 유형

설명의무의 유형을 분류하는 방법은 다양하다. 우선, 설명의무는 그 발생근거를 기준으로 분류할 수 있다. 법률을 근거로 발생하는 법률상의 설명의무와 계약을 근거로 발생하는 계약상의 설명의무가 그것이다. 다음으로 설명의무는 그 내용을 기준으로 분류가 가능하다. 치료효과를 내용으로 하는 진료를 위한 설명의무와 자기결정을 내용으로 하는 동의를 위한 설명의무가 그것이다. 본서는 후술하는 바와 같이 설명의무를 기본적으로 진료를 위한 설명의무와 동의를 위한 설명의무로 나누어 검토하고 있다.

2) 동의를 위한 설명

의료법은 종전부터 이미 소위 '요양방법지도'에 관하여 명문으로 규정해 왔다

---

295) 의료법 2016.12.20. 일부개정 법률 제14438호 2016.12.20. 시행. 다만, 이 개정 의료법의 부칙은 의료행위에 관한 설명의무에 관한 규정에 관하여 공포 후 6개월이 경과한 2017년 6월 21일부터 시행하도록 규정하고 있다(부칙 제1조).

(의료법 제24조). 그러다가 2016년에 이르러 이른바 '의료행위에 대한 설명'을 신설하여 추가적으로 규정하게 되었다(의료법 제24조의2). 따라서 의료법이 규정하고 있는 요양방법지도와 의료행위에 대한 설명이라는 양자의 설명의무는 법률상의 설명의무로서의 성질을 가진다고 할 수 있다. 본서에서는 요양방법지도에 관하여는 이미 의료행위의 의무에서 전술한 바 있고, 후술하는 진료를 위한 설명의무에 포함하여 설명하고 있다. 따라서 의료법상의 요양방법지도는 본서에 따르면 진료를 위한 설명의무에 속하게 된다.

문제는 조문의 제목상 의료행위에 대한 설명의 법적 성질에 있다. 의료법은 환자에게 설명하고 동의를 받아야 하는 사항으로서 환자에게 발생하거나 발생 가능한 증상의 진단명, 수술 등의 필요성, 방법 및 내용, 환자에게 설명을 하는 의사, 치과의사 또는 한의사 및 수술 등에 참여하는 주된 의사, 치과의사 또는 한의사의 성명, 수술 등에 따라 전형적으로 발생이 예상되는 후유증 또는 부작용 및 수술 등 전후 환자가 준수하여야 할 사항을 나열하고 있다(의료법 제24조의2 제2항). 따라서 의료행위에 관한 설명의무는 동의를 위한 설명의무로서의 속성을 가진다고 해석된다. 결국 의료법은 요양방법지도와 의료행위에 관한 설명의무를 모두 명문으로 규정함으로써 진료를 위한 설명의무와 동의를 위한 설명의무의 양자를 모두 명문으로 규정하게 되었다고 결론지을 수 있다.

2. 내용상의 특례

의료법은 동의설명으로서의 의료행위에 관한 설명의무에 대하여 다음과 같이 규정함으로써 동의설명에 대한 내용상의 특례를 규정하고 있다.

(1) 설명주체

설명의 주체는 의사·치과의사 또는 한의사이다(의료법 제24조의2 제1항 본문). 의료법은 설명의 주체를 한정적으로 열거하고 있는 것이다. 일종의 신분범이라고 할 수 있다. 그러나 동의설명에서 후술하는 바와 같이 일반적으로 동의설명의 주체는 처치의사가 될 것이기 때문에 명문으로 설명의 주체를 법정한 점에 있어서 특례로서의 실질적인 의미는 크지 않을 수 있다고 할 수 있다.

(2) 설명대상

의료법은 환자에게 설명하고 동의를 받아야 하는 설명과 동의의 대상에 대하여도 법정하고 있다. 즉, ① 환자에게 발생하거나 발생 가능한 증상의 진단명, ② 수술 등의 필요성, 방법 및 내용, ③ 환자에게 설명을 하는 의사, 치과의사 또는 한의사 및 수술 등에 참여하는 주된 의사, 치과의사 또는 한의사의 성명, ④ 수술 등에 따라 전형적으로 발생이 예상되는 후유증 또는 부작용 및 ⑤ 수술 등 전 후 환자가 준수하여야 할 사항이 그것이다(의료법 제24조의2 제2항).

동의설명에서 후술하는 바와 같이 위의 ①, ② 및 ④의 내용은 동의설명의 내용인 진단설명, 경과설명 및 위험설명에 상응하는 내용으로 파악할 수 있다. 다만, ③과 ⑤의 내용은 동의설명의 일반적인 내용에는 포함되지 않는다는 점에서 의료법이 특별히 규정하고 있는 특례의 내용이 될 수 있다고 평가할 수 있다. 한편, ⑤의 내용은 진료설명의 내용과 일치하지만, 여기서는 동의설명의 내용으로 파악하는 것이 타당하다.

아울러 의료법은 동의를 받은 사항 중 수술 등의 방법 및 내용, 수술등에 참여한 주된 의사, 치과의사 또는 한의사가 변경된 경우에는 변경 사유와 내용을 환자에게 서면으로 알려주도록 규정하고 있다(의료법 제24조의2 제4항).

(3) 설명상황

의사·치과의사 또는 한의사가 설명하여야 하는 상황으로는 사람의 생명 또는 신체에 중대한 위해를 발생하게 할 우려가 있는 수술, 수혈, 전신마취를 하는 경우, 즉 수술 등을 하는 경우로 한정되어 있다(의료법 제24조의2 제1항 본문).

(4) 동의방법

환자에게 설명하고 서면(전자문서를 포함한다)으로 그 동의를 받아야 하고(의료법 제24조의2 제1항 본문), 환자가 의사결정능력이 없는 경우 환자의 법정대리인에게 설명하고 그의 서면으로 동의를 받아야 한다(의료법 제24조의2 제1항 본문 괄호). 동의는 서면동의만이 가능하도록 법정하고 있다. 또 동의주체는 원칙적으로 자기결정의 주체인 환자이지만, 환자가 의사무능력인 경우에는 예외적으로 타인결정으로서의 법정대리인의 동의를 인정하고 있다.

(5) 설명과 동의의 제한

다만, 설명 및 동의 절차로 인하여 수술 등이 지체되면 환자의 생명이 위험하여지거나 심신상의 중대한 장애를 가져오는 경우에는 그러하지 아니하다고 하여 설명과 동의의 배제를 명문으로 규정하고 있다(의료법 제24조의2 제1항 단서). 긴급한 상황에서는 무엇보다도 환자의 안전이 최우선적으로 확보되어야 하기 때문이다.

(6) 동의서 사본의 발급

환자는 의사, 치과의사 또는 한의사에게 동의서 사본의 발급을 요청할 수 있다. 이 경우 요청을 받은 의사, 치과의사 또는 한의사는 정당한 사유가 없으면 이를 거부하여서는 아니 된다(의료법 제24조의2 제3항). 설명, 동의 및 고지의 방법·절차 등 필요한 사항은 대통령령으로 정한다(의료법 제24조의2 제5항).

3. 처벌상의 특례

의료행위에 관한 설명의무에 위반한 자에 대하여는 과태료에 처한다. 환자에게 설명을 하지 아니하거나 서면동의를 받지 아니한 자에 대하여는 300만원 이하의 과태료에 처한다(의료법 제92조 제1항 제1호의2). 또 환자에게 변경사유와 내용을 서면으로 알리지 아니한 자에 대하여도 같다(의료법 제92조 제1항 제1호의3). 이와 같이 신설된 설명의무는 그 위반에 대하여 행정상의 제재를 가하여 처벌상의 특례를 규정하고 있다는 것이 커다란 특징 중의 하나이다. 물론, 이외에 행정상의 제재와 민·형사상의 제재는 별개의 문제이다. 따라서 이에 위반한 경우 위와 같은 의료법상의 처벌 외에도 민·형사상의 책임이 별도로 발생할 수 있다.

Ⅴ. 정보누설금지의 의무

1. 서 언

(1) 법률개정

의료법은 2016년 개정을 통하여 조문의 제목을 비밀누설금지의무를 정보누설금지의무로 변경한 바 있다.[296] 환자의 개인정보의 중요성과 보호방향에 발맞추기

296) 의료법 2016.5.29. 일부개정 법률 제14220호 2016.5.29. 시행.

위한 개정이었다고 할 수 있다. 개인정보의 보호는 기본적으로 개인정보보호법에 의하여 이루어지고 있다. 뿐만 아니라 개인정보 중에서 비밀에 해당하는 정보의 보호에 관하여는 원칙적으로 형법상 비밀누설죄가 적용될 수 있는 구조로 되어 있다.

의료에 관한 정보는 그 내용에 따라 ① 진료과정에서 환자의 신체상황, 병상 및 치료 등에 대하여 의료종사자가 알게 되는 진료정보, ② 의료기관이 제공할 수 있는 의료의 구체적인 내용과 의사의 전문분야·경력, 수술의 경험수, 성공율 등 의료측의 개별정보, ③ 의학지견, 의료기기·의약품관련정보 등의 일반적 객관적 정보를 들 수 있다. 또 의료에 관한 정보는 그 기능에 따라 ④ 환자의 치료목적정보, ⑤ 환자의 자율적 결정의 지원목적정보, ⑥ 공중위생의 증진, 의학연구, 교육목적 등의 공익목적정보 및 ⑦ 진료보수의 계산, 약제개발·상품개발 등의 기업활동 등 기타목적정보로 나눌 수 있다.

그런데 환자의 비밀은 의료에 관한 정보 중에서 진료정보에 속하고, 진료정보는 또 개인정보가 되기 때문에 환자의 비밀과 관련된 진료정보는 개인정보보호법의 적용을 받지 않을 수 없다.[297] 그러나 진료정보는 여러 가지의 특성으로 말미암아 일반법으로서의 성격을 가지는 개인정보보호법을 그대로 적용하기에는 어느 정도 문제가 있는 것으로 지적되고 있다. 진료정보의 특성으로서는 ① 민감한 정보에 속하기 때문에 개인정보 중에서도 특히 프라이버시에 대한 보호의 요청이 강하다는 점, ② 치료목적을 달성하기 위하여 의사에게 정보의 유보가 정당화될 여지가 있다는 점(의사의 치료상의 특권), ③ 공중위생의 향상과 의학의 연구 등 공익을 위하여 이용할 사회적 필요성이 높고 환자의 프라이버시 보호와 연구의 자유라는 다른 가치의 사이에서 상극이 발생할 수 있다는 점, ④ 환자의 사망 후에 유족 등에 의한 진료정보의 개시(開示)나 정정이 필요한 경우가 있다는 점, ⑤ 높은 시장가치를 가지는 경우가 적지 않다는 점이 거론되고 있다. 뿐만 아니라 유전정보에 있어서는 ⑥ 특정한 질병에 대하여는 발병의 확률과 시기 등이 상당한 정도로 예견이 가능하다는 점 및 이 점과의 관계에서 알 권리뿐만 아니라 알지 않을 권리가 필요한 경우가 있다는 점, ⑦ 생애불변이라는 점, ⑧ 개인정보라는 점과 함께 혈연관계에 있는 친족의 정보와도 상당한 정도로 공통점을 가지고 있다는 점, ⑨ 사자(死者)나 신체의 일부도 또한 정보의 매체일 수 있다는 점 등

297) 개인정보보호법 2011.3.29. 제정 법률 제10465호.

도 거론되고 있다.

(2) 비밀보호

히포크라테스(Hippokrates)에 의하여 이미 "신성한 의무"(heilige Pflicht)로 불리어질 정도로 아주 오래전부터 의사에게는 환자의 비밀의 준수가 요구되어 왔다. 환자의 정보 또는 비밀을 보호하는 것은 법 이전의 직업윤리에 속하는 사항이었다. 현행법상 환자의 비밀의 보호는 헌법상의 근거를 가지고 있는 것으로 파악되고 있으며(헌법 제17조 참조), 형법과 의료법 및 각각의 개별법에 의하여 직접적으로 보호되고 있다(형법 제317조, 보건의료기본법 제13조 등 참조). 나아가 환자의 비밀의 보호와 관련하여 절차법인 민사소송법과 형사소송법에 있어서도 의료종사자에게는 증언거부권이 인정되고 있다(민소법 제315조, 형소법 제149조).

(3) 입법취지

의료행위시 의료인은 환자의 지극히 개인적인 정보를 필요로 하는 경우가 많다. 또 환자의 정보를 알지 않으면 적정한 의료처치를 행할 수 없다고 하여도 과언이 아니다. 환자는 보다 양질의 의료서비스를 받기 위해 다른 사람에게는 알리고 싶지 않은 개인정보, 특히 개인의 비밀까지 털어놓아야 하는 경우가 많다. 그런데 환자가 비밀을 제공하기 위해서는 의료인이 비밀을 지킨다는 신뢰가 전제되지 않으면 안 된다. 따라서 만약 의료인이 알고 있는 환자의 정보를 다른 사람에게 누설하여 환자가 사회적으로 불이익한 취급을 받는 등 실해(實害)의 위험성이 있다면 환자는 의료인을 신뢰할 수 없게 되고, 결과적으로 적정한 의료가 불가능하게 된다.

환자로 하여금 의료인을 신뢰하고 적정한 의료를 받을 수 있도록 환자 개인의 정보(비밀)를 보호함을 물론 이를 통하여 국민의 건강의 유지・증진이라는 공공의 이익도 보호하고자 하는 것이 의료인에 대하여 개인정보보호의무 또는 비밀유지의무를 부과하는 이유이다. 의료인의 환자의 개인정보 또는 비밀에 대한 누설행위는 지극히 반사회적인 행위로도 되고, 법이 직접 개입하게 되는 근거가 될 수 있다.[298] 대법원도 "의료인(제2장)의 자격과 면허(제1절)에 관하여 정하면서 의료인의 의무 중 하나로 비밀누설 금지의무를 정하고 있다. 이는 의학적 전문지식을 기초로 사람의 생명, 신체나 공중위생에 위해를 발생시킬 우려가 있는 의료행위를 하

---

298) 주호노, "의료인의 의무(Ⅱ)," 『대한의사협회지』 제45권 제2호, 대한의사협회, 2002.2, 217쪽.

는 의료인에 대하여 법이 정한 엄격한 자격요건과 함께 의료과정에서 알게 된 다른 사람의 비밀을 누설하거나 발표하지 못한다는 법적 의무를 부과한 것이다. 그 취지는 의료인과 환자 사이의 신뢰관계 형성과 함께 이에 대한 국민의 의료인에 대한 신뢰를 높임으로써 수준 높은 의료행위를 통하여 국민의 건강을 보호하고 증진하는 데 있다. 따라서 의료인의 비밀누설 금지의무는 개인의 비밀을 보호하는 것뿐만 아니라 비밀유지에 관한 공중의 신뢰라는 공공의 이익도 보호하고 있다고 보아야 한다. 이러한 관점에서 보면, 의료인과 환자 사이에 형성된 신뢰관계와 이에 기초한 의료인의 비밀누설 금지의무는 환자가 사망한 후에도 그 본질적인 내용이 변한다고 볼 수 없다"고 판시한 바 있다.[299]

한편, 환자의 개인정보 또는 비밀의 보호는 1차적으로는 환자 개인의 이익을 위한 것이지만, 동시에 일반인이 의료인을 신뢰하고 처음부터 사회는 의료의 성과를 누리는 것이 가능하다는 의미에서는 공공의 이익이라고도 할 수 있다. 이와 같이 의료인의 개인정보보호규정 또는 비밀유지의무규정은 한편에서는 개인의 정보 또는 비밀의 보호를 목적으로 하지만 다른 한편에서는 국민의 건강의 유지 · 증진을 궁극적인 목적으로 한다. 의료인이 지득한 비밀을 공표하지 않는다는 부작위의무를 지는 것은 환자에 대한 것이지만, 동시에 의료인은 정보 또는 비밀을 바르게 이용하여야 한다는 적극적 의무를 일반 국민에 대하여 진다고 할 수 있다. 이러한 관점에서의 환자의 정보 또는 비밀의 보호에는 한계가 있을 수 있다.[300]

2. 정보누설의 금지의무

(1) 의 의

의료법은 이미 언급한 바와 같이 2016년 5월 개정법을 통하여 의료법위반죄 중의 하나로서 정보누설죄를 신설한 바 있다.[301] 일반적으로 개인정보 중에서 의료정보는 민감정보(sensitive data)에 해당한다. 의료정보누설시 개인정보에 관한 일반법으로서의 개인정보보호법보다는 의료정보에 대하여 규율하고 있는 의료법이 특별법 우선의 원칙에 따라 우선하여 적용된다고 해야 한다.

의료법은 의료인이나 의료기관 종사자는 이 법이나 다른 법령에 특별히 규정

299) 대법원 2018.5.11. 선고 2018도2844 판결.

300) Arthur Kaufmann, "Ärztliche Schweigepflicht und Bonum Commune," Ärzt und Christ Heft 1, Jahrgang 1959, S. 51ff.

301) 의료법 2016.5.29. 일부개정 법률 제14220호 2016.5.29. 시행.

된 경우 외에는 의료·조산 또는 간호업무나 진단서·검안서·증명서 작성·교부 업무, 처방전 작성·교부 업무, 진료기록 열람·사본 교부 업무, 진료기록부등 보존 업무 및 전자의무기록 작성·보관·관리 업무를 하면서 알게 된 다른 사람의 정보를 누설하거나 발표하지 못한다고 규정하고 있다(의료법 제19조 제1항). 또 의료법은 의료기관 인증에 관한 업무에 종사하는 자 또는 종사하였던 자는 그 업무를 하면서 알게 된 정보를 다른 사람에게 누설하거나 부당한 목적으로 사용하여서는 아니 된다고 규정하고 있다(의료법 제19조 제2항).

(2) 내 용

1) 주 체

정보누설죄의 주체는 의료인, 의료기관종사자, 의료기관 인증업무 종사자 또는 의료기관 인증업무에 종사하였던 자로 한정된다. 일종의 신분범이기 때문에 여기에 열거되지 아니한 자는 정보를 누설 등을 하더라도 정보누설죄가 성립하지 않는다. 의료인이란 이미 알고 있는 바와 같이 의사, 치과의사, 한의사, 조산사 및 간호사를 말한다. 간호조무사는 의료인에 속한다고 해석된다. 간호조무사에 대하여는 의료인에 관한 규정이 준용되고 있기 때문이다(의료법 제80조의3 참조). 의료기관종사자란 의료인을 포함하여 그 보조인력, 행정인력, 전산요원, 병원경영자 등 의료기관에서 환자에 관한 기록을 취급, 보관하는 등의 업무에 종사하는 자 모두를 말한다. 이와 같이 매우 광범위하게 주체를 확대하고 있는 것은 이 의무의 실효성을 보장하기 위한 것으로 생각된다.[302] 다만, 여기서 의료기관 종사자란 의료인을 제외한 나머지의 의료기관 종사자를 의미한다고 해석된다. 의료인도 의료기관 종사자에 해당하는 것을 틀림이 없지만 별도로 규정하고 있기 때문이다.

또 정보누설죄의 주체는 의료인 또는 의료기관종사자 외에도 의료기관 인증업무에 종사하는 자 또는 종사하였던 자로 확대되어 있다. 현직(現職)으로 인증업무에 종사하는 자뿐만 아니라 전직(前職)으로 인증업무에 종사하였던 자를 포함하고 있는 것이 특징이다. 재직중에 알게 된 정보를 퇴직하여 정보를 누설하거나 부당한 목적으로 사용하는 경우까지 처벌하는 것이다. 전직(轉職)한 경우에는 종사하는 자가 아니라 종사하였던 자에 해당한다.

302) 주호노, "의료인의 의무(Ⅱ)," 223쪽.

2) 객 체

정보누설죄의 객체는 업무하면서 알게 된 정보에 한한다. 다시 말해서, 정보누설죄가 처벌의 대상으로 하여 누설, 발표 또는 부당한 사용을 금지하고 있는 정보는 직무상 지득한 정보에 국한된다. 따라서 업무와 무관하게 알게 된 정보에 대하여는 본 죄가 성립하지 아니하게 된다. 의료법은 정보누설죄의 객체로서 의료·조산 또는 간호 업무나 진단서·검안서·증명서 작성·교부 업무, 처방전 작성·교부 업무, 진료기록 열람·사본 교부 업무, 진료기록부 등 보존 업무 및 전자의무기록 작성·보관·관리 업무를 하면서 알게 된 다른 사람의 정보(의료법 제19조 제1항)뿐만 아니라 의료기관 인증에 관한 업무를 하면서 알게 된 정보를 그 대상으로 하고 있다(의료법 제19조 제2항).

환자는 살아 있는 환자이든 사망한 환자이든 불문한다. 대법원도 "구 의료법 제19조에서 누설을 금지하고 있는 '다른 사람의 비밀'은 당사자의 동의 없이는 원칙적으로 공개되어서는 안 되는 비밀영역으로 보호되어야 한다. 이러한 보호의 필요성은 환자가 나중에 사망하더라도 소멸하지 않는다. 구 의료법 제21조 제1항은 환자가 사망하였는지를 묻지 않고 환자가 아닌 다른 사람에게 환자에 관한 기록을 열람하게 하거나 사본을 내주는 등 내용을 확인할 수 있게 해서는 안 된다고 정하고 있는데, 이 점을 보더라도 환자가 사망했다고 해서 보호 범위에서 제외된다고 볼 수 없다"고 판시한 바 있다.[303)]

3) 행 위

행위는 누설하거나 발표하는 것 또는 누설하거나 부당한 목적으로 사용하는 것이다. 의료법은 이미 언급한 바와 같이 의료·조산 또는 간호 업무나 진단서·검안서·증명서 작성·교부 업무, 처방전 작성·교부 업무, 진료기록 열람·사본 교부 업무, 진료기록부 등 보존 업무 및 전자의무기록 작성·보관·관리 업무를 하면서 알게 된 다른 사람의 정보를 누설하거나 발표하지 못한다고 규정하고 있다(의료법 제19조 제1항). 뿐만 아니라 의료법은 의료기관 인증에 관한 업무에 종사하는 자 또는 종사하였던 자는 그 업무를 하면서 알게 된 정보를 다른 사람에게 누설하거나 부당한 목적으로 사용하여서는 아니 된다고 규정하고 있다(의료법 제19조 제2항). 누설이란 아직 이를 알지 못하는 타인에게 알려주는 일체의 행위를 말한다. 발표란 국어사전적 의미로 여러 사람 앞에서 의견이나 생각을 진술하는 것을 말한다.

---

303) 대법원 2018.5.11. 선고 2018도2844 판결.

(3) 처 벌

정보누설죄라는 의료법위반죄를 범하게 되면 3년 이하의 징역이나 3천만원 이하의 벌금에 처한다(의료법 제88조 제1호 본문). 다만, 정보누설죄는 친고죄로 규정되어 있다(의료법 제88조 제1호 단서). 따라서 공소는 고소가 있어야 가능하도록 되어 있다.

한편, 정보누설행위에 대하여는 형사책임 외에도 다른 법적 책임이 문제될 수 있다. 특히, 민사상으로도 손해배상의 책임을 부담하는 이유가 될 수 있다. 이는 ① 계약상의 의무위반이 된다거나 ② 환자의 프라이버시 침해에 의한 불법행위로 평가될 수 있기 때문이다. 나아가 환자의 정보를 누설하는 행위는 의사의 품위를 심하게 손상하는 행위(의료법 제66조 제1항 제1호 참조)로서 행정처분의 대상이 될 수 있을 뿐만 아니라 의료인이 근무하는 병원의 규정위반으로 징계처분의 대상으로도 될 수 있다. 다만, 징계처분은 사용자가 직장의 질서를 어긴 근로자에게 주는 불이익처분으로서 누설행위에 대한 형사·민사·행정상의 법적 책임과는 차원이 다른 것이다.

3. 환자기록 내용확인의 금지의무

(1) 의 의

의료법은 의료인, 의료기관의 장 및 의료기관 종사자로 하여금 환자가 아닌 다른 사람에게 환자에 관한 기록을 열람하게 하거나 그 사본을 내주는 등 내용을 확인할 수 있게 하여서는 아니 된다고 하여 소위 환자기록 내용확인 금지의무에 관하여 규정하고 있다(의료법 제21조 제2항). 엄밀한 의미에서 볼 때 환자기록내용확인금지의무와 정보누설금지의무는 정확히 일치하지 않는다. 그러나 환자기록에는 환자의 개인정보가 포함되어 있고 이에 관한 확인은 당연히 환자정보누설이 포함된다고 할 수 있다. 이러한 의미에서 정보누설금지의무 속에 환자기록내용확인금지의무를 포함시키는 것이 가능하다고 해석된다. 이것이 정보누설금지의무라는 제목 속에서 환자기록 내용확인 금지의무를 포함하여 설명하려고 하는 이유이다.

한편, 환자는 자기정보결정권의 주체로서 본인에 관한 기록의 열람 또는 그 사본의 발급 등 내용의 확인을 요청할 수 있는 소위 본인의 기록에 관하여 내용확인요청권을 가지는 것은 당연하다. 의료법은 "환자는 의료인, 의료기관의 장 및 의료기관 종사자에게 본인에 관한 기록의 열람 또는 그 사본의 발급 등 내용의 확인을 요청할 수 있다"고 하고(의료법 제21조 제1항 전단), "이 경우 의료인, 의료기관의 장 및 의료기관 종사자는 정당한 사유가 없으면 이를 거부하여서는 아니 된다"고 규정하고 있다(의료법 제21조 제1항 후단). 이에 관하여 상세한 것은 본인기록 내용확인요청권에서 이미 전술한 바 있다.

(2) 내 용

환자기록 내용확인 금지의무는 의료인, 의료기관의 장 및 의료기관 종사자로 하여금 환자가 아닌 다른 사람에게 환자에 관한 기록을 열람하게 하거나 그 사본을 내주는 등 내용을 확인할 수 있게 하는 것이다(의료법 제21조 제2항).

1) 구성요건

① 주 체

의료인, 의료기관의 장 및 의료기관 종사자이다. 의료인과 의료기관의 장도 의료기관의 종사자이지만 강조하기 위하여 별도로 예시하고 있다. 의료인이나 의료기관의 장이 이 의무에 위반할 가능성이 높다고 파악한 결과가 아닌가 생각된다.

② 객 체

객체는 환자에 관한 기록이다. 환자에 관한 기록이란 법률에 의하여 작성이 의무로 되어 있는 의무기록뿐만 아니라 환자에 관한 개인정보가 담겨져 있는 의무기록 일체를 포함하여 말한다고 해석된다.

③ 행 위

행위는 내용을 확인할 수 있게 하는 것이다. 내용을 확인할 수 있게 하는 행위로서 열람하게 하거나 그 사본을 내주는 등의 행위가 대표적으로 예시되고 있다. 다시 말해서, 이 죄의 행위는 환자에 관한 기록을 열람하게 하거나 그 사본을 내주는 등 내용을 확인할 수 있게 하는 행위가 포함된다.

2) 위법성조각

의료법은 일정한 경우에 환자의 기록에 관하여 적극적으로 내용을 확인하게 할 소위 환자기록내용확인의무에 관하여 규정하고 있다. 이러한 환자기록내용확인의무에 위반하게 되면 그 자체로서 범법행위가 되지만, 이에 관하여는 의료법상 처벌규정이 존재하지 않는다. 반대로 환자기록내용확인의무에 대한 이행은 소위 환자기록내용확인금지의무에 대한 위반이 된다. 그럼에도 불구하고 환자기록 확인의무가 의료법상 명문으로 허용되고 있기 때문에 이는 환자기록내용확인금지의무에 대한 위법성조각사유로서 해석될 수 있다. 의료법의 규정에 따라 환자기록에 관한 내용을 확인하여 주는 경우에는 형법상 정당행위, 특히 법령에 의한 행위(형법 제20조)에 해당되어 위법성을 조각하게 되기 때문이다. 다만, 이에 관하여 자세한 것은 후술하는 진료기록부 등에 관한 의무라는 제목 속의 내용확인에 응할 의무라는 소제목에서 고찰하기로 한다.

(3) 처 벌

환자기록 내용확인 금지의무에 위반하면 3년 이하의 징역이나 3천만원 이하의 벌금에 처한다(의료법 제88조 제1호 본문). 다만, 환자기록 내용확인 금지의무 위반죄는 친고죄로 규정되어 있다(의료법 제88조 제1호 단서). 따라서 공소는 고소가 있어야 가능하도록 되어 있다. 한편, 환자기록 내용확인 금지의무에 위반하여 환자의 비밀을 누설하는 경우에는 형법상 업무상 비밀누설죄(형법 제317조) 또는 공무상 비밀누설죄(형법 제127조)가 성립할 수 있다.

4. 업무상 비밀누설죄

(1) 의 의

형법은 의사, 한의사, 치과의사, 약제사, 약종상, 조산사 등 법문(法文)에 열거되어 있는 자가 그 업무처리중 지득한 타인의 비밀을 누설함으로써 성립하는 범죄로서 업무상 비밀누설죄를 규정하고 있다(형법 제317조). 이 죄의 보호법익은 개인이 숨김없이 비밀을 이야기하고 일반이 신뢰하는 사회에서 중요한 직업에 종사하는 사람에 의하여 침해되어서는 안 되는 개인의 비밀이다. 한편, 주체의 신분이 공무원인 경우에는 업무상 비밀누설죄가 아니라 공무상 비밀누설죄(형법 제127조)의 성부가 문제될 수 있다.

(2) 구성요건

1) 객관적 구성요건

① 주 체

업무상 비밀누설죄의 주체는 "의사, 한의사, 치과의사, 약제사, 약종상, 조산사 ~ 또는 그 보조자와 그러한 직에 있었던 자"에 제한된다. 따라서 법문에 열거되지 아니한 자는 본죄의 정범(正犯)이 될 수 없다. 이러한 의미에서 이 죄는 진정신분범이다. 이러한 신분을 가지는 자는 업무의 성질상 타인의 비밀을 접할 기회가 많기 때문에 형법은 특히 이들에 대하여 비밀의 준수를 요구하고 있는 것이다.

약제사(藥劑師)는 1953년 약사법이 제정되면서 약사(藥師)로 개칭된 바 있고,[304] 약종상(藥種商)이라 함은 현행 약사법상 한약업사를 말한다. 한약업사란 종전의 약종상 · 한약종상 · 매약청매상을 1971년 약사법 개정시 통합한 명칭으로서[305] 환자가 요구하면 기존 한약서에 실린 처방 또는 한의사의 처방전에 따라 한약을 혼합판매할 수 있는 자를 말한다(약사법 제45조 제4항). 혼합판매행위란 환자의 요구가 있을 때에 기존 한약서에 수재된 처방 또는 한의사의 처방전에 의하여 한약을 혼합판매하는 행위를 말한다.[306] 간호사와 간호조무사 등도 보조자로서 이들에게도 역시 비밀유지의무가 요구되고 있다고 하겠다.[307] 그러한 직에 있었던 자란 현직(現職)에 있는 자가 아니라 퇴직(退職)한 자를 의미한다.

② 비 밀

비밀에 대하여는 ① 본인이 비밀로 하기를 원하는 사실이면 비밀이 된다는 주관설, ② 객관적으로 비밀로서 보호해야 할 이익이 있어야 한다는 객관설 및 ③ 본인이 비밀로 할 것을 원할 뿐만 아니라 객관적으로도 비밀로 할 이익이 있어야 한다는 절충설이 대립하고 있다.

본죄에 있어서의 비밀은 구성요건의 무제한한 확대를 방지하기 위하여 비밀유지의 의사(意思)와 객관적인 비밀유지의 이익이 일치할 때만 비밀성을 인정하는 절충설이 타당하다고 해석된다. 다만, 객관적인 비밀유지의 이익이란 본인의 비밀유지의 의사가 언제나 합리적이고 법률상 정당할 것을 요구하는 것은 아니나, 소극적으로 본인의 자의(恣意)에 대한 한계로서의 기능을 가진다고 해야 한다. 또 비밀유지의 의사가 필요하다고 하여 반드시 본인이 비밀을 인식할 것을 요하는 것도 아니다. 본인이 비밀을 모른 때에는 그의 추정적 의사가 문제될 수 있다. 비밀이란 일반적으로 알려져 있지 않은 사실로서 타인에게 알려지지 않는 것에 대하여 본인에게 이익이 있다고 객관적으로 인정되는 것을 말한다.

비밀로 되는 사실에는 병상에 관한 것에 한하지 않고 환자의 신상에 관한 일체의 사실을 포함한다. 공지(公知)의 사실은 비밀이라고 할 수 없고, 풍설(風說)만으로는 공지라고 할 수 없다. 이미 알고 있는 사람이 있다고 할지라도 아직 모르

---

304) 약사법 1953.12.18. 제정 법률 제300호.
305) 약사법(1971.1.13. 일부개정 법률 제2279호) 제37조 참조.
306) 대법원 1993.8.27. 선고 93도153 판결.
307) 주호노, "의료인의 의무(Ⅱ)," 218쪽.

는 사람에 대하여는 여전히 비밀이 된다. 비밀은 '업무처리중 지득한 것'임을 요한다. 업무처리중 알게 된 비밀인 이상 그 비밀이 본인으로부터 고지된 것이든 본인이 모르는 사이에 의사 등이 그의 진단이나 판단에 의하여 알게된 것이든 묻지 아니한다. 예컨대, 본인이 모르는 육체적·정신적 결함이 의사의 진단에 의하여 판명된 경우 그것이 타인에게 알려지지 않는 것이 본인의 이익이라고 인정되는 한 비밀로 된다. 비밀의 전달자와 비밀의 주체가 일치할 것도 요하지 않는다. 그러나 이웃사람, 음식점 등에서처럼 업무처리와 관계없이 알게 된 사실은 그것이 비밀에 속한다 하더라도 본죄의 보호대상으로는 되지 않는다.[308]

③ 타 인

타인(他人)이란 의사 등에게 진료 등을 의뢰한 환자 본인(本人)에 한정된다. 타인은 원칙적으로 자연인을 의미하지만, 타인에는 법인과 법인격 없는 단체도 포함된다. 문제는 타인에 사자(死者)도 포함되느냐에 있다. 이를 부정하는 견해도 있으나, 환자의 비밀보호는 그의 생존시(生存時)뿐만 아니라 사후(死後)에까지 미친다고 하는 것이 타당하다. 환자의 개인적 생활영역에서의 비밀에 대한 처분권한은 그의 사망으로 인하여 소멸하는 것이 아니기 때문이다. 일신전속적 권리(一身專屬的 權利)로서의 비밀에 대한 처분권한은 상속인이나 유족의 의사에 의해서도 해제될 수 없다. 다만, 사망자의 생존시 명시적 의사표시나 사후의 추정적 동의에 의하여 비밀유지의무가 해제될 수는 있다. 비밀유지여부는 사안에 따라 개별적으로 그 유지이익의 존재여부에 따라 판단할 수밖에 없으나, 의심스러울 때에는 항상 사망자의 이익으로 되도록 결정하여야 할 것이다.[309]

④ 누 설

누설(漏泄)이란 환자의 비밀에 속하는 사실을 아직 이를 알지 못하는 사람에게 알게 하는 것을 말한다. 문제는 환자 본인이 아닌 그의 근친자, 특히 부모, 배우자, 자녀에 대하여 고지(告知)하는 경우에 발생한다. 이들에 대한 고지는 통상 요양방법의 지도의 경우처럼 환자의 이익으로 되는 한 누설에 해당하지 않는다. 특히, 친권자가 친권행사의 일환으로 의사 등에게 자녀의 비밀에 관하여 문의하는 경우에는 원칙적으로 누설에 해당하지 않는다. 그러나 근친자에 대한 고지라 하더라도 환자의 불이익으로 되는 것이 명확한 경우 또는 통상적으로는 환자에게 불

308) 주호노, "의료인의 의무(Ⅱ)," 219쪽.
309) 주호노, "의료인의 의무(Ⅱ)," 219쪽.

이익이 없는 사실이라 하더라도 환자가 특히 누설을 금지한 경우에는 누설에 해당할 수 있다. 예컨대, 임신경력 내지 임신사실, 성병의 감염 등을 고지함으로써 부부일방의 부정행위를 타방에 알리는 것은 위법하게 된다. 의사 등에 대한 비밀유지의무의 입법취지는 환자와 의사 사이의 신뢰관계를 보존하는 데에 있고, 본인이 특히 누설을 금지한 경우에는 본인에게 이익이 있다고 인정될 수 있기 때문이다. 또 의료인이라 하더라도 치료와 직접적인 관계가 없는 다른 간호사나 간호조무사 등 보조자에 대한 고지도 누설로 된다.

사람의 수는 묻지 않기 때문에 한 사람에게 알려도 누설이 된다. 이 점에서 공연성(公然性)을 요건으로 하고 있는 명예훼손죄와 구별된다.[310] 따라서 공연히 비밀을 누설하여 사람의 명예를 훼손하는 때에는 본죄와 명예훼손죄의 상상적 경합이 성립한다. 누설의 방법에는 제한이 없다. 구두로 고지하든 서류로 고지하든 전자메일로 고지하든 그 전달수단은 묻지 않는다. 상대방이 현실적으로 비밀을 인식하였을 것을 요하지도 않는다. 비밀의 누설은 상대방에게 도달하면 완성된다. 또 비밀을 기재한 서류를 방치하여 다른 사람이 읽을 수 있게 하는 경우와 같이 부작위(不作爲)에 의한 누설도 가능하다. 환자의 정보가 노출되는 모니터를 가려야 하는 이유를 알 수 있다. 진단서 등의 교부는 환자의 신청에 의해서 환자에게 교부하는 것이 원칙이다. 환자 이외의 가족, 동거친족, 대리인 등의 경우에는 신중을 기하지 않으면 안 된다. 진단서 등에는 환자의 병명, 치료내용 및 예후 등 환자의 비밀이 기록되어 있기 때문이다.[311] 병원에서 분실된 진료기록의 일부를 당사자가 증거로 법원에 제출하는 것은 누설에 해당하지 않는다.[312]

2) 주관적 구성요건

본죄가 성립하려면 주관적 구성요건으로서 고의(故意)가 존재하여야 한다. 고의의 내용에는 자기가 의료인이라는 신분에 대한 인식과 자기가 지득한 비밀을 누설한다는 인식이 포함된다. 따라서 자기가 지득한 타인의 비밀을 비밀이 아니라고 오신하여 제3자에게 누설한 때에는 구성요건적 사실에 대한 착오에 해당하여 고의를 조각하게 된다. 그러나 그것이 비밀임을 알면서 자기에게 누설할 권한이 있다고 오인하고 누설한 때에는 법률의 착오에 해당한다.[313] 따라서 오인에 정당한

310) 주호노, “의료인의 의무(Ⅱ),” 219쪽.
311) 주호노, “의료인의 의무(Ⅱ),” 220쪽.
312) 대법원 1992.5.22. 선고 91다39320 판결.
313) 주호노, “의료인의 의무(Ⅱ),” 220쪽.

이유가 없는 한 책임이 조각되지 않는다(형법 제16조).

(3) 위법성 조각

비밀의 누설에 정당한 이유가 있는 경우에는 위법성이 조각된다. 비밀의 누설에 정당한 이유가 있는 경우로는 다음의 사유가 거론될 수 있다.

1) 정당행위

법령에 의하여 비밀의 신고 등이 의무로 되어 있는 경우에는 비밀의 누설에 정당한 이유가 있는 것으로 된다. 예컨대, 앞에서 살펴본 바 있는 의료법, 감염병예방법, 결핵예방법, 에이즈예방법, 민사소송법, 형사소송법 등의 경우가 그것이다. 이러한 경우에는 법조경합(法條競合)이 되어 비밀유지의무보다 신고 등의 의무가 우선하게 된다. 뿐만 아니라 비밀의 누설행위는 법령에 의한 행위로서 정당행위가 되어 위법성을 조각하게 된다. 또 정당한 이유가 있는 경우로서 비밀을 고지하는 것이 환자 본인의 이익으로 되는 경우가 거론될 수 있다. 근친자에 대한 고지가 환자 본인의 이익으로 되는 경우는 정당한 이유가 있다고 해석된다. 한편 이러한 경우에는 환자의 추정적 승낙 내지 묵시의 승낙이 있다고 할 수도 있다. 또 팀의료에 있어서 의료팀을 구성하는 의사나 간호사 등의 의료보조자에게 환자의 정보를 알게 하는 것은 당해 정보를 공유하는 것이 조직의료를 행하는 것에 필요한 한에 있어서는 정당한 이유라고 해석된다. 이 외에도 환자의 진료를 위하여 담당의사로부터 그 동안의 진료경과를 청취하는 경우, 의료과오소송에서 의료인이 방어권을 행사하는 경우, 진지한 정보의 이익이 존재하고 국민의 알권리를 충족시키는 범위 내에서 환자의 비밀을 언론기관에 공개하는 경우 등은 정당행위로서 위법성이 조각될 수 있다. 그러나 정당행위라 하더라도, 예컨대 허위의 진술을 하는 등 권리의 남용으로 인정되는 경우에는 위법성이 조각되지 아니한다. 한편, 환자가 범죄인이라 하더라도 경찰에 신고할 의무는 발생하지 않는다. 오히려 비밀을 유지하여야 하는 것이 법의 취지라고 생각된다. 다만, 범인이 자수의사를 밝히고 이를 대신하여 연락하는 경우는 별개의 문제이다.[314]

2) 긴급피난

비밀을 준수하는 것이 제3자의 이익과 충돌하는 경우이다. 예컨대, 종업원이 감염의 위험이 높은 매독에 걸려 있는 경우 사용자, 다른 종업원이나 가족에게

---

314) 주호노, "의료인의 의무(Ⅱ)," 224쪽.

그 사실을 알리는 것이 정당한 이유에 해당하는가가 문제된다. 이 경우 비밀보호에 의한 환자의 이익과 사용자 등에 대한 감염의 위험을 비교하여 감염의 방지라는 이익이 보다 크기 때문에 정당한 이유가 된다는 견해도 있으나,[315] 사용자 등에게 곧바로 알려지지 않으면 감염을 방지할 수 없을 정도로 긴급성이 인정되는 경우에는 긴급피난(형법 제22조)으로서 정당한 이유에 해당한다고 할 수 있다. 따라서 에이즈 감염을 진단한 의사가 감염을 막기 위하여 환자의 배우자에게 남편의 감염사실을 이야기하거나, 운전자의 간질병을 치료하고 사고를 피하기 위하여 관계관청에 신고하는 경우에는 긴급피난에 의하여 위법성이 조각될 수 있다.[316] 한편, 의료인에게 비밀유지의무를 면제하고 법률의 규정에 의하여 오히려 신고의무를 요구하고 있는 경우라면 감염의 가능성은 1차적으로는 환자 본인과 신고를 받은 당국의 책임하에 처리되어야 할 성질의 것이다. 따라서 법적 절차에 따라 신고를 한 후 다른 사람에게 누설한 경우에는 위법성이 조각되지 아니한다.[317]

3) 환자의 승낙

환자의 승낙이 있는 경우에는 구성요건해당성조각설과 위법성조각설로 나누어진다. 환자의 승낙을 받은 경우에는 구성요건해당성이 조각된다는 전자는 본인의 의사에 반해야 누설이 된다는 점을, 위법성이 조각된다는 후자는 위법성을 조각하는 정당한 이유가 된다는 점을 근거로 하고 있다. 문제는 치료와 직접 관계가 없는 비밀의 누설까지 승낙하고 있지 않은 경우에 있다. 의사가 학술연구발표의 목적으로 그의 저서·논문 등에 그가 진료한 환자의 성명이나 사진을 게재하는 경우에는 본인의 승낙이 없는 한 비밀누설죄가 성립한다. 환자에게 승낙능력이 없는 경우 그의 법정대리인 등에 의한 승낙의 대체는 입법취지에 비추어 볼 때 원칙적으로 인정되지 않는다고 해야 한다.[318]

4) 증언거부권자의 증언

법원(法院)은 특별한 규정이 없으면 누구든지 증인으로 심문할 수 있다(민소법 제303조, 형소법 제146조). 따라서 누구든지 증인이 되는 것을 거부할 수 없는 것이 원칙이다. 다만, 타인의 비밀을 직업적으로 취급할 수밖에 없는 자에 대하여는 증언거부권만을 인정

315) 주호노, "의료인의 의무(Ⅱ)," 224쪽.
316) 주호노, "의료인의 의무(Ⅱ)," 225쪽.
317) 주호노, "의료인의 의무(Ⅱ)," 225쪽.
318) 주호노, "의료인의 의무(Ⅱ)," 224쪽.

하고 있을 뿐이다. 민사소송법은 "의료인 · 약사, 그 밖의 법령에 따라 비밀을 지킬 의무가 있는 직책 또는 종교의 직책에 있거나 이러한 직책에 있었던 사람이 직무상 비밀에 속하는 사항에 대하여 신문을 받을 때"에는 증언을 거부할 수 있다고 규정하고 있다(민소법 제315조 제1항). 형사소송법도 "의사, 한의사, 치과의사, 약사, 약종상, 조산사, 간호사, 종교의 직에 있는 자 또는 이러한 직에 있던 자가 그 업무상 위탁을 받은 관계로 알게 된 사실로서 타인의 비밀에 관한 것은 증언을 거부할 수 있다. 단, 본인의 승낙이 있거나 중대한 공익상 필요있는 때에는 예외로 한다"고 규정하고 있다(형소법 제149조).

의료인에게는 증언거부권은 인정되나 증인거부권은 인정되지 않는다. 따라서 증인이 되는 것 자체를 거부할 수는 없기 때문에 소환을 받은 때에는 일단 출두하지 않으면 안 된다. 그러나 환자의 비밀유지의무를 이유로 공판정에서 증언을 거부하여도 증인에 관한 각종의 제재는 받지 않는다. 비밀유지의무를 증언의무보다 우선시켜 의사 등의 비밀유지에 대한 신뢰를 절차법상으로 담보하고 있는 것이다. 문제는 의사가 증언거부권을 행사하지 않고 환자의 비밀에 관한 사항을 증언한 경우에 있다. 증언거부권을 보장하고 있는 이상, 증언행위에 대하여는 위법성이 조각되지 않는다는 견해도 있지만, 이러한 경우에도 위법성이 조각된다는 것이 통설의 견해이다.[319] 통설은 국가의 사법작용에 협력하는 행위이기 때문에 정당한 이유에 해당한다고 해석하기 때문이다.

(4) 처 벌

형법상 업무상 비밀누설죄가 성립하는 자에 대하여는 3년 이하의 징역이나 금고, 10년 이하의 자격정지 또는 700만원 이하의 벌금에 처한다(형법 제317조 제1항). 다만, 이 죄는 친고죄(親告罪)로 되어 있어 고소(告訴)가 있어야 공소(公訴)를 제기할 수 있다(형법 제318조). 따라서 피해를 입은 환자가 수사기관에 고소를 하지 않는 한 처벌의 문제는 발생하지 않는다.

5. 다른 법률상의 비밀유지의무

의료법 이외의 의료관계법률에서는 의료인의 비밀유지의무에 대하여 규정하고 있다. 의료관계법률에 있어서의 비밀유지의무는 그 주체를 의료인에 한정하지 않

319) 주호노, "의료인의 의무(Ⅱ)," 226쪽.

고 있고, 친고죄에서 제외되고 있다는 점 등에서 그 특징을 찾을 수 있다. 그 예시(例示)를 보면 다음과 같다.

보건의료기본법은 "모든 국민은 보건의료와 관련하여 자신의 신체상 · 건강상의 비밀과 사생활의 비밀을 침해받지 아니한다"고 규정하여 보건의료에 관한 비밀보장의 원칙을 천명하고 있다(보건의료기본법 제13조).

의료법은 "의료지도원 및 그 밖의 공무원은 직무를 통하여 알게 된 의료기관, 의료인, 환자의 비밀을 누설하지 못한다"고 규정하여 의료지도원의 비밀유지의무에 관하여도 규정하고 있다(의료법 제69조 제3항). 이에 위반한 자에 대하여는 3년 이하의 징역 또는 3천만원 이하의 벌금에 처하나, 고소가 있어야 공소를 제기할 수 있는 친고죄로 규정하고 있다(의료법 제88조).

감염병예방법은 "이 법에 따라 건강진단, 입원치료, 진단 등 감염병 관련 업무에 종사하는 자 또는 종사하였던 자는 그 업무상 알게 된 비밀을 다른 사람에게 누설하거나 업무목적 외의 용도로 사용하여서는 아니 된다"고 규정하고 있고(감염병예방법 제74조), 이에 위반하여 업무상 알게 된 비밀을 누설한 자에 대하여는 3년 이하의 징역 또는 3천만원 이하의 벌금에 처하고 있다(감염병예방법 제78조).

에이즈예방법은 "다음 각 호의 어느 하나에 해당하는 사람은 이 법 또는 이 법에 따른 명령이나 다른 법령에서 정하고 있는 경우 또는 본인의 동의가 있는 경우를 제외하고는 재직 중에는 물론 퇴직 후에도 감염인에 대하여 업무상 알게 된 비밀을 누설하여서는 아니 된다"고 규정하고, 다음 각호로는 ① 국가 또는 지방자치단체에서 후천성면역결핍증의 예방 · 관리와 감염인의 보호 · 지원에 관한 사무에 종사하는 사람, ② 감염인의 진단 · 검안 · 진료 및 간호에 참여한 사람 및 ③ 감염인에 관한 기록을 유지 · 관리하는 사람이 예시되어 있다(에이즈예방법 제7조). 이에 위반한 자에 대하여는 3년 이하의 징역 또는 1,000만원 이하의 벌금에 처하고 있다(에이즈예방법 제26조 제1호).

결핵예방법은 "이 법에 따른 결핵관리업무에 종사하는 자 또는 종사하였던 자는 업무상 알게 된 환자의 비밀을 정당한 사유 없이 누설하여서는 아니 된다"고 규정하고 있다(결핵예방법 제29조 제1항). 이에 위반하여 환자의 비밀을 누설한 자는 3년 이하의 징역 또는 3천만원 이하의 벌금에 처한다(결핵예방법 제31조 제1항).

장기이식법은 "국립장기이식관리기관 · 등록기관 · 뇌사판정기관(제16조 제5항에 따른 의료기관을 포함한다) · 이식의료기관(제25조 제3항 단서에 따른 의료기관을 포함한다) · 뇌사판정대상자관리전문기관 · 장기구득기관에 종사하는 사람으로서 대통령령으로 정하는 사람은 이 법에서 특별히 규정한 경우 외에는 해당 장기등기증자 등의 등록, 뇌사판정대상자 관리, 장기구득 또는 장기등의 적출 · 이식과 관련된 업무를 담당하는 사람 외의 사람에게 다음 각 호의 어느 하나에 해당하는 행위를 하여서는 아니 된다"고 규정하고 있다(장기이식법 제31조 제1항). 즉, ① 장기등기증자와 적출한 장기등에 관한 사항을 알려주는 행위, ② 이식대상자와 이식한 장기등에 관한 사항을 알려주는 행위 또는 ③ 장기등기증희망자 및 장기등 이식대기자에 관한 사항을 알려주는 행위가 그것이다. 이에 위반한 자에 대하여는 3년 이하의 징역 또는 2천만원 이하의 벌금에 처하도록 하고 있다(장기이식법 제49조 제3호). 다만, ① 범죄수사를 위하여 수사기관이 장기등의 적출 또는 이식에 관련된 자료를 요청한 경우, ② 재판과 관련하여 법관이 장기등의 적출 또는 이식과 관련된 자료의 제출명령을 한 경우, ③ 장기등기증희망자임을 표시하기 위하여 해당 증명서의 발급기관에 장기등기증희망자의 명단을 제공하는 경우 또는 ④ 장기기증 홍보사업 등 공익 목적을 위하여 장기등기증자 또는 장기등이식대기자 본인이 정보제공에 동의한 경우에는 비밀유지의무를 면제하고 있다(장기이식법 제31조 제2항).

Ⅵ. 의약품정보의 확인의무

1. 의 의

의사와 치과의사는 처방전을 작성하거나 의약품을 자신이 직접 조제하는 경우에는 의약품정보를 미리 확인하여야 한다(의료법 제18조의2 제1항). 2015년 의료법의 개정을 통하여 신설된 의약품정보의 확인의무에 관한 규정이다.[320] 의약품의 오 · 남용, 의료과실 또는 의료분쟁 등을 방지하기 위한 취지의 규정이다. 이의 위반에 대한 처벌규정은 존재하지 않는다.

2. 내 용

의사와 치과의사는 처방전을 작성하거나 의약품을 자신이 직접 조제하는 경우에는 의약품정보, 즉 ① 환자에게 처방 또는 투여되고 있는 의약품과 동일한 성분의 의약품인지 여부, ② 식품의약품안전처장이 병용금기, 특정연령대 금기 또는

320) 의료법 2015.12.29. 일부개정 법률 제13658호 2016.9.30. 시행.

임부금기 등으로 고시한 성분이 포함되는지 여부 및 ③ 그 밖에 보건복지부령으로 정하는 정보에 관하여 각각 확인하여야 한다(의료법 제18조의2 제1항). 다만, 의사 및 치과의사는 급박한 응급의료상황 등 의약품정보를 확인할 수 없는 정당한 사유가 있을 때에는 이를 확인하지 아니할 수 있다(의료법 제18조의2 제2항). 의약품정보의 확인방법·절차와 의약품정보를 확인할 수 없는 정당한 사유 등은 보건복지부령으로 정한다(의료법 제18조의2 제3항).

한편, 약사법도 개정을 통하여 의약품정보에 관한 확인의무를 신설한 바 있다.[321] 이에 의하면 약사로 하여금 의약품을 조제하는 경우 의약품정보를 미리 확인하도록 하고 있다(약사법 제23조의2 제1항). 즉, 약사는 의약품을 조제하는 경우에는 ① 환자에게 처방 또는 투여되고 있는 의약품과 동일한 성분의 의약품인지 여부, ② 식품의약품안전처장이 병용금기, 특정연령대 금기 또는 임부금기 등으로 고시한 성분이 포함되는지 여부 및 ③ 그 밖에 보건복지부령으로 정하는 정보에 관하여 각각 확인하여야 한다(약사법 제23조의2 제1항). 다만, 약사법은 약사로 하여금 의약품정보를 확인할 수 없는 정당한 사유가 있을 때에는 이를 확인하지 아니할 수 있도록 하고(약사법 제23조의2 제2항), 의약품정보의 확인방법·절차와 의약품정보를 확인할 수 없는 정당한 사유 등은 보건복지부령으로 정하도록 하고 있다(약사법 제23조의2 제3항).

또 약사법은 보건복지부장관으로 하여금 약사법상의 의약품정보에 대한 확인 외에도 의료법상의 의약품정보에 대한 확인을 지원하기 위하여 의약품안전사용정보시스템(정보시스템, DUR, Drug Utilization Review)을 구축·운영할 수 있도록 규정하고 있다(약사법 제23조의3 제1항).

Ⅶ. 처방전의 작성·교부 의무

1. 서 언

(1) 의 의

의료법은 "의사나 치과의사는 환자에게 의약품을 투여할 필요가 있다고 인정되면 자신이 직접 의약품을 조제할 수 있는 경우가 아니면 보건복지부령으로 정하는 바에 따라 처방전을 작성하여 환자에게 내주거나 발송(전자처방전만 해당된다)하여야 한다"고 하여 의사와 치과의사에게 처방전의 작성·교부의무를 명문으로 규정하고 있다(의료법 제18조 제1항).

---

321) 약사법 2015.12.29. 일부개정 법률 제13655호 2016.3.20. 시행.

(2) 의약분업의 원칙과의 관계

의약분업이 실시됨에 따라 약사법은 약사에게 조제권을 독점시키고 있고, 의료법은 의사에게 처방전 작성·교부 의무를 규정하고 있다. 의약분업의 시행으로 처방전의 작성·교부권과 약품조제권이 의사·치과의사·한의사와 약사·한약사에게 각각 독점적으로 위임되었다(의료법 제18조, 약사법 제23조 참조).[322] 다만, 의사·치과의사의 직접 조제권과 의사·치과의사의 처방전 없는 약사의 조제권이 예외적으로 인정되는 경우가 있다(약사법 제23조 제3항, 제4항 참조).

의약분업에는 2가지의 기능이 기대되고 있다. 하나는 의사의 오해나 부주의에 의하여 위험한 처방이 행해진 경우 약제전문가의 눈으로 이를 다시 확인할 수 있도록 하는 기능이다(기술적 점검). 다른 하나는 전문가인 의사와 일반인인 환자 사이의 밀실적 관계 속에서 일어나는 과잉투약, 부적정투약 등이 제3자(약사)의 개입에 의하여 점검되도록 하는 기능이다(윤리적 점검).

2. 처방전의 작성·교부 의무의 내용

(1) 주 체

의료업에 종사하고 직접 진찰한 의사, 치과의사 또는 한의사가 아니면 처방전(의사나 치과의사가 전자서명법에 따른 전자서명이 기재된 전자문서 형태로 작성한 처방전(전자처방전)을 포함한다)을 작성하여 환자에게 교부하거나 발송(전자처방전에 한정한다)하지 못한다(의료법 제17조의2 제1항 전단). 의료법은 처방전의 작성·교부권자 또는 작성·교부의무자를 의료업에 종사하고 직접 진찰한 의사, 치과의사 또는 한의사에 한정하고 있는 것이다.

이는 스스로 진찰을 하지 않고 처방전을 발급하는 행위를 금지하는 규정일 뿐 대면진찰을 하지 않았거나 충분한 진찰을 하지 않은 상태에서 처방전을 발급하는 행위 일반을 금지하는 조항이 아니라고 할 수 있다.[323] 따라서 환자를 직접 진찰

---

322) 약사법은 2000년 그 개정(약사법 2000.1.12. 일부개정 법률 제6153호)을 통하여 "의사 또는 치과의사는 전문의약품과 일반의약품을 처방할 수 있고, 약사는 의사 또는 치과의사의 처방전에 의하여 전문의약품과 일반의약품을 조제하여야 한다"(당시의 약사법 제21조 제4항 본문), "한약사가 한약을 조제할 때에는 한의사의 처방전에 의하여야 한다"(당시의 약사법 제21조 제7항 본문)고 규정하는 한편, "약사 및 한약사가 아니면 의약품을 조제할 수 없으며, 약사 및 한약사는 각각 면허의 범위안에서 의약품을 조제하여야 한다"(당시의 약사법 제21조 제1항)고 규정하여 처방전의 작성·교부권과 약품조제권을 각각 의사·치과의사·한의사와 약사·한약사에게 독점시킴으로써 의약분업의 원칙을 전격적으로 도입한 바 있다.

323) 대법원 2013.4.11. 선고 2010도1388 판결.

한 의사라고 하더라도 다른 사람의 이름으로 처방전을 작성하여 교부하는 것은 이러한 규정에 위배되는 것이다.[324] 무진찰치료를 금지하는 것은 현실적으로 진료가 행하여지지 않음에 의하여 환자의 병명·병상에 대한 판단이 정확을 결하고 적정한 치료가 행하여지지 않게 되는 것을 방지하기 위함이다. 마찬가지로 진찰하지 않고 처방전을 교부하는 것을 금지하는 것도 처방전은 그 내용에 따라서 조제·투여되는 것이기 때문에 환자의 질병·상병에 상응하는 처방이 행하여지지 않으면 안 되지만 그러기 위하여는 현실적으로 진찰이 행하여지지 않으면 안 되기 때문이다. 요컨대 본조는 부정확한 판단이나 또는 근거에 기초를 두지 않은 판단에 의한 치료 또는 처방전교부가 행하여지는 것에 의하여 환자에게 위험이 발생하는 것을 방지하기 위한 것이다.[325] 이러한 의미에서 판례는 전화 진찰을 하였다는 사정만으로 자신이 진찰'하거나 '직접 진찰'을 한 것이 아니라고 볼 수는 없다고 판시한 바 있다.[326] 한편, 약사법이 한약사가 한약을 조제할 때에는 한의사의 처방전에 의하여야 한다고 규정하고 있음에 반하여(약사법 제23조 제6항 본문), 의료법은 아직 한의사의 처방전작성·교부에 대하여 아무런 규정을 두고 있지 않다. 이는 한방의 경우 아직 의약분업이 실시되지 않고 있기 때문이라고 생각된다. 또한 약사법은 의약분업의 원칙에 대한 광범위한 예외지역을 인정하고 있다(약사법 제23조 제3항, 제4항 참조). 따라서 한의사와 의약분업의 예외지역의 경우에는 처방전의 작성·교부의무도 부과되어 있지 않다.[327]

(2) 객 체

객체는 처방전이다. 처방전(處方箋)의 의의에 관하여는 견해가 일치하지 않고 있다. 즉, 환자에 대한 일체의 진료방법지시서(診療方法指示書)를 의미한다는 견해와 약품조제지시서(藥品調劑指示書)를 말한다고 좁게 해석하는 견해가 그것이다.[328] 생각건대, 처방전이란 의료법이 규정하고 있는 처방전의 기재사항에 비추어 의사·치과의사 또는 한의사가 특정인의 특정질병에 대한 약제에 의한 치료방법에 관한 의견을 기재하여 작성하여야 할 지시서라고 할 수 있다.

---

324) 대법원 2010.9.30. 선고 2010두8959 판결.
325) 山下登, "第5章 医事法制," 463頁.
326) 대법원 2013.4.11. 선고 2010도1388 판결.
327) 주호노, "의료인의 의무(Ⅳ)," 1385쪽.
328) 주호노, "의료인의 의무(Ⅳ)," 『대한의사협회지』 제45권 제11호, 대한의사협회, 2002.11, 1385쪽.

처방전의 양식과 기재사항은 법정되어 있다(의료법 시행규칙 제12조 제1항 별지 제9호 서식 참조). 의사나 치과의사는 환자에게 처방전을 발급하는 경우에는 처방전에 다음 각 호의 사항을 적은 후 서명(전자서명법에 따른 공인전자서명을 포함한다)하거나 도장을 찍어야 한다(의료법 시행규칙 제12조 제1항 본문). 기재사항은 ① 환자의 성명 및 주민등록번호, ② 의료기관의 명칭, 전화번호 및 팩스번호, ③ 질병분류기호, ④ 의료인의 성명·면허종류 및 번호, ⑤ 처방 의약품의 명칭(일반명칭, 제품명이나 대한민국약전에서 정한 명칭을 말한다)·분량·용법 및 용량, ⑥ 처방전 발급 연월일 및 사용기간, ⑦ 의약품 조제시 참고 사항, ⑧ 국민건강보험법 시행령 별표 2에 따라 건강보험 가입자 또는 피부양자가 요양급여 비용의 일부를 부담하는 행위·약제 및 치료재료에 대하여 보건복지부장관이 정하여 고시하는 본인부담 구분기호 및 ⑨ 의료급여법 시행령 별표 1 및 의료급여법 시행규칙 별표 1의 2에 따라 수급자가 의료급여 비용의 전부 또는 일부를 부담하는 행위·약제 및 치료재료에 대하여 보건복지부장관이 정하여 고시하는 본인부담 구분기호이다. 다만, 환자가 요구한 경우에는 질병분류기호를 적지 아니한다(의료법 시행규칙 제12조 제1항 단서).

용량이란 '3일분'과 같이 처방전에 의하여 조제를 받는 것이 가능한 총량(總量)을 의미하고, 사용기간이란 처방전의 유효기간을 말한다. 서명(署名)은 문서에 자기의 성명을 스스로 쓰는 것을 말하고, 날인(捺印)은 조인(調印)·압인(押印)이라고도 하며 인장을 압날(押捺)하는 것을 말한다. 날인은 서명과 함께 행위자로서의 동일성을 표시하는 수단이 된다. 처방전을 교부하는 경우에는 처방전에 의료인의 성명·면허종류 및 번호 등을 기재한 후 서명 또는 날인하여야 한다고 규정하고 있으므로, 환자를 직접 진찰한 의사 등이 자신의 이름으로 처방전을 작성하여 교부하여야 한다. 이미 언급한 바와 같이, 환자를 직접 진찰한 의사라고 하더라도 다른 사람의 이름으로 처방전을 작성하여 교부하는 것은 이러한 규정에 위배되는 것이다.[329] 한편, 의료법 시행규칙은 위의 기재사항 중 질병분류기호에 대하여는 환자의 요구가 있는 때에는 기재하지 않는다고 하여 예외적으로 임의적 기재사항을 인정하고 있다(의료법 시행규칙 제12조 제1항 단서). 이는 환자의 보호가 가장 큰 이유라고 생각된다.[330]

(3) 행 위

행위는 작성하거나 내주는 것이고, 전자처방전의 경우에는 발송하는 것이다. 내주는 것은 교부하는 것을 의미한다. 의사나 치과의사는 환자에게 처방전 2부를

329) 대법원 2010.9.30. 선고 2010두8959 판결.

330) 주호노, "의료인의 의무(Ⅳ)," 1386쪽.

발급하여야 한다(의료법 시행규칙 제12조 제2항 본문). 다만, 환자가 그 처방전을 추가로 발급하여 줄 것을 요구하는 경우에는 환자가 원하는 약국으로 팩스·컴퓨터통신 등을 이용하여 송부할 수 있다(의료법 시행규칙 제12조 제2항 단서). 의사나 치과의사는 환자를 치료하기 위하여 필요하다고 인정되면 다음 내원일(內院日)에 사용할 의약품에 대하여 미리 처방전을 발급할 수 있다(의료법 시행규칙 제12조 제3항). 한편, 2부의 처방전 중 '환자보관용'의 법적 성질은 증명서에 해당할 수 있다.

이에 관한 판례의 구체적 내용은 다음과 같다. 즉,

> 약사법 제23조 제4항 제3호, 제10호는 의사와 약사 사이의 분업에 따른 예외로서 의사가 조현병 또는 조울증 등으로 자신 또는 타인을 해칠 우려가 있는 정신질환자 또는 교정시설에 수용 중인 자에 대하여 자신이 직접 의약품을 조제할 수 있다고 정하고 있다. 교정시설 외부에서 조제된 의약품을 교정시설에 반입하려면 의사의 처방에 따른 것임을 확인할 수 있는 문서가 요구되는데, 의사가 자신이 직접 처방·조제한 의약품임을 나타내는 내용과 함께 '환자보관용'임을 표기한 처방전 형식의 문서를 작성한 경우 위 문서는 의사가 직접 처방·조제한 의약품임을 증명하는 문서로서 구 의료법(2009. 1. 30. 법률 제9386호로 개정되어 2016. 5. 29. 법률 제14220호로 개정되기 전의 것) 제17조 제1항에서 정한 '증명서'에 해당한다. 이러한 증명서는 약사로 하여금 의약품을 조제할 수 있도록 하는 처방전과는 구별된다.[331)]

(4) 상 황

행위상황은 자신이 직접 의약품을 조제할 수 있는 경우가 아니어야 한다. 자신이 직접 의약품을 조제할 수 있는 경우에는 의약분업의 예외에 속하기 때문에 의약분업을 전제로 하는 처방전의 발급이 불필요하게 된다. 의약분업의 예외로서 자신이 직접 의약품을 조제할 수 있는 경우에 관하여는 이미 전술한 바 있다(약사법 제23조 제3항, 제4항 참조).

한편, 예컨대 자신이 직접 조제할 수 있는 마약류취급의료업자가 진료기록부에 그가 사용하려는 마약 또는 향정신성의약품의 품명과 수량을 적고 이를 직접 투약하거나 투약하기 위하여 제공하는 경우에는 처방전을 필요로 하지 않는다(약사법 제32조 제1항 단서 참조). 판례도 마약류의 경우에도 의사 등에게는 자기진찰과 자기처방이 허용되고 있다고 보고 있다. 대법원은 "의사가 자신의 질병을 직접 진찰하고 투약·치료하는 것이라고 하여 이를 의료행위에 해당하지 아니한다고 할 수 없고,

331) 대법원 2017.12.22. 선고 2014도12608 판결.

구 의료법(2009. 1. 30. 법률 제9386호로 개정되기 전의 것)이 이를 금지하는 규정을 두고 있지도 아니하다. 나아가 구 마약류관리법(2010. 1. 18. 법률 제9932호로 개정되기 전의 것)은 마약류 등의 취급·관리를 적정히 함으로써 그 오용 또는 남용으로 인한 보건상의 위해를 방지하는 것을 목적으로 하는 것인데(제1조), 이 또한 마약류취급자인 의사가 자신에 대한 의료의 목적으로 마약 또는 향정신성의약품(마약 등)을 투약하는 등의 행위를 금지하는 규정을 두고 있지 아니한 이상, 의사가 마약 등을 오용이나 남용하는 것이 아니라 자신의 질병에 대한 치료 기타 의료 목적으로 그에 필요한 범위 내에서 투약 등을 하는 것은 허용된다"고 판시한 바 있다.[332)]

(5) 수령권자

의료법은 2019년 8월 개정을 통하여 의사, 치과의사, 한의사는 환자의 거동이 현저히 곤란하고 동일한 상병(傷病)에 대하여 장기간 동일한 처방이 이루어지는 경우로서 해당 환자 및 의약품에 대한 안전성이 인정되는 경우에는 환자 가족 등의 대리수령자에게 처방전을 교부할 수 있도록 하는 규정을 신설하였다(의료법 제17조의2 참조).

의료법은 원칙적으로 의사, 치과의사 또는 한의사에게 직접 진찰을 받은 환자가 아니면 누구든지 그 의사, 치과의사 또는 한의사가 작성한 처방전을 수령하지 못하도록 금지하고 있다(의료법 제17조의2 제1항 후단). 다만, 의료법은 의사, 치과의사 또는 한의사는 ① 환자의 의식이 없는 경우 또는 ② 환자의 거동이 현저히 곤란하고 동일한 상병(傷病)에 대하여 장기간 동일한 처방이 이루어지는 경우로서 해당 환자 및 의약품에 대한 안전성을 인정하는 경우에는 환자의 직계존속·비속, 배우자 및 배우자의 직계존속, 형제자매 또는 노인의료복지시설에서 근무하는 사람 등 대통령령으로 정하는 사람(대리수령자)에게 처방전을 교부하거나 발송할 수 있으며 대리수령자는 환자를 대리하여 그 처방전을 수령할 수 있도록 예외적으로 허용하고 있다(의료법 제17조의2 제2항).

3. 관련문제

(1) 개인정보탐지 등 금지

누구든지 정당한 사유 없이 전자처방전에 저장된 개인정보를 탐지하거나 누

332) 대법원 2013.4.26. 선고 2011도10797 판결.

출·변조 또는 훼손하여서는 아니 된다(의료법 제18조 제3항). 이에 위반한 자에 대하여는 5년 이하의 징역이나 5천만원 이하의 벌금에 처한다(의료법 제87조의2 제2항 제2호).

(2) 응대의무

처방전을 발행한 의사 또는 치과의사(처방전을 발행한 한의사를 포함한다)에게는 처방전에 따라 의약품을 조제하는 약사 또는 한약사가 문의한 때 즉시 이에 응하여야 하는 응대의무가 규정되어 있다(의료법 제18조 제4항 본문). 다만, ① 응급환자를 진료 중인 경우, ② 환자를 수술 또는 처치 중인 경우 또는 ③ 그 밖에 약사의 문의에 응할 수 없는 정당한 사유가 있는 경우로 약사 또는 한약사의 문의에 응할 수 없는 경우 사유가 종료된 때 즉시 이에 응하도록 예외를 인정하고 있다(의료법 제18조 제4항 단서). 이에 위반한 자에 대하여는 500만원 이하의 벌금에 처하도록 되어 있다(의료법 제90조).

한편, 의료법이 의사·치과의사에게 응대의무를 부여하는 반면 약사법은 약사에게 의심처방확인 후 조제의무를 부과하고 있다. 약사 또는 한약사는 처방전에 표시된 의약품의 명칭·분량·용법 및 용량 등이 ① 식품의약품안전처장이 의약품의 안정성·유효성 문제로 의약품 품목 허가 또는 신고를 취소한 의약품이 기재된 경우, ② 의약품의 제품명 또는 성분명을 확인할 수 없는 경우 또는 ③ 국민건강보험법 제41조 제3항에 따라 보건복지부령으로 정하는 요양급여기준에 따라 식품의약품안전처장이 병용금기 또는 특정 연령대 금기 성분으로 고시한 의약품이 기재된 경우로 의심되는 경우에는 처방전을 발행한 의사·치과의사·한의사 또는 수의사에게 전화 및 모사전송을 이용하거나 전화 및 전자우편을 이용하여 의심스러운 점을 확인한 후가 아니면 조제를 하여서는 아니 되도록 규정되어 있다(약사법 제26조 제2항). 이에 위반한 자에 대하여는 300만원 이하의 벌금에 처하도록 하고 있다(약사법 제95조의2).

Ⅷ. 진료기록부 등에 관한 의무

1. 서 언

(1) 의 의

진료정보에는 환자의 성명, 성별, 연령, 주소, 주민등록번호, 전화번호, 직업,

의료보험의 종류, 병력, 생활상황, 현재의 병상, 진단결과, 검사결과, 투약력, 치료력, 현재의 치료내용, 가족관계 및 가족의 병력 등 다양한 것들이 포함되어 있다. 진료정보는 진료기록부를 비롯하여 다양한 형태의 기록으로 작성되고 보존되도록 되어 있다. 진료기록의 적절한 작성과 보존은 각각의 개별법에서 법정되고 있는 공법상의 의무(公法上의 義務)이지만, 경우에 따라서는 진료계약에 근거하여 의료기관이 환자에 대하여 부담하는 사법상의 의무(私法上의 義務)로도 해석되고 있다. 진료기록의 적절한 작성과 보존은 계약상 적절한 진료를 위하여 불가결한 전제가 되기 때문이다.

진료기록부 등이란 의료인이 진료에 관한 사항, 즉 진료에 관한 소견, 진단, 투약, 주사, 수술 기타의 처치의 내용과 그 결과 또는 경과 등을 특정한 환자에 대하여 구체적으로 기재한 문서 또는 전자기록을 말한다. 의료법은 "의료인은 각각 진료기록부, 조산기록부, 간호기록부 및 그 밖의 진료에 관한 기록, 즉 '진료기록부 등'을 갖추어 두고 환자의 주된 증상, 진단 및 치료내용 등 보건복지부령으로 정하는 의료행위에 관한 사항과 의견을 상세히 기록하고 서명하여야 한다"고 규정하고 있다(의료법 제22조 제1항). 진료기록부 등에는 전자의무기록이 포함되며, 추가기재 · 수정된 경우 추가기재 · 수정된 진료기록부 등 및 추가기재 · 수정 전의 원본이 모두 포함된다(의료법 제22조 제2항). 진료기록부 등은 행정청에 대한 관계에서뿐만 아니라 환자에 대한 관계에 있어서도 의료인이 작성의무를 지는 보고문서이다.[333] 진료기록부 등 자체의 소유권은 의료인 또는 병원에 귀속되고, 의료인이 그 보존의무를 부담하는 것이므로 환자는 의료인 또는 병원에 진료기록부 등 자체의 인도를 청구할 수는 없다.[334] 그러나 환자와 의사의 소송에 있어서 진료기록부는 환자를 위한 이익문서로서 또는 환자와 의사 사이의 법률관계문서로서 문서제출명령에 의하여 의사가 제출의무를 부담할 수는 있다.

(2) 이용가치

진료기록부 등은 다음과 같은 기능을 가진다고 할 수 있다. 즉, ① 의료인에게는 진료 · 연구 및 진료보수청구권의 근거자료가 될 수 있다는 점, ② 환자에 대한 정확한 설명자료가 될 수 있다는 점, ③ 출생 · 사망시각의 확정 등에서와 같

333) 권광중, "의료소송의 절차상의 제문제," 법원행정처(의료사고에 관한 제문제), 364쪽; 김선중(의료과오소송법), 622쪽.

334) 권광중, "의료소송의 절차상의 제문제," 364쪽.

이 각종 행정상 증명자료나 민·형사상의 재판에서 증거자료가 될 수 있다는 점,[335] ④ 환자에게는 증상과 병력에 대한 자료가 되고 각종 수당의 청구자료가 되며 진료계약이행의 여부를 판단할 수 있는 자료가 될 수 있다는 점, ⑤ 병원에게는 의사의 적정진료여부에 대한 감독수단으로서 또는 병원관리의 기초자료 및 진료보수청구사무의 보조자료로서 이용될 수 있다는 점, 및 ⑥ 의료지도원에게는 전염병에 대한 자료, 의약품의 부작용에 대한 조사자료, 기타 의료행정상의 감독자료가 될 수 있다는 점 등이 그 역할로서 예시될 수 있다.[336]

(3) 종 류

진료기록부 등의 종류는 진료기록부 등에 관한 개념정의로부터 도출될 수 있다. 진료기록부 등이란 진료기록부, 조산기록부, 간호기록부 및 그 밖에 진료에 관한 기록을 말한다. 예컨대, 환자명부, 처방전, 수술기록, 검사소견기록, 방사선사진(영상물을 포함한다) 및 그 소견서 또는 진단서 등의 부본 등도 모두 이에 포함되고 있다(의료법 시행규칙 제15조 참조). 진료기록부 등에는 법적으로 작성·보존의무가 부과되어 있다. 이 경우 진료기록부 등에는 전자의무기록이 포함되며, 추가기재·수정된 경우 추가기재·수정된 진료기록부 등 및 추가기재·수정 전의 원본이 모두 포함된다(의료법 제22조 제1항, 제2항).

진료기록부(診療記錄簿)란 진료를 담당한 의사·치과의사·한의사가 의료행위에 관한 사항과 소견을 상세히 기록하고 서명한 문서를 말한다.[337] 의사·치과의사·한의사가 의료행위에 관한 사항과 소견을 기재한 것이면 그 명칭의 여하는

---

335) 의료과오소송에서 의료인측의 진료과오를 명확하게 할 수 있는 가장 중요한 증거자료(書證)가 된다. 진료기록부의 확보를 위해 환자측은 민사소송법상 문서송부촉탁(文書送付囑託)(민사소송법 제352조) 또는 문서제출명령(文書提出命令)(민사소송법 제344조, 제320조) 제도를 이용하여 왔지만, 의료법의 개정으로 환자측은 언제든지 진료기록부의 열람이나 사본의 교부 등을 요구할 수 있게 되었다(보건의료기본법 제11조, 의료법 제21조 제2항). 한편, 전문법칙(傳聞法則)을 채용하고 있는 형사소송법은 원칙적으로 서면(書面)을 증거로 인정하지 않는다(형사소송법 제310조의2). 그러나 진료기록에 대하여는 진단서와는 달리 '업무상 필요로 작성한 통상문서'에 포함하여 예외적으로 증거능력을 인정하고 있다(형사소송법 제315조 제2호). 그리고 법원은 의료인(또는 의료기관)에 대하여 진료기록부의 제출을 명할 수 있고, 이에 응하지 않을 때에는 압수할 수 있다(형사소송법 제106조). 이에 대하여 의료인측은 '업무상 위탁을 받아 소지 또는 보관하는 물건으로 타인의 비밀에 관한 것'으로서 진료기록부의 압수를 거부할 수 있다(형사소송법 제112조). 민사소송절차이든 또는 형사소송절차이든 진료기록부를 고치거나 파기할 우려가 있을 경우에는 증거보전절차가 취하여질 수 있다(민사소송법 제375조 이하, 형사소송법 제184조).

336) 주호노, "의료인의 의무(Ⅳ)," 1379쪽; 권광중, "의료소송의 절차상의 제문제," 361~362쪽; 이상완(의료사법의 이론과 실태), 67~68쪽 참조.

337) 대법원 2006.9.8. 선고 2006도413 판결.

불문한다. 따라서 진료부, 진료록, 진료경과기록 또는 차트 등 여하를 불문하고 또한 그 명칭에 있어서도 반드시 진료기록부일 필요도 없다. 진료기록부는 의사·치과의사·한의사 이외의 자가 작성한 조산기록부, 간호기록부, 물리치료대장 또는 방사선촬영대장 등과는 구별된다.[338] 조산기록부(助産記錄簿)는 조산사가 조산에 관한 사항과 소견을, 간호기록부(看護記錄簿)는 간호사가 간호에 관한 사항과 소견을 기재하고 서명한 문서를 말한다.[339] 진료기록부와 같은 맥락에서 간호기록부는 '투약 및 처치기록부'만을 의미하는 것은 아니다.[340]

2. 진료기록부 등의 작성의무

(1) 의 의

진료기록부 등의 작성의무는 의료행정상 단속의 목적에서 의료인에게 부과된 공법상의 의무이다. 의료인의 기록작성은 적절한 의료행위의 확보에 기여하기 위한 목적으로 행하여지고 있다. 기록의 작성은 이전의 소견에 근거하여 장래의 의료행위에 대한 계획의 수립도 가능하게 한다. 또 기록의 작성은 의료인 자신에게 뿐만 아니라 보조인 및 치료의 인수인에게도 치료에 대한 중요한 정보원이 된다.

한편, 진료기록부 등의 작성의무는 환자와의 진료계약에 근거하여 진료과정을 의료인에게 기재하도록 한 사법상의 의무라고도 해석되고 있다. 전술한 바와 같이 의료인은 의료계약에 근거하여 환자에 대하여 치료의무를 부담하는 동시에 계약상의 부수의무로서 기록의 작성의무를 지는 것이다. 또 의료인의 기록작성의무는 의료계약에서 연역되는 의무일 뿐만 아니라 직업윤리상의 의무이기도 하다.

이에 관한 판례의 구체적 내용은 다음과 같다. 즉,

① 의료법이 의료인, 예컨대 의사, 조산원 또는 간호사에게 의료행위와 그 소견을 기록하도록 한 취지는, 의료행위를 담당하는 이들로 하여금 환자의 상태와 치료의 경과에 관한 정보를 빠뜨리지 않고 정확하게 기록하여 이를 그 이후 계속되는 환자치료에 이용하도록 함과 아울러 다른 의료관련 종사자들에게도 그 정보를 제공하여 환자로 하여금 적정한 의료를 제공받을 수 있도록 하고, 의료행위가 종료된 이후에는 그 의료행위의 적정성을 판단하는 자료로 사용할 수 있도록 하고자 함에 있다

338) 대법원 2006.9.8. 선고 2006도413 판결.
339) 주호노, "의료인의 의무(Ⅳ)," 1380쪽.
340) 헌법재판소 2001.2.22. 선고 2000헌마604 결정.

할 것이고, 특히 간호사에게 간호기록부를 작성하도록 한 취지는 이와 같은 목적에 덧붙여 담당의사의 지시에 따른 정확한 처치가 이루어지는 것을 담보하는데 있다고 판시하고 있다.[341] ② 수술 후 진정상태를 유지하고 있던 환자에게 뇌로 공급되는 산소의 전반적인 감소로 인한 저산소성 뇌손상이 발생하였으나 의무기록에는 이에 관한 아무런 기재가 없는 경우, 의사 측에서 다른 원인에 의하여 그러한 결과가 발생할 수 있음을 입증하지 못하는 이상, 진료기록의 기재 여하에 불구하고 환자에게 뇌로 공급되는 산소의 전반적인 감소를 시사하는 임상상태가 현실적으로 있었다고 추정할 수 있고, 나아가 임상경과의 관찰을 소홀히 하여 그 임상상태를 제대로 발견하지 못하였다거나 그 임상상태를 발견하였음에도 그 내용을 의무기록에 제대로 기재하지 아니함으로 말미암아 적절한 치료가 이루어지지 못한 것으로 추정할 수 있다.[342] ③ 의사에게 진료기록부를 작성하도록 한 취지는 진료를 담당하는 의사 자신으로 하여금 환자의 상태와 치료의 경과에 관한 정보를 빠뜨리지 않고 정확하게 기록하여 이를 그 이후의 계속되는 환자치료에 이용하도록 함과 아울러 다른 관련 의료종사자에게도 그 정보를 제공하여 환자로 하여금 적정한 의료를 제공받을 수 있도록 하고, 의료행위가 종료된 이후에는 그 의료행위의 적정성을 판단하는 자료로 사용할 수 있도록 하고자 함에 있으므로, 진료기록부에 의료행위에 관한 사항과 소견을 기록하도록 한 의료법상 작위의무가 부여된 의무의 주체는, 구체적인 의료행위에 있어서 그 환자를 담당하여 진료를 행하거나 처치를 지시하는 등으로 당해 의료행위를 직접 행한 의사에 한하고, 아무런 진료행위가 없었던 경우에는 비록 주치의라고 할지라도 그의 근무시간 이후 다른 당직의에 의하여 행하여진 의료행위에 대하여까지 그 사항과 소견을 진료기록부에 기록할 의무를 부담하는 것은 아니다.[343]

(2) 내 용

1) 주 체

진료기록부 등의 작성의무의 주체는 의료인이다. 의료인은 각각 진료기록부, 조산기록부, 간호기록부, 그 밖의 진료에 관한 기록(진료기록부 등)을 갖추어 두고 환자의 주된 증상, 진단 및 치료 내용 등 보건복지부령으로 정하는 의료행위에 관한 사항과 의견을 상세히 기록하고 서명하여야 한다(의료법 제22조 제1항). 진료기록부는 환자를 담당하여 진료를 행하거나 처치를 지시하는 등으로 당해 의료행위를 직접

341) 헌법재판소 2001.2.22. 선고 2000헌마604 결정. 같은 취지 대법원 1997.11.14. 선고 97도2156 판결; 대법원 1998.1.23. 선고 97도2124 판결; 대법원 1997.8.29. 선고 97도1234 판결.

342) 대법원 2008.7.24. 선고 2007다80657 판결.

343) 대법원 1997.11.14. 선고 97도2156 판결.

행한 의사·치과의사·한의사가 각각 기록·서명하여야 한다. 진료를 담당하지 아니한 의사·치과의사·한의사는 각각 진료한 의사를 보조하기 위하여 그 의사의 구술에 따라 기재하는 경우를 제외하고는 진료기록부를 작성해서는 안 된다.[344)]

진료기록부의 작성의무자도 또는 작성권리자도 의료행위를 직접 행한 의사, 치과의사 또는 한의사이다.[345)] 이와 같이 의료법이 의료인으로 하여금 의료기록부 등을 직접 작성하도록 한 취지는, 예컨대 진료를 담당하는 의사 자신으로 하여금 환자의 상태와 치료의 경과에 관한 정보를 빠뜨리지 않고 정확하게 기록하여 이를 그 이후의 계속되는 환자치료에 이용하도록 함과 아울러 다른 관련 의료종사자에게도 그 정보를 제공하여 환자로 하여금 적정한 의료를 제공받을 수 있도록 하고, 의료행위가 종료된 이후에는 그 의료행위의 적정성을 판단하는 자료로 사용할 수 있도록 하고자 함에 있기 때문이다.[346)] 따라서 진료거부금지의무의 경우와는 달리 평소에는 의학연구나 기타 진료 이외의 업무에 종사하고 있는 의사·치과의사·한의사라 하더라도 의료행위를 행한 이상 진료기록부의 작성의무가 존재한다. 이와는 반대로 아무런 의료행위가 없었던 경우에는 비록 주치의라고 할지라도 그의 근무시간 이후 다른 당직의에 의하여 행하여진 의료행위에 대하여까지 그 사항과 소견을 진료기록부에 기록할 의무를 부담하는 것은 아니다.[347)] 복수의 의사가 관여하는 경우에는 기재자를 명확하게 하기 위해 기재한 의사 모두가 서명하여야 한다.[348)]

조산기록부와 간호기록부는 각각 조산을 담당한 조산사와 간호를 담당한 간호사가 기록·작성하여야 한다.[349)] 다만, 간호조무사가 간호사를 대신하여 간호업무를 수행하고 있는 경우에는 간호기록부 작성의무를 부담한다.[350)] 간호조무사가 간호보조업무에 종사할 때에는 간호사에 관한 규정을 준용하기 때문이다(의료법 제80조의3 참조).

2) **기재사항**

진료기록부 등의 기재사항은, 그 양식과는 달리, 이미 법정되어 있다(의료법 시행규칙 제14조 제1항). 즉,

344) 이상완(의료사범의 이론과 실태), 69쪽 참조.
345) 대법원 1997.11.14. 선고 97도2156 판결.
346) 대법원 1997.11.14. 선고 97도2156 판결.
347) 대법원 1997.11.14. 선고 97도2156 판결.
348) 주호노, "의료인의 의무(Ⅳ)," 1380쪽.
349) 헌법재판소 2006.4.27. 선고 2005헌마646,647 결정 참조.
350) 대법원 2007.8.23. 선고 2007도2872 판결.

진료기록부의 기재사항은 ① 진료를 받은 사람의 주소 · 성명 · 연락처 · 주민등록번호 등 인적사항, ② 주된 증상(이 경우 의사가 필요하다고 인정하면 주된 증상과 관련한 병력(病歷) · 가족력(家族歷)을 추가로 기록할 수 있다), ③ 진단결과 또는 진단명, ④ 진료경과(외래환자는 재진환자로서 증상 · 상태, 치료내용이 변동되어 의사가 그 변동을 기록할 필요가 있다고 인정하는 환자만 해당한다), ⑤ 치료 내용(주사 · 투약 · 처치 등) 및 ⑥ 진료 일시(日時)이다.

조산기록부의 기재사항은 ① 조산을 받은 자의 주소 · 성명 · 연락처 · 주민등록번호 등 인적사항, ② 생 · 사산별(生 · 死産別) 분만 횟수, ③ 임신 후의 경과와 그에 대한 소견, ④ 임신 중 의사에 의한 건강진단의 유무(결핵 · 성병에 관한 검사를 포함한다), ⑤ 분만 장소 및 분만 연월일시분(年月日時分), ⑥ 분만의 경과 및 그 처치, ⑦ 산아(産兒) 수와 그 성별 및 생 · 사의 구별, ⑧ 산아와 태아부속물에 대한 소견 및 ⑨ 산후의 의사의 건강진단 유무이다.

간호기록부의 기재사항은 ① 간호를 받는 사람의 성명, ② 체온 · 맥박 · 호흡 · 혈압에 관한 사항, ③ 투약에 관한 사항, ④ 섭취 및 배설물에 관한 사항, ⑤ 처치와 간호에 관한 사항 및 ⑥ 간호 일시(日時)이다. 법정기재사항 외에도 의료인이 필요하다고 인정하는 사항에 대해서는 이를 기재하는 것이 가능하고, 또 기재하여야 할 경우도 있다. 예컨대, 환자에 대한 설명과 동의의 경우 이에 관한 사항, 복수의 의사가 관여하는 경우 기재한 의사 모두의 서명 등이다.[351]

한편 보건복지부장관은 의료인이 진료기록부등에 기록하는 질병명, 검사명, 약제명 등 의학용어와 진료기록부등의 서식 및 세부내용에 관한 표준을 마련하여 고시하고 의료인 또는 의료기관 개설자에게 그 준수를 권고할 수 있다(의료법 제22조 제4항). 이는 2019년 8월 개정 의료법이 시행규칙에 규정되어 있던 내용을 법률의 위계로 변경하여 다시 규정한 것이다.[352]

3) 작성방법

의료법은 진료기록부 등의 작성방법과 관련하여 '의료인은 진료기록부 등을 한글로 작성하도록 노력하여야 한다'고 규정하고 있을 뿐(의료법 시행규칙 제14조 제2항), 그 이외의 방법에 관하여는 아무런 규정을 두고 있지 않다. 그러므로 의사는 의료행위의 내용과 치료의 경과 등에 비추어 효과적이라고 판단하는 방법에 의하여 진료기록부 등을 작성할 수밖에 없다. 따라서 의사는 이른바 문제중심의무기록 작성방법(Problem Oriented Medical Record), 단기의무기록 작성방법 또는 기타의 다른 방법 중에서 재량에 따른 선택에 의하

351) 주호노, "의료인의 의무(Ⅳ)," 1381쪽 참조.

352) 의료법 2019.8.27. 일부개정 법률 제16555호 2020.2.28. 시행.

여 진료기록부 등을 작성할 수 있을 것이다. 그러나 어떠한 방법에 의하여 진료기록부 등을 작성하든지 의료행위에 관한 사항과 소견은 반드시 상세히 기록하여야 한다.[353] 그리고 진료기록부 등을 작성하도록 한 취지에 비추어 보면, 의사는 진료기록부 등에 환자의 상태와 치료의 경과 등 의료행위에 관한 사항과 그 소견을 환자의 계속적인 치료에 이용할 수 있고, 다른 의료인들에게 적절한 정보를 제공할 수 있으며, 의료행위가 종료된 이후에는 그 의료행위의 적정성 여부를 판단하기에 충분할 정도로 상세하게 기록하여야 한다.[354] 기록이 이루어지지 않은 경우에는 적절한 치료가 이루어지지 않은 것으로 추정될 수 있다.[355]

기재방법은 난해해서는 안 된다. 담당의사가 바뀌어도 환자의 상황을 쉽게 알 수 있도록 기재하여야 한다.[356] 진료기록부 등은 해당사항을 한글로 기재하는 것이 원칙이며(의료법 시행규칙 제14조 제2항 참조), 다만, 질병명·검사명·약제명 등 의학용어와 진료기록부 등의 서식 및 세부내용은 예컨대 진료정보교류 표준[357]에 따르도록 권고될 수 있다(의료법 제22조 제4항 참조). 외국어로 기재하는 경우에도 정확·명료하여야 하며, 독해할 수 없는 진료기록부 등은 기재의무를 다한 것으로 볼 수 없다.[358] 진료기록부 등은 그 보존기간이 법정되어 있기 때문에 그 개변(改變)의 우려가 있는 연필에 의한 기재는 바람직하지 않다고 해야 한다.[359] 어떠한 페이지나 문구를 없애버려서는 안 된다. 기록의 위조, 변조 및 훼손 등은 의료과오소송시 입증방해행위로서 불이익을 받을 수 있기 때문이다.[360] 만약, 내용을 수정해야 할 경우에는 하나의 추가사항으로 넣어야 하는데, 이 때 추가사항은 남아 있는 여백을 이용해야 하며, 새로운 기재사항은 기록자가 서명하고 일자(日字)를 기재하여야 하고, 어떠한 부분을 삭제해야 할 경우에는 그 부분에다 한 줄의 횡선을 그어서 그 삭제된 부분의 내용을 알아 볼 수 있도록 해야 한다. 또 삭제한 부분에는 적절한 설명을 기재해 넣어야 하며, 이상과 같은 추가사항이나 삭제된 사항에 대해서는 원래의 기록과는 다른

353) 대법원 2006.9.8. 선고 2006도413 판결; 대법원 1998.1.23. 선고 97도2124 판결; 대법원 1997.11.14. 선고 97도2156 판결.

354) 대법원 1998.1.23. 선고 97도2124 판결.

355) 대법원 2008.7.24. 선고 2007다80657 판결.

356) 이상완(의료사범의 이론과 실태), 69쪽 참조.

357) 진료정보교류 표준 2017.1.1. 제정 보건복지부고시 제2016-233호 2017.1.1. 시행.

358) 이상완(의료사범의 이론과 실태), 69쪽 참조; 권광중, "의료소송의 절차상의 제문제," 360쪽.

359) 주호노, "의료인의 의무(Ⅳ)," 1382쪽.

360) 대법원 2010.7.8. 선고 2007다55866 판결; 대법원 1995.3.10. 선고 94다39567 판결.

색으로 기재하는 것을 원칙으로 한다.[361] 사후의 정정이나 가필은 증명방해행위로 평가될 가능성이 충분하기 때문이다.[362]

이에 관한 판례의 구체적 내용은 다음과 같다. 즉,

> ① 의사가 환자를 진료하는 경우에는 의료법 제22조 제1항에 의하여 그 의료행위에 관한 사항과 소견을 상세히 기록하고 서명한 진료기록부를 작성하여야 하며, 진료기록부를 작성하지 않은 자는 같은 법 제90조에 의하여 처벌하도록 되어 있다. 이와 같이 의사에게 진료기록부를 작성하도록 한 취지는 진료를 담당하는 의사로 하여금 환자의 상태와 치료의 경과에 관한 정보를 빠뜨리지 않고 정확하게 기록하여 이를 그 이후 계속되는 환자치료에 이용하도록 함과 아울러 다른 의료 관련 종사자들에게도 그 정보를 제공하여 환자로 하여금 적정한 의료를 제공받을 수 있도록 하고, 의료행위가 종료된 이후에는 그 의료행위의 적정성을 판단하는 자료로 사용할 수 있도록 하고자 함에 있으므로, 비록 의료법이 진료기록부의 작성방법에 관하여 구체적인 규정을 두고 있지 아니하므로 의사에게는 스스로 효과적이라고 판단하는 방법에 의하여 진료기록부를 작성할 수 있는 재량이 인정된다고 할 것이지만, 어떠한 방법을 선택하든지 환자의 계속적 치료에 이용하고, 다른 의료인들에게 정보를 제공하며, 의료행위의 적정성 여부를 판단하기에 충분할 정도로 상세하게 기재하여야 한다.[363] ② 의료분쟁에 있어서 의사측이 가지고 있는 진료기록 등의 기재가 사실인정이나 법적 판단을 함에 있어 중요한 역할을 차지하고 있는 점을 고려하여 볼 때, 의사측이 진료기록을 변조한 행위는, 그 변조이유에 대하여 상당하고도 합리적인 이유를 제시하지 못하는 한, 당사자간의 공평의 원칙 또는 신의칙에 어긋나는 입증방해행위에 해당한다 할 것이고, 법원으로서는 이를 하나의 자료로 하여 자유로운 심증에 따라 의사측에게 불리한 평가를 할 수 있다.[364] ③ 수술 후 진정상태를 유지하고 있던 환자에게 뇌로 공급되는 산소의 전반적인 감소로 인한 저산소성 뇌손상이 발생하였으나 의무기록에는 이에 관한 아무런 기재가 없는 경우, 의사 측에서 다른 원인에 의하여 그러한 결과가 발생할 수 있음을 입증하지 못하는 이상, 진료기록의 기재 여하에 불구하고 환자에게 뇌로 공급되는 산소의 전반적인 감소를 시사하는 임상상태가 현실적으로 있었다고 추정할 수 있고, 나아가 임상경과의 관찰을 소홀히 하여 그 임상상태를 제대로 발견하지 못하였다거나 그 임상상태를 발견하였음에도 그 내용을 의무기록에 제대로 기재하지 아니함으로 말미암아 적절한 치료가 이루어

361) 이상완(의료사범의 이론과 실태), 69쪽 참조; 주호노, "의료인의 의무(Ⅳ)," 1382쪽.
362) 대법원 2010.7.8. 선고 2007다55866 판결.
363) 대법원 2014.9.4. 선고 2012도16119 판결; 대법원 1998.1.23. 선고 97도2124 판결 참조.
364) 대법원 1995.3.10. 선고 94다39567 판결.

지지 못한 것으로 추정할 수 있다.[365] ④ 의사가 환자를 진료하는 경우에는 의료법 제22조 제1항에 의하여 그 의료행위에 관한 사항과 의견을 상세히 기록하고 서명한 진료기록부를 작성하여야 한다. 이와 같이 의사에게 진료기록부를 작성하도록 한 취지는 진료를 담당하는 의사로 하여금 환자의 상태와 치료의 경과에 관한 정보를 빠뜨리지 않고 정확하게 기록하여 이를 이후 계속되는 환자치료에 이용하도록 함과 아울러 다른 의료 관련 종사자들에게도 정보를 제공하여 환자로 하여금 적정한 의료를 제공받을 수 있도록 하고, 의료행위가 종료된 후에는 그 의료행위의 적정성을 판단하는 자료로 사용할 수 있도록 하려는 데 있다. 한편 의료법은 진료기록부의 작성방법에 관하여 구체적인 규정을 두고 있지 아니하므로, 의사는 스스로 효과적이라고 판단하는 방법으로 진료기록부를 작성할 수 있는 재량이 있지만, 어떠한 방법을 선택하든지 환자의 계속적 치료에 이용하고, 다른 의료인들에게 정보를 제공하며, 의료행위의 적정성 여부를 판단하기에 충분할 정도로 상세하게 기재하여야 하고(대법원 1998.1.23. 선고 97도2124 판결 등 참조), 진료기록부의 정확성과 적정성을 담보하기 위하여 의사의 서명을 누락하여서는 안 된다(대법원 2016.6.23. 선고 2014도16577 판결 참조).[366]

4) 작성시기

진료기록부 등의 작성시기에 관하여도 명문의 규정은 존재하지 않는다. 진료기록부 등의 구체적인 작성의 시기와 방법은 당해 의료행위의 내용과 환자의 치료경과 등에 비추어 그 기록의 정확성을 담보할 수 있는 범위 내에서 당해 의사의 합리적인 재량에 맡겨져 있다고 보아야 할 것이다.[367] 예컨대, 단순한 진료나 수술의 경우에는 나중에 작성하여도 별다른 무리는 없을 것으로 보이나, 위험하고 복잡한 진료나 수술의 경우에는 상황이 다르다고 해야 한다. 따라서 진료기록부 등의 작성에 관한 올바른 시기는 구체적 사안에 따라 다르게 판단하여야 하겠지만, 지나치게 나중에 작성되는 진료기록부 등에 대하여는 의료과오소송시 불이익을 받을 수 있다고 해야 한다.[368] 여기서 진료 직후 또는 진료후 지체없이 기재할 것을 권고하는 견해[369] 또는 진료 직후에 기재하는 것이 바람직하다는 견해[370] 등이 제시되고 있다. 생각건대, 기억력의 한계 등을 고려할 때 진료 후 지체없이 작

---

365) 대법원 2008.7.24. 선고 2007다80657 판결.
366) 대법원 2017.4.28. 선고 2015도12325 판결.
367) 대법원 1997.8.29. 선고 97도1234 판결.
368) 주호노, "의료인의 의무(Ⅳ)," 1383쪽.
369) 이상완(의료사법의 이론과 실태), 69쪽 참조.
370) 권광중, "의료소송의 절차상의 제문제," 360쪽.

성하는 것이 바람직하다고 하겠다.

5) 거짓작성 등의 금지

의료인은 진료기록부 등을 거짓으로 작성하거나 고의로 사실과 다르게 추가기재·수정하여서는 아니 된다(의료법 제22조 제3항). 이는 의료분쟁조정법[371]이 제정됨에 따라 진료기록부 등은 의사의 환자에 대한 진단·치료·처방 등에 관한 종합적인 의료기록으로서 의료분쟁이 발생하는 경우 증거자료로 사용되는 것이므로 진료기록부 등을 거짓으로 작성하거나 고의로 사실과 다르게 추가로 기재하거나 수정한 경우 행정처분 및 법정형을 부과할 수 있게 하기 위하여 2011년 4월 개정의료법이 신설한 것이다.[372] 의료인은, 이미 언급한 바와 같이, 진료기록부 등의 작성의무자를 의미한다. 또 여기서 금지되는 것은 작성 당시에 거짓으로 작성하거나 또는 사후에 고의로 사실과 다르게 추가기재하거나 수정하는 행위에 한한다고 해야 한다. 환자를 진료한 의료인은 의무기록 작성권자로서 보다 정확하고 상세한 기재를 위하여 사후에 자신이 작성한 의무기록을 가필, 정정할 권한이 있기 때문이다.[373] 다만, 작성의무자가 아닌 경우에는 형법상 문서변조죄 등(형법 제225조, 제227조의2, 제231조, 제232조의2)이 문제될 수 있다.

이에 관한 판례의 구체적 내용은 다음과 같다. 즉,

> ① 의사 측이 진료기록을 사후에 가필·정정한 행위는, 그 이유에 대하여 상당하고도 합리적인 이유를 제시하지 못하는 한, 당사자 간의 공평의 원칙 또는 신의칙에 어긋나는 증명방해행위에 해당하나,[374] 당사자 일방이 증명을 방해하는 행위를 하였더라도 법원으로서는 이를 하나의 자료로 삼아 자유로운 심증에 따라 방해자 측에게 불리한 평가를 할 수 있음에 그칠 뿐 증명책임이 전환되거나 곧바로 상대방의 주장 사실이 증명된 것으로 보아야 하는 것은 아니며,[375] 그 내용의 허위 여부는 의료진이 진료기록을 가필·정정한 시점과 그 사유, 가필·정정 부분의 중요도와 가필·정정 전후 기재 내용의 관련성, 다른 의료진이나 병원이 작성·보유한 관련 자료의 내용, 가필·정정 시점에서의 환자와 의료진의 행태, 질병의 자연경과 등 제반 사정을 종합하여 합리적 자유심증으로 판단하여야 한다.[376] ② 환자를 진료한 당해 의료

371) 의료사고 피해구제 및 의료분쟁 조정 등에 관한 법률 2011.4.7. 제정 법률 제10566호.
372) 의료법 2011.4.7. 일부개정 법률 제10565호. 제·개정문 참조.
373) 대법원 2013.12.12. 선고 2011도9538 판결.
374) 대법원 1995.3.10. 선고 94다39567 판결 참조.
375) 대법원 1993.11.23. 선고 93다41938 판결; 대법원 1999.4.13. 선고 98다9915 판결 등 참조.
376) 대법원 2010.7.8. 선고 2007다55866 판결.

인은 의무기록 작성권자로서 보다 정확하고 상세한 기재를 위하여 사후에 자신이 작성한 의무기록을 가필, 정정할 권한이 있다고 보이는 점, 2011.4.7. 법률 제10565호로 의료법을 개정하면서 허위작성 금지규정을 신설함에 따라 의료인이 고의로 사실과 다르게 자신이 작성한 진료기록부 등을 추가기재·수정하는 행위가 금지되었는데, 이때의 진료기록부 등은 의무기록을 가리키는 것으로 봄이 타당한 점, 문서변조죄에 있어서 통상적인 변조의 개념 등을 종합하여 보면, 전자의무기록을 작성한 당해 의료인이 그 전자의무기록에 기재된 의료내용 중 일부를 추가, 수정하였다 하더라도 그 의료인은 이 사건 규정이 정한 변조행위의 주체가 될 수 없다고 보아야 한다.[377]

(3) 처 벌

진료기록부 등을 작성하지 않은 자에 대하여는 500만원 이하의 벌금에 처한다(의료법 제90조). 진료기록부 등을 거짓으로 작성하거나 고의로 사실과 다르게 추가기재·수정한 바에 대하여는 3년 이하의 징역이나 3천만원 이하의 벌금에 처한다(의료법 제88조). 또 진료기록부 등을 거짓으로 작성하거나 고의로 사실과 다르게 추가기재·수정한 자에 대하여는 1년의 범위에서 면허자격을 정지시킬 수 있다(의료법 제66조 제1항 제3호).

한편, 작성의무위반 또는 보존의무위반은 이를 근거로 손해배상청구권과 같은 독립된 청구권이 발생하는 것은 아니지만, 의료소송에서 무기대응의 원칙에 비추어 증명법상의 효과가 발생하는 것은 가능이다.[378] 예컨대, 치료행위를 기록하지 않았다면 치료행위의 미실시에 대한 추측을 가능하게 하고, 설명의 내용을 기재하지 않았다면 설명의무의 위반에 대한 추측을 가능하게 한다. 이로 인하여 기록의무에 대한 위반은 환자에게 의료과실에 대한 증명을 경감시키게 된다.[379]

3. 진료기록부 등의 보존의무

(1) 의 의

진료기록부 등의 보존의무에 관하여는 의료법이 규정하고 있다. 의료법은 의료

377) 대법원 2013.12.12. 선고 2011도9538 판결.

378) BGH NJW 1983, 330(332); BGH NJW 1988, 2949=VersR 1989, 80=MDR 1988, 1045=MedR 1988, 311 등.

379) BGH NJW 1981, 2002=VersR 1981, 533; BGHZ 85, 212=NJW 1983, 333=VersR 1982, 1193; BGH VersR 1983, 983; BGH NJW 1985, 2193=VersR 1985, 782; BGH NJW 1986, 2365=VersR 1986, 788; BGHZ 99, 391=NJW 1987, 1482=VersR 1987, 1089; BGH NJW 1987, 2300=VersR 1987, 1091; BGH NJW 1988, 762=VersR 1987, 1238; BGH NJW 1995 1611=VersR 1995, 706 등.

인이나 의료기관 개설자가 보존하여야 할 진료기록부 등의 범위와 보존연한에 관하여 시행규칙에 위임하고 있다(의료법 제22조 제2항 참조). 시행규칙은 보존하여야 할 진료에 관한 기록을 구체적으로 특정하여 한정적 · 열거적으로 규정하고 있다(의료법 시행규칙 제15조 제1항 참조). 보존의무자로 하여금 광범위한 진료에 관한 기록 중 보존의무를 부담하는 진료기록의 범위를 예측하게 할 필요성이 있기 때문이다.[380)]

(2) 내 용

1) 주 체

진료기록부 등을 보존하여야 하는 주체는 의료인 또는 의료기관의 개설자이다. 의료법은 의료인이나 의료기관의 개설자로 하여금 진료기록부등(전자의무기록을 포함하며, 추가기재 · 수정된 경우 추가기재 · 수정된 진료기록부등 및 추가기재 · 수정 전의 원본을 모두 포함한다)을 보건복지부령으로 정하는 바에 따라 보존하도록 명문으로 규정하고 있다(의료법 제22조 제2항). 보존의무를 지는 자에는 의료기관의 개설자가 포함되어 있다는 점에 유의해야 한다. 재해 등 자기책임에 기하지 않은 망실은 보존의무위반의 위법성을 조각한다.[381)]

2) 보존기간

보존기간은 법정되어 있다. 다시 말해서, 의료인이나 의료기관의 개설자는 진료기록부 등을 다음에 정하는 기간 동안 보존하여야 한다(의료법 시행규칙 제15조 제1항). 즉, 환자명부는 5년, 진료기록부는 10년, 처방전은 2년, 수술기록은 10년, 검사내용 및 검사소견기록은 5년, 방사선사진(영상물을 포함한다) 및 그 소견서는 5년, 간호기록부는 5년, 조산기록부는 5년 및 진단서 등의 부본(진단서 · 사망진단서 및 시체검안서 등을 따로 구분하여 보존할 것)은 3년이다.

다만, 계속적인 진료를 위하여 필요한 경우에는 1회에 한정하여 법정보전기간의 범위에서 그 기간을 연장하여 보존할 수 있다. 자료에 대한 보존기간의 근거는 자료에 대한 소멸시효를 의미하며, 원칙적으로 의학적인 중요성에 따르지 않으면 안 된다. 보존기간의 기산점은, 명문의 규정은 없지만, 진료시마다 작성한 시점이 아니라 한 환자에 대하여 일련의 진료가 완료된 날을 의미한다고 해야 한다.[382)]

---

380) 서울행정법원 2009.10.8. 선고 2009구합28766 판결.

381) 주호노, "의료인의 의무(Ⅳ)," 1383쪽.

382) 이상완(의료사범의 이론과 실태), 69쪽 참조; 권광중, "의료소송의 절차상의 제문제," 360쪽.

3) 보존방법

진료에 관한 기록은 원본 그대로 보존하는 것이 원칙이다. 그러나 진료에 관한 기록은 마이크로필름이나 광디스크 등(이하 필름이라 한다)에 원본대로 수록하여 보존할 수도 있다(의료법 시행규칙 제15조 제2항). 원본 자체의 보관으로 인한 문제를 없애기 위한 조치이다. 또 원본대로 수록·보존할 수 있도록 한 것은 향후 발생할 수도 있는 의료사고 등에 대비하여 진료기록을 수정할 수 없도록 하는 취지이기 때문에, 종이형태의 진료기록을 스캐너로 입력하는 경우 등 위의 목적을 충분히 거둘 수 있다고 검증이 되고, 객관성 및 공정성이 확보될 수 있다면 허용될 수 있다. 그러나 원본 그대로 복사 보존하는 방법이 아닌 플로피디스크나 워드프로세서에 의한 보존 방법은 허용되지 않는다.[383]

필름에 원본대로 수록하여 보존하는 방법으로 진료에 관한 기록을 보존하는 경우에는 필름촬영책임자가 필름의 표지에 촬영 일시와 본인의 성명을 적고, 서명 또는 날인하여야 한다(의료법 시행규칙 제15조 제3항).

한편 의료기관 개설자는 의료업을 폐업하거나 1개월 이상 휴업(입원환자가 있는 경우에는 1개월 미만의 휴업도 포함한다)하려면 보건복지부령으로 정하는 바에 따라 관할 시장·군수·구청장에게 신고하여야 한다(의료법 제40조 제1항). 아울러 의료기관 개설자는 폐업 또는 휴업 신고를 할 때 기록·보존하고 있는 진료기록부 등의 수량 및 목록을 확인하고 진료기록부 등을 관할 보건소장에게 넘겨야 한다(의료법 제40조의2 제1항 본문). 다만, 의료기관 개설자가 보건복지부령으로 정하는 바에 따라 진료기록부 등의 보관계획서를 제출하여 관할 보건소장의 허가를 받은 경우에는 직접 보관할 수 있다(의료법 제40조의2 제1항 단서).

(3) 처 벌

위반자에 대하여는 행정처분과 형사처벌이 가능하다. 진료기록부 등을 보존하지 않은 자에 대하여는 500만원 이하의 벌금에 처한다(의료법 제90조). 보존·보관하여야 하는 기록이 천재지변이나 그 밖의 불가항력으로 멸실된 경우에는 해당 기록의 보존·보관의무자는 벌금에 처하는 책임을 면한다(의료법 제86조의3). 진료기록부 등을 이관하지 아니한 자에 대하여는 100만원 이하의 과태료를 부과한다(의료법 제92조 제3항 제3호의2).

---

383) 주호노, "의료인의 의무(Ⅳ)," 1383쪽.

4. 진료기록부 등의 내용확인에 응할 의무

(1) 의 의

환자의 의료정보는 원칙적으로 개인정보로서 엄밀하게 보호되지 않으면 안 된다. 이러한 개인정보보호의 원칙을 의료법은 업무상 비밀누설죄를 비롯한 정보누설금지의무의 형태로 규정하고 있다. 전술한 바와 같이 의료법은 "의료인, 의료기관의 장 및 의료기관 종사자로 하여금 환자가 아닌 다른 사람에게 환자에 관한 기록을 열람하게 하거나 그 사본을 내주는 등 내용을 확인할 수 있게 하여서는 아니 된다"고 하여 소위 환자기록 내용확인 금지의무에 관하여 규정하고 있다(의료법 제21조 제2항 참조). 그러나 이러한 개인정보보호의 원칙은 절대적인 것이 아니다. 환자의 알권리를 보장하거나 환자의 진료 또는 공익상의 필요를 위해서는 예외의 인정이 불가피하다. 내용확인에 응할 의무와 환자기록에 대한 송부의무가 그 예이다.

의료법은 2000년 개정을 통하여 환자의 알권리를 보장하기 위하여 환자 · 그 배우자 · 직계존비속 또는 배우자의 직계존속이 환자에 관한 기록의 열람 · 사본교부등을 요구한 때에는 이에 응하도록 하여 환자와 그 근친자에게 환자의 기록에 대한 열람청구권과 사본교부청구권을 신설한 바 있었으나,[384] 2009년 개정법부터는 그 범위를 대폭 축소하여 환자 본인에게만 원칙적으로 인정하고, 환자 본인이 아닌 경우에는 환자 본인의 동의서와 환자와의 관계를 증명하는 서류를 첨부하도록 함으로써 환자기록열람을 엄격히 제한하였다.[385] 환자의 기록정보는 가장 엄밀하게 보호되어야 할 개인정보임에도 불구하고 환자 본인 외에 그 근친자에게까지 환자의 기록에 대한 열람청구권과 사본교부청구권을 인정함으로써 환자의 진료정보가 환자의 동의 없이 누출될 우려가 있었던 점을 시정하기 위한 조치였다.[386] 2016년 5월 개정법에서는 환자의 형제 · 자매가 증명서를 교부받거나 진료기록의 열람 또는 사본교부 등을 신청할 수 없었던 점을 개정하여 환자에 관한 증명서 또는 진료기록부 사본 교부대상을 부모가 없는 미혼의 형제 · 자매로 확대하여 환자의 편의를 제고할 수 있도록 하였다.[387] 2016년 12월 개정법에서는 환자의 내용확인 요청권을 별도로 분리하여 환자로 하여금 의료인이나 의료기관의 장에게

384) 의료법 2000.1.12. 일부개정 법률 제6157호 2000.7.13. 시행.
385) 의료법 2009.1.30. 일부개정 법률 제9386호 2010.1.31. 시행.
386) 의료법 2009.1.30. 일부개정 법률 제9386호. 제 · 개정이유서 참조.
387) 의료법 2016.5.29. 일부개정 법률 제14220호 2016.5.29. 시행.

본인에 관한 기록의 열람 또는 그 사본의 발급 등 내용의 확인을 요청할 수 있도록 허용하고, 이 경우 의료인이나 의료기관의 장은 정당한 사유 없이 이를 거부할 수 없도록 규정하고 있다(의료법 제21조 제1항).[388] 한편, 내용확인요청에 응할 의무는 전술한 바와 같이 환자측에서 보면 권리, 즉 내용확인요청권이 된다고 할 수 있다.

(2) 내 용

내용확인에 응할 의무는 환자의 요청이 있는 경우와 법률의 규정에 의한 경우로 나누어질 수 있다. 다만, 내용확인에 응할 의무에 대한 예외로서 진료상의 특권이 인정되는 경우에 대하여도 검토할 필요가 있다.

1) 요청이 있는 경우

의료법은 환자로 하여금 의료인, 의료기관의 장 및 의료기관 종사자에게 본인에 관한 기록의 열람 또는 그 사본의 발급 등 내용의 확인을 요청할 수 있도록 하고, 이 경우 의료인, 의료기관의 장 및 의료기관 종사자는 정당한 사유가 없으면 이를 거부하여서는 아니 되도록 규정하고 있다(의료법 제21조 제1항). 환자에 관한 기록의 열람 또는 그 사본의 발급 등 내용을 확인하기 위해서는 1차적으로 환자 본인의 요청이 있을 것과 2차적으로 의료인, 의료기관의 장 또는 의료기관 종사자에게 이를 거부할 만한 정당한 사유가 없을 것이 그 전제요건으로서 요구되고 있다는 점이 커다란 특징이라고 할 수 있다. 기록을 보관하고 있는 의료기관이나 진료기록이 이관된 보건소에 근무하는 의사 · 치과의사 또는 한의사는 자신이 직접 진료하지 아니한 환자의 과거 진료 내용의 확인 요청을 받은 경우에는 진료기록을 근거로 하여 사실을 확인하여 줄 수 있다(의료법 제21조 제4항).

한편, 기록에 대한 환자의 열람권에 관하여는 견해가 일치하지 않고 있다. 부정설은 ① 기록에 대한 소유권은 의사 또는 병원에 있다는 점, ② 환자의 열람권에 대한 법적 근거가 없다는 점 및 ③ 위임계약에 따른 수임인의 보고방법은 의사의 재량에 맡겨져 있다는 점 등을 이유로 하고 있다. 일본의 통설의 입장이다. 이에 반하여 긍정설은 기록에 대한 소유권이 의사 또는 병원에 있다는 점을 인정하면서도 환자의 인격권의 관점에서 기록에 대한 작성청구권과 열람청구권을 환자에게 인정하고 있다. 독일의 판례의 입장이다.[389] 이에 의하면 환자의 열람권은

---

388) 의료법 2016.12.20. 일부개정 법률 제14438호 2016.12.20. 시행.

389) BGHZ 85, 327=NJW 1983, 328=VersR 1983, 264=MedR 1983, 62; BGH NJW 1985, 674=VersR 1984, 1171; BGHZ 99, 391=NJW 1987, 1482=VersR 1987, 1089; BGHZ 106,

원칙적으로 모든 기록에 미친다고 한다. 다만, 환자의 열람권이 미치는 범위는 객관화할 수 있는 소견과 치료경과에 그치고, 이를 넘는 부분에 관하여는 열람권이 미치지 않는다고 한다. 요컨대, 환자의 기록에는 열람이 인정되는 부분과 열람이 인정되지 않는 부분이 존재한다고 한다. 열람이 인정되지 않는 기록이란 개인의 인상(印象) 또는 의사의 동기(動機)를 나타내는 기록을 말한다. 정신의학적 치료 내지 심리요법적 치료에 관한 기록은 일반적으로 열람이 제한되는 기록에 속한다.[390]

이에 관한 판례의 구체적 내용은 다음과 같다. 즉,

> 환자의 전원을 위하여 진료기록부 사본의 발급을 요구하는 환자의 어머니에게 필요에 따라 진료기록부 사본을 전원할 병원에 직접 송부하겠다고 설명한 후 환자의 어머니의 요청에 따라 환자에게 처방한 약을 기재한 진료의뢰서를 발급해 준 경우 의사에게는 진료기록부 사본의 발급 요구에 응하지 않으려는 고의가 있었다고 볼 수 없다.[391]

2) 법률의 규정에 의한 경우

의료법은 환자 본인이 아닌 경우에도 환자의 기록에 대한 열람이나 사본교부의 청구가 가능하도록 하여 정보누설금지의무에 대한 예외로서 내용확인에 응할 의무에 관하여 광범위하게 규정하고 있다. 내용확인에 응하는 행위는 법률에 근거가 있는 한 소위 정보누설죄라는 의료법위반죄의 위법성이 조각된다. 법률의 규정에 의하는 한 소위 법령에 의한 행위로서 정당행위(형법 제20조)에 해당하기 때문이다.

의료법은 의료인, 의료기관의 장 및 의료기관 종사자는 다음 각 호의 어느 하나에 해당하면 그 기록을 열람하게 하거나 그 사본을 교부하는 등 그 내용을 확인할 수 있게 하여야 한다고 규정하고 있다(의료법 제21조 제3항 본문). 이와 같이 의료법은 소극적 의미에서 위법성을 조각한다는 차원이 아니라 적극적으로 내용을 확인할 수 있게 하여야 한다는 작위의무로 규정하고 있다. 전술한 바와 같이, 기록을 보관하고 있는 의료기관이나 진료기록이 이관된 보건소에 근무하는 의사·치과의사 또는 한의사는 자신이 직접 진료하지 아니한 환자의 과거 진료 내용의 확인 요청을 받은 경우에는 진료기록을 근거로 하여 사실을 확인하여 줄 수 있다(의료법 제21조 제4항). 의료법은

146=NJW 1989, 764=VersR 1989, 252; BGH NJW 1989, 2330=VersR 1989, 512.

390) BGH NJW 1983, 330. 河原(医師の説明と患者の同意), 236頁 참조.

391) 대법원 2005.7.14. 선고 2004도5038 판결.

다음의 경우에는 환자에 관한 기록을 열람하게 하거나 그 사본을 교부하는 등 그 내용을 확인할 수 있도록 하여야 한다고 적극적으로 규정하고 있다(의료법 제21조 제3항 본문). 구체적으로 보면 다음과 같다. 즉,

① 환자의 배우자, 직계 존속·비속, 형제·자매(환자의 배우자 및 직계 존속·비속, 배우자의 직계존속이 모두 없는 경우에 한정한다) 또는 배우자의 직계 존속이 환자 본인의 동의서와 친족관계임을 나타내는 증명서 등을 첨부하는 등 보건복지부령으로 정하는 요건을 갖추어 요청한 경우, ② 환자가 지정하는 대리인이 환자 본인의 동의서와 대리권이 있음을 증명하는 서류를 첨부하는 등 보건복지부령으로 정하는 요건을 갖추어 요청한 경우, ③ 환자가 사망하거나 의식이 없는 등 환자의 동의를 받을 수 없어 환자의 배우자, 직계 존속·비속, 형제·자매(환자의 배우자 및 직계 존속·비속, 배우자의 직계존속이 모두 없는 경우에 한정한다) 또는 배우자의 직계 존속이 친족관계임을 나타내는 증명서 등을 첨부하는 등 보건복지부령으로 정하는 요건을 갖추어 요청한 경우, ④ 국민건강보험법 제14조, 제47조, 제48조 및 제63조에 따라 급여비용 심사·지급·대상여부 확인·사후관리 및 요양급여의 적정성 평가·가감지급 등을 위하여 국민건강보험공단 또는 건강보험심사평가원에 제공하는 경우, ⑤ 의료급여법 제5조, 제11조, 제11조의3 및 제33조에 따라 의료급여 수급권자 확인, 급여비용의 심사·지급, 사후관리 등 의료급여 업무를 위하여 보장기관(시·군·구), 국민건강보험공단, 건강보험심사평가원에 제공하는 경우, ⑥ 형사소송법 제106조, 제215조 또는 제218조에 따른 경우, ⑦ 민사소송법 제347조에 따라 문서제출을 명한 경우, ⑧ 산업재해보상보험법 제118조에 따라 근로복지공단이 보험급여를 받는 근로자를 진료한 산재보험 의료기관(의사를 포함한다)에 대하여 그 근로자의 진료에 관한 보고 또는 서류 등 제출을 요구하거나 조사하는 경우, ⑨ 자동차손해배상보장법 제12조 제2항 및 제14조에 따라 의료기관으로부터 자동차보험진료수가를 청구받은 보험회사등이 그 의료기관에 대하여 관계 진료기록의 열람을 청구한 경우, ⑩ 병역법 제11조의2에 따라 지방병무청장이 병역판정검사와 관련하여 질병 또는 심신장애의 확인을 위하여 필요하다고 인정하여 의료기관의 장에게 병역판정검사대상자의 진료기록·치료 관련 기록의 제출을 요구한 경우, ⑪ 학교안전법 제42조에 따라 공제회가 공제급여의 지급 여부를 결정하기 위하여 필요하다고 인정하여 국민건강보험법 제42조에 따른 요양기관에 대하여 관계 진료기록의 열람 또는 필요한 자료의 제출을 요청하는 경우, ⑫ 고엽제법 제7조 제3항에 따라 의료기관의 장이 진료기록 및 임상소견서를 보훈병원장에게 보내는 경우, ⑬ 의료분쟁조정법 제28조 제1항 또는 제3항에 따른 경우, ⑭ 국민연금법 제123조에 따라 국민연금공단이 부양가족연금, 장애연금 및 유족연금 급여의 지급심사와 관련하여 가입자 또는 가입자였던 사람을 진료한 의료기관에 해당 진료에

관한 사항의 열람 또는 사본 교부를 요청하는 경우, ⑮ 공무원연금법 제92조에 따라 인사혁신처장이 퇴직유족급여 및 비공무상장해급여와 관련하여 요청하는 경우, 공무원연금법 제93조에 따라 공무원연금공단이 퇴직유족급여 및 비공무상장해급여와 관련하여 요청하는 경우 또는 공무원 재해보상법 제57조 및 제58조에 따라 인사혁신처장(같은 법 제61조에 따라 업무를 위탁받은 자를 포함한다)이 요양급여, 재활급여, 장해급여, 간병급여 및 재해유족급여와 관련하여 요청하는 경우에 따라 공무원 또는 공무원이었던 사람을 진료한 의료기관에 해당 진료에 관한 사항의 열람 또는 사본 교부를 요청하는 경우 ⑯ 사립학교교직원연금법 제19조 제4항 제4호의2에 따라 사립학교교직원연금공단이 요양급여, 장해급여 및 재해유족급여의 지급심사와 관련하여 교직원 또는 교직원이었던 자를 진료한 의료기관에 해당 진료에 관한 사항의 열람 또는 사본 교부를 요청하는 경우, ⑰ 장애인복지법 제32조 제7항에 따라 대통령령으로 정하는 공공기관의 장이 장애정도에 관한 심사와 관련하여 장애인 등록을 신청한 사람 및 장애인으로 등록한 사람을 진료한 의료기관에 해당 진료에 관한 사항의 열람 또는 사본 교부를 요청하는 경우, ⑱ 감염병예방법 제18조의4 및 제29조에 따라 보건복지부장관, 질병관리본부장, 시·도지사 또는 시장·군수·구청장이 감염병의 역학조사 및 예방접종에 관한 역학조사를 위하여 필요하다고 인정하여 의료기관의 장에게 감염병환자등의 진료기록 및 예방접종을 받은 사람의 예방접종 후 이상반응에 관한 진료기록의 제출을 요청하는 경우, ⑲ 국가유공자법 제74조의8제1항제7호에 따라 보훈심사위원회가 보훈심사와 관련하여 보훈심사대상자를 진료한 의료기관에 해당 진료에 관한 사항의 열람 또는 사본 교부를 요청하는 경우 및 ⑳ 한국보훈복지의료공단법 제24조의2에 따라 한국보훈복지의료공단이 같은 법 제6조제1호에 따른 국가유공자등에 대한 진료기록등의 제공을 요청하는 경우가 그것이다.

3) 진료상의 특권이 인정되는 경우

진료상의 특권에 의하여 환자기록 내용확인에 응할 의무에 관한 예외가 인정되고 있다. 의료법은 "의사·치과의사 또는 한의사가 환자의 진료를 위하여 불가피하다고 인정한 경우에는 그러하지 아니하다"고 하여 환자기록 내용확인에 응할 의무에 대한 예외를 명문으로 규정하고 있다(의료법 제21조 제3항 단서). 환자기록에 관한 내용을 확인할 수 있게 하는 경우 환자의 치료에 방해가 되거나 부담이 되는 경우가 있을 수 있기 때문에 환자의 치료를 위하여 의사, 치과의사 또는 한의사에게 인정한 권리하고 이해할 수 있다. 환자의 진료를 위하여 불가피하여 진료상 특권이 인정될 수 있는 경우로서는 환자에게 자해의 우려가 있는 경우이거나 타인에게 위해의 우려가 있는 경우 등이 거론될 수 있을 것이다.

(3) 처 벌

환자로부터 요청이 있었음에도 불구하고 정당한 이유없이 본인에 관한 기록의 열람 또는 그 사본의 발급 등 내용의 확인을 거부한 경우에는 일정한 기간을 정하여 위반한 사항을 시정하도록 명할 수 있고(의료법 제63조), 500만원 이하의 벌금에 처할 수 있다(의료법 제90조).

5. 진료기록부 등의 송부의무

(1) 의 의

진료기록부 등의 송부의무에 관하여도 의료법은 규정하고 있다. 의료법은 2016년 12월 개정을 통하여 환자의 진료과정에서 생성된 진단·처방에 관한 진료정보 등에 관한 기록을 환자의 동의가 있는 경우 다른 의료기관과 적정하게 공유할 수 있도록 하는 등 의료기관간 정보의 호환성을 높이고 진료기록을 효율적으로 활용하게 할 수 있도록 신설하였다.[392]

의료법은 다른 의료인 또는 의료기관의 장으로부터 요청을 받은 경우 환자의 진료기록의 내용확인이나 진료기록의 사본 및 환자의 진료경과에 대한 소견 등을 송부 또는 전송할 수 있도록 하거나 또는 응급환자를 다른 의료기관에 이송하는 경우에는 지체 없이 내원 당시 작성된 진료기록의 사본 등을 이송하도록 하여 정보누설금지의무에 대한 예외로서 송부의무에 관하여 규정하고 있다. 이 규정에 따르는 한 송부행위는 소위 정보누설죄라는 의료법위반죄의 위법성을 조각할 수 있다. 법률의 규정에 의하는 한 소위 법령에 의한 행위로서 형법상 정당행위에 해당하기 때문이다(형법 제20조).

(2) 내 용

의료법은 의료인 또는 의료기관의 장으로 하여금 다른 의료인 또는 의료기관의 장으로부터 진료기록의 내용 확인이나 진료기록의 사본 및 환자의 진료경과에 대한 소견 등을 송부 또는 전송할 것을 요청받은 경우 해당 환자나 환자 보호자의 동의를 받아 그 요청에 응하도록 규정하고 있다(의료법 제21조의2 제1항 본문).

다만, 해당 환자의 의식이 없거나 응급환자인 경우 또는 환자의 보호자가 없어

---

392) 의료법 2016.12.20. 일부개정 법률 제14438호 2016.12.20. 시행.

동의를 받을 수 없는 경우에는 환자나 환자 보호자의 동의 없이 송부 또는 전송할 수 있도록 규정하고 있다(의료법 제21조의 2 제1항 단서). 다른 의료인 또는 다른 의료기관의 요청이 있거나 응급환자의 전원시에는 정보누설금지의무에 대한 예외를 인정하고 있는 것이다. 중복검사의 회피, 진료의 신속성 및 일관성 등을 확보할 필요성이 요구되기 때문이다.

아래에서는 송부의무를 요청이 있는 경우와 응급환자를 이송하는 경우로 나누어 고찰할 필요가 있다. 그리고 송부의무에 대한 지원체계로서 전자정보시스템의 구축·운영에 관하여도 추가적으로 고찰하고자 한다.

1) 요청이 있는 경우

의료법은 "의료인 또는 의료기관의 장으로 하여금 다른 의료인 또는 의료기관의 장으로부터 진료기록의 내용 확인이나 진료기록의 사본 및 환자의 진료경과에 대한 소견 등을 송부 또는 전송할 것을 요청받은 경우 해당 환자나 환자 보호자의 동의를 받아 그 요청에 응하여야 한다"고 규정하고 있다(의료법 제21조의 2 제1항 본문). 다만, "해당 환자의 의식이 없거나 응급환자인 경우 또는 환자의 보호자가 없어 동의를 받을 수 없는 경우에는 환자나 환자 보호자의 동의 없이 송부 또는 전송할 수 있다"(의료법 제21조의 2 제1항 단서). 의료인 대 의료인의 관계에서 의료인측의 요청과 환자측의 동의를 전제로 진료기록에 대한 내용 또는 환자의 진료경과에 대한 소견 등에 관한 소위 송부의무를 규정한 것이다. 환자에 대한 신속하고 정확한 진료의 필요성이 그 이유라고 해석된다.

2) 응급환자를 이송하는 경우

의료법은 "의료인 또는 의료기관의 장으로 하여금 응급환자를 다른 의료기관에 이송하는 경우에는 지체 없이 내원 당시 작성된 진료기록의 사본 등을 이송하여야 한다"고 규정하고 있다(의료법 제21조 의2 제2항). 소위 응급환자에 있어서의 '초진기록의 송부의무'를 규정하고 있는 것이다. 응급환자를 이송받은 의료기관으로서는 새로이 환자에 대한 검진을 할 시간적 여유가 없어 우선 그 응급환자에 대한 초진기록에 의존하여 응급처치를 계속할 수밖에 없음을 감안하여, 응급환자 이송과 동시에 초진기록을 송부토록 의무화한 것이다.[393] 따라서 초진기록의 송부의무가 인정되기 위해서는 그 환자가 응급환자에 해당하여야 한다.[394]

---

393) 대법원 2007.5.31. 선고 2007도1977 판결.
394) 대법원 2007.5.31. 선고 2007도1977 판결.

3) 전자정보시스템의 구축 · 운영

의료법은 보건복지부장관으로 하여금 진료기록의 사본 및 진료경과에 대한 소견 등의 전송 업무를 지원하기 위하여 전자정보시스템(진료기록전송지원시스템)을 구축 · 운영할 수 있도록 하고 있다(의료법 제21조의2 제3항). 보건복지부장관은 진료기록전송지원시스템의 구축 · 운영을 대통령령으로 정하는 바에 따라 관계 전문기관에 위탁할 수 있다. 이 경우 보건복지부장관은 그 소요 비용의 전부 또는 일부를 지원할 수 있다(의료법 제21조의2 제4항). 업무를 위탁받은 전문기관은 다음의 사항을 준수하여야 한다(의료법 제21조의2 제5항). 즉, ① 진료기록전송지원시스템이 보유한 정보의 누출, 변조, 훼손 등을 방지하기 위하여 접근 권한자의 지정, 방화벽의 설치, 암호화 소프트웨어의 활용, 접속기록 보관 등 대통령령으로 정하는 바에 따라 안전성 확보에 필요한 기술적 · 관리적 조치를 할 것, ② 진료기록전송지원시스템 운영 업무를 다른 기관에 재위탁하지 아니할 것 및 ③ 진료기록전송지원시스템이 보유한 정보를 제3자에게 임의로 제공하거나 유출하지 아니할 것이 그것이다. 보건복지부장관은 의료인 또는 의료기관의 장에게 보건복지부령으로 정하는 바에 따라 환자나 환자보호자의 동의에 관한 자료 등 진료기록전송지원시스템의 구축 · 운영에 필요한 자료의 제출을 요구하고 제출받은 목적의 범위에서 보유 · 이용할 수 있다. 이 경우 자료 제출을 요구받은 자는 정당한 사유가 없으면 이에 따라야 한다(의료법 제21조의2 제6항). 그 밖에 진료기록전송지원시스템의 구축 · 운영 등에 필요한 사항은 보건복지부령으로 정한다(의료법 제21조의2 제7항). 누구든지 정당한 사유 없이 진료기록전송지원시스템에 저장된 정보를 누출 · 변조 또는 훼손하여서는 아니 된다(의료법 제21조의2 제8항). 진료기록전송지원시스템의 구축 · 운영에 관하여 이 법에서 규정된 것을 제외하고는 개인정보 보호법에 따른다(의료법 제21조의2 제9항).

(3) 처 벌

환자 본인에 관한 기록의 열람 또는 그 사본의 발급 등 내용의 확인을 환자로부터 요청받은 의료인, 의료기관의 장 또는 의료기관 종사자가 정당한 사유가 없이 이를 거부하면 500만원 이하의 벌금에 처한다(의료법 제90조). 또 다른 의료인 또는 의료기관으로부터 환자에 대한 진료기록의 내용확인이나 진료기록의 사본 및 환자의 진료경과에 대한 소견 등을 송부 또는 전송받을 것을 요청받은 의료인 또는 의료기관의 장이 이 요청에 응하지 않거나 또는 응급환자를 다른 의료기관에 이송하는 경우 지체 없이 내원 당시 작성된 진료기록의 사본 등을 이송하여야 하는데 이에 위반한 경우에도 500만원 이하의 벌금에 처한다(의료법 제90조). 보건복지부장관부터 진료기록전송지원시스템의 구축·운영에 관한 업무를 위탁받은 전문기관이 준수사항을 위반한 경우에는 5년 이하의 징역이나 5천만원 이하의 벌금에 처한다(의료법 제87조의2 제2항 제2호).

6. 진료기록부 등의 전자의무기록

(1) 의 의

전자의무기록이란 전자서명법에 따라 전자서명이 된 진료기록부 등을 말한다(의료법 제23조 제1항 참조). 전자의무기록은 여러 가지의 단계를 거쳐 발전해왔고, 표준화를 향하여 계속하여 진화를 거듭해오고 있다.

전자의무기록에 저장된 '개인정보'에는 환자의 이름·주소·주민등록번호 등과 같은 '개인식별정보'뿐만 아니라 환자에 대한 진단·치료·처방 등과 같이 공개로 인하여 개인의 건강과 관련된 내밀한 사항 등이 알려지게 되고, 그 결과 인격적·정신적 내면생활에 지장을 초래하거나 자유로운 사생활을 영위할 수 없게 될 위험성이 있는 의료내용에 관한 정보도 포함된다고 새기는 것이 타당하다.[395]

1) 전자의무기록의 발전

전자의무기록의 발전단계는 흔히 AMR(Automated Medical Record), CMR(Computerized Medical Record), EMR(Electronic Medical Record), EPR(Electronic Patient Record) 또는 CPR(Computer-based Patient Record) 및 EHR(Electronic Health Record)의 5단계로 구분될 수 있다. 첫째, AMR단계란 전산화초기단계로서 기본적인 입원, 퇴원, 전과, 진료비정산, 검사, 약국 등과 같이 부문별로 전산화가 구축되기 시작하는 단계를 말한다. 종이 의무기록과 컴퓨터에 입력된 의무기록이 병존하고, 후자를 출력하여 전자를 대체할 수 있다. 둘째, CMR단계란 종이 의무기록의 보관문제를 해결하기 위하여 이를 디지털화하여 이미지로 저장하는 단계로서 종이 의무기록의 형식을 그대로 답습하게 되는 단계를 말한다. 통상적으로 '광파일시스템'을 통하여 종이 의무기록을 스캔하여 검색어와 함께 저장장치에 저장하는 형식으로 운용된다. 마이크로필름에 의한 보관방법을 대체하기 위한 방법으로서 전산매체를 도입하기 위한 초기단계라고 할 수 있다. 셋째, EMR단계란 단일 기관 내에서 진료정보의 공유와 활용을 위한 목적

---

395) 대법원 2013.12.12. 선고 2011도9538 판결.

으로 구현되는 단계로서 종이 의무기록이 필요 없게 되는 소위 'paperless system'을 구축하는 단계를 말한다. 이 단계에서는 기관 단위의 전산 보안시스템이 중요한 요소가 된다. 넷째, EPR단계 또는 CPR단계란 진료에 필요한 경우 전국의 어느 기관에서나 즉시 정보를 이용할 수 있도록 국가 단위의 의무기록정보 시스템을 구축하는 단계를 말한다. 이 단계에서는 의료기관마다 다르게 사용되는 용어와 서식, 데이터의 저장방식 등을 정비하여 국가 차원에서 표준화가 이루어져야 한다. 뿐만 아니라 국가 상호간의 의료정보교환을 위한 국제적 표준화도 이 단계에서는 필수적인 요소가 된다. 다섯째, EHR단계란 개인의 평생 동안의 진료와 건강 관련정보를 모두 지원·관리하는 단계를 말한다. 현재로서는 전자의무기록의 최종적인 단계라고 할 수 있다.

2) 전자의무기록의 표준화

의료법은 보건복지부장관으로 하여금 전자의무기록이 효율적이고 통일적으로 관리·활용될 수 있도록 기록의 작성, 관리 및 보존에 필요한 전산정보처리시스템(전자의무기록시스템), 시설, 장비 및 기록서식 등에 관한 표준을 정하여 고시하고 전자의무기록시스템을 제조·공급하는 자, 의료인 또는 의료기관 개설자에게 그 준수를 권고할 수 있도록 규정하고 있다(의료법 제23조의2 제1항). 또 보건복지부장관으로 하여금 전자의무기록시스템이 표준, 전자의무기록시스템 간 호환성, 정보보안 등 대통령령으로 정하는 인증기준에 적합한 경우에는 인증을 할 수 있도록 규정하고 있다(의료법 제23조의2 제2항). 그리고 인증을 받은 자는 대통령령으로 정하는 바에 따라 인증의 내용을 표시할 수 있다. 이 경우 인증을 받지 아니한 자는 인증의 표시 또는 이와 유사한 표시를 하여서는 아니된다고 규정하고 있다(의료법 제23조의2 제3항). 의료법은 일정한 경우 보건복지부장관으로 하여금 인증을 취소하거나 취소할 수 있도록 규정하고 있다(의료법 제23조의2 제4항). 거짓이나 그 밖의 부정한 방법으로 인증을 받은 경우에는 인증을 취소하여야 한다. 소위 필요적 인증취소사유에 관하여 규정하고 있다. 이에 반하여 인증기준에 미달하게 된 경우에는 인증을 취소할 수 있도록 하고 있다. 소위 임의적 인증취소사유에 관하여 규정하고 있는 것이다. 의료법은 보건복지부장관으로 하여금 전자의무기록시스템의 기술개발 및 활용을 촉진하기 위한 사업을 할 수 있도록 규정하고 있다(의료법 제23조의2 제5항).

(2) 내 용

1) 전자의무기록의 작성 · 보관 의무

의료법은 의료인이나 의료기관 개설자로 하여금 진료기록부 등을 전자서명법에 따른 전자서명이 기재된 전자문서(전자의무기록)로 작성 · 보관할 수 있도록 규정하고 있다(의료법 제23조 제1항). 물론, 이것은 임의규정이기 때문에 진료기록부 등을 서면으로 보관하는 것은 여전히 유효하다. 그러나 전자의무기록이 작성되는 한 의료법은 의료인이나 의료기관 개설자에게 보존의무를 부과하고 있다. 의료인이나 의료기관 개설자는 진료기록부등(전자의무기록(電子醫務記錄)을 포함하며, 추가기재 · 수정된 경우 추가기재 · 수정된 진료기록부등 및 추가기재 · 수정 전의 원본을 모두 포함한다)을 보건복지부령으로 정하는 바에 따라 보존하여야 한다(의료법 제22조 제2항). 의료법은 의료인이나 의료기관 개설자로 하여금 보건복지부령으로 정하는 바에 따라 전자의무기록을 안전하게 관리 · 보존하는 데에 필요한 시설과 장비를 갖추도록 하고 있다(의료법 제23조 제2항). 또 누구든지 정당한 사유 없이 전자의무기록에 저장된 개인정보를 탐지하거나 누출 · 변조 또는 훼손하여서는 아니 된다(의료법 제23조 제3항). 의료인이나 의료기관 개설자는 전자의무기록에 추가기재 · 수정을 한 경우 보건복지부령으로 정하는 바에 따라 접속기록을 별도로 보관하여야 한다(의료법 제23조 제4항).

2) 진료정보에 대한 침해사고의 통지, 예방 및 대응 등

대부분의 의료기관에서 진료기록부 등이 전자문서로 관리되고 있는 상황에서 해킹 · 악성코드 등 전자적 침해사고가 발생하는 경우 큰 피해가 발생할 수 있다. 이러한 피해를 예방하기 위하여 의료법은 2019년 8월 개정을 통하여 진료정보에 대한 침해사고의 통지, 예방 및 대응 등에 관한 규정을 신설하였다.[396)]

첫째, 진료정보에 대한 침해사고의 통지이다. 의료인 또는 의료기관 개설자는 전자의무기록에 대한 전자적 침해행위로 진료정보가 유출되거나 의료기관의 업무가 교란 · 마비되는 등 대통령령으로 정하는 사고(진료정보 침해사고)가 발생한 때에는 보건복지부장관에게 즉시 그 사실을 통지하여야 한다(의료법 제23조의3 제1항). 보건복지부장관은 제1항에 따라 진료정보 침해사고의 통지를 받거나 진료정보 침해사고가 발생한 사실을 알게 되면 이를 관계 행정기관에 통보하여야 한다(의료법 제23조의3 제2항).

둘째, 진료정보에 대한 침해사고의 예방 및 대응 등이다. 보건복지부장관은 진료정보 침해사고의 예방 및 대응을 위하여 ① 진료정보 침해사고에 관한 정보의

396) 의료법 2019.8.27. 일부개정 법률 제16555호 2020.2.28. 시행.

수집 · 전파, ② 진료정보 침해사고의 예보 · 경보, ③ 진료정보 침해사고에 대한 긴급조치, ④ 전자의무기록에 대한 전자적 침해행위의 탐지 · 분석 또는 ⑤ 그 밖에 진료정보 침해사고 예방 및 대응을 위하여 대통령령으로 정하는 사항의 업무를 수행한다(의료법 제23조의4 제1항).

(3) 처 벌

전자의무기록을 보존하지 않은 자에 대하여는 500만원 이하의 벌금에 처한다(의료법 제22조 제2항, 제90조). 보존 · 보관하여야 하는 기록이 천재지변이나 그 밖의 불가항력으로 멸실된 경우에는 해당 기록의 보존 · 보관의무자는 벌금에 처하는 책임을 면한다(의료법 제86조의3). 정당한 사유 없이 전자의무기록에 저장된 개인정보를 탐지하거나 누출 · 변조 또는 훼손한 자에 대하여는 5년 이하의 징역이나 5천만원 이하의 벌금에 처한다(의료법 제87조의2 제2항 제2호). 전자의무기록의 표준화에 관하여 인증을 받지 아니한 자는 인증의 표시 또는 이와 유사한 표시를 한 자에 대하여는 1년 이하의 징역이나 1천만원 이하의 벌금에 처한다(의료법 제89조 제1호). 전자의무기록에 추가기재 · 수정을 한 경우 접속기록을 별도로 보관하지 않은 자에 대하여는 500만원 이하의 벌금에 처한다(의료법 제90조). 진료정보 침해사고를 통지하지 아니한 자에 대하여는 300만원 이하의 과태료를 부과한다(의료법 제92조 제1항 제1호의3).

Ⅸ. 진단서 등의 작성 · 교부 의무

1. 서 언

(1) 의 의

의료법은 진단서 · 검안서 · 증명서, 즉 '진단서 등'에 관한 규정에서 이를 교부할 수 있는 자격을 엄격히 제한하고, 정당한 사유 없이 이의 교부요구를 거부할 수 없도록 금지하고 있다(의료법 제17조, 제66조, 제89조, 제90조). 의료법은 "의사 · 치과의사 또는 한의사는 자신이 진찰하거나 검안한 자에 대한 진단서 · 검안서 또는 증명서 교부를 요구받은 때에는 정당한 사유 없이 거부하지 못한다"고 규정하고 있다(의료법 제17조 제3항). 또 의료법은 "의사 · 한의사 또는 조산사는 자신이 조산(助産)한 것에 대한 출생 · 사망 또는 사산 증명서 교부를 요구받은 때에는 정당한 사유 없이 거부하지 못한다"고 규정하고 있다(의료법 제17조 제4항).

(2) 입법취지

진단서 등은 의사 등이 개인자격으로 발행하는 사문서(私文書)인 경우에도 관공서에 대한 신청서의 첨부서류, 보험금청구 등의 증명서류, 취업에 필요한 증명서류, 결근이나 결석의 이유서 또는 민·형사책임을 판단하는 증거자료 등 다용도로 사용되고 있어 사회적으로나 법적으로 매우 폭넓게 쓰이면서 공문서에 준하는 가치를 가지고 있다. 진단서 등의 사회적 필요성을 근거로 그 정확성과 객관성을 담보하기 위하여 직접 진찰한 의사 등만이 이를 교부할 수 있도록 하는 데 그 취지가 있다.[397]

대법원도 "이는 진단서·검안서·증명서 또는 처방전이 의사 등이 환자를 직접 진찰하거나 검안한 결과를 바탕으로 의료인으로서의 판단을 표시하는 것으로서 사람의 건강상태 등을 증명하고 민형사책임을 판단하는 증거가 되는 등 중요한 사회적 기능을 담당하고 있어 그 정확성과 신뢰성을 담보하기 위하여 직접 진찰·검안한 의사 등만이 이를 작성·교부할 수 있도록 하는 데 그 취지가 있다"고 판시한 바 있다.[398]

(3) 법적 성질

진단서 등의 교부의무는, 진료거부금지의무와 같이, 의사 등이 진단서 등의 발행을 독점하는 대신 국가에 대하여 부담하는 공법상의 의무(公法上의 義務)에 속한다. 따라서 진단서 등의 교부의무는 의사 등이 환자 개인에 대하여 부담하는 사법상의 의무가 아니기 때문에 환자가 사실상 진단서 등의 교부를 받는 것은 그 반사적 이익에 불과하다고 해석되고 있다.[399] 그러나 실제로 진단서 등을 교부하는 경우에는 이미 진찰 등을 하지 않으면 교부의무도 발생하지 않기 때문에 의료계약이 체결되어 있는 것이 통례이고, 검안의 경우에도 이를 목적으로 하는 사법상의 계약이 별도로 체결되고 있다고 보인다. 그렇다면 현실적으로 진찰 등을 한 의사 등이 부담하는 진단서 등의 교부의무는 이미 체결된 의료계약을 근거로 사

---

397) 주호노, "의료인의 의무(Ⅲ)," 『대한의사협회지』 제45권 제8호, 대한의사협회, 2002.8, 1052쪽.

398) 대법원 2021.2.4. 선고 2020도13899 판결; 대법원 2017.12.22. 선고 2014도12608 판결; 대법원 2013.4.11. 선고 2011도14690 판결.

399) 주호노, "의료인의 의무(Ⅲ)," 1052쪽.

법상(私法上)의 의무가 된다고도 할 수 있다.[400)]

(4) 진단서 등의 종류

진단서 등의 종류로서는 진단서, 검안서 및 증명서를 들 수 있다(의료법 제17조 제1항 참조).

첫째, 진단서란 의사·치과의사 또는 한의사가 진찰의 결과에 관한 의학적 판단을 표시하여 사람의 건강상태를 증명하기 위하여 작성한 문서를 말한다.[401)] 사람의 현재, 과거 또는 장래의 건강상태에 관한 증명문서인 것이다.[402)] 건강상태를 증명하기 위하여 작성된 문서라면 그 명칭여하를 묻지 않는다. 소견서라는 이름의 문서도 그 내용이 의사가 진찰한 결과 알게 된 병명이나 상처의 부위, 정도 또는 치료기간 등의 건강상태를 증명하기 위하여 작성된 것이라면 진단서에 해당한다.[403)] 공판기일에 소환 또는 통지서를 받은 자가 질병 기타의 사유로 출석하지 못할 때에 법원에 제출하는 진단서(형소법 제271조 참조)도 이에 해당한다. 그러나 감염병환자 또는 예방접종 후 이상반응자를 신고하기 위하여 작성되는 신고서는 이에 해당하지 않는다(감염병예방법 제11조 참조).[404)]

진단서에는 ① 사람의 건강상태에 관한 진단서, ② 자신이 진료중이던 환자의 사인(死因)·사기(死期) 등에 관한 사망진단서 및 ③ 상해에 관한 상해진단서가 있다.[405)] 진단서는 사기·공갈 등 범죄의 수단으로 악용될 우려가 많고, 특히 상해진단서는 민·형사상의 분쟁을 전제로 그의 입증자료로 사용되는 경우가 대부분이기 때문에 객관적으로 정확하게 기재할 것이 요구된다.[406)]

둘째, 검안서란 의사·치과의사 또는 한의사가 시체에 대하여 사망의 사실, 즉 사인(死因), 사기(死期) 및 사망장소 등을 의학적으로 확인한 결과를 기재한 문서를 말한다. 살아 있는 사람의 신체를 검사하여 그 결과를 기재한 문서도 검안서에 포함시켜야 한다는 견해도 있으나,[407)] 이는 진단서로 보는 것이 타당하다.[408)]

---

400) 주호노, "의료인의 의무(Ⅲ)," 1052쪽.

401) 대법원 2013.12.12. 선고 2012도3173 판결; 대법원 1990.3.27. 선고 89도2083 판결.

402) Laufs/Uhlenbruck, Handbuch des Arztrechts, Verlag C.H.Beck, München, 2002, §146 Rn. 5. 주호노, "진단서 등의 허위작성," 『한국의료법학회지』 제16권 제1호, 한국의료법학회, 2008. 6, 29쪽.

403) 대법원 1990.3.27. 선고 89도2083 판결.

404) 주호노, "진단서 등의 허위작성," 29쪽.

405) 이상완(의료사범의 이론과 실태), 73쪽.

406) 주호노, "진단서 등의 허위작성," 29쪽; 주호노, "의료인의 의무(Ⅲ)," 1052쪽.

407) 추호경, "허위진단서작성죄에 관한 해석론적 고찰," 『법조』 통권 556호, 법조협회, 2003.1, 11~12쪽.

시체검안서는 의사 · 치과의사 또는 한의사가 자신이 진료하지 아니한 병상 등에 의해 사망한 사람의 사인 등에 대한 의학적 판단을 증명하는 문서이다. 사태검안서는 의사 · 한의사 또는 조산사가 직접 조산하지 아니한 태아의 사산에 대한 의학적 판단을 증명하는 문서이다.[409] 사망진단서를 작성할 것인가 아니면 시체검안서를 작성할 것인가는 그 대상이 사람이냐 아니면 시체냐에 따라 달라지기 때문에 사망의 판정여부가 중요한 기준으로 된다. 현행법상 뇌사는 장기기증시에만 사망으로 판정되기 때문에 심장사만이 그 유일한 사망의 판정기준으로 인정되고 있다. 따라서 그 대상이 이미 심장사 이후라면 시체검안서를 작성해야 하겠으나, 그렇지 않은 경우라면 사망진단서를 작성하는 것이 타당하다고 해야 한다.[410]

검안서에는 ① 자신이 진료하던 환자가 최종진료시로부터 48시간 이내에 사망한 경우 이외의 시체(屍體)에 관한 시체검안서와 ② 자신이 조산하지 아니한 사태(死胎)에 관한 사태검안서가 있다. 자신이 진료중이던 환자가 최종진료시로부터 48시간 이내에 사망한 경우에는 사망진단서를 작성할 수 있다고 하는 것에 대하여는 앞에서 본 바와 같다.[411] 검안(檢案)은 해부를 요건으로 하지 않는다는 점에서 부검(剖檢)과 구별되고, 시체검안서는 그 대상이 자신의 진료와 무관한 시체이거나 진료중인 환자가 최종진료시부터 48시간 이후에 사망한 시체라는 점에서 사망진단서의 경우와 다르다. 시체검안서는 양식과 기재사항이 법정되어 있다. 이는 사망진단서의 그것과 동일하게 되어 있다(의료법 시행규칙 제10조).[412]

셋째, 증명서란 의사 · 한의사 또는 조산사가 자신이 직접 조산한 것에 대하여 의학적으로 확인한 것을 기재한 문서를 말한다. 증명서에는 ① 출생아(出生兒)에 관한 출생증명서와 ② 사산(死産) 또는 사태(死胎)에 관한 사산증명서 또는 사태증명서가 있다.[413] 가사상태(假死狀態)로 태어나 의료진의 온갖 소생노력에도 불구하고 그것이 수포로 돌아간 경우에는 출생증명서와 사망진단서를 동시에 작성해야 한다는 것이 논리적일 것이다. 출생증명서와 사산(사태)증명서도 양식과 기재사항이 법정되어 있다(의료법 시행규칙 제11조). 출생증명서는 출생신고시에 출생신고서에 첨부하여야

408) 주호노, "진단서 등의 허위작성," 31쪽.

409) 이상완(의료사범의 이론과 실태), 73쪽.

410) 주호노, "진단서 등의 허위작성," 31쪽.

411) 주호노, "진단서 등의 허위작성," 32쪽; 주호노, "의료인의 의무(Ⅲ)," 1053쪽.

412) 주호노, "진단서 등의 허위작성," 32쪽.

413) 사산(stillbirth)이란 일반적으로 4개월 이상의 태아사망을 말하며, 태아사망(fetal death)이란 임신 기간에 관계없이 모체에서 완전히 배출 또는 만출되기 전에 사망한 것을 의미한다. 4개월 미만이 확실한 태아는 적출물에 해당한다.

할 서류이다(가족관계등록법 제44조 제4항). 출생증명서에 있어서의 오기(誤記)는 그것이 단순하더라도 법적 책임의 원인이 될 수 있다. 특히, 대리모출산을 은폐하려는 증명서는 허위증명서작성죄의 성립을 피할 수 없게 된다.[414)]

한편, 증명서라 함은 의사·한의사 또는 조산사가 조산한 살아서 출생한 아이에 대한 출생의 사실을 증명하는 문서로서의 출생증명서(出生證明書)와 의사·한의사 또는 조산사가 조산한 태아의 사산(死産) 또는 사산아(死産兒)에 대한 의학적 판단을 증명하는 문서로서의 사산증명서(死産證明書)를 의미한다.[415)] 그런데, 증명서를 이와 같이 이해하게 되면 이는 제17조 제2항에서의 증명서와 같은 의미가 된다. 그렇다면 여기서 제17조 제1항에서의 증명서의 의미가 문제되지 않을 수 없다. 이는 의사 등이 자신이 진찰한 것에 대한 '소견서'라는 정도의 의미로 이해할 수 있다고 본다. 의사의 소견서는 의료법상 증명서에 해당한다고 할 수 있기 때문이다.

2. 진단서 등의 작성·교부 의무의 내용

의료법은 진단서 등의 작성·교부의무에 관하여 명문으로 규정하고 있다(의료법 제17조).

(1) 교부요구자

진단서 등의 교부를 요구할 수 있는 자에 대하여는 명문의 규정이 없다. 그럼에도 불구하고 환자 본인 나아가 배우자를 포함한 법정대리인, 신고의무자 또는 이를 요구할 수 있는 정당한 권한을 가지는 자 등에게 교부요구권을 인정하는 것에 대하여는 이설(異說)이 없다.

의료법은 '…… 진단서·검안서·증명서를 작성하여 …… 환자 또는 형사소송법 제222조 제1항에 따라 검시(檢屍)를 하는 지방검찰청검사(검안서에 한한다)에게 교부하지 못한다'고 규정하고 있다(의료법 제17조 제1항). 여기서 교부요구자는 원칙적으로 환자라고 해석될 수 있다. 다만, 환자란 환자가 사망하거나 의식이 없는 경우에는 직계존속·비속, 배우자 또는 배우자의 직계존속을 말하며, 환자가 사망하거나 의식이 없는 경우로서 환자의 직계존속·비속, 배우자 및 배우자의 직계존속이 모두 없는 경우에는 형제자매를 말한다(의료법 제17조 제1항 괄호 참조).

414) 주호노, "진단서 등의 허위작성," 32쪽.
415) 주호노, "의료인의 의무(Ⅲ)," 1053쪽.

문제는 제3자가 요구하는 경우에 있다. 생각건대, 일단은 입법취지에 비추어 누구에게나 교부요구권을 인정해도 별 다른 문제가 없을 것으로 해석된다. 그러나 제3자 등으로부터 교부가 요구되는 경우에는 본인의 승낙의사의 유무를 확인하는 등 본인에게 부당한 불이익이 발생하지 않도록 배려가 요구된다고 하지 않을 수 없다. 이러한 의미에서 의료법도 교부요구를 "정당한 사유 없이 거부하지 못한다"고 규정하고 있다고 해석된다(의료법 제17조 제3항, 제4항).[416] 또 경우에 따라 진단서 등에는 환자의 비밀에 속하는 사항이 포함되어 있기 때문에 환자 본인의 동의를 얻지 않고 제3자에게 진단서 등을 교부하는 행위는 비밀누설죄에 해당할 수 있기 때문이다.

(2) 교부의무자

1) 의료업에 종사하는 의사 등

교부의무자는 의료업에 종사하는 의사, 치과의사, 한의사 또는 조산사가 아니면 안 된다. 의료법은 "의료업에 종사하고 직접 진찰하거나 검안(檢案)한 의사, 치과의사, 한의사가 아니면 진단서 · 검안서 · 증명서를 작성하여 환자 또는 검시(檢屍)를 하는 지방검찰청검사(검안서에 한한다)에게 교부하지 못한다"고 규정하고 있고(의료법 제17조 제1항 본문), "의료업에 종사하고 직접 조산한 의사 · 한의사 또는 조산사가 아니면 출생 · 사망 또는 사산 증명서를 내주지 못한다"고 명문으로 규정하고 있다(의료법 제17조 제2항 본문).

의료업에 종사하지 아니하는 의료인, 즉 질병 등으로 휴업 중인 의료인, 대학 · 연구소 등에서 기초의학 · 병리학 · 법의학 기타 학문의 연구와 교육에만 종사하는 의료인, 행정에 종사하는 의료인 등 실질적으로 진료에 종사하고 있지 않는 의료인과 직접 진찰하거나 검안한 의사 · 치과의사 또는 한의사가 아니면 진단서 · 검안서 또는 증명서를 작성할 수 없고 직접 조산한 의사 · 한의사 또는 조산사가 아니면 출생증명서 · 사망증명서 또는 사산증명서를 작성할 수 없다.

2) 원칙으로서 직접 진찰 등을 한 의사 등

의료법은 진단서 등에 대한 교부의무자를 환자를 직접 진찰, 검안 또는 조산을 한 의사, 치과의사, 한의사 또는 조산사에게만 제한하고 있다. 의료법은 전술한 바와 같이 "의료업에 종사하고 직접 진찰하거나 검안(檢案)한 의사, 치과의사, 한의사가 아니면 진단서 · 검안서 · 증명서를 작성하여 환자 또는 검시(檢屍)를 하는 지방검찰청검사(검안서에 한한다)에게 교부하지 못한다"고 규정하고 있고(의료법 제17조 제1항 본문), "의료업에

416) 주호노, "의료인의 의무(Ⅲ)," 1053쪽.

종사하고 직접 조산한 의사·한의사 또는 조산사가 아니면 출생·사망 또는 사산 증명서를 내주지 못한다"고 명문으로 규정하고 있다(의료법 제17조 제2항 본문).

의료법은 소위 무진찰 진단서 교부금지, 무검안 검안서 교부금지 및 무조산 조산증명서 교부금지에 대하여 규정하고 있는 것이다. 진단서 등은 의사 등이 진단한 결과에 관한 판단을 표시하는 것으로서 사람의 건강상태를 증명하고 민·형사 책임을 판단하는 증거가 되는 등 중요한 기능을 담당하고 있으므로 그 정확성과 객관성을 담보하기 위하여 의료업에 종사하고 직접 진찰한 의사 등만이 이를 교부할 수 있도록 하고 있는 것이다.[417] 따라서 직접 진찰, 검안 또는 조산을 하지 아니한 의사 등은 오히려 진단서 등의 교부를 거부해야 한다. 이는 의사 등이 작성하는 진단서 등은 전문가로서 자기의 판단을 기재하는 것이기 때문에 사회생활상 중요하고 법령상으로도 일정한 효력이 부여되어 있어 부정확한 것이 교부될 경우 사회적으로 악영향을 미칠 우려가 있기 때문에 이로 인한 피해를 사전에 예방하려는 것이 그 목적이다.[418]

대법원은 방학이나 병가기간이 끝나는 시기부터 출산휴가를 가지려는 여교사들의 부탁을 받아 실제로 진찰하지 아니하고 분만예정일이나 분만일을 실제와 다르게 기재한 허위진단서를 각 작성하여 준 행위는 무진찰 진단서 교부금지의 원칙에 위배된다고 판시한 바 있다.[419] 이에 반하여 대법원은 의사가 진단서에 상해일로 기재된 날에 환자를 진찰한 바 없다 하더라도 그 진단서 작성일자에 그 환자를 직접 진찰하고 그 진찰 결과에 터잡아 그가 말하는 상해년월일과 그 상해년월일을 기준으로 한 향후치료기간을 기재한 진단서를 교부한 행위는 이 원칙에 위배되지 않는다고 판시한 바 있다.[420]

다만, 의료법은 진료 중이던 환자가 최종 진료 시부터 48시간 이내에 사망한 경우에는 다시 진료하지 아니하더라도 진단서나 증명서를 내줄 수 있도록 규정하고 있다(의료법 제17조 제1항 단서). 후술하는 바와 같이 진료시의 질병과 사인 사이의 높은 관련성을 인정하여 사망진단서의 작성에 편의성을 부여하기 위한 조치라고 해석된다.

3) 예외로서 진찰 등을 하지 않은 의사 등

의료법은 진단서 등의 무진찰교부금지를 원칙으로 하면서도 부득이한 사유가

---

417) 대법원 2020.1.9. 선고 2019두50014 판결; 대법원 1996.6.28. 선고 96도1013 판결.
418) 주호노, "의료인의 의무(Ⅲ)," 1054쪽.
419) 대법원 1996.2.23. 선고 95누16318 판결.
420) 대법원 1996.6.28. 선고 96도1013 판결.

있는 경우에는 이에 대한 예외를 인정하고 있다. 의료법은 “환자 또는 사망자를 직접 진찰하거나 검안한 의사 · 치과의사 또는 한의사가 부득이한 사유로 진단서 · 검안서 또는 증명서를 내줄 수 없으면 같은 의료기관에 종사하는 다른 의사 · 치과의사 또는 한의사가 환자의 진료기록부 등에 따라 내줄 수 있다”고 규정하고 있고(의료법 제17조 제1항 단서), “직접 조산한 의사 · 한의사 또는 조산사가 부득이한 사유로 증명서를 내줄 수 없으면 같은 의료기관에 종사하는 다른 의사 · 한의사 또는 조산사가 진료기록부 등에 따라 증명서를 내줄 수 있다”고 명문으로 규정하고 있다(의료법 제17조 제2항 단서).

진단서 등을 교부하는 다른 의사 등은 진단서 등에 대신 교부한다는 취지를 표시해야 한다는 점에 유의해야 한다. 직접 진찰 등을 한 의사 등의 명의로 진단서 등을 교부하면 허위진단서작성죄 내지 문서위조죄가 문제될 수 있기 때문이다.[421]

4) 관련문제

① 치과의사 · 한의사에 의한 진단서 등의 작성 · 교부

의사 이외의 치과의사 또는 한의사에 의한 진단서의 교부가 문제될 수 있다. 현행법은 병명을 한국표준 질병 · 사인 분류기준에 의해서 기재하도록 요구하고 있고(의료법 시행규칙 제9조 제3항),[422] 이는 세계보건기구의 그것과 일치하고 있기 때문에 치의학 내지 한의학적 판단만으로는 한계가 있다는 것이 그 이유로 거론될 수 있다. 이러한 문제는 통상 (일반)진단서에 그치지 않고 사망진단서, 상해진단서, 시체검안서, 사태검안서 등에서도 동일하게 찾아볼 수 있다. 그러나 치과치료 내지 한방치료중 사망하는 환자도 있을 수 있기 때문에 치과의사 또는 한의사는 각각 치과질환이나 치과의료행위 또는 한방질환이나 한방의료행위가 원인이 되어 사망한 환자에 대하여만 진단서 등을 작성 · 교부할 수 있다고 제한적으로 해석하는 것이 타당하다고 해석된다.[423]

② 진단서 등의 자가 작성 · 교부

의사 등의 자기질병에 대한 진단서의 교부 소위 자가교부(自家交付)가 문제될

421) 주호노, “의료인의 의무(Ⅲ),” 1055쪽.

422) 한국표준질병 · 사인분류표는 세계보건기구(WHO)에서 정한 International Classification of Diseasea(ICD)를 번역하여 사용하고 있다.

423) 주호노, “의료인의 의무(Ⅲ),” 1055쪽.

수 있다. 의료인은 고도의 공익성을 가진 직업이라는 점, 자기증명은 증명의 성질상 타당하지 않다는 점 등을 이유로 이를 소극적으로 해석하는 견해가 있다. 일본의 다수설의 입장이다. 그러나 의사는 진료능력을 면허에 의하여 부여받은 이상 자기를 진료하는 것도 가능하기 때문에 진단서작성능력을 인정하지 않을 수 없을 것으로 해석된다.[424)]

교부의무자에 관한 판례의 구체적 내용은 다음과 같다. 즉,

① 구 의료법(2016.12.20. 법률 제14438호로 개정되기 전의 것, 이하 같다) 제17조 제1항은 '의료업에 종사하고 직접 진찰하거나 검안한 의사, 치과의사, 한의사(이하 '의사 등'이라 한다)가 아니면 진단서 · 검안서 · 증명서 또는 처방전(전자처방전을 포함한다)을 작성하여 환자(환자가 사망한 경우에는 배우자, 직계존비속 또는 배우자의 직계존속을 말한다) 또는 형사소송법 제222조 제1항에 따라 검시를 하는 지방검찰청 검사(검안서에 한한다)에게 교부하거나 발송(전자처방전에 한한다)하지 못한다'고 규정하고, 같은 법 제89조는 제17조 제1항을 위반한 자를 처벌하고 있다. 이는 진단서 · 검안서 · 증명서 또는 처방전이 의사 등이 환자를 직접 진찰하거나 검안한 결과를 바탕으로 의료인으로서의 판단을 표시하는 것으로서 사람의 건강상태 등을 증명하고 민형사책임을 판단하는 증거가 되는 등 중요한 사회적 기능을 담당하고 있어 그 정확성과 신뢰성을 담보하기 위하여 직접 진찰 · 검안한 의사 등만이 이를 작성 · 교부할 수 있도록 하는 데 그 취지가 있다. 따라서 의사 등이 구 의료법 제17조 제1항에 따라 직접 진찰하여야 할 환자를 진찰하지 않은 채 그 환자를 대상자로 표시하여 진단서 · 증명서 또는 처방전을 작성 · 교부하였다면 구 의료법 제17조 제1항을 위반한 것으로 보아야 하고, 이는 환자가 실제 존재하지 않는 허무인인 경우에도 마찬가지이다.[425)] ② 구 의료법(2009.1.30. 법률 제9386호로 개정되어 2016.5.29. 법률 제14220호로 개정되기 전의 것, 이하 같다) 제17조 제1항 본문은 '의료업에 종사하고 직접 진찰하거나 검안한 의사, 치과의사, 한의사(이하 '의사 등'이라 한다)가 아니면 진단서 · 검안서 · 증명서 또는 처방전(전자처방전을 포함한다)을 작성하여 환자(환자가 사망한 경우에는 배우자, 직계존비속 또는 배우자의 직계존속을 말한다) 또는 형사소송법 제222조 제1항에 따라 검시를 하는 지방검찰청 검사(검안서에 한한다)에게 교부하거나 발송(전자처방전에 한한다)하지 못한다'고 규정하고, 같은 법 제89조는 제17조 제1항을 위반한 자를 처벌하고 있다. 이는 진단서 · 검안서 · 증명서 또는 처방전이 의사 등이 환자를 직접 진찰하거나 검안한 결과를 바탕으로 의료인으로서의 판단을 표시하는 것으로서 사람의 건강상태 등을 증명하고 민 · 형사책임을 판단하는 증거가 되는 등 중요한 사회적 기능을 담당하고 있어 그 정확성과 신뢰성을 담보하기 위하여 직접 진찰 · 검안한 의사 등만이 이를 작성 · 교부할 수 있도록 하는 데 그 취지가 있다. 따라서 의사 등이 구 의료법 제17조 제1항에 따라 직접 진

424) 주호노, "의료인의 의무(Ⅲ)," 1055쪽.

425) 대법원 2021.2.4. 선고 2020도13899 판결.

찰하여야 할 환자를 진찰하지 않은 채 그 환자를 대상자로 표시하여 진단서·증명서 또는 처방전을 작성·교부하였다면 구 의료법 제17조 제1항을 위반한 것으로 보아야 한다.[426] ③ 의사, 치과의사, 한의사가 직접 진찰 의무를 위반하여 증명서를 작성하여 누구에게든 이를 교부하면 구 의료법(2009.1.30. 법률 제9386호로 개정되어 2016.5.29. 법률 제14220호로 개정되기 전의 것) 제17조 제1항이 보호하고자 하는 증명서의 사회적 기능이 훼손되므로, 증명서가 반드시 진찰 대상자인 환자에게 교부되어야 하는 것은 아니다.[427]

③ 사망진단서의 작성·교부권과 사망판정권

사망판정권은 의사의 고유권한이라는 일종의 관습법은 전술한 바와 같이 사망진단서에 대하여 의사의 발급권을 규정한 의료법에 의하여 실정법적 근거를 가진다고 할 수 있다(의료법 제17조 제1항 참조).

(3) 진찰의 정도

① 의 의

환자를 직접 진찰 등을 한 의사 등만이 진단서 등을 교부할 수 있다. 여기서 '직접'이란 '스스로'를 의미하므로 전화 통화 등을 이용하여 비대면으로 이루어진 경우에도 의사가 스스로 진찰을 하였다면 직접 진찰을 한 것으로 볼 수는 있다.[428] 대법원은 "전화 진찰을 하였다는 사정만으로 '자신이 진찰'하거나 '직접 진찰'을 한 것이 아니라고 볼 수는 없다"고 판시한 바 있다.[429]

문제는 진찰의 정도에 있다. 진찰이란 환자의 용태를 듣고 관찰하여 병상 및 병명을 규명하고 판단하는 것으로서, 진단방법으로는 문진, 시진, 청진, 타진, 촉진 기타 각종의 과학적 방법을 써서 검사하는 등 그 방법여하를 묻지 않는다. 그러나 진찰이 이루어졌다고 할 수 있으려면 현대 의학 측면에서 보아 신뢰할 만한 환자의 상태를 토대로 특정 진단이나 처방 등을 내릴 수 있을 정도의 행위가 존재하지 않으면 안 된다.[430] 진찰의 목적은 정확한 진단에 따른 최선의 치료를 가능하게 하는 데에 있다는 점, 진찰의 개념 및 진찰이 치료에 선행하는 행위인 점, 진단서와 처방전 등의 객관성과 정확성을 담보하고자 하는 입법취지 등을 고려해야 하기 때문이다.

---

426) 대법원 2017.12.22. 선고 2014도12608 판결.
427) 대법원 2017.12.22. 선고 2014도12608 판결.
428) 대법원 2020.5.14. 선고 2014도9607 판결.
429) 대법원 2020.1.9. 선고 2019두50014 판결.
430) 대법원 2020.5.14. 선고 2014도9607 판결.

그럼에도 불구하고 경우에 따라 진찰은 문진만으로도 충분할 수 있다. 그러나 문진이란 의사가 환자를 대면하여 촉진이나 청진과 동일시할 수 있을 만한 상태하에서 하여야만 일종의 진찰로 인정될 수 있다.[431] 따라서 단순히 전화통화만으로는 충분하다고 할 수 없다.[432] 이러한 결론은 후술하는 대면진료의 원칙에 비추어 보더라도 당연하다. 다만, 종전부터 상당기간에 걸쳐 계속 진료를 받아온 환자의 경우 별다른 증상의 변화가 인정되지 않는 상황에서 전화에 의한 문진은 가능하다고 할 수 있다.[433] 대법원도 "그러한 행위가 전화 통화만으로 이루어지는 경우에는 최소한 그 이전에 의사가 환자를 대면하고 진찰하여 환자의 특성이나 상태 등에 대해 이미 알고 있다는 사정 등이 전제되어야 한다"고 판시한 바 있다.[434] 또 정신의료의 분야에서는 대면진료의 원칙을 무시하는 관행에 대하여 부득이 하다고 인정되고 있고, 나아가 응급환자의 경우 의사의 관여는 전화 등의 구체적 지시로 충분하다고 할 수 있다. 이와는 별개의 문제이지만, 전화진찰을 요양급여대상으로 되어 있던 내원진찰인 것으로 하여 국민건강보험관리공단에 요양급여비용을 청구한 것은 기망행위로서 사기죄를 구성할 수 있음에 주의를 요한다.[435]

② 대면진료의 원칙

진찰의 정도와 관련하여 대면진료의 원칙(對面診療의 原則, Grundsatz der persönlichen Leistungserbringung)이 문제되고 있다. 현행 의료법은 무진찰치료금지에 대하여는 명문의 규정을 두고 있지 아니하다. 그럼에도 불구하고 진료는 의료인에 의한 직접 진단과 치료, 즉 무진찰치료금지 내지 대면진료가 원칙인 것으로 해석되고 있다.

그러나 대면진료의 법적 근거에 대하여는 견해가 대립하고 있다. 첫째, 무진찰진단서교부금지를 정하고 있는 규정(의료법 제17조)이 그 근거라는 견해가 있다.[436] 둘째, 의

431) 이상완, 『의료사법의 이론과 실태』, 81쪽.

432) 대법원 1993.8.27. 선고 93도153 판결; 대법원 1987.11.24. 선고 87도1942 판결; 대법원 1986.10.14. 선고 86도1678 판결; 대법원 1985.5.28. 선고 84도2135 판결. RGSt 74, 229, 231; BGHSt 6, 90; OLG Frankfurt StV 2006, 471, 472; OLG Frankfurt NJW 1977, 2128. 결론에서 같지만 다른 판단을 한 판례로는 OLG Zweibrücken NStZ 1982, 467; OLG München NJW 1950, 796; LK/Gribbohm, StGB, §278, Rn. 6, 7; 반대견해로는 SK/Hoyer, StGB, §278, Rn. 2; NK/Puppe, StGB, §278, Rn. 2 참조.

433) Vgl. Narr, Die strafrechtliche Beurteilung von Gefälligkeitszeugnissen, MEDSACH 1974, S. 61ff.; 주호노, "진단서 등의 허위작성," 28쪽; 이상완(의료사법의 이론과 실태), 81쪽.

434) 대법원 2020.5.14. 선고 2014도9607 판결.

435) 대법원 2013.4.26. 선고 2011도10797 판결.

436) 이인영, 인터넷 의료정보의 법률적 문제점, 대한병원협회지, 2000, 34~46쪽; 천병철, 인터

료행위란 "질병의 예방이나 치료행위를 말하는 것으로 의학의 전문적 지식을 기초로 하는 경험과 기능으로써 진찰·검안·처방·투약 또는 외과수술 등의 행위를 말하고, 여기서 진찰이라 함은 환자의 용태를 듣고 관찰하여 병상 및 병명을 규명·판단하는 것으로서 그 진단방법에는 문진·시진·청진·타진·촉진 기타 각종의 과학적 방법을 써서 검사하는 것"을 의미하며, 이러한 진료행위가 의료업으로 행하여지려면 의료기관을 개설하지 아니하고는 의료업을 행할 수 없으며 의료기관 내에서 행하여야 한다고 하는 규정(의료법 제33조 제1항)을 대면진료의 법적 근거라고 하는 견해이다. 보건복지부의 유권해석으로 보인다.[437]

생각건대, 대면진료는 핵심적인 의료행위의 일신전속적 이행을 의미하기 때문에 의료인의 다른 의료인에 대한 진료의 위임을 원칙적으로 금지함으로써 의료의 적정화를 도모할 수 있고,[438] 국민의료에 가져올지도 모를 예측할 수 없는 위해를 방지할 수 있다는 점과 근거가 없는 의료(No-EBM, no evidence based medicine)가 행하여지는 것을 방지하여 환자의 안전을 도모한다는 점에서 그 중요성을 가진다고 할 수 있다.

일본의 경우에는 무진찰치료 등의 금지에 대하여 의사는 스스로 진찰하지 않고 치료를 하거나 처방전을 교부해서는 안 된다고 명문으로 규정하고 있다(일본 의사법 제20조). 의사가 진찰에 의하여 질병을 확인하지 않고 치료를 하거나 처방전을 교부할 때에는 환자의 생명·신체·건강에 불측의 위해를 줄 우려가 있다는 점이 명문규정의 이유이다.

한편, 대면진료의 원칙은 재판에 있어서 공판절차의 기본원칙 중의 하나인 구두변론주의(口頭辯論主義)와 동일한 이치라고 해석될 수 있다고 본다. 구두변론주의의 근거는 대면진료의 근거에서와 같이 대면하지 않으면 얻을 수 없는 정보, 즉 서면상으로는 나타나지 않는 정보를 획득할 수 있다고 판단되기 때문이다.

③ 진찰유무의 판단기준

진찰의 유무는 환자의 병상의 정도, 연령, 종래부터의 의사와의 관계, 치료의 내용, 증명문서의 종류, 기타의 사정 등을 고려하여 구체적으로 판단할 수밖에 없다. 따라서 문진만으로 족한 경우도 있겠지만 그렇지 않은 경우에는 X-Ray 등 기타의 검사가 필요하다. 예컨대, 보험가입용 신체검사나 운동선수용 신체검사는 요구조건이 동일하지 않기 때문에 그에 상응한 세밀한 진찰이 요구된다고 하겠다.[439]

넷을 이용한 의료-현황과 전망, 『대한의사협회지』 제45권 제1호, 13~14쪽 참조.

437) 의정 65507-958 (2000.8.22.) 참조.

438) Laufs/Uhlenbruck, Handbuch des Arztrechts, 2.Aufl., München, 1999, §47 Rn 1.

형사사건에서 상해진단서는 피해자의 진술과 함께 피고인의 범죄사실을 증명하는 유력한 증거가 될 수 있다. 그러나 상해 사실의 존재 및 인과관계 역시 합리적인 의심이 없는 정도의 증명에 이르러야 인정할 수 있으므로, 상해진단서의 객관성과 신빙성을 의심할 만한 사정이 있는 때에는 증명력을 판단하는 데 매우 신중하여야 한다. 특히 상해진단서가 주로 통증이 있다는 피해자의 주관적인 호소 등에 의존하여 의학적인 가능성만으로 발급된 때에는 진단 일자 및 진단서 작성 일자가 상해 발생 시점과 시간상으로 근접하고 상해진단서 발급 경위에 특별히 신빙성을 의심할 만한 사정은 없는지, 상해진단서에 기재된 상해 부위 및 정도가 피해자가 주장하는 상해의 원인 내지 경위와 일치하는지, 피해자가 호소하는 불편이 기왕에 존재하던 신체 이상과 무관한 새로운 원인으로 생겼다고 단정할 수 있는지, 의사가 상해진단서를 발급한 근거 등을 두루 살피는 외에도 피해자가 상해 사건 이후 진료를 받은 시점, 진료를 받게 된 동기와 경위, 그 이후의 진료 경과 등을 면밀히 살펴 논리와 경험법칙에 따라 증명력을 판단하여야 한다.[440]

(4) 진찰의 상대방

진찰하여야 할 상대방은 환자 본인이다. 그리고 진찰한 상대방을 진단서에 적는 것이 일반적인 과정일 것이다. 그럼에도 불구하고 의사 등이 직접 진찰하여야 할 환자를 진찰하지 않은 채 그 환자를 대상자로 표시하여 진단서·증명서 또는 처방전을 작성·교부하였다면 진단서·증명서 또는 처방전의 작성·교부의무를 위반한 것으로 보아야 하고, 이는 환자가 실제 존재하지 않는 허무인(虛無人)인 경우에도 마찬가지이다.[441]

한편 문제는 일반적인 과정과 반대일 경우 진찰하여야 할 상대방의 확정에 있다. 대법원은 의사나 치과의사('의사 등'이라고 한다)와 약사 사이의 분업 내지 협업을 통한 환자의 치료행위는 의사 등에 의하여 진료를 받은 환자와 약사에 의한 의약품 조제와 복약지도의 상대방이 되는 환자의 동일성을 필수적 전제로 하며, 그 동일성은 의사 등이 최초로 작성한 처방전의 기재를 통하여 담보될 수밖에 없으므로, 의사 등이 작성하는 처방전의 기재사항 중 '환자의 성명 및 주민등록번호'는 치료행위의 대상을 특정하는 요소로서 중요한 의미를 가진다고 보아야 한다. 따라서 의사

439) 주호노, "의료법상 의료인의 의무(Ⅲ)," 『대한의사협회지』 제45권 제8호, 대한의사협회, 2002. 8, 1057쪽; 주호노, "진단서 등의 허위작성," 28쪽.

440) 대법원 2016.11.25. 선고 2016도15018 판결.

441) 대법원 2021.2.4. 선고 2020도13899 판결.

등이 무진찰처방전발급금지의무에 따라 직접 진찰하여야 할 상대방은 처방전에 환자로 기재된 사람을 가리키고, 만일 의사 등이 처방전에 환자로 기재한 사람이 아닌 제3자를 진찰하고도 환자의 성명 및 주민등록번호를 허위로 기재하여 처방전을 작성·교부하였다면, 그러한 행위는 무진찰처방전발급금지의무(의료법 제17조 제1항)에 위배된다고 보아야 한다고 판시한 바 있다.[442]

(5) 진찰의 유효기간

진단서의 작성과 관련하여 진찰의 유효기간에 관하여는 명문의 규정이 없다. 진단서를 교부하기 위해서는 그 직전에 환자를 직접 진찰하는 것이 원칙이다.[443] 그러나 치료계획의 범위 내지 그 기간 내에 있다면, 다시 말해서 환자의 건강상태에 관한 판단의 정확성을 보증할 수 있는 경우라면 그 때마다 진찰하지 않아도 과거의 진찰결과에 근거하여 진단서를 교부해도 위법은 아니다.[444] 따라서 진찰의 유효기간은 구체적으로 환자의 용태에 따라 달라진다고 할 수 있다. 예컨대, 급성질환의 경우에는 진단서를 교부할 때마다 진찰을 요하지만, 만성질환의 경우에는 진찰의 효력은 증상에 따라 수주(數週) 내지 수년(數年) 후에까지 미칠 수 있다. 그러나 만성질환의 경우에도 치료를 중단한 후 수개월이 경과한 경우에는 그 질환에 어떠한 변화가 일어났는지 알 수 없기 때문에 과거의 진찰은 유효하지 않다고 해석된다.[445]

다만, 사망진단서의 경우에는 진찰의 유효기간에 대하여 명문으로 소위 무진찰진단서교부금지에 대한 예외를 규정하고 있다. 즉, 진료 중이던 환자가 최종 진료시부터 48시간 이내에 사망한 경우에는 다시 진찰하지 아니하더라도 진단서나 증명서를 교부할 수 있다(의료법 제17조 제1항 단서). 이는 허위진단서작성죄와 관련하여 진찰하지 않고 진단서 등을 교부하는 경우를 가능한 한 제한하고 불필요한 의혹을 없애기 위한 조치라고도 할 수 있다. 따라서 환자의 사망시가 최후의 수진시(受診時)로부터 기산(起算)하여 48시간을 초과하지 않으면 다시 진찰하지 않고 사망진단서를 적법하게 교부할 수 있다.[446] 48시간이라는 시간상의 제한은 진료중인 환자가 그 시간 이내에 진료시의 병명에 의하여 사망하였다고 판단되는 경우에 한한다. 진료시의

442) 대법원 2013.4.11. 선고 2011도14690 판결.
443) 千葉地松戶支判昭27.9.29. 判時 117, 4.
444) 주호노, "진단서 등의 허위작성," 30쪽; 주호노, "의료인의 의무(Ⅲ)," 1057쪽.
445) 주호노, "진단서 등의 허위작성," 30쪽; 주호노, "의료인의 의무(Ⅲ)," 1057쪽.
446) 주호노, "진단서 등의 허위작성," 30쪽; 주호노, "의료인의 의무(Ⅲ)," 1057쪽.

질병과 사인 사이에 높은 관련성을 인정하여 사망진단서의 작성에 편의성을 주기 위한 규징이라고 해석되기 때문이다. 따라서 과거에 진료했더라도 사인에 의문이 있는 경우라든가, 진료중의 환자라도 교통사고 등과 같이 진료시와 다른 원인에 의해서 사망한 경우에는 48시간 이내라 하더라도, 48시간이 경과한 경우와 마찬가지로, 시체를 검안하여 시체검안서를 작성하는 것이 타당하다.

한편, 소위 '병원도착시사망'(DOA: dead on arrival)의 경우에는 소생가능성이 있는 한 우선 응급처치를 실시하고 그럼에도 불구하고 소생하지 않은 경우에는 소생불가능이라고 판단한 시점을 사망시로 하여 사망진단서를 작성하는 것이 타당하다고 해석된다.[447]

(6) 기재사항

진단서 등의 기재사항에 대하여는 의료법 시행규칙이 규정하고 있다(의료법 시행규칙 제9조 부터 제12조까지). 이는 최소한의 필요적 기재사항을 정한 것이라고 해석된다.[448] 그러나 이를 기재하지 않았다 하여 당연히 진단서의 효력이 없는 것은 아니며 환자의 주소 및 주민등록번호 등을 기재하지 않았다 하더라도 객관적으로 특정환자의 것이 명백한 경우에는 진단서로서의 효력이 인정될 수 있다.[449]

1) 진단서

의사・치과의사 또는 한의사가 발급하는 (일반)진단서에는 다음의 사항을 기재하고 서명・날인하여야 한다(의료법 시행규칙 제9조 제1항). 즉, ① 환자의 성명, 주민등록번호 및 주소, ② 병명 및 통계법 제22조 제1항 전단에 따른 한국표준질병・사인 분류에 따른 질병분류기호, ③ 발병 연월일 및 진단 연월일, ④ 치료 내용 및 향후 치료에 대한 소견, ⑤ 입원・퇴원 연월일 및 ⑥ 의료기관의 명칭・주소, 진찰한 의사・치과의사 또는 한의사(부득이한 사유로 다른 의사 등이 발급하는 경우에는 발급한 의사 등을 말한다)의 성명・면허자격・면허번호가 그것이다. 병명의 기재는 통계법 제22조 제1항 전단에 따라 고시된 한국표준질병・사인 분류에 따라야 한다(의료법 시행규칙 제9조 제3항). 병명을 결정함에는 반드시 의학적인 근거가 있어야 한다. 또 의학적인 근거와 병명 사이에는 객관적으로 인정할 만한 인과관계가 존재하여야 한다.[450]

---

447) 주호노, "진단서 등의 허위작성," 30쪽; 주호노, "의료인의 의무(Ⅲ)," 1058쪽.
448) 이상완(의료사범의 이론과 실태), 73쪽.
449) 주호노, "의료인의 의무(Ⅲ)," 1058쪽.
450) 이상완(의료사범의 이론과 실태), 73쪽; 주호노, "의료인의 의무(Ⅲ)," 1058쪽.

질병의 원인이 상해로 인한 것인 때(상해진단서)에는 위의 사항 외에 다음의 사항을 추가하여야 한다(의료법 시행규칙 제9조 제2항). 즉, ① 상해의 원인 또는 추정되는 상해의 원인, ② 상해의 부위 및 정도, ③ 입원의 필요 여부, ④ 외과적 수술 여부, ⑤ 합병증의 발생 가능 여부, ⑥ 통상 활동의 가능 여부, ⑦ 식사의 가능 여부, ⑧ 상해에 대한 소견 및 ⑨ 치료기간이 그것이다. 상해진단서는 각종분쟁에 있어서 입증자료로 활용하려고 함에 그 목적이 있기 때문에 정확한 임상검사와 진찰을 토대로 하여 객관적이고 타당성 있는 판정을 하여야 한다. 특히 치료기간의 산정에 신중을 기하지 않으면 안 된다.[451] 치료기간이란 의학적 치료를 통하여 완전히 회복하는 데 소요되는 기간을 말한다는 점에서 자연적 회복기간을 의미하는 치유기간과는 구별된다. 치료기간은 치료방법, 약품의 선택, 의료시설 및 환자의 협력정도에 따라서 차이가 생길 수 있기 때문에 치료기간은 손상의 경중을 나타내는 절대적인 기준은 되지 못한다.[452] 진단서에는 연도별로 그 종류에 따라 일련번호를 붙이고 진단서를 발급한 경우에는 그 부본을 비치하여야 한다(의료법 시행규칙 제9조 제4항). 진단서에는 기재사항만이 법정되어 있을 뿐 그 양식에 대하여는 정해진 것이 없다. 공판기일에 소환 또는 통지서를 받은 자가 질병 기타의 사유로 출석하지 못할 때에 법원에 제출하는 의사의 진단서도 마찬가지로 해석된다(형소법 제271조 참조).[453]

한편, 의료법 제21조 제1항에 의하면 의사는 진료기록부를 비치하여 의료행위에 관한 사항과 소견을 상세히 기록하고 서명하여야 하도록 되어 있으므로 당초 진료기록부에 기재하지 않았던 병명이 발견된 때에는 진단서의 발급에 앞서 이를 진료기록부에 기재하여야 함에도 이에 이르지 아니하고 진료기록부에 기재하지 않은 병명을 추가하여 진단서를 발급한 것은 진료기록부의 성실한 유지, 보존을 규정한 위 규정을 위반한 것으로 볼 수 있다.[454]

2) 사망진단서 및 시체검안서

의사·치과의사 또는 한의사가 교부하는 사망진단서 또는 시체검안서는 법정된 양식에 따라 작성하여야 한다(의료법 시행규칙 제10조). 사망진단서는 국가의 정책수립을 위한 각종의 통계작성상 중요한 자료로 될 뿐만 아니라 사람의 사망은 법률적으로 중대한 의미를 가지기 때문에 신중하게 작성할 필요가 있다. 사망진단서란 진료중인

451) 이상완(의료사범의 이론과 실태), 73쪽.
452) 이상완(의료사범의 이론과 실태), 73쪽 각주 10) 참조.
453) 주호노, "의료인의 의무(III)," 1058쪽.
454) 대법원 1993.4.13. 선고 92누2141 판결.

환자 또는 진료중이던 환자가 최종진료시로부터 48시간 이내에 사망한 경우 진료중의 진찰에 근거하여 작성하는 증명서를 말함에 반하여 시체검안서는 그 외의 경우에 검안에 근거하여 작성되는 사망에 관한 증명서를 의미한다고 할 수 있다(의료법 제17조 제1항 참조).

3) 출생증명서, 사산증명서 또는 사태증명서

의사 · 한의사 또는 조산사가 발급하는 출생증명서도 그 양식이 법정되어 있고, 사산 또는 사태증명서의 경우에도 동일하다(의료법 시행규칙 제11조).

(7) 정당한 사유

진단서 등의 교부의무에 있어서도 '정당한 사유'가 존재하는 한 의사 등은 이의 교부를 거부할 수 있다. 의료법은 "의사 · 치과의사 또는 한의사는 자신이 진찰하거나 검안한 자에 대한 진단서 · 검안서 또는 증명서 교부를 요구받은 때에는 정당한 사유 없이 거부하지 못한다"고 규정하고 있다(의료법 제17조 제3항). 또 의료법은 "의사 · 한의사 또는 조산사는 자신이 조산(助産)한 것에 대한 출생 · 사망 또는 사산 증명서 교부를 요구받은 때에는 정당한 사유 없이 거부하지 못한다"고 명문으로 규정하고 있다(의료법 제17조 제4항).

진단서 등이 사기 · 공갈 등 범죄에 악용될 것이 분명하거나 우려가 있는 경우, 교부청구권자의 부당한 압력에 의해서 진단서 등의 내용이 왜곡될 우려가 있는 경우, 성병의 감염 등 부당하게 환자의 비밀이 타인에게 누설될 우려가 있는 경우, 암 등 환자에게 알려지면 치료상 중대한 지장이 초래될 우려가 있는 경우 또는 작성자 자신이 질병 등으로 교부가 사실상 불가능한 경우에는 정당한 사유가 있다고 할 수 있다.[455] 정당한 사유의 유무를 결정하는 데 있어서는, 진료거부 금지의무에서와 같이, 당연히 의사측의 사정뿐만 아니라 청구자측의 사정, 증명문서의 종류, 사용목적, 사회적 필요성 등을 고려하여 개별적 · 구체적으로 판단하지 않으면 안 된다. 따라서 병명미상(病名未詳)은 경우에 따라서는 정당한 사유에 해당하지 않을 수 있다. 운동을 위한 건강진단서의 경우에는 병명미상이 교부거부의 사유로 될 수 없는 것은 분명하다. 진단대상이 전문외(專門外)의 경우에는 진단서의 종류와 사회적 필요성 등에 따라 진단서를 교부해야 하는 경우가 생길 수 있을 것이다. 그러나 진료보수의 미지급은 정당한 사유가 되지 않고, 진찰 등을 하

455) 이상완(의료사법의 이론과 실태), 85쪽; 주호노, "의료인의 의무(Ⅲ)," 1059쪽.

지 않은 경우에는 진단서 등의 교부를 거부해야 한다.[456]

3. 처 벌

진찰 또는 검안하지도 않고 진단서·검안서 또는 조산하지도 않고 증명서를 작성한 자에 대하여는 1년 이하의 징역 또는 1천만원 이하의 벌금에 처한다(의료법 제89조 제1호). 정당한 사유 없이 진단서 등의 교부를 거부하면 500만원 이하의 벌금에 처한다(의료법 제90조). 또 진단서·검안서 또는 증명서를 허위로 작성하여 교부하면 면허정지사유에 해당될 뿐만 아니라(의료법 제66조 제1항 제3호), 형법상 허위진단서 등의 작성죄가 성립하여 형사처벌의 대상이 된다(형법 제233조).

4. 허위진단서 등의 작성죄

(1) 서 언

1) 의 의

진단서 등의 허위작성과 관련하여 형법은 허위진단서 등의 작성죄를 명문으로 규정하여 이를 처벌하고 있다. 허위진단서 등의 작성죄란 공무원 아닌 의사·한의사·치과의사 또는 조산사가 진단서·검안서 또는 생사에 관한 증명서를 허위로 작성한 때에 성립하는 범죄로서 허위진단서작성죄·허위검안서작성죄 및 허위증명서작성죄를 말한다(형법 제233조).[457]

이들은 모두 형법상 문서위조죄 중 무형위조(無形僞造)에 속한다는 점에서 공통된다. 문서의 위조에는 내용이 허위인 경우와 작성명의가 허위인 경우의 2가지가 있다. 전자를 무형위조, 후자를 유형위조(有形僞造)라고 한다. 형법은 무형위조를 유형위조보다 비교적 가볍게 처벌하면서 사문서(私文書)의 경우 무형위조에 대하여는 이를 처벌하지 않는 것을 원칙으로 하고 있다.[458] 그럼에도 불구하고 형법은 사문서의 무형위조에 속하지만 예외적으로 처벌규정을 두고 있는 경우가 있다. 바로 허위진단서 등의 작성죄가 그것이다. 이는 사문서의 무형위조를 처벌하는 유일한 규정이다. 의사 등이 작성하는 진단서 등은 사문서(私文書)이지만 공문서(公文書)에 준하는 가치를 가지고 있고 사회적 활용도가 높기 때문이다. 진단서 등은

456) 주호노, “의료인의 의무(Ⅲ),” 1059쪽.
457) 주호노, “진단서 등의 허위작성,” 24쪽.
458) 주호노, “진단서 등의 허위작성,” 24쪽.

학교, 직장, 보험회사, 군대 또는 관공서 등 다양한 영역에서 폭넓게 이용되고 있으며, 사법적으로도 진단서 등은 권리·의무의 발생, 변경, 소멸 및 기타의 법률관계의 증명문서로서 가치를 가지고 있다. 여기서 형법은 진단서 등의 내용적 진정성을 담보하기 위하여 사문서의 무형위조 중에서 진단서 등의 허위작성만을 예외적으로 처벌하고 있는 것이다.[459]

진단서는 의사가 진찰의 결과에 관한 판단을 표시하여 사람의 건강상태를 증명하기 위하여 작성하는 문서를 말한다.[460] 허위진단서작성죄는 원래 허위의 증명을 금지하려는 것이므로, 진단서의 내용이 실질상 진실에 반하는 기재여야 할 뿐 아니라 그 내용이 허위라는 의사의 주관적 인식이 필요하며, 그러한 인식은 미필적 인식으로도 충분하나, 이에 대하여는 검사가 증명책임을 진다.[461]

2) **보호법익**

이 죄의 보호법익에 대하여는 공무의 적법한 집행에 있다는 견해와 진단서 등의 내용적 진정성에 대한 공공의 신용이라는 견해가 대립하고 있다.[462] 생각건대, 진단서 등은 공·사법상 권리의무에 관한 중요한 증명문서이고, 공무원이 아닌 의사·한의사·치과의사 또는 조산사가 작성하는 진단서 등은 사문서이지만 다른 사문서에 비하여 높은 증거가치를 가지기 때문에 문서의 내용적 진정성(die inhaltliche Richtigkeit)에 대한 공공의 신용을 보호할 필요가 있다고 하는 것이 타당하다.[463] 이 죄는 또 공공의 신용을 해할 위험이 존재하면 성립한다는 의미에서 추상적 위험범이 된다.[464] 따라서 본죄의 성립을 위해서는 허위진단서 등의 작성 그 자체만으로도 족하고, 이로 인하여 현실적 위험이 구체적으로 발생할 것까지 요하는 것은 아니다.[465]

---

459) 이상완(의료사범의 이론과 실태), 72쪽; 주호노, "진단서 등의 허위작성," 24쪽.

460) 대법원 2017.11.9. 선고 2014도15129 판결.

461) 대법원 2017.11.9. 선고 2014도15129 판결.

462) 주호노, "진단서 등의 허위작성," 25쪽.

463) Joecks/Miebach(Hrsg.), Münchener Kommentar zum Strafgesetzbuch Band 4, Verlag C.H.Beck, München, 2006, §278 Rn. 1; 주호노, "진단서 등의 허위작성," 25쪽; LK/Gribbohm StGB §278 Rn. 1; MünchKommStGB/Erb StGB §278 Rn. 1.

464) 추호경, "허위진단서작성죄에 관한 해석론적 고찰," 6쪽.

465) 주호노, "진단서 등의 허위작성," 25쪽.

(2) 구성요건

1) 객관적 구성요건

① 주 체

ⓘ 형법상의 주체

허위진단서 등의 작성죄의 행위주체는 법문에 열거되어 있다. 법문에 의하면 본죄의 주체는 의사, 한의사, 치과의사 또는 조산사이다. 본죄의 성립은 의료법이 정하는 면허를 받는 의사, 한의사, 치과의사 또는 조산사이고, 사인(私人)으로서 의료를 행하는 자에 한정되고 있다.466)

국·공립병원에 근무하는 공무원인 의사, 한의사, 치과의사 또는 조산사가 공무원의 자격으로 진단서 등을 허위로 작성한 때에는 허위공문서작성죄(형법 제227조)가 성립한다고 하는 것이 현재의 판례의 입장이다.467) 그러나 학설은 판례와 같이 허위공문서작성죄만 성립한다는 견해 외에도 허위진단서작성죄만 성립한다는 견해와 허위진단서작성죄와 허위공문서작성죄의 상상적 경합으로 된다는 견해가 대립하고 있다.468) 이 죄는 의사, 한의사, 치과의사 또는 조산사만이 범할 수 있다는 점에서 진정신분범(眞正身分犯)이다.469) 다만, 본죄의 자수범여부에 대하여는 신분자만을 주체로 인정하고 있어서 비신분자는 신분자를 이용하더라고 간접정범이 될 수 없는 자수범이라는 견해(자수범설)와 신분자는 비신분자 또는 다른 신분자를 도구로 이용하여 간접정범이 될 수 있는 부진정자수범이라는 견해가 대립하고 있다(부진정자수범설).470) 생각건대 비신분자가 신분자를 이용하여 허위진단서를 작성하게 한 경우 본죄의 간접정범이 될 수 없는 것은 본죄가 진정신분범이기 때문이라고 하는 견해가 타당하다(자수범부정설).471) 의사, 한의사, 치과의사 또는 조산사가 아닌 자가 공무원이 아닌 의사, 한의사, 치과의사 또는 조산사의 자격을 모용하여 본죄의 객체인 진단서 등을 작성한 경우에는 본죄가 아니라 사문서위조죄(형법 제231조)를

466) 주호노, "진단서 등의 허위작성," 25쪽.

467) "허위진단서작성죄의 대상은 공무원이 아닌 의사가 사문서로서 진단서를 작성한 경우에 한정되고, 공무원인 의사가 공무소의 명의로 허위진단서를 작성한 경우에는 허위공문서작성죄만이 성립하고 허위진단서작성죄는 별도로 성립하지 않는다"(대법원 2004.4.9. 선고 2003도7762 판결).

468) 주호노, "진단서 등의 허위작성," 25쪽.

469) Joecks/Miebach(Hrsg.), Münchener Kommentar zum Strafgesetzbuch Band 4, §278 Rn. 1; Laufs/Uhlenbruck, 『Handbuch des Arztrechts』, §146 Rn. 10; Tröndle-Fischer, Strafgesetzbuch und Nebengesetze, 52. Aufl., C.H.Beck, München, 2004, §278 Rn. 1.

470) 추호경, "허위진단서작성죄에 관한 해석론적 고찰," 13쪽.

471) 주호노, "진단서 등의 허위작성," 26쪽.

구성한다.[472)]

ⅱ 의료법상 주체의 제한

그러나 형법상 이 죄의 주체는 의료법에 의하여 더욱 제한되고 있다고 해석된다. 의료법은 진단서 등의 작성권자를 일정한 의사 등으로 제한하고 있기 때문이다(의료법 제17조 제1항, 제2항 참조).

첫째, 전술한 바와 같이, 의료법은 "의료업에 종사하고 직접 진찰하거나 검안(檢案)한 의사, 치과의사, 한의사가 아니면 진단서·검안서·증명서를 작성하여 환자 또는 검시(檢屍)를 하는 지방검찰청검사(검안서에 한한다)에게 교부하지 못한다"고 규정하고 있고(의료법 제17조 제1항 본문), "의료업에 종사하고 직접 조산한 의사·한의사 또는 조산사가 아니면 출생·사망 또는 사산 증명서를 내주지 못한다"고 명문으로 규정하고 있다(의료법 제17조 제2항 본문). 의료법은 진단서 등의 작성권자를 의료업에 종사하고 직접 진찰하거나 의료업에 종사하고 직접 조산한 자로 더욱 제한하고 있다. 이미 언급한 바와 같이, 소위 무진찰진단서교부금지, 무검안검안서교부금지 및 무조산증명서교부금지에 대하여 규정하고 있는 것이다.

둘째, 의료법은 또 "환자 또는 사망자를 직접 진찰하거나 검안한 의사·치과의사 또는 한의사가 부득이한 사유로 진단서·검안서 또는 증명서를 내줄 수 없으면 같은 의료기관에 종사하는 다른 의사·치과의사 또는 한의사가 환자의 진료기록부 등에 따라 내줄 수 있다"고 규정하고 있고(의료법 제17조 제1항 단서), "직접 조산한 의사·한의사 또는 조산사가 부득이한 사유로 증명서를 내줄 수 없으면 같은 의료기관에 종사하는 다른 의사·한의사 또는 조산사가 진료기록부 등에 따라 증명서를 내줄 수 있다"고 명문으로 규정하고 있다(의료법 제17조 제2항 단서). 의료법은 소위 무진찰진단서교부금지, 무검안검안서교부금지 및 무조산증명서교부금지에 대한 예외를 인정하고 있는 것이다.[473)] 이 경우 진단서 등을 교부하는 다른 의사·치과의사·한의사 또는 조산사는 대신 교부한다는 취지를 표시하여 자신의 명의로 교부해야 한다. 직접 진찰 등을 한 의사·치과의사·한의사 또는 조산사의 명의로 진단서·검안서 또는 증명서를 작성하여 교부하면 문서위조죄가 문제될 수 있기 때문이다.[474)]

ⅲ 형법상 주체에 대한 의료법상 제한의 효과

진찰 등의 행위가 없음에도 불구하고 진단서 등을 작성하는 경우 본죄가 성립

472) 주호노, "진단서 등의 허위작성," 26쪽.
473) 주호노, "진단서 등의 허위작성," 29쪽.
474) 주호노, "진단서 등의 허위작성," 29쪽.

한다는 견해와 의료법위반죄가 성립한다는 견해가 대립하고 있다. 전자에 의하면 기재내용이 진실과 일치하면 범죄가 되지 않는다고 한다. 후자에 의하면 본죄는 의사 등이 진찰을 했는지 여부의 진실성을 보호하기 위한 규정이 아니라 진단서 등의 기재내용 자체의 진실성을 보호하기 위한 규정이라고 본다.[475)]

생각건대 무진찰진단서의 교부, 무검안검안서의 교부 또는 무조산증명서의 교부의 경우에는 유형위조가 처벌되는 효과가 있다고 해석된다. 이 경우에는 내용에 있어서 허위가 없더라도 작성권자가 아니기 때문이다. 나아가 내용에도 허위가 존재하고 작성권도 가지고 있지 않은 경우라면 무형위조와 유형위조의 양자 모두가 성립하게 된다. 결국 형법상 허위진단서작성죄는 사문서의 무형위조만을 처벌하기 위한 규정이지만 작성권자의 범위에 대한 의료법상의 제한으로 인하여 비작성권자에 의한 경우에는 유형위조도 처벌되는 효과를 가져온다고 해석된다. 이러한 의미에서 형법상 허위진단서작성죄와 의료법위반죄는 작성권자에 의한 경우에는 상상적 경합관계가 되지만 비작성권자에 의한 경우에는 의료법위반죄만이 성립된다고 해석된다. 결국 어느 경우이든 의료법위반죄만이 적용되게 되는 셈이다. 대법원도 "방학이나 병가기간이 끝나는 시기부터 출산휴가를 가지려는 여교사들의 부탁을 받아 실제로 진찰하지 아니하고 분만예정일이나 분만일을 실제와 다르게 기재한 허위진단서를 각 작성하여 준 행위가 '의료업에 종사하고 자신이 진찰 또는 검안한 의사가 아니면 진단서를 교부하지 못한다'고 규정한 구 의료법(1994.1.7. 법률 제4732호로 개정되기 전의 것) 제18조 제1항에 위반되는 행위임이 명백하다"고 판시한 바 있다.[476)]

② 객 체

본죄의 행위객체는 진단서 · 검안서 또는 생사에 관한 증명서이다. 진단서에는 사람의 건강상태에 관한 진단서, 자신이 진료중이던 환자의 사인(死因) · 사기(死期) 등에 관한 사망진단서 및 상해에 관한 상해진단서가 있다는 것에 대하여는 이미 언급한 바와 같다. 진단서란 진찰에 관한 판단을 표시하여 사람의 건강상태를 증명하기 위하여 작성하는 문서를 말한다.[477)] 검안서라 함은 의사 · 치과의사 또는 한의사가 진료하지 않았던 질병 등으로 사망한 사람의 사인 · 사기 · 사망장소 등에 대한 의학적 판단을 증명하는 문서로서의 시체검안서(屍體檢案書)와 의사 · 한의사 또는 조산사가 조산하지 아니한 태아의 사산(死産)에 대한 의학적 판

475) 추호경, "허위진단서작성죄에 관한 해석론적 고찰," 14쪽 각주 31) 참조.
476) 대법원 1996.2.23. 선고 95누16318 판결.
477) 대법원 2013.12.12. 선고 2012도3173 판결.

단을 증명하는 문서로서의 사태검안서(死胎檢案書)를 말한다는 것도 이미 살펴본 바와 같다. 증명서에는 출생아(出生兒)에 관한 출생증명서와 사산(死産) 또는 사태(死胎)에 관한 사산(사태)증명서가 있다 하는 것도 이미 고찰한 바 있다.

③ 행 위

행위는 진단서·검안서 또는 증명서의 기재사항을 허위로 작성하는 것이다. 허위의 작성이란 명의의 허위성을 의미하는 것이 아니라 내용의 허위성, 즉 무형위조를 의미한다는 것에 대하여는 이미 언급한 바 있다.[478] 허위의 작성이란 의학적 판단에 반하거나 객관적 진실에 반하는 사항을 기재하는 것을 말한다. 객관적 진실에 반하는 것이면 사실에 관한 것이든 판단에 관한 것이든 묻지 않는다.[479] 현재의 진단명과 증상에 관한 기재뿐만 아니라 현재까지의 진찰 결과로서 발생 가능한 합병증과 향후 치료에 대한 소견을 기재한 경우에도 그로써 환자의 건강상태를 나타내고 있는 이상 허위진단서 작성의 대상이 될 수 있다.[480] 따라서 병명, 사인(死因), 사망일시뿐만 아니라 치료의 요부와 치료기간 또는 진료일시 등 진단서·검안서 및 증명서의 기재사항은 모두 허위의 대상이 될 수 있다. 전체로서 객관적 진실에 반하지 않는다 하더라도 개별적인 검진결과가 진실에 반할 때에는 허위에 해당한다.[481] 의술적 적정성이 없는 검사법의 사용과 허위의 여부는 별개이다.[482] 이 죄는 작성권한 있는 자가 진단서 등에 허위의 내용을 기재한 때에 기수에 이른다. 이 죄는 추상적 위험범으로서 실해의 발생유무는 묻지 않는다. 본죄의 미수범은 처벌된다(형법 제235조). 기재사항의 누락이 곧 미수가 되는 것은 아니다. 사회통념상 완성된 진단서 등이라고 볼 수 있는 정도의 외관과 형식을 갖추었다면 기수에 이른 것으로 볼 수 있다.[483]

한편, 현행법상 의사의 허위진단행위 그 자체에 대하여는 이를 처벌하는 규정이 없다. 예컨대, 의사가 어떤 의도하에서 자신이 진찰한 환자에 대하여 사실과 다른 진단을 하는 경우가 그것이다. 이 경우 허위진단에 기하여 진단서를 작성·교부한

---

478) 주호노, "진단서 등의 허위작성," 33쪽.

479) 대법원 1990.3.27. 선고 89도2083 판결; 대법원 1978.12.13. 선고 78도2343 판결; 대법원 1976.2.10. 선고 75도1888 판결.

480) 대법원 2017.11.9. 선고 2014도15129 판결.

481) BGHSt 10, 157.

482) OLG Zweibrücken NStZ 1982, 467(468); 주호노, "진단서 등의 허위작성," 33쪽.

483) 추호경, "허위진단서작성죄에 관한 해석론적 고찰," 16쪽; 주호노, "진단서 등의 허위작성," 33쪽.

때에는 허위진단서작성·교부죄가 성립할 것이고, 치료비를 편취한 경우에는 사기죄가 성립함은 당연하다. 그러나 이러한 행위 이전의 단계, 즉 허위진단행위 그 자체를 처벌할 수는 없다. 이에 관한 처벌규정이 없기 때문이다. 그러나 허위진단행위 자체를 처벌할 필요성은 있다고 해야 한다. 허위진단 그 자체만으로도 환자 또는 그 관계자에게 심대한 영향을 미칠 우려가 충분히 존재하기 때문이다.[484)]

2) 주관적 구성요건

본죄의 주관적 구성요건으로서의 고의가 성립하려면 행위자에게 자신의 신분에 대한 인식과 진단서 등의 내용이 허위라는 인식이 존재하여야 한다. 고의는 미필적 고의로도 족하다.[485)] 스스로 진료하지 아니하고 진단서 등을 작성한 때에는 미필적 고의의 인정이 용이하다. 행사의 목적까지 요하는 것은 아니다.[486)] 자신의 인식 또는 판단에 반한 작성만이 처벌대상으로 된다. 의사가 진찰을 소홀히 하거나 착오를 일으켜 오진한 결과 객관적 진실에 반하는 기재를 한 경우에는 고의가 조각되어 본죄가 성립하지 아니한다.[487)] 그러나 허위를 인식한 경우에도 기재내용이 객관적 진실과 일치하는 때에는 본죄가 성립하지 아니한다.[488)] 치료완료(治療完了)라는 것은 완전히 정상상태로 회복되었다는 의미에서의 완치(完治)와 달리 의사의 직접적인 치료가 필요없게 되었다는 의미로 의료계에서 사용된다면 치료완료되어 퇴원하였음이라고 기재한 경우,[489)] 환자가 자상(自傷)을 한 후 의사를 적극적으로 기망하여 상해진단서를 작성케 한 경우[490)] 등에는 허위진단서작성죄의 고의가 조각된다. 그러나 의학상 확진(確診) 없이 추측에 의하여 진단서를 작성한 경우,[491)] 단순히 과거의 기억에 의존하여 작성하는 경우,[492)] 의심할 만한 외상(外傷)이 없는 데도 환자가 통증을 호소한다는 것만을 근거로 치료를 요한다는 진단서를 작성한 경우,[493)] 사체검안의가 빙초산의 성상이나 이를 마시고 사망하는 경

---

484) 주호노, "진단서 등의 허위작성," 35쪽.

485) 大塚 外(大コンメンタール刑法), 185頁.

486) 이재상 외(형법각론), 594쪽; 주호노, "진단서 등의 허위작성," 33쪽.

487) 대법원 2006.3.23. 선고 2004도3360 판결; 대법원 1990.3.27. 선고 89도2083 판결; 대법원 1978.12.13. 선고 78도2343 판결; 대법원 1976.2.10. 선고 75도1888 판결.

488) 대법원 1990.3.27. 선고 89도2083 판결.

489) 대법원 1977.11.22. 선고 77도3113 판결.

490) 대법원 1975.1.14. 선고 74도2498 판결.

491) 대법원 1970.3.10. 선고 70도53 판결.

492) 의정 65507-747(2000.6.27).

493) 대법원 1984.9.25. 선고 84도1653 판결.

우의 소견에 대하여 알지 못함에도 불구하고 변사자가 '약물음독', '빙초산을 먹고 자살하였다'는 취지로 사체검안서를 작성한 경우[494] 등에는 허위진단서작성죄의 고의가 조각되지 아니한다.[495]

이에 관한 판례의 구체적 내용은 다음과 같다. 즉,

> 진단서에는 의료법 시행규칙 제9조 제1항, 제2항에서 정한 사항을 반드시 기재하여야 하나 그 밖의 사항은 반드시 기재하여야 하는 것이 아니다. 그리고 형사소송법 제471조 제1항 제1호에서 정하고 있는 형집행정지의 요건인 '형의 집행으로 인하여 현저히 건강을 해할 염려가 있는 때'에 해당하는지에 대한 판단은 검사가 직권으로 하는 것이고, 그러한 판단 과정에 의사가 진단서 등으로 어떠한 의견을 제시하였더라도 검사는 그 의견에 구애받지 아니하며, 검사의 책임하에 규범적으로 형집행정지 여부의 판단이 이루어진다. 그렇지만 이 경우에 의사가 환자의 수형생활 또는 수감생활의 가능 여부에 관하여 기재한 의견이 환자의 건강상태에 기초한 향후 치료 소견의 일부로서 의료적 판단을 기재한 것으로 볼 수 있다면, 이는 환자의 건강상태를 나타내고 있다는 점에서 허위진단서 작성의 대상이 될 수 있다. 따라서 의사가 진단서에 단순히 환자의 수형생활 또는 수감생활의 가능 여부에 대한 의견만 기재한 것이 아니라, 그 판단의 근거로 환자에 대한 진단 결과 또는 향후 치료 의견 등을 함께 제시하였고 그와 결합하여 수형생활 또는 수감생활의 가능 여부에 대하여 판단한 것이라면 그 전체가 환자의 건강상태를 나타내고 있는 의료적 판단에 해당한다. 그리고 그러한 판단에 결합된 진단 결과 또는 향후 치료 의견이 허위라면 수형생활 또는 수감생활의 가능 여부에 대한 판단 부분도 허위라고 할 수 있다. 그러나 그러한 판단에 결합된 진단 결과 내지 향후 치료 의견이 허위가 아니라면, 수형생활 또는 수감생활의 가능 여부에 관한 판단을 허위라고 할 수 있기 위해서는 먼저 환자가 처한 구체적이고 객관적인 수형생활 또는 수감생활의 실체를 확정하고 위 판단에 결합된 진단 결과 내지 향후 치료 의견에 의한 환자의 현재 및 장래 건강상태를 거기에 비추어 보아 환자의 실제 수형생활 또는 수감생활 가능 여부가 위 판단과 다르다는 것이 증명되어야 하고 또한 그에 대한 의사의 인식이 인정될 수 있어야 한다.[496]

(3) 처 벌

법정형은 3년 이하의 징역이나 금고, 7년 이하의 자격정지 또는 3천만원 이하

494) 대법원 2001.6.29. 선고 2001도1319 판결.
495) 주호노, "진단서 등의 허위작성," 34쪽.
496) 대법원 2017.11.9. 선고 2014도15129 판결.

의 벌금에 처한다(형법 제233조). 한편, 면허취득, 보험가입, 취업 등을 위해서 장애사유가 되는 본인의 병을 감출 목적으로 진단신청은 본인명의로 하되 다른 건강한 사람이 본인으로 가장하여 진단을 받게 하거나 반대로 개인택시 운송사업면허양도, 요양 등을 위해서 병 있는 다른 사람을 본인으로 가장하여 진단받게 하는 경우와 같이 진단을 요청한 본인이 아닌 다른 사람이 본인으로 가장하여 진단을 받는 경우 본인에게는 허위진단서작성의 간접정범이 성립될 수 있다.[497]

X. 변사체의 신고의무

1. 서 언

(1) 의 의

의료법은 "의사 · 치과의사 · 한의사 및 조산사는 사체를 검안하여 변사(變死)한 것으로 의심되는 때에는 사체의 소재지를 관할하는 경찰서장에게 신고하여야 한다"고 하여 변사체신고의무를 규정하고 있다(의료법 제26조). 신고의무자를 검안한 의사 · 치과의사 · 한의사 및 조산사에게만 한정하고 있다는 점에서 진정신분범에 속한다.[498]

(2) 입법취지

이는 범죄의 발견을 용이하게 하고 범죄와 그 증거가 은폐되는 것을 방지하기 위하여 검안(檢案)의 기회가 많은 의사 등에게 부과한 의무이다. 사법경찰상의 편의를 위한 일종의 형사상 협력의무라고 할 수 있다. 변사체가 범죄에 의한 것이라면 범인이 도망할 우려가 있고 재범의 가능성도 있기 때문이다. 변사체는 경우에 따라 살인, 상해치사, 시체손괴, 낙태 또는 업무상 과실치사 등의 범죄의 흔적이 남아 있을 수 있고, 만약 이를 간과하다면 범인의 검거가 매우 어렵게 될 것이기 때문이다.[499]

한편, 형사소송법은 "변사자 또는 변사의 의심있는 사체가 있는 때에는 그 소재지를 관할하는 지방검찰청검사가 검시하여야 한다"고 하여 검사에게 변사자검시의무를 부과하고 있다(형사소송법 제222조 제1항). 나아가 형법은 "변사자의 사체 또는 변사의 의

---

497) 이상완(의료사범의 이론과 실태), 79쪽.
498) 주호노, "의료인의 의무(Ⅳ)," 1388쪽.
499) 이상완(의료사범의 이론과 실태), 90쪽; 주호노, "의료인의 의무(Ⅳ)," 1388쪽.

심 있는 사체를 은닉 또는 변경하거나 기타 방법으로 검시를 방해한 자는 700만 원 이하의 벌금에 처한다"고 규정하여 변사체검시방해죄를 규정하고 있다(형법 제163조). 여기서 변사자검시의무와 변사체검시방해죄는 의료법상의 변사체신고의무와 더불어 이른바 '억울한 죽음'을 방지하기 위한 사회적 제도가 된다고 이해할 수 있다.

2. 변사체신고의무의 내용

(1) 객관적 구성요건

1) 주 체

사체를 검안한 의사, 치과의사, 한의사 또는 조산사이다. 행위의 주체가 법률로 나열되어 있다는의미에서 일종의 신분범이다.

2) 객 체

객체는 변사체이다. 변사체란 변사자의 시체를 말한다. 변사(變死)란 자연사(自然死) 또는 순연한 병사(病死)가 아닌 사망을 말한다. 여기서는 입법취지로 보아 병리학적인 개념이 아니라 법의학적인 측면에서의 변사를 의미한다. 따라서 최종적인 범죄혐의의 여부는 사법당국에 의해서 밝혀지겠지만, 여기서의 변사는 법의학적인 측면에서 보다 넓게 해석하는 것이 타당하다고 해야 한다. 일반인에게는 임의신고가 원칙인 변사체신고의무를 의료인에게만 법적인 의무로 규정하고 있기 때문이다.

시체(屍體)란 사람 모양의 통일체로 결합되어 있는 사람의 시체를 말하고, 인체의 형태를 갖춘 사태(死胎)도 이에 포함된다는 것이 형법상 시체오욕죄(형법 제159조)에 있어서의 통설이다. 장사법이 임신 4개월 이후에 죽은 태아도 시신에 포함된다고 규정하고 있는 점(장사법 제2조 제1호), 본죄의 신고의무자에 조산사가 포함되고 있는 점에 비추어 볼 때 통설이 타당하다고 생각된다. 그러나 여기에서의 시체에는 그 입법취지에서 볼 때 완전한 형태를 갖춘 전부뿐만 아니라 그 일부도 포함된다고 하는 것이 타당하다. 따라서 머리나 팔, 다리는 물론 장기(臟器)나 뇌장(腦漿)도 이에 포함된다고 해야 한다.[500]

500) 주호노, "의료인의 의무(Ⅳ)," 1388쪽.

3) 행 위

행위는 시체의 소재지를 관할하는 경찰서장에게 신고하는 것이다(의료법 제26조). 신고는 시체를 검안하여 변사(變死)한 것으로 의심되는 때에 해야 한다. ‘변사한 것으로 의심되는 때’란 자연사 또는 순연한 병사인지의 여부가 명확하지 않아 범죄에 의한 것이 아닌가 의심이 가는 경우 일체를 말한다. 변사의 의심이란, 이미 언급한 바와 같이, 법의학적인 관점에서 의심이 있는 경우를 가리킨다고 해석되기 때문에 이를 판단함에 있어서는 시체 자체로부터 인식할 수 있는 이상뿐만 아니라 시체가 발견된 경위, 장소, 상황, 성별 등 제반 사정까지 고려하여야 한다. 따라서 변사한 것으로 의심되는 때란 반드시 범죄와 관련이 있어야 하는 것은 아니다.[501] 범죄로 인한 것인지 또는 아닌지가 명확하지 않은 경우에도 신고의무는 발생한다.[502] 의사가 사인에 범죄혐의가 없다고 판단하여도 부자연사의 의심이 있을 때에는 신고하여야 한다.[503] 부자연사란 사망진단서 또는 사체검안서 중의 사망의 종별항목에 기입되어 있는 외인사와 그 외의 미상인 경우 전부를 말한다. 법의학적으로 죽음의 종류(manner of death)는 내인사(natural death), 외인사(unnatural death) 및 불명(unknown)으로 분류한다고 한다. 내인사란 내적 원인에 의한 죽음으로서 자연사를 의미한다. 병사가 외인과 관련되어 있는 경우에는 내인사가 아니다. 외인사는 외적 원인에 의하여 죽음의 시기가 앞당겨진 경우로서 자살, 타살 및 사고사로 구분한다. 사망진단서의 서식에 의하면 사고사는 교통사고, 불의의 중독, 불의의 추락, 불의의 익사 및 불상(undetermined)으로 구분된다고 한다.

한편, 사망원인과 관계 없이 필요적 검증을 요하는 사건으로서 변사와 동일하게 처리하여야 할 것들도 있다. 즉, ① 공법상의 특별한 원인에 의하여 성립한 법률관계로서 소위 의문사의 우려가 있기 때문에 제3자적 위치에 있는 공적인 기관에 의하여 필요적 검증이 필요한 군대, 교도소, 강제입원된 병원 등에서 발생한 사망사건, ② 비록 사법적인 원인이지만 국가의 후견적인 기능을 필요로 하는 부분으로서 고아원, 기도원 등의 각종 수용시설, 입양아의 사망사건 및 ③ 사회적 합의에 의하여 시행할 수 있는 교통사고, 의료사고, 산업재해, 대량 재해에서의 사망사건이 그 예시로서 거론될 수 있다. ‘시체 검안’이라 함은 이미 사망한 시체를 검안하는 경우는 물론 위 법조의 규정 취지로 보아 치료하던 환자가 사망하여

501) 이상완(의료사범의 이론과 실태), 90쪽.
502) 주호노, “의료인의 의무(Ⅳ),” 1389쪽.
503) 이상완(의료사범의 이론과 실태), 91쪽.

사망의 진단을 하는 경우도 포함된다.[504)]

본조의 신고의무는, 예컨대 24시간 이내에 신고를 해야 한다든지 하는 규정이 없기 때문에 시간적 강제성은 요구되지 않고 있으나, 정당한 사유가 없는 한 발견 즉시 신고하는 것이 오해의 소지를 없애는 바람직한 방법이라고 할 수 있다.[505)] 소재지 경찰서란 원칙적으로 변사체 또는 사태를 검안한 지역의 관할경찰서를 말한다.

이에 관한 판례의 구체적 내용은 다음과 같다. 즉,

> ① 변사자라 함은 부자연한 사망으로서 그 사인이 분명하지 않는 자를 의미하고 그 사인이 명백한 것은 변사자라 할 수 없다.[506)] ② '변사의 의심'이란 사인에 관한 병리학적 관점에서 그러한 의심이 있는 것을 의미하는 것이 아니라 법의학적인 관점에서 의심이 있는 경우를 가리킨다고 해석되고 따라서 이를 판단함에 있어서는 사체 자체로부터 인식할 수 있는 이상뿐만 아니라 사체가 발견된 경위, 장소, 상황, 성별 등 제반 사정까지 고려하여야 한다.[507)]

(2) 주관적 구성요건

본죄는 고의범이기 때문에 본죄가 성립하기 위해서는 검안한 의사·치과의사·한의사 및 조산사가 시체에 변사의 의심이 있는 사실을 인식하고 있어야 한다. 또 본조는 벌칙규정이 있기 때문에 확장해석에 신중해야 하지만, 진료중에 사망한 환자라 하더라도 사인에 변사의 의심이 있는 때에는 신고하는 것이 타당하다.[508)] 진료중에 사망한 환자라 하더라도 진료중의 상병(傷病) 이외의 다른 원인으로 사망한 경우에는, 이미 언급한 바와 같이, 시체검안서를 작성해야 하기 때문이다.

3. 처 벌

의료법은 시체를 검안하여 변사의 의심이 있음에도 불구하고 신고하지 않은 의사·치과의사·한의사 및 조산사에 대하여는 500만원 이하의 벌금에 처하도록 규정하고 있다(의료법 제90조). 본래 수사에 대한 협력은 의무로서가 아니라 임의로 행하여

504) 대법원 2001.3.23. 선고 2000도4464 판결.
505) 주호노, "의료인의 의무(Ⅳ)," 1389쪽.
506) 대법원 2003.6.27. 선고 2003도1331 판결; 대법원 1970.2.24. 선고 69도2272 판결.
507) 대법원 2001.3.23. 선고 2000도4464 판결.
508) 주호노, "의료인의 의무(Ⅳ)," 1389쪽.

지는 것이 원칙이다. 그러나 의료인의 경우 전술한 바와 같이 변사체를 검안할 기회가 많기 때문에 벌금형이나마 형사처벌을 가하여 법적인 의무로 규정하고 있는 것이다.

XI. 기타의 의무

의료인의 의무에 대하여는 의료법이 주로 정하고 있으나, 다른 관련법률에서도 개별적으로 규정하고 있다. 참고적으로 의료인이 주의해야 할 의무에 관하여는 의료법상의 의무 이외에도 민사법상의 의무, 형사법상의 의무 및 기타 법률상의 의무로 나누어 개략해보기로 한다. 나아가 의료인과 밀접한 관련을 맺고 있는 보건의료인의 한 사람으로서 약사와 한약사의 권리와 의무에 관하여도 개관하기로 한다.

1. 의료법상의 의무

(1) 최선의 의료서비스 제공의무

의료인과 의료기관의 장은 의료의 질을 높이고 병원감염을 예방하며 의료기술을 발전시키는 등 환자에게 최선의 의료서비스를 제공하기 위하여 노력하여야 한다(의료법 제4조 제1항 참조). 의무의 주체는 의료인과 의료기관의 장이다. 의무의 내용은 의료의 질의 향상, 병원감염의 예방 및 의료기술의 발전 등 환자에게 최선의 의료서비스를 제공하기 위한 노력이다. 의무위반에 대한 처벌규정은 없다. 다만, 병원감염사고를 이유로 민형사상의 책임이 발생할 수 있다. 한편, 최선의 주의의무란 최선의 의료를 행할 주의의무를 말한다고 할 수 있다. 국제기준에 따르면 최선의 의료란 도달가능한 최고수준의 신체적 정신적 건강을 향유한다는 목적을 실현하기 위하여 필요한 의료를 말한다고 할 수 있다.[509]

(2) 각종의 신고 · 보고의무

의료인은 대통령령으로 정하는 바에 따라 최초로 면허를 받은 후부터 3년마다 그 실태와 취업상황 등을 보건복지부장관에게 신고하여야 한다(의료법 제25조 제1항). 보건복지

509) 국제인권규약(International Bill of Human Rights)의 경제적, 사회적 및 문화적 권리에 관한 국제규약(International Covenant on Economic, Social and Cultural Rights) 제12조 제1항 참조.

부장관은 보수교육을 이수하지 아니한 의료인에 대하여 신고를 반려할 수 있다(의료법 제25조 제2항). 보건복지부장관은 신고 수리 업무를 대통령령으로 정하는 바에 따라 관련 단체 등에 위탁할 수 있다(의료법 제25조 제3항). 보건복지부장관은 의료인이 신고를 하지 아니한 때에는 신고할 때까지 면허의 효력을 정지할 수 있다(의료법 제66조 제4항).

한편, 종전의 의료법은 '의료인이 사망한 때에는 그 상속인은 사망한 날로부터 30일 이내에 그 사실을 보건복지부장관에게 신고하여야 한다. 다만, 상속인이 없을 때에는 해당의료관계단체의 장이 이를 대행하여야 한다'는 규정을 두고 있었다(구 의료법 제23조 제2항). 그러나 그 후 2000년 1월 의료법의 개정으로 의료인의 사망에 관한 신고의무는 삭제된 바 있다.[510]

(3) 면허 대여 등의 금지의무

전술한 바와 같이 면허대여금지가 의료종사자들에게 보편적 의무로 규정되고 있다. 의료법은 의료인으로 하여금 면허를 다른 사람에게 대여하여서는 아니 되도록 금지하고 있다(의료법 제4조3 제1항). 나아가 의료법은 누구든지 의료인의 면허를 대여받아서는 아니 되며, 면허 대여를 알선하여서도 아니 되도록 금지하고 있다(의료법 제4조3 제2항). 면허대여금지규정은 2015년 개정의료법이 신설하였고,[511] 면허의 대여를 받거나 대여의 알선을 못하도록 금지하는 규정은 2020년 3월 개정의료법이 신설한 바 있다.[512] 이에 위반하여 면허를 대여한 경우 의료인의 면허는 취소될 수 있고(의료법 제65조 제1항 제4호), 면허를 대여한 사람에 대하여는 5년 이하의 징역이나 5천만원 이하의 벌금에 처하여진다(의료법 제87조의2 제2항 제1호). 면허를 대여받거나 면허 대여를 알선한 사람에 대하여도 5년 이하의 징역이나 5천만원 이하의 벌금에 처하여진다(의료법 제87조의2 제2항 제1호의 2).

의료기사법도 2020년 4월 의료기사 등으로 하여금 면허를 다른 사람에게 대여하지 못하도록 개정되었고(의료기사법 제9조 제3항), 누구든지 면허를 대여받아서는 안 되고 면허 대여를 알선하여서도 안 되도록 신설되었다(의료기사법 제9조 제4항).[513] 이에 위반하여 다른 사람에게 면허를 대여한 경우 면허가 취소될 수 있고(의료기사법 제21조 제1항 제3호). 또 이에 위반하여 다른 사람에게 면허를 대여한 사람에 대하여는 3년 이하의 징역 또는 3천만원 이하의 벌금에 처하여질 수 있고(의료기사법 제30조 제1항 제2호), 면허를 대여받거나 면허 대여를 알선한

510) 의료법 2000.1.12. 일부개정 법률 제6157호 2000.7.13. 시행.
511) 의료법 2015.12.29. 일부개정 법률 제13658호 2017.1.1. 시행.
512) 의료법 2020.3.4. 일부개정 법률 제17069호 2020.9.5. 시행.
513) 의료기사법 2020.4.7. 일부개정 법률 제17211호 2020.7.8. 시행.

사람에 대하여도 동일하게 3년 이하의 징역 또는 3천만원 이하의 벌금에 처하여질 수 있다(의료기사법 제30조 제1항 제2호의2).

한편 정신건강복지법도 2019년 4월 개정을 통하여 다음의 규정을 신설하였다.[514] 정신건강전문요원은 다른 사람에게 자기의 명의를 사용하여 정신건강전문요원의 업무를 수행하게 하거나 정신건강전문요원 자격증을 빌려주어서는 아니된다(정신건강복지법 제17조 제5항). 이에 위반하여 다른 사람에게 자기의 명의를 사용하여 정신건강전문요원의 업무를 수행하게 하거나 정신건강전문요원 자격증을 빌려준 사람에 대하여는 그 자격이 취소되거나 6개월 이내의 기간을 정하여 자격의 정지가 명하여질 수 있고(정신건강복지법 제17조 제7항), 1년 이하의 징역 또는 1천만원 이하의 벌금에 처하여진다(정신건강복지법 제86조 제1호). 누구든지 정신건강전문요원 자격을 취득하지 아니하고 그 명의를 사용하거나 자격증을 대여받아서는 아니 되며, 명의의 사용이나 자격증의 대여를 알선하여서도 아니 된다(정신건강복지법 제17조 제6항). 이에 위반하여 정신건강전문요원의 명의를 사용하거나 그 자격증을 대여받은 사람 또는 정신건강전문요원의 명의의 사용이나 자격증의 대여를 알선한 사람은 1년 이하의 징역 또는 1천만원 이하의 벌금에 처한다(정신건강복지법 제86조 제1호의2, 제1호의3).

(4) 태아의 성감별행위 등의 금지

1) 의 의

의료법은 "의료인은 태아성감별을 목적으로 임부를 진찰하거나 검사하여서는 아니 되며, 같은 목적을 위한 다른 사람의 행위를 도와서도 아니 된다"고 규정하고 있다(의료법 제20조 제1항). 또 의료법은 "의료인은 임신 32주 이전에 태아나 임부를 진찰하거나 검사하면서 알게 된 태아의 성(性)을 임부, 임부의 가족, 그 밖의 다른 사람이 알게 하여서는 아니 된다"고 규정하고 있다(의료법 제20조 제2항). 본조의 의료인에는 간호조무사도 포함되고 있다(의료법 제80조의3).

본조의 입법취지는 남아선호사상에 경도되어 태아의 생명을 침해하는 낙태행위가 성행하는 현실을 형법에 의한 낙태행위의 처벌만으로 교정하는 것이 사실상 불가능함에 따라 낙태행위의 전제가 되는 태아의 성별 여부를 임부 또는 그 가족들이 알지 못하게 함으로써 궁극적으로 태아의 생명을 보호하고 적정한 남녀성비를 유도하는 데 있다.[515] 태아의 성에 대한 감별은 본래 의료기술의 발달에 힘입

514) 정신건강복지법 2019.4.23. 일부개정 법률 제16377호 2019.10.24. 시행.

어 임신중 태아에 대한 유전성 질병이나 기형 등 건강상태의 이상 유무를 확인하기 위한 목적으로 개발된 태아 진단방법이다. 그런데 1980년대 들어 고도의 경제성장과 더불어 출산 자녀수가 줄어들게 된 데다가 의료기술의 발달로 태아의 성에 대한 감별이 가능하게 되자, 이것이 우리 사회에 존재하던 남아선호사상과 결부되어 태아의 성을 선별하여 출산하는 경향을 부추기게 되었고, 그 결과 남녀간의 성비에 심한 불균형이 초래되었다. 태아의 성에 대한 감별이 당초의 목적과는 달리 여아에 대한 낙태를 조장하는 결과를 초래함으로써 인간생명의 존엄성을 위협하고 인구의 성비에 심각한 불균형을 불러오게 된 것이다. 이에 태아의 성 감별 및 고지 자체에 낙태의 개연성이 내포되어 있는 것으로 간주하고, 성별에 따른 낙태의 예방 및 그 근절을 위하여 '태아 또는 임부에 대한 진찰, 검사 과정에서 알게 된 태아의 성별을 고지하는 행위'를 금지하기에 이르렀다.[516] 남아선호사상이 만연했던 우리 사회현실에서 낙태가 명백한 범죄행위임에도 불구하고 태아의 성 감별을 통한 여아 낙태가 공공연하게 이루어지자, 태아의 생명과 임부의 건강을 보호하고 성비의 불균형을 막기 위하여 1987년 의료법 개정시에 의료인에 의한 태아의 성별고지행위를 전면적으로 금지하게 된 것이다.[517]

그러나 의료법은 낙태가 의학적으로 어려운 임신 후반기까지 이를 전면적으로 금지하는 것은 의료인의 직업수행의 자유와 부모의 태아성별 정보에 대한 접근을 방해받지 아니할 권리를 침해한다는 헌법재판소의 헌법불합치결정취지에[518] 따라 의료인이 태아나 임부를 진찰하거나 검사하면서 알게 된 태아의 성별을 고지할 수 있도록 허용하되, 태아의 성별을 이유로 하는 낙태로부터 태아의 생명권을 보호하기 위하여 임신 후반기인 32주 후부터 태아성별고지가 가능하도록 개정한 바 있다.[519] 또 낙태의 방지는 의료법의 임무라기보다는 형법의 그것에 속한다고 해야 한다. 본조의 입법취지에 비추어 볼 때 낙태의 가능성이 없는 성감별행위 등에 대하여는 처벌의 필요성이 존재하지 않거나 감소된다고 하는 것이 타당하고, 성별에 따른 유전적 질환의 발생여부가 문제되는 경우 태아의 성별에 대한 고지는 위법성이 조각된다고 해야 한다. 그리고 출산준비 등을 위해서도 태아의 성별을 사전에 알아야 할 필요성은 존중되어야 한다고 생각한다.[520]

---

515) 대법원 2002.10.25. 선고 2002두4822 판결.
516) 헌법재판소 2008.7.31. 선고 2005헌바90 결정.
517) 의료법 1987.11.28. 일부개정 법률 제3948호.
518) 헌법재판소 2008.7.31. 선고 2004헌마1010, 2005헌바90(병합) 결정.
519) 의료법 2009.12.31. 일부개정 법률 제9906호. 제·개정이유서 참조.

2) 내 용

의료인은 태아 성 감별을 목적으로 임부를 진찰하거나 검사하여서는 아니 되며, 같은 목적을 위한 다른 사람의 행위를 도와서도 아니 된다(의료법 제20조 제1항). 의료인은 임신 32주 이전에 태아나 임부를 진찰하거나 검사하면서 알게 된 태아의 성(性)을 임부, 임부의 가족, 그 밖의 다른 사람이 알게 하여서는 아니 된다(의료법 제20조 제2항). 의료법은 의료인이 태아의 성감별을 목적으로 한 임부의 진찰 또는 검사행위 내지 같은 목적을 위한 다른 사람의 행위를 돕는 것을 금지하고 있다. 뿐만 아니라 의료법은 진찰 또는 검사를 통해서 알게 된 태아의 성별을 임신 32주 이전에는 누설하는 행위도 금지하고 있다. 성감별행위는 예컨대, '아들입니다' 내지 '딸입니다'라는 표현 이외에도 태아의 성별을 충분히 알 수 있는 '첫 애(딸)와 똑같네요', '(고추가) 안 보이네요', '원하는 대로 되겠느냐'는 등의 은유적이고 간접적인 표현도 포함한다.[521)]

3) 처 벌

본조에 위반한 자에 대하여는 1년의 범위에서 면허자격이 정지될 수 있다(의료법 제66조 제1항 제4호). 또 본조에 위반한 자에 대하는 2년 이하의 징역이나 2천만원 이하의 벌금에 처한다(의료법 제88조의2 제1호).

의료법은 이 규정의 신설 당시에 의료인의 위반행위에 대한 형사처벌 규정을 별도로 두지 않았었다. 그러나 성별 고지 금지 위반에 대해 면허를 정지하거나 취소하는 것만으로는 그 실효성을 담보하기 어렵다고 보고 1994년 형사처벌규정을 도입하였던 것이다.[522)]

(5) 영리목적 환자 유인 등의 금지

1) 의 의

의료법은 누구든지 본인부담금을 면제하거나 할인하는 행위, 금품 등을 제공하거나 불특정 다수인에게 교통편의를 제공하는 행위 등 영리를 목적으로 환자를 의료기관이나 의료인에게 소개・알선・유인하는 행위 및 이를 사주하는 행위를 하여서는 아니 된다고 규정하고 있다(의료법 제27조 제3항 본문). 이와 같이 의료법은 의료인 또는

---

520) 주호노, "의료인의 의무(Ⅳ)," 1391쪽.

521) 주호노, "의료인의 의무(Ⅳ)," 1390쪽.

522) 의료법 1994.1.7. 일부개정 법률 제4732호.

의료기관 개설자가 아닌 자의 환자 유인행위 등을 금지함은 물론 의료인 또는 의료기관 개설자의 환자 유인행위나 그 사주행위까지도 금지하고 있다. 이는 영리추구로 인한 의료의 왜곡을 방지하기 위한 조치이다.[523]

2) 내 용

① 금지되는 행위

의료법은 본인부담금을 면제하거나 할인하는 행위, 금품 등을 제공하거나 불특정 다수인에게 교통편의를 제공하는 행위 등 영리를 목적으로 환자를 의료기관이나 의료인에게 소개·알선·유인하는 행위 및 이를 사주하는 행위를 금지하고 있다(의료법 제27조 제3항 본문). 주체에는 제한이 없다. 누구든지 이 죄를 범할 수 있다. 의료인 또는 의료기관개설자는 물론 의료인 또는 의료기관개설자가 아닌 자, 예컨대 의료기관 종사자, 일반인도 포함된다. 여기서 '소개·알선'이라고 함은 환자와 특정 의료기관 또는 의료인 사이에서 치료위임계약의 성립을 중개하거나 편의를 도모하는 행위를 말한다.[524] '알선'이란 일정한 사항에 관하여 어떤 사람과 그 상대방의 사이에 서서 중개하거나 편의를 도모하는 것을 의미한다.[525] '유인'이라 함은 기망 또는 유혹을 수단으로 환자로 하여금 특정 의료기관 또는 의료인과 치료위임계약을 체결하도록 유도하는 행위를 말한다.[526] '이를 사주하는 행위'라고 함은 타인으로 하여금 영리를 목적으로 환자를 특정 의료기관 또는 의료인에게 소개·알선·유인할 것을 결의하도록 유혹하는 행위를 말한다.[527] 어떠한 행위가 사주행위에 해당하는가의 판단은 일반인을 기준으로 당해 행위의 결과 영리를 목적으로 환자를 특정 의료기관 또는 의료인에게 소개·알선·유인할 것을 결의하도록 할 정도의 행위인지의 여부에 의하여야 한다.[528] 사주행위가 범죄행위를 교사하는 행위와 유사하나 이를 별개의 구성요건으로 규정하고 있는 이상 당해 행위가 일반인을 기준으로 영리를 목적으로 환자를 의료기관에 소개·알선·유인할 것을 결의하도록 할 정도의 행위이기만 하면 범죄가 성립하고, 그 결과 사주받은 자가 실제로 소

---

523) 대한의사협회, 『의료법원론』, 137쪽; 이상완(의료사범의 이론과 실태), 101쪽.

524) 대법원 2019.4.25. 선고 2018도20928 판결; 대법원 2004.10.27. 선고 2004도5724 판결; 대법원 1998.5.29. 선고 97도1126 판결.

525) 대법원 2014.10.30. 선고 2012도12394 판결; 대법원 2014.6.26. 선고 2011도3106 판결; 대법원 2013.9.12. 선고 2013도6570 판결 등.

526) 대법원 2019.4.25. 선고 2018도20928 판결; 대법원 2005.4.15. 선고 2003도2780 판결; 대법원 2004.10.27. 선고 2004도5724 판결; 대법원 1998.5.29. 선고 97도1126 판결.

527) 대법원 2004.10.27. 선고 2004도5724 판결; 대법원 1998.5.29. 선고 97도1126 판결.

528) 대법원 1998.5.29. 선고 97도1126 판결.

개 · 알선 · 유인행위를 결의하였거나 실제로 소개 · 알선 · 유인행위를 행할 것까지 요구되는 것은 아니다.[529] 또 영리목적으로 환자를 유인하는 사람과 경제적 이익의 귀속주체나 경영의 주체가 반드시 일치해야 하는 것도 아니다.

금지되는 행위에 관한 판례의 구체적 내용은 다음과 같다. 즉,

① 인터넷 성형쇼핑몰 형태의 통신판매 사이트를 운영하는 피고인 갑 주식회사의 공동대표이사인 피고인 을, 병이 의사인 피고인 정과 약정을 맺고, 위 사이트를 통하여 환자들에게 피고인 정이 운영하는 무 의원 등에서 시행하는 시술상품 쿠폰을 구매하게 하는 방식으로 무 의원 등에 환자들을 소개 · 알선 · 유인하고 그에 대한 대가로 시술쿠폰을 이용하여 시술받은 환자가 지급한 진료비 중 15~20%를 수수료로 무 의원 등으로부터 받아 영리를 목적으로 환자를 병원에 소개 · 알선 · 유인하는 행위를 하였고, 피고인 정은 피고인 을, 병이 위와 같이 영리를 목적으로 환자를 의원에 소개 · 알선 · 유인하는 행위를 사주하였다고 하여 의료법 위반으로 기소된 사안에서, 피고인 을, 병이 환자와 의료인 사이의 진료계약 체결의 중개행위를 하고 그 대가로 수수료를 지급받는 등 단순히 의료행위, 의료기관 및 의료인 등에 대한 정보를 소비자에게 나타내거나 알리는 의료법 제56조에서 정한 의료광고의 범위를 넘어 의료법 제27조 제3항 본문의 영리를 목적으로 환자를 의료기관 또는 의료인에게 소개 · 알선하는 행위를 하였다고 보아 공소사실을 유죄로 인정한 원심판단이 정당하다고 한 사례이다.[530] ② 구 의료법(2016.12.20. 법률 제14438호로 개정되기 전의 것) 제27조 제3항 본문은 '누구든지 국민건강보험법이나 의료급여법에 따른 본인부담금을 면제하거나 할인하는 행위, 금품 등을 제공하거나 불특정 다수인에게 교통편의를 제공하는 행위 등 영리를 목적으로 환자를 의료기관이나 의료인에게 소개 · 알선 · 유인하는 행위 및 이를 사주하는 행위를 하여서는 아니 된다'고 정하고 있다(현행법도 표현만 다를 뿐 동일하게 정하고 있다). 여기에서 '영리의 목적'은 널리 경제적인 이익을 취득할 목적을 말하는 것으로서 영리목적으로 환자를 유인하는 사람이 반드시 경제적인 이익의 귀속자나 경영의 주체와 일치하여야 할 필요는 없고, '불특정'은 행위 시에 상대방이 구체적으로 특정되어 있지 않다는 의미가 아니라 상대방이 특수한 관계로 한정된 범위에 속하는 사람이 아니라는 것을 의미한다.[531] ③ 산부인과 의사가 자신이 개설한 인터넷 홈페이지의 상담게시판을 이용하여 낙태 관련 상담을 하면서 합법적인 인공임신중절수술이 허용되는 경우가 아님에도 낙태시술을 해줄 수 있다고 약속하면서 자신의 병원을 방문하도록 권유하고 안내한 행위는 '유인'에 해당한다고 볼 수 있다.[532] ④ 의료기관 · 의료인이 스스로 자신

529) 대법원 1998.5.29. 선고 97도1126 판결.
530) 대법원 2019.4.25. 선고 2018도20928 판결.
531) 대법원 2017.8.18. 선고 2017도7134 판결.

에게 환자를 유치하는 행위는 그 과정에서 환자 또는 행위자에게 금품이 제공되거나 의료시장의 질서를 근본적으로 해하는 등의 특별한 사정이 없는 한 환자의 '유인'이라 할 수 없고, 그 행위가 의료인이 아닌 직원을 통하여 이루어졌더라도 환자의 '소개·알선' 또는 그 '사주'에 해당하지 아니한다.[533] ⑤ 소개라 함은 환자와 특정 의료기관 또는 의료인 사이에서 두 편이 서로 알게 되어 치료위임계약이 성립되도록 관계를 맺어주는 행위를 말하는 것이므로, 환자측과는 아무런 접촉도 없는 상태에서 특정 의료기관 등에게 응급치료를 요하는 환자의 발생사실과 그 환자가 있는 장소를 알려주고 그 결과 특정 의료기관에서 출동한 구급차로 그 환자를 후송하여 치료를 개시함으로써 치료위임계약이 성립되었다고 하더라도 위와 같은 환자의 발생사실과 그 환자가 있는 장소를 알려준 행위를 일컬어 환자를 특정 의료기관 등에 소개한 것이라고 할 수는 없다.[534] ⑥ 의료기관 또는 의료인이 자신에게 환자를 소개·알선 또는 유인한 자에게 법률상 의무 없이 사례비, 수고비, 세탁비, 청소비, 응급치료비 기타 어떠한 명목으로든 돈을 지급하면서 앞으로도 환자를 데리고 오면 돈을 지급하겠다는 태도를 취하였다면 일반인을 기준으로 볼 때 장차 돈을 받기 위하여 그 의료기관 또는 의료인에게 환자를 소개·알선 또는 유인할 것을 결의하게 하기에 충분하다고 할 것이므로 이와 같이 의료기관 또는 의료인이 돈을 지급하는 행위는 의료법이 금지하고 있는 사주행위에 해당한다고 할 것이고, 그러한 사주행위가 현재 의료업계에서 널리 행해지고 있다거나 관행이라는 등의 이유로 정당화 될 수 없다.[535]

② 허용되는 행위

의료법은 일정한 경우 영리목적의 유인행위 등을 허용하고 있다. 즉, ① 환자의 경제적 사정 등을 이유로 개별적으로 관할 시장·군수·구청장의 사전승인을 받아 환자를 유치하는 행위와 ② 국민건강보험법에 따른 가입자나 피부양자가 아닌 외국인(보건복지부령으로 정하는 바에 따라 국내에 거주하는 외국인은 제외한다)환자를 유치하기 위한 행위의 경우에는 본인부담금을 면제하거나 할인하는 행위, 금품 등을 제공하거나 불특정 다수인에게 교통편의를 제공하는 행위 등 영리를 목적으로 환자를 의료기관이나 의료인에게 소개·알선·유인하는 행위 및 이를 사주하는 행위를 허용하고 있다(의료법 제27조 제3항 단서). 그럼에도 불구하고 보험업법에 따른 보험회사, 상호회사, 보험설계사, 보험대리점 또는 보험중개사에게는 외국인환자를 유치하기 위한 행위가 여전히 금지되고 있다(의료법 제27조 제4항).

---

532) 대법원 2005.4.15. 선고 2003도2780 판결.
533) 대법원 2004.10.27. 선고 2004도5724 판결.
534) 대법원 1999.6.22. 선고 99도803 판결.
535) 대법원 1998.5.29. 선고 97도1126 판결.

이는 의료서비스에 대한 국가 간 경쟁이 치열해지고 있는 상황에서 외국인환자의 유치를 허용하기 위해 2009년 개정된 의료법이 신설한 규정이다.[536] 개정 의료법은 보건복지가족부장관에게 등록한 의료기관 및 외국인환자 유치업자에게 국내에 거주하지 아니하는 외국인환자에 대한 유치활동을 허용하되, 보험업법에 따른 보험회사 등은 유치활동을 할 수 없도록 제한하고 있는 것이다.[537] 개정 의료법은 또한 외국인환자에 대한 유치행위를 허용함으로써 의료기관의 자율성과 의료서비스의 경쟁력을 높일 수 있을 것으로 기대하고 있다.[538]

3) 처 벌

영리목적으로 환자의 유인 등의 금지의무에 위반한 자에 대하여는 3년 이하의 징역이나 3천만원 이하의 벌금에 처한다(의료법 제88조 제1호).

(6) 부당한 경제적 이익 등의 취득금지의무

1) 입법취지

의료법은 소위 의료인과 제약회사 사이의 '리베이트'를 근절시키기 위하여 2010년 5월 개정되었다.[539] 의료인이 의약품·의료기기의 채택, 처방 등과 관련하여 부당한 경제적 이익을 제공받는 경우 형법이나 독점규제 및 공정거래에 관한 법률에 따라 처벌이 가능하나, 형법상 배임수재죄는 의료기관 개설자에게는 적용되지 않고, 수뢰죄는 공무원 신분이 아닌 민간의료기관 종사자는 적용되지 않으며, 독점규제 및 공정거래에 관한 법률상 불공정거래행위는 이익 제공 강요가 입증되어야 처벌이 가능하기 때문에 의약품 및 의료기기 채택·처방 등과 관련하여 부당한 경제적 이익을 제공받는 것을 처벌하는데 한계가 있었다.

개정된 의료법은 의료인이나 의료기관 개설자 등이 의약품·의료기기의 채택, 처방·사용유도 등 판매촉진을 목적으로 제공되는 금전, 물품, 편익 등을 제공받는 경우 형사처벌을 할 수 있도록 의료법에 벌칙규정을 마련함으로써 형법 등의 적용을 받지 아니하는 경우도 처벌이 가능하도록 한 것이다.[540] 아울러 부당하게 제공받은 경제적 이익 등을 몰수 또는 추징하도록 하고, 1년 이내의 범위에서 자

536) 의료법 2009.1.30. 일부개정 법률 제9386호.
537) 의료법 2009.1.30. 일부개정 법률 제9386호. 제·개정 이유서 참조.
538) 의료법 2009.1.30. 일부개정 법률 제9386호. 제·개정 이유서 참조.
539) 의료법 2010.5.27. 일부개정 법률 제10325호.
540) 의료법 2010.5.27. 일부개정 법률 제10325호. 제·개정이유서 참조.

격정지를 할 수 있도록 규정함으로써 의약품 및 의료기기 채택·처방 등과 관련하여 부당한 경제적 이익 등을 주고 받는 것을 근절하려는 것이 그 입법취지이다.[541)]

2) 내 용

의료법은 '의료인, 의료기관 개설자(법인의 대표자, 이사, 그 밖에 이에 종사하는 자를 포함한다) 및 의료기관 종사자는 의약품공급자로부터 의약품 채택·처방유도·거래유지 등 판매촉진을 목적으로 제공되는 금전, 물품, 편익, 노무, 향응, 그 밖의 경제적 이익(이하 경제적 이익 등)을 받거나 의료기관으로 하여금 받게 하여서는 아니 된다'고 규정하여 소위 리베이트를 원칙적으로 금지하고 있다(의료법 제23조의5 제1항 본문). 다만, 의료법은 '견본품 제공, 학술대회 지원, 임상시험 지원, 제품설명회, 대금결제조건에 따른 비용할인, 시판 후 조사 등의 행위(견본품 제공 등의 행위)로서 보건복지부령으로 정하는 범위 안의 경제적 이익 등인 경우에는 그러하지 아니하다'고 규정하여 예외를 인정하고 있다(의료법 제23조의5 제1항 단서).

또 의료법은 '의료인, 의료기관 개설자 및 의료기관 종사자는 의료기기 제조업자, 의료기기 수입업자, 의료기기 판매업자 또는 임대업자로부터 의료기기 채택·사용유도·거래유지 등 판매촉진을 목적으로 제공되는 경제적 이익등을 받거나 의료기관으로 하여금 받게 하여서는 아니 된다'고 규정하여 소위 리베이트를 원칙적으로 금지하고 있다(의료법 제23조의5 제2항 본문). 다만, 의료법은 '견본품 제공등의 행위로서 보건복지부령으로 정하는 범위 안의 경제적 이익 등인 경우에는 그러하지 아니하다'고 규정하여 예외를 인정하고 있다(의료법 제23조의5 제2항 단서).

3) 처 벌

본조에 위반하여 경제적 이익 등을 제공받은 의료인에 대하여는 1년의 범위에서 면허자격을 정지시킬 수 있다(의료법 제66조 제1항 제9호). 또 본조에 위반한 자에 대하여는 3년 이하의 징역이나 3천만원 이하의 벌금에 처하고, 이 경우 취득한 경제적 이익등은 몰수하고, 몰수할 수 없을 때에는 그 가액을 추징한다(의료법 제88조 제2호).

(7) 명찰패용의무

의료법은 2016년 5월 개정을 통하여 의료인 등에게 명찰패용의무를 부과하고 있다.[542)] 환자가 의료인의 신분을 쉽게 확인할 수 있도록 하여 의료인이 아닌 자

---

541) 의료법 2010.5.27. 일부개정 법률 제10325호. 제·개정이유서 참조.

542) 의료법 2016.5.29. 일부개정 법률 제14220호 2016.5.29. 시행.

를 의료인으로 오인하지 않도록 하고 보건의료인에 대한 신뢰를 강화하기 위하여 신설된 규정이다.

의료법은 후술하는 바와 같이 의료기관의 장으로 하여금 환자와 보호자가 의료행위를 하는 사람의 신분을 알 수 있도록 의료인, 의학치과의학한방의학 또는 간호학을 전공하는 학교의 학생으로서 의료행위를 하는 학생(의료법 제27조 제1항 제3호), 간호조무사 및 의료기사에게 의료기관 내에서 대통령령으로 정하는 바에 따라 명찰을 달도록 지시·감독하도록 규정하고 있다(의료법 제4조 제5항 본문). 이에 따라 의료인 등은 소위 명찰패용 의무를 지게 된다고 할 수 있다. 이에 위반한 경우에는 시정하도록 명할 수 있고(의료법 제63조), 시정명령을 따르지 아니한 사람에 대하여는 100만원 이하의 과태료를 부과한다(의료법 제92조 제3항 제8호). 다만, 응급의료상황, 수술실 내인 경우, 의료행위를 하지 아니할 때, 그 밖에 대통령령으로 정하는 경우에는 이에 대한 예외로서 명찰을 달지 아니하도록 할 수 있다(의료법 제4조 제5항 단서).

(8) 일회용 의료기기 재사용금지의무

의료법은 감염사고를 예방하기 위하여 일회용 의료기기의 재사용을 엄격하게 금지하고 있다. 의료법은 "의료인은 일회용 의료기기(한 번 사용할 목적으로 제작되거나 한 번의 의료행위에서 한 환자에게 사용하여야 하는 의료기기로서 보건복지부령으로 정하는 의료기기를 말한다)를 한 번 사용한 후 다시 사용하여서는 아니 된다"고 명문으로 규정하고 있다(의료법 제4조 제6항). 이에 관하여 자세한 것은 후술한다.[543]

(9) 무면허의료행위 교사금지의무

의료법은 "누구든지 의료인이 아닌 자에게 의료행위를 하게 하거나 의료인에게 면허 사항 외의 의료행위를 하게 하여서는 아니 된다"고 하여 무면허의료행위 교사 금지의무에 대하여 명문으로 규정하고 있다(의료법 제27조 제5항).

이 규정은 2019년 4월 신설 당시 무면허의료행위 교사 금지의무의 주체를 의료인, 의료기관 개설자 및 종사자에 한정하고 있었으나, 2020년 12월 개정에 의하여 삭제되었다. 이로써 무면허의료행위 교사금지의무는 의료인 외에도 환자를 포함하여 누구든지 이 의무의 주체에 해당되게 되었다. 신분범에서 비신분범으로 변경된 것이다. 이에 관하여는 다시 후술한다.[544]

---

543) 제3편 시설론, 제3장 의료시설의 운영 참조.

544) 제4편 행위론, 제1장 의료행위론, 제2절 의료행위에 있어서의 면허제도 참조.

2. 민사법상의 의무

(1) 서 언

의료인의 의무는 행정주체로서의 국가에 대하여 부담하는 공법상(公法上)의 의무와 일반사인, 즉 환자에 대하여 부담하는 사법상(私法上)의 의무로 나누어 볼 수 있다. 공법상의 의무는 반드시 법률의 규정에 의하여 발생하는 것임에 반하여, 사법상의 그것은 법률의 규정에 의하여 영향을 받는 것도 있지만 주로 사인(私人) 간의 계약에 의하여 발생하는 것이다. 따라서 의료인의 사법상의 의무는 대부분 계약상의 의무라고 할 수 있다. 이에 위반한 경우 의료인은 환자에 대한 손해배상책임을 피할 수 없게 된다. 계약에 수반하여 발생하는 주요한 의료인의 의무에 대하여 다음과 같이 살펴보고자 한다.

(2) 진료의무

일반적으로 진료계약을 위임계약이나 준위임계약으로 본다면, 이에 수반하여 의료인에게는 '선량한 관리자의 주의로써 위임사무를 처리하여야' 할 의무가 발생한다(민법 제681조). 계약상 적정한 의료(sachgerechte Behandlung)를 행하여야 할 의무가 발생하는 것이다. 의료의 적정성은 전문가인 의료인에게 일정수준 이상의 진료를 행할 것을 요구한다. 선량한 의료인의 주의의무의 수준, 이것이 기준이 될 수 있다. 이 수준은 의학의 학문으로서 이론적 수준(의학수준)이 아니라 임상현장에서의 실천적 수준(임상수준)을 말한다. 임상수준은 개개의 의료인에게 실천가능하기 위해서는 그 의료인이 놓여진 상황에 따라 달라질 수 있다.

진료의무의 수준은 의학과 의술의 발달에 따라 상승하지 않을 수 없다. 의료인은 진료 당시의 의료수준에 상응한 진료를 하여야 하므로 새로운 의학지식과 의료기술의 습득을 위하여 노력하지 않으면 안 된다. 의료인에게 의료수준에 부합하도록 지속적으로 연찬(Weiterbildung)할 의무가 발생하는 근거를 이해할 수 있다. 임상의에게 요구되는 주의의무의 수준은 전문성, 환자의 긴급도, 진료환경 등을 종합하여 동일한 조건에 있는 평균적 의료인을 기준으로 판단하지 않으면 안 된다. 진료가 무상이든 유상이든 주의의무의 수준에는 영향을 미치지 않는다.

진료계약에 근거하여 의료인은 진료행위를 직접 행하지 않으면 안 된다(민법 제681조 참조). 진료보조자를 이용하는 경우 그 보조자의 과실에 대해서도 의료인은 책임지지 않으면 안 된다. 다만, 환자의 동의가 있는 경우 다른 의사에 의한 진료도 가능하나, 이 경우 전임의료인은 후임의료인의 선정에 대하여 원칙적으로 책임을 져야 한다. 검사와 치료에 필요한 인적 자원이나 물적 자원이 충분하지 않은 경우 의료인은 환자를 적절한 다른 병원으로 전원을 권고하거나 전원을 시켜야 한다.

(3) 설명의무

적정진료를 행할 의무 외에 계약으로부터 발생하는 의료인의 의무로서는 설명의무를 거론하지 않을 수 없다. 이는 환자의 승낙권의 전제로서의 동의를 위한 설명이나 진료를 위한 설명으로서의 요양방법의 지도와는 별개로서 진료의 내용과 그 결과에 대하여 보고하여야 할 의무를 의미한다(민법 제683조 참조).

(4) 조직편성의무

의료기관의 개설자는 환자에게 최적의 진료를 보장할 수 있도록 인적·물적 설비를 조직하여야 한다. 이러한 의무를 조직편성의무라고 한다. 판례는 비상연락체계가 잘 가동되지 않은 경우, 정신과 병동의 경비체계가 잘 갖추어져 있지 않은 경우, 주말에 회진 투약지시 등이 제대로 이루어지지 않은 경우 등에서 의료인측에 손해배상책임을 인정한 바 있다.

(5) 안전관리의무

의료기관의 개설자는 의료기기나 의료시설로부터 환자에게 피해가 발생하지 않도록 할 의무가 있다(민법 제758조 참조). 사고위험이 따르는 의료시설의 설치자 또는 관리자로서 환자를 위하여 의료시설 내에서 사고가 발생하지 않도록 안전을 도모하지 않으면 안 된다. 이러한 안전관리의무에 위반하여 환자에게 손해가 발생한 경우에는 의료기관의 개설자는 그 손해를 배상하지 않으면 안 된다.

3. 형사법상의 의무

(1) 서 언

형사법상 의료인에게 요구되는 의무로서는, 이미 살펴본 바와 같이, 비밀누설금지의 의무(형법 제317조), 허위기재금지의 의무(형법 제233조, 제227조) 이외에도 아래와 같은 의무를 열거할 수 있다.

(2) 증인과 감정인

의료인은 진료와 관련하여 증인이나 감정인으로서 법원으로부터 소환을 받을 수 있다. 증인과 감정인은 법적 지위 등에 있어서는 차이가 있지만, 인적 증거방법이라는 점에서는 공통되고 있다.

1) 증 인

① 증인의 의의

증인(證人)이란 과거에 경험한 사실을 법원에 보고할 것을 명령받은 제3자라는 점에서 수사기관에 대하여 진술하는 참고인과 구별되며, 특별한 지식·경험을 가진 제3자가 그의 전문적 지식에 근거하여 구체적 사실에 대한 판단의 결과를 보고하는 감정인과도 구별된다. 다만, 특별한 지식·경험에 의하여 지득하게 된 과거의 사실을 진술하는 감정증인은 증인에 속한다(형소법 제179조). 증인과 감정인의 본질적인 차이는 증인은 비대체적(非代替的)임에 반하여, 감정인은 대체(代替)할 수 있다는 점에 있다(통설). 따라서 증인의 불출석에 대하여는 구인(拘引)이라는 강제수단이 규정되어 있지만(형소법 제152조, 민소법 제312조), 감정인은 구인하지 못하도록 되어 있다(형소법 제177조, 민소법 제333조 단서). 한편, 감정증인의 경우에는 증인신문절차에 의해서 신문해야 하므로 불출석하는 경우 구인을 할 수 있게 된다(형소법 제152조, 민소법 제312조).

② 증인의 의무

증인에게는 출석, 선서 및 증언의 의무가 인정된다. 출석한 증인은 신문전에 선서하여야 할 의무가 있다(형소법 제156조, 민소법 제319조). 선서란 증인 또는 감정인이 법원에 대하여 양심에 따라 숨김과 보탬이 없이 사실 그대로 말하고 만일 거짓말이 있으면 위증의 벌을 받을 것을 맹세하는 것을 말한다(형소법 제157조 제2항 참조). 증인은 신문받은 사항에 대하여 증언할 의무가 있다. 정당한 이유없이 선서나 증언을 거부한 때에는 결정으로 형사소송의 경우에는 50만원 이하의 과태료, 민사소송에서는 500만원 이하의 과태료에 처하여질 수 있다(형소법 제161조 제1항, 민소법 제318조). 정당한 이유란 증언거부권이나 증인거부권이 있는 경우를 말한다. 증인은 근친자가 형사소추를 받거나 유죄의 판결을 받을 우려가 있는 경우에는 증언거부권을 가지고(형소법 제148조), 특히 의료인 또는 의료인이었던 자에게는 그 업무상 위탁을 받은 관계로 알게 된 사실로서 타인의 비밀에 관한 것에 대하여 증언거부권이 인정되고 있다(형소법 제149조). 공무원 또는 공무원이었던 자가 직무상 알게 된 공무상 비밀에 대하여는 증인거부권이 인정되고 있다(형소법 제147조).

이는 민사소송에 있어서도 대체로 동일하다(민소법 제314조, 제315조). 그러나 증언을 거부하는 자는 거부사유를 소명하도록 되어 있다(형소법 제150조, 민소법 제316조). 한편, 소환받은 증인은 법률이 규정하는 바에 따라 여비, 일당과 숙박료를 청구할 수 있다. 다만 정당한 사유 없이 선서 또는 증언을 거부한 자는 예외로 한다(형소법 제168조).

2) 감정인

① 감정인의 의의

감정(鑑定)이라 함은 법원의 판단능력을 보충하기 위하여 특별한 학식 · 경험을 갖는 자로부터 그 전문적 지식 또는 그 지식을 구체적 사실에 적용하여 얻은 판단을 획득할 것을 목적으로 하는 증거조사이다.[545] 감정인(鑑定人)이란 전문적 지식 또는 그 지식을 구체적 사실에 적용하여 얻은 판단을 법원에 보고하는 제3자를 말한다. 감정인에 의하여 보고된 법규에 관한 지식 또는 경험칙, 혹은 경험칙을 구체적 사실에 적용하여 얻은 사실에 관해서의 판단 · 의견을 감정의견 또는 감정결과라고 한다. 법원은 감정결과에 기속되는 것은 아니다.[546]

② 감정인의 의무

증인에 관한 규정은 구인에 관한 규정을 제외하고는 감정에 관하여 준용한다(형소법 제177조, 민소법 제333조).

(3) 위증죄

위증죄(僞證罪)란 법률에 의하여 선서한 증인이 허위의 진술을 하거나, 법률에 의하여 선서한 감정인이 허위의 감정을 함으로써 성립하는 범죄를 말한다. 위증죄의 보호법익은 국가의 사법기능(司法機能)이다. 법률에 의하여 선서한 증인이 허위의 진술을 한 때에는 5년 이하의 징역 또는 1천만원 이하의 벌금에 처한다(형법 제152조 제1항).

형사사건 또는 징계사건에 관하여 피고인, 피의자 또는 징계혐의자를 모해할 목적으로 전항의 죄를 범한 때에는 10년 이하의 징역에 처한다(형법 제152조 제2항). 이 경우 죄를 범한 자가 그 공술한 사건의 재판 또는 징계처분이 확정되기 전에 자백 또는 자수한 때에는 그 형을 감경 또는 면제한다(형법 제153조). 이들의 규정은 감정인에게도 적용된다(형법 제154조). 따라서 법률에 의하여 선서한 감정인이 허위의 진술을 한 때에는 5년 이하의 징역 또는 1천만원 이하의 벌금에 처하고, 형사사건 또는 징계

545) 대법원 1989.6.27. 선고 88다카14076 판결.
546) 대법원 1998.7.24. 선고 98다12270 판결.

사건에 관하여 피고인, 피의자 또는 징계혐의자를 모해할 목적으로 위증의 죄를 범한 때에는 10년 이하의 징역에 처한다. 또 이 경우 죄를 범한 자가 그 공술한 사건의 재판 또는 징계처분이 확정되기 전에 자백 또는 자수한 때에는 그 형을 감경 또는 면제한다.

4. 다른 법률상의 의무

(1) 아동학대범죄의 신고의무

아동학대처벌법이 2014년에 제정되어 아동학대범죄에 대한 신고의무를 규정하고 있다.[547] 신고의무는 임의적 신고의무와 필요적 신고의무로 나누어질 수 있다. 필요적 신고의무는 직무상 신고의무자에게만 인정되고 있다. 누구든지 아동학대범죄를 알게 된 경우나 그 의심이 있는 경우에는 특별시·광역시·특별자치시·도·특별자치도(시·도), 시·군·구(자치구를 말한다) 또는 수사기관에 신고할 수 있다(아동학대처벌법 제10조 제1항). 이는 임의적 신고의무를 규정한 것이다.

119구급대의 대원, 응급의료기관등에 종사하는 응급구조사, 의료기관의 장과 그 의료기관에 종사하는 의료인 및 의료기사 또는 정신건강복지센터, 정신의료기관, 정신요양시설 및 정신재활시설의 장과 그 종사자는 직무를 수행하면서 아동학대범죄를 알게 된 경우나 그 의심이 있는 경우에는 시·도, 시·군·구 또는 수사기관에 즉시 신고하여야 한다(아동학대처벌법 제10조 제2항 참조). 이는 필요적 신고의무를 규정한 것이다. 직무상 신고의무자가 정당한 사유 없이 신고를 하지 아니한 경우에는 1천만원 이하의 과태료를 부과한다(아동학대처벌법 제10조 제63조 제1항). 아동학대 신고의무자가 보호하는 아동에 대하여 아동학대범죄를 범한 때에는 그 죄에 정한 형의 2분의 1까지 가중한다(아동학대처벌법 제7조). 아동학대범죄신고자 등에 대한 아동학대범죄신고 등을 이유로 한 불이익조치는 금지된다(아동학대처벌법 제10조의2). 또한 아동학대범죄신고자 등은 특정범죄신고자 등 보호법상의 보호조치를 받을 수 있다(아동학대처벌법 제10조의3).

(2) 가정폭력범죄의 신고의무

아동, 60세 이상의 노인, 그 밖에 정상적인 판단 능력이 결여된 사람의 치료 등을 담당하는 의료인 및 의료기관의 장은 사람이 직무를 수행하면서 가정폭력범

---

547) 아동학대범죄의 처벌 등에 관한 법률 2014.1.28. 제정 법률 제12341호 2014.9.29. 시행.

죄를 알게 된 경우에는 정당한 사유가 없으면 즉시 수사기관에 신고하여야 한다(가정폭력특례법 제4조 제2항 제2호). 누구든지 가정폭력범죄를 신고한 사람(신고자)에게 그 신고행위를 이유로 불이익을 주어서는 아니 된다(가정폭력특례법 제4조 제4항). 이 의무불이행자에 대하여는 처벌규정이 존재하지 않는다. 아동(兒童)이란 18세 미만의 자를 말한다(가정폭력특례법 제2조 제8호, 아동복지법 제2조 제1호). 가정폭력이란 가정구성원 사이의 신체적, 정신적 또는 재산상 피해를 수반하는 행위를 말한다(가정폭력특례법 제2조 제1호). 가정폭력범죄에 관하여는 그 대상으로 되는 가정폭력범죄의 범위를 명문으로 나열하여 규정하고 있다(가정폭력특례법 제2조 제3호).

(3) 실종아동 등의 신고의무

의료기관의 장 또는 의료인은 그 직무를 수행하면서 실종아동등임을 알게 되었을 때에는 경찰청장이 구축하여 운영하는 신고체계(경찰신고체계)로 지체 없이 신고하여야 한다(실종아동법 제6조 제1항 제5호). 이에 위반한 자에 대하여는 200만원 이하의 과태료에 처한다(실종아동법 제19조 제1호). '실종아동 등'이란 약취(略取)·유인(誘引) 또는 유기(遺棄)되거나 사고를 당하거나 가출하거나 길을 잃는 등의 사유로 인하여 보호자로부터 이탈(離脫)된 아동 등을 말한다(실종아동법 제2조 제2호). '아동 등'이란 ① 실종 당시 14세 미만인 아동과 ② 장애인복지법 제2조의 장애인 중 지적장애인, 자폐성장애인 또는 정신장애인을 말한다(실종아동법 제2조 제1호).

(4) 아동·청소년대상 성범죄발생사실 신고의무

누구든지 아동·청소년대상 성범죄의 발생사실을 알게 된 때에는 수사기관에 신고할 수 있다(청소년성보호법 제34조 제1항). 다만, 의료기관의 장과 그 종사자는 직무상 아동·청소년대상 성범죄의 발생사실을 알게 된 때에는 즉시 수사기관에 신고하여야 한다(청소년성보호법 제34조 제2항). 의료기관의 장과 그 종사자에 대하여는 필요적 신고의무를 규정하고 있는 것이다. 아동·청소년이란 19세 미만의 자를 말한다. 다만, 19세에 도달하는 연도의 1월 1일을 맞이한 자는 제외한다(청소년성보호법 제2조 제1호). 이에 위반하여 의료기관의 장과 그 종사자가 직무상 아동·청소년대상 성범죄발생사실을 알고 수사기관에 신고하지 아니하거나 거짓으로 신고한 경우에는 300만원 이하의 과태료에 처한다(청소년성보호법 제67조 제4항).

한편, 법원은 아동·청소년대상 성범죄 또는 성인대상 성범죄(이하 성범죄)로 형 또는 치료감호를 선고하는 경우에는 판결(약식명령을 포함한다)로 그 형 또는 치료감호의 전부 또는 일부의 집행을 종료하거나 집행이 유예·면제된 날(벌금형을 선고받은 경우에는 그 형이 확정된 날)부터 일정기간(취업제한 기간) 동안 일정한 시설·기관 또는 사업장(아동·청소년 관련기관 등)을 운영하거나 아동·청소년 관련기관 등에 취업 또는 사실상 노무를 제공할 수 없도록 하는 명령(취업제한 명령)을 성범죄 사건의 판결과 동시에 선고(약식명령의 경우에는 고지)하여야 한다(청소년성보호법 제56조 제1항 본문). 다만, 재범의 위험성이 현저히 낮은 경우, 그 밖에 취업을 제한하여서는 아니 되는 특별한 사정이 있다고 판단하는 경우에는 그러하지 아니한다(청소년성보호법 제56조 제1항 단서).

종전에는 의료인이 아동·청소년대상 성범죄 또는 성인대상 성범죄로 형 또는 치료감호를 선고받아 확정된 자(벌금형은 제외한다)는 그 형 또는 치료감호의 전부 또는 일부의 집행을 종료하거나 집행이 유예·면제된 날부터 10년 동안 의료기관을 운영하거나 아동·청소년 관련기관 등에 취업 또는 사실상 노무를 제공할 수 없도록 금지되고 있었다(당시 청소년성보호법 제56조 제1항). 그러나 10년 동안 일률적으로 취업을 제한하는 것은 위헌이라는 헌법재판소의 판결에 따라 2018년부터 10년이었던 취업제한기간을 일정한 기간으로 개정한 것이다.[548)]

헌법재판소는 2016년 "의료기관의 운영자나 종사자의 자질을 일정 수준으로 담보하도록 함으로써, 아동·청소년을 잠재적 성범죄로부터 보호하고, 의료기관의 윤리성과 신뢰성을 높여 아동·청소년 및 그 보호자가 이들 기관을 믿고 이용할 수 있도록 하는 입법목적을 지니는바 이러한 입법목적은 정당하다. 그러나 이 사건 법률조항이 성범죄 전력만으로 그가 장래에 동일한 유형의 범죄를 다시 저지를 것을 당연시하고, 형의 집행이 종료된 때부터 10년이 경과하기 전에는 결코 재범의 위험성이 소멸하지 않는다고 보며, 각 행위의 죄질에 따른 상이한 제재의 필요성을 간과함으로써, 성범죄 전력자 중 재범의 위험성이 없는 자, 성범죄 전력이 있지만 10년의 기간 안에 재범의 위험성이 해소될 수 있는 자, 범행의 정도가 가볍고 재범의 위험성이 상대적으로 크지 않은 자에게까지 10년 동안 일률적인 취업제한을 부과하고 있는 것은 침해의 최소성 원칙과 법익의 균형성 원칙에 위배된다. 따라서 이 사건 법률조항은 청구인들의 직업선택의 자유를 침해한다"고 판시한 바 있다.[549)]

---

548) 아동·청소년의 성보호에 관한 법률 2018.1.16. 일부개정 법률 제15352호 2018.7.17. 시행.

549) 헌법재판소 2016.3.31. 선고 2013헌마585,786,2013헌바394,2015헌마199,1034,1107(병합) 결정[위헌].

5. 약사 · 한약사의 권리와 의무

(1) 약사 · 한약사의 권리

1) 조제권

약사 또는 한약사가 아니면 의약품을 조제할 수 없으며, 약사 및 한약사는 각각 면허 범위에서 의약품을 조제하여야 한다는 조제행위독점의 원칙(약사법 제23조 제1항 본문)에 관하여는 전술한 바와 같다. 조제란 일정한 처방에 따라서 두 가지 이상의 의약품을 배합하거나 한 가지 의약품을 그대로 일정한 분량으로 나누어서 특정한 용법에 따라 특정인의 특정된 질병을 치료하거나 예방하는 등의 목적으로 사용하도록 약제를 만드는 것을 말한다는 것에 관하여도 전술한 바 있다(약사법 제2조 제11호). 한약을 혼합하여 특정인의 특정된 질병에 대한 약제를 만드는 것도 일반적으로는 위와 같은 조제의 개념에 포함된다는 것에 대하여도 이미 살펴보았다.[550)]

약사는 의약품을 판매하거나 조제함에 있어서 그 의약품이 그 표시 포장상에 있어서 약사법 소정의 검인 합격품이고 또한 부패 변질 변색되지 아니하고 유효기간이 경과되지 아니함을 확인하고 조제판매한 경우에는 특별한 사정이 없는 한 관능시험 및 기기시험까지 할 주의의무가 없으므로 그 약의 표시를 신뢰하고 이를 사용한 경우에는 과실이 없다.[551)] 약사 또는 한약사는 처방전을 발행한 의사 · 치과의사 · 한의사 또는 수의사의 동의 없이 처방을 변경하거나 수정하여 조제할 수 없다(약사법 제26조 제1항). 약사 또는 한약사는 처방전에 표시된 의약품의 명칭 · 분량 · 용법 및 용량 등이 ① 식품의약품안전처장이 의약품의 안정성 · 유효성 문제로 의약품 품목 허가 또는 신고를 취소한 의약품이 기재된 경우, ② 의약품의 제품명 또는 성분명을 확인할 수 없는 경우 또는 ③ 식품안전처장이 병용금기, 특정연령대금기 또는 임부금기 성분으로 고시한 의약품이 기재된 경우(다만, 의사 또는 치과의사가 정보시스템을 활용하여 그 사유를 기재하거나 처방전에 그 사유를 기재하나 경우 등 보건복지부령으로 정하는 경우는 제외한다)의 어느 하나로 의심되는 경우 처방전을 발행한 의사 · 치과의사 · 한의사 또는 수의사에게 전화 및 팩스를 이용하거나 정보통신망법에 따른 정보통신망을 통하여 의심스러운 점을 확인한 후가 아니면 조제를 하여서는 아니 된다(약사법 제26조 제2항).

---

550) 대법원 2006.2.24. 선고 2005두2322 판결; 대법원 1991.12.10. 선고 91도2348 판결.
551) 대법원 1976.2.10. 선고 74도2046 판결.

2) 대체조제권

조제권이 약사와 한약사의 권리임에 반하여 대체조제권은 약사만의 권리이다. 약사는 의사 또는 치과의사가 처방전에 적은 의약품을 성분·함량 및 제형이 같은 다른 의약품으로 대체하여 조제하려는 경우에는 미리 그 처방전을 발행한 의사 또는 치과의사의 동의를 받아야 한다(약사법 제27조 제1항). 그러나 약사는 다음의 경우 어느 하나에 해당하면 그 처방전을 발행한 의사 또는 치과의사의 사전 동의 없이 대체조제를 할 수 있다(약사법 제27조 제2항). 즉, ① 식품의약품안전처장이 생물학적 동등성이 있다고 인정한 품목(생체를 이용한 시험을 할 필요가 없거나 할 수 없어서 생체를 이용하지 아니하는 시험을 통하여 생물학적 동등성을 입증한 의약품을 포함한다)으로 대체하여 조제하는 경우(다만, 의사 또는 치과의사가 처방전에 대체조제가 불가하다는 표시를 하고 임상적 사유 등을 구체적으로 적은 품목은 제외한다), ② 처방전에 기재된 의약품의 제조업자와 같은 제조업자가 제조한 의약품으로서 처방전에 적힌 의약품과 성분·제형은 같으나 함량이 다른 의약품으로 같은 처방 용량을 대체조제하는 경우(다만, 일반의약품은 일반의약품으로, 전문의약품은 전문의약품으로 대체조제하는 경우만 해당한다) 또는 ③ 약국이 소재하는 시·군·구 외의 지역에 소재하는 의료기관에서 발행한 처방전에 적힌 의약품이 해당 약국이 있는 지역의 지역처방의약품 목록에 없고, 해당 약국의 지역처방의약품 목록 중 처방전에 적힌 의약품과 그 성분·함량 및 제형이 같은 의약품으로 대체조제하는 경우로서 그 처방전을 발행한 의사 또는 치과의사의 동의를 미리 받기 어려운 부득이한 사정이 있는 경우이다.

약사는 처방전에 적힌 의약품을 대체조제한 경우에는 그 처방전을 지닌 자에게 즉시 대체조제한 내용을 알려야 한다(약사법 제27조 제3항). 약사는 처방전에 적힌 의약품을 대체조제한 경우에는 그 처방전을 발행한 의사 또는 치과의사에게 대체조제한 내용을 1일(부득이한 사유가 있는 경우에는 3일) 이내에 통보하여야 한다. 다만, 미리 그 처방전을 발행한 의사 또는 치과의사의 동의를 받거나 처방전에 기재한 전화·팩스번호가 사실과 다른 경우 등 보건복지부령으로 정하는 사유가 있는 경우에는 그러하지 아니하다(약사법 제27조 제4항). 의사 또는 치과의사의 사전 동의 없이 처방전에 적힌 의약품을 대체조제한 경우에는 그 대체조제한 의약품으로 인하여 발생한 약화(藥禍)사고에 대하여 의사 또는 치과의사는 책임을 지지 아니한다(약사법 제27조 제5항).

(2) 약사·한의사의 의무

1) 조제행위의 의무

① 조제거부금지의무

약국에서 조제에 종사하는 약사 또는 한약사는 조제 요구를 받으면 정당한 이유 없이 조제를 거부할 수 없다(약사법 제24조 제1항). 소위 조제거부금지의무에 관한 규정이라고 할 수 있다. 이에 위반한 사실을 감독기관이나 수사기관에 신고·고발한 자에게는 대통령령으로 정하는 바에 따라 포상금을 지급할 수 있다(약사법 제90조). 정당한 사유 없이 조제를 거부한 자에 대하여는 1년 이하의 징역 또는 1천만원 이하의 벌금에 처한다(약사법 제95조 제1항 제4호).

② 담합행위금지의무

약국개설자(해당 약국 종사자를 포함한다)와 의료기관 개설자(해당 의료기관의 종사자를 포함한다)는 다음 각 호의 어느 하나에 해당하는 담합 행위를 하여서는 아니 된다(약사법 제24조 제2항). 즉, ① 약국개설자가 특정 의료기관의 처방전을 가진 자에게 약제비의 전부 또는 일부를 면제하여 주는 행위, ② 약국개설자 또는 의료기관 개설자가 직접 또는 제3자를 통하여 다른 약국 개설자 또는 의료기관 개설자에게 처방전 알선의 대가로 금전, 물품, 편익, 노무, 향응, 그 밖의 경제적 이익을 제공·요구·약속하거나 다른 약국개설자 또는 의료기관 개설자로부터 이를 받는 행위, ③ 의료기관 개설자가 처방전을 가진 자에게 특정 약국에서 조제 받도록 지시하거나 유도하는 행위(환자의 요구에 따라 지역 내 약국들의 명칭·소재지 등을 종합하여 안내하는 행위는 제외한다), ④ 의사 또는 치과의사가 의사회 분회 또는 치과의사회 분회가 약사회 분회에 제공한 처방의약품 목록에 포함되어 있는 의약품과 같은 성분의 다른 품목을 반복하여 처방하는 행위(그 처방전에 따라 의약품을 조제한 약사의 행위도 또한 같다) 또는 ⑤ 담합의 소지가 있는 행위로서 대통령령으로 정하는 행위가 그것이다. 이에 위반하여 담합행위를 한 자에 대하여는 3년 이하의 징역 또는 3천만원 이하의 벌금에 처한다(약사법 제94조 제1항 제2호). 예컨대, 의사가 약사에게 처방전을 몰아주는 조건으로 받는 인테리어 비용 등 소위 '병원지원금'은 의료행위와 조제행위에 왜곡을 가져올 수 있고, 궁극적으로는 이로 인한 피해를 환자에게 전가시킬 수 있기 때문이다.

한편 의료기관의 조제실에 근무하는 약사 또는 한약사가 의약품을 조제할 때에는 식품의약품안전처장과 협의하여 보건복지부령으로 정하는 사항을 지켜야 한다(약사법 제24조 제3항). 이에 위반한 자에 대하여는 200만원 이하의 벌금에 처한다(약사법 제96조 제1호).

③ 복약지도의무

약사는 의약품을 조제하면 환자 또는 환자보호자에게 필요한 복약지도를 구두 또는 복약지도서(복약지도에 관한 내용을 환자가 읽기 쉽고 이해하기 쉬운 용어로 설명한 서면 또는 전자문서를 말한다)로 하여야 한다. 이 경우 복약지도서의 양식 등 필요한 사항은 보건복지부령으로 정한다(약사법 제24조 제4항). 복약지도(服藥指導)란 ①

의약품의 명칭, 용법·용량, 효능·효과, 저장 방법, 부작용, 상호 작용 등의 정보를 제공하는 것 또는 ② 일반의약품을 판매할 때 진단적 판단을 하지 아니하고 구매자가 필요한 의약품을 선택할 수 있도록 도와주는 것을 말한다(약사법 제2조 제12호). 이에 위반하여 복약지도의무를 하지 아니한 사람에 대하여는 100만원 이하의 과태료를 부과한다(약사법 제98조 제1항 제3호의2).

약사의 복약지도의무는 의사의 그것과 동일하다. 이에 관하여 대법원은 "환자에 대한 수술은 물론, 치료를 위한 의약품의 투여도 신체에 대한 침습을 포함하는 것이므로, 의사는 긴급한 경우 기타의 특별한 사정이 없는 한, 그 침습에 대한 승낙을 얻기 위한 전제로서 환자에 대하여 질환의 증상, 치료방법 및 내용, 그 필요성, 예후 및 예상되는 생명, 신체에 대한 위험성과 부작용 등, 환자의 의사결정을 위하여 중요한 사항에 관하여 사전에 설명함으로써 환자로 하여금 투약에 응할 것인가의 여부를 스스로 결정할 기회를 가지도록 할 의무가 있고, 이러한 설명을 아니한 채 승낙 없이 침습한 경우에는, 설령 의사에게 치료상의 과실이 없는 경우에도 환자의 승낙권을 침해하는 위법한 행위가 된다고 할 것이고, 투약에 있어서 요구되는 의사의 이러한 설명의무는 약사가 의약품을 조제하여 판매함으로써 환자로 하여금 복용하도록 하는 경우에도 원칙적으로 적용된다"고 판시한 바 있다.[552] 따라서 약사가 환자를 문진의 방법으로 진단하여 감기약을 조제하여 줄 당시 그 조제약의 부작용의 발생가능성에 관한 설명을 할 시간적 여유가 없는 긴급한 사태가 존재하지 아니하였고, 그 조제약의 복용시 스티븐스-존슨 증후군과 같은 부작용이 발생할 수 있다는 사실 자체는 이미 의학계에 널리 알려져 있었으며, 그 부작용은 회복할 수 없을 정도로 중대한 반면 그에 관한 사전검사 방법이 알려져 있지 아니하였다는 것이므로 약사로서는 사용설명서에 부작용에 대한 경고가 표시되어 있는 의약품을 단순 판매하는 경우와는 달리 감기약을 조제함에 있어 조제 전에 스티븐스-존슨 증후군 등 부작용의 발생가능성을 미리 설명하여 부작용의 존재를 알 길이 없던 환자측의 승낙을 받아야 하는 것이고, 그 발생가능성이 극히 희소하다는 점만으로는 그와 같은 설명의무가 면제된다고 할 수는 없다고 한다.[553] 그러나 조제감기약을 가지고 돌아가서 집에서 이를 복용한 이상 특별한 사정이 없는 한 그 감기약을 복용한 후 예후를 관찰하거나 부작용발생시 병원으로 전원시키는 등의 필요한 처치를 하여야 할 주의의무가 약사에게 있

552) 대법원 2002.1.11. 선고 2001다27449 판결.
553) 대법원 2002.1.11. 선고 2001다27449 판결.

다고 할 수는 없다고 하고 있다.[554)]

한편 보건복지부장관은 약사가 적정한 처방건수를 조제하게 하여 복약지도를 충실히 할 수 있도록 필요한 조치를 강구할 수 있다(약사법 제24조 제5항).

2) 비밀누설금지의무

약사·한약사는 이 법 또는 다른 법령에 규정된 경우 외에는 의약품을 조제·판매하면서 알게 된 타인의 비밀을 누설하여서는 아니 된다(약사법 제87조 제1항). 이에 위반한 자에 대하여는 3년 이하의 징역 또는 3천만원 이하의 벌금에 처한다(약사법 제94조 제1항 제12호). 다만, 고소가 있어야 공소를 제기할 수 있다(약사법 제94조 제1항 단서).

3) 처방전의 보존의무

약사 또는 한약사가 약국에서 조제한 처방전은 조제한 날부터 2년 동안 보존하여야 한다(약사법 제29조). 이에 위반한 자에 대하여는 200만원 이하의 벌금에 처한다(약사법 제96조 제2호).

4) 조제기록부의 기재·보존의무

약사는 약국에서 의약품을 조제하면 환자의 인적 사항, 조제 연월일, 처방 약품명과 일수, 조제 내용 및 복약지도 내용, 그 밖에 보건복지부령으로 정하는 사항을 조제기록부(전자문서로 작성한 것을 포함한다)에 적어 5년 동안 보존하여야 한다(약사법 제30조 제1항). 약사에게 조제기록부 기재·보존의무를 부과한 약사법규정의 입법경위 및 한약사와 한약조제자격을 가진 약사와의 형평성 등을 고려하면, 약사의 조제기록부 기재·보존에 관한 규정은 한약조제자격을 가진 약사가 한약을 조제하는 경우에는 적용되지 않는다고 할 수 있다.[555)]

약사에게 조제기록부 기재·보존의무를 부과한 약사법규정은 2000년 7월 1일 시행된 의약분업에 즈음하여 발생한 의사와 약사 사이의 분쟁으로 인한 전국적인 의료대란을 수습하기 위하여 이루어진 약사법의 개정과정에서[556)] 약화사고 발생시 책임소재를 밝힐 수 있는 근거를 마련할 필요가 있다는 주장에 따라 의사에게 강제되고 있는 진료기록부 작성·보존(의료법 제21조) 및 처방전 발행(의료법 제18조의2)에 대응하여 신설된 조항인 점, 한방(한방) 부문은 아직까지 의약분업이 실시되지 않아 한의사의 처방전 발행이 강제되고 있지 않은 점, 위와 같은 입법 경위로 인하여 위 약사법

554) 대법원 2002.1.11. 선고 2001다27449 판결.
555) 대법원 2006.1.26. 선고 2005도7505 판결.
556) 약사법 2001.8.14. 일부개정 법률 제6511호.

개정은 모두 의약분업 실시를 전제로 한 부문에 대하여만 이루어지게 되었고 이에 따라 의약품 조제와 관련된 약사법의 다른 조항(약사법 제26조부터 제29조까지)들이 모두 '약사 또는 한약사'를 주체로 삼고 있음에 반하여 위 약사법 개정 당시 신설 혹은 개정된 조항들은 '약사'만을 주체로 삼음으로써 한약사에 대하여는 조제기록부 조항이 적용되지 않게 된 점, 한약조제자격을 가진 약사 제도는 약사법 개정으로[557] 한약사 제도가 신설되면서 기존 약사, 약학대 졸업생 및 재학생들의 기득권을 보호하기 위하여 2년간 실시된 한약조제자격 시험에 합격하는 경우 약사도 한약사에 준하여 한약을 조제할 수 있도록 한 제도인 바 한약조제자격을 가진 약사의 한약 조제와 한약사의 한약 조제는 그 실질을 같이 하는 것으로 달리 취급할 합리적인 이유가 없는 점, 원칙적인 한약 조제 업무취급자인 한약사의 한약 조제에는 조제기록부 조항이 적용되지 않는데 예외적인 한약 조제 업무취급자에 불과한 한약조제자격을 가진 약사의 한약 조제에는 조제기록부 조항이 적용된다고 보는 것은 균형이 맞지 않는 점 등을 고려하면, 약사의 조제기록부 기재·보존에 관한 약사법의 규정은 한약조제자격을 가진 약사가 한약을 조제하는 경우에는 적용되지 않는다고 하는 것이 타당하기 때문이다.[558]

5) 조제기록부의 열람·사본교부 등

환자는 약사에게 본인에 관한 기록의 열람 또는 사본의 발급 등 그 내용의 확인을 요청할 수 있다. 이 경우 약사는 정당한 사유 없이 이를 거부하여서는 아니 된다(약사법 제30조 제2항). 약사는 환자가 아닌 다른 사람에게 환자에 관한 조제기록부를 열람하게 하거나 그 사본을 내주는 등 내용을 확인할 수 있게 하여서는 아니 된다(약사법 제30조 제3항 본문).

다만, 다음 각 호의 어느 하나에 해당하는 경우에는 그 내용을 확인하게 할 수 있다(약사법 제30조 제3항 단서). 즉, ① 환자의 배우자, 직계존속·비속, 형제·자매(환자의 배우자 및 직계존속·비속, 배우자의 직계존속이 모두 없는 경우에 한정한다) 또는 배우자의 직계존속이 환자 본인의 동의서와 친족관계임을 나타내는 증명서 등을 첨부하는 등 보건복지부령으로 정하는 요건을 갖추어 요청한 경우, ② 환자가 지정하는 대리인이 환자 본인의 동의서와 대리권이 있음을 증명하는 서류를 첨부하는 등 보건복지부령으로 정하는 요건을 갖추어 요청한 경우, ③ 환자의 법정대리인(민법 제928조 또는 제936조에 따른 후견인으로 한정한다)이 대리권이 있음을 증명하는 서류를 첨부하는

557) 약사법 1994.1.7. 일부개정 법률 제4731호.

558) 대법원 2006.1.26. 선고 2005도7505 판결.

등 보건복지부령으로 정하는 요건을 갖추어 요청한 경우, ④ 환자가 사망하거나 의식이 없는 등 환자의 동의를 받을 수 없어 환자의 배우자, 직계존속·비속, 형제·자매(환자의 배우자 및 직계존속·비속, 배우자의 직계존속이 모두 없는 경우에 한정한다) 또는 배우자의 직계존속이 친족관계임을 나타내는 증명서 등을 첨부하는 등 보건복지부령으로 정하는 요건을 갖추어 요청한 경우, ⑤ 국민건강보험법 제14조, 제47조, 제48조 및 제63조에 따라 급여비용 심사·지급·대상여부 확인·사후관리 및 요양급여의 적정성 평가·가감지급 등을 위하여 국민건강보험공단 또는 건강보험심사평가원에 제공하는 경우, ⑥ 의료급여법 제5조, 제11조, 제11조의3 및 제33조에 따라 의료급여 수급권자 확인, 급여비용의 심사·지급, 사후관리 등 의료급여 업무를 위하여 보장기관(시·군·구), 국민건강보험공단, 건강보험심사평가원에 제공하는 경우, ⑦ 형사소송법 제106조, 제215조 또는 제218조에 따른 경우 또는 ⑧ 민사소송법 제347조에 따라 문서제출을 명한 경우가 그것이다.

6) 조제된 약제의 표시·기입의무

약사 또는 한약사는 판매할 목적으로 조제한 약제의 용기 또는 포장에 그 처방전에 적힌 환자의 이름·용법 및 용량, 그 밖에 보건복지부령으로 정하는 사항을 적어야 한다(약사법 제28조 제1항). 약사 또는 한약사가 조제를 한 경우에는 그 처방전에 조제 연월일과 그 밖에 보건복지부령으로 정하는 사항을 적어야 한다(약사법 제28조 제2항). 이에 위반한 자에 대하여는 자는 200만원 이하의 벌금에 처한다(약사법 제96조 제2호).

제 3 편

시 설 론

제 1 장　의료시설의 분류
제 2 장　의료시설의 개설
제 3 장　의료시설의 운영
제 4 장　의료시설의 감독

제 1 장 의료시설의 분류

제1절 서 설

의료개념의 확대로 의료관계시설의 종류와 그 수도 증가하고 있다. 협의의 의료시설 이외에 각종 건강증진시설, 건강지도시설 또는 재활시설도 의료관계자의 지도와 협력이 바람직하기 때문에 광의의 의료시설에 포함될 수 있다. 협의의 의료시설이란 의료기관 외에도 의료유사업자가 의료유사행위를 업으로 행하는 시설인 시술소(의료법 제81조), 안마사가 안마를 시술하는 시설인 안마시술소나 안마원(의료법 제82조), 치과기공소(의료기사법 제11조의2) 및 안경업소(의료기사법 제12조) 등도 포함된다. 여기서 가장 핵심적 의료시설은 의료기관이라고 할 수 있다.

의료기관은 국가 또는 지방자치단체, 정부투자기관 등이 경영주체로 되어 개설하는 공공의료기관(公共醫療機關)과 의료법인이나 학교법인, 개인 등이 개설하는 민간의료기관(民間醫療機關)으로 대별될 수 있다. 의료기관의 규모, 성격 및 기능은 다양하고, 점점 다양화하는 의료수요에 부응하기 위해서는 의료기관은 각각의 특성에 따라서 기능을 발휘할 필요가 있다. 우리나라의 의료시설은 개업의(開業醫)를 중심으로 하는 자유개업제(自由開業制)를 근간으로 하고 있어, 구미(歐美)의 병원이 수용과 간호를 주된 기능으로 하는 자선시설로서의 오랜 발달사(發達史)를 가지는 것과 대조를 이루고 있다.

아래에서는 주로 의료법을 근거로 한 의료기관에 관하여 살펴보고 이 외에도 기타의 관련법에 근거를 두고 있는 의료시설에 관하여도 살펴보고자 한다. 의료시설의 종별, 의료시설의 개설, 의료시설의 운영 및 의료시설의 감독의 순으로 고찰하기로 한다. 또 의료시설을 편의상 의료기관과 기타의 시설로 대별하여 검토하기로 한다.

제2절 의료기관의 종별

Ⅰ. 의료기관의 의의

의료기관이라 함은 의료를 제공하는 장소로서, 의료인이 공중 또는 특정다수인을 위하여 의료·조산의 업(의료업, 醫療業)을 행하는 곳을 말한다(의료법 제3조 제1항). 공중(公衆)이란 불특정인을 말하고, 특정다수인(特定多數人)이란 수진받을 수 있는 사람은 한정되어 있지만, 그 수가 다수라는 것을 말한다. 후자의 예로서는 특정 회사의 종업원만을 대상으로 한다거나 조합원만을 대상으로 하는 경우가 거론될 수 있을 것이다.

Ⅱ. 의료기관의 구분

1. 규모별 구분

의료법은 의료기관을 우선 ① 의원급 의료기관, ② 조산원 및 ③ 병원급 의료기관으로 구분하고 있다. 의료법은 다시 의원급 의료기관을 ㉠ 의원, ㉡ 치과의원 및 ㉢ 한의원으로 나누고, 병원급 의료기관을 ㉠ 병원, ㉡ 치과병원, ㉢ 한방병원, ㉣ 요양병원 ㉤ 정신병원 및 ㉥ 종합병원으로 나누고 있다(의료법 제3조 제2항).

의료법은 2009년 개정을 통하여 의료기관의 구분방식을 위와 같이 변경하였다.[1] 이는 그 동안 의료법과 국민건강보험법으로 이원화되어 있던 의료기관 종류에 관한 법적 근거를 의료법이 규정하는 방식으로 일원화하기 위한 것이었다. 의료기관의 종류에 관한 법적 근거가 의료법과 국민건강보험법으로 이원화되어 있어 발생하는 제도 운영상의 효율성이 저하되는 문제를 해결하고, 의료기관의 특수한 기능에 따라 종별구분을 인정하여 다양한 형태의 의료서비스를 제공할 수 있도록 개선할 필요가 있었다고 한다.[2]

국민건강보험법의 요양급여절차에 의하면 1단계 요양급여와 2단계 요양급여로 구분되며, 가입자 또는 피부양자(가입자 등)는 1단계 요양급여를 받은 후 2단계 요

1) 의료법 2009.1.30. 일부개정 법률 제9386호.
2) 의료법 2009.1.30. 일부개정 법률 제9386호. 제·개정문 참조.

양급여를 받는 것이 원칙으로 되어 있다(국민건강보험요양급여규칙 제2조 제1항). 1단계 요양급여는 상급종합병원을 제외한 요양기관에서 받는 요양급여(건강진단 또는 건강검진을 포함한다)를 말하며, 2단계 요양급여는 상급종합병원에서 받는 요양급여를 말한다(국민건강보험요양급여규칙 제2조 제2항). 다만, 일정한 경우에는 상급종합병원에서도 1단계 요양급여를 받을 수 있도록 하고 있다(국민건강보험요양급여규칙 제2조 제3항).

한편, 보건복지부장관은 보건의료시책상 필요하다고 인정할 경우 의료기관의 종별에 따른 표준업무를 정하여 고시할 수 있다(의료법 제3조 제3항). 의료법이 의료기관의 종별에 따라 업무내용을 명시하고 있는 것은 그에 적합한 의료를 행하도록 유도하여 의료내용을 향상시키기 위해서이다.

(1) 의원급 의료기관

의원급 의료기관이란 의사, 치과의사 또는 한의사가 주로 외래환자를 대상으로 각각 그 의료행위를 하는 의료기관을 말한다(의료법 제3조 제2항 제1호). 의원급 의료기관은 의원, 치과의원 및 한의원으로 나누어진다(의료법 제3조 제2항 제1호). ① 의원이란 의사가 공중 또는 특정다수인을 위하여 의료업을 행하는 장소로서 주로 외래환자를 대상으로 의료행위를 하는 의료기관을 말한다. 입원시설을 갖추지 아니하거나 30개 미만의 병상을 갖출 수 있다. ② 치과의원이란 치과의사가 공중 또는 특정다수인을 위하여 치과의료업을 행하는 장소로서 주로 외래환자를 대상으로 의료행위를 하는 의료기관을 말한다. 입원시설을 갖추지 아니하거나 30개 미만의 병상을 갖출 수 있다. ③ 한의원이란 한의사가 공중 또는 특정다수인을 위하여 한방의료업을 행하는 장소로서 주로 외래환자를 대상으로 의료행위를 하는 의료기관을 말한다. 입원시설을 갖추지 아니하거나 30개 미만의 병상을 갖출 수 있다.

(2) 조산원

조산원(助産院)이란 조산사가 조산과 임산부 및 신생아를 대상으로 보건활동과 교육·상담을 하는 의료기관을 말한다(의료법 제3조 제2항 제2호). 전술한 바와 같이 임산부는 임부, 해산부 및 산욕부를 포함하는 개념으로 해석된다. 2019년 개정의료법에 의하여 임부, 해산부 및 산욕부라는 용어가 임산부라는 용어로 대체되었기 때문이다.[3] 이미 언급한 바와 같이, 임부(姙婦)란 임신기간중의 부인을 말하는 것이지만, 임신

3) 의료법 2019.4.23. 일부개정 법률 제16375호 2019.4.23. 시행.

초기에는 평상시의 부인과 외관상 변화가 없기 때문에 일반적으로 말해서 임신징후가 나타나면서부터 분만개시 전까지의 기간에 걸쳐 있는 부인을 말한다. 해산부(解産婦)란 분만징후가 나타나면서부터 분만이 완전히 종료할 때까지의 기간에 걸친 부인을 말한다. 분만은 흔히 자궁문이 열리기 시작하여 완전개대까지를 분만 1기, 자궁경부의 완전개대부터 태아분만까지를 분만 2기, 태아분만부터 태반만출까지를 분만 3기 및 태반만출부터 1시간까지를 분만 4기로 구분되기도 한다. 산욕부(産褥婦)란 분만종료 후 모체가 정상적으로 회복할 때까지의 기간, 약 6주간에 걸친 부인을 말한다.

(3) 병원급 의료기관

병원급 의료기관이란 의사, 치과의사 또는 한의사가 주로 입원환자를 대상으로 의료행위를 하는 의료기관을 말한다(의료법 제3조 제2항 제3호). 병원 · 치과병원 · 한방병원 및 요양병원은 30개 이상의 병상(병원 · 한방병원만 해당한다) 또는 요양병상(요양병원만 해당하며, 장기입원이 필요한 환자를 대상으로 의료행위를 하기 위하여 설치한 병상을 말한다)을 갖추어야 한다(의료법 제3조의2).

병원급의료기관은 병원, 치과병원, 한방병원, 요양병원, 정신병원 및 종합병원으로 나누어진다(의료법 제3조 제2항 제3호). ① 병원이란 의사가 공중 또는 특정다수인을 위하여 의료업을 하는 장소로서 주로 입원환자를 대상으로 의료행위를 하는 의료기관을 말한다. 30개 이상 100개 미만의 병상을 갖추어야 한다(의료법 제3조의2, 제3조의3 제1항 제1호). ② 치과병원이란 치과의사가 공중 또는 특정다수인을 위하여 치과의료업을 하는 장소로서 주로 입원환자를 대상으로 의료행위를 하는 의료기관을 말한다. 30개 이상 100개 미만의 병상을 갖추어야 한다(의료법 제3조의2, 제3조의3 제1항 제1호). ③ 한방병원이란 한의사가 공중 또는 특정다수인을 위하여 한방의료업을 하는 장소로서 주로 입원환자를 대상으로 의료행위를 하는 의료기관을 말한다. 30개 이상 100개 미만의 병상을 갖추어야 한다(의료법 제3조의2, 제3조의3 제1항 제1호). ④ 요양병원은 장기입원이 필요한 환자를 대상으로 의료행위를 하기 위하여 설치한 30개 이상 100개 미만의 병상을 갖추어야 한다(의료법 제3조의2). 장애인복지법 제58조 제1항 제4호에 따른 의료재활시설로서 제3조의2의 요건을 갖춘 의료기관을 포함한다(의료법 제3조 제2항 제3호 라목 참조). ⑤ 정신병원이란 정신의료기관 중에서 병원급 정신의료기관을 말한다(의료법 제3조 제2항 제3호 마목, 정신건강복지법 제3조 제5호 참조). ⑥ 종합병원이란 병원으로서 100개 이상의 병상과 일정한 진료과목을 갖추고 각 진료과목마다 전속하는 전문의를 둔 의료기관을 말한다(의료법 제3조의3 제1항 제1호). 100병상 이상 300병상 이하인 경우에는 내과 · 외과 · 소아청소년과 · 산부인과 중 3개 진료과목, 영상의학과, 마취통증의학과와 진단검사의학과 또는 병리과를 포함한 7개 이상의 진료과목을 갖추고 각 진료과목마다 전속하는 전문의를 두어야 한다(의료법 제3조의3 제1항 제2호). 300병상을 초과하는 경우에는 내과, 외과, 소아청소년과, 산부인과, 영상의학과, 마취통증의학과, 진단검사의학과 또는 병리과, 정신건강의학과[4] 및 치과를 포함한 9개 이상의 진료과목을 갖추고 각 진료과목마다 전속하는 전문의를 두어야 한다(의료법 제3조의3 제1항 제3호). 종합병원은 필수진료과목 외에 필요하면 추가로 진료과목을 설치 · 운영할 수 있다. 이 경우 필수진료과목 외의 진료과목에 대하여는 해당 의료기관에 전속하지 아니한 전문의를 둘 수 있다(의료법 제3조의3 제2항).

2. 기능별 구분

(1) 전문병원

보건복지부장관은 병원급 의료기관 중에서 특정 진료과목이나 특정 질환 등에 대하여 난이도가 높은 의료행위를 하는 병원을 전문병원으로 지정할 수 있다(의료법 제3조의5 제1항). 전문병원은 다음의 요건을 갖추어야 한다(의료법 제3조의5 제2항). 즉, ① 특정 질환별 · 진료과목별 환자의 구성비율 등이 보건복지부령으로 정하는 기준에 해당하고, ② 보건복지부령으로 정하는 수 이상의 진료과목을 갖추고 각 진료과목마다 전속하는 전문의를 두어야 한다. 보건복지부장관은 전문병원으로 지정하는 경우 전문병원의 지정요건 및 진료의 난이도 등에 대하여 평가를 실시하여야 한다(의료법 제3조의5 제3항). 보건복지부장관은 전문병원으로 지정받은 의료기관에 대하여 3년마다 평가를 실시하여 재지정할 수 있다(의료법 제3조의5 제4항). 보건복지부장관은 전문병원이 거짓이나 그 밖의 부정한 방법으로 지정 또는 재지정을 받은 경우에는 지정 또는 재지정을 취소하여야 하고(의료법 제3조의5 제5항 제1호), 지정 또는 재지정의 취소를 원하는 경우 또는 평가결과 전문병원으로서의 요건을 갖추지 못한 것으로 확인된 경우에는 그 지정 또는 재지정을 취소할 수 있다(의료법 제3조의5 제5항 제2호, 제3호).

---

4) 정신질환에 대한 부정적인 인식을 개선하기 위하여 '정신과'의 명칭을 '정신건강의학과'로 변경하였다는 것에 대하여는 이미 언급한 바 있다(의료법 2011.8.4. 일부개정 법률 제11005호). 제 · 개정이유서 참조.

(2) 상급종합병원

보건복지부장관은 종합병원 중에서 중증질환에 대하여 난이도가 높은 의료행위를 전문적으로 하는 종합병원을 상급종합병원으로 지정할 수 있다(의료법 제3조의4 제1항). 상급종합병원은 다음의 요건을 갖추어야 한다. 즉, ① 보건복지부령으로 정하는 20개 이상의 진료과목을 갖추고 각 진료과목마다 전속하는 전문의를 두고, ② 제77조 제1항에 따라 전문의가 되려는 자를 수련시키는 기관이고, ③ 보건복지부령으로 정하는 인력·시설·장비 등을 갖추고, ④ 질병군별(疾病群別) 환자구성 비율이 보건복지부령으로 정하는 기준에 해당하여야 한다. 보건복지부장관은 상급종합병원의 지정요건 및 전문성 등에 대하여 평가를 실시하여야 한다(의료법 제3조의4 제2항). 보건복지부장관은 상급종합병원으로 지정받은 종합병원에 대하여 3년마다 상급종합병원의 요건과 전문성 등에 대하여 평가를 실시하여 재지정하거나 지정을 취소할 수 있다(의료법 제3조의4 제3항).

(3) 응급의료기관

1) 의 의

응급의료기관이란 의료법 제3조에 따른 의료기관 중에서 이 법에 따라 지정된 권역응급의료센터, 전문응급의료센터, 지역응급의료센터 및 지역응급의료기관을 말한다(응급의료법 제2조 제5호). 우리나라는 산업화·도시화로 인한 각종 사고의 급증으로 인하여 경제활동이 왕성한 연령층의 조기사망을 초래하고 있으며, 인구의 노령화 및 식생활의 변화 등으로 뇌혈관질환 등 신속한 처치를 요하는 질환이 급증하고 있다. 응급의료에 대한 국민적 수요증가에 효과적으로 대처할 수 있는 방안이 필요한 이유이다. 각종 재난으로부터 국민의 생명과 건강을 보호하기 위하여 응급의료법을 전면적으로 개정하여 응급의료에 관한 체계를 정비하고 응급의료에 관한 민간참여를 활성화하기 위한 길을 열어 놓고 있다.[5)]

2) 종 별

응급의료기관 등은 중앙응급의료센터, 권역응급의료센터, 전문응급의료센터, 지역응급의료센터 및 지역응급의료기관 순으로 체계화되어 있다(응급의료법 제2조 제5호, 제25조, 제26조, 제29조, 제30조, 제31조 참조). 이 외에도 응급의료법은 응급의료지원센터(응급의료법 제27조)와 권역외상센터(응급의료법 제30조의2)를 두도

---

5) 응급의료에 관한 법률 2000.1.12. 전부개정 법률 제6147호. 제·개정이유서 참조.

록 하고 있다.

3) 운 영

응급의료기관은 응급환자를 24시간 진료할 수 있도록 응급의료기관의 지정기준에 따라 시설, 인력 및 장비 등을 유지하여 운영하여야 한다(응급의료법 제31조의2 제1항). 인력 및 장비에는 보안인력과 보안장비가 포함되어야 한다(응급의료법 제31조의2 제2항). 보안인력 및 보안장비에 관한 세부적인 사항은 보건복지부령으로 정한다(응급의료법 제31조의2 제3항).

그럼에도 불구하고 자연재해, 감염병 유행 등 재난안전법에 따른 재난 및 이에 준하는 상황으로 인하여 응급의료기관의 지정기준에 따라 시설, 인력 및 장비 등을 유지하여 운영하기 어려운 경우에는 보건복지부장관이 정하는 절차에 따라 그 예외를 인정할 수 있다(응급의료법 제31조의2 제4항). 이는 2021년 3월 개정 응급의료법이 코로나19 등 감염병 유행과 같은 재난 상황에서 응급의료기관이 응급의료법률상 시설, 인력 및 장비 등 지정기준을 예외적으로 준수하지 않아도 될 수 있도록 신설한 예외규정이다.[6]

응급의료기관은 공휴일과 야간에 당직응급의료종사자를 두고 응급환자를 언제든지 진료할 준비체계(비상진료체계)를 갖추어야 한다(응급의료법 제32조 제1항). 응급의료기관은 응급환자를 위한 예비병상을 확보하여야 하며 예비병상을 응급환자가 아닌 사람이 사용하게 하여서는 아니 된다(응급의료법 제33조 제1항). 보건복지부장관, 시・도지사 또는 시장・군수・구청장은 공휴일 또는 야간이나 그 밖에 응급환자 진료에 지장을 줄 우려가 있다고 인정할 만한 이유가 있는 경우에는 응급환자에 대한 응급의료를 위하여 보건복지부령으로 정하는 바에 따라 의료기관의 종류별・진료과목별 및 진료기간별로 당직의료기관을 지정하고 이들로 하여금 응급의료를 하게 할 수 있다(응급의료법 제34조).

제 3 절 기타의 시설의 종류

의료시설로서는 의료기관 이외에 침・구・접골 시술소, 안마시술소・안마원, 치과기공소, 안경업소, 지역보건의료기관으로서의 보건소・보건의료원・보건지소 및 보건진료소 등을 들 수 있다. 다만, 약국은 의료시설에 직접적으로 속한다고는

6) 응급의료법 2021.3.23. 일부개정 법률 제17968호 2021.9.24. 시행.

할 수 없으나 의약분업상 의료기관과 밀접한 관련이 있기 때문에 보건의료기관의 하나로서, 다시 말해서 넓은 의미에서의 의료시설에 포함시켜 함께 살펴보기로 한다(보건의료기본법 제3조 제4호).

Ⅰ. 침 · 구 · 접골 시술소

침 · 구 · 접골 시술소란 의료유사업자, 즉 침사 · 구사 · 접골사가 각각 침 · 구 · 접골 시술행위를 업으로 행하는 곳을 말한다(의료법 제81조 제1항 참조).

Ⅱ. 안마시술소 · 안마원

안마시술소란 안마사가 안마를 시술하는 곳을 말한다. 연면적이 830제곱미터 이하인 곳을 안마시술소, 연면적 300제곱미터 이하인 곳을 안마원이라고 한다(안마사에 관한 규칙 제6조 제1항 별표1 참조).

Ⅲ. 치과기공소

치과기공소란 치과의사 또는 치과기공사가 치과기공물의 제작 등의 업무를 행하는 곳을 말한다(의료기사법 제11조의2, 제11조의3 제1항 참조).

Ⅳ. 안경업소

안경업소란 안경사가 안경을 조제하거나 안경 및 콘택트렌즈를 판매하는 업소를 말한다(의료기사법 제12조 제1항 참조).

Ⅴ. 약 국

약국(藥局)이란 약사나 한약사가 수여할 목적으로 약국제제(藥局製劑)를 포함하여 의약품 조제 업무를 하는 장소(약국의 개설자가 의약품 판매업을 겸하는 경우에는 그 판매업에 필요한 장소를 포함한다)를 말한다(약사법 제2조 제3호 본문). 다만, 의료기관의 조제실은 예외로 한다(약사법 제2조 제3호 단서).

제 2 장 의료시설의 개설

제 1 절 의료기관의 개설

Ⅰ. 서 언

의료기관의 개설에 있어서도 적극적 요건과 소극적 요건으로 나누어 고찰하는 것이 가능하다. 예컨대, 신고 또는 허가의 취득, 일정한 시설과 인원의 확보 등은 전자의 예에 속하고, 영리목적, 비개설권자 등은 후자의 예에 속한다고 할 수 있다. 그러나 여기에서는 의료기관의 개설의 요건을 적극적 요건과 소극적 요건으로 양분하여 고찰하기보다는 설명의 편의상 의료법 규정을 중심으로 검토하기로 한다(의료법 제33조 이하 참조).

1. 영리추구의 금지

의료법은, 후술하는 바와 같이, 의료기관의 개설자격을 의료인, 국가 또는 지방자치단체, 의료법인, 비영리법인 등으로 엄격히 제한하고 있다(의료법 제33조 제2항 참조). 이와 같이 개설자격을 비영리법인에 한정하여 영리법인을 배제하고 있다는 점에서 영리추구가 금지되고 있다고 해석되고 있다. 영리(營利)란 이윤을 추구하고 그 이익을 구성원에게 분배하여 경제적 이익을 도모하는 것을 말한다. 따라서 이윤은 추구하되 이익을 구성원에게 분배하지 않고 재투자하는 한 비영리의 본질에 반하지 않는다고 할 수 있다.

의료법이 비의료인 또는 영리법인에 의한 의료기관의 개설을 원천적으로 금지하고 있는 가장 큰 입법취지는 국민의 건강상의 위험을 방지하는 것이다. 헌법재판소에 의하면 비의료인에 의한 의료기관의 개설과 함께 영리법인에 의한 의료기관의 개설을 허용할 경우 의료기관의 명칭 아래 의료인 아닌 자에 의한 무면허의료행위가 성행할 우려가 있으며, 의료기관의 경영주체와 의료행위를 하는 의료인이 분리됨에 따라서 보건의료의 질이 저하되거나 지나친 영리위주의 과잉 의료행위 등 진료왜곡, 의료자원 수급 계획의 왜곡, 소규모 개인 소유 의료기관의 폐업, 투자자의 자본 회수 등에 따른 의료기관 운영의 왜곡 등이 발생할 우려가 있다. 우리나라의 취약한 공공의료의 실태, 국민건강보험 재정 등 국민보건 전반에 미치는 영향, 보건의료서비스의 특성, 국민의 건강을 보호하고 적정한 의료급여를 보장할 사회국가적 의무 등에 비추어 보면, 의료의 질을 관리하고 건전한 의료질서를 확립하여 국민의 건강을 보호 증진하고, 영리 목적으로 의료기관을 개설하는 경우에 발생할지도 모르는 국민 건강상의 위험을 미리 방지하기 위하여 의료인이 아닌 자나 영리법인이 의료기관을 설립하는 자유를 제한하고 있다고 한다.[1]

또 대법원은 의료법이 의료기관의 개설자격을 의료인이나 의료법인 등 영리법인이 아닌 자 등으로 한정하여 의료기관 개설을 원천적으로 금지하는 입법취지는 다음의 점에 있다고 한다. 즉, 의료기관 개설자격을 의료전문성을 가진 의료인이나 공적인 성격을 가진 자로 엄격히 제한함으로써 건전한 의료질서를 확립하고, 영리 목적으로 의료기관을 개설하는 경우에 발생할지도 모르는 국민 건강상의 위험을 미리 방지하고자 하는 데에 있다고 보이는 점,[2] 의료인이나 의료법인 등이 아닌 자가 의료기관을 개설하여 운영하는 행위는 형사처벌의 대상이 되는 범죄행위에 해당할 뿐 아니라, 거기에 따를 수 있는 국민 보건상의 위험성에 비추어 사회통념상으로 도저히 용인될 수 없는 정도로 반사회성을 띠고 있다고 볼 수밖에 없는 점, 위반행위에 대하여 단순히 형사처벌하는 것만으로는 의료법의 실효를 거둘 수 없다고 보이는 점 등이 거론되고 있다.[3] 한편, 영리의료법인의 허용여부에 관하여는 찬반의 논란이 계속되고 있다. 이와는 별개로 사회사를 통한 영리추구는 의료기관에 대한 영리추구의 금지에 위배되지 않는 것으로 해석되고 있다.

2. 개설 후 의료업의 원칙

의료인은 의료기관을 개설하지 아니하고는 의료업을 할 수 없다(의료법 제33조 제1항). 이에 위반한 자에 대하여는 500만원 이하의 벌금에 처한다(의료법 제90조).

다만, 원격의료의 경우에는 예외로 하고 있다. 원격지 의료인(의료업에 종사하는 의사 · 치과의사 · 한의사만 해당한다)은 컴퓨터 · 화상통신 등 정보통신기술을 활용하여 먼 곳에 있는 의료인에게 의료

1) 헌법재판소 2005.3.31. 선고 2001헌바87 결정.
2) 대법원 2004.9.24. 선고 2004도3875 판결.
3) 대법원 2003.9.23. 선고 2003두1493 판결; 대법원 2003.4.22. 선고 2003다2390,2406 판결.

지식이나 기술을 지원하는 원격의료를 할 수 있다(의료법 제34조 제1항). 그런데 위에서 금지되고 있는 것은 '의료업'이다. 따라서 의료행위 자체는 금지되어 있지 않다고 해석해야 한다. 판례도 병원을 개설하지 않은 자는 의료업을 할 수 없다는 의료법의 규정은 금지규정이기는 하나 이는 국가의 의료행정상의 정책적인 고려에서 입법된 것이고, 위 규정이 의료행위를 할 수 있는 의사가 의료행위를 하는 것까지 금지하는 취지도 포함하는 것으로 해석할 수는 없으며, 또 치료행위가 직접적으로 공서양속에 위반된 것이라고 할 수 없는 이상 의료법에 의한 제재적인 조치를 받는 것은 별론으로 하고 의료행위에 대한 청구권행사에는 아무런 지장이 있을 수 없다고 판시한 바 있다.[4]

3. 의료기관 내 의료업의 원칙

(1) 원 칙

의료인은 또한 의료기관 내에서만 의료업을 하여야 한다(의료법 제33조 제1항 후문). 이에 위반한 자에 대하여는 500만원 이하의 벌금에 처한다(의료법 제90조).

의료법이 원칙적으로 의료인이 개설한 의료기관 내에서 의료업을 영위하도록 한 입법취지는 다음과 같다. 즉, ① 의료행위가 의료기관 밖에서 행하여질 경우 의료의 질 저하와 적정 진료를 받을 환자의 권리 침해 등으로 인해 의료질서가 문란하게 된다는 점, ② 국민의 보건위생에 심각한 위험을 초래하게 되는 것을 사전에 방지하고자 하는 보건의료정책상의 필요성에 의한 것인 점, ③ 진료는 의료인이 아니면 할 수 없는 의료행위의 일종으로서 의료행위가 의료인이 의학적 전문지식을 기초로 하는 경험과 기능으로 진료, 검안, 처방, 투약 또는 외과적 시술을 시행하여 하는 질병의 예방 또는 치료행위 등을 의미하고, 의료인은 위와 같은 의료행위를 할 때 사람의 생명·신체·건강을 관리하는 업무의 성질상 환자의 구체적인 증상이나 상황에 따라 위험을 방지하기 위하여 요구되는 최선의 조치를 취하여야 할 주의의무를 부담하고 있다는 점 및 ④ 환자나 환자 보호자의 요청을 받은 의료인으로서는 최선의 의료행위를 하기 위해서 해당 환자의 증상이나 상황 등을 미리 숙지하여 대비하고 환자의 진료에 필요한 기구, 장비 등을 구비한 다음 그 환자가 있는 장소를 방문하여 진료행위를 할 필요가 있는 점 등이

---

4) 대법원 1974.3.12. 선고 73다1736 판결.

거론되고 있다.[5] 여기서 '환자나 환자 보호자의 요청에 따라 진료하는 경우'란 특별한 사정이 없는 한 특정 환자에 대한 개별적이고 구체적인 요청에 응하여 이루어지는 진료를 의미한다고 해석하는 것이 타당하다.[6]

(2) 예 외

1) 현장의료

의료법은 일정한 경우 의료기관 내 의료업의 원칙에 대한 예외로서 의료기관 외에서의 현장의료를 허용하고 있다. 즉, ① 응급환자를 진료하는 경우, ② 환자나 환자 보호자의 요청에 따라 진료하는 경우, ③ 국가나 지방자치단체의 장이 공익상 필요하다고 인정하여 요청하는 경우, ④ 보건복지부령으로 정하는 바에 따라 가정간호를 하는 경우 및 ⑤ 그 밖에 이 법 또는 다른 법령으로 특별히 정한 경우나 환자가 있는 현장에서 진료를 하여야 하는 부득이한 사유가 있는 경우에는 의료기관 내 의료업의 원칙에 대한 예외로 규정하고 있다(의료법 제33조 제1항 후문).

2) 원격의료

의료법은 의료인, 즉 의료업에 종사하는 의사·치과의사·한의사에게 의료기관내 의료업의 원칙에도 불구하고 컴퓨터·화상통신 등 정보통신기술을 활용하여 먼 곳에 있는 의료인에게 의료지식이나 기술을 지원하는 원격의료를 할 수 있도록 허용하고 있다(의료법 제34조 제1항). 원격의료에 관한 규정은 아직 의사 대 환자 사이의 직접적인 화상 등의 원격진료를 허용한 것이 아니라 의사 대 의사 사이의 상담진료에 관한 수준이라고 할 수 있다. 따라서 원격의료는 현재 의료기관과 의료기관 또는 의료인과 의료인 사이에서만 인정되는 것으로서 의료인이 직접 환자에게 진료행위를 하는 것은 포함하지 않고 있다.[7]

원격의료를 행하거나 받으려는 자는 보건복지부령으로 정하는 시설과 장비를 갖추어야 한다(의료법 제34조 제2항). 원격의료를 행하거나 받으려는 자가 갖추어야 할 시설과 장비는 ① 원격진료실과 ② 데이터 및 화상(畵像)을 전송·수신할 수 있는 단말기, 서버, 정보통신망 등의 장비이다(의료법 시행규칙 제29조). 이에 위반한 때에는 일정한 기간을 정하여 그 시설·장비 등의 전부 또는 일부의 사용을 제한 또는 금지하거나 위반

---

5) 대법원 2011.4.14. 선고 2010두26315 판결.
6) 대법원 2011.4.14. 선고 2010두26315 판결.
7) 2003.3.13. 보건복지부 보건의료정책과 인터넷민원회신.

한 사항을 시정하도록 명할 수 있다(의료법 제63조). 원격의료를 하는 자, 즉 원격지의사는 환자를 직접 대면하여 진료하는 경우와 같은 책임을 진다(의료법 제34조 제3항). 원격지의사의 원격의료에 따라 의료행위를 한 의료인이 의사·치과의사 또는 한의사, 즉 현지의사인 경우에는 그 의료행위에 대하여 원격지의사의 과실을 인정할 만한 명백한 근거가 없으면 환자에 대한 책임은 현지의사에게 있는 것으로 본다(의료법 제34조 제4항).

원격의료에 관한 판례의 구체적 내용은 다음과 같다. 즉,

> ① 현재의 의료기술 수준 등을 고려할 때 의료인이 전화 등을 통해 원격지에 있는 환자에게 의료행위를 행할 경우, 환자에 근접하여 환자의 상태를 관찰해 가며 행하는 일반적인 의료행위와 반드시 동일한 수준의 의료서비스를 기대하기 어려울 뿐 아니라 환자에 대한 정보 부족 및 의료기관에 설치된 시설 내지 장비의 활용 제약 등으로 말미암아 적정하지 아니한 의료행위가 이루어질 수 있고, 그 결과 국민의 보건위생에 심각한 위험을 초래할 가능성을 배제할 수 없다. 이는 앞서 본 의료법 제33조 제1항의 목적에 반하는 결과로서 원격진료의 전면적인 허용을 뒷받침할 정도로 제반 사회경제적 여건 및 제도가 완비되지 않은 상태라는 점과 더불어 현행 의료법이 원격의료를 제한적으로만 허용하고 있는 주요한 이유이기도 하다. 이와 같은 사정 등을 종합하면, 의료인이 의료인 대 의료인의 행위를 벗어나 정보통신기술을 활용하여 원격지에 있는 환자에게 행하는 의료행위는 특별한 사정이 없는 한 의료법 제33조 제1항에 위반된다고 봄이 타당하다.[8] ② 현재의 의료기술 수준 등을 고려할 때 의료인이 전화 등을 통해 원격지에 있는 환자에게 의료행위를 행할 경우, 환자에 근접하여 환자의 상태를 관찰해가며 행하는 일반적인 의료행위와 동일한 수준의 의료서비스를 기대하기 어려울 뿐만 아니라 환자에 대한 정보 부족 및 의료기관에 설치된 시설 내지 장비의 활용 제약 등으로 말미암아 부적정한 의료행위가 이루어질 가능성이 높고, 그 결과 국민의 보건위생에 심각한 위험을 초래할 수 있다. 이러한 의료행위는 의료법 제33조 제1항의 목적에 반하고 이는 의료법이 원격의료를 제한적으로만 허용하는 까닭이기도 하다. 이와 같은 사정 등을 종합하면, 의료인이 전화 등을 통해 원격지에 있는 환자에게 행하는 의료행위는 특별한 사정이 없는 한 의료법 제33조 제1항에 위반되는 행위로 봄이 타당하다. 이는 의료법 제33조 제1항 제2호에서 정한 '환자나 환자 보호자의 요청에 따라 진료하는 경우'에도 동일하게 적용된다.[9]

---

8) 대법원 2020.11.12. 선고 2016도309 판결.
9) 대법원 2020.11.5. 선고 2015도13830 판결.

Ⅱ. 개설주체

1. 서 언

(1) 개설주체의 제한

의료법은 의료기관을 개설할 수 있는 자격을 엄격히 제한하고 있다. 의료법은 ① 의사, 치과의사, 한의사 또는 조산사, ② 국가나 지방자치단체, ③ 의료업을 목적으로 설립된 법인(의료법인), ④ 민법이나 특별법에 따라 설립된 비영리법인 및 ⑤ 공공기관운영법에 따른 준정부기관, 지방의료원법에 따른 지방의료원, 한국보훈복지의료공단법에 따른 한국보훈복지의료공단이 아니면 의료기관을 개설할 수 없도록 금지하고 있다(의료법 제33조 제2항). 이에 위반하여 의료기관을 개설하거나 운영하는 자에 대하여는 10년 이하의 징역이나 1억원 이하의 벌금에 처한다(의료법 제87조).

의료법이 의료인이나 의료법인 기타 비영리법인 등이 아닌 자의 의료기관 개설을 원칙적으로 금지하고, 이를 위반하는 경우 형사처벌하도록 규정하고 있는 취지는 의료기관 개설자격을 의료전문성을 가진 의료인이나 공적인 성격을 가진 자로 엄격히 제한함으로써 건전한 의료질서를 확립하고, 영리 목적으로 의료기관을 개설하는 경우에 발생할지도 모르는 국민 건강상의 위험을 미리 방지하고자 하는 데에 있다.[10)]

(2) 사무장병원에 대한 실태조사

의료법은 2020년 12월 개정을 통하여 소위 사무장병원에 대한 실태조사제도를 도입하였다. 의료인 아닌 자가 의료인의 면허를 대여 받아 의료기관을 개설·운영하는 이른바 사무장병원이 해마다 증가하는 추세에 있고, 이로 인하여 의료시장의 건전성뿐만 아니라 건강보험의 재정에도 악영향을 미치고 있는 실정이다. 이에 불법의료기관의 난립을 방지하고 건전한 의료질서를 확립하기 위하여 사무장병원의 실태를 조사하고 위법사실이 확인된 경우 그 결과를 공표하도록 의료법이 개정된 것이다.[11)] 개정 의료법의 내용은 다음과 같다.

보건복지부장관은 의료기관을 개설할 수 없는 자가 개설·운영하는 의료기관의 실태를 파악하기 위하여 보건복지부령으로 정하는 바에 따라 조사(실태조사)를

---

10) 대법원 2014.9.25. 선고 2014도7217 판결.

11) 의료법 2020.12.29. 일부개정 법률 제17787호 2021.6.30. 시행.

실시하고, 위법이 확정된 경우 그 결과를 공표하여야 한다. 이 경우 수사기관의 수사로 의료기관을 개설할 수 없는 자가 개설·운영한 의료기관의 위법이 확정된 경우도 공표 대상에 포함한다(의료법 제33조의3 제1항). 보건복지부장관은 실태조사를 위하여 관계 중앙행정기관의 장, 지방자치단체의 장, 관련 기관·법인 또는 단체 등에 협조를 요청할 수 있다. 이 경우 요청을 받은 자는 특별한 사정이 없으면 이에 협조하여야 한다(의료법 제33조의3 제2항). 실태조사의 시기·방법 및 결과 공표의 방법 등에 관하여 필요한 사항은 보건복지부령으로 정한다(의료법 제33조의3 제3항).

2. 개설권자

(1) 의료인

1) 개설권자로서의 의료인

의료법은 의사, 치과의사, 한의사 및 조산사는 의료기관을 개설할 수 있다고 규정하고 있다(의료법 제33조 제2항 제1문 제1호). 이와 같이 의료법은 의료기관의 개설권자로서 비의료인인 일반인을 당연히 배제하고 있을 뿐만 아니라 의료인 중에서도 간호사를 제외하고 있다.

의료법이 의료인이 아닌 일반인에게 의료기관의 개설을 허용하지 않고 있는 이유는 의료인이 아닌 일반 개인에게 의료기관의 개설을 허용할 경우 ① 의료기관의 명칭 아래 의료인 아닌 자에 의한 무면허의료행위가 성행할 우려가 있으며, ② 의료기관의 경영주체와 의료행위를 하는 의료인이 분리됨에 따라서 보건의료의 질이 저하되거나 지나친 영리위주의 과잉 의료행위 등 진료왜곡, ③ 의료자원 수급 계획의 왜곡, ④ 소규모 개인 소유 의료기관의 폐업, ⑤ 투자자의 자본 회수 등에 따른 의료기관 운영의 왜곡 등이 발생할 우려가 있기 때문이라고 한다.[12)] 이러한 취지는 의료기관의 개설을 허용하지 않는 영리법인에게도 그대로 적용되고 있다.

한편, 의료기관을 개설할 수 있는 자격이 없는 일반인이 개설권자인 의료인을 고용하여 그의 명의로 의료기관을 개설하는 속칭 '사무장 병원'은 개설권자가 아닌 자가 개설한 경우로서 의료법 위반에 해당한다고 할 수 있다. 이에 위반하여 의료기관을 개설하거나 운영하는 자는 10년 이하의 징역이나 1억원 이하의 벌금

12) 헌법재판소 2005.3.31. 선고 2001헌바87 결정.

에 처한다(의료법 제87조). 의료기관을 개설할 자격이 없는 자가 의료기관을 개설한 경우에 대한 벌칙을 5년 이하의 징역 또는 5천만원 이하의 벌금에서 2019년 8월 개정 의료법이 10년 이하의 징역 또는 1억원 이하의 벌금으로 상향하여 규정한 것이다.[13)]

이에 관한 판례의 구체적 내용은 다음과 같다. 즉,

> ① 의료인의 자격이 없는 일반인이 필요한 자금을 투자하여 시설을 갖추고 유자격 의료인을 고용하여 그 명의로 의료기관 개설신고를 한 행위는 형식적으로만 적법한 의료기관의 개설로 가장한 것일 뿐 실질적으로는 의료인 아닌 자가 의료기관을 개설한 것이다.[14)] ② 의료법이 금지하는 의료기관 개설행위는, 비의료인이 의료기관의 시설 및 인력의 충원·관리, 개설신고, 의료업의 시행, 필요한 자금의 조달, 운영성과의 귀속 등을 주도적인 입장에서 처리하는 것을 의미한다. 이와 같은 입법취지 및 금지되는 의료기관 개설행위의 의미에 비추어, 의료기관을 개설할 자격이 있는 의료인이 비영리법인 등 의료법에 따라 의료기관을 개설할 자격이 있는 자로부터 명의를 빌려 그 명의로 의료기관을 개설하더라도 그러한 행위만으로는 의료법 제33조 제2항에 위배된다고 볼 수 없다.[15)] ③ 구 의료법(2007.1.3. 법률 제8203호로 개정되기 전의 것. 이하 '의료법'이라고 한다) 제30조 제2항, 제66조 제3호에 의하여 금지되는 의료기관 개설행위는, 비의료인이 그 의료기관의 시설 및 인력의 충원·관리, 개설신고, 의료업의 시행, 필요한 자금의 조달, 그 운영성과의 귀속 등을 주도적인 입장에서 처리하는 것을 의미한다. 따라서 의료인의 자격이 없는 일반인이 필요한 자금을 투자하여 시설을 갖추고 유자격 의료인을 고용하여 그 명의로 의료기관 개설신고를 한 행위는 형식적으로만 적법한 의료기관의 개설로 가장한 것일 뿐 실질적으로는 의료인 아닌 자가 의료기관을 개설한 경우에 해당하고, 개설신고가 의료인 명의로 되었다거나 개설신고 명의인인 의료인이 직접 의료행위를 하였다 하여 달리 볼 수 없다. 한편 의료법 제30조 제3항, 제4항, 제6항 및 그 시행규칙 제22조의2, 제22조의3 등에서는 의료기관의 최초 개설에 따른 신고절차 외에 개설자의 변경에 따른 명의변경 등의 절차에 관하여도 규정하고 있다. 이러한 제반 규정의 내용 및 의미와 의료법의 입법 취지, 형벌법규의 해석론 등에 비추어 볼 때, 비의료인이 이미 개설된 의료기관의 의료시설과 의료진을 인수하고 개설자의 명의변경절차 등을 거쳐 그 운영을 지배·관리하는 등 종전 개설자의 의료기관 개설·운영행위와 단절되는 새로운 개설·운영행위를 한 것으로 볼 수 있는 경우에는 의료법 제30조 제2항에서 금지하는 비의료인의 의료기관 개설행위에 해당

---

13) 의료법 2019.8.27. 일부개정 법률 제16555호 2020.2.28. 시행.

14) 대법원 1995.12.12. 선고 95도2154 판결; 대법원 1987.10.26. 선고 87도1926 판결; 대법원 1987.2.24. 선고 86도2742 판결; 대법원 1982.12.14. 선고 81도3227 판결.

15) 대법원 2014.9.25. 선고 2014도7217 판결.

한다 할 것이다.[16] ④ 의료인의 자격이 없는 일반인(이하 '비의료인'이라 한다)과 의료인이 동업 등의 약정을 하여 의료기관을 개설한 행위가 구 의료법(2011.4.7. 법률 제10565호로 개정되기 전의 것, 이하 '의료법'이라 한다)에 의하여 금지되는 비의료인의 의료기관 개설행위에 해당하는지는 동업관계의 내용과 태양, 실제 의료기관의 개설에 관여한 정도, 의료기관의 운영 형태 등을 종합적으로 고려하여 누가 주도적인 입장에서 의료기관의 개설·운영 업무를 처리해 왔는지를 판단하여야 한다. 이에 따라 형식적으로만 적법한 의료기관의 개설로 가장한 것일 뿐 실질적으로는 비의료인이 주도적으로 의료기관을 개설·운영한 것으로 평가될 수 있는 경우에는 의료법에 위반된다.[17]

2) 면허의 종별에 따른 개설

의료법은 개설권자인 의료인으로 하여금 면허의 종별에 따라 개설할 수 있도록 의료기관의 종별도 제한하고 있다. 의사는 종합병원·병원·요양병원·정신병원 또는 의원을, 치과의사는 치과병원 또는 치과의원을, 한의사는 한방병원·요양병원 또는 한의원을, 조산사는 조산원만을 개설할 수 있다(의료법 제33조 제2항 제2문). 조산원을 개설하는 자는 반드시 지도의사(指導醫師)를 정하여야 한다(의료법 제33조 제6항).

의료법의 특징 중의 하나는 양·한방을 철저히 분리하고 있다는 점이다. 즉, 의료법은 국민의료법[18] 이래 의료업자를 의사·치과의사·한의사로, 의료기관을 병원·의원·한의원으로 구분하고, 의사, 치과의사, 한의사는 각각 해당 의료기관에서만 의료행위를 행할 수 있도록 하는 등 한방과 양방의 의료체계를 엄격히 분리해 왔다. 이러한 의료법의 태도는 면허종별에 따른 의료기관의 설립 및 근무를 통하여 각 특성에 부합하는 의료기관을 육성하려는 것이 그 취지였다고 한다.[19]

3) 개설할 수 있는 의료기관의 수

① 중복개설금지의 원칙

의료법은 의사, 치과의사, 한의사 또는 조산사로 하여금 어떠한 명목으로도 둘 이상의 의료기관을 개설·운영할 수 없도록 규정하고 있다(의료법 제33조 제8항 본문). 개설권자인 의료인이라 하더라도 중복개설금지의 원칙 또는 1인 1개소 개설·운영의 원칙을 규정한 것이다.[20] 1인 1개설 운영 원칙에 반하는 행위 중, 의료기관의 중복 개설

---

16) 대법원 2011.10.27. 선고 2009도2629 판결.
17) 대법원 2017.4.7. 선고 2017도378 판결.
18) 국민의료법 1951.9.25. 제정 법률 제221호.
19) 헌법재판소 2007.12.27. 선고 2004헌마1021 결정.
20) 변호사의 경우에도 마찬가지이다. 즉, 변호사법은 "변호사는 어떠한 명목으로도 둘 이상의

이란 '이미 자신의 명의로 의료기관을 개설한 의료인이 다른 의료인 등의 명의로 개설한 의료기관에서 직접 의료행위를 하거나 자신의 주관 아래 무자격자로 하여금 의료행위를 하게 하는 경우'를, 그와 구분되는 의료기관의 중복 운영이란 '의료인이 둘 이상의 의료기관에 대하여 그 존폐·이전, 의료행위 시행 여부, 자금 조달, 인력·시설·장비의 충원과 관리, 운영성과의 귀속·배분 등의 경영사항에 관하여 의사 결정 권한을 보유하면서 관련 업무를 처리하거나 처리하도록 하는 경우'를 뜻한다. 의료기관의 중복 운영에 해당하면 중복 개설에 해당하지 않더라도 1인 1개설 운영 원칙을 위반한 것이 된다.[21] 이에 위반한 의료기관에 대하여 보건복지부장관 또는 시장·군수·구청장은 그 의료업을 1년의 범위에서 정지시키거나 개설 허가의 취소 또는 의료기관 폐쇄를 명할 수 있다(의료법 제64조 제1항 제4호의3). 이에 위반하여 의료기관중복개설죄를 범한 자에 대하여는 5년 이하의 징역이나 5천만원 이하의 벌금에 처한다(의료법 제87조의2 제2항 제2호).

의료법이 의료인으로 하여금 개설·운영할 수 있는 의료기관의 수를 1개소로 제한하고 있는 취지는 의료기관을 개설하는 의료인이 자신의 면허를 바탕으로 개설된 의료기관에서 이루어지는 의료행위에 전념하도록 하기 위하여 장소적 한계를 설정함으로써 의료의 적정을 기하여 국민의 건강을 보호·증진하고자 하는 데 있다.[22] 이는 또한 복수의 의료기관의 개설로 인하여 의료인의 역량이 분산되는 것을 방지하기 위한 조치이기도 하다. 한편, 프랜차이즈 병·의원이나 네트워크 병·의원 등은 의료기관의 중복개설에 해당하지 아니한다.

이에 관한 판례의 구체적 내용은 다음과 같다. 즉,

> ① 이미 자신 명의로 의료기관을 개설·운영하면서 의료행위를 하고 있는 의사가 다른 의사를 고용하여 그 의사 명의로 새로운 의료기관을 개설하고 그 운영에 직접 관여하는 데서 더 나아가 그 의료기관에서 자신이 직접 의료행위를 하거나 비의료인을 고용하여 자신의 주관하에 의료행위를 하게 한 경우에는 이미 자신의 명의로 의료기관을 개설·운영하고 있는 위 의사로서는 중복하여 의료기관을 개설한 경우에 해당한다. 또한 이미 자신의 명의로 의료기관을 개설·운영하면서 의료행위를 하고 있는 의사가 다른 의사가 개설·운영하고 있는 기존 의료기관을 인수하여 개설

법률사무소를 둘 수 없다. 다만, 사무공간의 부족 등 부득이한 사유가 있어 대한변호사협회가 정하는 바에 따라 인접한 장소에 별도의 사무실을 두고 변호사가 주재하는 경우에는 본래의 법률사무소와 함께 하나의 사무소로 본다"고 규정하고 있다(변호사법 제21조 제3항).

21) 대법원 2018.7.12. 선고 2018도3672 판결.

22) 대법원 2016.10.13. 선고 2016도11407 판결; 대법원 2003.10.23. 선고 2003도256 판결.

자 명의변경 신고 또는 허가를 받지 아니한 채 또는 다른 의사의 면허증을 대여받아 그 의사 명의로 개설자 명의변경 신고 또는 허가를 받아 종전 개설자를 배제하고 그 의료기관의 시설과 인력의 관리, 의료업의 시행, 필요한 자금의 조달, 운영성과의 귀속 등 의료기관의 운영을 실질적으로 지배·관리하는 등 종전 개설자의 의료기관 운영행위와 단절되는 새로운 운영행위를 한 것으로 볼 수 있는 경우에는 이미 자신의 명의로 의료기관을 개설·운영하고 있는 의사로서는 중복하여 의료기관을 운영한 경우에 해당한다고 할 수 있다.[23] ② 자신의 명의로 의료기관을 개설하고 있는 의사가 다른 의사의 명의로 또 다른 의료기관을 개설하여 그 소속의 직원들을 직접 채용하여 급료를 지급하고 그 영업에 따라 발생하는 이익을 취하는 등 새로 개설한 의료기관의 경영에 직접 관여한 점만으로는 다른 의사의 면허증을 대여받아 실질적으로 별도의 의료기관을 개설한 것이라고 볼 수 없으나, 다른 의사의 명의로 개설된 의료기관에서 자신이 직접 의료행위를 하거나 무자격자를 고용하여 자신의 주관하에 의료행위를 하게 한 경우는 비록 그 개설명의자인 다른 의사가 새로 개설한 의료기관에서 직접 일부 의료행위를 하였다고 하더라도 이미 자신의 명의로 의료기관을 개설한 위 의사로서는 중복하여 의료기관을 개설한 경우에 해당한다.[24] ③ 이미 자신 명의로 의원을 개설, 운영하면서 의료행위를 하고 있는 의사가 다른 의사를 고용하여 그 의사 명의로 새로운 의원을 개설하고 그 운영에 직접 관여하는 데서 더 나아가 그 의원에서 자신이 직접 의료행위를 하거나 비의료인을 고용하여 자신의 주관하에 의료행위를 하게 한 경우에는 위 의료법 위반죄의 죄책을 면할 수 없고, 이는 새로운 의원의 개설명의자인 다른 의사가 그 의원에서 직접 일부 의료행위를 하였다거나 위 두 의원이 별도로 개설 신고가 되었을 뿐 외형적으로 서로 분리되지 않고 같은 장소에서 사실상 하나의 의원처럼 운영되었다고 하여 달리 볼 것은 아니다.[25] ④ 의료인이 의료인이나 의료법인 아닌 자의 의료기관 개설행위에 공모하여 가공하면 의료법 제66조 제3호, 제30조 제2항 위반죄의 공동정범에 해당된다.[26] ⑤ 의료인일지라도 의료인 아닌 자의 의료행위에 공모하여 가공하면 의료법 제25조 제1항이 규정하는 무면허의료 행위의 공동정범으로서의 책임을 진다.[27] ⑥ 의료법 제4조 제2항은 "의료인은 다른 의료인의 명의로 의료기관을 개설하거나 운영할 수 없다"라고 규정하고, 의료법 제33조 제8항 본문은 "의료인은 어떠한 명목으로도 둘 이상의 의료기관을 개설·운영할 수 없다"라고 규정하고 있다(이하 의료법 제33조 제8항 본문의 금지규정을 '1인 1개설·운영 원칙'이라고 한다). …… 구

23) 대법원 2016.10.13. 선고 2016도11407 판결.
24) 대법원 2003.10.23. 선고 2003도256 판결.
25) 대법원 2008.9.25. 선고 2006도4652 판결.
26) 대법원 2001.11.30. 선고 2001도2015 판결.
27) 대법원 1986.2.11. 선고 85도448 판결.

체적인 사안에서 1인 1개설·운영 원칙에 어긋나는 의료기관의 중복 운영에 해당하는지를 판단할 때에는 위와 같은 운영자로서의 지위 유무, 즉 둘 이상의 의료기관 개설 과정, 개설명의자의 역할과 경영에 관여하고 있다고 지목된 다른 의료인과의 관계, 자금 조달 방식, 경영에 관한 의사 결정 구조, 실무자에 대한 지휘·감독권 행사 주체, 운영성과의 분배 형태, 다른 의료인이 운영하는 경영지원 업체가 있을 경우 그 경영지원 업체에 지출되는 비용 규모 및 거래 내용 등의 제반 사정을 고려하여야 한다. 이를 바탕으로, 둘 이상의 의료기관이 의사 결정과 운영성과 귀속 등의 측면에서 특정 의료인에게 좌우되지 않고 각자 독자성을 유지하고 있는지, 아니면 특정 의료인이 단순히 협력관계를 맺거나 경영지원 혹은 투자를 하는 정도를 넘어 둘 이상의 의료기관의 운영을 실질적으로 지배·관리하고 있는지를 살펴보아야 한다.[28)]

② 복수면허자에 대한 중복개설의 예외적 허용

의료법은 2 이상의 의료인 면허를 소지한 자가 의원급 의료기관을 개설하려는 경우에는 하나의 장소에 한하여 면허 종별에 따른 의료기관을 함께 개설할 수 있도록 예외적으로 허용하고 있다(의료법 제33조 제8항 단서). 이는 하나의 의료기관만을 개설하게 허용한 의료법의 규정이 2007년 헌법에 불합치한다는 헌법재판소의 결정에 따라 2009년 개정 의료법이 신설한 규정이다.[29)] 헌법불합치에 대한 헌법재판소의 논거는 다음과 같다.[30)] 즉,

> ① 의료인 면허를 취득한 것은 그 면허에 따른 직업선택의 자유를 회복한 것이고, 이렇게 회복된 자유에 대하여 전문분야의 성격과 정책적 판단에 따라 면허를 실현할 수 있는 방법이나 내용을 정할 수는 있지만 이를 다시 전면적으로 금지하는 것은 입법형성의 범위 내라고 보기 어렵다. 환자가 양방과 한방 의료기관에서 순차적, 교차적으로 의료서비스를 받는 경우가 금지되지 않는 현실에서 복수면허 의료인은 양방 및 한방 의료행위 양쪽에 대하여 상대적으로 지식이 많거나 능력이 뛰어나고, 그가 행하는 양방 및 한방 의료행위의 내용과 그것이 인체에 미치는 영향 등에 대하여 더 유용한 정보를 취득하고 이를 분석하여 적절하게 대처할 수 있다고 평가될 수 있다. 양방 및 한방 의료행위가 중첩될 경우 인체에 미치는 영향에 대한 과학적 검증이 없다는 점을 고려한다 하여도 위험영역을 한정하여 규제를 하면 족한 것이지 진단 등과 같이 위험이 없는 영역까지 전면적으로 금지하는 것은 지나치다는 점과 ② 복수면허 의료인이든, 단수면허 의료인이든 '하나의' 의료기관만을 개설할 수 있

28) 대법원 2018.7.12. 선고 2018도3672 판결.
29) 의료법 2009.1.30. 일부개정 법률 제9386호 2010.1.31. 시행.
30) 헌법재판소 2007.12.27. 선고 2004헌마1021 결정.

다는 점에서는 '같은' 대우를 받는다. 그런데 복수면허 의료인은 의과 대학과 한의과 대학을 각각 졸업하고, 의사와 한의사 자격 국가고시에 모두 합격하였다. 따라서 단수면허 의료인에 비하여 양방 및 한방의 의료행위에 대하여 상대적으로 지식 및 능력이 뛰어나거나, 그가 행하는 양방 및 한방의 의료행위의 내용과 그것이 인체에 미치는 영향 등에 대하여도 상대적으로 더 유용한 지식과 정보를 취득하고 이를 분석하여 적절하게 대처할 수 있다고 평가될 수 있다. 복수면허 의료인들에게 단수면허 의료인과 같이 하나의 의료기관만을 개설할 수 있다고 한 이 사건 법률조항은 '다른 것을 같게' 대우하는 것으로 합리적인 이유를 찾기 어렵다.

(2) 국가나 지방자치단체

국가 또는 지방자치단체도 의료기관의 개설권자이다. 공공의료의 확보를 위해서 중요한 개설권자이다. 공공의료기관이란 국가, 지방자치단체 또는 대통령이 정하는 공공단체가 설립·운영하는 의료기관을 말한다(공공보건의료법 제2조 제3호 참조). 따라서 지역보건법에 따른 지역보건의료기관, 예컨대 보건소·보건의료원 및 보건지소(지역보건법 제2조 제3항, 제7조, 제8조 참조)와 농어촌의료법에 따른 보건진료소(농어촌의료법 제2조 제4호, 제15조 참조)가 대표적인 예이다.

대통령령이 정하는 공공단체란 다음의 단체를 말한다(공공보건의료법 시행령 제2조). 즉, ① 국립대학병원 설치법에 따른 국립대학병원, ② 국립대학치과병원 설치법에 따른 국립대학치과병원, ③ 국립중앙의료원법에 따른 국립중앙의료원, ④ 국민건강보험법 제13조에 따른 국민건강보험공단, ⑤ 대한적십자사 조직법에 따른 대한적십자사, ⑥ 방사선이용법에 따른 한국원자력의학원, ⑦ 산업재해보상보험법 제10조에 따른 근로복지공단, ⑧ 서울대학교병원 설치법에 따른 서울대학교병원, ⑨ 서울대학교치과병원 설치법에 따른 서울대학교치과병원, ⑩ 지방의료원법에 따른 지방의료원, ⑪ 암관리법에 따른 국립암센터 및 ⑫ 한국보훈복지의료공단법에 따른 한국보훈복지의료공단을 말한다.

(3) 의료법인

1) 개 관

① 의 의

의료법인은 의료기관을 개설할 수 있다. 의료법인이란 의료업을 목적으로 설립된 법인을 말한다(의료법 제33조 제2항 제3호). 의료인이 아니면서 의료기관을 개설할 수 있는 개설권자 중의 대표적인 개설권자이다. 의료법인의 종류로서 의료법인도 사단의료법인과 재단의료법인을 생각할 수 있으나,[31] 의료법은 재단의료법인만을 인정하고 있다고 해석된다. 의료법이 의료법인과 관련하여 ① 민법 중 재단법인에 관한 규정만을 준용하고 있고(의료법 제50조), ② 재단법인은 비영리법인만이 인정된다는 점에서 이것이 의료의 비영리성과 일치하기 때문이다.

일반적으로 재단법인은 운영의 민주성 내지 유연성이라는 점에서는 약점이 있다고 할 수 있으나, 사업의 영속성 내지 안정성이라는 점에서는 강점을 가진다고 할 수 있다. 한편, 의료행위 자체만 의료인에 의하여 행하여진다면 의료기관의 개설자는 반드시 의료인에 한정할 필요가 없다는 견해가 있다.[32] 이는 국민보건에 지대한 영향을 미치는 의료분야에 대해서는 자본주의적 경영원칙만을 고집할 수 없다는 것이다. 그러나 이 견해에 의하면, 특히 자본과 경영의 분리원칙에 비추어 보더라도 자본이 빈약한 의료인이 빈약한 시설의 의료기관을 개설하는 것보다 자본주와 결합하여 충분한 의료시설을 갖추고 의료혜택을 베푸는 것이 국민의 입장에서도 바람직한 것으로 볼 수 있는 측면도 있다는 것이다.

② 입법취지

의료법인은 1973년 개정된 의료법에 의하여 도입된 제도이다.[33] 의료법인은 의료인이 아닌 일반인에게도 의료업을 할 수 있게 하는 제도이다.[34] 당시 의료법인에 대한 영리추구의 금지도 동시에 도입되었다. 비영리법인으로서의 학교법인과는 달리 의료법인의 부대사업은 연구나 교육 등 매우 좁게 인정되어 왔다.[35] 그러나

31) 일본의 의료법은 “병원, 의사 또는 치과의사가 상시 근무하는 진료소 또는 개호노인보건시설을 개설하려고 하는 사단 또는 재단은 이 법률의 규정에 의하여 이를 법인으로 할 수 있다”고 규정하여 사단의료법인과 재단의료법인이라는 2종류의 의료법인을 인정하고 있다(일본 의료법 제39조 제1항 참조).

32) 이상완(의료사범의 이론과 실태), 93쪽.

33) 의료법 1973.2.16. 전부개정 법률 제2533호. 이 법률의 전문개정의 이유는 “종전의 의료법이 1962년 3월 20일 제정·공포된 이래 10여년이 경과하는 동안 사회여건이 변화되었을 뿐만 아니라 의료기관의 편중, 응급환자의 진료거부, 의료밀수의 부적정등 의료에 관한 여러 가지 사회적 문제를 야기시킴으로써 국민의료를 저해하는 중요한 요인이 되고 있으므로 변화된 현실에 부응하고 나아가서는 의료인으로 하여금 유신과업의 통화적인 전진대열에서 국민을 위한 진취적인 자세를 확립하도록 의료에 관한 제도적인 모순을 시정하고 의료질서를 확립하려는 것이다”라고 한다(제·개정이유 참조).

34) 당시의 개정 의료법(법률 제2533호)에 의하면 의원은 의료인만이 개설하도록 하고, 병원은 의료법인만이 개설하도록 하였다. 즉, 당시의 의료법은 “의사·치과의사·한의사·조산원 또는 국가나 지방자치단체가 아니면 의원·치과의원·한의원 또는 조산소를 국가·지방자치단체 또는 의료업을 목적으로 설립된 법인(이하 “의료법인”이라 한다)이 아니면 종합병원·병원·치과병원·한방병원을 개설할 수 없다”고 규정하고 있었다(당시의 의료법 제30조 제2항).

35) 당시의 개정 의료법(법률 제2533호)에 의하면 “제42조 (부대사업) 의료법인은 그가 개설하는

최근 의료법인의 경영난을 이유로 부대사업의 범위를 장례식장의 운영과 주차장의 운영 등 수익사업으로도 일부 확대한 바 있다.[36)]

당시의 1973년 개정 의료법은 의사·치과의사·한의사·조산원 또는 국가나 지방자치단체가 아니면 의원·치과의원·한의원 또는 조산소를 국가·지방자치단체 또는 의료업을 목적으로 설립된 법인, 즉 의료법인이 아니면 종합병원·병원·치과병원·한방병원을 개설할 수 없도록 규정하고 있었다(1973년 개정 의료법 제30조 제2항).[37)] 당시의 의료법의 개정이유는 다음과 같다. 즉, 의료법이 1962년 3월 20일 제정·공포된 이래 10여년이 경과하는 동안 사회여건이 변화되었을 뿐만 아니라 의료기관의 편중, 응급환자의 진료거부, 의료밀수의 부적정 등 의료에 관한 여러 가지 사회적 문제를 야기함으로써 국민의료를 저해하는 중요한 요인이 되고 있으므로 변화된 현실에 부응하고 나아가서는 의료인으로 하여금 유신과업의 통화적인 전진대열에서 국민을 위한 진취적인 자세를 확립하도록 의료에 관한 제도적인 모순을 시정하고 의료질서를 확립하려는 것이다.[38)]

의료법인의 입법취지는 다음과 같다. 즉, 의료사업의 영속성을 확보하기 위하여는 개인경영의 병원에 법인격을 부여할 필요가 있다. 나아가 사업이 영속성을 가지게 되면 자금의 집적도 용이하게 된다. 의료사업은 비영리성을 가진다는 점에서 상법상의 주식회사와 같은 법인으로 하는 것은 불가능하다. 그렇다면 의료사업은 민법상의 공익법인으로 가야 하는데 이것 또한 각종의 제약으로 쉽지 않다. 여기서 의료법은 의료사업의 경영의 합리화와 안정화를 도모할 필요가 있어 의료사업의 경영주체에게 법인격을 부여하는 제도를 두게 되었다. 한편, 보건복지부는 의료법인의 도입목적을 ① 의료공급의 85% 이상을 차지하고 있는 민간의료기관의 공공성 제고와 ② 의료기관의 지역적 편중의 해소에서 찾고 있다.[39)]

의료기관에서 의료업무를 행하는 외에 다음의 부대사업을 할 수 있다. 1. 의료인 및 의료관계자의 양성 또는 보수교육의 실시 2. 의료 또는 의학에 관한 조사 연구"라고 규정하고 있었다.

36) 의료법 2006.10.27. 일부개정 법률 제8067호. 의료기관의 경영 효율화를 통한 의료서비스의 산업적 발전에 이바지하기 위하여 의료법인이 부대사업으로 노인의료복지시설·장례식장 및 부설 주차장 등을 설치·운영할 수 있도록 하였다는 것이 그 개정이유였다(제·개정이유 참조).

37) 의료법 1973.2.16. 전부개정 법률 제2533호.

38) 의료법 1973.2.16. 전부개정 법률 제2533호. 제·개정이유서 참조.

39) 보건복지부, 의료법인 설립 및 운영 안내, 2008.1, 4쪽.

2) 설 립

① 설립요건

의료법인의 설립요건은 ① 법인이 개설하는 의료기관에 필요한 시설이나 시설을 갖추는 데에 필요한 자금의 보유(의료법 제48조 제2항), ② 정관의 작성(의료법 제48조 제1항), ③ 법인의 주된 사무소의 소재지를 관할하는 시·도지사의 허가(의료법 제48조 제1항) 및 ④ 등기(민법 제49조 제1항, 의료법 시행규칙 제50조)를 하는 것이다. 법인이 사회적 활동을 하기 위하여는 법인의 내부의 사무를 처리하고 외부에 대하여 행동하는 기관을 필요로 한다. 이사는 대표기관으로서 필수기관이다(민법 제57조). 그 밖에 이사의 감독기관으로서 감사를 둘 수 있다(민법 제66조). 최고·필수의 의사결정기관으로서의 사원총회는 재단법인에는 불필요한 기관이다.

② 임 원

의료법은 2019년 8월 개정을 통하여 의료법인에 두는 임원의 수, 임기, 결격사유, 임원 선임 관련 금품 수수 금지 등에 관한 규정을 신설하였다.[40)]

의료법인에는 5명 이상 15명 이하의 이사와 2명의 감사를 두되, 보건복지부장관의 승인을 받아 그 수를 증감할 수 있다(의료법 제48조의2 제1항). 이사와 감사의 임기는 정관으로 정하되, 이사는 4년, 감사는 2년을 초과할 수 없다. 다만, 이사와 감사는 각각 연임할 수 있다(의료법 제48조의2 제2항). 이사회의 구성에 있어서 각 이사 상호 간에 「민법」 제777조에 규정된 친족관계에 있는 사람이 그 정수의 4분의 1을 초과해서는 아니된다(의료법 제48조의2 제3항). 감사는 이사와 친족관계에 따른 특별한 관계에 있는 사람이 아니어야 한다(의료법 제48조의2 제5항).

의료법인의 임원이 될 수 없는 임원의 결격사유는 ① 미성년자, ② 피성년후견인 또는 피한정후견인, ③ 파산선고를 받은 사람으로서 복권되지 아니한 사람 및 ④ 금고 이상의 형을 받고 집행이 종료되거나 집행을 받지 아니하기로 확정된 후 3년이 지나지 아니한 사람이다(의료법 제48조의2 제4항).

한편, 임원 선임과 관련하여 금품 등 수수는 금지된다. 누구든지 의료법인의 임원 선임과 관련하여 금품, 향응 또는 그 밖의 재산상 이익을 주고받거나 주고받을 것을 약속해서는 아니 된다(의료법 제51조의2).

3) 부대사업

의료법인은 그 법인이 개설하는 의료기관에서 의료업무 외에 부대사업을 할

---

40) 의료법 2019.8.27. 일부개정 법률 제16555호 2020.2.28. 시행.

수 있다. 이 경우 부대사업으로 얻은 수익에 관한 회계는 의료법인의 다른 회계와 구분하여 계산하여야 한다(의료법 제49조 제1항).

부대사업이란 ① 의료인과 의료관계자 양성이나 보수교육, ② 의료나 의학에 관한 조사 연구, ③ 노인복지법 제31조 제2호에 따른 노인의료복지시설의 설치·운영, ④ 장사 등에 관한 법률 제29조 제1항에 따른 장례식장의 설치·운영, ⑤ 주차장법 제19조 제1항에 따른 부설주차장의 설치·운영, ⑥ 의료업 수행에 수반되는 의료정보시스템 개발·운영사업 중 대통령령으로 정하는 사업 및 ⑦ 그 밖에 휴게음식점영업, 일반음식점영업, 이용업, 미용업 등 환자 또는 의료법인이 개설한 의료기관 종사자 등의 편의를 위하여 보건복지부령으로 정하는 사업이 그것이다.

의료법인은 위의 ④, ⑤ 및 ⑦의 부대사업을 타인에게 임대 또는 위탁하여 운영할 수 있다(의료법 제49조 제2항). 부대사업을 하려는 의료법인은 보건복지부령으로 정하는 바에 따라 미리 의료기관의 소재지를 관할하는 시·도지사에게 신고하여야 한다. 신고사항을 변경하려는 경우에도 또한 같다(의료법 제49조 제3항).

4) 해 산

법인은 ① 존립기간의 만료, ② 법인의 목적의 달성 또는 달성의 불능, ③ 기타 정관에 정한 해산사유의 발생, ④ 파산 또는 ⑤ 설립허가의 취소로 해산한다(민법 제77조 제1항). 법인이 해산하면 계속 중인 사무는 종료하고, 재산관계를 정리할 수 있는 청산법인으로서 청산절차를 밟게 된다(민법 제81조). 청산이 종결된 때에는 청산인은 3주간 내에 이를 등기하고 주무관청에 신고하여야 한다(민법 제94조).

의료법은 보건복지부장관 또는 시·도지사로 하여금 일정한 경우에는 그 설립허가를 취소할 수 있도록 하고 있다(의료법 제51조). 의료법인이 ① 정관으로 정하지 아니한 사업을 한 때, ② 설립된 날부터 2년 안에 의료기관을 개설하지 아니한 때, ③ 의료법인이 개설한 의료기관이 제64조에 따라 개설허가를 취소당한 때, ④ 보건복지부장관 또는 시·도지사가 감독을 위하여 내린 명령을 위반한 때 또는 ⑤ 부대사업 외의 사업을 한 때가 그것이다.

(4) 비영리법인

1) 의 의

의료기관에 대한 기타의 개설권자로서는 민법이나 특별법에 따라 설립된 비영리법인이 열거되고 있다(의료법 제33조 제2항 제4호). 영리법인은 처음부터 의료기관을 개설할 수 없다고 하는 것은 이 규정에 대한 반대해석의 결과이다. 따라서 재단법인, 사단법인, 사회복지법인, 종교법인 또는 장학재단 등은 의료기관을 개설할 수 없다.

영리법인을 개설권자로부터 배제하는 것과 관련하여 전술한 바와 같이 헌법재판소는 다음과 같이 설시하고 있다. 즉, 의료인이 아닌 일반 개인과 영리법인의 의료기관 개설을 허용할 경우, 의료기관의 명칭 아래 의료인 아닌 자에 의한 무면허의료행위가 성행할 우려가 있으며, 의료기관의 경영주체와 의료행위를 하는 의료인이 분리됨에 따라서 보건의료의 질이 저하되거나 지나친 영리위주의 과잉 의료행위 등 진료왜곡, 의료자원 수급 계획의 왜곡, 소규모 개인 소유 의료기관의 폐업, 투자자의 자본 회수 등에 따른 의료기관 운영의 왜곡 등이 발생할 우려가 있다.[41)]

2) 소비자생활협동조합

소비자생활협동조합은 비영리법인으로서 의료기관을 개설하는 것이 가능한 것으로 되어 있다. 의료법은 민법이나 특별법에 따라 설립된 비영리법인에 대하여 의료기관개설권을 부여하고 있고(의료법 제33조 제2항 제4호), 소비자생활협동조합법은 세칭 '의료소비자생활협동조합'으로 하여금 그 목적을 달성하기 위하여 조합원의 건강개선을 위한 보건·의료사업을 할 수 있도록 허용하고 있기 때문이다(생협법 제45조 제1항 제4호 참조). 소비자생활협동조합은 조합원이 아닌 자에게 조합의 사업을 이용하게 하는 것을 원칙적으로 금지하고 있으나(생협법 제46조 제1항), 보건·의료조합에 한하여서는 총 공급고의 100분의 50의 범위에서 보건·의료서비스를 제공할 수 있도록 예외적으로 허용하고 있다(생협법 제46조 제3항). 이에 관한 판례의 구체적 내용은 다음과 같다. 즉,

> 생협법은 조합원들의 자주·자립·자치적인 소비생활을 목적으로 하는 생협조합이 비영리법인으로서 그 목적달성을 위하여 할 수 있는 사업과 관련하여, 제45조 제1항 제4호에서 '조합원의 건강개선을 위한 보건·의료사업'을 규정하고, 제11조 제3항에서 '이 법은 조합 등의 보건·의료사업에 관하여 관계 법률에 우선하여 적용한다'고 규정하고 있다. 이와 같이 생협법이 생협조합의 보건·의료사업을 허용하면서 의료법 등 관계 법률에 우선하여 적용하도록 한 것은, 보건·의료사업이 위 조합원들의 자주·자립·자치적인 소비활동촉진이라는 생협조합의 목적달성에 이바지할

41) 헌법재판소 2005.3.31. 선고 2001헌바87 결정. 같은 취지, 대법원 2014.9.25. 선고 2014도7217 판결.

수 있도록 하기 위하여 위 사업수행에 저촉되는 관계 법률의 적용을 선별적으로 제한하여 생협조합의 정당한 보건·의료사업을 보장하기 위한 것일 뿐, 생협조합이 의료법에 의하여 금지된 개인의 보건·의료사업을 위한 탈법적인 수단으로 악용되는 경우와 같이 형식적으로만 생협조합의 적법한 보건·의료사업으로 가장한 경우에까지 관계 법률의 적용을 배제하려는 것은 아니다.[42]

3) 소위 사무장 병원

문제는 탈법적인 수단에 의한 의료기관인 속칭 '사무장 병원'에 있다. 사무장 병원은 형식적으로는 개설권자에 의한 개설이지만, 실질적으로는 개설권자가 아닌 사무장의 병원이라는 점에서 의료법 위반이 된다.

이와 관련된 판례의 구체적 내용은 다음과 같다. 즉,

① 의료인의 자격이 없는 일반인(비의료인)이 필요한 자금을 투자하여 시설을 갖추고 유자격 의료인을 고용하여 그 명의로 의료기관 개설신고를 한 행위는 형식적으로만 적법한 의료기관의 개설로 가장한 것일 뿐 실질적으로는 비의료인이 의료기관을 개설한 것으로서 의료법 제33조 제2항 본문에 위반된다고 봄이 타당하고, 개설신고가 의료인 명의로 되었다거나 개설신고명의인인 의료인이 직접 의료행위를 하였다 하여 달리 볼 이유가 되지 못한다. 그리고 이러한 법리는 의료사업을 명시적으로 허용하고 있는 소비자생활협동조합법(생협법)에 의하여 설립된 소비자생활협동조합(생협조합) 명의로 의료기관 개설신고가 된 경우에도 마찬가지로 적용된다. 생협법은 소비자들의 자주·자립·자치적인 생협조합활동을 촉진함으로써 조합원의 소비생활 향상과 국민의 복지 및 생활문화 향상에 이바지함을 목적으로 제정된 법률로서, 그와 같은 목적을 달성하기 위하여 설립된 생협조합이 비영리법인으로서 할 수 있는 사업과 관련하여, '제45조 제1항 제4호에서 '조합원의 건강개선을 위한 보건·의료사업'을 규정하고, 제11조 제3항에서 '이 법은 조합 등의 보건·의료사업에 관하여 관계 법률에 우선하여 적용한다'고 규정하고 있다. 이와 같이 생협법이 생협조합의 보건·의료사업을 허용하면서 의료법 등 관계 법률에 우선하여 적용되도록 한 것은, 보건·의료사업이 생협조합의 목적달성에 이바지할 수 있도록 그 사업수행에 저촉되는 관계 법률의 적용을 선별적으로 제한하여 생협조합의 정당한 보건·의료사업을 보장하기 위한 것일 뿐, 생협조합을 의료법에 의하여 금지된 비의료인의 보건·의료사업을 하기 위한 탈법적인 수단으로 악용하는 경우와 같이 형식적으로만 생협조합의 보건·의료사업으로 가장한 경우에까지 관계 법률의 적용을 배제하려는 것

42) 대법원 2014.8.26. 선고 2014도3852 판결.

은 아니다.[43] ② 의료인의 자격이 없는 일반인이 필요한 자금을 투자하여 시설을 갖추고 유자격 의료인을 고용하여 그 명의로 의료기관 개설신고를 한 행위는 형식적으로만 적법한 의료기관의 개설로 가장한 것일 뿐 실질적으로는 의료인 아닌 자가 의료기관을 개설한 것으로서 위 의료법 제33조 제2항 본문을 위반한 것으로 봄이 상당하고, 개설신고가 의료인 명의로 되었다거나 개설신고명의인인 의료인이 직접 의료행위를 하였다 하여 달리 볼 것이 아니며,[44] 이러한 법리는 의료사업을 명시적으로 허용하고 있는 소비자생활협동조합법(생협법)에 의하여 설립된 소비자생활협동조합(생협조합) 명의로 의료기관 개설신고가 된 경우에도 마찬가지로 적용된다. 또한 의료인이라고 할지라도 의료법상 의료기관을 개설할 수 없는 자의 의료기관 개설행위에 공모 가담하면 의료법 제87조 제1항 제2호, 제33조 제2항 본문 위반죄의 공동정범에 해당한다.[45] ③ 의료법 제33조 제2항, 제87조 제1항 제2호는 의료기관 개설자의 자격을 의사, 한의사 등으로 한정함으로써 의료기관 개설자격이 없는 자가 의료기관을 개설하는 것을 금지하면서 이를 위반한 경우 형사처벌하도록 정하고 있다. 이는 의료기관 개설자격을 전문성을 가진 의료인이나 공적인 성격을 가진 자로 엄격히 제한함으로써 건전한 의료질서를 확립하고 영리 목적으로 의료기관을 개설하는 경우에 발생할지도 모르는 국민 건강상의 위험을 미리 방지하기 위한 것이다. 의료인의 자격이 없는 일반인(비의료인)이 필요한 자금을 투자하여 시설을 갖추고 의료인의 자격이 있는 사람을 고용하여 그 명의로 의료기관 개설신고를 한 행위는 형식적으로만 적법한 의료기관의 개설로 가장한 것일 뿐 실질적으로는 비의료인이 의료기관을 개설한 것으로서 의료법 제33조 제2항 본문에 위배된다고 봄이 타당하다. 개설신고가 의료인 명의로 되었다거나 개설신고명의인인 의료인이 직접 의료행위를 하였다고 해도 마찬가지이다. 이러한 법리는 의료사업을 명시적으로 허용하고 있는 소비자생활협동조합법(생협법)에 따라 설립된 소비자생활협동조합(생협조합) 명의로 의료기관 개설신고가 된 경우에도 적용된다.[46]

(5) 기타의 기관

의료법은 공공기관운영법에 따른 준정부기관, 지방의료원법에 따른 지방의료원, 한국보훈복지의료공단법에 따른 한국보훈복지의료공단에 대하여도 의료기관을 설립할 수 있도록 그에 대한 개설권을 부여하고 있다(의료법 제33조 제2항 제5호).

43) 대법원 2014.8.20. 선고 2012도14360 판결.
44) 대법원 1982.12.14. 선고 81도3227 판결 참조.
45) 대법원 2014.8.26. 선고 2014도3852 판결; 대법원 2001.11.30. 선고 2001도2015 판결 참조.
46) 대법원 2017.5.17. 선고 2017도2244 판결.

3. 개설권자에 대한 특례

(1) 부속의료기관

의료기관의 개설은 개설권자, 즉 의료인·국가·지방자치단체·의료법인·비영리법인 또는 준정부기관·지방의료원·한국보훈복지공단만이 할 수 있는 것이 원칙이다(의료법 제33조 제2항).

그러나 개설권자가 아닌 자에 대하여도 의료법은 진료대상범위를 그 소속 직원, 종업원, 그 밖의 구성원(수용자를 포함한다)이나 그 가족의 건강관리를 위하여 부속의료기관을 개설하는 경우로 제한하여 예외적으로 허용하고 있다(의료법 제35조 제1항). 다만, 의료법은 부속 의료기관을 개설하려면 그 개설 장소를 관할하는 시장·군수·구청장에게 신고하도록 하고 있다. 이에 위반하여 신고를 하지 않고 부속 의료기관을 개설한 자는 500만원 이하의 벌금에 처한다(의료법 제90조). 그리고 부속 의료기관으로 병원급 의료기관을 개설하려면 그 개설 장소를 관할하는 시·도지사의 허가를 받도록 하고 있다(의료법 제35조 제1항). 이에 위반하여 허가를 받지 않고 부속 의료기관을 개설한 자는 3년 이하의 징역이나 3천만원 이하의 벌금에 처한다(의료법 제88조).

(2) 외국의료기관

의료법은 비영리법인에 한하여 의료기관을 개설할 수 있도록 제한하고 있다(의료법 제33조 제2항 참조). 의료법이 영리법인 또는 비의료인에 의한 의료기관의 개설을 원칙적으로 금지하고 있는 입법취지는 국민의 건강상의 위험을 방지하는 것이 가장 중요한 이유라는 것에 관하여도 이미 언급한 바 있다.

다만, 의료기관의 영리추구의 금지에 관하여는 경제자유구역법과 제주특별법에 의하여 일정한 예외가 인정되고 있다. 소위 의료기관의 개설권자에 대한 특례로서 영리법인에 대하여 일정한 장소적 제한을 가하여 의료기관의 개설권을 부여하고 있는 것이다.

1) 경제자유구역법

외국인 또는 외국인이 의료업을 목적으로 설립한 상법상의 법인으로서 ① 경제자유구역 안에 소재할 것, ② 외국인투자촉진법 제5조 제3항에 따른 외국인투자 비율이 100분의 50 이상일 것 및 ③ 그 밖에 자본금의 규모 등 대통령령으로 정하는 사항을 충족할 것의 요건을 모두 갖춘 법인은 의료기관의 개설권자가 아님에도 불구하고 보건복지부장관의 허가를 받아 경제자유구역에 외국의료기관을 개설할 수 있다(경제자유구역법 제23조 제1항 제1문). 이 경우 외국의료기관의 종류는 종합병원 · 병원 · 치과병원 및 요양병원으로 한다(경제자유구역법 제23조 제1항 제2문). 외국인은 보건복지가족부장관에게 등록하는 경우 경제자유구역에 외국인전용 약국을 개설할 수 있다(경제자유구역법 제23조 제2항). 개설된 외국의료기관 또는 외국인전용 약국은 의료법 또는 약사법에 따라 개설된 의료기관 또는 약국으로 본다(경제자유구역법 제23조 제4항).

외국의료기관 또는 외국인전용 약국은 국민건강보험법에 의한 요양기관으로 보지 아니한다(경제자유구역법 제23조 제5항). 외국의 의사 · 치과의사 또는 약사면허 소지자는 보건복지가족부장관이 정하는 기준에 적합한 경우 경제자유구역에 개설된 외국의료기관 또는 외국인전용 약국에 종사할 수 있다. 이 경우 외국의 의사 · 치과의사 면허소지자는 의료법 제2조에 허용된 의료인 종별 업무범위를 벗어날 수 없다(경제자유구역법 제23조 제6항). 외국인전용 약국에 종사하는 약사는 내국인을 대상으로 의약품의 조제 또는 판매를 할 수 없다(경제자유구역법 제23조 제7항). 또한 ① 경제자유구역에 의료기관을 개설한 의료법인과 ② 경제자유구역에 외국의료기관을 개설한 법인은 부대사업에 대한 특례가 인정되어 경제자유구역 안에서 보양온천의 설치 · 운영 등 대통령령으로 정하는 부대사업을 할 수 있다(경제자유구역법 제23조의2).

2) 제주특별법

제주특별법은 의료법상 의료기관의 개설에 관한 특례를 규정하고 있다(제주특별법 제307조 이하 참조). 이에 의하면 외국인(외국인투자 촉진법 제2조 제1항 제1호에 따른 외국인을 말한다)이 설립한 법인은 도지사의 허가를 받아 제주자치도에 의료기관(외국의료기관)을 개설할 수 있다. 이 경우 외국의료기관의 종류는 병원 · 치과병원 · 요양병원 · 종합병원으로 한다(제주특별법 제307조 제1항). 법인의 종류와 요건 및 외국의료기관의 개설요건은 도조례로 정한다(제주특별법 제307조 제2항).

외국의료기관은 국민건강보험법 제42조 제1항에 따른 요양기관과 의료급여법 제9조 제1항에 따른 의료급여기관으로 보지 아니한다(제주특별법 제307조 제4항). 외국의료기관이 보건복지부장관이 정하여 고시하는 외국의 의료기관 인증을 받은 경우 의료법 제58조 및 제58조의3에 따른 의료기관 인증을 받은 것으로 본다. 이 경우 외국의료기관은 그 결과를 보건복지부장관에게 제출하여야 하며, 보건복지부장관은 그 결과를 공표할 수 있다(제주특별법 제307조 제6항). 외국의료기관에 종사하는 의사와 치과의사는 의료법 제17조 · 제18조에 따른 진단서, 검안서(檢案書), 증명서 및 처방전을 도조례로 정하는 바에 따라 외국어로 적을 수 있다. 이 경우 도조례에 대하여 미리 보건복지부장관과 협의하여야 한다(제주특별법 제307조 제7항). 외국의료기관에 종사하는 의사, 치과의사 또는 간호사는 의료법 제22조에 따른 진료기록부, 조산기록부, 간호기록부, 그 밖의 진료에 관한 기록 및 같은 법 제23조에 따른 전자의무기록을 도조례로 정하는 바에 따라 외국어로 적을 수 있다. 이 경우 도조례에 대하여 미리 보건복지부장관과 협의하여야 한다(제주특별법 제307조 제8항).

한편 외국인은 도지사에게 등록하는 경우 제주자치도에 외국인전용약국(외국인전용약국)을 개설할 수 있도록 하는 외국인 전용약국 개설에 관한 특례를 규정하고 있다(제주특별법 제308조 참조). 외국의료기관과 외국인전용약국에 대하여 이 법에서 정하지 아니한 사항에 관하여는 의료법과 약사법을 준용한다(제주특별법 제309조). 또한 외국면허 소지자의 종사인정에 관한 특례도 규정되어 있다. 즉, 의료법 제27조 제1항, 약사법 제3조 및 의료기사 등에 관한 법률 제4조에도 불구하고 외국의 의사·치과의사·간호사·의료기사 또는 약사 면허 소지자(외국면허 소지자)는 보건복지부장관이 정하여 고시하는 기준을 충족하는 경우 외국의료기관과 외국인전용약국에 종사할 수 있다(제주특별법 제310조 제1항). 다만, 외국면허 소지자는 의료법 제2조 및 의료기사 등에 관한 법률 제3조에 따라 허용된 종별업무범위를 벗어날 수 없도록 하고 있다(제주특별법 제310조 제2항). 뿐만 아니라 원격의료에 관한 특례도 규정하고 있다. 즉, 외국의료기관에 종사하는 외국의 의사·치과의사 면허소지자는 의료법 제34조 제1항에도 불구하고 컴퓨터·화상통신 등의 정보통신기술을 활용하여 원격지의 의료인에게 의료지식 또는 기술을 지원하거나 지원받는 원격의료를 할 수 있다(제주특별법 제313조).

Ⅲ. 개설요건

1. 의료기관

의료기관의 적극적 개설요건으로서는 법정인원과 법정시설 및 신고나 허가 등을 들 수 있다. 그러나 이에 대하여는 항을 바꾸어 해당되는 곳에서 자세히 살펴보기로 한다. 여기에서는 조산원을 개설하는 경우와 의료기관의 개설에 대한 소극적 요건으로서의 장소적 제한에 관하여만 고찰하기로 한다.

2. 조산원

조산원을 개설하는 조산사는 반드시 지도의사(指導醫師)를 정하여야 한다(의료법 제33조 제6항). 이는 의료에 관한 지식과 능력 등에 따라 의사와 조산사의 자격과 권한을 구분하고 조산사로 하여금 의사의 지도를 받도록 한 것이다.[47] 따라서 조산사는 분만과정에서 산모와 태아의 상태가 정상적인지 여부를 계속적으로 관찰하고 산부인과 전문의 등으로 하여금 발생가능한 응급상황에 적절히 대처할 수 있도록 산모와 태아의 상태를 적시에 보고하여야 하며, 응급상황에서 자신이 취할 수 있는 범위 내의 필요한 조치를 취할 의무가 있다.[48]

3. 장소적 제한

의료기관은 ① 약국시설 안이나 구내인 경우, ② 약국의 시설이나 부지 일부를 분할 · 변경 또는 개수하여 의료기관을 개설하는 경우, ③ 약국과 전용 복도 · 계단 · 승강기 또는 구름다리 등의 통로가 설치되어 있거나 이런 것들을 설치하여 의료기관을 개설하는 경우 및 ④ 건축법 등 관계 법령에 따라 허가를 받지 아니하거나 신고를 하지 아니하고 건축 또는 증축 · 개축한 건축물에 의료기관을 개설하는 경우에는 개설할 수 없다(의료법 제33조 제7항).[49] 이 규정의 입법취지는 약국과 의료기관의 담합행위를 방지하여 의약분업을 효율적으로 실현함으로써 국민보건을 향상시키려는 데에 있다.[50] 의료기관의 개설이 금지되는 예컨대, 약국시설 안이나 구내에 해당하는지 여부를 판단함에 있어서는 그 문언석 의미와 더불어 의약분업의 원칙에 따라서 의료기관의 외래환자에 대한 원외조제를 의무화하기 위하여 약국을 의료기관과는 공간적 · 기능적으로 독립된 장소에 두고자 하는 위 법률조항의 입법취지를 고려하여야 한다.[51]

한편, 약사법도 약국의 개설과 관련하여 장소적 제한을 두고 있다. 즉, ① 약

47) 대법원 2010.5.27. 선고 2006다79520 판결.

48) 대법원 2010.5.27. 선고 2006다79520 판결.

49) 이에 상응하여 약사법도 유사한 규정을 두고 있다. 즉, "다음 각 호의 어느 하나에 해당하는 경우에는 개설등록을 받지 아니한다. 1. 생략, 2. 약국을 개설하려는 장소가 의료기관의 시설 안 또는 구내인 경우, 3. 의료기관의 시설 또는 부지의 일부를 분할 · 변경 또는 개수(改修)하여 약국을 개설하는 경우, 4. 의료기관과 약국 사이에 전용(專用) 복도 · 계단 · 승강기 또는 구름다리 등의 통로가 설치되어 있거나 이를 설치하는 경우"라고 규정하고 있다(약사법 제20조 제5항).

50) 헌법재판소 2003.10.30. 선고 2001헌마700 결정.

51) 대법원 2003.12.12. 선고 2002두10995 판결.

국을 개설하려는 장소가 의료기관의 시설 안 또는 구내인 경우, ② 의료기관의 시설 또는 부지의 일부를 분할 · 변경 또는 개수(改修)하여 약국을 개설하는 경우 및 ③ 의료기관과 약국 사이에 전용(專用) 복도 · 계단 · 승강기 또는 구름다리 등의 통로가 설치되어 있거나 이를 설치하는 경우에는 약국의 개설등록을 받지 아니하도록 하고 있다(약사법 제20조 제5항).

Ⅳ. 개설절차

1. 유 형

의료기관의 개설절차와 관련하여 등록제, 신고제 및 허가제를 생각할 수 있다. 그러나 의료법은 등록제를 채택의 대상에서 제외하고 있다. 의료기관의 개설을 위하여 신고제나 허가제를 채택한 입법취지에 대하여는 ① 의료기관 개설 없이 자의적으로 의료행위를 할 수 있게 한다는 무면허자의 의료행위를 식별하기 어려움으로 인한 의료질서의 확립, ② 진료행위의 위생적 관리, ③ 진료행위의 과학화, ④ 환자진료에의 편리도모 등이 거론되고 있다.[52]

또 의료법은 의료기관의 개설에 있어서 의료기관의 규모에 따라 신고제와 허가제를 각각 채택함으로써 차등을 두고 있는 이유는 종합병원이나 병원은 100인 이상 또는 30인 이상을 수용할 수 있는 시설을 갖추고 있어야 하나, 의원은 진료에 지장이 없는 시설만 갖추고 있으면 되므로 양자간에는 감독의 차등을 두어야 할 필요가 있기 때문이라고 한다.[53] 또한 의료법이 의료기관의 종류에 따라 허가제와 신고제를 구분하여 규정하고 있는 취지는, 신고 대상인 의원급 의료기관 개설의 경우 행정청이 법령에서 정하고 있는 요건 이외의 사유를 들어 신고 수리를 반려하는 것을 원칙적으로 배제함으로써 개설 주체가 신속하게 해당 의료기관을 개설할 수 있도록 하기 위함이라고 한다.[54]

2. 신고를 요하는 경우

의원 · 치과의원 · 한의원 또는 조산원을 개설하려는 자는 보건복지부령으로 정

52) 이상완(의료사범의 이론과 실태), 96쪽 참조.
53) 대법원 1984.12.11. 선고 84도2108 판결.
54) 대법원 2018.10.25. 선고 2018두44302 판결.

하는 바에 따라 시장 · 군수 · 구청장에게 신고하여야 한다(의료법 제33조 제3항). 이에 위반하여 신고를 하지 아니한 자에 대하여는 500만원 이하의 벌금에 처한다(의료법 제90조). 또 개설신고는 하였으나 3개월 이내에 정당한 사유 없이 업무를 시작하지 아니한 의원 · 치과의원 · 한의원 또는 조산원에 대하여 보건복지부장관 또는 시장 · 군수 · 구청장은 그 의료업을 정지시키거나 의료기관의 폐쇄를 명할 수 있다(의료법 제64조 제1항 본문).

(1) 신고주체

신고의 주체는 의원 · 치과의원 · 한의원 또는 조산원을 개설하려는 자이다. 이 경우 단순한 신고제로 한 이유는 ① 의원 · 치과의원 · 한의원 또는 조산원의 구조설비 등에 관한 요건이 비교적 엄격하지 않고,[55] ② 의사 등이 영리를 목적으로 개설하지는 않을 것으로 예상되기 때문이다.

(2) 신고기관

개설의 신고는 관할 시장 · 군수 · 구청장에게 하여야 한다. 이 경우 신고사항의 기재내용이 의료법의 규정에 적합하지 않으면 신고는 당연히 수리되지 않는다. 그러나 형식적 심사사항 이외의 내용에 관하여 시장 · 군수 · 구청장은 별다른 심사나 결정없이 당연히 그 신고를 수리하여야 한다.[56] 왜냐하면 의원 · 치과의원 · 한의원 또는 조산소의 개설은 단순한 신고사항으로만 규정하고 있고 또 그 신고의 수리여부를 심사 · 결정할 수 있게 하는 별다른 규정도 두고 있지 않기 때문이다.

(3) 신고절차

신고는 사전신고(事前申告)를 의미한다(의료법 제64조 제1항 제1호, 제90조 참조). 의료법은 의원, 치과의원, 한의원 또는 조산소의 개설에 대하여 단순한 신고사항으로만 규정하고 있고 또한 신고를 받은 행정청이 그 신고를 실질적으로 심사하여 그 수리여부를 결정할 수 있는 규정이 없는 이상 의원의 개설신고를 받은 행정관청으로서는 별다른 심사, 결정없이 그 신고를 당연히 수리하여야 한다.[57] 의료법 시행규칙이 의원개설신고서를 수리한 행정관청이 소정의 신고필증을 교부하도록 되어 있지만, 이는 신고사실의 확인행위로서 신고필증을 교부하도록 규정한 것에 불과하고 그와 같은 신고

55) 대법원 1984.12.11. 선고 84도2108 판결.
56) 대법원 1985.4.23. 선고 84도2953 판결; 대법원 1984.12.11. 선고 84도2108 판결.
57) 대법원 1985.4.23. 선고 84도2953 판결; 대법원 1984.12.11. 선고 84도2108 판결.

필증의 교부가 없다 하여 개설신고의 효력을 부정할 수 없다.[58)]

행정청이 의료기관 개설신고를 수리함에 있어서, 위 개설신고가 형식적으로 적법한지 여부 외에 개설신고인이 의료법에서 정한 의료인으로서의 자격을 갖추었는지 여부와 의료기관의 종별에 따른 시설·장비의 기준·규격 및 의료인 정원을 갖추고 있는지 여부만을 심사할 수 있다고 할 것이고, 이러한 요건 외에 개설신고인이 건축법 및 그에 따른 건설교통부고시 소정의 용도변경기준을 갖추고 용도변경을 하는지 여부를 별도로 심사하여 위 개설신고를 거부할 수는 없다.[59)] 행정행위가 국민에게 권리나 이익을 부여하는 이른바 수익적 행정행위인 때에는 그 행위를 취소하여야 할 공익상 필요와 그 취소로 인하여 당사자가 입을 기득권과 신뢰보호 및 법률생활 안정의 침해 등 불이익을 비교교량한 후 공익상 필요가 당사자의 기득권침해 등 불이익을 정당화할 수 있을 만큼 강한 경우에 한하여 취소할 수 있다.[60)]

3. 허가를 요하는 경우

종합병원·병원·치과병원·한방병원·요양병원 또는 정신병원을 개설하려면 시·도 의료기관개설위원회의 심의를 거쳐 시·도지사의 허가를 받아야 한다. 이 경우 시·도지사는 개설하려는 의료기관이 시설기준에 맞지 아니하거나 보건복지부장관이 수립하는 병상의 합리적인 공급과 배치에 관한 기본시책과 이에 따라 시·도지사가 지역 실정을 고려하여 특별시·광역시 또는 도 단위의 지역별·기능별·종별 의료기관 병상 수급 및 관리계획을 수립한 후 보건복지부장관에게 제출한 수급 및 관리계획에 적합하지 아니한 경우에는 개설허가를 할 수 없다(의료법 제33조 제4항). 이에 위반하여 허가를 받지 않고 종합병원·병원·치과병원·한방병원·요양병원 또는 정신병원을 개설한 자에 대하여는 3년 이하의 징역이나 3천만원 이하의 벌금에 처한다(의료법 제88조). 개설허가를 한 날로부터 정당한 사유 없이 업무를 시작하지 아니한 때에 보건복지부장관 또는 시장·군수·구청장은 그 의료업을 정지시키거나 개설 허가를 취소하거나 의료기관 폐쇄를 명할 수 있다(의료법 제64조 제1항).

58) 대법원 1985.4.23. 선고 84도2953 판결.

59) 서울행정법원 2001.8.8. 선고 2001구15886 판결.

60) 서울행정법원 2001.8.8. 선고 2001구15886 판결.

(1) 신청주체

허가를 받아야 하는 자는 종합병원 · 병원 · 치과병원 · 한방병원 · 요양병원 또는 정신병원을 개설하려는 자이다(의료법 제33조 제4항, 본문). 허가제로 한 이유는 ① 종합병원 · 병원 · 치과병원 · 한방병원 · 요양병원 또는 정신병원의 구조 · 설비 등의 요건이 상세하기 때문에 엄격히 심사할 필요가 있고, 또 ② 영리 등을 목적으로 개설할 우려가 있기 때문이다.

(2) 허가기관

관할 시 · 도지사의 허가를 받아야 한다. 이 경우 시 · 도지사는 개설하려는 의료기관이 시설기준에 맞지 아니하는 경우에는 개설허가를 할 수 없다(의료법 제33조 제4항, 단서). 따라서 개설신청서에 병원 등이 법정인원, 시설 및 구조설비 등을 구비하고 있는 경우 시 · 도지사는 허가를 하지 않으면 안 된다. 그러나 영리를 목적으로 하는 등의 경우 시 · 도지사는 허가를 하지 않을 수도 있다. 의료의 공공성의 측면에서 당연한 결론이다.

나아가 시 · 도지사는 개설하려는 의료기관이 보건복지부장관이 수립하는 병상의 합리적인 공급과 배치에 관한 기본시책과 이에 따라 시 · 도지사가 지역 실정을 고려하여 특별시 · 광역시 또는 도 단위의 지역별 · 기능별 · 종별 의료기관 병상 수급 및 관리계획을 수립한 후 보건복지부장관에게 제출한 수급 및 관리계획에 적합하지 아니한 경우에도 개실허가를 힐 수 없다(의료법 제33조 제4항, 단서).

(3) 허가절차

종합병원 · 병원 · 치과병원 · 한방병원 · 요양병원 또는 정신병원을 개설하려면 시 · 도 의료기관개설위원회의 심의를 거쳐 보건복지부령으로 정하는 바에 따라 시 · 도지사의 허가를 받아야 한다(의료법 제33조 제4항, 본문).

1) 사전허가

허가는 사전허가를 의미한다(의료법 제64조 제1항 제1호 참조). 지역주민들이 환경위생상 또는 보안상의 이유로 개설요건을 갖추고 있는 정신병원 또는 결핵병원 등의 개원을 반대하는 경우 행정청의 허가여부가 문제된다. 이에 대하여는 견해가 일치하지 않고 있다. 행정해석은 주민의 반대가 있어도 개설요건을 갖춘 이상 개설허가를 해야 한다는 입장이다. 이에 반하여 일본의 판례는 주민의 생명 · 신체의 안전에 위협을 줄 우려가 있는 경우 등 공익성에 반하는 사유가 있는 때에는 영리를 목적으로 하는 경우 또는 이에 준하는 제외사유로 해석하는 것이 상당하다고 하여 이러한 경우에는 재량에 의하여 허가하지 않을 수도 있다고 판시한 바 있다.[61)]

2) 의료기관개설위원회의 심의

의료법은 2020년 3월 개정에서 병원급 의료기관 개설 허가에 관한 사항을 심의하기 위하여 시ㆍ도지사 소속으로 의료기관개설위원회를 두도록 신설하였다(의료법 제33조의2 제1항,).[62)] 의료기관개설위원회의 위원은 의사회ㆍ치과의사회ㆍ한의사회ㆍ조산사회 및 간호사회의 의료인으로서 경험이 풍부한 사람과 의료기관단체의 회원으로서 해당 지역 내 의료기관의 개설ㆍ운영 등에 관한 경험이 풍부한 사람으로 하도록 하였다(의료법 제33조의2 제2항,).

4. 중요사항의 변경

개설된 의료기관이 개설 장소를 이전하거나 개설에 관한 신고 또는 허가사항 중 보건복지부령으로 정하는 중요사항을 변경하려는 때에는 신고를 요하는 경우에는 신고를 하여야 하고, 허가를 요하는 경우에는 허가를 받아야 한다(의료법 제33조 제5항). 주요시설의 범위에 대하여는 별도의 세부규정은 없다. 그러나 물리치료실, 임상병리실, 검진시설 등이 이에 속한다고 볼 수 있다. 신고는 개설신고사항에 변경이 있게 될 경우 그 관계서류를 미리 제출함으로써 변경이 가능하고, 변경신고된 내용의 행위를 할 때에 적법성을 갖게 된다는 점에서 사전신고를 요한다. 한편, 의료법인과 비영리법인이 의료기관을 개설하려면 그 법인의 정관에 개설하고자 하는 의료기관의 소재지를 기재하여 대통령령으로 정하는 바에 따라 정관의 변경허가(의료법인 또는 비영리법인을 설립할 때에는 설립허가를 말한다)를 얻어야 한다(의료법 제33조 제9항 전문).

---

61) 廣島地判昭52.3.10. 判時 844, 17.

62) 의료법 2020.3.4. 일부개정 법률 제17069호 2020.9.5. 시행.

제2절 기타의 시설의 개설

Ⅰ. 침 · 구 · 접골 시술소

침 · 구 · 접골 시술소의 기준에 관하여는 보건복지부령으로 정하도록 되어 있다(의료법 제81조 제3항). 그러나 이를 규정하고 있는 보건복지부령은 발견되지 않고 있다.

Ⅱ. 안마시술소 · 안마원

안마시술소 또는 안마원을 개설하고자 하는 자는 일정한 시설기준을 갖추고 시장 · 군수 · 구청장에게 신고하여야 한다(의료법 제82조 제3항). 안마시술소나 안마원의 시설기준 등에 관한 사항은 보건복지부령으로 정한다(의료법 제82조 제4항). 안마시술소와 안마원의 시설기준은 다음과 같다(안마사에 관한 규칙 제6조 제1항 별표1). 안마시술소는 다음의 요건을 갖추어야 한다. 즉, ① 연면적은 830제곱미터 이하이어야 하고, 안마실의 외부에 욕실과 발한실(發汗室)을 부대시설로 설치하는 경우 그 규모는 90제곱미터(욕실과 발한실의 바닥면적의 합계를 말한다) 이하이어야 한다. 다만, 욕실과 발한실을 부대시설로 설치하지 아니한 경우에는 안마실의 내부에 욕조가 없는 샤워시설을 설치할 수 있다. ② 안마실이 5개 이상 설치된 안마시술소를 개설하려는 자는 안마사를 2명 이상 두어야 한다. ③ 시설을 관리하는 데에 필요한 종업원의 수는 10명 이하로 하고, 안마사를 안내하는 종업원은 안마사 수의 2분의 1로 한다. 안마원은 다음의 요건을 갖추어야 한다. 즉, ① 연면적은 300제곱미터 이하이어야 하고, 욕실과 발한실을 부대시설로 설치할 수 없다. 다만, 초 · 중등교육법 제2조 제5호에 따른 특수학교 또는 장애인복지법 제58조에 따른 장애인복지시설의 부속 기관으로 안마원을 설치 · 운영하는 경우에는 욕실과 발한실을 부대시설로 설치할 수 있다. ② 안마원의 내부에는 시술을 받는 남녀를 구분하기 위한 간이 칸막이 외에 따로 안마실을 두어서는 아니 되며, 외부에는 안마원의 명칭 외에 '안마, 마사지, 지압, 안마 보조 자극요법'을 표기할 수 있다. ③ 시설을 관리하는 데에 필요한 종업원의 수는 4명 이하로 한다(안마사에 관한 규칙 제6조 제1항 별표1). 또한 안마시술소와 안마원의 개설에는 일정한 장소적 제한이 따르고 있다. 즉, 공중위생관리법 제2조에 따른 숙박업의 업소 또는 관광진흥법 제3조에 따른 호텔업의 업소가 있는 건축물에는 안마시술소나 안마원을 개설할 수 없다(안마사에 관한 규칙 제6조 제2항 본문). 다만, ① 안마시술소 또는 안마원의 개설자와 숙박업을 하는 자가 동일인이 아닐 것, ② 안마시술소나 안마원을 숙박업의 업소와 같은 층이나 바로 아래층 또는 바로 위층에 개설하지 아니할 것 및 ③ 안마시술소나 안마원을 개설하려는 건축물에 숙박업을 포함하여 5개 이상의 다른 업종의 업소가 있을 것의 요건을 모두 갖춘 경우에는 숙박업의 업소가 있는 건축물에 안마시술소나 안마원을 개설할 수 있다(안마사에 관한 규칙 제6조 제2항 단서). 안마시술소나 안마원 개설신고를 받은 시장·군수·구청장은 안마시술소·안마원 개설에 관한 의견서에 따라 협회의 의견을 들은 후 그 신고를 수리(受理)하여야 하며 수리한 후에는 그 사실을 협회에 통보하여야 한다. 이 경우 협회는 안마시술소나 안마원 개설에 대한 의견이 있으면 의견요청을 받은 날부터 7일 이내에 의견을 제출하여야 한다(안마사에 관한 규칙 제10조 제1항). 안마시술소 개설신고를 받은 시장·군수·구청장은 다중이용업소의 안전관리에 관한 특별법 제9조 제5항에 따른 안전시설등 완비증명서 발급 여부를 관계기관에 확인하여야 한다(안마사에 관한 규칙 제10조 제2항).

Ⅲ. 치과기공소

치과의사 또는 치과기공사가 아니면 치과기공소를 개설할 수 없다(의료기사법 제11조의2 제1항). 치과의사 또는 치과기공사는 1개소의 치과기공소만을 개설할 수 있다(의료기사법 제11조의2 제2항). 치과기공소를 개설하려는 자는 보건복지부령으로 정하는 바에 따라 특별자치시장·특별자치도지사·시장·군수·구청장(자치구의 구청장에 한한다)에게 개설등록을 하여야 한다(의료기사법 제11조의2 제3항). 치과기공소를 개설하고자 하는 자는 보건복지부령으로 정하는 시설 및 장비를 갖추어야 한다(의료기사법 제11조의2 제4항).

Ⅳ. 안경업소

안경사가 아니면 안경업소를 개설할 수 없다(의료기사법 제12조 제1항). 안경사는 1개소의 안경업소만을 개설할 수 있다(의료기사법 제12조 제2항). 안경업소를 개설하려는 사람은 보건복지부령으로 정하는 바에 따라 특별자치시장·특별자치도지사·시장·군수·구청장에게 개설등록을 하여야 한다(의료기사법 제12조 제3항). 안경업소를 개설하고자 하는 자는 보건복지부령이 정하는 시설 및 장비를 갖추어야 한다(의료기사법 제12조 제4항).

V. 약 국

약사 또는 한약사가 아니면 약국을 개설할 수 없다(약사법 제20조 제1항). 약사 또는 한약사는 하나의 약국만을 개설할 수 있다(약사법 제21조 제1항). 약국을 개설하려는 자는 보건복지부령으로 정하는 바에 따라 시장·군수·구청장(자치구의 구청장을 말한다)에게 개설등록을 하여야 한다. 등록된 사항을 변경할 때에도 또한 같다(약사법 제20조 제2항). 개설등록을 하려는 자는 대통령령으로 정하는 시설 기준에 따라 필요한 시설을 갖추어야 한다(약사법 제20조 제3항). 시·도지사는 대통령령으로 정하는 기준에 따라 시·도의 규칙으로 약국의 개설등록 기준을 정할 수 있다(약사법 제20조 제4항). 또 약국의 개설등록과 관련하여서는 ① 개설등록이 취소된 날부터 6개월이 지나지 아니한 자인 경우, ② 약국을 개설하려는 장소가 의료기관의 시설 안 또는 구내인 경우, ③ 의료기관의 시설 또는 부지의 일부를 분할·변경 또는 개수(改修)하여 약국을 개설하는 경우 및 ④ 의료기관과 약국 사이에 전용(專用) 복도·계단·승강기 또는 구름다리 등의 통로가 설치되어 있거나 이를 설치하는 경우에는 약국의 개설등록을 받지 아니하도록 하고 있다(약사법 제20조 제5항).

제 3 장 의료시설의 운영

제 1 절 의료기관의 운영

I. 서 언

1. 준수사항

(1) 개설자의 준수사항

의료법은 의료기관의 개설자로 하여금 일정한 사항을 준수하도록 규정하고 있다. 즉, 의료기관을 개설하는 자는 보건복지부령으로 정하는 바에 따라 ① 의료기관의 종류에 따른 시설기준 및 규격에 관한 사항, ② 의료기관의 안전관리시설 기준에 관한 사항, ③ 의료기관 및 요양병원의 운영 기준에 관한 사항, ④ 고가의료장비의 설치·운영 기준에 관한 사항, ⑤ 의료기관의 종류에 따른 의료인 등의 정원 기준에 관한 사항, ⑥ 급식관리 기준에 관한 사항, ⑦ 의료기관의 위생관리에 관한 사항, ⑧ 의료기관의 의약품 및 일회용 의료기기의 사용에 관한 사항 및 ⑨ 의료기관의 감염병의 예방 및 관리에 관한 법률 제41조 제4항에 따른 감염병환자 등의 진료 기준에 관한 사항을 지켜야 한다(醫療法 第36條). 이 외에도 2019년 4월 개정 의료법에 의하여 준수사항에는 ⑩ 의료기관 내 수술실, 분만실, 중환자실 등 감염관리가 필요한 시설의 출입 기준에 관한 사항, ⑪ 의료인 및 환자 안전을 위한 보안장비 설치 및 보안인력 배치 등에 관한 사항이 추가되었고(의료법 제36조 제11호),[1] 2019년 8월 개정법에서는 ⑫ 의료기관의 신체보호대 사용에 관한 사항이 추가되었다(의료법 제36조 제12호).[2] 또 2020년 3월 개정 의료법에서는 ⑬ 의료기관의 의료관련감염 예방에 관한 사항이 추가되었다(의료법 제36조 제13호).[3]

의료기관이 위의 준수사항을 위반한 때에는 보건복지부장관 또는 시장·군

1) 의료법 2019.4.23. 일부개정 법률 제16375호 2019.4.23. 시행.
2) 의료법 2019.8.27. 일부개정 법률 제16555호 2020.2.28. 시행.
3) 의료법 2020.3.4. 일부개정 법률 제17069호 2020.9.5. 시행.

수 · 구청장은 일정한 기간을 정하여 그 시설 · 장비 등의 전부 또는 일부의 사용을 제한 또는 금지하거나 위반한 사항을 시정하도록 명할 수 있다(의료법 제63조 제1항). 나아가 이에 따른 준수사항을 위반하여 사람의 생명 또는 신체에 중대한 위해를 발생하게 한 때에 보건복지부장관 또는 시장 · 군수 · 구청장은 그 의료업을 1년의 범위에서 정지시키거나 개설 허가의 취소 또는 의료기관 폐쇄를 명할 수 있다(의료법 제64조 제1항 제9호).

(2) 개설자의 의무

의료법은 의료기관의 개설자에게 일정한 의무를 부과하고 있다. 의료기관 개설자는 농어촌의료법에 따른 배치기관 및 배치시설이나 파견근무기관 및 시설이 아니면 공중보건의사에게 의료행위를 하게 하거나, 당직의료인으로 두어서는 아니 된다(의료법 제36조의2 제1항). 의료기관 개설자는 군병원 또는 병무청장이 지정하는 병원에서 직무와 관련된 수련을 실시하는 경우가 아니면 병역판정검사전담의사에게 의료행위를 하게 하거나 당직의료인으로 두어서는 아니 된다(의료법 제36조의2 제2항). 이에 위반한 경우에는 시정하도록 명할 수 있다(의료법 제63조 제1항).

의료기관을 개설 · 운영하는 법인에게도 일정한 의무가 부과되고 있다. 의료기관을 개설 · 운영하는 의료법인 또는 비영리법인은 다른 자에게 그 법인의 명의를 빌려주어서는 아니 된다(의료법 제33조 제10항). 이에 위반한 경우 보건복지부장관 또는 시장 · 군수 · 구청장은 그 의료업을 1년의 범위에서 정지시키거나 개설허가의 취소 또는 의료기관 폐쇄를 명할 수 있다(의료법 제33조 제10항, 제64조 제1항).

아울러 2021년 9월 개정 의료법은 후술하는 바와 같이 전신마취 등 환자의 의식이 없는 상태에서 수술을 시행하는 의료기관의 개설자로 하여금 수술실 내부에 폐쇄회로 텔레비전을 설치 · 운영하도록 의무화하고 있다(의료법 제38조의2 참조).

(3) 의료인과 의료기관의 장의 의무

의료법은 의료인과 의료기관의 장의 의무에 관하여 규정하고 있다. 의료인과 의료기관의 장으로 하여금 의료의 질을 높이고 의료관련감염(의료기관 내에서 환자, 환자의 보호자, 의료인 또는 의료기관 종사자 등에게 발생하는 감염을 말한다)을 예방하며 의료기술을 발전시키는 등 환자에게 최선의 의료서비스를 제공하기 위하여 노력하도록 하고 있다(의료법 제4조 제1항).

우선 의료법이 규정하고 있는 의료인의 의무는 다음과 같다. 의료인은 다른 의료인 또는 의료법인 등의 명의로 의료기관을 개설하거나 운영할 수 없다(의료법 제4조 제2항). 의료인은 일회용 의료기기(한 번 사용할 목적으로 제작되거나 한 번의 의료행위에서 한 환자에게 사용하여야 하는 의료기기로서 보건복지부령으로 정하는 의료기기를 말한다)를 한 번 사용한 후 다시 사용하여서는 아니 된다(의료법 제4조 제6항).

다음으로 의료법은 의료기관의 장의 의무로서는 다음과 같이 규정하고 있다. 의료기관의 장은 환자의 권리 등 보건복지부령으로 정하는 사항을 환자가 쉽게 볼 수 있도록 의료기관 내에 게시하여야 한다. 이 경우 게시 방법, 게시 장소 등 게시에 필요한 사항은 보건복지부령으로 정한다(의료법 제4조 제3항). 의료기관의 장은 환자와 보호자가 의료행위를 하는 사람의 신분을 알 수 있도록 의료인, 의학치과의학한방의학 또는 간호학을 전공하는 학교의 학생으로서 의료행위를 하는 학생, 간호조무사 및 의료기사에게 의료기관 내에서 대통령령으로 정하는 바에 따라 명찰을 달도록 지시·감독하여야 한다(의료법 제4조 제5항 본문). 소위 명찰패용의무에 대한 지시·감독 의무를 부과하고 있는 것이다. 이에 위반한 경우에는 시정하도록 명할 수 있고(의료법 제63조), 시정명령을 따르지 아니한 사람에 대하여는 100만원 이하의 과태료를 부과한다(의료법 제92조 제3항 제8호). 다만, 응급의료상황, 수술실 내인 경우, 의료행위를 하지 아니할 때, 그 밖에 대통령령으로 정하는 경우에는 명찰을 달지 아니하도록 할 수 있다(의료법 제4조 제5항 단서).

2. 요양병원의 운영기준

의료법은 요양병원의 운영기준에 관하여도 규정하고 있다(의료법 제36조 제3호). 이에 따라 요양병원의 입원대상자와 입원대상자가 아닌 자가 규정되어 있다. 우선 요양병원 입원대상은 ① 노인성 질환자, ② 만성질환자 및 ③ 외과적 수술 후 또는 상해 후 회복기간에 있는 자로서 주로 요양이 필요한 자로 한다(의료법 시행규칙 제36조 제1항).

다음으로 요양병원의 입원대상이 아닌 자에 관하여도 규정하고 있다. 즉, 감염병예방법에 따라 질병관리청장이 고시한 감염병에 걸린 같은 법 제2조 제13호부터 제15호까지에 따른 감염병환자, 감염병의사환자 또는 병원체보유자(감염병환자 등) 및 같은 법 제42조 제1항 각 호의 어느 하나에 해당하는 감염병환자 등은 요양병원의 입원 대상으로 하지 아니한다(의료법 시행규칙 제36조 제2항). 또 정신건강복지법 제3조 제1호에 따른 정신질환자(노인성 치매환자는 제외한다)는 같은 법 제3조 제5호에 따른 정신의료기관 외의 요양병원의 입원 대상으로 하지 아니한다(의료법 시행규칙 제36조 제3항).

한편, 각급 의료기관은 환자를 요양병원으로 옮긴 경우에는 환자 이송과 동시에 진료기록 사본 등을 그 요양병원에 송부하여야 한다(의료법 시행규칙 제36조 제4항). 요양병원 개설자는 요양환자의 상태가 악화되는 경우에 적절한 조치를 할 수 있도록 환자 후송 등에 관하여 다른 의료기관과 협약을 맺거나 자체 시설 및 인력 등을 확보하여야 한다(의료법 시행규칙 제36조 제5항). 요양병원 개설자는 휴일이나 야간에 입원환자의 안전 및 적절한 진료 등을 위하여 소속 의료인 및 직원에 대한 비상연락체계를 구축·유지하여야 한다(의료법 시행규칙 제36조 제7항).

3. 의료기관 실명제

의료인은 다른 의료인 또는 의료법인 등의 명의로 의료기관을 개설하거나 운영할 수 없다(의료법 제4조 제2항). 이에 위반하여 의료인이 다른 의료인 또는 의료법인 등의 명의로 의료기관을 개설하거나 운영한 때에는 그 의료업을 1년의 범위에서 정지시키거나 개설 허가의 취소 또는 의료기관 폐쇄를 명할 수 있다(의료법 제64조 제1항 제1호의2).

Ⅱ. 인력관리

1. 의료인의 정원

의료법은 의료기관의 종별에 따른 의료인의 정원을 보건복지부령으로 정하고 있다(의료법 제36조 제5호, 의료법 시행규칙 제38조 제1항 별표5). 의료기관에 두는 의료인의 정원은 의료기관을 종합병원, 병원, 치과병원, 한방병원, 요양병원, 의원, 치과의원 및 한의원으로 나누었을 때 다음과 같다. 첫째, 의사의 정원이다. 종합병원은 연평균 1일 입원환자를 20명으로 나눈 수이다(이 경우 소수점은 올림). 외래환자 3명은 입원환자 1명으로 환산한다. 병원은 종합병원과 같다. 치과병원은 의과 진료과목을 설치하는 경우 추가하는 진료과목당 1명을 둔다. 한방병원은 치과병원과 같다. 요양병원은 연평균 1일 입원환자 80명까지는 2명으로 하되, 80명을 초과하는 입원환자는 매 40명마다 1명을 기준으로 한다. 한의사를 포함하여 환산한다. 외래환자 3명은 입원환자 1명으로 환산한다. 의원은 종합병원과 같다. 둘째, 치과의사의 정원이다. 종합병원은 의사의 경우와 같다. 병원은 치과 진료과목을 설치하는 경우 추가하는 진료과목당 1명을 둔다. 치과병원은 종합병원과 같다. 한방병원은 치과진료과목을 설치하는 경우 추가하는 진료과목 당 1명을 둔다. 요양병원은 한방병원과 같다. 치과의원은 종합병원과 같다. 셋째, 한의사의 정원이다. 종합병원과 병원 및 치과병원은 한의과 진료과목을 설치하는 경우 추가하는 진료과목당 1명을 둔다. 한방병원은 연평균 1일 입원환자를 20명으로 나눈 수를 둔다. 이 경우 소수점은 올린다. 외래환자 3명은 입원환자 1명으로 환산한다. 요양병원은 연평균 1일 입원환자 40명마다 1명을 기준으로 한다. 의사를 포함하여 환산한다. 외래환자 3명은 입원환자 1명으로 환산한다. 한의원은 한방병원과 같다. 넷째, 조산사의 정원이다. 종합병원은 산부인과에 배정된 간호사 정원의 3분의 1 이상을 둔다. 병원은 산부인과가 있는 경우에만 종합병원과 같다. 한방병원은 산부인과를 설치하는 경우 종합병원과 같다. 의원은 병원과 같다. 다섯째, 간호사의 정원이다. 치과의료기관의 경우에는 치과위생사 또는 간호사로 한다. 종합병원은 연평균 1일 입원환자를 2.5명으로 나눈 수를 둔다. 이 경우 소수점은 올린다. 외래환자 12명은 입원환자 1명으로 환산한다. 병원과 치과병원은 종합병원과 같다. 한방병원은 연평균 1일 입원환자를 5명으로 나눈 수를 둔다. 이 경우 소수점은 올린다. 외래환자 12명은 입원환자 1명으로 환산한다. 요양병원은 연평균 1일 입원환자 6명마다 1명을 기준으로 한다. 다만, 간호조무사는 간호사 정원의 3분의 2 범위내에서 둘 수 있다. 외래환자 12명은 입원환자 1명으로 환산한다. 의원과 치과의원은 종합병원과 같다. 한의원은 한방병원과 같다.

2. 의료인 외 인원의 정원

의료법은 의료기관의 종별에 따른 의료인 외의 인원의 정원도 규정하고 있다. 의료기관은 의료인 외에 다음의 기준에 따라 필요한 인원을 두어야 한다(의료법 시행규칙 제38조 제2항). 즉, ① 병원급 의료기관에는 약사 또는 한약사(한약을 조제할 수 있는 약사를 포함한다)를 두어야 한다. ② 입원시설을 갖춘 종합병원·병원·치과병원·한방병원 또는 요양병원에는 1명 이상의 영양사를 둔다. ③ 의료기관에는 보건복지부장관이 정하는 바에 따라 각 진료과목별로 필요한 수의 의료기사를 둔다. ④ 종합병원에는 보건복지부장관이 정하는 바에 따라 필요한 수의 보건의료정보관리사를 둔다. ⑤ 의료기관에는 보건복지부장관이 정하는 바에 따라 필요한 수의 간호조무사를 둔다. ⑥ 종합병원에는 사회복지사 자격을 가진 자 중에서 환자의 갱생·재활과 사회복귀를 위한 상담 및 지도 업무를 담당하는 요원을 1명 이상 둔다. ⑦ 요양병원에는 시설안전관리를 담당하는 당직근무자를 1명 이상 둔다. 의료기관에 두어야 하는 약사와 한약사의 정원은 다음과 같다(의료법 시행규칙 제38조 제2항 제1호 별표5의2). 다만, 약사 수의 산정 시 그 수가 1 미만인 경우에는 1로 하고, 1 이상인 경우 소수점은 반올림한다. 즉, ① 상급종합병원에는 연평균 1일 입원환자를 30명으로 나눈 수와 외래환자 원내조제 처방전을 75매로 나눈 수를 합한 수 이상의 약사를 두어야 한다. ② 500병상 이상의 종합병원에는 연평균 1일 입원환자를 50명으로 나눈 수와 외래환자 원내조제 처방전을 75매로 나눈 수를 합한 수 이상의 약사를 두어야 한다. 300병상 이상 500병상 미만의 종합병원에는 연평균 1일 입원환자를 80명으로 나눈 수와 외래환자 원내조제 처방전을 75매로 나눈 수를 합한 수 이상의 약사를 두어야 한다. 300병상 미만의 종합병원은 1인 이상의 약사를 두어야 한다. ③ 병원은 1인 이상의 약사를 두어야 한다. 다만, 100병상 이하의 경우에는 주당 16시간 이상의 시간제 근무 약사를 둘 수 있다. ④ 치과병원은 30병상 이상의 치과병원에만 1인 이상의 약사를 두어야 한다. 다만, 100병상 이하의 경우에는 주당 16시간 이상의 시간제 근무 약사를 둘 수 있다. ⑤ 한방병원에는 1인 이상의 한약사를 두어야 한다. 다만, 100병상 이하의 경우에는 주당 16시간 이상의 시간제 근무 한약사를 둘 수 있다. ⑥ 요양병원은 1인 이상의 약사 또는 한약사를 두어야 한다. 다만, 200병상 이하의 경우에는 주당 16시간 이상의 시간제 근무 약사 또는 한약사를 둘 수 있다.

Ⅲ. 시설관리

1. 법정시설

의료기관의 종류에 따른 시설기준과 시설규격에 대하여는 보건복지부령이 정하고 있다(의료법 제36조 제1호, 의료법 시행규칙 제34조 별표3, 별표4).

(1) 법정시설의 기준

시설기준은 의료기관의 종별을 종합병원 · 병원 · 요양병원, 치과병원, 한방병원, 의원, 치과의원, 한의원 및 조산원으로 분류할 때 다음과 같다(시행규칙 제34조 별표3). 즉,

① 입원실이다. 종합병원 · 병원 · 요양병원은 입원환자 100명 이상(병원 · 요양병원의 경우는 30명 이상)을 수용할 수 있는 입원실을 갖추어야 한다. 치과병원은 불필요하다. 한방병원은 입원환자 30명 이상을 수용할 수 있는 입원실을 갖추어야 한다. 의원은 입원실을 두는 경우 입원환자 29명 이하를 수용할 수 있는 입원실을 두어야 한다. 치과의원과 한의원은 의원과 같다. 조산원은 분만실겸용의 1실의 입원실

을 둔다. ② 중환자실이다. 종합병원·병원·요양병원 중에서 병상이 300개 이상인 종합병원에서만 1실을 둔다. ③ 수술실이다. 종합병원·병원·요양병원 중에서 외과계 진료과목이 있는 종합병원이나 병원인 경우에만 1실을 둔다. 치과병원과 한방병원의 경우도 같다. 의원은 외과계 진료과목이 있고, 전신마취하에 수술을 하는 경우에만 1실을 갖춘다. 치과의원은 의원과 같다. 한의원은 두지 않는다. 조산원은 한의원과 같다. ④ 응급실이다. 종합병원·병원·요양병원은 1실을 둔다. 다만, 병원·요양병원의 경우는 응급의료법에 따라 지정받은 경우에만 갖춘다. ⑤ 임상검사실이다. 종합병원과 병원은 1실을 둔다. 요양병원의 경우에는 관련치과진료과목이 있는 경우에만 1실을 둔다. 치과병원은 1실을 둔다. 한방병원은 관련 의과 또는 치과진료과목이 있는 경우에만 1실을 둔다. ⑥ 방사선장치이다. 종합병원과 병원은 1실을 둔다. 요양병원의 경우 관련치과진료과목이 있는 경우에만 1실을 둔다. 치과병원은 1실을 둔다. 한방병원은 관련 의과 또는 치과 진료과목이 있는 경우에만 1실을 둔다. ⑦ 회복실이다. 종합병원·병원·요양병원은 수술실이 설치되어 있는 경우에만 1실을 둔다. 치과병원과 한방병원도 같다. 의원과 치과의원도 같다. ⑧ 물리치료실이다. 종합병원에만 1실을 둔다. ⑨ 한방요법실이다. 종합병원·병원·요양병원은 관련 한의과 진료과목이 있는 경우에만 1실을 둔다. 치과병원도 같다. 한방병원은 1실을 둔다. ⑩ 병리해부실이다. 종합병원에만 1실을 둔다. ⑪ 조제실이다. 종합병원·병원·요양병원은 조제실을 두는 경우에만 1실을 둔다. 치과병원과 한방병원도 같다. 의원, 치과의원 및 한의원도 같다. 조산원도 같다. ⑫ 탕전실이다. 종합병원·병원·요양병원은 관련 한의과 진료과목을 두고 탕전을 하는 경우에만 1실을 둔다. 치과병원도 같다. 한방병원은 탕전을 하는 경우에만 1실을 둔다. 의원급의 경우 한의원만 탕전을 하는 경우에만 1실을 둔다. ⑬ 의무기록실이다. 종합병원·병원·요양병원, 치과병원 및 한방병원에 1실을 둔다. ⑭ 소독시설이다. 모든 종류의 의료기관, 즉 종합병원·병원·요양병원, 치과병원, 한방병원, 의원, 치과의원, 한의원 및 조산원은 1실을 둔다. 다만, 의원 중 외래환자를 진료하지 아니하는 의원은 제외한다. ⑮ 급식시설이다. 종합병원·병원·요양병원, 치과병원 및 한방병원은 1실을 둔다. 다만, 외부용역업체에 급식을 맡기는 경우에는 적용하지 아니한다. ⑯ 세탁물처리시설이다. 종합병원·병원·요양병원, 치과병원 및 한방병원은 1실을 둔다. 다만, 세탁물 전량을 위탁처리하는 경우에는 갖추지 아니하여도 된다. ⑰ 시체실이다. 종합병원에만 1실을 둔다. 다만, 장사법에 따른 장례식장을 설치·운영하는 경우로서 장례식장에 시신을 안치하기 위한 시설을 둔 경우에는 갖추지 않아도 된다. ⑱ 적출물처리시설이다. 종합병원·병원·요양병원, 치과병원 및 한방병원은 1실을 둔다. 다만, 적출물 전량을 위탁처리하는 경우에는 해당하지 아니한다. ⑲ 자가발전시설이다. 종합병원·병원·요양병원, 치과병원 및 한방병원은 1실을 둔다. ⑳ 구급자동차이다. 종합병원·병원에 1대를 둔다. 요양병원은 제외된다. 응급의료법에 따라 구급자동차의 운용을 위탁한 경우에는 갖추지 않아도 된다. ㉑ 그 밖의 시설이다. 탕전실, 의무기록실, 급식시설, 세탁처리시설 및 적출물소각시설은 의료기관이 공동으로 사용할 수 있다. 요양병원은 거동이 불편한 환자가 장기간 입원에 불편함이 없도록 식당, 휴게실, 욕실, 화장실, 복도 및 계단과 엘리베이터(계단과 엘리베이터는 2층 이상인 건물만 해당하고, 층간 경사로를 갖춘 경우에는 엘리베이터를 가추지 아니할 수 있다)를 갖추어야 한다. 탕전실은 의료기관에서 분리하여 따로 설치할 수 있다. 종합병원, 병원, 한방병원, 요양병원은 해당 병원에서 사망하는 사람 등의 장사 관련 편의를 위하여 장사법에 따른 장례식장을 설치할 수 있다. 이 경우 장례식장의 운영은 법인, 단체 또는 개인 등에게 위탁할 수 있다.

(2) 법정시설의 규격

의료법 시행규칙 별표가 규정하는 시설규격은 다음과 같다(시행규칙 제34조 별표4). 즉,

① 입원실이다. 입원실은 3층 이상 또는 「건축법」 제2조제1항제5호에 따른 지하층에는 설치할 수 없다. 다만, 「건축법 시행령」 제56조에 따른 내화구조(耐火構造)인 경우에는 3층 이상에 설치할 수 있다. 입원실의 면적(벽·기둥 및 화장실의 면적을 제외한다)은 환자 1명을 수용하는 곳인 경우에는 10제곱미터 이상이어야 하고(면적의 측정 방법은 「건축법 시행령」 제119조의 산정 방법에 따른다. 이하 같다) 환자 2명 이상을 수용하는 곳인 경우에는 환자 1명에 대하여 6.3제곱미터 이상으로 하여야 한다. 입원실에 설치하는 병상 수는 최대 4병상(요양병원의 경우에는 6병상)으로 한다. 이 경우 각 병상 간 이격거리는 최소 1.5미터 이상으로 한다. 입원실에는 손씻기 시설 및 환기시설을 설지하여야 한다. 병상이 300개 이상인 종합병원에는 보건복지부장관이 정하는 기준에 따라 전실(前室) 및 음압시설(陰壓施設: 방 안의 기압을 낮춰 내부 공기가 방 밖으로 나가지 못하게 만드는 설비) 등을 갖춘 1인 병실(이하 "음압격리병실"이라 한다)을 1개 이상 설치하되, 300병상을 기준으로 100병상 초과할 때 마다 1개의 음압격리병실을 추가로 설치하여야 한다. 다만, 제2호카목에 따라 중환자실에 음압격리병실을 설치한 경우에는 입원실에 설치한 것으로 본다. 병상이 300개 이상인 요양병원에는 보건복지부장관이 정하는 기준에 따라 화장실 및 세면시설을 갖춘 격리병실을 1개 이상 설치하여야 한다. 산모가 있는 입원실에는 입원 중인 산모가 신생아에게 모유를 먹일 수 있도록 산모와 신생아가 함께 있을 수 있는 시설을 설치하도록 노력하여야 한다. 감염병환자등의 입원실은 다른 사람이나 외부에 대하여 감염예방을 위한 차단 등 필요한 조치를 하여야 한다. ② 중환자실이다. 병상이 300개 이상인 종합병원은 입원실 병상 수의 100분의 5 이상을 중환자실 병상으로 만들어야 한다. 중환자실은 출입을 통제할 수 있는 별도의 단위로 독립되어야 하며, 무정전(無停電) 시스

템을 갖추어야 한다. 중환자실의 의사당직실은 중환자실 내 또는 중환자실과 가까운 곳에 있어야 한다. 병상 1개당 면적은 15제곱미터 이상으로 하되, 신생아만을 전담하는 중환자실(이하 "신생아중환자실"이라 한다)의 병상 1개당 면적은 5제곱미터 이상으로 한다. 이 경우 "병상 1개당 면적"은 중환자실 내 간호사실, 당직실, 청소실, 기기창고, 청결실, 오물실, 린넨보관실을 제외한 환자 점유 공간(중환자실 내에 있는 간호사 스테이션(station)과 복도는 병상 면적에 포함한다)을 병상 수로 나눈 면적을 말한다. 병상마다 중앙공급식 의료가스시설, 심전도모니터, 맥박산소계측기, 지속적수액주입기를 갖추고, 병상 수의 10퍼센트 이상 개수의 침습적 동맥혈압모니터, 병상 수의 30퍼센트 이상 개수의 인공호흡기, 병상 수의 70퍼센트 이상 개수의 보육기(신생아중환자실에만 해당한다)를 갖추어야 한다. 중환자실 1개 단위(Unit)당 후두경, 앰부백(마스크 포함), 심전도기록기, 제세동기를 갖추어야 한다. 다만, 신생아중환자실의 경우에는 제세동기 대신 광선기와 집중치료기를 갖추어야 한다. 중환자실에는 전담의사를 둘 수 있다. 다만, 신생아중환자실에는 전담전문의를 두어야 한다. 전담간호사를 두되, 간호사 1명당 연평균 1일 입원환자수는 1.2명(신생아 중환자실의 경우에는 1.5명)을 초과하여서는 아니 된다. 중환자실에 설치하는 병상은 벽으로부터 최소 1.2미터 이상, 다른 병상으로부터 최소 2미터 이상 이격하여 설치하여야 한다. 중환자실에는 병상 3개당 1개 이상의 손씻기 시설을 설치하여야 한다. 중환자실에는 보건복지부장관이 정하는 기준에 따라 병상 10개당 1개 이상의 격리병실 또는 음압격리병실을 설치하여야 한다. 이 경우 음압격리병실은 최소 1개 이상 설치하여야 한다. ③ 수술실이다. 수술실은 수술실 상호 간에 칸막이벽으로 구획되어야 하고, 각 수술실에는 하나의 수술대만 두어야 하며, 환자의 감염을 방지하기 위하여 먼지와 세균 등이 제거된 청정한 공기를 공급할 수 있는 공기정화설비를 갖추고, 내부 벽면은 불침투질로 하여야 하며, 적당한 난방, 조명, 멸균수세(滅菌水洗), 수술용 피복, 붕대재료, 기계기구, 의료가스, 소독 및 배수 등 필요한 시설을 갖추어야 하고, 바닥은 접지가 되도록 하여야 하며, 콘센트의 높이는 1미터 이상을 유지하게 하고, 호흡장치의 안전관리시설을 갖추어야 한다. 수술실에는 기도 내 삽관유지장치, 인공호흡기, 마취환자의 호흡감시장치, 심전도 모니터 장치를 갖추어야 한다. 수술실 내 또는 수술실에 인접한 장소에 상용전원이 정전된 경우 나목에 따른 장치를 작동할 수 있는 축전지 또는 발전기 등의 예비전원설비를 갖추어야 한다. 다만, 나목에 따른 장치에 축전지가 내장되어 있는 경우에는 예비전원설비를 갖춘 것으로 본다. ④ 응급실이다. 외부로부터 교통이 편리한 곳에 위치하고 산실(産室)이나 수술실로부터 격리되어야 하며, 구급용 시설을 갖추어야 한다. ⑤ 임상검사실이다. 임상검사실은 자체적으로 검사에 필요한 시설·장비를 갖추어야 한다. ⑥ 방사선 장치이다. 방사선 촬영투시 및 치료를 하는 데에 지장이 없는 면적이어야 하며, 방사선 위해(危害) 방호시설(防護施設)을 갖추어야 한다. 방사선 사진필름을 현상 · 건조하는 데에 지장이 없는 면적과 이에 필요한 시설을 갖춘 건조실을 갖추어야 한다. 방사선 사진필름을 판독하는 데에 지장이 없는 면적과 이에 필요한 설비가 있는 판독실을 갖추어야 한다. ⑦ 회복실이다. 수술 후 환자의 회복과 사후 처리를 하는 데에 지장이 없는 면적이어야 하며, 이에 필요한 시설을 갖추어야 한다. ⑧ 물리치료실이다. 물리요법을 시술하는 데에 지장이 없는 면적과 기능회복, 재활훈련, 환자의 안전관리 등에 필요한 시설을 갖추어야 한다. ⑨ 한방요법실이다. 경락자극요법시설 등 한방요법시설과 특수생약을 증기, 탕요법에 의하여 치료하는 시설을 갖추어야 한다. ⑩ 병리해부실이다. 병리 · 병원에 관한 세포학검사 · 생검 및 해부를 할 수 있는 시설과 기구를 갖추어 두어야 한다. ⑪ 조제실이다. 약품의 소분(小分) · 혼합조제 및 생약의 보관, 혼합약제에 필요한 조제대 등 필요한 시설을 갖추어야 한다. ⑫ 탕전실이다. 탕전실에는 조제실, 한약재 보관시설, 작업실, 그 밖에 탕전에 필요한 시설을 갖추어야 한다. 다만, 의료기관 내에 조제실 및 한약재 보관시설을 구비하고 있는 경우에는 이를 충족한 것으로 본다. 조제실에는 개봉된 한약재를 보관할 수 있는 한약장 또는 기계 · 장치와 한약을 조제할 수 있는 시설을 두어야 한다. 한약재 보관시설에는 쥐 · 해충 · 먼지 등을 막을 수 있는 시설과 한약재의 변질을 예방할 수 있는 시설을 갖추어야 한다. 작업실에는 수돗물이나 「먹는물관리법」 제5조에 따른 먹는 물의 수질기준에 적합한 지하수 등을 공급할 수 있는 시설, 한약의 탕전 등에 필요한 안전하고 위생적인 장비 및 기구, 환기 및 배수에 필요한 시설, 탈의실 및 세척시설 등을 갖추어야 한다. 작업실의 시설 및 기구는 항상 청결을 유지하여야 하며 종사자는 위생복을 착용하여야 한다. 의료기관에서 분리하여 따로 설치한 탕전실에는 한의사 또는 한약사를 배치하여야 한다. 의료기관에서 분리하여 따로 설치한 탕전실에서 한약을 조제하는 경우 조제를 의뢰한 한의사의 처방전, 조제 작업일지, 한약재의 입출고 내역, 조제한 한약의 배송일지 등 관련 서류를 작성 · 보관하여야 한다. ⑬ 의무기록실이다. 의무기록(외래 · 입원 · 응급 환자 등의 기록)을 보존기간에 따라 비치하여 기록 · 관리 및 보관할 수 있는 서가 등 필요한 시설을 설치하여야 한다. ⑭ 소독시설이다. 증기 · 가스장치 및 소독약품 등의 자재와 소독용 기계기구를 갖추어 두고, 위생재료 · 붕대 등을 집중 공급하는 데에 적합한 시설을 갖추어야 한다. ⑮ 급식시설이다. 조리실은 식품의 운반과 배식이 편리한 곳에 위치하고, 조리, 보관, 식기 세척, 소독 등 식품을 위생적으로 처리할 수 있는 설비와 공간을 갖추어야 한다. 식품저장실은 환기와 통풍이 잘 되는 곳에 두되, 식품과 식품재료를 위생적으로 보관할 수 있는 시설을 갖추어야 한다. 급식 관련 종사자가 이용하기 편리한 준비실 · 탈의실 및 옷장을 갖추어야 한다. ⑯ 세탁물 처리시설이다. 의료기관세탁물관리규칙에서 정하는 적합한 시설과 규모를 갖추어야 한다. ⑰ 시체실이다. 시체의 부패 방지를 위한 냉장시설과 소독시설을 갖추어야 한다. ⑱ 적출물 처리시설이다. 폐기물관리법 시행규칙 제14조에 따른 시설과 규모를 갖추어야 한다. ⑲ 자가발전시설이다. 공공전기시설을 사용하지 아니하더라도 해당 의료기관의 필요한 곳에 전기를 공급할 수 있는 자가발전시설을 갖추어야 한다. ⑳ 구급자동차이다. 보건복지부장관이 정하는 산소통·산소호흡기와 그 밖에 필요한 장비를 갖추고 환자를 실어 나를 수 있어야 한다. ㉑ 그 밖의 시설이다. 장례식장의 바닥면적은 해당 의료기관의 연면적의 5분의 1을 초과하지 못한다. 요양병원의 식당 등 모든 시설에는 휠체어가 이동할 수 있는 공간이 확보되어야 하며, 복도에는 병상이 이동할 수 있는 공간이 확보되어야 한다. 엘리베이터를 설치하여야 하는 경우에는 「승강기시설 안전관리법 시행규칙」 별표 1에 따른 침대용 엘리베이터를 설치하여야 하며, 층간 경사로를 설치하는 경우에는 「장애인·노인·임산부 등의 편의증진에 관한 법률 시행규칙」 별표 1에 따른 경사로 규격에 맞아야 한다. 요양병원의 복도 등 모든 시설의 바닥은 문턱이나 높이차이가 없어야 하고, 불가피하게 문턱이나 높이차이가 있는 경우 환자가 이동하기 쉽도록 경사로를 설치하여야 하며, 복도, 계단, 화장실 대·소변기, 욕실에는 안전을 위한 손잡이를 설치하여야 한다. 다만, 「장애인·노인·임산부 등의 편의증진에 관한 법률」 제9조에 따라 요양병원에 출입구·문, 복도, 계단을 설치하는 경우에 그 시설은 같은 법에 따른 기준에도 맞아야 한다. 요양병원의 입원실, 화장실, 욕실에는 환자가 의료인을 신속하게 호출할 수 있도록 병상, 변기, 욕조 주변에 비상연락장치를 설치하여야 한다. 요양병원의 욕실은 병상이 이동할 수 있는 공간 및 보조인력이 들어가 목욕을 시킬 수 있는 공간을 확보하여야 하고, 적정한 온도의 온수가 지속적으로 공급되어야 하고, 욕조를 설치할 경우 욕조에 환자의 전신이 잠기지 않는 깊이로 하여야 한다. 요양병원의 외부로 통하는 출입구에 잠금장치를 갖추되, 화재 등 비상시에 자동으로 열릴 수 있도록 하여야 한다.

2. 안전관리

(1) 안전관리시설

의료법은 의료기관 개설자로 하여금 환자, 의료관계인, 그 밖의 의료기관 종사자의 안전을 위하여 다음의 시설을 갖추도록 규정하고 있다(의료법 시행규칙 제35조). 즉, ① 화재나 그 밖의 긴급한 상황에 대처하기 위하여 필요한 시설, ② 방충, 쥐막기, 세균오염 방지에 관한 시설, ③ 채광·환기에 관한 시설, ④ 전기·가스 등의 위해방지에 관한 시설, ⑤ 방사선 위해 방지에 관한 시설 및 ⑥ 그 밖에 진료과목별로 안전관리를 위하여 필수적으로 갖추어야 할 시설이다.

(2) 진단용방사선발생장치

진단용 방사선 발생장치를 설치·운영하려는 의료기관은 보건복지가족부령으로 정하는 바에 따라 시장·군수·구청장에게 신고하여야 하며, 보건복지부령으로 정하는 안전관리기준에 맞도록 설치·운영하여야 한다(의료법 제37조 제1항). 이에 따라 보건복지부령으로 '진단용방사선 발생장치의 안전관리에 관한 규칙'이 제정되어 있다.[4] '진단용 방사선 발생장치'란 방사선을 이용하여 질병을 진단하는 데에 사용하는 기기(器機)로서 ① 진단용 엑스선 장치, ② 진단용 엑스선 발생기, ③ 치과진단용 엑스선 발생장치, ④ 치과용 전산화 단층 촬영장치, 이비인후과용 전산화 단층 촬영장치 및 양전자방출 전산화 단층 촬영장치를 포함한 전산화 단층 촬영장치 및 ⑤ 유방촬영용 장치 등 방사선을 발생시켜 질병의 진단에 사용하는 기기를 말한다(진단용방사선 발생장치의 안전관리에 관한 규칙 제2조 제1호).

의료기관의 개설자 또는 관리자는 진단용 방사선 발생장치를 설치하는 경우에는 사용일 3일 전까지, 사용을 중지한 경우에는 사용 중지일부터 3일 이내에, 사용 중지 후 다시 사용하려는 경우에는 사용일 3일 전까지, 양도·폐기 또는 이전(의료기관 소재지 시·군·구의 관할구역 안에서 의료기관을 이전함에 따른 이전의 경우는 제외한다)한 경우에는 그 사유가 발생한 날부터 45일 이내에 진단용방사선발생장치의 (설치 및 사용, 재사용)신고서 또는 진단용방사선발생장치의 (사용중지, 양도, 이전, 폐기)신고서를 해당 의료기관의 소재지를 관할하는 시장·군수·구청장에게 제출하여야 한다(진단용방사선 발생장치의 안전관리에 관한 규칙 제3조 제1항). 신고받은 시장·군수·구청장은 신고증명서를 발급하여야 한다(진단용방사선 발생장치의 안전관리에 관한 규칙 제3조 제2항).

의료기관의 개설자 또는 관리자는 다음의 사항을 준수하여야 한다(진단용방사선 발생장치의 안전관리에 관한 규칙 제12조). 즉, ① 안전관리책임자가 그 직무수행에 필요한 사항을 요청하면 지체 없이 조치하고, 정당한 사유 없이 거부하지 아니할 것, ② 안전관리책임자가 안전관리업무를 성실히 수행하지 아니하면 지체 없이 그 직으로부터 해임하고 다른 직원을 안전관리책임자로 선임할 것, ③ 진단용 방사선 발생장치에 대하여는 검사유효기간이 끝나기 전에 검사를 완료하고, 검사기관이 검사를 할 때에는 안전관리책임자를 참여시킬 것, ④ 방사선 관계 종사자가 진단용 방사선 발생장치의 운영·조작·관리·점검 및 검사 등 방사선피폭 우려가 있는 업무를 할 때에는 필름배지 또는 티·엘배지 등 피폭선량계를 착용하게 하고, 방사선 관계 종사자의 피폭선량 측정을 신청할 때에는 측정 대상에 해당하는 자를 누락하지 아니할 것,

4) 진단용방사선발생장치의 안전관리에 관한 규칙 1995.1.6. 제정 보건복지부령 제3호.

⑤ 시장・군수・구청장으로부터 진단용 방사선 발생장치 또는 방사선 방어시설의 사용 금지와 수리・교정 및 재검사명령을 받으면 지체 없이 이행할 것, ⑥ 방사선 관계 종사자에 대한 피폭선량을 측정한 결과 별표 3의 방사선 관계 종사자의 선량한도를 초과한 자에 대하여는 지체 없이 건강진단 등 필요한 조치를 할 것, ⑦ 방사선 관계 종사자 외에 방사선구역에 출입하는 자에 대한 방사선 피폭을 방지하기 위한 조치를 할 것 및 ⑧ 적정한 진단 영상정보를 얻을 수 있도록 그 설비의 안전관리에 필요한 조치를 할 것이 그것이다.

의료기관 개설자나 관리자는 진단용 방사선 발생장치를 설치한 경우에는 보건복지부령으로 정하는 바에 따라 안전관리책임자를 선임하고, 정기적으로 검사와 측정을 받아야 하며, 방사선 관계 종사자에 대한 피폭관리(被曝管理)를 하여야 한다(의료법 제37조 제2항). 의료기관의 개설자 또는 관리자는 방사선 관계 종사자에 대하여 2년마다 건강진단표에 따라 건강진단을 실시하여야 한다. 다만, 방사선 관련업무에 처음 종사하는 방사선 관계 종사자에 대하여는 업무종사 전에 건강진단표에 따라 건강진단을 실시하여야 한다(진단용방사선 발생장치의 안전관리에 관한 규칙 제13조 제1항).

안전관리책임자로 선임된 사람은 선임된 날부터 1년 이내에 질병관리청장이 지정하는 방사선 분야 관련 단체(안전관리책임자 교육기관)가 실시하는 안전관리책임자 교육을 받아야 하며, 주기적으로 보수교육을 받아야 한다(의료법 제37조 제3항). 진단용 방사선 발생장치의 범위・신고・검사・설치 및 측정기준 등에 필요한 사항은 보건복지부령으로 정하고, 안전관리책임자 교육 및 안전관리책임자 교육기관의 지정에 필요한 사항은 질병관리청장이 정하여 고시한다(의료법 제37조 제4항).

(3) 특수의료장비

의료기관은 보건의료 시책상 적정한 설치와 활용이 필요하여 보건복지부장관이 정하여 고시하는 의료장비(특수의료장비)를 설치・운영하려면 보건복지부령으로 정하는 바에 따라 시장・군수・구청장에게 등록하여야 하며, 보건복지부령으로 정하는 설치인정기준에 맞게 설치・운영하여야 한다(의료법 제38조 제1항). 이에 위반한 경우 시장・군수・구청장은 일정한 기간을 정하여 그 시설・장비 등의 전부 또는 일부의 사용을 제한 또는 금지하거나 위반한 사항을 시정하도록 명할 수 있다(의료법 제63조). 보건복지부령으로는 '특수의료장비의 설치 및 운영에 관한 규칙'이 제정되어 있다.[5] 특수의료장비의 설치인정기준은 운용인력기준과 시설기준으로 나누어

진다(특수의료장비의 설치 및 운영에 관한 규칙 제3조 제1항 별표1). 전자는 자기공명영상 촬영장치, 전산화단층 활영장치 및 유방 촬영용 장치의 운용인력기준에 관하여 규정하고 있다. 후자는 자기공명영상 촬영장치와 전산화단층 촬영장치의 시설기준에 관하여 규정하고 있다. 의료기관의 개설자나 관리자는 특수의료장비를 설치하면 보건복지부령으로 정하는 바에 따라 보건복지부장관에게 정기적인 품질관리검사를 받아야 한다(의료법 제38조 제2항). 이에 위반한 경우 보건복지부장관은 일정한 기간을 정하여 그 시설·장비 등의 전부 또는 일부의 사용을 제한 또는 금지하거나 위반한 사항을 시정하도록 명할 수 있다(의료법 제63조). 의료기관의 개설자나 관리자는 품질관리검사에서 부적합하다고 판정받은 특수의료장비를 사용하여서는 아니 된다(의료법 제38조 제3항). 보건복지부장관은 품질관리검사업무의 전부 또는 일부를 보건복지부령으로 정하는 바에 따라 관계 전문기관에 위탁할 수 있다(의료법 제38조 제4항, 특수의료장비의 설치 및 운영에 관한 규칙 제6조 참조).

(4) 안전관리와 공작물책임

민법은 공작물책임에 관하여 규정하고 있다. 민법은 공작물의 설치 또는 보존의 하자로 인하여 타인에게 손해를 가한 때에는 공작물점유자가 손해를 배상할 책임이 있다고 규정하고 있다(민법 제758조 제1항 본문). 그러나 점유자가 손해의 방지에 필요한 주의를 해태하지 아니한 때에는 그 소유자가 손해를 배상할 책임이 있다고 규정하고 있다(민법 제758조 제1항 단서). 소유자의 책임에는 아무런 면책사유가 인정되지 않으므로 무과실책임이라고 할 수 있다. 또 공작물의 점유자 또는 소유자가 손해를 배상한 경우에는 그 손해의 원인에 대한 책임있는 자에 대하여 구상권을 행사할 수 있도록 하고 있다(민법 제758조 제3항).

공작물이란 인공적으로 만들어진 설비이다. 병원 등의 건물뿐만 아니라 그 내부구조, 예컨대 천정, 계단, 엘리베이터 또는 창 등도 포함된다. 또한 건물 자체와 실질적으로 일체로 되어 있는 각종 의료설비, 예컨대 X선장치나 또는 CT스캐너 등도 여기서 말하는 공작물이라고 할 수 있다. 공작물책임은 사회생활에 있어서 위험한 물건을 점유 또는 소유하는 자에게 그 물건으로부터 발생하는 손해도 부담시키는 것이 공평하다고 하는 소위 위험책임주의에 근거한 것이다. 따라서 의료과오에 대하여도 그 과오가 의료시설의 설치 또는 보존상의 하자에 의하여 야기된 것인 경우에는 위의 시설의 점유자 또는 소유자인 병원경영자 등이 그 손해의

---

5) 특수의료장비의 설치 및 운영에 관한 규칙 2003.1.14. 제정 보건복지부령 제235호.

배상책임을 지게 된다.

3. 감염관리

(1) 근 거

의료법은 의료인과 의료기관의 장으로 하여금 병원감염을 예방하기 위하여 노력하여야 한다고 규정하고 있다(의료법 제4조 제1항 참조). 또한 의료법은 의료기관의 개설자로 하여금 보건복지부령이 정하는 바에 따라 감염병환자 등의 진료기준에 관한 사항을 지키도록 규정하고 있다(의료법 제36조 제9호 참조). 이 외에도 병원감염예방을 위하여 단독의 조항을 별도로 두고 있다(의료법 제47조 참조).

(2) 병원감염의 예방

1) 의료관련감염의 예방조치

의료법은 병원감염을 예방하기 위하여 필요한 사항을 규정하고 있다. 보건복지부령으로 정하는 일정 규모 이상의 병원급 의료기관의 장은 의료관련감염 예방을 위하여 감염관리위원회와 감염관리실을 설치·운영하고 보건복지부령으로 정하는 바에 따라 감염관리 업무를 수행하는 전담 인력을 두는 등 필요한 조치를 하여야 한다(의료법 제47조 제1항). 의료기관의 장은 감염병의 예방을 위하여 해당 의료기관에 소속된 의료인, 의료기관 종사자 및 보건의료인력을 양성하는 학교 및 기관의 학생으로서 해당 의료기관에서 실습하는 자에게 보건복지부령으로 정하는 바에 따라 정기적으로 교육을 실시하여야 한다(의료법 제47조 제2항). 의료기관의 장은 감염병이 유행하는 경우 환자, 환자의 보호자, 의료인, 의료기관 종사자 및 경비원 등 해당 의료기관 내에서 업무를 수행하는 사람에게 감염병의 확산 방지를 위하여 필요한 정보를 제공하여야 한다(의료법 제47조 제3항). 질병관리청장은 의료관련감염의 발생·원인 등에 대한 의과학적인 감시를 위하여 의료관련감염 감시 시스템을 구축·운영할 수 있다(의료법 제47조 제4항). 의료기관은 감시 시스템을 통하여 매월 의료관련감염 발생 사실을 등록할 수 있다(의료법 제47조 제5항). 질병관리청장은 감시 시스템의 구축·운영 업무를 대통령령으로 정하는 바에 따라 관계 전문기관에 위탁할 수 있다(의료법 제47조 제6항). 질병관리청장은 업무를 위탁한 전문기관에 대하여 그 업무에 관한 보고 또는 자료의 제출을 명할 수 있다(의료법 제47조 제7항).

2) 의료관련감염의 자율보고제도

나아가 의료법은 2020년 3월 개정을 통하여 의료기관 내에서 환자, 환자의 보호자, 의료인 또는 의료기관 종사자 등에게 발생하는 감염사고로부터 국민의 안전과 생명을 보호하기 위하여 의료관련감염 감시 시스템 구축 및 자율보고 제도 도입 등을 통해 의료관련감염 감시체계를 강화하였다.[6] 이에 따라 의료관련감염이 발생한 사실을 알게 된 의료기관의 장, 의료인 등이 보건복지부장관에게 그 사실을 자율보고할 수 있도록 하고, 자율보고한 사람이 해당 의료관련감염과 관련하여 관계 법령을 위반한 사실이 있는 경우 그에 따른 행정처분을 감경·면제할 수 있도록 하며, 의료기관의 장은 자율보고를 한 보고자에 대하여 불리한 조치를 할 수 없도록 하고 있다(의료법 제47조 제8항, 제9항 및 제12항 신설).

의료관련감염이 발생한 사실을 알게 된 의료기관의 장, 의료인, 의료기관 종사자 또는 환자 등은 보건복지부령으로 정하는 바에 따라 질병관리청장에게 그 사실을 보고(자율보고)할 수 있다. 이 경우 질병관리청장은 자율보고한 사람의 의사에 반하여 그 신분을 공개하여서는 아니 된다(의료법 제47조 제8항). 자율보고한 사람이 해당 의료관련감염과 관련하여 관계 법령을 위반한 사실이 있는 경우에는 그에 따른 행정처분을 감경하거나 면제할 수 있다(의료법 제47조 제9항). 자율보고가 된 의료관련감염에 관한 정보는 보건복지부령으로 정하는 검증을 한 후에는 개인식별이 가능한 부분을 삭제하여야 한다(의료법 제47조 제10항). 자율보고의 접수 및 분석 등의 업무에 종사하거나 종사하였던 사람은 직무상 알게 된 비밀을 다른 사람에게 누설하거나 직무 외의 목적으로 사용하여서는 아니 된다(의료법 제47조 제11항). 의료기관의 장은 해당 의료기관에 속한 자율보고를 한 보고자에게 그 보고를 이유로 해고 또는 전보나 그 밖에 신분 또는 처우와 관련하여 불리한 조치를 할 수 없다(의료법 제47조 제12항). 질병관리청장은 수집한 의료관련감염 관련 정보를 감염 예방·관리에 필요한 조치, 계획 수립, 조사·연구, 교육 등에 활용할 수 있다(의료법 제47조 제13항). 감염관리위원회의 구성과 운영, 감염관리실 운영, 교육, 정보 제공, 등록하는 의료관련감염의 종류와 그 등록의 절차·방법 등에 필요한 사항은 보건복지부령으로 정한다(의료법 제47조 제14항).

(3) 일회용 의료기기의 재사용금지

의료법은 "의료인은 일회용 의료기기(한 번 사용할 목적으로 제작되거나 한 번의 의료행위에서 한 환자에게 사용하여야 하는 의료기기로서 보건복지부령으로 정하는 의료기기를 말한다. 이하 같다)를

---

6) 의료법 2020.3.4. 일부개정 법률 제17069호 2020.9.5. 시행.

한 번 사용한 후 다시 사용하여서는 아니 된다"고 명문으로 규정하고 있다(의료법 제4조 제6항). 전술한 바와 같이 일회용 의료기기의 재사용금지에 관하여 규정하고 있는 것이다. 다른 환자에 대한 병원에서의 감염을 예방하기 위한 조치라고 할 수 있다.

의료법은 2016년 5월 개정을 통하여 의료인으로 하여금 일회용 주사 의료용품의 재사용금지규정을 신설하였고,[7] 2020년 3월 개정에서는 일회용 주사 의료용품을 일회용 의료기기로 변경한 바 있다.[8] 2016년 5월 개정 당시 의료법은 "의료인은 일회용 의료기기(한 번 사용할 목적으로 제작되거나 한 번의 의료행위에서 한 환자에게 사용하여야 하는 의료기기로서 보건복지부령으로 정하는 의료기기를 말한다. 이하 같다)를 한 번 사용한 후 다시 사용하여서는 아니 된다"고 규정하고 있었다(당시 의료법 제4조 제6항).

이에 위반하여 사람의 생명 또는 신체에 중대한 위해를 발생하게 한 경우에는 면허를 취소할 수 있다(의료법 제65조 제1항 제6호). 또 1년의 범위에서 면허자격을 정지시킬 수도 있다(의료법 제66조 제1항 제2호의2). 이 경우 의료기술과 관련한 판단이 필요한 사항에 관하여는 관계 전문가의 의견을 들어 결정할 수 있다(의료법 제66조 제1항).

Ⅳ. 진료관리

1. 당직의료인

의료법은 각종 병원에는 응급환자와 입원환자의 진료 등에 필요한 당직의료인을 두도록 규정하고 있다(의료법 제41조). 이에 위반한 자에 대하여는 500만원 이하의 벌금에 처한다(의료법 제90조). 의료법상 당직의료인을 반드시 두어야 하는 의료기관은 병원급 의료기관에 국한되고 의원급 의료기관은 비록 입원환자 30인 미만을 수용하는 시설을 갖추고 입원환자에 대한 진료를 하는 경우라도 제외된다.[9] 행정해석에 의하면 의사가 의료기관 울타리 내에 거주하고 즉각적인 호출에 응하여 진료에 임할 수 있는 상태라면 당직의료인으로 인정될 수 있을 것이라고 한다.[10]

이에 관한 판례의 구체적 내용은 다음과 같다. 즉,

> 법률의 시행령은 모법인 법률의 위임 없이 법률이 규정한 개인의 권리·의무에 관한 내용을 변경·보충하거나 법률에서 규정하지 아니한 새로운 내용을 규정할 수

---

7) 의료법 2016.5.29. 일부개정 법률 제14220호 2016.5.29. 시행.
8) 의료법 2020.3.4. 일부개정 법률 제17069호 2020.9.5. 시행.
9) 의정부지방법원 2005.7.14. 선고 2005노704 판결.
10) 2006.2.6. 보건복지부 보건의료정책과 인터넷민원회신.

없고, 특히 법률의 시행령이 형사처벌에 관한 사항을 규정하면서 법률의 명시적인 위임 범위를 벗어나 그 처벌의 대상을 확장하는 것은 죄형법정주의의 원칙에도 어긋나는 것이므로, 그러한 시행령은 위임입법의 한계를 벗어난 것으로서 무효이다. 의료법(2016.12.20. 법률 제14438호로 개정되기 전의 것, 이하 같다) 제41조는 "각종 병원에는 응급환자와 입원환자의 진료 등에 필요한 당직의료인을 두어야 한다"라고 규정하는 한편, 제90조에서 제41조를 위반한 사람에 대한 처벌규정을 두었다. 이와 같이 의료법 제41조는 각종 병원에 응급환자와 입원환자의 진료 등에 필요한 당직의료인을 두어야 한다고만 규정하고 있을 뿐, 각종 병원에 두어야 하는 당직의료인의 수와 자격에 아무런 제한을 두고 있지 않고 이를 하위 법령에 위임하고 있지도 않다. 그런데도 의료법 시행령 제18조 제1항(이하 '이 사건 시행령 조항'이라 한다)은 "법 제41조에 따라 각종 병원에 두어야 하는 당직의료인의 수는 입원환자 200명까지는 의사·치과의사 또는 한의사의 경우에는 1명, 간호사의 경우에는 2명을 두되, 입원환자 200명을 초과하는 200명마다 의사·치과의사 또는 한의사의 경우에는 1명, 간호사의 경우에는 2명을 추가한 인원 수로 한다"라고 규정하고 있다. 의료법 제41조가 "환자의 진료 등에 필요한 당직의료인을 두어야 한다"라고 규정하고 있을 뿐인데도 이 사건 시행령 조항은 그 당직의료인의 수와 자격 등 배치기준을 규정하고 이를 위반하면 의료법 제90조에 의한 처벌의 대상이 되도록 함으로써 형사처벌의 대상을 신설 또는 확장하였다. 그러므로 이 사건 시행령 조항은 위임입법의 한계를 벗어난 것으로서 무효라고 할 것이다.[11]

2. 간호·간병 통합서비스의 제공 등

의료법은 2015년 개정을 통하여 간호·간병 통합서비스 제도를 도입하였다.[12] 의료법은 보건복지부령으로 정하는 병원급 의료기관은 간호·간병통합서비스를 제공할 수 있도록 노력하여야 한다고 규정하고 있다(의료법 제4조의2 제2항). 따라서 간호·간병통합서비스를 제공하는 병원급 의료기관(간호·간병통합서비스 제공기관)은 보건복지부령으로 정하는 인력, 시설, 운영 등의 기준을 준수하여야 한다(의료법 제4조의2 제3항). 간호·간병통합서비스란 보건복지부령으로 정하는 입원 환자를 대상으로 보호자 등이 상주하지 아니하고 간호사, 간호조무사 및 그 밖에 간병지원인력(간호·간병통합서비스 제공인력)에 의하여 포괄적으로 제공되는 입원서비스를 말한다(의료법 제4조의2 제1항). 소위 포괄간호서비스, 보호자 없는 병원 등으로 불리는 서비스 제도라고 할 수

11) 대법원 2017.2.16. 선고 2015도16014 전원합의체 판결.

12) 의료법 2015.12.29. 일부개정 법률 제13658호 2017.1.1. 시행. 다만 이 규정은 공포 후 9개월이 경과한 2016.9.30.부터 시행되고 있다(당시의 개정법 부칙 제1조 참조).

있다.

공공보건의료기관 중 보건복지부령으로 정하는 병원급 의료기관은 간호·간병통합서비스를 제공하여야 한다. 이 경우 국가 및 지방자치단체는 필요한 비용의 전부 또는 일부를 지원할 수 있다(의료법 제4조의2 제4항). 간호·간병통합서비스 제공기관은 보호자 등의 입원실 내 상주를 제한하고 환자 병문안에 관한 기준을 마련하는 등 안전관리를 위하여 노력하여야 한다(의료법 제4조의2 제5항). 간호·간병통합서비스 제공기관은 간호·간병통합서비스 제공인력의 근무환경 및 처우 개선을 위하여 필요한 지원을 하여야 한다(의료법 제4조의2 제6항). 국가 및 지방자치단체는 간호·간병통합서비스의 제공·확대, 간호·간병통합서비스 제공인력의 원활한 수급 및 근무환경 개선을 위하여 필요한 시책을 수립하고 그에 따른 지원을 하여야 한다(의료법 제4조의2 제7항).

3. 신의료기술의 평가

의료법은 2006년 10월 개정에서 국민건강을 보호하고 의료기술의 발전을 촉진하기 위하여 보건복지부장관으로 하여금 신의료기술의 안전성, 유효성 등에 관한 평가를 실시할 수 있도록 신의료기술평가제도를 도입하였다.[13] 의료기술평가에 관한 법적 근거를 마련하여 의료기술의 안전성·유효성을 확보함으로써 국민의 생명과 신체를 보호하려는 것이 신의료기술평가 제도의 입법 취지이다.[14] 이에 따라 2007년 신의료기술평가에 관한 규칙이 제정된 바 있다.[15]

보건복지부장관은 국민건강을 보호하고 의료기술의 발전을 촉진하기 위하여 대통령령으로 정하는 바에 따라 신의료기술평가위원회의 심의를 거쳐 신의료기술의 안전성·유효성 등에 관한 평가, 즉 신의료기술평가를 하여야 한다(의료법 제53조 제1항). 신의료기술은 새로 개발된 의료기술로서 보건복지부장관이 안전성·유효성을 평가할 필요성이 있다고 인정하는 것을 말한다(의료법 제53조 제2항). 보건복지부장관은 신의료기술평가의 결과를 건강보험심사평가원의 장에게 알려야 한다. 이 경우 신의료기술평가의 결과를 보건복지부령으로 정하는 바에 따라 공표할 수 있다(의료법 제53조 제3항). 보건복지부장관은 신의료기술평가에 관한 사항을 심의하기 위하여 보건복지부에 신의료기술평가위원회(위원회)를 둔다(의료법 제54조 제1항). 위원회는 위원장 1명을 포함하여 20명 이

13) 의료법 2006.10.27. 일부개정 법률 제8067호. 제·개정이유서 참조.
14) 대법원 2019.6.27. 선고 2016두34585 판결.
15) 신의료기술평가에 관한 규칙 2007.4.27. 제정 보건복지부령 제396호.

내의 위원으로 구성한다(의료법 제54조 제2항). 위원회의 심의사항을 전문적으로 검토하기 위하여 위원회에 분야별 전문평가위원회를 둔다(의료법 제54조 제6항). 보건복지부장관은 신의료기술평가에 관한 업무를 수행하기 위하여 필요한 경우 보건복지부령으로 정하는 바에 따라 자료 수집 · 조사 등 평가에 수반되는 업무를 관계 전문기관 또는 단체에 위탁할 수 있다(의료법 제55조).

이에 관한 판례의 구체적 내용은 다음과 같다. 즉,

> 갑이 자신이 운영하는 요양병원에서 항암혈맥약침 등의 치료를 받은 환자로부터 본인부담금 9,200,000원을 수령하였으나 건강보험심사평가원이 '혈맥약침술이 국민건강보험법상 비급여 의료행위인 기존의 약침술의 범주에 해당하지 않아 신의료기술신청이 선행되어야 한다'는 이유로 항암혈맥약침술 비용 9,200,000원을 '과다본인부담금'으로 확인하고 환급을 명하는 처분을 한 사안에서, 약침술은 한의학의 핵심 치료기술인 침구요법과 약물요법을 접목하여 적은 양의 약물을 경혈 등에 주입하여 치료효과를 극대화시키는 의료기술이므로 침구요법을 전제로 약물요법을 가미한 것이지만 혈맥약침술은 침술에 의한 효과가 없거나 매우 미미하고 오로지 약물에 의한 효과가 극대화된 시술인 점 등에 비추어, 혈맥약침술은 기존에 허용된 의료기술인 약침술과 비교할 때 시술의 목적, 부위, 방법 등에서 상당한 차이가 있고, 변경의 정도가 경미하지 않아 서로 동일하거나 유사하다고 볼 수 없으므로 갑이 수진자들로부터 비급여 항목으로 혈맥약침술 비용을 지급받으려면 신의료기술평가 절차를 통해 안전성 · 유효성을 인정받아야 하는데도, 혈맥약침술이 약침술과 본질적인 차이가 없다는 전제에서 위 처분이 위법하다고 본 원심판단에 법리를 오해한 잘못이 있다고 한 사례.[16)]

4. 처방의약품의 목록작성 등의 의무

의료기관 개설자는 해당 의료기관에서 처방하려는 의약품의 목록을 그 의료기관이 소재하는 시 · 군 · 구의 시 · 군 · 구 의사회 분회 또는 치과의사회 분회(의사회 분회 등)에 제출한다(약사법 제25조 제1항). 의사회 분회 등은 의료기관별 처방의약품 목록에서 품목 수를 적정하게 조정한 지역처방의약품 목록과 그 지역처방의약품 목록의 범위에서 조정된 의료기관별 처방의약품 목록을 해당 시 · 군 · 구의 약사회 분회에 제공한다(약사법 제25조 제2항). 한편, 약사회 분회는 의사회 분회 등으로부터 지역처방의약

16) 대법원 2019.6.27. 선고 2016두34585 판결.

품 목록과 의료기관별 처방의약품 목록을 받으면 해당 지역의 약국개설자에게 이를 통보하여 갖추도록 한다(약사법 제25조 제3항). 약국개설자가 처방의약품 목록에 따라 의약품을 갖추는 데 어려움이 있어서 그 품목 수를 조정할 필요가 있으면 의사회 분회 등과 약사회 분회가 협의하여 조정할 수 있다. 품목 수가 추가되거나 변경되는 경우에도 또한 같다(약사법 제25조 제4항). 의사회 분회 등은 처방의약품 목록을 변경하거나 추가하려면 30일 전에 약사회 분회에 이를 통보한다(약사법 제25조 제5항).

5. 수술실 내 폐쇄회로 텔레비전의 설치 · 운영

1) 취 지

의료법은 2021년 9월 개정을 통하여 전신마취 등 환자의 의식이 없는 상태에서 수술을 시행하는 의료기관의 개설자로 하여금 수술실 내부에 폐쇄회로 텔레비전(CCTV, closed-circuit television)을 설치하도록 의무화하였다.[17] 이 개정법은 공포 후 2년이 경과한 2023년 9월 25일부터 시행된다(의료법, 법률 제18468호, 2021.9.24. 부칙 참조.).

개정이유서에 의하면 의료기관에서 수술을 하는 과정에서 의료사고가 발생하거나 비자격자에 의한 대리수술이나 마취된 환자에 대한 성범죄 등 불법행위가 발생하고 있으나, 수술실은 외부와 엄격히 차단되어 있어 의료과실이나 범죄행위의 유무를 규명하기 위한 객관적 증거를 확보하기 어렵고, 이에 의료기관의 수술실 내부에 폐쇄회로 텔레비전을 설치하도록 하고 환자 또는 환자의 보호자가 요청하는 경우 수술 장면을 촬영하도록 의무화함으로써, 수술실 안에서 발생할 수 있는 불법행위를 효과적으로 예방하고 의료분쟁 발생 시 적정한 해결을 도모하려는 것이 그 개정이유라고 밝히고 있다.

2) 내 용

전신마취 등 환자의 의식이 없는 상태에서 수술을 시행하는 의료기관의 개설자는 수술실 내부에 개인정보 보호법 및 관련 법령에 따른 폐쇄회로 텔레비전을 설치하여야 한다. 이 경우 국가 및 지방자치단체는 폐쇄회로 텔레비전의 설치 등에 필요한 비용을 지원할 수 있다(의료법 제38조의2 제1항). 환자 또는 환자의 보호자가 요청하는 경우(의료기관의 장이나 의료인이 요청하여 환자 또는 환자의 보호자가 동의하는 경우를 포함한다) 의료기관의 장이나 의료인은 전신마취 등 환자의 의식이 없는 상태에서 수술을 하는 장면을 폐쇄회로 텔레비전으로 촬영하여야 한다.

---

17) 의료법 2021.9.24. 일부개정 법률 제18468호 2023.9.25. 시행.

이 경우 의료기관의 장이나 의료인은 ① 수술이 지체되면 환자의 생명이 위험하여지거나 심신상의 중대한 장애를 가져오는 응급 수술을 시행하는 경우, ② 환자의 생명을 구하기 위하여 적극적 조치가 필요한 위험도 높은 수술을 시행하는 경우, ③ 전공의법에 따른 수련병원 등의 전공의 수련 등 그 목적 달성을 현저히 저해할 우려가 있는 경우 또는 ④ 그 밖에 위의 규정에 준하는 경우로서 보건복지부령으로 정하는 사유가 있는 경우 정당한 사유가 없으면 이를 거부할 수 없다(의료법 제38조의2 제2항).

의료기관의 장이나 의료인이 수술을 하는 장면을 촬영하는 경우 녹음 기능은 사용할 수 없다. 다만, 환자 및 해당 수술에 참여한 의료인 등 정보주체 모두의 동의를 받은 경우에는 그러하지 아니하다(의료법 제38조의2 제3항). 폐쇄회로 텔레비전이 설치된 의료기관의 장은 촬영한 영상정보가 분실·도난·유출·변조 또는 훼손되지 아니하도록 보건복지부령으로 정하는 바에 따라 내부 관리계획의 수립, 저장장치와 네트워크의 분리, 접속기록 보관 및 관련 시설의 출입자 관리 방안 마련 등 안전성 확보에 필요한 기술적·관리적 및 물리적 조치를 하여야 한다(의료법 제38조의2 제4항).

의료기관의 장은 ① 범죄의 수사와 공소의 제기 및 유지, 법원의 재판업무 수행을 위하여 관계 기관이 요청하는 경우, ② 의료분쟁조정법에 따른 한국의료분쟁조정중재원이 의료분쟁의 조정 또는 중재 절차 개시 이후 환자 또는 환자 보호자의 동의를 받아 해당 업무의 수행을 위하여 요청하는 경우 또는 ③ 환자 및 해당 수술에 참여한 의료인 등 정보주체 모두의 동의를 받은 경우를 제외하고는 영상정보를 열람(의료기관의 장 스스로 열람하는 경우를 포함한다)하게 하거나 제공(사본의 발급을 포함한다)하여서는 아니 된다(의료법 제38조의2 제5항). 누구든지 이 법의 규정에 따르지 아니하고 영상정보를 탐지하거나 누출·변조 또는 훼손하여서는 아니 된다(의료법 제38조의2 제6항). 누구든지 영상정보를 이 법에서 정하는 목적 외의 용도로 사용하여서는 아니 된다(의료법 제38조의2 제7항). 의료기관의 개설자는 보건복지부장관이 정하는 범위에서 영상정보의 열람 등에 소요되는 비용을 열람 등을 요청한 자에게 청구할 수 있다(의료법 제38조의2 제8항). 의료기관의 장은 영상정보를 30일 이상 보관하여야 한다(의료법 제38조의2 제9항).

3) 처 벌

수술실 내 폐쇄회로 텔레비전의 설치·운영 규정에 위반한 경우에는 시정하도록 명할 수 있다(의료법 제63조 제1항). 또 이에 위반하여 촬영한 영상정보를 열람하게 하거나 제공한 자, 촬영한 영상정보를 탐지하거나 누출·변조 또는 훼손한 자 및 촬영한 영상정보를 이 법에서 정한 목적 외의 용도로 사용한 자에 대하여는 5년 이하의 징역이나 5천만원 이하의 벌금에 처한다(의료법 제87조의2 제2항). 절차에 따르지 아니하고 같은 폐쇄회로 텔레비전으로 의료행위를 하는 장면을 임의로 촬영한 자에 대하여는 3년 이하의 징역이나 3천만원 이하의 벌금에 처한다(의료법 제88조). 안전성 확보에 필요한 조치를 하지 아니하여 폐쇄회로 텔레비전으로 촬영한 영상정보를 분실·도난·유출·변조 또는 훼손당한 자에 대하여는 2년 이하의 징역이나 2천만원 이하의 벌금에 처한다(의료법 제88조의2 제2호). 폐쇄회로 텔레비전의 설치, 촬영, 촬영시 녹음기능의 소거, 촬영한 영상정보의 안전성 확보에 필요한 조치 및 보관(의료법 제38조의2 제1항부터 제4항까지·제9항)에 위반한 자에 대하여는 500만원 이하의 벌금에 처한다(의료법 제90조). 한편 보존·보관하여야 하는 기록이 천재지변이나 그 밖의 불가항력으로 멸실된 경우에는 해당 기록의 보존·보관의무자는 개설허가의 취소(의료법 제64조), 자격정지(의료법 제66조) 또는 벌금(의료법 제90조)에 따른 책임을 면한다(의료법 제86조의3).

Ⅴ. 환자관리

1. 급식관리기준

의료법은 환자의 위생적인 식사를 위한 규정을 두고 있다. 입원시설을 갖춘 종합병원·병원·치과병원·한방병원·요양병원 또는 정신병원을 개설하는 자는 환자의 식사를 위생적으로 관리·제공해야 한다(의료법 시행규칙 제39조). 즉, ① 환자의 영양관리에 관한 사항을 심의하기 위하여 병원장이나 부원장을 위원장으로 하는 영양관리위원회를 둔다. ② 환자의 식사는 일반식과 치료식으로 구분하여 제공한다. ③ 환자 급식을 위한 식단은 영양사가 작성하고 환자의 필요 영양량을 충족시킬 수 있어야 한다. ④ 환자음식은 뚜껑이 있는 식기나 밀폐된 배식차에 넣어 적당한 온도를 유지한 상태에서 공급하여야 한다. ⑤ 영양사는 완성된 식사를 평가하기 위하여 매 끼 검식(檢食)을 실시하며, 이에 대한 평가 결과를 검식부(檢食簿)에 기록하여야 한다. ⑥ 영양사는 의사가 영양지도를 의뢰한 환자에 대하여 영양 상태를 평가하고, 영양 상담 및 지도를 하며, 그 내용을 기록하여야 한다. ⑦ 식기와 급식용구는 매 식사 후 깨끗이 세척·소독하여야 하며, 전염성 환자의 식기는 일반 환자의 식기와 구분하여 취급하고, 매 식사 후 완전 멸균소독하여야 한다. ⑧ 수인성 전염병환자가 남긴 음식은 소독 후 폐기하여야 한다. ⑨ 병원장은 급식 관련 종사자에 대하여 연 1회 이상 정기건강진단을 실시하여야 하며, 종사자가 전염성 질병에 감염되었을 경우에는 필요한 조치를 취하여야 한다. ⑩ 병원장은 급식 관련 종사자에게 위생교육을 실시하여야 한다(의료법 시행규칙 제39조 별표6).

2. 환자의 진료의사선택 등

의료법은 환자나 환자의 보호자는 종합병원·병원·치과병원·한방병원·요양병원 또는 정신병원의 특정한 의사·치과의사 또는 한의사를 선택하여 진료를 요청할 수 있도록 하고, 이 경우 의료기관의 장은 특별한 사유가 없으면 환자나 환자의 보호자가 요청한 의사·치과의사 또는 한의사가 진료하도록 하고 있다(의료법 제46조 제1항). 소위 선택진료 또는 특진(特診)을 제도화한 것이라고 할 수 있다. 진료의사를 선택하여 진료를 받는 환자나 환자의 보호자는 진료의사의 변경을 요청할 수 있고, 이 경우 의료기관의 장은 정당한 사유가 없으면 이에 응하여야 한다(의료법 제46조 제2항). 의료기관의 장은 환자 또는 환자의 보호자에게 진료의사 선택을 위한 정보를 제공하여야 한다(의료법 제46조 제3항). 의료기관의 장은 진료를 하게 한 경우에도 환자나 환자의 보호자로부터 추가비용을 받을 수 없다(의료법 제46조 제4항).

한편 선택진료의 요청, 추가비용을 징수할 수 있는 선택진료를 담당하는 의사·치과의사·한의사의 자격요건 및 범위, 선택진료 항목 및 추가비용의 산정기준과 기타 선택진료의 실시에 관하여 필요한 사항을 규정함을 목적으로 2000년 9월 5일 제정되었던 '선택진료에 관한 규칙'[18]이 2018년 4월 4일 폐지되었다. 환자의 진료비 부담을 완화하기 위하여 의료기관의 장이 일정한 요건을 갖춘 선택진료에 대하여 추가비용을 받을 수 있도록 한 규정을 삭제하는 내용 등으로 의료법이 개정[19]됨에 따라 선택진료에 따른 추가비용의 징수 등에 대하여 세부적으로 규정하고 있던 '선택진료에 관한 규칙'이 폐지되게 된 것이다.[20] 한편, 과거 선택진료에 관한 규칙은 '지정진료에 관한 규칙'[21]을 폐지하고 제정된 바 있었다(당시의 선택진료에 관한 규칙 부칙 제2호).[22]

---

18) 선택진료에 관한 규칙 2000.9.5. 제정, 보건복지부령 제174호.

19) 의료법 2018.3.27. 일부개정 법률 제15540호 2020.3.28. 시행.

20) 보건복지부령 제567호, 선택진료에 관한 규칙 폐지령, 대한민국 전자관보, 제19228호, 2018.4.4., 26쪽.

21) 지정진료에 관한 규칙 1991.3.29. 제정, 보건복지부령 제867호.

22) 선택진료에 관한 규칙 2000.9.5. 제정, 보건복지부령 제174호.

Ⅵ. 운영관리

1. 홍보관리

(1) 의료기관의 명칭

1) 명칭사용독점권

의료법은 의료기관이 아니면 의료기관의 명칭이나 이와 비슷한 명칭을 사용하지 못한다고 하여 의료기관에 대한 명칭사용독점권을 규정하고 있다(의료법 제42조 제3항). 이에 위반하여 의료기관의 명칭 또는 이와 비슷한 명칭을 사용한 자에 대하여는 100만원 이하의 과태료를 부과한다(의료법 제92조 제3항).

의료기관으로 하여금 각각의 명칭을 독점시킴에 의하여 자신의 책임을 자각케 하는 한편, 무자격자가 이들 명칭을 사용함으로써 발생할 수 있는 각종의 폐해, 예컨대 이들의 사회적 신용의 악용에 의하여 발생할 수 있는 사고와 범죄를 방지하기 위한 것이다. 다만, 사람의 질병을 치료하는 곳이 아니면 병원 등의 명칭을 사용할 수 있다. 예컨대, 동물병원, 자동차병원, 시계병원 또는 구두병원 등이 그 것이다.

2) 명칭사용의 제한

의료기관은 의료기관의 종류에 따르는 명칭 외의 명칭을 사용하지 못한다. 다만, 다음의 경우에는 그러하지 아니하다(의료법 제42조 제1항). 즉, ① 종합병원 또는 정신병원이 그 명칭을 병원으로 표시하는 경우, ② 상급종합병원으로 지정받거나 전문병원으로 지정받은 의료기관이 지정받은 기간 동안 그 명칭을 사용하는 경우, ③ 2 이상의 의료인면허를 소지한 자가 의원급 의료기관을 개설하는 경우에는 개설한 의원급 의료기관이 면허 종별에 따른 종별명칭을 함께 사용하는 경우, ④ 국가나 지방자치단체에서 개설하는 의료기관이 보건복지부장관이나 시·도지사와 협의하여 정한 명칭을 사용하는 경우 및 ⑤ 다른 법령으로 따로 정한 명칭을 사용하는 경우에는 종별에 따른 명칭을 사용하지 않아도 된다. 이에 위반한 자에 대하여는 500만원 이하의 벌금에 처한다(의료법 제90조).

3) 명칭표시의 방법

의료기관의 명칭 표시에 관한 사항은 보건복지부령으로 정한다(의료법 제42조 제2항). 보건복지부령인 의료법 시행규칙은 의료기관의 명칭표시방법을 다음과 같이 규정하고 있다(의료법 시행규칙 제40조).

첫째, 의료기관이 명칭을 표시하는 경우에는 의료기관의 종류에 따르는 명칭(종합병원·정신병원의 경우에는 병원을 포함한다) 앞에 고유명칭을 붙인다. 이 경우 그 고유명칭은 의료기관의 종류 명칭과 동일한 크기로 하되, 의료기관의 종류 명칭과 혼동할 우려가 있거나 특정 진료과목 또는 질환명과 비슷한 명칭을 사용하지 못한다. 둘째, 상급종합병원으로 지정받은 종합병원은 의료기관의 종류에 따른 명칭 대신 상급종합병원의 명칭을 표시할 수 있다. 셋째, 전문병원으로 지정받은 병원은 지정받은 특정 진료과목 또는 질환명을 표시할 수 있으며, 의료기관의 종류에 따른 명칭 대신 전문병원의 명칭을 표시할 수 있다. 넷째, 병원·한방병원·치과병원·의원·한의원 또는 치과의원의 개설자가 전문의인 경우에는 그 의료기관의 고유명칭과 의료기관의 종류 명칭 사이에 인정받은 전문과목을 삽입하여 표시할 수 있다. 다섯째, 부속 의료기관이 명칭을 표시하는 경우에는 의료기관의 종류에 따르는 명칭 앞에 그 개설기관의 명칭과 '부속'이라는 문자를 붙여야 한다. 여섯째, 의료기관의 명칭표시판에는 ① 의료기관의 명칭, ② 전화번호, ③ 진료에 종사하는 의료인의 면허 종류 및 성명, ④ 상급종합병원으로 지정받은 사실(상급종합병원으로 지정받은 종합병원만 해당한다), ⑤ 전문병원으로 지정받은 사실(전문병원으로 지정받은 병원만 해당한다), ⑥ 병원·한방병원·치과병원·의원·한의원 또는 치과의원의 개설자가 전문의인 경우에는 해당 개설자의 전문의 자격 및 전문과목 및 ⑦ 의료기관 인증을 받은 사실만을 표시할 수 있다. 다만, 장소가 좁거나 그 밖에 부득이한 사유가 있는 경우에는 진료과목을 명칭표시판에 함께 표시할 수 있다. 일곱째, 의료기관의 명칭은 한글로 표시하되, 보건복지부장관이 정하는 바에 따라 외국어를 함께 표시할 수 있다.

대법원은 "의료법이 의료기관의 종류를 규정하고 그 명칭 사용을 규제하는 것은 일반인으로 하여금 의료기관의 종류를 구분할 수 있게 하고 의료기관의 명칭 표기에 따르는 혼동이나 혼란을 방지하고자 함에 있는 것으로서, 법이 정한 의료기관의 명칭 이외의 명칭은 그 의료기관의 종별에 따르는 명칭으로서 뿐만 아니라 고유명사의 일부로서도 사용하는 것을 허용하지 아니하는 취지이므로 의료기관의 고유명칭인 '강남'과 의료기관의 종별표시인 '의원' 사이에 '크리닉'이라는 명칭을 사용하였다면 이를 고유명사의 일부로서 사용하였건, 의료기관의 종류나 성질의 표시로서 사용하였건 의료법 제35조 제1항에 위배된다고 보아야 한다"고 판시한 바 있다.[23)]

(2) 진료과목의 표시

1) 표시규제

의료법은 의료기관의 진료과목표시에 대하여 규제하고 있다. 의료기관의 진료과목은 보건복지부령으로 정하는 바에 따라 표시하여야 한다. 다만, 치과의 진료과목은 종합병원과 보건복지부령으로 정하는 치과병원에 한하여 표시할 수 있다(의료법 제43조 제5항).

병원·치과병원 또는 종합병원은 한의사를 두어 한의과 진료과목을 추가로 설치·운영할 수 있다(의료법 제43조 제1항). 한방병원 또는 치과병원은 의사를 두어 의과 진료과목을 추가로 설치·운영할 수 있다(의료법 제43조 제2항). 병원·한방병원·요양병원 또는 정신병원은 치과의사를 두어 치과 진료과목을 추가로 설치·운영할 수 있다(의료법 제43조 제3항). 추가로 진료과목을 설치·운영하는 경우에는 보건복지부령으로 정하는 바에 따라 진료에 필요한 시설·장비를 갖추어야 한다(의료법 제43조 제4항).

2) 표시과목

의료기관이 진료과목을 표시하는 경우에는 진료과목 중 그 의료기관이 확보하고 있는 시설·장비 및 의료관계인에 해당하는 과목만을 표시할 수 있다(의료법 시행규칙 제41조 제3항). 의료기관이 그 종별에 따라 표시할 수 있는 진료과목은 다음과 같다. 즉, ① 종합병원은 병원이나 의원이 표시할 수 있는 25개 과목과 수련치과병원이 표시할 수 있는 10개 과목으로서 총 35개 전문과목을 표시할 수 있다(의료법 시행규칙 제41조 제1항 제1호). ② 병원·정신병원이나 의원은 내과, 신경과, 정신건강의학과, 외과, 정형외과, 신경외과, 흉부외과, 성형외과, 마취통증의학과, 산부인과, 소아청소년과, 안과, 이비인후과, 피부과, 비뇨의학과, 영상의학과, 방사선종양학과, 병리과, 진단검사의학과, 재활의학과, 결핵과, 예방의학과, 가정의학과, 핵의학과, 직업환경의학과 및 응급의학과로서 총 25개 과목이다(의료법 시행규칙 제41조 제1항 제2호). 이는 26개과로 구성되는 전문의의 전문과목에서 예방의학과가 제외되어 있는 것이다. ③ 치과병원이나 치과의원은 구강악안면외과, 치과보철과, 치과교정과, 소아치과, 치주과, 치과보존과, 구강내과, 영상치의학과, 구강병리과, 예방치과 및 통합치의학과로서 총 11개 과목이다(의료법 시행규칙 제41조 제1항 제3호). 치과의사 전문의의 전문과목에서 통합치의학과가 제외되고 있다. ④ 한방병원이나 한의원이 표시할 수 있는 진료과목은 한방내과, 한방부인과, 한방소아과, 한방

---

23) 대법원 1992.5.12. 선고 92도686 판결.

안 · 이비인후 · 피부과, 한방신경정신과, 한방재활의학과, 사상체질과 및 침구과로서 총 8개 과목이다(의료법 시행규칙 제41조 제1항 제4호). ⑤ 요양병원이 표시할 수 있는 진료과목은 병원이나 의원이 표시할 수 있는 25개 과목과 한방병원이나 한의원이 표시할 수 있는 8개 과목으로서 총 33개 과목이다(의료법 시행규칙 제41조 제1항 제5호).

의료기관이 진료과목을 추가로 설치한 경우 추가로 진료과목을 설치한 의료기관이 표시할 수 있는 진료과목과 추가로 설치한 진료과목의 진료에 필요한 시설 · 장비는 별도로 규정하고 있다(의료법 시행규칙 제41조 제2항 별표8 참조). 진료과목을 추가로 설치하는 경우란 종합병원에서 한의과 진료과목을 추가로 설치하는 경우, 병원에서 한의과 또는 치과 진료과목을 추가로 설치하는 경우, 한방병원에서 의과 또는 치과 진료과목을 추가로 설치하는 경우, 치과병원에서 의과 또는 한의과 진료과목을 추가로 설치하는 경우 및 요양병원에서 치과 진료과목을 추가로 설치하는 경우를 말한다.

3) 표시방법

의료기관의 진료과목의 표시방법도 법정되어 있다. 의료기관의 진료과목 표시판에는 '진료과목'이라는 글자와 진료과목의 '명칭'을 표시하여야 한다(의료법 시행규칙 제41조 제4항).

(3) 의료기관의 명칭과 진료과목의 병행표시방법

의료기관의 명칭 표시판에 진료과목을 함께 표시하는 경우(의료법 시행규칙 제40조 제6호 단서)에는 진료과목을 표시하는 글자의 크기를 의료기관의 명칭을 표시하는 글자 크기의 2분의 1 이내로 하여야 한다(의료법 시행규칙 제42조).

의료기관의 명칭표시판에 진료과목을 함께 표시하는 경우 그 글자의 크기를 의료기관 명칭을 표시하는 글자 크기의 2분의 1 이내로 제한하고 있지만, 위 규정은 그 위반자에 대하여 과태료를 부과하는 등의 별도의 집행행위 매개 없이는 그 자체로서 국민의 구체적인 권리의무나 법률관계에 직접적인 변동을 초래하지 아니하므로 항고소송의 대상이 되는 행정처분이라고 할 수 없다.[24]

2. 인증관리

(1) 의 의

의료법은 의료의 질과 환자 안전의 수준을 높이기 위하여 보건복지부장관으로

24) 대법원 2007.4.12. 선고 2005두15168 판결.

하여금 병원급 의료기관 및 대통령령으로 정하는 의료기관에 대한 인증(의료기관 인증)을 할 수 있도록 의료기관인증제를 도입하고 있다(의료법 제58조 제1항).

(2) 제도의 취지

의료기관인증제도는 2010년 7월 의료법의 개정으로 2011년부터 도입된 제도이다.[25] 이 제도는 2002년 3월 의료법의 개정으로[26] 2003년 3월부터 도입된 의료기관평가제도를 대체하는 제도이다. 의료기관인증제의 도입취지는 의료의 질과 환자 안전의 수준을 높이기 위한 것이다(의료법 제58조 제1항). 이는 의료서비스의 질을 향상시키기 위한 의료기관평가제와 구별되는 것이다. 의료기관 평가제도는 전담기구 · 전문인력 부재로 평가 결과의 신뢰성을 보장하지 못하고 있고, 의료기관으로 하여금 평가 기간에만 일시적으로 대응하도록 유도하며, 평가결과 서열화에 따른 과잉경쟁을 유발하는 등 의료서비스 품질관리체계로서 미흡한 부분이 있었다. 따라서 의료기관 평가제도를 의료기관 인증제도로 전환하여 전문적인 인증전담기관이 인증에 관한 업무를 수행할 수 있도록 함으로써 의료서비스 평가의 전문성 · 객관성 · 공정성을 제고하고, 인증을 받은 의료기관에 대한 행정적 · 재정적 지원 등 유인체계를 규정하여 의료기관 스스로의 의료서비스 품질개선 노력을 촉진하며, 인증 결과 정보를 인터넷 홈페이지 등에 공개하도록 함으로써 소비자의 알권리와 선택권을 강화하려는 취지이다.[27]

의료법은 2004년부터 3년 주기로 의료의 질을 높이기 위하여 종합병원과 300병상 이상의 병원을 대상으로 평가를 받도록 하였으나 평가방식의 문제점과 평가결과에 대한 불신이 초래되어 평가제도에 대한 개선이 요구되었다. 여기서 의료법은 2011년부터 4년 주기로 의료의 질과 환자의 안전의 수준을 높이기 위하여 병원급 이상의 의료기관에 대하여 인증을 받도록 하였다. 의료기관평가제도를 의료기관인증제도로 대체하여 시행하게 된 것이다. 평가대상 의료기관은 특별한 사유가 없는 한 평가에 응하여야 하였으나(강제적), 인증을 받고자 하는 의료기관은 보건복지부장관에게 신청할 수 있도록 하였다(임의적). 다만, 요양병원은 보건복지부령으로 정하는 바에 따라 신청하도록 의무화하였다(강제적).

25) 의료법 2010.7.23. 일부개정 법률 제10387호.
26) 의료법 2002.3.30. 일부개정 법률 제6686호.
27) 의료법 2010.7.23. 일부개정 법률 제10387호. 제 · 개정이유서 참조.

(3) 인증의 기구

1) 의료기관 인증위원회

보건복지부장관은 의료기관 인증에 관한 주요 정책을 심의하기 위하여 보건복지부장관 소속으로 의료기관인증위원회(위원회)를 둔다(의료법 제58조의2 제1항). 위원회는 ① 인증기준 및 인증의 공표를 포함한 의료기관 인증과 관련된 주요 정책에 관한 사항, ② 의료기관 대상 평가제도 통합에 관한 사항, ③ 의료기관 인증 활용에 관한 사항 및 ④ 그 밖의 위원장이 심의에 부치는 사항에 대하여 심의한다(의료법 제58조의2 제4항).

보건복지부장관은 대통령령으로 정하는 바에 따라 의료기관 인증에 관한 업무를 의료기관평가인증원에 위탁할 수 있다(의료법 제58조 제2항). 보건복지부장관은 다른 법률에 따라 의료기관을 대상으로 실시하는 평가를 통합하여 의료기관평가인증원으로 하여금 시행하도록 할 수 있다(의료법 제58조 제3항).

2) 의료기관 평가인증원

의료법은 2020년 3월 개정을 통하여 민법상 비영리법인인 의료기관평가인증원을 특수법인으로 전환하기 위하여 이 법에 설립 근거 등을 명문으로 규정한 바 있다.[28)]

의료기관 인증에 관한 업무와 의료기관을 대상으로 실시하는 각종 평가 업무를 효율적으로 수행하기 위하여 의료기관평가인증원(인증원)을 설립한다(의료법 제58조의11 제1항). 인증원은 ① 의료기관 인증에 관한 업무로서 보건복지부장관으로부터 인증원이 위탁받은 업무, ② 다른 법률에 따라 의료기관을 대상으로 실시하는 평가 업무로서 보건복지부장관으로부터 위탁받은 업무 및 ③ 그 밖에 이 법 또는 다른 법률에 따라 보건복지부장관으로부터 위탁받은 업무를 수행한다(의료법 제58조의11 제2항). 인증원은 법인으로 하고, 주된 사무소의 소재지에 설립등기를 함으로써 성립한다(의료법 제58조의11 제3항). 인증원에는 정관으로 정하는 바에 따라 임원과 필요한 직원을 둔다(의료법 제58조의11 제4항). 보건복지부장관은 인증원의 운영 및 사업에 필요한 경비를 예산의 범위에서 지원할 수 있다(의료법 제58조의11 제5항). 인증원은 보건복지부장관의 승인을 받아 의료기관 인증을 신청한 의료기관의 장으로부터 인증에 소요되는 비용을 징수할 수 있다(의료법 제58조의11 제6항). 인증원은 업무 수행에 지장이 없는 범위에서 보건복지부령으로 정하는 바에 따라 교육, 컨설팅 등 수익사업을 할 수 있다(의료법 제58조의11 제7항). 인증원에 관하여 이 법 및 공공기관운

---

28) 의료법 2020.3.4. 일부개정 법률 제17069호 2020.9.5. 시행.

영법에서 정하는 사항 외에는 민법 중 재단법인에 관한 규정을 준용한다(의료법 제58조의11 제8항).

(4) 인증의 기준과 방법

의료기관 인증기준은 ① 환자의 권리와 안전, ② 의료기관의 의료서비스 질 향상 활동, ③ 의료서비스의 제공과정 및 성과, ④ 의료기관의 조직 · 인력관리 및 운영 및 ⑤ 환자 만족도를 포함하여야 한다(의료법 제58조의3 제1항). 인증제도가 대내외적 공신력을 확보하기 위하여는 국제수준의 인증기준이 필요하다.

인증등급은 인증, 조건부인증 및 불인증으로 구분한다(의료법 제58조의3 제2항). 인증의 유효기간은 4년으로 한다. 다만, 조건부인증의 경우에는 유효기간을 1년으로 한다(의료법 제58조의3 제3항). 조건부인증을 받은 의료기관의 장은 유효기간 내에 보건복지부령으로 정하는 바에 따라 재인증을 받아야 한다(의료법 제58조의3 제4항). 인증기준의 세부 내용은 보건복지부장관이 정한다(의료법 제58조의3 제5항).

(5) 인증의 절차

1) 신 청

의료기관 인증을 받고자 하는 의료기관의 장은 보건복지부령으로 정하는 바에 따라 보건복지부장관에게 신청할 수 있다(의료법 제58조의4 제1항). 다만, 요양병원(장애인복지법에 따른 의료재활시설로서 의료기관은 제외한다)의 장은 보건복지부령으로 정하는 바에 따라 보건복지부장관에게 인증을 신청하여야 한다(의료법 제58조의4 제2항).

인증을 신청하여야 하는 요양병원이 조건부인증 또는 불인증을 받거나 인증 또는 조건부인증이 취소된 경우 해당 요양병원의 장은 보건복지부령으로 정하는 기간 내에 다시 인증을 신청하여야 한다(의료법 제58조의4 제3항). 이는 2020년 3월 개정 의료법에 의하여 신설된 규정이다.[29]

2) 평 가

보건복지부장관은 인증을 신청한 의료기관에 대하여 인증기준 적합 여부를 평가하여야 한다. 이 경우 보건복지부장관은 보건복지부령으로 정하는 바에 따라 필요한 조사를 할 수 있고, 인증을 신청한 의료기관은 정당한 사유가 없으면 조사에 협조하여야 한다(의료법 제58조의4 제4항). 보건복지부장관은 평가 결과와 인증등급을 지체 없이 해당 의료기관의 장에게 통보하여야 한다(의료법 제58조의4 제5항).

29) 의료법 2020.3.4. 일부개정 법률 제17069호 2020.9.5. 시행.

3) 자료의 제공요청

보건복지부장관은 인증과 관련하여 필요한 경우에는 관계 행정기관, 의료기관, 그 밖의 공공단체 등에 대하여 자료의 제공 및 협조를 요청할 수 있다(의료법 제58조의8 제1항). 자료의 제공과 협조를 요청받은 자는 정당한 사유가 없는 한 요청에 따라야 한다(의료법 제58조의8 제2항).

4) 이의신청

의료기관 인증을 신청한 의료기관의 장은 평가결과 또는 인증등급에 관하여 보건복지부장관에게 이의신청을 할 수 있다(의료법 제58조의5 제1항). 이의신청은 평가결과 또는 인증등급을 통보받은 날부터 30일 이내에 하여야 한다. 다만, 책임질 수 없는 사유로 그 기간을 지킬 수 없었던 경우에는 그 사유가 없어진 날부터 기산한다(의료법 제58조의5 제2항). 이의신청의 방법 및 처리 결과의 통보 등에 필요한 사항은 보건복지부령으로 정한다(의료법 제58조의5 제3항).

(6) 인증의 효과

보건복지부장관은 인증을 받은 의료기관에 인증서를 교부하고 인증을 나타내는 표시(인증마크)를 제작하여 인증을 받은 의료기관이 사용하도록 할 수 있다(의료법 제58조의6 제1항). 누구든지 인증을 받지 아니하고 인증서나 인증마크를 제작·사용하거나 그 밖의 방법으로 인증을 사칭하여서는 아니 된다(의료법 제58조의6 제2항).

보건복지부장관은 인증을 받은 의료기관에 관하여 인증기준, 인증 유효기간 및 평가한 결과 등 보건복지부령으로 정하는 사항을 인터넷 홈페이지 등에 공표하여야 한다(의료법 제58조의7 제1항). 보건복지부장관은 평가결과와 인증등급을 활용하여 의료기관에 대하여 ① 상급종합병원의 지정, ② 전문병원의 지정, ③ 의료의 질 및 환자 안전 수준 향상을 위한 교육, 컨설팅 지원 및 ④ 그 밖에 다른 법률에서 정하거나 보건복지부장관이 필요하다고 인정한 사항에 행정적·재정적 지원 등 필요한 조치를 할 수 있다(의료법 제58조의7 제2항). 공표 등에 필요한 사항은 보건복지부령으로 정한다(의료법 제58조의7 제3항).

(7) 인증의 사후관리

의료법은 2020년 3월 보건복지부장관으로 하여금 인증을 받은 의료기관에 대하여 인증기준 충족 여부를 조사할 수 있도록 개정되었다.[30] 이를 근거로 보건복지부장관은 인증의 실효성을 유지하기 위하여 보건복지부령으로 정하는 바에 따라 인증을 받은 의료기관에 대하여 인증기준의 충족 여부를 조사할 수 있다(의료법 제58조의9).

(8) 인증의 취소

의료법은 2020년 3월 개정을 통하여 인증을 받은 의료기관이 인증 유효기간 중 인증기준을 충족하지 못하게 된 경우 인증을 취소하거나 인증마크의 사용정지 또는 시정을 명할 수 있도록 규정하였다.[31]

보건복지부장관은 인증을 받은 의료기관이 인증 유효기간 중 ① 거짓이나 그 밖의 부정한 방법으로 인증 또는 조건부인증을 받은 경우, ② 의료기관 개설 허가가 취소되거나 폐쇄명령을 받은 경우, ③ 의료기관의 종별 변경 등 인증 또는 조건부인증의 전제나 근거가 되는 중대한 사실이 변경된 경우, ④ 인증기준을 충족하지 못하게 된 경우 및 ⑤ 인증마크의 사용정지 또는 시정명령을 위반한 경우에는 의료기관 인증 또는 조건부인증을 취소하거나 인증마크의 사용정지 또는 시정을 명할 수 있다(의료법 제58조의10 제1항 본문). 다만, 위의 ①과 ②에 해당하는 경우에는 인증 또는 조건부인증을 취소하여야 한다(의료법 제58조의10 제1항 단서).

인증이 취소된 의료기관은 인증 또는 조건부인증이 취소된 날부터 1년 이내에 인증 신청을 할 수 없다(의료법 제58조의10 제2항). 의료기관 인증 또는 조건부인증의 취소 및 인증마크의 사용정지 등에 필요한 절차와 처분의 기준 등은 보건복지부령으로 정한다(의료법 제58조의10 제3항).

3. 비용관리

(1) 비급여진료비용 등의 고지

의료법은 의료기관의 개설자로 하여금 비급여진료비용에 대한 고지의무를 규정하도록 하고 있다. 이는 ① 환자에게 건강보험이 적용되지 아니하는 진료비용(비급여비용)에 관한 정보를 제공하여 환자가 의료기관을 선택할 수 있도록 할 필요가 있고, ② 의료기관 개설자는 비급여 진료비용을 환자나 보호자가 쉽게 알 수 있도록 고지하도록 하고, ③ 비급여 진료비용에 대한 정보를 제공하도록 함으

30) 의료법 2020.3.4. 일부개정 법률 제17069호 2020.9.5. 시행.
31) 의료법 2020.3.4. 일부개정 법률 제17069호 2020.9.5. 시행.

로써 환자의 의료기관 선택권을 강화하고 진료비용에 대한 예측가능성이 확보될 것으로 기대되기 때문이다.[32]

의료기관 개설자는 국민건강보험법(제41조 제4항)상으로 요양급여의 대상에서 제외되는 사항 또는 의료급여법(제7조 제3항)상으로 의료급여의 대상에서 제외되는 사항의 비용, 즉 '비급여 진료비용'을 환자 또는 환자의 보호자가 쉽게 알 수 있도록 보건복지부령으로 정하는 바에 따라 고지하여야 한다(의료법 제45조 제1항). 의료기관 개설자는 보건복지부령으로 정하는 바에 따라 의료기관이 환자로부터 징수하는 제증명수수료의 비용을 게시하여야 한다(의료법 제45조 제2항). 의료기관 개설자는 고지·게시한 금액을 초과하여 징수할 수 없다(의료법 제45조 제3항). 이에 위반한 경우 보건복지부장관 또는 시장·군수·구청장은 일정한 기간을 정하여 그 시설·장비 등의 전부 또는 일부의 사용을 제한 또는 금지하거나 위반한 사항을 시정하도록 명할 수 있다(의료법 제63조).

(2) 비급여진료비용 등의 보고 및 현황조사

의료기관의 장은 보건복지부령으로 정하는 바에 따라 비급여 진료비용 및 제증명수수료(비급여진료비용 등)의 항목, 기준, 금액 및 진료내역 등에 관한 사항을 보건복지부장관에게 보고하여야 한다(의료법 제45조의2 제1항). 보건복지부장관은 보고받은 내용을 바탕으로 모든 의료기관에 대한 비급여진료비용등의 항목, 기준, 금액 및 진료내역 등에 관한 현황을 조사·분석하여 그 결과를 공개할 수 있다. 다만, 병원급 의료기관에 대하여는 그 결과를 공개하여야 한다(의료법 제45조의2 제2항). 보건복지부장관은 비급여진료비용 등의 현황에 대한 조사·분석을 위하여 필요하다고 인정하는 경우에는 의료기관의 장에게 관련 자료의 제출을 명할 수 있다. 이 경우 해당 의료기관의 장은 특별한 사유가 없으면 그 명령에 따라야 한다(의료법 제45조의2 제3항). 현황조사·분석 및 결과 공개의 범위·방법·절차 등에 필요한 사항은 보건복지부령으로 정한다(의료법 제45조의2 제4항).

4. 시설 등의 공동이용

의료인은 다른 의료기관의 장의 동의를 받아 그 의료기관의 시설·장비 및 인력 등을 이용하여 진료할 수 있다(의료법 제39조 제1항). 의료기관의 장은 그 의료기관의 환자를 진료하는 데에 필요하면 해당 의료기관에 소속되지 아니한 의료인에게 진료하

32) 의료법 2009.1.30. 일부개정 법률 제9386호 제·개정이유서 참조.

도록 할 수 있다(의료법 제39조 제2항). 의료인이 다른 의료기관의 시설·장비 및 인력 등을 이용하여 진료하는 과정에서 발생한 의료사고에 대하여는 진료를 한 의료인의 과실 때문이면 그 의료인에게, 의료기관의 시설·장비 및 인력 등의 결함 때문이면 그것을 제공한 의료기관 개설자에게 각각 책임이 있는 것으로 본다(의료법 제39조 제3항).

의료인력·시설·장비 등 의료자원의 이용과 관련하여 종전의 폐쇄적 활용체계를 탈피하여 고가의료장비 등 의료자원의 공동이용을 통하여 그 효율을 극대화하고자 도입한 제도이다. 이는 의료인에게는 다른 의료기관의 시설·장비 및 인력 등을 이용할 수 있도록 하고, 또한 의료기관에게는 당해 의료기관에 소속되지 아니한 의료인으로 하여금 진료할 수 있도록 하는 것을 그 내용으로 하고 있다. 2000년 개정된 의료법이 도입한 제도이다.[33] 이것이 바로 세칭 '개방형병원'제도이다.

이에 관한 행정기관의 유권해석을 보면 다음과 같다. 우선은 2000년 이전의 유권해석이다. 즉, ① 대기실은 환자를 위한 편의시설에 해당하므로 공동으로 사용하여도 무방하다.[34] ② 조제실은 의료기관에 반드시 설치하여야 하는 시설은 아니나 조제실을 설치하여 의료기관과 약국에 공동으로 사용할 경우 책임한계가 불분명해질 우려가 있고 또한 의료기관과 약국은 각기 다른 법령에 의하여 관리운영되는 시설이므로 조제실은 공동으로 사용할 수 없다.[35] 다음은 2000년 이후의 유권해석이다. 즉, ① 의무기록실, 급식시설, 세탁처리시설 등은 의료기관이 공동으로 사용할 수 있다.[36] ② 의료기관에서는 환자의 진료에 필요한 시설, 장비, 인력 등을 가능한 한 자체 확보하여 진료에 임하여야 할 것이다. 다만, 장소협소 또는 고가장비의 구입에 따른 경제적 부담 등의 사유로 시설이나 장비를 구비하지 못한 경우 환자의 진료상 필요에 의해 다른 의료기관장의 동의를 얻어 그 의료기관의 수술실, 임상검사실, 방사선장치를 이용할 수 있다.[37] ③ 의료기관별 운영병상은 구분되어야 하며 의료기관별 병상(입원실)을 상호 공동으로 이용할 수는 없다.[38]

한편, 보건소의 시설을 이용하는 제도는 진료를 위한 것이 아니라는 점에서 이

33) 의료법 2000.1.12. 일부개정 법률 제6157호 제·개정 이유서 참조.
34) 1995.7.21. 의정 65507-857.
35) 1996.4.26. 의정 65507-547.
36) 2000.4.8. 의정 65507-10070.
37) 2003.3.21. 보건복지부 보건의료정책과 인터넷 민원회신.
38) 2004.10.8. 보건복지부 의료정책팀 인터넷 민원회신.

미 언급한 의료장비의 공동이용제도와 구별된다. 즉, 보건소는 보건의료에 관한 실험 또는 검사를 위하여 의사·치과의사·한의사·약사 등에게 그 시설을 이용하게 하거나, 타인의 의뢰를 받아 실험 또는 검사를 할 수 있다(지역보건법 제18조).

5. 의료기관의 휴업·폐업

(1) 신고의무

의료기관 개설자는 의료업을 폐업하거나 1개월 이상 휴업(입원환자가 있는 경우에는 1개월 미만의 휴업도 포함한다)하려면 보건복지부령으로 정하는 바에 따라 관할 시장·군수·구청장에게 신고하여야 한다(의료법 제40조 제1항). 이에 위반하여 의료기관이 정당한 사유 없이 폐업·휴업 신고를 하지 아니하고 6개월 이상 의료업을 하지 아니한 때 보건복지부장관 또는 시장·군수·구청장은 의료업을 1년의 범위에서 정지시키거나 개설 허가의 취소 또는 의료기관 폐쇄를 명할 수 있다(의료법 제64조 제1항 제5호의2). 또 휴업 또는 폐업 신고를 하지 아니한 자에 대하여는 100만원 이하의 과태료를 부과한다(의료법 제92조 제3항 제3호).

시장·군수·구청장은 위의 신고에도 불구하고 감염병예방법에 따라 질병관리청장, 시·도지사 또는 시장·군수·구청장이 감염병의 역학조사 및 예방접종에 관한 역학조사를 실시하거나 의료인 또는 의료기관의 장이 질병관리청장 또는 시·도지사에게 역학조사 실시를 요청한 경우로서 그 역학조사를 위하여 필요하다고 판단하는 때에는 의료기관 폐업 신고를 수리하지 아니할 수 있다(의료법 제40조 제3항).

(2) 진료기록부 등의 이관의무

의료법은 2020년 3월 개정법에서 환자의 민감한 개인정보가 포함된 진료기록부를 안전하고 효과적으로 보호하기 위하여 휴업 또는 폐업한 의료기관의 진료기록부 보존·관리를 위하여 필요한 이관규정을 보완하였다.[39]

의료기관 개설자는 폐업 또는 휴업 신고를 할 때 기록·보존하고 있는 진료기록부 등의 수량 및 목록을 확인하고 진료기록부등을 관할 보건소장에게 넘겨야 한다(의료법 제40조의2 제1항 본문). 다만, 의료기관 개설자가 보건복지부령으로 정하는 바에 따라 진료기록부등의 보관계획서를 제출하여 관할 보건소장의 허가를 받은 경우에는 직접 보관할 수 있다(의료법 제40조의2 제1항 단서). 관할 보건소장의 허가를 받아 진료기록부등을 직접

39) 의료법 2020.3.4. 일부개정 법률 제17069호 2020.9.5. 시행.

보관하는 의료기관 개설자는 보관계획서에 기재된 사항 중 보건복지부령으로 정하는 사항이 변경된 경우 관할 보건소장에게 이를 신고하여야 하며, 직접 보관 중 질병, 국외 이주 등 보건복지부령으로 정하는 사유로 보존 및 관리가 어려운 경우 이를 대행할 책임자를 지정하여 보관하게 하거나 진료기록부등을 관할 보건소장에게 넘겨야 한다(의료법 제40조의2 제2항). 관할 보건소장의 허가를 받아 진료기록부등을 직접 보관하는 의료기관 개설자는 보관 기간, 방법 등 보건복지부령으로 정하는 사항을 준수하여야 한다(의료법 제40조의2 제3항). 관할 보건소장의 허가를 받아 진료기록부등을 직접 보관하는 의료기관 개설자(제2항에 따라 지정된 책임자를 포함한다)의 기록 열람 및 보존에 관하여는 제21조 및 제22조제2항을 준용한다(의료법 제40조의2 제4항).

이에 위반한 의료기관에 대하여 보건복지부장관 또는 시장·군수·구청장은 의료업을 1년의 범위에서 정지시키거나 개설 허가의 취소 또는 의료기관 폐쇄를 명할 수 있다(의료법 제64조 제1항 제5호). 다만, 보존·보관하여야 하는 기록이 천재지변이나 그 밖의 불가항력으로 멸실된 경우에는 해당 기록의 보존·보관의무자는 위의 의료업을 1년의 범위에서 정지시키거나 개설 허가의 취소 또는 의료기관 폐쇄의 책임이 면제된다(의료법 제86조의3). 이에 위반하여 진료기록부 등을 관할 보건소장에게 넘기지 아니하거나 수량 및 목록 등을 거짓으로 보고한 자(의료법 제92조 제3항 제3호의2), 변경신고를 하지 아니하거나 거짓으로 변경신고를 한 자(의료법 제92조 제3항 제3호의3), 진료기록부 등의 보존 및 열람을 대행할 책임자를 지정하지 아니하거나 진료기록부등을 관할 보건소장에게 넘기지 아니한 자(의료법 제92조 제3항 제3호의4) 또는 보관 기간, 방법 등 보건복지부령으로 정하는 준수사항을 위반한 자(의료법 제92조 제3항 제3호의5)에게는 100만원 이하의 과태료를 부과한다.

(3) 입원환자의 전원 등 권익의 보호의무

의료기관 개설자는 의료업을 폐업 또는 휴업하는 경우 보건복지부령으로 정하는 바에 따라 해당 의료기관에 입원 중인 환자를 다른 의료기관으로 옮길 수 있도록 하는 등 환자의 권익을 보호하기 위한 조치를 하여야 한다(의료법 제40조 제4항). 정당한 사유 없이 위의 권익보호조치를 하지 아니한 자에 대하여는 1년 이하의 징역이나 1천만원 이하의 벌금에 처한다(의료법 제89조 제2호). 시장·군수·구청장은 폐업 또는 휴업 신고를 받은 경우 의료기관 개설자가 환자의 권익을 보호하기 위한 조치를 취하였는지 여부를 확인하는 등 대통령령으로 정하는 조치를 하여야 한다(의료법 제40조 제5항).

(4) 진료기록보관시스템의 구축 · 운영

진료기록보관시스템의 구축 · 운영에 관한 규정이 2020년 3월 개정 의료법에 의하여 신설되었다.[40]

보건복지부장관은 폐업 또는 휴업한 의료기관의 진료기록부 등을 보관하는 관할 보건소장 및 의료기관 개설자가 안전하고 효과적으로 진료기록부 등을 보존 · 관리할 수 있도록 지원하기 위한 시스템(진료기록보관시스템)을 구축 · 운영할 수 있다(의료법 제40조의3 제1항). 폐업 또는 휴업한 의료기관의 진료기록부 등을 보관하는 관할 보건소장 및 의료기관 개설자는 진료기록보관시스템에 진료기록부 등을 보관할 수 있다(의료법 제40조의3 제2항).

진료기록부 등을 진료기록보관시스템에 보관한 관할 보건소장 및 의료기관 개설자(해당 보건소 및 의료기관 소속 의료인 및 그 종사자를 포함한다)는 직접 보관한 진료기록부 등 외에는 진료기록보관시스템에 보관된 정보를 열람하는 등 그 내용을 확인하여서는 아니 된다(의료법 제40조의3 제3항). 이에 위반하여 직접 보관한 진료기록부 등 외 진료기록보관시스템에 보관된 정보를 열람하는 등 그 내용을 확인한 사람에 대하여는 5년 이하의 징역이나 5천만원 이하의 벌금에 처한다(의료법 제87조의2 제2항 제4호).

보건복지부장관은 진료기록보관시스템의 구축 · 운영 업무를 관계 전문기관 또는 단체에 위탁할 수 있다. 이 경우 보건복지부장관은 진료기록보관시스템의 구축 · 운영 업무에 소요되는 비용의 전부 또는 일부를 지원할 수 있다(의료법 제40조의3 제4항). 진료기록보관시스템의 구축 · 운영 업무를 위탁받은 전문기관 또는 단체는 보건복지부령으로 정하는 바에 따라 진료기록부 등을 안전하게 관리 · 보존하는 데에 필요한 시설과 장비를 갖추어야 한다(의료법 제40조의3 제5항). 보건복지부장관은 진료기록보관시스템의 효율적 운영을 위하여 원본에 기재된 정보가 변경되지 않는 범위에서 진료기록부 등의 형태를 변경하여 보존 · 관리할 수 있으며, 변경된 형태로 진료기록부 등의 사본을 발급할 수 있다(의료법 제40조의3 제6항).

누구든지 정당한 접근 권한 없이 또는 허용된 접근 권한을 넘어 진료기록보관시스템에 보관된 정보를 훼손 · 멸실 · 변경 · 위조 · 유출하거나 검색 · 복제하여서는 아니 된다(의료법 제40조의3 제7항). 이에 위반하여 정당한 접근 권한 없이 또는 허용된 접근 권한을 넘어 진료기록보관시스템에 보관된 정보를 훼손 · 멸실 · 변경 · 위조 · 유출하거나 검색 · 복제한 사람에 대하여도 5년 이하의 징역이나 5천만원 이하의 벌금

---

40) 의료법 2020.3.4. 일부개정 법률 제17069호 2020.9.5. 시행.

에 처한다(의료법 제87조의2 제2항 제5호). 진료기록보관시스템의 구축 범위 및 운영 절차 등에 필요한 사항은 보건복지부령으로 정한다(의료법 제40조의3 제8항).

6. 의료기관단체의 설립

(1) 의료기관단체

병원급 의료기관의 장은 의료기관의 건전한 발전과 국민보건 향상에 기여하기 위하여 전국 조직을 두는 단체를 설립할 수 있다(의료법 제52조 제1항). 단체는 법인으로 한다(의료법 제52조 제2항). 약업단체의 설립근거 등과의 형평성을 고려하고 향후 의료시장의 개방에 대비한 경쟁력 등을 강화하기 위하여 의료기관의 단체를 설립할 수 있도록 2003년 개정된 의료법이 신설한 것이다.[41] 이 규정의 신설로 의료기관의 장은 전국 조직의 단체, 예컨대 대한병원협회와 같은 단체를 설립할 수 있게 되었다. 의료기관의 단체는 의료인의 단체와는 전혀 별개의 것이다(의료법 제28조부터 제32조까지 참조).

(2) 대한민국의학한림원

의료인에 관련되는 의학 및 관계 전문분야(의학 등)의 연구·진흥기반을 조성하고 우수한 보건의료인을 발굴·활용하기 위하여 대한민국의학한림원(한림원)을 둔다(의료법 제52조의2 제1항). 한림원은 법인으로 한다(의료법 제52조의2 제2항). 한림원은 ① 의학 등의 연구진흥에 필요한 조사·연구 및 정책자문, ② 의학 등의 분야별 중장기 연구 기획 및 건의, ③ 의학 등의 국내외 교류협력사업, ④ 의학 등 및 국민건강과 관련된 사회문제에 관한 정책자문 및 홍보, ⑤ 보건의료인의 명예를 기리고 보전(保全)하는 사업 및 ⑥ 보건복지부장관이 의학 등의 발전을 위하여 지정 또는 위탁하는 사업을 한다(의료법 제52조의2 제3항). 보건복지부장관은 한림원의 사업수행에 필요한 경비의 전부 또는 일부를 예산의 범위에서 지원할 수 있다(의료법 제52조의2 제4항). 한림원에 대하여 이 법에서 정하지 아니한 사항에 관하여는 민법 중 사단법인에 관한 규정을 준용한다(의료법 제52조의2 제5항). 한림원이 아닌 자는 대한민국의학한림원 또는 이와 유사한 명칭을 사용하지 못한다(의료법 제52조의2 제6항).

---

41) 의료법 2003.8.6. 일부개정 법률 제6964호 제·개정이유서 참조.

제2절 기타의 시설의 운영

Ⅰ. 침 · 구 · 접골 시술소

침 · 구 · 접골 시술소의 관리에 관하여는 의료기관에 관한 규정을 준용한다(의료법 제81조 제2항). 시술소의 기준 등에 관하여는 보건복지부령으로 정한다(의료법 제81조 제3항). 다만, 이에 관한 보건복지부령은 아직 발견되지 않고 있다.

Ⅱ. 안마시술소 · 안마원

안마시술소 또는 안마원의 개설자는 다음 각 호의 사항을 지켜야 한다(안마사에 관한 규칙 제7조). 즉, ① 안마시술소나 안마원을 위생적으로 깨끗하게 유지할 것, ② 안마시술소 및 그 부대시설 또는 안마원을 안마시술 목적 외의 다른 용도로 사용하지 말 것, ③ 안마사가 아닌 자에게 안마사 업무를 하게 하거나 이를 하도록 내버려두지 말 것, ④ 부대시설로 설치한 욕실의 욕수(浴水)는 공중위생관리법에 따른 목욕장업의 욕조수 수질기준을 유지할 것, ⑤ 안마시술소나 안마원 내에서 퇴폐 · 음란행위 또는 도박을 하게 하거나 이를 하도록 내버려두지 말 것, ⑥ 안마시술소나 안마원 내부의 손님이 보기 쉬운 곳에 가격표를 붙여 놓을 것, ⑦ 종업원에게 대한안마사협회(협회)가 보건복지부장관의 승인을 받아 실시하는 보수교육 및 소양교육을 받도록 할 것 및 ⑧ 그 밖에 시 · 도지사가 공공질서를 유지하기 위하여 특히 필요하다고 인정하여 지시하는 사항을 지킬 것이 그것이다.

Ⅲ. 치과기공소

치과기공사는 '치과기공물제작 등 업무'를 수행할 때 치과의사가 발행한 치과기공물제작의뢰서에 따라야 한다(의료기사법 제11조의3 제1항). 치과기공물제작 등 업무를 의뢰한 치과의사 및 치과기공소 개설자는 보건복지부령으로 정하는 바에 따라 치과기공물제작의뢰서를 보존하여야 한다(의료기사법 제11조의3 제2항). 치과기공물제작 등 업무를 의뢰한 치과의사는 실제 기공물 제작 등이 치과기공물제작의뢰서에 따라 적합하게 이루어지고 있는지 여부를 확인할 수 있으며 해당 치과기공소 개설자는 이에 따라야 한다(의료기사법 제11조의3 제3항). 치과기공소는 해당 업무에 관하여 거짓광고 또는 과장광고를 하지 못한다(의료기사법 제14조 제1항). 누구든지 영리를 목적으로 특정 치과기공소 또는 치과기공사에게 고객을 알선·소개 또는 유인하여서는 아니된다(의료기사법 제14조 제2항). 과장광고 등의 금지와 관련하여 필요한 사항은 표시광고법 및 공정거래법에서 정하는 바에 따른다(의료기사법 제14조 제3항). 치과기공소의 개설자는 폐업을 하거나 등록사항을 변경한 경우에는 보건복지부령으로 정하는 바에 따라 지체 없이 특별자치시장·특별자치도지사·시장·군수·구청장에게 신고하여야 한다(의료기사법 제13조).

Ⅳ. 안경업소

누구든지 안경 및 콘택트렌즈를 ① 전자상거래 및 통신판매의 방법 또는 ② 판매자의 사이버몰(컴퓨터 등과 정보통신설비를 이용하여 재화 등을 거래할 수 있도록 설정된 가상의 영업장을 말한다) 등으로부터 구매 또는 배송을 대행하는 등 보건복지부령으로 정하는 방법으로 판매 등을 하여서는 아니 된다(의료기사법 제12조 제5항). 안경사는 안경 및 콘택트렌즈를 안경업소에서만 판매하여야 한다(의료기사법 제12조 제6항). 안경사는 콘택트렌즈를 판매하는 경우 콘택트렌즈의 사용방법과 유통기한 및 부작용에 관한 정보를 제공하여야 한다(의료기사법 제12조 제7항). 안경업소는 해당 업무에 관하여 거짓광고 또는 과장광고를 하지 못한다(의료기사법 제14조 제1항). 누구든지 영리를 목적으로 특정 안경업소 또는 안경사에게 고객을 알선·소개 또는 유인하여서는 아니된다(의료기사법 제14조 제2항). 과장광고 등의 금지와 관련하여 필요한 사항은 표시광고법 및 공정거래법에서 정하는 바에 따른다(의료기사법 제14조 제3항). 안경업소의 폐업을 하거나 등록사항을 변경한 경우에는 보건복지부령으로 정하는 바에 따라 지체 없이 특별자치시장·특별자치도지사·시장·군수·구청장에게 신고하여야 한다(의료기사법 제13조).

Ⅴ. 약 국

약국개설자는 자신이 그 약국을 관리하여야 한다(약사법 제21조 제2항 본문). 다만, 약국개설자 자신이 그 약국을 관리할 수 없는 경우에는 대신할 약사 또는 한약사를 지정하여 약국을 관리하게 하여야 한다(약사법 제21조 제2항 단서). 약국을 관리하는 약사 또는 한약사는 약국 관리에 필요한 사항, 즉 ① 약국의 시설과 의약품을 보건위생상 위해(危害)가 없고 의약품의 효능이 떨어지지 아니하도록 관리할 것, ② 보건위생과 관련된 사고가 없도록 종업원을 철저히 감독할 것, ③ 보건위생에 위해를 끼칠 염려가 있는 물건을 약국에 두지 아니할 것, ④ 의약품 등의 사용과 관련하여 부작용 등이 발생한 경우에는 필요한 안전대책을 강구할 것 및 ⑤ 그 밖에 제1호부터 제4호까지의 규정에 준하는 사항으로서 약국의 시설과 의약품을 보건상 위해가 없도록 관리하기 위하여 필요하다고 인정하여 보건복지부령으로 정하는 사항을 지켜야 한다(약사법 제21조 제3항).

약국개설자는 약국을 폐업 또는 휴업하거나 휴업하였던 약국을 다시 연 경우에는 폐업·휴업 또는 다시 연 날부터 7일 이내에 보건복지부령으로 정하는 바에 따라 이를 관할 시장·군수·구청장에게 신고하여야 한다. 다만, 휴업기간이 1개월 미만인 경우에는 그러하지 아니하다(약사법 제22조). 이 외에도 약사법은 2019년 개정을 통하여 약국개설자의 지위승계규정을 신설하였다.[42] 즉, 약국개설자가 영업을 양도한 경우에 그 양수인이 종전의 약국개설자의 지위를 승계하려는 경우에는 그 양도일부터 1개월 이내에 보건복지부령으로 정하는 바에 따라 그 사실을 시장·군수·구청장에게 신고하여야 한다(약사법 제21조의2 제1항). 시장·군수·구청장은 신고를 받은 경우에는 그 내용을 검토하여 이 법에 적합하면 신고를 수리하여야 한다. 이 경우 시장·군수·구청장은 양수인이 약사 또는 한약사가 아니거나 제5조 각 호의 어느 하나에 해당하는 경우에는 신고를 수리하여서는 아니 된다(약사법 제21조의2 제2항). 신고가 수리된 경우에는 양수인은 그 양수일부터 종전 약국개설자의 지위를 승계한다(약사법 제21조의2 제3항).

42) 약사법 2019.1.15. 일부개정 법률 제16250호 2019.1.15. 시행.

제 4 장 의료시설의 감독

제 1 절 의료기관의 감독

Ⅰ. 지도와 명령

보건복지부장관 또는 시·도지사는 보건의료정책을 위하여 필요하거나 국민보건에 중대한 위해(危害)가 발생하거나 발생할 우려가 있으면 의료기관이나 의료인에게 필요한 지도와 명령을 할 수 있다(의료법 제59조 제1항). 예컨대, 진료명령은 이에 속한다고 할 수 있다. 보건복지부장관, 시·도지사 또는 시장·군수·구청장은 의료인이 정당한 사유 없이 진료를 중단하거나 의료기관 개설자가 집단으로 휴업하거나 폐업하여 환자 진료에 막대한 지장을 초래하거나 초래할 우려가 있다고 인정할 만한 상당한 이유가 있으면 그 의료인이나 의료기관 개설자에게 업무개시 명령을 할 수 있다(의료법 제59조 제2항). 소위 업무개시명령이라고 하는 것이다.

업무개시명령(業務開始命令)은 의료법이 1994년 개정을 통하여 도입한 바 있다.[1] 의료인과 의료기관 개설자는 정당한 사유 없이 업무개시명령을 거부할 수 없다(의료법 제59조 제3항). 정당한 사유 없이 업무개시명령을 거부한 자에 대하여는 3년 이하의 징역이나 3천만원 이하의 벌금에 처한다(의료법 제88조). 의료기관이 본조의 지도와 명령 또는 업무개시명령에 위반한 경우 보건복지부장관 또는 시장·군수·구청장은 그 의료업을 1년의 범위에서 정지시키거나 개설허가의 취소 또는 의료기관의 폐쇄를 명할 수 있다(의료법 제64조 제1항 제3호).

Ⅱ. 보고와 업무검사 등

보건복지부장관, 시·도지사 또는 시장·군수·구청장은 의료기관 개설자 또는 의료인에게 필요한 사항을 보고하도록 명할 수 있고, 관계 공무원을 시켜 그 업무

1) 의료법 1994.1.7. 일부개정 법률 제4732호 1994.7.8. 시행.

상황, 시설 또는 진료기록부ㆍ조산기록부ㆍ간호기록부 등 관계 서류를 검사하게 하거나 관계인에게서 진술을 들어 사실을 확인받게 할 수 있다(의료법 제61조 제1항 본문). 이 경우 의료기관 개설자 또는 의료인은 정당한 사유 없이 이를 거부하지 못한다(의료법 제61조 제1항 단서). 이 경우 관계 공무원은 권한을 증명하는 증표 및 조사기간, 조사범위, 조사담당자, 관계 법령 등이 기재된 조사명령서를 지니고 이를 관계인에게 내보여야 한다(의료법 제61조 제2항). 보고 및 조사명령서에 관한 사항은 보건복지부령으로 정한다(의료법 제61조 제3항).

Ⅲ. 시정명령 등

의료법은 의료기관에 대한 감독으로 인증, 지도와 명령 그리고 보고와 업무검사 등에 관하여 규정하고 있다(의료법 제58조부터 제62조까지 참조). 의료법은 이 외에도 시정명령, 개설허가 취소, 면허의 취소, 자격정지, 중앙회의 자격정지처분요구 및 의료지도원 등에 관하여 규정하고 있다(의료법 제63조부터 제69조까지).

제2절 기타의 시설의 감독

Ⅰ. 침ㆍ구ㆍ접골 시술소

침ㆍ구ㆍ접골 시술소에 대한 감독에 관하여는 의료기관에 관한 규정을 준용하도록 되어 있다(의료법 제81조 제2항).

Ⅱ. 안마시술소ㆍ안마원

시장ㆍ군수ㆍ구청장(자치구의 구청장을 말한다)은 매 반기(半期) 1회 이상 관계 공무원으로 하여금 안마시술소나 안마원이 시설기준에 맞는지와 개설자의 준수사항을 지키고 있는지를 지도ㆍ점검하도록 하여야 한다(안마사에 관한 규칙 제8조 제1항). 지도ㆍ점검 결과 보건복지부장관이 정하는 기준에 해당하는 우수업소에 대하여는 1년간 지도ㆍ점검을 면제할 수 있다. 이 경우 지도ㆍ점검을 면제받은 업소가 우수업소 기준에 해당하지 아니하게 되는 등 특별한 사유가 있을 때에는 지도ㆍ점검을 다시 실시하여야 한다(안마사에 관한 규칙 제8조 제2항). 지도 · 점검을 하는 관계 공무원은 지도 · 점검 결과를 안마시술소 등 지도 · 점검기록부에 기록하여 그 기록부를 해당 안마시술소나 안마원에 갖추어 두게 하여야 한다(안마사에 관한 규칙 제8조 제3항).

Ⅲ. 치과기공소

특별자치시장 · 특별자치도지사 · 시장 · 군수 · 구청장은 치과기공소의 개설자에게 그 지도 · 감독에 필요한 범위에서 보고를 명하거나 소속 공무원으로 하여금 업무 상황, 시설 등을 검사하게 할 수 있다(의료기사법 제15조 제1항). 이 경우에 소속 공무원은 그 권한을 나타내는 증표 및 조사기간, 조사범위, 조사담당자 및 관계 법령 등 보건복지부령으로 정하는 사항이 기재된 서류를 지니고 이를 관계인에게 보여주어야 한다(의료기사법 제15조 제2항). 소속 공무원이 업무 상황, 시설 등을 검사하는 경우 그 절차 · 방법 등에 관하여는 이 법에서 정하는 사항을 제외하고는 행정조사기본법에서 정하는 바에 따른다(의료기사법 제15조 제3항).

Ⅳ. 안경업소

특별자치시장 · 특별자치도지사 · 시장 · 군수 · 구청장은 안경업소의 개설자에게 그 지도 · 감독에 필요한 범위에서 보고를 명하거나 소속 공무원으로 하여금 업무 상황, 시설 등을 검사하게 할 수 있다(의료기사법 제15조 제1항). 이 경우에 소속 공무원은 그 권한을 나타내는 증표 및 조사기간, 조사범위, 조사담당자 및 관계 법령 등 보건복지부령으로 정하는 사항이 기재된 서류를 지니고 이를 관계인에게 보여주어야 한다(의료기사법 제15조 제2항). 소속 공무원이 업무 상황, 시설 등을 검사하는 경우 그 절차 · 방법 등에 관하여는 이 법에서 정하는 사항을 제외하고는 행정조사기본법에서 정하는 바에 따른다(의료기사법 제15조 제3항).

Ⅴ. 약 국

1. 보고의 검사

보건복지부장관, 식품의약품안전처장(대통령령으로 정하는 그 소속 기관의 장을 포함한다), 시 · 도지사, 시장 · 군수 ·

구청장은 다음의 사항을 지시할 수 있다(약사법 제69조 제1항). 즉, ① 약국개설자, 의료기관 개설자, 의약품등의 제조업자 · 품목허가를 받은 자 · 수입자 또는 판매업자, 특허권등재자, 등재특허권자등, 우선판매품목허가를 받은 자, 임상시험의 계획 승인을 받은 자, 임상시험실시기관, 임상시험검체분석기관, 비임상시험실시기관, 그 밖에 의약품등을 취급하는 업무에 종사하는 자에게 필요한 서류나 그 밖의 자료 제출의 요구, ② 관계 공무원으로 하여금 약국 · 의료기관, 의약품등을 제조 · 저장 또는 취급하는 공장 · 창고 · 점포나 사무소, 임상시험실시기관, 임상시험검체분석기관, 비임상시험실시기관, 특허권등재자, 등재특허권자등 또는 우선판매품목허가를 받은 자가 업무를 하는 장소, 임상시험 용도로 의약품등을 취급하는 업무를 하는 장소, 그 밖의 의약품등을 취급하는 업무를 하는 장소에 출입하여 그 시설 또는 관계 장부나 서류, 그 밖의 물건의 검사 또는 관계인에 대한 질문 또는 ③ 제71조 제1항에 해당된다고 의심되는 물품 · 의약품등의 품질 검사를 위하여 필요한 최소 분량의 물품 수거가 그것이다. 출입 · 검사를 하는 공무원은 그 권한을 표시하는 증표 및 조사기간, 조사범위, 조사담당자, 관계법령 등 대통령령으로 정하는 사항이 기재된 서류를 지니고 이를 관계인에게 내보여야 한다(약사법 제69조 제2항). 관계 공무원의 권한 및 직무 범위, 그 밖의 필요한 사항은 보건복지부장관과 협의하여 총리령으로 정한다(약사법 제69조 제3항). 검사 또는 질문의 절차, 방법 등에 관하여는 이 법에서 정하는 사항을 제외하고는 행정조사기본법에서 정하는 바에 따른다(약사법 제69조 제4항).

2. 업무개시명령

보건복지부장관, 식품의약품안전처장, 시 · 도지사, 시장 · 군수 · 구청장은 의약품 제조업자 · 품목허가를 받은 자, 약국개설자 또는 의약품 판매업자가 공동으로 의약품의 생산 · 판매를 중단하거나 집단 휴업 또는 폐업을 하여 의약품 구매에 현저한 지장을 주거나 줄 우려가 있다고 인정되면 의약품 제조업자 · 품목허가를 받은 자, 약국개설자 또는 의약품 판매업자에게 의약품을 생산하게 하거나 업무를 개시하도록 명할 수 있다(약사법 제70조 제1항). 의약품 제조업자 · 품목허가를 받은 자, 약국개설자 또는 의약품 판매업자는 정당한 사유 없이 업무개시명령을 거부할 수 없다(약사법 제70조 제2항).

제 4 편

행 위 론

제1장 의료행위론

제1절 총 설

Ⅰ. 서 설

의료인이 의료행위를 함에 있어서는 준칙에 따라서 행하여야 한다. 의료행위는 질병으로부터 해방도 가져다 주지만, 경우에 따라서는 위험도 수반하기 때문이다. 위험을 사전에 방지하기 위한 준칙은 의학상의 지식과 기술, 즉 의학상의 준칙인 것은 말할 것도 없다. 다만, 법률상 어느 범위의 방지조치가 필요한가는 의학상의 준칙과는 별개의 문제가 된다. 여기서 의료인이 의료행위를 할 때에 필요한 법률상의 준칙을 의료행위법이라고 할 수 있다.

의료행위법은 의료행위에 대한 법적 규제, 즉 의료인이 진료를 행할 때의 법률상의 행위준칙인 것이다. 의료행위법은 의료행위론, 외환관계론, 설명의무론, 환자의사론을 그 핵심내용으로 한다고 판단된다. 이외에도 의료광고론과 건강보험론도 의료행위법의 범주 내에 있다고 할 수 있다. 그러나 여기의 의료행위법은 의료과실, 의료사고 또는 의료과오 또는 의료분쟁을 사전에 방지하기 위한 준칙이라는 점에서 이들이 발생한 후에 작동하는 사후적 준칙인 민·형사상의 책임 등과는 구별된다. 의료행위법 중 의료행위에 관하여만 고찰하려고 하는 이유이다. 아래에서는 의료행위에 관하여 총설, 면허제도와 무면허의료행위, 의료행위와 주의의무 및 주의의무의 구체적 유형으로 대별하여 상론하기로 한다.

Ⅱ. 의료행위의 의의

의료행위의 의의에 관하여는 이를 협의의 개념과 광의의 개념으로 사용할 수도 있고, 형식적 측면과 실질적 측면에서 파악할 수도 있다.

1. 협의의 의료행위와 광의의 의료행위

의료행위의 의의를 협의로 사용하면 의사의 의료행위, 한의사의 한방의료행위 및 치과의사의 치과의료행위를 각각 의미하게 되고, 광의로 사용하면 이는 협의의 의료행위에 조산사의 조산행위와 간호사의 간호행위 및 의료유사업자의 유사의료행위까지 포함하는 넓은 개념이 된다.[1] 또 경우에 따라서는 광의의 의료행위를 협의의 의료행위(의사의 의료행위), 치과의료행위 및 한방의료행위로 나누기도 한다.[2]

2. 형식적 의의의 의료행위와 실질적 의의의 의료행위

형식적 의의의 의료행위는 의료법의 규정을 기준으로 파악하는 개념이다. 의료법은 '의료인이 하는 의료·조산·간호 등 의료기술의 시행'을 의료행위라고 규정함으로써 의료행위를 형식적으로 정의하고 있다(의료법 제12조 제1항). 그러나 형식적 의의의 의료행위는 의료행위의 개념을 획일적으로 정의함에 따라 다양한 의료행위의 내용을 포섭할 수 없을 뿐만 아니라 의학의 발전에 따른 의료행위의 내용의 변화에 탄력적으로 즉응할 수 없다는 문제점을 내포하게 된다.[3]

의료행위의 내용에 대하여는 의학과 사회의 발달을 고려하여 개별적 사안에 따라 구체적으로 정할 수밖에 없다. 그러나 이러한 의료행위의 개념에 대하여 정의를 내리고 있는 법규정은 존재하지 않는다.[4] 실질적 의의의 의료행위의 개념은 당시의 법률규정과 의학의 발전성과에 따라 합목적적으로 해석될 것이 요구된다. 의료행위의 개념은 고정 불변인 것이 아니라 의료기술의 발달과 시대 상황의 변화, 의료서비스에 대한 수요자의 인식과 필요에 따라 달라질 수 있는 가변적인 것이기도 하고, 의약품과 의료기술 등의 변화·발전 양상을 반영하여 전통적인 진료영역을 넘어서 새로운 영역이 생겨날 수도 있기 때문이다.[5] 실질적 의의의 의료행위는 주로 의료법상 무면허의료행위의 금지규정과 관련하여 논의가 전개되어 왔다. 아래에서는 논의되어 온 순서에 따라 판례와 학설의 순으로 검토하고자 한다.

---

1) 이상완(의료사범의 이론과 실태), 15쪽 각주 1) 참조.
2) 헌법재판소 2005.5.26. 선고 2003헌바86 결정.
3) 이상완(의료사범의 이론과 실태), 15쪽; 최호진, "의사의 치료행위에 대한 형법적 의의," 『법학논총』 제30권 제2호, 단국대학교 법학연구소, 2006, 212쪽.
4) 대법원 2009.5.14. 선고 2007도5531 판결; 대법원 1992.3.10. 선고 91도3340 판결.
5) 대법원 2016.7.21. 선고 2013도850 전원합의체 판결.

(1) 판　례

의료행위에 관한 판례의 입장은 변천되어 왔다. 첫째, 처음의 판례에 의하면 의료행위란 '질병의 예방 또는 치료행위'를 의미한다고 보았다. 이러한 입장에서 곰보수술, 쌍눈꺼풀, 콧날세우기 등의 미용성형수술은 의료법상 무면허의료행위의 금지규정에 해당하는 의료행위가 아니라고 하였다.[6] 그 후 의료행위를 질병의 예방 또는 치료행위라고 하는 기조는 어느 정도 유지되었다.[7]

둘째, 그 후의 판례는 전원합의체 판결로 위의 판례를 폐기하면서 의료행위라 함은 '질병의 예방이나 치료행위'를 말한다고 하면서 의료법의 목적을 감안한 사회통념에 비추어 의료행위의 내용을 판단하여야 한다고 하였다. 이러한 입장에서 미용성형수술도 치료행위의 범위에 넣어 의료행위에 해당한다고 하여 의료행위의 범위를 확대한 바 있다.[8] 이에 입각하여 의료행위란 질병의 예방이나 치료행위로서 사회통념에 따라 판단하여야 한다는 판례는 그 수가 적은 것이 특징이다.[9]

셋째, 현재의 판례에 의하면 의료행위라 함은 질병의 예방 또는 치료행위 및 그 밖에 '의료인이 행하지 아니하면 보건위생상 위해가 생길 우려가 있는 행위'를 의미한다고 하여 이른바 지압의 방법으로 치료행위를 한 것은 생리상 또는 보건위생상 위험이 있으므로 의료행위에 해당한다고 한 바 있다.[10] 이 후 판례는 계속 이 입장을 유지해오면서 의료행위란 '질병의 예방과 치료행위뿐만 아니라 의료인이 행하지 아니하면 보건위생상 위해가 생길 우려가 있는 행위'라고 판시하고 있다.[11] 최근까지도 대법원은 "의료행위란 의학적 전문지식을 기초로 하는 경험과

---

6) 대법원 1972.3.28. 선고 72도342 판결.

7) 대법원 1994.4.29. 선고 94도89 판결; 대법원 1993.8.27. 선고 93도153 판결; 대법원 1987.5.12. 선고 86도2270 판결; 대법원 1986.10.14. 선고 86도1678 판결; 대법원 1985.5.28. 선고 84도2135 판결; 대법원 1985.5.14. 선고 84도2888 판결; 대법원 1981.12.22. 선고 80도2974 판결; 대법원 1978.9.26. 선고 77도3156 판결; 대법원 1972.3.28. 선고 72도342 판결.

8) 대법원 1974.11.26. 선고 74도1114 전원합의체 판결.

9) 대법원 2009.5.14. 선고 2007도5531 판결.

10) 대법원 1978.5.9. 선고 77도2191 판결.

11) 헌법재판소 2005.9.29. 선고 2005헌바29,2005헌마434(병합) 결정; 대법원 2010.10.14. 선고 2008도277 판결; 대법원 2009.11.12. 선고 2009도7455 판결; 대법원 2009.10.29. 선고 2009도4783 판결; 대법원 2009.10.15. 선고 2006도6870 판결; 대법원 1992.5.22. 선고 91도3219 판결; 대법원 2007.7.26. 선고 2005도5579 판결; 대법원 2007.6.28. 선고 2005도8317 판결; 대법원 2006.10.27. 선고 2004다2342 판결; 대법원 2005.8.19. 선고 2005도4102 판결(진찰의미); 대법원 2004.10.28. 선고 2004도3405 판결; 대법원 2004.1.15. 선고 2001도298 판결; 대법원 2003.9.5. 선고 2003도2903 판결; 대법원 2002.10.25. 선고 2002다48443 판결; 대법원 2002.6.20. 선고 2002도807 판결; 대법원 2001.12.28. 선고 2001도6130 판결; 대법원 2001.7.13. 선고 99도2328 판결(진찰의미); 대법원 2000.9.8. 선고 2000도432 판결; 대법원 2000.2.25. 선고 99도4542 판결; 대법원 1999.6.25.

기능으로 진찰, 검안, 처방, 투약 또는 외과적 시술을 시행하여서 하는 질병의 예방 또는 치료행위 및 그 밖에 의료인이 행하지 아니하면 보건위생상 위해가 생길 우려가 있는 행위를 의미한다"고 판시하고 있다.[12] 여기서 말하는 '의료인이 행하지 아니하면 보건위생상 위해가 생길 우려'는 추상적 위험으로도 충분하므로 구체적으로 환자에게 위험이 발생하지 아니하였다고 해서 보건위생상의 위해가 없다고 할 수는 없다고 할 수 있다.[13]

(2) 학 설

학설은 판례에 후행하여 논의되기 시작하였다. 학설의 변천은 판례의 변천을 반복하였다. 학설은 의료행위를 ① 사람의 질병의 진찰, 치료 또는 예방을 목적으로 하는 행위라는 견해, ② 사람의 질병의 진찰, 치료 또는 예방을 목적으로 현대의학의 이론을 임상에 응용하는 행위라는 견해 및 ③ 의료인이 의학적 지식과 기술을 가지고 행하지 않으면 인체에 위해를 미칠 우려가 있는 행위라고 하는 견해로 나누어지고 있다.[14] 그러나 질병의 치료를 목적으로 행하여진다면 단순한 기도행위나 주술행위도 의료행위로 보아야 한다는 점이 ①의 견해의 난점이 된다. 또 예컨대, 미용성형수술·성전환수술 또는 장기적출수술 등과 같이 질병의 치료를 목적으로 하지 않는 행위를 의료행위에서 제외시켜야 한다는 점이 ①과 ②의 견해의 문제점으로 지적되고 있다.[15] 여기서 의료법이 무면허의료행위를 금지하는 입법취지와 의학의 진보를 감안하여 ③의 견해가 통설적 지위를 차지하고 있다.[16]

(3) 검 토

의료행위에 대한 개념의 정립은 법적으로 허용되는 의료행위의 요건과 범위를

선고 98도4716 판결; 대법원 1999.3.26. 선고 98도2481 판결; 대법원 1994.5.10. 선고 93도2544 판결; 대법원 1992.5.22. 선고 91도3219 판결; 대법원 1989.9.29. 선고 88도2190 판결; 대법원 1987.11.24. 선고 87도1942 판결; 대법원 1978.5.9. 선고 77도2191 판결.

12) 대법원 2021.4.29. 선고 2021도2319 판결; 대법원 2020.1.9. 선고 2019두50014 판결; 대법원 2018.6.19. 선고 2017도19422 판결.

13) 대법원 2018.6.19. 선고 2017도19422 판결; 대법원 2012.5.10. 선고 2010도5964 판결.

14) 우리나라에서는 논의가 거의 없었기 때문에 일본의 학설을 소개한 것으로 보인다. 이상완(의료사범의 이론과 실태), 16쪽.

15) 이상완(의료사범의 이론과 실태), 16쪽 참조; 이용우, "무면허의료행위에 대한 형사처벌상의 제문제," 법원행정처(의료사고에 관한 제문제), 501쪽.

16) 이상완(의료사범의 이론과 실태), 16쪽 참조; 이보환, "의료과오로 인한 민사책임의 법률적 구성," 법원행정처(의료사고에 관한 제문제), 10쪽; 이용우, "무면허의료행위에 대한 형사처벌상의 제문제," 502쪽.

확정하기 위해 필요하다. 또 의료행위의 개념 정립은 의료행위와 무면허의료행위 또는 유사의료행위를 구별하기 위해서도 필요하다. 그러나 의료행위의 개념에 대하여는 현행법상 명문의 규정이 없고, 의학상으로도 그 개념이 확정되어 있지 않다. 다만, 의료법은 '의료인이 행하는 의료 · 조산 · 간호 등 의료기술의 시행'을 의료행위라고 규정하고 있다(의료법 제12조). 그러나 이는 용어의 내포를 밝힌 것일 뿐 의료행위의 개념을 실질적으로 정의한 것이라고 보기는 어렵다. 따라서 의료행위의 개념의 정립은 해석에 맡겨져 있다고 할 수 있다.

이는 의학의 발달과 사회의 진보에 따라 의료행위의 정의에 탄력성을 부여하기 위한 타당한 방법이라고 보여진다. 의료행위의 의학적 개념은 행위의 실질에 중점을 두게 되어 의료의 발달에 따라 그 범위가 무한히 확대될 수 있으며, 그 시대의 사회통념에 따라 그 내용이 변화될 수도 있다. 판례도 "의료행위의 내용에 관한 정의를 내리고 있는 법조문이 없으므로 결국은 구체적 사안에 따라 이를 정할 수밖에 없고, 의학의 발달과 사회의 발전 등에 수반하여 변화될 수 있는 것이어서, 의료법의 목적, 즉 의학상의 전문지식이 있는 의료인이 아닌 일반사람에게 어떤 시술행위를 하도록 함으로써 사람의 생명, 신체상의 위험이나 일반공중위생상의 위험이 발생할 수 있는 여부 등을 감안한 사회통념에 비추어 의료행위의 내용을 판단하여야 한다"고 하여 이를 인정하고 있다.[17] 따라서 의료법상 의료행위의 개념을 정립함에 있어서는 의학적 개념과는 별개로 의료법의 입법취지에 따라 독자적으로 결정할 것이 요구된다. 그러나 의료법상 의료행위의 개념은 의학상의 개념에 전혀 영향을 받지 않을 수 없기 때문에 궁극적으로는 행위에 대한 의학적 판단이나 사회적 가치관의 변화 등을 종합적으로 고려하여 구체적 사안에 따라 탄력적으로 결정할 수밖에 없다.

사람의 생명과 신체 및 공중위생에 대한 위해를 방지하기 위해 엄격한 자격을 갖춘 자에게만 면허를 부여하고, 면허된 의료인에게만 의료행위를 독점시키고 있는 의료법의 취지에 비추어 볼 때 의료행위는 질병의 예방과 치료에 한정되지 않고, 그와 관계없는 것이더라도 의학상의 지식과 기능을 갖춘 의료인이 행하지 아니하면 보건위생상 위해를 가져올 수 있는 일체의 행위를 포함하지 않을 수 없다. 보건위생상의 위해라 함은 구체적 위험이 아니라 추상적 위험을 의미한다는 것이 판례와[18] 학설의[19] 입장이다. 따라서 미용성형수술, 불임수술, 장기적출수술 또는

17) 대법원 2009.5.14. 선고 2007도5531 판결.
18) 대법원 2009.10.15. 선고 2006도6870 판결.

유전자조작술 등도 모두 의료행위에 포함되게 된다.[20] 이 부분에 관하여는, 이미 살펴본 바와 같이, 판례와 학설이 일치된 견해를 보이고 있다.

그러나 의학상의 기능과 지식을 갖춘 의료인이 행하지 아니하면 보건위생상 위해를 가져올 수 있는 일체의 행위를 의료행위의 개념속에 포함시킬 때에는, 예컨대 소위 대체보완의료행위 등도 의료행위로 포섭되어 독점되고 있는 의료행위의 범위가 무제한하게 확대되게 된다. 또 단순히 외상환자의 환부에 소독약을 바르고 붕대를 감아주는 등의 행위도 의료행위에 속한다고 하게 된다.[21] 그러나 독점적 의료행위개념의 무제한한 확대는 바람직하지 않으며, 의료법의 취지에도 반한다고 해야 한다. 의료행위 개념의 확대로 인한 문제점은 일반인에 의한 자동심장충격기(AED, Automated External Defibrillator)의 사용, 인슐린의 자기주사와 같은 재택의료 및 가족에 의한 담의 흡인행위 등에서도 현실적으로 나타나고 있다. 문제는 의료행위개념의 무제한한 확대를 방지할 수 있는 제한원리에 있다.[22] 그 제한의 원리로서 사회통념이라는 개념이 제안되기도 하고 있으나, 현행법의 범주에서 그 기준을 찾는다면 사회상규가 그것이라고 하지 않을 수 없다. 사회상규에 위배되지 아니하는 행위는 위법성을 조각한다는 명문의 규정이 이미 존재하기 때문이다(형법 제20조 참조). 또 현행법상의 의료행위금지를 의료업무금지로 변경하는 것도 하나의 방법이 되지 않을까 생각된다. 의료업무금지로 변경하면 '업'으로 하지 않는 한 의료행위는 의료인이 아니더라도 할 수 있기 때문이다. 이는 이미 언급한 바와 같이 일본의 현행 의사법의 태도이기도 하고, 우리나라에서는 국민의료법의 제정시부터 1973년 의료법의 개정시까지의 의료법의 태도이기도 했다. 어쨌든 의료행위개념의 무제한한 확대와 관련하여서는 이를 제한할 수 있는 방안의 검토가 요구된다고 하겠다.

---

19) 이용우, "무면허의료행위에 대한 형사처벌상의 제문제," 503쪽.

20) 이상완(의료사범의 이론과 실태), 19쪽; 이용우, "무면허의료행위에 대한 형사처벌상의 제문제," 503쪽.

21) 대법원 1980.7.22. 선고 1980도1404 판결.

22) 이와 관련하여서는 학회차원에서의 논의가 진행된 적이 있고, 국회차원에서의 입법도 추진된 바 있었다. 학회차원에서의 논의에 관하여는 대한의료법학회/법원의료법분야연구회, "의료행위의 법률적 해석과 쟁점," 2010년 대한의료법학회 추계학술대회 자료집, 2010.11.20. 참조. 국회차원에서의 입법추진에 관하여는 제17대 국회에서의 "보완대체의료정책위원회법안"(2007.11.8. 김춘진 의원 등 11인 제안, 임기만료로 2008.5.29. 폐기)과 제18대 국회에서의 "보완대체의료정책위원회법안"(2009.11.11. 김춘진 의원 등 16인 제안) 참조. 국회의 법안에 대하여는 국회홈페이지 의안검색 참조.

3. 상대적 의료행위와 절대적 의료행위

의료행위를 보조의 가능여부에 따라 간호사 등이 보조할 수 있는 상대적 의료행위와 의사가 아니면 행할 수 없어 보조가 불가능한 절대적 의료행위로 구별하는 경우도 있다. 이에 의하면, 이미 언급한 바와 같이, 의사가 간호사에게 진료의 보조행위를 하도록 지시하거나 위임할 수는 있으나, 고도의 지식과 기술을 요하여 반드시 의사만이 행할 수 있는 의료행위 자체를 행하도록 지시하거나 위임하는 것은 허용될 수 없다고 한다. 따라서 간호사가 절대적 의료행위에 해당하는 행위를 의사의 지시나 위임을 받고 행하더라도 이는 무면허의료행위에 해당한다고 하게 된다.[23]

4. 의료행위의 특성

의료행위의 특성에 대하여는 여러 가지 측면에서 파악할 수 있다. 이에 대하여 본질적 특성, 관습적 특성 및 제도적 특성으로 크게 나누어 살펴보기로 한다.

(1) 본질적 특성

의료행위의 본질적 특성으로서는 ① 의료행위는 인체에 대한 침습을 수반한다는 침습성(侵襲性), ② 의료행위의 궁극적 목적은 사람의 생명과 건강을 구하는 데에 있다는 구명성(救命性), ③ 의료행위는 인체에 나타난 병변이 끝까지 진행하기 전에 위험을 무릅쓰고 개입되어야 한다는 단행성(斷行性), ④ 경우에 따라 병변과 증상과의 관계가 현출·비현출 또는 정형·비정형 등의 다양한 조합의 경우를 보이기 때문에 의료행위는 증상이 고정될 때까지 진단과 요법을 수정해 나간다는 동태성(動態性), ⑤ 인체의 다양성과 환자의 개인차에 따라 의료효과의 예측도 불확실하다는 의료행위의 다양성(多樣性), ⑥ 의료행위에는 전문적 지식과 기술 및 경험을 필요로 한다는 전문성(專門性) 및 ⑦ 의료행위 자체에 대하여는 행정적 규제를 받지 않는다는 재량성(裁量性) 등이 거론되고 있다.

(2) 관습적 특성

의료행위의 관습적 특성으로서는 ① 의료행위는 통상 의료인과 환자만이 있는

---

23) 대법원 2010.3.25. 선고 2008도590 판결; 대법원 2007.9.6. 선고 2006도2306 판결; 대법원 2007.7.26. 선고 2005도5579 판결.

밀폐된 장소에서 이루어진다는 밀실성(密室性), ② 의료에 관한 전문적 지식과 기술이 주로 의료인측에만 존재한다는 편중성(偏重性) 및 ③ 의료인 상호간의 동료 내지 동업자 의식은 불리한 정보를 전문직역내에서 외부로 제공하는 것을 꺼리는 경향이 있다는 폐쇄성(閉鎖性) 등이 거론되고 있다.

(3) 제도적 특성

의료행위의 제도적 특성으로서는 독점성(獨占性)을 들 수 있다. 의료행위는 인체에 대한 침습이고 생명·신체에 대한 위해를 수반하고 이러한 위해를 최소한으로 하여 적정한 의료를 행하기 위하여는 의료인에게는 일정한 지식, 기능 및 경험을 가지고 있다는 사실이 확보되어야 한다. 각국에서는 법률에 의하여 의료인에 대한 면허제도를 확립하고 의료행위를 의료인에게 독점시키고 있다. 이러한 의미에서 면허제도는 의료인의 자질과 능력에 대한 공인제도라고 할 수 있다. 보건위생상 위해를 발생시키지 않을 정도의 전문적 지식과 기술 및 경험을 습득하고 있느냐 하는 것이 의료인의 면허에 대한 실질적 취득요건이 된다.

한편, 의료인에 대한 면허제도는 대한민국의 영역 외에서는 효력을 가지지 않는다. 대법원도 “의료법의 목적, 우리나라 보건복지부장관으로부터 면허를 받은 의료인에게만 의료행위 독점을 허용하는 입법 취지 및 관련 조항들의 내용 등을 종합하면, 의료법상 의료제도는 대한민국 영역 내에서 이루어지는 의료행위를 규율하기 위하여 체계화된 것으로 이해된다. 그렇다면 구 의료법 제87조 제1항 제2호, 제27조 제1항이 대한민국 영역 외에서 의료행위를 하려는 사람에게까지 보건복지부장관의 면허를 받을 의무를 부과하고 나아가 이를 위반한 자를 처벌하는 규정이라고 보기는 어렵다. 따라서 내국인이 대한민국 영역 외에서 의료행위를 하는 경우에는 구 의료법 제87조 제1항 제2호, 제27조 제1항의 구성요건 해당성이 없다”고 판시한 바 있다.[24]

Ⅲ. 의료행위의 법적 성질

1. 서 설

의료행위의 법적 성질과 관련하여서는 형사법적인 측면에서의 논의가 가능하

24) 대법원 2020.4.29. 선고 2019도19130 판결.

지만, 민사법적인 측면에서의 논의가 불가능한 것도 아니다. 독일은 전자에 중점을 두고 논의를 하였다면, 후자를 중심으로 논의한 것은 일본이었다. 우리나라에서는 독일에서와 같이 민사법에서보다는 형사법의 영역에서 주로 논의되고 있다.

논의의 중심은 주로 의료행위에 수반되는 인체에 대한 침습을 법적으로 어떻게 이해할 것이냐에 있다. 의료행위는 신체에 대한 침습(침습성)이라는 위법성의 요소와 질병에 대한 치료(구명성)라는 정당화의 요소를 동시에 가지고 있고, 양자는 표리관계(表裏關係)에 있기 때문이다. 적법한 의료행위가 되기 위하여는 환자의 승낙이 반드시 필요하다는 점에 대하여는 견해가 일치하고 있다. 민사법상 환자의 승낙이 없는 전단적 의료행위는 손해배상의 요건을 충족하게 된다. 그리고 전단적 의료행위의 합리성과 유효성만으로는 정당화하기에 충분하지 않다고 하여 그것은 불법행위에 해당한다고 한다. 그러나 전단적 의료행위가 무엇을 침해한 것인가와 관련하여서는 견해의 대립이 있다. 그러나 형사법에 있어서만큼 논쟁과 비판이 치열하지 않기 때문에 아래에서는 전단적 의료행위에 대한 형사법적 논의를 우선하여 검토하고자 한다.

2. 형사법에 있어서의 의료행위

형사법적인 측면에서의 논의는 환자의 승낙이 없는 의료행위, 즉 전단적 의료행위에 대하여 환자의 승낙이 가지는 법적 의미를 어떻게 파악할 것이냐의 문제이다. 이에 관하여는 독일에서의 판례와 학설의 대립을 대표적인 논의로 꼽을 수 있다. 우리나라에서는, 독일에서와 같이, 환자의 승낙이 의료행위의 적법요건, 즉 위법성조각사유인가의 여부를 두고 견해가 일치하지 않고 있다.

(1) 학 설

의료행위의 법적 성질에 대하여는 견해가 일치하지 않고 있다. 민사법의 영역에서 다루어왔던 일본과는 달리 의료행위의 법적 성질을 형사법의 영역에서 다루어온 독일의 경우를 보면 다음과 같다. 독일에서는 의료행위와 형법상 상해죄의 규정을 둘러싸고 판례와 학설이 격렬하게 대립해 왔다. 판례는 1894년 라이히 법원(Reichs-gericht)의 판결 이후 일관하여 의료행위를 구성요건해당행위로 간주하고 환자의 동의를 위법성조각사유라고 하고 있다. 이 견해에 따르면 환자의 동의가 없는 전단적 의료행위는 상해죄의 구성요건을 충족한다. 한편, 학설은 판례와는 달리 의료행위는 구성요건에는 해당하지 않는다고 하고 있다. 따라서 전단적 의료행위는 자유권을 침해하는 위법행위이지만 상해죄에는 해당하지 않고 태양에 따라서는 강요죄, 감금죄로 되는 경우도 있지만, 거의 불가벌이라고 한다. 아래에서는 논의의 변천에 따라 구성요건해당성설과 구성요건해당성조각설의 순으로 검토하기로 한다.

1) 구성요건해당성설

의료행위는 상해죄의 구성요건에는 해당하지만 일정한 요건을 충족하면 위법성이 조각된다는 견해이다. 위법성조각설이라고도 할 수 있다. 다만, 위법성의 조각의 근거에 관하여는 견해가 일치하지 않고 있다. 크게는 업무권설과 상해죄설로 나눌 수 있다.

① 업무권설

업무권설이란 의료행위가 국가에 의하여 인정되고 있는 법적인 업무라는 점에서 위법성을 조각한다는 견해이다.[25] 이에 의하면 의사는 국가기관으로서 공적인 업무권을 가지고 있기 때문에 그 권리에 기한 의료행위는 전단적일지라도 적법하고 정당하다고 한다.

이는 과거 나치 정권하에서 국가의 공공의 이익의 관점에서 의사에게 강제치료권을 시인했던 전체주의적 의료관을 반영하는 것으로 오늘날에는 그 의의가 완전이 소멸되었다고 보여진다.

우리나라에서는 의료행위와 관련하여 의료행위가 신체를 훼손하는 경우에는 상해죄 또는 업무상 과실치사상죄의 구성요건에 해당하지만 건강을 유지하거나 개선하였기 때문에 업무로 인한 행위, 즉 정당행위로서 위법성을 조각한다는 견해이다. 우리나라에서 종래 통설의 입장이라고 할 수 있다. 그러나 이에 대하여는 다음과 같이 비판되고 있다. 즉, ① 의료행위를 업무행위로 본다는 것은 환자를 업무행위의 객체로 취급하는 것이고 결과적으로 환자의 자기결정권을 침해하게 된다. ② 의료행위가 위법성을 조각한다는 것은 그것이 상해죄의 구성요건에 해당한다는 것을 전제로 할 때 가능한데, 의료행위는 위법성을 조각하는 것이 아니라 구성요건해당성을 조각하게 된다.

---

25) 이에 관하여 자세한 것은 주호노, 형법총론, 법문사, 2019, 416쪽 이하 참조.

② 상해죄설

상해죄설은 모든 의료행위는 일단 상해죄의 구성요건에 해당한다고 하는 것으로부터 출발한다. 이에 의하면 환자의 승낙이 없는 전단적 의료행위(die eigenmächtige Heilbehandlung)는 상해죄의 구성요건에 해당하고 위법한 행위로서 상해죄의 성립요건을 완전히 충족시킨다고 한다.

이는 독일 판례의 일관된 태도이다. 독일 학설의 일부도 의료행위의 결과가 나쁜 때에 한하여 상해죄의 성립을 인정하고 있다. 이 견해에 의하면 환자의 승낙은 상해죄의 위법성조각사유로 된다고 한다. 상해죄설의 논거는 다음과 같다. 자기결정권이란 분명히 환자의 생명·신체를 치료자의 손에 맡길 것인가 아닌가, 즉 그 처분의 결정을 내용으로 하는 권리라고 본다. 따라서 환자의 의사를 무시한 행위는 이러한 환자의 이익을 침해하는 것으로 결국 생명·신체에 대한 죄가 된다고 한다. 또 환자의 의사결정의 자유를 환자의 생명·건강이라고 하는 이익으로부터 유리시켜 이해하는 것은 환자의 자기결정권의 내용을 극히 막연하게 할 우려가 있다고 한다. 그리고 더욱 현실적인 주장으로서는 의사의 전단적 의료행위를 처벌할 다른 방법이 없기 때문에 상해죄를 적용해야 한다고 한다. 이 견해는 1894년 독일의 라이히 법원(RG, Reichsgericht)의 판결에 의하여 인정된 후,[26] 제2차 세계대전 이후 독일 연방대법원에 의하여 계승되고 있다. 이 판결 이전에는 의료행위의 합법성에 관한 논의는 거의 없었고 의료행위는 당연한 것으로 파악되고 있었다. 라이히 법원은 의학상 정확하게 행하여지고 성공한 의료행위라도 상해죄의 구성요건을 충족하고 위법성조각을 위하여는 환자 또는 그의 법정대리인의 동의가 필요하다고 하였다. 상해죄설의 채택에 의하여 치료권을 전적으로 환자의 의사에 맡기고 환자의 자기결정권을 전면적으로 인정하고 의사의 강제치료권을 배제하게 되었다. 이 후 연방대법원은 1957년 상해죄설의 입장에서 환자의 자기결정권을 본(Bonn) 기본법 제2조 제2항이 보장하는 생명·신체불가침의 권리로서 이해하였다.[27] 또 이는 전단적 의료행위(die eigenmächtige Behandlung)라는 독자적 구성요건을 명문화했던 1962년 독일 형법개정안의 입장이기도 하였다.[28] 이 규정의 제정 이유 중의 하나

---

26) RGSt 25, 375.

27) BGHSt 11, 111.

28) 1962년 독일 형법개정안 제162조(치유를 목적으로 하는 전단적 의료행위) 제1항은 "타인에 대하여 그의 승낙을 얻지 않고 질병, 고통, 신체손상, 육체상의 고통 또는 정신적 장애를 예방하거나 진단하거나 치료하거나 또는 경감하기 위하여 침습 또는 다른 치료를 행하는 자는 3년 이하의 경징역, 구류 또는 벌금에 처한다"고 규정하고 있었다.

는 의사의 설명의무와 동시에 승낙에 대한 설명의 의미에 대하여 법적 근거를 마련하는 것이었다고 한다.[29]

우리나라에서는 의료행위에 대하여 상해죄의 구성요건에는 해당하지만, 피해자의 승낙에 의하여 위법성을 조각한다는 견해가 이에 속한다고 할 수 있다. 이에 의하면 전단적 의료행위와 같이 아무리 의술의 법칙에 합치하고 그 결과가 성공한 의료행위라고 하여도 환자의 자기결정권이 침해되면 위법성이 조각될 수 없다고 한다. 그러나 이 견해에 대하여는 의료행위가 생명을 보전하고 건강을 유지·증진시키는 목적을 지니고 있으며, 역사적으로 형성된 사회의 기본적 윤리질서에 적합한 문화행태인 점을 근본적으로 무시한 견해라고 비판되고 있다. 비판의 몇 가지 내용은 다음과 같다. 이 견해는 환자의 승낙을 피해자의 승낙과 동일한 차원에서 취급하여 의료행위와 일반의 상해행위를 동일시하고 있다. 일반의 상해행위는 그것이 비록 피해자의 동의 아래 행하여지는 것이라고 하더라도 행위 그 자체가 피해자의 이익을 위한다는 목적이 전혀 존재하지 않는다. 또 상해죄설의 입장에서는 의료행위의 적법성을 확보하기 위하여 언제나 환자의 승낙을 요구하고 있기 때문에 환자의 유효한 승낙을 기대할 수 없는 긴급상태 또는 승낙능력을 결여한 경우 그리고 자기결정권의 내용으로 인정되는 경우에는 추정적 승낙을 인정할 만한 사유가 있거나 대리승낙이 존재하여야 한다. 그러나 환자 자신의 의사를 적법논의의 결정적 요인으로 강조하는 입장에 서면서 과연 이러한 의사의 추정이나 의사의 대리를 시인할 수 있겠는가 하는 점에서 비판이 계속되고 있다.

2) 구성요건해당성조각설

구성요건해당성조각설은 전단적 의료행위가 다른 적법성의 요건, 즉 치료의 목적, 의술의 법칙(lege artis) 및 환자의 동의를 갖추는 한 형법상의 상해죄의 구성요건에 해당되지 않으며 의료행위의 결과는 불문한다는 견해이다. 이는 독일의 다수설의 입장이다. 이 견해는 의료행위를 일단 상해죄의 구성요건에 해당한다고 취급하는 상해죄설에 대하여 이는 의료행위의 사회적 의미와 일치할 수 없고, 의사의 시술행위를 칼로 사람을 찌르는 범죄행위와 동일시하는 것에 불과한 견해라고 비판하고 있다.

이에 의하면 성공한 의료행위는 건강을 개선 내지 회복시켰기 때문에 이에는 상해가 없고, 실패한 의료행위라 하더라도 이는 의사에게 치료의사가 있는 한 상

29) Begründung, 1962, S. 299.

해의 고의가 없고 의술의 법칙에 따르는 한 주의의무위반이 없기 때문이라고 한다. 다만, 의술의 법칙에 반하고 실패한 의료행위는 상해죄나 과실상해죄의 구성요건해당성과 위법성을 조각하지 않는다고 한다. 요컨대, 이 견해에 의하면 의료행위, 즉 전단적 의료행위는 위의 적법성의 요건을 갖추는 한 상해죄의 구성요건에 해당하지 않는다고 하여 처벌할 수 없게 된다. 그래서 전단적 의료행위는 환자의 생명이나 신체에 대한 침해가 아니라 환자의 의사의 자유, 즉 자기결정권의 침해라는 관점에서 파악되어 현행법상 감금죄 내지 강요죄를 구성하게 될 뿐이라고 한다.

그러나 이에 의하더라도 대부분의 전단적 의료행위를 처벌할 수 없게 될 것이라는 것이 이 견해의 염려이자 이 견해에 대한 비판이다. 이 견해가 자인하듯이, 이에 의하게 되면 다수의 전단적 의료행위를 처벌하지 못하게 되는 명백한 법의 흠결이 발생하게 된다. 여기서 이러한 법의 흠결을 없앤다는 것이 온갖 반대에도 불구하고 판례가 상해죄설을 계속 유지해 오고 있는 이유가 되고 있다. 그러나 법의 흠결을 없앤다는 판례의 이유에 대하여 이는 법의 왜곡이고 죄형법정주의에 대한 침해라고 다시 비판이 가하여지고 있다.

한편, 의료행위를 과실범의 문제로 파악하여 의료행위가 주의의무를 다한 경우에는 허용된 위험으로서 구성요건해당성을 조각한다고 하는 것이 가능할 것으로 보인다. 그러나 허용된 위험의 이론은 실험적 의료에서는 타당하지만, 통상의 의료행위 자체에는 적용되지 않는다고 해야 한다. 통상의 의료행위는 이미 그 안전성과 유효성에 대하여 검증을 완료하였기 때문에 확인되지 않은 위험이 존재하지 않기 때문이다.

(2) 판　례

종래의 판례의 입장은, 종래의 통설의 입장과 마찬가지로, 업무권설 내지 정당행위설을 취하고 있었다. 대법원은 업무권설의 입장에서 의사가 정상적인 진찰행위의 일환으로서 검사용으로 태반에서 육편을 떼어 냈다고 하여 이것이 태반기타 모체에 지장을 주는 것이 아닌 한 이것이 상해행위에 속하는 것이라고는 볼 수 없고,[30] 태반의 일부를 때어낸 행위는 그 의도, 수단, 절단부위 및 그 정도 등에 비추어 볼 때 의사로서의 정상적인 진찰행위의 일환이라고 못볼 바 아니여서 정당행위에 해당한다거나[31] 의사가 인공분만기인 "샤춘"을 사용하면 통상 약간의 상

30) 대법원 1974.4.23. 선고 74도714 판결.

해정도가 있을 수 있으므로 그 상해가 있다 하여 "샤숀"을 거칠고 험하게 사용한 결과라고는 보기 어려워 의사의 정당업무의 범위를 넘은 위법행위라고 할 수 없다고 한 바 있다.[32)]

그러나 의사부권주의의 시대가 쇠퇴하고 본격적으로 환자주권주의의 시대가 도래하면서 판례의 입장도 변화하기 시작한 것으로 보인다. 대법원은 환자가 후유증이 수반되는 수술을 승낙한 것으로는 볼 수 없는 경우에는 설명의무를 다하지 아니함과 동시에 환자의 승낙권을 침해함으로서 위법한 수술을 한 것이라고 하여 피해자의 승낙에 의하여 위법성이 조각된다는 입장을 천명한 바 있다.[33)] 이후 대법원은, 아래에서와 같이, 계속하여 의료행위는 피해자의 승낙에 의하여 위법성이 조각된다는 상해죄설의 입장을 견지하고 있는 것으로 판단된다. 이러한 판례의 입장은 학설에 의하여 지지를 받고 있는 것으로 보인다.

(3) 검 토

의료행위의 법적 성질은 의환관계, 즉 의료인과 환자의 관계와 무관하지 않다. 역사적으로 볼 때 의환관계는 의사부권주의(Medizinischer Paternalismus, medical paternalism)에서 환자주권주의(Patientenautonomie, Patient Sovereignty)로 변천되었고 향후에는 소비자주권주의로 이동하고 있다. 의사부권주의하에서는 의사가 결정권을 가지는 의사결정(醫師決定, Arztbestimmung)의 형태로 나타나고, 환자주권주의하에서는 환자가 결정권을 가지는 환자결정(患者決定), 즉 자기결정(Selbstbes-timmung)의 형태로 나타난다. 뿐만 아니라 의사결정은 의학적 판단에 따른 결정을 의미하며, 자기결정은 환자 본인의 판단에 따른 결정을 말한다. 전단적 의료행위란 환자의 승낙이 없는 의료행위를 의미하기 때문에 의사부권주의하에서의 의료행위는 모두 전단적 의료행위가 된다. 바야흐로 환자주권주의의 시대에 있어서 의료행위의 법적 성질을 결정하는 의환관계는 의료의 제공형태 속에서 파악되어야 한다.

현행법상 의료의 제공형태는 후술하는 바와 같이 세 가지로 구별할 수 있다.[34)] 첫째, 계약관계이다. 가장 보편적인 형태이다. 통상 의환관계라고 하면 이 관계를 말한다고 하여도 과언이 아니다. 둘째, (긴급)사무관리관계이다. 계약이 체결될 수 없는 상황에서 개시되어야 하는 의료형태로서 사고로 의식을 잃은 환자에 대한

31) 대법원 1976.6.8. 선고 76도144 판결.
32) 대법원 1978.11.14. 선고 78도2388 판결.
33) 대법원 1993.7.27. 선고 92도2345 판결.
34) 제4편 제2장 의환관계론 참조.

응급의료 등이 그 예이다. 끝으로 공법상의 관계에서 발생하는 강제의료이다. 감염병예방법에 의한 예방접종이라든가 또는 정신건강복지법에 의한 강제입원 등이 그 예이다. 또 의환관계가 계약관계로 나타날 경우에는 환자주권주의가 지배하게 되고, 사무관리관계나 공법상의 관계로 나타날 경우에는 의사부권주의가 지배하게 된다. 환자결정의 경우에는 의사결정의 경우보다 의사에게 인정되는 재량의 폭이 좁아진다.

따라서 의료행위의 법적 성질은 의환관계에 따라 개별적으로 도출되는 것이 타당하다. 우선, 의환관계가 공법관계인 경우에는 법령에 의한 행위(정당행위)에 의하여 의료행위는 위법성이 조각된다고 보아야 한다. 이 경우에는 법령에 의한 강제치료를 의미하기 때문에 설명과 동의가 모두 배제된다고 해야 한다. 따라서 강제적 의료행위는 환자의 의사와는 무관하게 행하여진다. 결국 강제의료는 법률에 의하여 행하여지기 때문에 정당행위(형법 제20조)에 의하여 위법성이 조각된다고 해도 문제가 없다고 본다. 다음으로 의환관계가 긴급사무관리에 해당하는 경우이다. 이 경우에도 환자의 의사는 의료행위와 무관하게 된다. 의식이 없는 환자, 다시 말해서 환자의 동의가 없지만, 의료행위를 시행하지 않을 수 없는 상황이다. 이러한 경우에는 긴급피난(형법 제22조)에 의하여 위법성이 조각된다고 본다. 문제는 의환관계가 계약관계인 경우에 있다. 강제의료와 응급의료를 제외하면 의사와 환자 사이에는 원칙적으로 의료계약의 존재가 추정된다. 의환관계가 계약관계인 경우에는 견해가 일치하지 않고 있다. 이미 살펴본 바와 같이, 크게는 위법성조각설과 구성요건해당성조각설이 대립하고 있고, 전자의 경우에는 다시 업무권설과 상해죄설이 대립하고 있다. 생각건대, 의료행위는 그것이 의학적 적응성과 의술적 타당성을 지니는 한 비록 환자의 승낙을 받지 않았다 하더라도 위법의 실질적 의의인 사회상규에 위배되지 않는다고 본다. 다만, 환자의 의사의 자유, 즉 환자의 자기결정권을 침해한 행위로 될 뿐이라고 본다. 자기결정권이 침해된 경우에는 감금죄 내지 강요죄의 성부가 검토될 수 있다고 해석된다. 결국, 의료행위는 환자의 생명 또는 신체에 대한 침해라는 측면이 아니라 환자의 자기결정권에 대한 침해라는 측면에서 파악되는 것이 타당하다고 하겠다. 나치정권 당시 독일에서와 같이 의사는 국가로부터 치료를 하도록 업무권을 부여받은 사실은 없기 때문이다.

3. 민사법에 있어서의 의료행위

(1) 서 언

전단적 의료행위에 관한 민사책임은 종래부터 불법행위에 근거하여 추급되어 왔다. 독일의 학설과 판례도 전단적 의료행위가 육체적 불가침권이나 자유권 또는 일반적 인격권, 즉 민법상 이른바 '기타의 권리'(sonstiges Recht)를 침해한 불법행위로 된다고 하여 손해배상책임을 인정해왔다. 이러한 불법행위적 구성은 전단적 의료행위를 위법한 신체에 대한 침해로 보지 않고 자기결정권의 침해로 보는 경우에도 당연히 적용된다. 그러나 전단적 의료행위에 대한 민사책임은 채무불이행의 구성이 불가능한 것은 아니다. 다시 말해서, 의사와 환자의 의료계약의 측면에서도 환자의 자기결정권을 인정하고 그 침해여부를 논할 수 있다. 이는 환자의 일반적 진료채권과 별개의 권리로서, 의사는 이를 존중하여 개개의 의료침습에 있어서 환자의 승낙여부를 확인하고 환자의 의사결정에 따를 의무를 부담한다. 그리하여 전단적 의료행위는 의사가 환자의 의사를 확인해 보지 않았거나 또는 환자의 결정에 따르지 않았다는 점에서 채무불이행으로 보는 것이 가능하게 된다.

(2) 학 설

1) 신체침해설

이는 형법의 논의에 근거하여 주장된 견해로서 의사가 환자에게 침습을 행하는 경우에는 환자의 육체에 대한 침습은 위법하기 때문에 그 위법성을 조각시키는 것이 동의라고 하는 견해를 말한다. 이에 의하면 전단적 의료침습은 그것이 의학적 적응성이 높고 의료기술상 타당성이 있다고 하더라도 위법한 것으로 되어 신체손상으로 인한 모든 손해가 배상의 대상으로 된다고 한다. 다시 말해서, 이 견해는 전단적 의료침습을 위법으로 보고 신체침해로 인한 전손해의 배상을 인정하고 있다. 일본의 통설과 판례의 입장이라고 한다. 이에 대하여는 환자의 과오 또는 우연에 의해 발생한 질병 그 자체에 대해 의사가 책임을 지게 되는 우스운 결과로 된다는 비판이 가하여지고 있다. 의료행위가 고도의 적응성을 지닌 경우에도 신체손상 자체는 환자의 손해로 인정되어 그것을 모두 배상받을 수 있게 하기 때문이다.

2) 인격권침해설

의료상 적정하고 의료의 준칙에 따르고 있는 한 의료행위 자체는 적법하다고 보는 견해를 말한다. 다만, 환자의 승낙을 받지 않은 전단적 의료행위는 환자의 자유의사, 즉 환자의 자기결정권을 침해하여 위법하다고 본다. 다시 말해서, 전단적 의료행위는 신체를 침해한 것이 아니라 자기결정권만을 침해한 것이기 때문에 권리침해로 인한 손해, 즉 정신적 손해(위자료)만이 그 배상의 대상으로 된다고 한다. 이 견해는 형사법에 있어서 전단적 의료행위를 자기결정권의 침해로 파악하는 구성요건해당성조각설과 맥락을 같이하고 있다고 보인다.

(3) 검 토

사람은 태어날 때부터 자기를 보존할 권리를 지닌다. 이는 누가 부여하는 것이 아니라 인간 자체 내에 항상 존재하는 것이다. 따라서 자기보존권은 보편원리의 승인에 의한 고전적인 자연법으로 형성된 전형적인 자연권이라고 할 수 있다. 의료는 어떤 의미에서 인간의 자연권에 대한 봉사이다. 따라서 의료에 있어서 의사에게는 재량권이 있는 반면 환자에게는 자기를 보존하기 위하여 주체적으로 판단할 자기결정권이 있다. 의료는 환자의 신체 및 정신에 많은 변화를 초래하게 되며 때로는 이러한 변화가 불가역적인 경우가 있기 때문에 의료에 있어서 환자는 자기의 신체에 대하여 침습을 포함하는 치료를 받을 것인가 아닌가를 결정할 권리가 유보되어 있다.

일반적으로 환자가 구체적인 의료행위에 대해 갖는 자율적 권리 내지 지위를 환자(患者)의 자기결정권(自己決定權, Selbst-bestimmungsrecht)이라고 한다. 동의의 법적 배경은 바로 환자의 자기결정권의 표현으로 볼 수 있다. 과거에는 질병에 대한 치료는 전적으로 의사의 전권으로 보았으나 시대가 민주화됨에 따라 국민의 권리의식도 높아져 의료에 있어서도 환자가 주체적으로 참여하고 있다. 환자의 인체에 대한 침습을 포함하고 있는 모든 의료행위에 있어서 환자의 동의는 이제 의료행위에 대한 정당화의 적극적 요소로 간주되게 되었다. 따라서 의료행위를 함에 있어서는 환자의 동의 내지 승낙이 있어야 한다. 동의 내지 승낙은 환자의 신체침해에 대한 정당화요소가 아니라 환자의 자기결정권침해에 대한 정당화요소라고 하는 것이 가능하다. 따라서 환자의 승낙이 없는 의료행위는 환자의 자기결정권을 침해하는 행위이고, 자기결정권을 침해함으로써 환자에게 위자료를 배상하여야 한다고 해석된다. 결국, 환자의 동의를 받지 않은 의료행위, 즉 전단적 의료행위는 환자의 생명 또는 신체를 침해하는 것이 아니라 환자의 자기결정권을 침해하는 것이라는 점에서 형사법과 민사법의 관점이 일치하고 있다고 하겠다.

Ⅳ. 의료행위의 허용성

의료행위에는 환자의 자기결정권에 대한 침해나 신체에 대한 침습이라는 위법성의 요소와 질병에 대한 치료라는 정당화의 요소가 동시에 존재한다.

1. 의료행위의 허용요건

의료행위의 허용요건으로서 종래에는 3가지가 거론되어 왔다. 즉, ① 치료의 목적 내지 경향과 ② 환자의 승낙은 공통된 요건이고 ③ 의술의 법칙 또는 의학적 적응성・의술적 적정성이라는 요건이 그것이다. 따라서 이에 의하면 의료행위가 위의 3가지 요건을 충족하는 때에는 환자의 자기결정권이 침해되거나 환자의 생명・신체에 유해한 결과가 발생하더라도 위법성이 조각된다고 하였다. 또 이 견해는 의료행위를 질병에 대한 치료 내지 예방이라고 보고, 의료행위의 허용요건으로서 치료의 목적 내지 경향을 요구하고 있는 것이 특징이다(주관설, 主觀說). 이와 같이 주관설은 치료의 목적을 주관적 정당화요소로 해석하고 있는 지도 모른다. 그러나 이 견해와 같이 의료행위의 허용요건으로서 치료의 목적 내지 경향을 요구하게 되면 치료의 목적이 없는, 예컨대 미용의 목적, 실험의 목적 또는 연구의 목적 등으로 인한 행위는 당연히 의료행위로서 허용될 수 없게 된다. 여기서, 예컨대 미용성형수술, 장기적출수술 및 성전환수술 등의 행위까지도 의료행위로서 정당화될 수 없게 되는 문제가 발생한다.[35] 따라서 의료행위가 적법한 행위로서 평가받으려면 그것은 의학적으로 승인되어 있을 뿐만 아니라 법률적으로도 승인되어 있지 않으면 안 된다. 의학적 승인의 요건으로서는 의학적 적응성과 의술적 타당성에 관하여 살펴볼 필요가 있고,[36] 법률적 승인과 관련하여서는 '설명 후 동의'(informed consent)에 관하여 검토할 필요가 있다(객관설, 客觀說).[37]

---

35) 김선석, "의료과오에 있어서 인과관계와 과실," 법원행정처(의료사고에 관한 제문제), 53쪽.

36) 의학적 적응성과 의술적 정당성을 합하여 의학적 정당성이라고 하는 견해가 있다. 이에 관하여는 甲斐克則, 『医事刑法への旅 I』－Road to Medico-Criminal Law I－, 現代法律出版, 2004, 29頁 참조.

37) 한편, 견해에 따라서는 의료행위와 치료행위를 구별하고 치료행위의 적법화요건으로서 의학

(1) 의학적 적응성

의료행위는 본질적으로 생명이나 신체에 위험을 수반하는 행위이기 때문에 환자의 생명과 건강을 위하여 필요한 경우에 한하여 허용된다. 이것이 바로 의학적 적응성(Medizinische Indiziertheit, medical indication) 내지 의학적 필요성의 요청이다. 의학적 적응성이란 의료의 적용이 허용되는 성질을 말한다. 의료는 궁극적으로 질병에 대한 치료와 예방을 목적으로 행하여지는 것이기 때문에 직접적으로 질병·고통·기형·장애의 제거·완화를 위한 치료적 침습은 물론 각종의 진단적 예방적 처치도 당연히 의학적 적응성을 가진다. 여기에서의 의학적 적응성 내지 의료의 필요성은 종래의 견해에 있어서의 치료의 목적을 징표하고 있는 개념이다. 의학적 적응성이 없는 경우 치료의 목적은 있을 수 없다. 필요가 없으면 하지 말라는 것이 의학적 적응성 내지 의료의 필요성의 요청이다. 본래의 치료적 침습뿐만 아니라 그 준비 또는 사후의 처치로서 필요한 행위도 의학적 적응성이 인정된다. 의학적 적응성은 원칙적으로 순수한 의학적 기술적 관점에서 판단될 개념이지만, 사회적 윤리적 관점에서도 파악될 필요가 있다. 여기서 질병에 대한 치료라고는 할 수 없어도 대상자의 심신(心身)에 이익이 되는 의료기술의 적용은 어느 정도 적응성을 가진다고 할 수 있다. 예컨대, 성전환수술에 대하여 성동일성장애라는 인식이 인정되면 의학적 적응성이 있다고 판단되고, 생식보조의학 중 인공수정이나 체외수정에 대하여 불임증을 치료하는 관점에서 의학적 적응성이 인정되고 있다. 다만, 대리모 출산에 대하여는 불임증의 치료의 범주를 초월하는 것으로서 의학적 적응성의 인정여부에 의문을 제기하는 견해가 많다. 한편, 의학적 적응성과 환자의 동의는 길항관계에 있다. 의학적 적응성이 높아지면 높아질수록 환자의 동의의 중대성은 낮아진다. 반대의 경우도 마찬가지이다. 적응성이 의문이거나 낮은 경우에는 환자의 승낙의 요건을 더욱 엄격하게 할 수밖에 없게 되는 이유이다. 예컨대, 개발중인 치료법은 의학상의 근거가 아직 명확하지 않기 때문에 이를 적용할 필요성, 즉 의학적 적응성도 존재할 가능성이 희박하다. 그러므로 신요법을 선택하여야 할 의무가 의사에게는 존재하지 않고, 이를 실시하는 경우 환자에 대한 설명과 동의가 강하게 요구될 수밖에 없다.

적 적응성, 의술적 정당성 및 환자의 동의를 들면서 "의학적 적응성이 없으면 수술 등을 병원에서 실시하여도 이는 의료행위라고는 할 수 있어도 본래의 치료행위라고는 할 수 없다"고 하는 견해도 있다. 이에 관하여는 甲斐(医事刑法への旅 I), 29頁, 28~36頁; 甲斐克則, "第六章 医事刑法," 548~552頁 참조.

(2) 의술적 적정성

의료행위는 의술적으로 적정하게 행하여져야 한다. 의료수준에 따라 의학적·일반적으로 승인된 의학적 준칙(lege artis)에 따라야 한다. 의료행위가 의학상 인정된 의료기술에 따르고 있다는 것을 의술적 적정성(medizinische Kunstgerechtigkeit, medical righteousness) 또는 의술적 타당성이라고 한다. 환자는 무엇보다도 의료기술의 안전성을 신뢰하고 병원에 가는 것이고, 신뢰할 수 있는 의료의 제공도 요구할 수 있는 것이다. 의료수준은 의료행위의 특수성을 감안하여 판단하기 때문에 의술의 적정성도 의료행위의 특수성으로부터 수정을 받을 수 있다. 의료행위는 환자의 생명·신체에 위험을 초래할 수 있는 행위이기 때문에 필요가 없으면 하지 말고, 위험이 작은 방법이 있으면 그것을 선택하라는 것이다. 이미 언급한 바와 같이, 전자가 의학적 적응성의 요청이라면 후자는 의술적 적정성 내지 의술적 타당성의 요구이다.

수준미달의 의료는 적정할 수 없다. 현재의 의료수준에 비추어 정당한 것이어야 한다. 아직 효과가 의문이고 의학상 일반적으로 승인되지 않은 방법으로 행하여진 경우에는 우연하게 치료의 효과가 발생하더라도 의술적으로 적정하다고 할 수 없다. 새로운 치료법은 일반적으로 승인되고 있지 않기 때문에 형식논리상 의학적 적정성이 존재하지 않는다. 그러나 이러한 엄격한 형식논리는 의학의 발전을 저해할 수 있다. 여기서 수준 이하의 치료법도 허용되어야 할 필요성이 생겨난다. 다만, 엄격한 요건이 필요하다. 바로 형사법상 허용된 위험(erlaubtes Risiko)의 법리가 그 근거가 될 수 있다. 이에 의하면 새로운 실험적 치료법은 보통의 의료에 있어서보다 더 높은 수준의 환자의 승낙은 물론 긴급피난에 준하는 긴급성과 보충성의 요건이 충족된 때에 한하여 허용될 수 있다. 긴급성이란 환자가 즉시 치료를 받지 않으면 생명이나 신체에 중대한 위험이 초래될 수 있는 위급한 상태를 말하고, 보충성이란 달리 치료수단이 없는 상태를 말한다. 확립되어 있지 않은 신규치료법을 의학적 근거와 적정절차 없이 행하는 것은 허용되지 않는다. 만약 의학적 근거를 가지고 적정절차를 거쳐 신규요법이 실시되어도 이는 인체실험 내지 임상시험의 범주의 행위이다. 전술한 바와 같이 의료법은 새로운 의료기술의 안전성과 유효성을 확보함으로써 국민의 생명과 신체를 보호하기 위하여 신의료기술평가제도를 도입하고 있다.[38)]

한편, 의료행위가 의학적 적응성을 가지고 의술적으로 적정하게 행하여졌는가

---

38) 대법원 2019.6.27. 선고 2016두34585 판결.

의 판단은 행위시(ex ante)가 기준이 된다. 따라서 행위시에 당시의 의료수준에 따른 의료행위를 하였다면 결과와는 무관하게 그 의료행위는 적법하다. 결과발생시 또는 재판시 등은 의료행위의 적정성판단의 기준시가 아니다. 의학적으로 일반적으로 승인되어 있는 방법을 따르는 한 그 의료행위는 면허가 없는 자의 행위라 하더라도 무면허의료행위에 대한 처벌을 별론으로 하면 의료행위 그 자체는 위법으로 되지 않는 반면 일반적으로 승인되어 있지 않은 방법에 의하는 경우에는 우연히 치료의 효과가 발생한 경우라 하더라도 그 행위는 위법을 면치 못한다.[39] 그러나 의술적 방법에 따르지 않은 시술행위는 의료행위라고 할 수 없다. 예컨대, 환자들에게 질병을 낫게 해 달라고 기도를 하게 한 다음, 환부나 다른 신체부위를 손으로 쓰다듬거나 만져 주는 방법으로 시술을 하였다면 이러한 행위는 사람의 생명, 신체나 공중보건위생에 무슨 위험을 초래할 개연성은 없는 것이므로, 이를 의료행위에 속하는 것으로 볼 수 없다.[40]

(3) 설명 후 환자의 동의

적법한 의료행위라고 하기 위하여는 의학적 적응성과 의술적 적정성을 가지는 외에 이른바 '설명 후 동의'(informierte Einwilligung, informed consent)가 필요하다. 환자의 승낙은 의료행위에 대한 법률적 승인요건이기 때문이다. 의료행위는 환자의 신체에 대하여 행하여지는 것이기 때문에 승낙하든가 거부하든가는 환자 자신이 결정하여야 한다(자기결정권). 따라서 의료행위는 환자의 동의를 얻어 행할 것을 요한다('설명후동의'의 원칙). 환자의 동의를 얻지 않거나 환자의 의사에 반한 의료행위는 환자의 자기결정권을 침해하는 것이기 때문에 소위 '전단적 의료행위'로서 위법하게 된다.

환자측의 동의가 실질적 의미를 가지기 위해서는 그 전제조건으로서 의사측의 환자측에 대한 충분한 설명이 전제되지 않으면 안 된다(의사의 설명의무). 다만, 사고 등에 의하여 의식불명으로 인하여 의사표시를 할 수 없는 경우와 유아, 정신병자 등과 같이 의사능력(판단능력)이 불완전한 경우에는 환자 본인의 승낙은 불가능하다. 여기서 환자의 대리인에 의한 동의가 필요하게 된다.

환자의 승낙이 법률적으로 유효하기 위해서는 환자의 승낙에 자발성과 진정성이 담보되어야 한다. 환자의 승낙의 진정성은 환자가 충분히 납득한 후의 '진의'(眞意)에 기한 승낙을 의미한다. 진의에 기한 승낙이란, 후술하는 바와 같이, 표의

39) 이상완(의료사범의 이론과 실태), 22쪽.
40) 대법원 1992.3.10. 선고 91도3340 판결.

자의 표시의사가 아니라 내심의 효과의사에 근거한 의사를 말한다. 그러나 환자는 의료에 대하여 문외한이다. 여기서 문외한인 환자에 대하여 의료에 전문가인 의료인의 설명이 요구된다. 따라서 환자의 동의를 유효하게 하기 위하여 의사의 설명의무가 전제되어야 한다. 대법원도 비록 의사의 적절한 판단에 의한 의료행위라 하여도 환자의 승낙이 있었을 때 비로소 그 위법성이 조각되는 것이라고 판시한 바 있다.[41)]

2. 허용요건을 결한 의료행위

의료행위가 정당화되기 위하여는 이미 언급한 바와 같이 3가지 허용요건을 모두 갖추어야 한다. 3가지 요건 중 어느 하나라도 갖추지 않은 의료행위는 위법성이 조각되지 않는다. 의학적 적응성을 결한 의료행위는 고의를 조각하지 않고, 의술적 적정성을 결한 의료행위는 수준미달의 의료행위로서 과실이 인정될 수 있을 뿐만 아니라, 특히 동의를 결한 의료행위는 전단적 의료행위로서 위법성이 인정되게 된다.

위법한 의료행위에 대하여는 민·형사상의 책임은 물론 행정상의 책임까지도 거론될 수 있다. 위법한 의료행위에 대한 민사상의 책임은 주로 채무불이행책임 내지 불법행위책임이 검토의 대상이 될 수 있다. 형사상의 책임으로는 사안에 따라 살인죄, 상해죄 내지 업무상 과실치사상죄, 감금죄, 강요죄 등이 문제될 수 있다. 또 행정상의 책임으로서 의사면허정지 등의 행정처분도 피할 수 없게 된다. 특히, 환자의 승낙을 얻지 않은 전단적 의료행위는 헌법상 보장되어 있는 기본적 인권에서 유래하는 환자의 자기결정권에 대한 침해로서 법적 제재의 대상이 되는 것은 당연하다. 침해의 중대성으로 볼 때 민법상의 손해배상책임에 그치지 않고, 형사처벌의 대상으로도 충분히 될 수 있다. 그러나 형사처벌의 필요성이 인정된다고 하여 환자의 승낙을 결하였다는 이유만으로 의학상 승인된 의료행위까지 상해죄로 처벌하는 것은 의사의 선의를 왜곡하는 것이 되고 죄형법정주의의 원칙에도 벗어나는 해석이라고 해야 한다. 따라서 현행법의 해석상 전단적 의료행위는 사람의 자유로운 의사결정에 대한 범죄이고, 특별구성요건을 신설하기 전에는 강요죄 또는 감금죄의 성립을 인정하는 데에 그칠 수밖에 없다고 해석된다.

---

41) 대법원 1997.7.22. 선고 96다37862 판결.

제 2 절 의료행위에 있어서의 면허제도

Ⅰ. 서 설

1. 면허제도의 의의

의료법은 "의료인이 아니면 누구든지 의료행위를 할 수 없으며 의료인도 면허된 것 이외의 의료행위를 할 수 없다"고 하여 의료인의 면허제도(免許制度)를 확립하고 있다(의료법 제27조 제1항 본문). 이러한 면허제도를 통하여 의료행위의 독점성(獨占性)이 보장되고 있다. 의료인이 아닌 자의 의료행위와 의료인이라 하더라도 그의 종별에 따르는 면허의 범위를 벗어난 의료행위는 무면허의료행위가 된다.

면허란 법령상의 용어로서 학문상의 용어인 허가와 그 법적 성질을 같이 한다.[42] 학문상으로는 면허라는 용어를 쓰지 않기 때문이다. 허가란 법령에 의한 일반적 상대적 금지를 특정한 경우에 해제하여 일정한 행위를 적법하게 할 수 있도록 자유를 회복시켜 주는 행정행위를 말한다. 허가는 하명행위로서 흔히 설권행위인 특허와 구별되어 사용된다. 예컨대, 자동차의 운전면허 · 의료인의 면허 · 주류제조의 면허 · 판매업의 면허 등은 그 성질이 허가에 속하고, 어업면허 · 공유수면매립면허 등은 그 성질이 설권행위로서의 특허에 해당되기 때문이다. 대체로 대인적 허가의 경우, 예컨대, 운전자 · 의료인 등의 경우에 법령상 면허라는 용어를 쓰는 경우가 많다. 그러나 반드시 구별해서 쓰이고 있는 것은 아니기 때문에 법령상 면허라고 하는 경우에는 그것이 허가의 성질을 가진 것인지 아니면 특허의 성질을 가진 것인지를 잘 판별할 필요가 있다. 허가는 반사적 이익에 불과하고 권리가 설정되는 것이 아닌 데 반하여, 특허는 권리를 설정해 주는 것으로서 양자는 완전히 그 효력을 달리하기 때문이다.

2. 면허제도의 취지

의료는 고도의 전문적 지식과 기술을 필요로 한다. 의학 지식을 가지지 않은 자가 의료를 행하면 사람의 생명, 건강이 위험하게 된다. 이러한 위험을 회피하고

---

42) 대법원 1998.3.10. 선고 97누4289 판결.

적정한 의료를 공급하는 제도의 확립은 국민에게 건강권을 보장하는 국가의 의무이다(의료법 제1조 참조). 이와 같은 정책적 이유로 의료인에 대한 면허제도가 확립되게 된 것이다.[43]

의료법은 의료인이 되는 자격에 대한 엄격한 요건을 규정하면서 의료행위를 의료인에게만 독점적으로 허용하고 일반인이 이를 하지 못하게 금지하여 의료인 아닌 사람이 의료행위를 함으로써 생길 수 있는 사람의 생명, 신체나 일반공중위생상의 위험을 방지하고 있다.[44] 의료가 국민보건에 미치는 영향이 지대함에 비추어 일정한 자격을 갖춘 의료인에게 의료를 독점시킴으로써 의료인의 자격이 없는 자가 의료행위를 함으로써 초래될 수 있는 국민의 건강과 보건에 대한 위해의 방지가 의료인에 대한 면허제도의 입법취지이다. 이미 본 바와 같이, 의료법은 의료행위를 할 수 있는 의료인이 되기 위한 자격취득요건 내지 면허취득요건을 엄격하게 규정하고 있다. 여기서 의료행위를 의학상의 기능과 지식을 갖춘 의료인이 행하지 아니하면 보건위생상 위해를 가져올 수 있는 일체의 행위라고 한다면 이러한 행위, 즉 의료행위를 할 수 있는 능력을 검증할 수 있는 기준이 바로 면허의 실질적 취득요건이 되어야 하는 것을 알 수 있다.

3. 무면허의료행위의 금지

(1) 무면허의료행위금지의 의의

무면허의료행위란 면허 없이 행하는 의료행위를 말한다. 이에는 ① 비의료인에 의한 의료행위와 ② 의료인에 의한 면허범위를 벗어난 의료행위가 포함된다. 의료법상 무면허의료행위의 금지규정은 비의료인이 의료행위를 한 경우 이를 규제하기 위한 것이나,[45] 의료인이더라도 각각의 직무범위를 넘어 다른 의료인의 직무범위 내의 의료행위를 행한 경우에도 동일하게 무면허의료행위로 규제하기 위한 규정이다. 면허자격이 정지되거나 취소된 자의 의료행위도 무면허의료행위에 해당된다. 의료인이 아닌 자의 의료행위를 전면적으로 금지한 것은 매우 중대한 헌법적 법익인 국민의 생명권과 건강권을 보호하고 국민의 보건에 관한 국가의 보호의무(헌법 제36조 제3항)를 이행하기 위한 조치로서, 이러한 중대한 공익이 국민의 기본권을 보

---

43) 헌법재판소 1996.10.31. 선고 94헌가7 결정.

44) 대법원 2009.5.14. 선고 2007도5531 판결; 대법원 1974.11.26. 선고 74도1114 판결.

45) 대법원 1984.12.26. 선고 84도2271 판결.

다 적게 침해하는 다른 방법으로는 효율적으로 실현될 수 없기 때문이다.[46)]

의료법은 의사, 치과의사, 한의사, 조산사 및 간호사를 의료인으로 규정하고 있다(의료법 제2조 제1항). 또 의료법은 의료인별로 면허된 의료행위의 범위와 관련하여 의사는 의료와 보건지도에, 치과의사는 치과의료 및 구강보건지도에, 한의사는 한방의료와 한방보건지도에, 조산사는 조산과 임산부 및 신생아에 대한 보건과 양호지도에 그리고 간호사는 ① 환자의 간호요구에 대한 관찰, 자료수집, 간호판단 및 요양을 위한 간호, ② 의사, 치과의사, 한의사의 지도하에 시행되는 진료의 보조, ③ 간호요구자에 대한 교육·상담 및 건강증진을 위한 활동의 기획과 수행 그밖의 대통령령으로 정하는 보건활동 및 ④ 간호조무사가 수행하는 위의 ①부터 ③까지의 업무보조에 대한 지도를 임무로 한다고 규정하고 있다(의료법 제2조 제2항). 그럼에도 불구하고 의료인에게 면허된 의료행위의 구체적인 내용과 범위가 무엇인지 해석상 논란이 계속 되고 있다. 이에 위반하여 무면허의료행위를 한 자에 대하여는 5년 이하의 징역이나 5천만원 이하의 벌금에 처한다(의료법 제87조 제2항 제2호). 한편, 의료인이 아닌 자로 하여금 의료행위를 하게 한 때에는 보건복지부장관은 1년의 범위에서 면허자격을 정지시킬 수 있다(의료법 제66조 제1항 제5호).

(2) 무면허의료행위금지의 취지

의료법이 무면허의료행위를 일률적이고 전면적으로 금지하고 이의 위반에 대하여 치료결과와 무관하게 형사처벌을 하는 취지는 국민의 생명권과 건강권을 보호하고 국민의 보건에 관한 국가의 보호의무를 이행하기 위한 조치라고 해석된다. 대법원도 "의료법이 정하고 있는 의료행위는 질병의 예방과 치료에 관한 행위로서 의학적 전문지식이 있는 자가 행하지 아니하면 사람의 생명, 신체나 공중위생에 위해가 발생할 우려가 있는 행위이고, 한 나라의 의료제도는 그 나라의 국민건강의 보호증진을 목적으로 하여 합목적적으로 체계화된 것이므로 국가로부터 의료에 관한 지식과 기술의 검증을 받은 사람으로 하여금 의료행위를 하게 하는 것이 가장 합리적이고 안전하며, 사람의 생명과 신체를 대상으로 하는 의료행위의 특성상 가사 어떤 시술방법에 의하여 어떤 질병을 상당수 고칠 수 있었다고 하더라도 국가에 의하여 확인되고 검증되지 아니한 의료행위는 항상 국민보건에 위해를 발생케 할 우려가 있으므로 전체 국민의 보건을 책임지고 있는 국가로서는 이

46) 헌법재판소 2005.3.31. 선고 2001헌바87 결정.

러한 위험발생을 미리 막기 위하여 이를 법적으로 규제할 수밖에 없다. 따라서 무면허 의료행위를 일률적, 전면적으로 금지하고 이를 위반한 경우에는 그 치료결과에 관계없이 형사처벌을 받게 하는 규제방법은 국민의 생명권과 건강권을 보호하고 국민의 보건에 관한 국가의 보호의무를 이행하기 위하여 적합한 조치로서, 이러한 기본권의 제한은 비례의 원칙에 부합한다"고 판시한 바 있다.[47]

(3) 무면허의료행위금지의 예외

1) 법령에 의한 행위

의료법은 무면허의료행위가 허용되는 경우를 명문으로 규정하고 있다. 이러한 경우에는 무면허의료행위죄가 법령에 의한 행위로서 정당행위에 해당되어 정당화된다고 할 수 있다(형법 제20조 참조).

의료법은 의료인이 아닌 자에게 의료행위를 예외적으로 허용하는 규정을 두고 있다. 즉, ① 외국의 의료인 면허를 가진 자로서 일정 기간 국내에 체류하는 자, ② 의과대학, 치과대학, 한의과대학, 의학전문대학원, 치의학전문대학원, 한의학전문대학원, 종합병원 또는 외국 의료원조기관의 의료봉사 또는 연구 및 시범사업을 위하여 의료행위를 하는 자 또는 ③ 의학·치과의학·한방의학 또는 간호학을 전공하는 학교의 학생은 보건복지부령으로 정하는 범위에서 의료행위를 할 수 있다(의료법 제27조 제1항 단서). 이의 세부적인 사항에 관하여는 보건복지부령인 의료법 시행규칙이 규정하고 있다(의료법 시행규칙 제18조, 제19조 참조). 다만, 간호조무사 자격시험에 응시하기 위하여 국·공립 간호조무사 양성소 또는 '학원의 설립·운영 및 과외교습에 관한 법률'의 규정에 의한 간호조무사 양성학원에서 학과교육을 받고 있거나 간호조무사 양성학원장 등의 위탁에 따라 의료기관에서 실습교육을 받고 있는 사람은 '의학·치과의학·한방의학 또는 간호학을 전공하는 학교의 학생'이라고 볼 수 없다.[48]

2) 사회상규에 위배되지 아니하는 행위

의료법이 명문으로 허용하는 경우 이외에도 해석에 의하여 무면허의료행위가 정당화되는 경우가 있다. 즉, 사회상규에 위배되지 아니하는 행위는 무면허의료행위에 해당한다고 하더라도 또한 정당행위(형법 제20조)로서 위법성을 조각한다고 해석되기 때문이다. 다만, 이에 관하여 자세한 검토는 '사회상규에 위배되지 아니하는

47) 헌법재판소 2013.2.28. 선고 2011헌바398 전원재판부 결정; 대법원 2021.4.29. 선고 2021도2319 판결.

48) 대법원 2005.12.9. 선고 2005도5652 판결.

의료행위'로 항목을 바꾸어 후술하기로 한다.

4. 무면허의료행위 교사행위의 금지

의료법은 "누구든지 의료인이 아닌 자에게 의료행위를 하게 하거나 의료인에게 면허 사항 외의 의료행위를 하게 하여서는 아니 된다"고 하여 무면허의료행위 교사금지의무에 대하여 명문으로 규정하고 있다(의료법 제27조 제5항).

전술한 바와 같이 2019년 4월 개정 의료법은 "의료인, 의료기관 개설자 및 종사자는 무자격자에게 의료행위를 하게 하거나 의료인에게 면허 사항 외의 의료행위를 하게 하여서는 아니 된다"고 하여 무면허의료행위 교사행위의 주체를 의료인, 의료기관 개설자 및 종사자로 한정하여 신분범으로 규정하고 있었다.[49] 그러나 2020년 12월 개정 의료법은 무면허의료행위 교사행위의 주체를 누구든지로 변경하여 비신분범으로 전환하여 규정하였다.[50] 신분범에서 비신분범으로 변경된 것이 커다란 특징이라고 할 수 있다.

이에 위반하여 사람의 생명 또는 신체에 중대한 위해를 발생하게 할 우려가 있는 수술, 수혈, 전신마취를 의료인 아닌 자에게 하게 하거나 의료인에게 면허 사항 외로 하게 한 경우 보건복지부장관은 의료인에 대하여 그 면허를 취소할 수 있고(의료법 제65조 제1항 제7호), 보건복지부장관 또는 시장 · 군수 · 구청장은 의료기관에 대하여 그 의료업을 1년의 범위에서 정지시키거나 개설 허가의 취소 또는 의료기관 폐쇄를 명할 수 있다(의료법 제64조 제1항 제2호). 또 의료인이 아닌 자에게 의료행위를 하게 하거나 의료인에게 면허 사항 외의 의료행위를 하게 한 자에 대하여는 5년 이하의 징역이나 5천만원 이하의 벌금에 처한다(의료법 제87조의2 제2항 제3호).

Ⅱ. 무면허의료행위의 유형

무면허의료행위, 다시 말해서 의료행위에 해당하는지의 여부와 의료행위임에는 다툼이 없으나 그 의료인에게 '면허된 범위'에 해당하는 의료행위인지의 문제에 대하여 판례를 중심으로 유형별로 살펴보기로 한다.

---

49) 의료법 2019.4.23. 일부개정 법률 제16375호 2019.4.23. 시행.

50) 의료법 2020.12.29. 일부개정 법률 제17787호 2021.6.30. 시행.

1. 행위자의 자격에 따른 무면허의료행위

(1) 의 사

의사는 의료법상 의료행위만을 할 수 있다(협의의 의료행위). 따라서 의사가 치과의사의 치과의료행위나 한의사의 한방의료행위를 하게 되면 면허의 범위를 넘는 의료행위로서 무면허의료행위가 된다. 이는 반대의 경우에도 마찬가지이다. 다만, 전문의가 자신의 전문과목이 아닌 다른 전문과목을 진료하는 경우는 무면허와는 별개의 문제가 된다.

의사의 무면허의료행위에 관한 판례의 구체적 내용은 다음과 같다. 즉,

> ① 의사가 한방의서에서 혈액순환 등 약재로 보고 있는 소목의 성분분석과 분석된 성분의 인체나 병원에 대한 기능에 관하여는 연구결과를 얻은 바 없이, 이를 끓여 거기에다가 감맥대조탕과립을 섞어 이 사건 "코디아"를 예비 조제하여 두고 당뇨병 환자가 찾아오면 임상검사를 하고 나서 아울러 한방의 소위 팔상의학(八象醫學)에 따라 환자체질을 진단하여 위 "코디아"를 투약하였다면 위 체질진단과 "코디아"의 조제 및 투약행위는 한방의료 행위에 해당한다고 할 것이고 의사가 한의사의 면허없이 한방의료행위를 한 것은 면허된 이외의 의료행위를 한 것으로서 의료법 제25조 제1항에 저촉된다고 볼 것이다.[51] ② 한방 의료행위란 '우리 선조들로부터 전통적으로 내려오는 한의학을 기초로 한 질병의 예방이나 치료행위'로서 의료법 관련 규정에 따라 한의사만이 할 수 있고, 이에 속하는 침술행위는 '침을 이용하여 질병을 예방, 완화, 치료하는 한방 의료행위'로서, 의사가 위와 같은 침술행위를 하는 것은 면허된 것 이외의 의료행위를 한 경우에 해당한다.[52]

(2) 한의사

1) 이원적 의료체계의 취지

우리나라에서는 한의학도 정통의학으로서 제도화되어 있기 때문에 우리나라의 의료는 전통의학과 서양의학으로 이원화되어 있다는 점이 가장 큰 특징이라고 할 수 있다. 의사와 한의사가 동등한 수준의 자격을 갖추고 면허를 받아 각자 면허된 것 이외의 의료행위를 할 수 없도록 하는 이원적 의료체계를 규정한 것은 한의학이 서양의학과 나란히 독자적으로 발전할 수 있도록 함으로써 국민으로 하여

---

51) 대법원 1989.12.26. 선고 87도840 판결.
52) 대법원 2014.9.4. 선고 2013도7572 판결.

금 서양의학뿐만 아니라 한의학이 이루고 발전시켜 나아가는 의료혜택을 누릴 수 있도록 하는 한편, 의사와 한의사가 각자의 영역에서 체계적인 교육을 받고 국가로부터 관련 의료에 관한 전문지식과 기술을 검증받은 범위를 벗어난 의료행위를 할 경우 사람의 생명, 신체나 일반 공중위생에 발생할 수 있는 위험을 방지하기 위한 것이라고 할 수 있다.[53)]

2) 한의사와 한방의료행위

한의사는 의료법상 한방의료행위 이외의 의료행위를 할 수 없다. 따라서 한의사가 의사의 의료행위(협의의 의료행위)나 치과의사의 치과의료행위를 하게 되면 면허의 범위를 넘는 의료행위로서 무면허의료행위가 된다. 한방의료행위는 사회통념상 우리의 옛 선조로부터 전통적으로 내려오는 한의학을 기초로 한 질병의 예방이나 치료행위 및 그 밖에 의료인이 행하지 아니하면 보건위생상 위해가 생길 우려가 있는 행위를 하는 것을 의미한다.[54)] 다만, 구체적인 행위가 한방의료행위에 해당하는지 여부를 판단할 때에는 의료관계법령에서 '의료행위'나 '한방의료행위'에 관한 적극적인 정의규정을 두고 있지 않은 이상, 구체적 사안에 따라 의료법의 목적, 구체적인 의료행위에 관련된 관계 규정, 구체적인 의료행위의 목적, 태양 등을 감안하여 사회통념에 비추어 판단하여야 하는 것으로, 어떠한 진료행위가 의사만이 할 수 있는 의료행위에 해당하는지 아니면 한의사만이 할 수 있는 한방의료행위에 해당하는지 여부는 결국 해당 진료행위가 학문적 원리를 어디에 두고 있는가에 따라 판단하여야 한다.[55)]

3) 한의사와 의료기기의 사용

한의사에 의한 의료기구의 사용가부에 대한 견해는 일치하지 않고 있다.[56)] 긍정론은 의사와 한의사의 구분은 치료법에 있어서 양방에 의한 것이냐 한방에 의한 것이냐에 따른 것이지 치료 이전의 진료에 있어서는 어떤 방법에 의하든간에 정확하게 병을 진단하기만 하면 되는 것이기 때문에 한의사가 X-Ray 등 양방의 의료기구를 사용하더라도 면허된 이외의 의료행위로 볼 수 없다고 주장한다. 이에 반하여 부정론은 진찰도 의료행위이며 한방의료는 경험과학이므로 진맥 또는 찰색(察色) 등 손으로 만지고 눈으로 보는 그 이외의 행위는 전통적인 한방의 진료

53) 대법원 2014.1.16. 선고 2011도16649 판결.
54) 헌법재판소 1996.12.26. 선고 93헌바65 결정; 헌법재판소 2003.2.27. 선고 2002헌바23 결정.
55) 서울행정법원 2008.10.10. 선고 2008구합11945 판결.
56) 이상완(의료사범의 이론과 실태), 54쪽 참조.

방법이 아니기 때문에 한의의 영역을 벗어난 것이며 따라서 위의 경우는 면허된 이외의 의료행위로 봄이 상당하다고 주장한다. 그러나 이는 후술하는 바와 같이 어떠한 학문적 원리에 의하여 사용하고 있는지, 즉 의학인지 아니면 한의학인지에 따라 판단할 문제라고 하겠다.

한의사의 무면허의료행위를 긍정한 판례의 구체적 내용은 다음과 같다. 즉,

> ① 현행 의료법상 한의사의 의료행위(한방의료행위)에는 당연히 침술행위가 포함된다 할 것이므로, 면허 없이 침술행위를 하는 것은 의료법의 무면허 의료행위(한방의료행위)에 해당되고, 또한 자격기본법에 의한 민간자격을 취득하였다 하더라도 한방의료행위인 침술행위를 할 수 없다.[57] ② 의료법에 의하면 의료인이라도 면허된 이외의 의료행위를 할 수 없도록 규정하고 있으므로 한의사가 면허없이 환자에게 주사를 하였다면 사실상 의사의 자질을 갖고 있다거나 그 진료대금을 받지 않았다 하더라도 무면허의료행위의 성립에는 아무런 영향이 없다.[58] ③ 한의사가 진단용 방사선 발생장치를 사용하여 성장판 검사를 한 것은 '한방의료행위'에 포함된다고 보기 어려워 한의사의 면허 범위 외의 의료행위에 해당한다. 왜냐하면 우리나라 의료체계는 의료법상 의사는 의료행위, 한의사는 한방의료행위에 종사하도록 되어 있으며 면허도 그 범위에 한하여 주어지는 등 서양의학과 한의학으로 이원적으로 구분되어 있는 점, 해부학, 생물학 등 서양과학에 기초를 두고 인체의 특정부위의 증상을 실험적, 분석적으로 보는 서양의학과 달리 한의학은 인체를 하나의 소우주로 보고 신체의 기능을 종합적으로 바라보는 등 인체와 질병을 보는 관점도 달라 진단방법에 있어서도 차이가 있는 점, 이 사건 기기를 이용하여 성장판 검사를 한 것은 해부학적으로 뼈의 성장판의 상태를 확인하여 성장의 가능성이 있는지 여부를 진단하기 위한 것이어서 이에 관하여 한의학적 방법이 사용되었다고 보기 어려운 점, 의료법상 진단용 방사선 발생장치의 설치, 운영에 관한 규정은 의료기관에 대하여 그 위험에 따른 의무를 부과하기 위하여 규정한 것이지 한의사와 의사의 면허 범위에 관한 것을 규정한 것이 아니어서 이를 근거로 한의사가 진단용 방사선 발생장치를 사용하여 한 성장판 검사가 한방의료행위에 해당한다고 볼 수는 없는 점, 이 사건 기기가 위 규칙에 정한 진단용 방사선 발생장치로서 그 목적이 신체 내부의 모습을 촬영하여 그 모습을 확인함으로써 신체 내부의 이상증후를 판단하기 위하여 개발된 것으로 이론적으로 서양의학적 기초에 둔 기기임에는 변함이 없는 점, 한의학의 발전을 위하여 현대 서양과학적인 이론에 바탕을 둔 의료기기를 사용한 한의학적 진단 및 치료방법

57) 대법원 2003.5.13. 선고 2003도939 판결.
58) 대법원 1987.12.8. 선고 87도2108 판결.

의 개발이 요구되고 있으나, 한의사와 의사의 면허범위를 구별하여 서로 업무영역을 구분하고 있는 이원적인 의료관계법을 취하고 있는 우리나라의 입법태도를 고려하면, 이러한 한의학과 의학의 상호교차 문제는 한의사와 의사 등 이해관계자들이 상호 이해관계를 조정하여 국민적인 합의를 통한 입법적으로 해결하여야 할 문제인 점 등 의료관계법령의 규정 및 목적, 원고가 진단용 방사선 발생장치를 이용하여 한 성장판 검사 방법 및 그 내용, 한의학의 이론적 기초 및 한의학적 진단방법 등 제반 사정에 비추어 볼 때, 이 사건 한의원에서 진단용 방사선 발생장치인 이 사건 기기를 이용하여 환자들에 대하여 성장판 검사를 한 것은 '한방의료행위'에 포함된다고 보기 어렵기 때문이다. 따라서 한의사가 이 사건 기기를 사용하여 성장판검사를 한 것은 한의사의 면허 범위 이외의 의료행위를 한 때에 해당한다고 한다.[59] ④ 우리나라 의료체계는 서양의학과 한의학으로 이원적으로 구분되어 있고, 의료법상 의사는 의료행위, 한의사는 한방의료행위에 종사하도록 되어 있으며 면허도 그 범위에 한하여 주어지는 점, 전산화단층촬영장치(Computed Tomography, 이하 'CT기기'라 한다)와 관련된 규정들은 한의사가 CT기기를 이용하거나 한방병원에 CT기기를 설치하는 것을 예정하고 있지 않은 점, 의학과 한의학은 그 원리 및 기초가 다르고, 해부학에 기초를 두고 인체를 분석적으로 보는 서양의학과 달리 한의학은 인체를 하나의 소우주로 보고 종합적으로 바라보는 등 인체와 질병을 보는 관점도 달라 진찰방법에 있어서도 차이가 있는 점 등에 비추어, 한의사가 방사선사로 하여금 CT기기로 촬영하게 하고 이를 이용하여 방사선진단행위를 한 것은 '한방의료행위'에 포함된다고 보기 어렵다는 이유로 의료법에서 정한 '면허된 이외의 의료행위'를 한 경우에 해당한다.[60]

(3) 치과의사

치과의사도 의료법상 치과의료행위 이외의 의료행위를 할 수 없음은 당연하다. 따라서 치과의사가 의사의 의료행위(협의의 의료행위)나 한의사의 한방의료행위를 하게 되면 면허의 범위를 벗어나는 의료행위로서 무면허의료행위가 된다. 미용성형수술에 관하여 이는 의료의 기초적이고 초보적인 행위이기 때문에 의사든지 치과의사든지 메스를 넣고 치료할 수 있는 자격과 기술을 가진 사람이라면 누구나 할 수 있는 행위라고 보면서(이 판례는 이를 의료행위에 준하는 행위라고 보고 있다) 치과의사의 곰보수술, 쌍눈껍풀, 콧날세우기등 미용성형수술은 면허 외의 의료행

59) 서울행정법원 2008.10.10. 선고 2008구합11945 판결.

60) 서울고등법원 2006.6.30. 선고 2005누1758 판결. 이 판례는 '의료행위와 한방의료행위의 구별'과 '의사와 한의사의 업무영역의 구분'에 대하여도 설시하고 있다.

위에 해당되지 아니한다고 한 판례가 있다.[61)]

그러나 이 판결은 “코높이기 수술인 미용성형수술이 의료기술의 시행방법으로 행하여지고 또 코의 절개과정이나 연골의 삽입봉합과정에서 미균이 침입할 위험성을 내포하고 있는 것이어서 이러한 코높이기 수술의 방법 및 행위의 태양을 함께 감안하면 코높이기 성형수술행위도 질병의 치료행위의 범주에 넣어 의료행위가 되는 것으로 해석함이 타당하다”라고 판시한 전원합의체 판결에 의하여 폐기된 바 있다.[62)]

한편 아래에서 소개하는 바와 같이 치과의사에 의한 보톡스 주사가 무면허의료행위에 해당하지 않는다는 판례가 있었다.[63)]

치과의사의 무면허의료행위를 긍정한 판례의 구체적 내용은 다음과 같다. 즉,

> 치과의사가 환자의 대량유치를 위해 치과기공사들에게 내원환자들에게 진료행위를 하도록 지시하여 치과기공사들이 각 단독으로 진료행위를 하였다면 무면허의료행위의 교사범에 해당한다.[64)]

치과의사의 무면허의료행위를 부정한 판례의 구체적 내용은 다음과 같다. 즉,

> 치과의사가 보톡스 시술법을 이용하여 환자의 눈가와 미간의 주름 치료를 함으로써 면허된 것 이외의 의료행위를 하였다고 하여 의료법 위반으로 기소된 사안에서, 의료법 등 관련 법령이 구강악안면외과를 치과 영역으로 인정하고 치과의사 국가시험과목으로 규정하고 있는데, 구강악안면외과의 진료영역에 문언적 의미나 사회통념상 치과 의료행위로 여겨지는 ‘치아와 구강, 턱뼈 그리고 턱뼈를 둘러싼 안면부’에 대한 치료는 물론 정형외과나 성형외과의 영역과 중첩되는 안면부 골절상 치료나 악교정수술 등도 포함되고, 여기에 관련 규정의 개정 연혁과 관련 학회의 설립 경위, 국민건강보험공단의 요양급여 지급 결과 등을 더하여 보면 치아, 구강 그리고 턱과 관련되지 아니한 안면부에 대한 의료행위라 하여 모두 치과 의료행위의 대상에서 배제된다고 보기 어려운 점, 의학과 치의학은 의료행위의 기초가 되는 학문적 원리가 다르지 아니하고, 각각의 대학 교육과정 및 수련과정도 공통되는 부분이 적지 않게 존재하며, 대부분의 치과대학이나 치의학전문대학원에서 보톡스 시술에 대하여 교육하고 있고, 치과 의료 현장에서 보톡스 시술이 활용되고 있으며, 시술 부위가 안면

---

61) 서울고등법원 1971.12.27. 선고 70노1014 제1형사부 판결.
62) 대법원 1974.11.26. 선고 74도1114 전원합의체 판결.
63) 대법원 2016.7.21. 선고 2013도850 전원합의체 판결.
64) 대법원 1986.7.8. 선고 86도749 판결.

부라도 치과대학이나 치의학전문대학원에서는 치아, 혀, 턱뼈, 침샘, 안면의 상당 부분을 형성하는 저작근육과 이에 관련된 주위 조직 등 악안면에 대한 진단 및 처치에 관하여 중점적으로 교육하고 있으므로, 보톡스 시술이 의사만의 업무영역에 전속하는 것이라고 단정할 수 없는 점 등을 종합하면, 환자의 안면부인 눈가와 미간에 보톡스를 시술한 피고인의 행위가 치과의사에게 면허된 것 이외의 의료행위라고 볼 수 없고, 시술이 미용 목적이라 하여 달리 볼 것은 아니다.[65]

(4) 조산사

조산사도 의료법에서 정한 의료인이기는 하나 조산사는 의료행위 중 조산과 임산부 및 신생아에 대한 보건과 양호지도에 종사함을 그 임무로 한다(의료법 제2조 제2항 제4호). 조산에 관하여는 그 범위가 법률로 정하여져 있지 않아 문제가 있지만, 조산사란 간호사가 1년간의 조산수습과정을 추가하여 면허를 취득한다는 점을 감안한다면 간호사의 업무범위를 크게 벗어나지는 않을 것으로 추정된다.[66]

조산(助産)이란 임부가 정상분만하는 경우에 안전하게 분만할 수 있도록 도와주는 것을 의미한다.[67] 정상분만이란 정상적인 기간이 지난 후에 자연적으로 해산되는 분만을 말하고 낙태나 제왕절개수술이 포함되지 않음은 당연하다. 정상적인 기간이 지났더라도 주사를 놓는 등 자극적인 방법으로 분만을 촉진시켜 낳게 하거나 태아의 위치가 전도된 상태로 나오는 경우 등도 포함되지 않는다고 해야 한다.[68] 다만, 조산사는 정상분만에 대한 조산과 임부 등에 대한 보건과 요양지도를 할 수 있기 때문에 그 범위내에서 혈압측정, 심음청진기, 골반계 등을 사용하는 것이 허용된다고 보아야 할 것이라고 지적되고 있다.[69] 이상분만으로 인하여 임부·해산부에게 이상증상이 생겼을 때 그 원인을 진단하고 이에 대처하는 조치(약물투여를 포함한다)를 강구하는 것은 그러한 의료행위를 임무로 하는 산부인과 의사 등 다른 의료인의 임무범위에 속하는 것으로서 조산사에게 면허된 의료행위인 '조산'에 포함되지 않는다. 따라서 조산사가 그와 같은 면허 범위 외의 의료행위를 하였다면, 그 행위가 지도의사의 구체적인 지시에 따른 것이었다거나 임부·해산부 등에 대

65) 대법원 2016.7.21. 선고 2013도850 전원합의체 판결.

66) 이용우, "무면허의료행위에 대한 형사처벌상의 제문제," 516쪽.

67) 대법원 2007.9.6. 선고 2005도9670 판결; 대법원 1988.9.20. 선고 86도1694 판결.

68) 이상완(의료사범의 이론과 실태), 48쪽; 이용우, "무면허의료행위에 대한 형사처벌상의 제문제," 516쪽.

69) 이상완(의료사범의 이론과 실태), 49쪽.

한 응급처치가 절실함에도 지도의사와 연락을 할 수 없고 그 지시를 기다리거나 산부인과 의원으로 옮길 시간적 여유도 없어 조산사의 독자적인 판단에 의하여 응급처치를 할 수밖에 없었다는 등의 특별한 사정이 없는 한, 원칙적으로 무면허 의료행위에 해당한다.[70] 그러나 조산사의 무면허의료행위의 여부를 판단하는 경우에는 정상분만이 되는 줄 알고 시작하였다가 도중에 상태가 악화되는 경우 또는 가까운 곳에 의사가 없어 부득이 범위를 넘는 의료행위를 하지 않을 수 없는 경우 등의 상황이 고려되어야 한다고 해야 한다.[71]

조산사의 무면허의료행위에 관한 판례의 구체적 내용은 다음과 같다. 즉,

> ① 조산사가 자신이 근무하는 산부인과를 찾아온 환자들을 상대로 진찰·환부소독·처방전발행 등의 행위를 한 것은 진료의 보조행위가 아닌 진료행위 자체로서 의사의 지시가 있었다고 하더라도 무면허의료행위에 해당한다.[72] ② 조산사가 의료인이라 하더라도 조산과 임부·해산부·산욕부 및 신생아에 대한 보건과 양호지도에만 종사할 수 있을 뿐 질염치료나 임신중절수술 및 그 수술 후의 처치 등을 할 수는 없고 이는 의사만이 할 수 있는 의료행위에 속한다 할 것이다.[73] ③ 조산사가 산모의 분만과정 중 별다른 응급상황이 없음에도 독자적 판단으로 포도당 또는 옥시토신을 투여한 행위에 대하여, 조산원에서 산모의 분만을 돕거나 분만 후의 처치를 위하여 옥시토신과 포도당이 일반적으로 사용되고 있고, 위 약물들을 산모의 건강을 위해 투여하였다고 하더라도, 지도의사로부터 지시를 받지 못할 정도의 긴급상황을 인정할 수 없는 이상 정당한 응급의료행위라거나 사회상규에 반하지 않는 행위라고 볼 수 없고 무면허의료행위가 된다.[74] ④ 조산원이 조산소를 개설하여 할 수 있는 의료행위인 '조산'은 임부가 안전하게 분만할 수 있도록 도와주는 것을 뜻한다고 보아야 할 것이므로, 조산원이 임부의 분만을 도와주는 과정에서 임부의 질구를 열 바늘 봉합하여야 할 정도로 절개하고 신생아를 분만시키는 행위는 구급환자로서 긴급조치를 즉시 시행할 필요가 있다는 등의 특별한 사정이 없는 한, 조산원에게 면허된 '조산' 이외의 의료행위라고 보아야 한다.[75] ⑤ 조산사가 자신이 근무하는 산부인과를 찾아온 환자들을 상대로 진찰·환부소독·처방전발행 등의 행위를 한 것은 진료의 보조행위가 아닌 진료행위 자체로서 의사의 지시가 있었다고 하더라도 무면허의

70) 대법원 2007.9.6. 선고 2005도9670 판결.
71) 이용우, "무면허의료행위에 대한 형사처벌상의 제문제," 517쪽.
72) 대법원 2007.9.6. 선고 2006도2306 판결.
73) 대법원 1992.10.9. 선고 92도848 판결.
74) 대법원 2007.9.6. 선고 2005도9670 판결.
75) 대법원 1988.9.13. 선고 84도2316 판결.

료행위에 해당한다.[76] ⑥ 조산원은 정상분만하는 경우에 분만에 조력하는 행위와 임부·해산부·산욕부·신생아에 대한 보건과 양호지도만을 그 임무로 하는 것으로서 이상분만으로 인하여 해산부와 신생아에게 이상 현상이 생겼을 때에 그 원인을 진단하고 이에 대처하는 조치를 강구하는 것은 의료행위를 임무로 하는 산부인과의사 등 타종의료인의 임무범위에 속한다.[77]

(5) 간호사

간호사는 ① 환자의 간호요구에 대한 관찰, 자료수집, 간호판단 및 요양을 위한 간호, ② 의사, 치과의사, 한의사의 지도하에 시행되는 진료의 보조, ③ 간호요구자에 대한 교육·상담 및 건강증진을 위한 활동의 기획과 수행 그 밖의 대통령령으로 정하는 보건활동 및 ④ 간호조무사가 수행하는 위의 ①부터 ③까지의 업무보조에 대한 지도를 임무로 한다(의료법 제2조 제2항 제5호). 이 중에서 '요양을 위한 간호'는 의사의 지시 없이 독립하여 행하는 임무영역이다. 이에 반하여 '진료의 보조'는 의사의 지시를 정당한 임무의 요건으로 하고 있다. 또 간호사는 대통령령으로 정하는 보건활동을 그 임무로 한다(의료법 제2조 제2항 제5호). 의료행위를 경우에 따라서는 진료의 보조업무로서 간호사가 보조할 수 있는 것을 상대적 의료행위라고 하고, 의사가 아니면 행할 수 없는 것을 절대적 의료행위로 구별하여 부르기도 한다는 것에 대하여는 이미 살펴본 바 있다.[78] 또 의사는 옆에서 지시만 하고 실제 행위는 간호사가 한다든가 또는 의사는 전화상으로 설명만 하고 간호사로 하여금 진료를 하게 한다든가 하면 이는 진료의 보조가 아니라 진료행위 그 자체로서[79] 무면허의료행위가 된다는 점에 대하여도 이미 살펴본 바 있다.[80] 이러한 의미에서 간호사이면서 진료보조인력(PA, Physician Assistant)으로서 단독으로 행하는 의료행위는 간호사의 면허범위를 넘는 무면허의료행위가 된다고 해석할 수 있다. 한편 진료보조인력에 의한 무면허의료행위의 문제는 음성화된 불법을 계속 묵인하든가 아니면 입법을 통하여 양성화하든가 양자 중에서 하나를 선택해야 하는 지점을 이미 지나친 것으로 보인다.

간호사의 무면허의료행위에 관한 판례의 구체적 내용은 다음과 같다. 즉,

---

76) 대법원 2007.9.6. 선고 2006도2306 판결.
77) 대법원 1988.9.20. 선고 86도1694 판결.
78) 대법원 2010.3.25. 선고 2008도590 판결; 대법원 2007.9.6. 선고 2006도2306 판결.
79) 이용우, "무면허의료행위에 대한 형사처벌상의 제문제," 518쪽.
80) 이상완(의료사범의 이론과 실태), 50쪽; 이용우, "무면허의료행위에 대한 형사처벌상의 제문제," 518쪽.

① 의사가 간호사에게 진료의 보조행위를 하도록 지시하거나 위임할 수는 있으나, 의사만이 할 수 있는 진료행위 자체를 하도록 지시하거나 위임하는 것은 허용될 수 없으므로, 간호사가 의사의 지시나 위임을 받고 그와 같은 행위를 하였다고 하더라도 이는 무면허의료행위에 해당한다.[81] ② 간호보조원이 치과의사의 지시를 받아 치과환자에게 그 환부의 엑스레이를 촬영하여 이를 판독하는 등 조진을 하고 발치, 주사, 투약등 독자적으로 진료행위를 하였다면 이는 의료행위에 해당한다.[82] ③ 자궁질도말세포병리검사를 위한 검체 채취는 질경으로 여자의 질을 열어 자궁경부 내부에 브러쉬를 넣고 돌려 분비물을 채취하는 것으로 의학적 전문지식이 있는 의료인이 행하지 아니하면 사람의 생명, 신체나 공중위생에 위해를 발생시킬 우려가 있고, 의료법상 간호사가 할 수 있는 요양상의 간호, 진료의 보조, 보건활동의 범위를 넘어 의사가 행하여야 할 의료행위에 해당한다. 의료법인 이사장이 간호사들로 하여금 병원 검진센터에서 의사의 현장감독 없이 단독으로 자궁질도말세포병리검사를 위한 검체 채취를 하게 한 사안에서, 무면허 의료행위를 하도록 교사한 행위에 해당한다고 하였다.[83] ④ 의료법이 '의사는 의료와 보건지도에 종사함을 임무로 한다'라고 하고, '간호사는 요양상의 간호 또는 진료의 보조 및 대통령령이 정하는 보건활동에 종사함을 임무로 한다'라고 규정하고 있는 점에 비추어 보면, 의사가 간호사에게 진료의 보조행위를 하도록 지시하거나 위임할 수는 있으나, 고도의 지식과 기술을 요하여 반드시 의사만이 할 수 있는 의료행위 자체를 하도록 지시하거나 위임하는 것은 허용될 수 없으므로, 간호사가 의사의 지시나 위임을 받고 그와 같은 행위를 하였다고 하더라도 이는 의료법상 무면허 의료행위에 해당한다. 마취전문 간호사가 의사의 구체적 지시 없이 독자적으로 마취약제와 사용량을 결정하여 피해자에게 척수마취시술을 한 경우 의료법상의 무면허 의료행위에 해당한다.[84] ⑤ 고용된 간호사들로 하여금 보험가입자들의 주거에 방문하여 의사의 지도·감독 없이 문진, 신체계측, 채뇨, 채혈 등을 하게 한 뒤 이를 바탕으로 건강검진결과서를 작성하여 보험회사에 통보하는 등 업무를 하고 대가를 받는 등 의료행위를 하였다고 하여 구 '보건범죄 단속에 관한 특별조치법'(2011. 4. 12. 법률 제10579호로 개정되기 전의 것. 이하 '구 보건범죄단속법'이라고 한다) 위반으로 기소된 사안에서, 위 건강검진은 피검진자의 신체부위의 이상 유무 내지 건강상태를 의학적으로 확인·판단하기 위하여 행하여지는 것으로서 이를 통하여 질병의 예방 및 조기발견이 가능할 뿐만 아니라 의학적 전문지식을 기초로 하는 경험과 기능을 가진 의사가 행

81) 대법원 2007.9.6. 선고 2006도2306 판결.
82) 대법원 1986.7.8. 선고 86도749 판결.
83) 대법원 2007.7.26. 선고 2005도5579 판결.
84) 대법원 2010.3.25. 선고 2008도590 판결.

하지 아니하여 결과에 오류가 발생할 경우 이를 신뢰한 피검진자의 보건위생상 위해가 생길 우려가 있으므로 의료행위에 해당하고, 비록 위 건강검진이 보험회사가 피검진자와 보험계약을 체결할지 여부를 결정하기 위한 것이라 하더라도 위와 같은 의료행위로서 성질과 기능이 상실되는 것은 아니므로, 피고인들이 계속적·반복적으로 건강검진을 실시한 행위는 영리를 목적으로 구 의료법(2009. 1. 30. 법률 제9386호 개정되기 전의 것) 제27조 제1항에서 금지하는 무면허의료행위를 업으로 한 것으로서 구 보건범죄단속법 제5조 위반에 해당한다는 이유로, 이와 달리 보아 무죄를 인정한 원심판결에 의료행위 등에 관한 법리오해의 위법이 있다고 한 바 있다.[85] ⑥ 의사가 간호사로 하여금 의료행위에 관여하게 하는 경우에도 그 의료행위는 의사의 책임 아래 이루어지는 것이고 간호사는 그 보조자에 불과하다.[86] 간호사가 '진료의 보조'를 하는 경우 모든 행위 하나하나마다 항상 의사가 현장에 입회하여 일일이 지도·감독하여야 한다고 할 수는 없고, 경우에 따라서는 의사가 진료의 보조행위 현장에 입회할 필요 없이 일반적인 지도·감독을 하는 것으로 충분한 경우도 있을 수 있으나,[87] 이는 어디까지나 의사가 그의 주도로 의료행위를 실시하면서 그 의료행위의 성질과 위험성 등을 고려하여 그 중 일부를 간호사로 하여금 보조하도록 지시 내지 위임할 수 있다는 것을 의미하는 것에 그친다. 이와 달리 의사가 간호사에게 의료행위의 실시를 개별적으로 지시하거나 위임한 적이 없음에도 간호사가 그의 주도 아래 전반적인 의료행위의 실시 여부를 결정하고 간호사에 의한 의료행위의 실시과정에도 의사가 지시·관여하지 아니한 경우라면, 이는 구 의료법 제27조 제1항이 금지하는 무면허의료행위에 해당한다고 볼 것이다. 그리고 의사가 이러한 방식으로 의료행위가 실시되는 데 간호사와 함께 공모하여 그 공동의사에 의한 기능적 행위지배가 있었다면, 의사도 무면허의료행위의 공동정범으로서의 죄책을 진다.[88] ⑦ 의사가 간호사로 하여금 의료행위에 관여하게 하는 경우에도 그 의료행위는 의사의 책임 아래 이루어지는 것이고 간호사는 그 보조자에 불과하다. 간호사가 '진료의 보조'를 하는 경우 행위 하나하나마다 항상 의사가 현장에 참여하여 지도·감독하여야 하는 것은 아니고, 경우에 따라서는 의사가 진료의 보조행위 현장에 참여할 필요 없이 일반적인 지도·감독을 하는 것으로 충분한 경우도 있으나, 이는 어디까지나 의사가 주도하여 의료행위를 실시하면서 그 의료행위의 성질과 위험성 등을 고려하여 그 중 일부를 간호사로 하여금 보조하도록 지시 또는 위임할 수 있다는 것을 의미하는 것에 그친다. 이와 달리 의사가 간호사에게 의료행위의 실시를 개별적으로 지시하거나 위임한 적이 없음에도 간호사가 주

85) 대법원 2012.5.10. 선고 2010도5964 판결.
86) 대법원 1998.2.27. 선고 97도2812 판결 등 참조.
87) 대법원 2006.8.24. 선고 2005도8360 판결; 대법원 2003.8.19. 선고 2001도3667 판결 등 참조.
88) 대법원 2012.5.10. 선고 2010도5964 판결.

도하여 전반적인 의료행위의 실시 여부를 결정하고 간호사에 의한 의료행위의 실시 과정에 의사가 지시·관여하지 아니한 경우라면, 이는 의료법 제27조 제1항이 금지하는 무면허의료행위에 해당한다고 보아야 한다. 그리고 의사가 이러한 방식으로 의료행위가 실시되는 데 간호사와 함께 공모하여 그 공동의사에 의한 기능적 행위지배가 있었다면, 의사도 무면허의료행위의 공동정범으로서의 죄책을 진다.[89]

(6) 간호조무사

간호조무사는 이미 언급한 바와 같이 간호사에 대한 보조업무와 의사·치과의사·한의사에 대한 보조업무를 수행한다. 전자의 간호사에 대한 보조업무란 간호업무 중에서 간호조무사가 수행하는 간호업무의 보조에 대한 지도를 제외한 나머지 간호업무를 말한다. 즉, ① 환자의 간호요구에 대한 관찰, 자료수집, 간호판단 및 요양을 위한 간호, ② 의사, 치과의사, 한의사의 지도하에 시행되는 진료의 보조 및 ③ 간호요구자에 대한 교육·상담 및 건강증진을 위한 활동의 기획과 수행 그 밖의 대통령령으로 정하는 보건활동을 말한다(의료법 제80조의2 제1항). 후자의 의사·치과의사·한의사에 대한 보조업무란 의원급 의료기관에서 간호조무사가 의사, 치과의사 또는 한의사의 지도하에 수행하는 환자의 요양을 위한 간호와 진료의 보조를 말한다(의료법 제80조의2 제2항). 진료의 보조는 어디까지나 의사가 주체가 되어 진료행위를 함에 있어서 그의 지시에 따라 종속적인 지위에서 조력하는 것을 가리키므로, 의사가 환자를 전혀 진찰하지 않은 상태에서 간호조무사가 단독으로 진료행위를 하는 것은 진료보조행위에 해당한다고 볼 수 없다.[90] 한편, 의사가 입원환자의 진료기록지에 의약품의 종류와 용량을 적어 처방을 하면 간호조무사들이 위 의사의 특별한 지시나 감독 없이 진료기록지의 내용에 따라 약을 꺼내어 배합·밀봉하는 등의 행위를 한 경우 의사가 의약품을 직접 조제한 것으로 볼 수 없다.[91]

간호조무사의 무면허의료행위에 관한 판례의 구체적 내용은 다음과 같다. 즉,

① 의사 갑이 자신이 운영하는 병원에 없는 상태에서 전화로 간호조무사 을에게 지시하여 병 등 3명에게 처방전을 발행하도록 지시함에 따라 을이 처방전을 발행한 사실로 구 의료법 제17조 제1항 위반죄가 인정되어 벌금 200만 원의 선고유예 판결을 받고 확정되었는데, 보건복지부장관이 갑에게 '위 위반행위가 의료인이 아닌 간호

89) 대법원 2014.9.4. 선고 2012도16119 판결; 대법원 2012.5.10. 선고 2010도5964 판결 등 참조.
90) 대법원 2011.7.14. 선고 2010도1444 판결.
91) 대법원 2007.10.25. 선고 2006도4418 판결.

조무사 을에게 의료행위를 하게 한 것이어서 구 의료법 제27조 제1항 위반에 해당한다'는 등의 사유를 들어 의사면허 자격정지 2개월 10일을 명하는 처분을 한 사안에서, 의사가 처방전의 내용을 결정하여 작성·교부를 지시한 이상, 그러한 의사의 지시에 따라 간호사나 간호조무사가 환자에게 처방전을 작성·교부하는 행위가 구 의료법 제27조 제1항이 금지하는 무면허의료행위에 해당한다고 볼 수는 없다.[92] ② 의사가 속눈썹이식시술을 하면서 간호조무사로 하여금 피시술자의 후두부에서 채취한 모낭을 속눈썹 시술용 바늘에 일정한 각도로 끼우고 바늘을 뽑아낸 뒤 이식된 모발이 위쪽을 향하도록 모발의 방향을 수정하도록 한 행위나, 모발이식시술을 하면서 간호조무사로 하여금 식모기를 피시술자의 머리부위 진피층까지 찔러 넣는 방법으로 수여부에 모낭을 삽입하도록 한 행위가 진료보조행위의 범위를 벗어나 의료행위에 해당한다.[93] ③ 간호보조원이 치과의사의 지시를 받아 치과환자에게 그 환부의 엑스레이를 촬영하여 이를 판독하는등 초진을 하고 발치, 주사, 투약등 독자적으로 진료행위를 하였다면 이는 의료법상의 의료행위에 해당한다.[94] ④ 진료부는 환자의 계속적인 진료에 참고로 공하여지는 진료상황부이므로 간호보조원의 무면허 진료행위가 있은 후에 이를 의사가 진료부에다 기재하는 행위는 정범의 실행행위종료 후의 단순한 사후행위에 불과하다고 볼 수 없고 무면허 의료행위의 방조에 해당한다.[95]

(7) 의료기사 등

의료행위는 의료인만이 할 수 있음을 원칙으로 한다. 따라서 의료기사 등은 스스로 의료행위를 할 수 없다. 다만, 의료기사 등은 의료기사업무만을 독점하고 있을 뿐이다. 따라서 의료기사 등은 그에게 허용된 의료기사업무를 제외한 일체의 의료행위는 허용되지 않는다. 의사가 아니면 의료행위를 할 수 없고, 간호사가 아니면 진료의 보조를 할 수 없으며, 의료기사가 아니면 의료기사업무를 할 수 없다.[96]

의료기사법이 의료기사제도를 두고 그들에게 한정된 범위 내에서 의료행위 중의 일부를 할 수 있도록 허용한 것은, 의료인만이 할 수 있도록 제한한 의료행위 중에서, 그 행위로 인하여 사람의 생명이나 신체 또는 공중위생에 위해를 발생시킬 우려가 적은 특정 부분에 관하여 인체에 가해지는 그 특정 분야의 의료행위가

92) 대법원 2020.1.9. 선고 2019두50014 판결.
93) 대법원 2007.6.28. 선고 2005도8317 판결.
94) 대법원 1986.7.8. 선고 86도749 판결.
95) 대법원 1982.4.27. 선고 82도122 판결.
96) 대법원 2003.9.5. 선고 2003도2903 판결 참조.

가져올 수 있는 위험성 등에 대하여 지식과 경험을 획득하여 그 분야의 의료행위로 인한 인체의 반응을 확인하고 이상 유무를 판단하며 상황에 대처할 수 있는 능력을 가졌다고 인정되는 자에게 면허를 부여하고, 그들로 하여금 그 특정 분야의 의료행위를 의사의 지도하에서 제한적으로 행할 수 있도록 허용한 것이라고 보아야 한다.[97]

의료기사 등의 무면허의료행위를 긍정한 판례의 구체적 내용은 다음과 같다. 즉,

> ① 의사가 통증 부위만을 기재한 쪽지만 보내 주면 물리치료사가 자신의 판단으로 동통점을 찾아내서 그 동통점에 약 6cm 가량의 침 4개를 0.5cm 깊이로 꽂는 행위는 물리치료사의 업무 범위를 벗어난 의료행위이다.[98] ② 의료기사는 의료기사법에 의하여 의사 또는 치과의사의 지시 및 감독하에서 진료 또는 의화학검사에 종사할 수 있을 뿐이므로 비록 임상병리사의 면허를 가진 의료기사라 하더라도 의사의 면허나 지시 및 감독이 없이 의료행위를 한 이상 의료법상의 무면허의료행위로 다스렸음은 정당하다.[99] 그러나 이 판결에 대하여는 마치 의사의 지시 감독을 받으면 의료기사도 의료행위를 할 수 있는 듯이 설시하였음은 잘못이라는 비판이 있다.[100] ③ 치과의사가 환자의 대량유치를 위해 치과기공사들에게 내원환자들에게 진료행위를 하도록 지시하여 치과기공사등이 치과의사의 지시를 받아 치과환자에게 그 환부의 엑스레이를 촬영하여 이를 판독하는등 초진을 하고 발치, 주사, 투약 등 독자적으로 하였다면 무면허의료행위의 교사범에 해당한다.[101] ④ 치과의사 피고인 갑과 치과위생사 피고인 을이 공모하여, 환자의 충치에 대한 복합레진 충전 치료 과정에서 의료인 아닌 피고인 을이 의료행위인 에칭과 본딩 시술을 함으로써 의료법을 위반하였다는 내용으로 기소된 사안에서, 제반 사정을 종합하면, 충치예방을 위해 시술되는 치면열구전색술(이른바 '실런트') 과정에서 이루어지는 에칭과 본딩 시술과 달리, 충치 치료 과정에서 이루어지는 에칭과 본딩 시술은 의료기사 등에 관한 법률 및 같은 법 시행령이 허용하고 있는 치과위생사의 업무 범위와 한계를 벗어나는 의료행위로서 의료인인 치과의사만이 할 수 있고, 비록 피고인 을이 피고인 갑의 지도나 감독 아래 이러한 시술을 하였더라도 무면허 의료행위에 해당한다.[102]

의료기사 등의 무면허의료행위를 부정한 판례의 구체적 내용은 다음과 같다. 즉,

---

97) 대법원 2002.8.23. 선고 2002도2014 판결.
98) 대법원 2002.8.23. 선고 2002도2014 판결.
99) 대법원 1976.10.12. 선고 76도2706 판결.
100) 이용우, "무면허의료행위에 대한 형사처벌상의 제문제," 520쪽.
101) 대법원 1986.7.8. 선고 86도749 판결.
102) 대법원 2018.6.19. 선고 2017도19422 판결.

① 가검물채취 및 방사선촬영은 의료법 소정의 의료행위에 해당하므로 의료인이 아닌자는 이를 할 수 없다 할 것이나 의료기사법, 동법시행령의 규정에 의하면 임상병리사, 방사선사 등의 의료기사는 의사의 지도하에 진료 또는 의화학적 검사에 종사할 수 있도록 되어 있으므로 임상병리사 등 의료기사들이 의사의 지도하에 행한 채혈, 채변 기타 가검물채취 및 방사선촬영 등의 행위는 무자격자로서의 의료행위에 해당하지 아니한다.[103] ② 한의사가 한방물리치료를 처방하여 물리치료사에게 한방물리치료를 하게 한 사안에서 하급심판례이긴 하지만 의료법에 위배되지 않는다고 해석하였다. 즉, "의료법과 의료기사 등에 관한 법률 규정에 비추어, 한의사의 물리치료사에 대한 물리치료 지시행위가 당연히 금지된다거나 물리치료사에게 처방을 하여 물리치료행위를 하도록 지시한 한의사에 대하여 직접적으로 형사처벌 규정인 의료법 제87조 제1항 제2호의 규정이 적용된다고 해석할 수는 없다. 또한, 한의사가 수행할 수 있는 한방의료행위에 한방물리요법은 당연히 포함되고, 물리치료사는 온열치료, 전기치료, 광선치료 등 기타 물리치료적 치료업무에 종사하게 되는데, 이는 의사가 지시하는 양방물리치료행위뿐만 아니라 한의사가 수행할 수 있는 한방물리치료행위도 포함된다고 볼 여지가 크다. 한편, 의료법에서 규정하고 있는 '면허받은 외의 의료행위'의 규정을 해석하는 경우에는 '의료행위의 범위'가 주로 문제되고, 의료인이 수행한 '의료행위의 방법'에 대하여는 상당한 재량이 인정되어야 한다. 따라서 한의사가 자신의 업무범위 내인 한방물리치료행위를 수행하는 때에 그 능력을 갖춘 자를 고용하여 처방에 따른 보조업무를 시켰다고 하여 이러한 행위가 당연히 '면허받은 외의 의료행위'에 해당한다고 단정하기는 어렵다"고 한 것이다.[104]

(8) 의료유사업자

의료유사업자(醫療類似業者)란, 이미 언급한 바와 같이, 의료법 시행전에 종전의 규정에 의하여 자격을 받은 접골사(接骨士)・침사(鍼士)・구사(灸士)를 말한다(의료법 제81조 제1항, 간호조무사등 규칙 제2조 제5항). 접골사는 뼈가 부러지거나(골절) 관절이 삐거나 겹질린 환자의 환부(患部)를 조정(調整)하고 회복시키는 응급처치 등 접골 시술행위(施術行爲)를 하는 것을 업무로 하는 사람을 말하고, 침사는 환자의 경혈(經穴)에 침(鍼)시술행위를 하는 것을 업무로 하는 사람을 말하고, 구사는 환자의 경혈에 구(灸)시술행위를 하는 것을 업무로 하는 사람을 말한다(간호조무사등 규칙 제2조)고 하는 것에 대하여도 이미 살펴본 바 있다. 침・구・접골시술을 의료유사행위라고 한다.

---

103) 대법원 1987.11.24. 선고 87누117 판결.

104) 청주지방법원 2009.11.9. 선고 2009고정747 판결.

(9) 안마사

안마사의 업무는 안마·마사지·지압 등 각종 수기요법(手技療法)이나 전기기구의 사용, 그 밖의 자극요법으로 인체에 물리적 시술행위를 그 한계로 한다(안마사에 관한 규칙 제2조).

안마사의 무면허의료행위에 관한 판례의 구체적 내용은 다음과 같다. 즉,

> ① 시각장애자 복지향상을 위한 시각장애자 현안문제 해결대책으로 시각장애자 무면허 침구행위에 대하여 잠정적으로 단속을 완화하라는 행정지침이 있다거나 안마사에 관한 규칙상 안마사가 안마, 마사지 또는 지압 등 각종 수기요법에 의하거나 전기기구의 사용 그 밖의 자극요법에 의하여 인체에 대한 물리적 시술행위를 하는 것을 업무로 한다고 규정하고 있다고 하여 시각장애자 및 안마사가 행하는 의료행위로서의 침술행위가 각 허용된다고는 볼 수 없다.[105] ② 안마나 지압이 의료행위에 해당하는지에 대해서는 그것이 단순한 피로회복을 위하여 시술하는 데 그치는 것이 아니라, 신체에 대하여 상당한 물리적인 충격을 가하는 방법으로 어떤 질병의 치료행위에까지 이른다면 이는 보건위생상 위해가 생길 우려가 있는 행위, 즉 의료행위에 해당한다고 보아야 한다.[106] ③ '안마'는 '국민의 건강 증진을 목적으로 손이나 특수한 기구로 몸을 주무르거나 누르거나 잡아당기거나 두드리거나 하는 등의 안마·마사지 또는 지압 등 각종 수기요법과 전기기구의 사용 그 밖의 자극 요법에 의하여 인체에 대한 물리적 시술을 하여, 혈액의 순환을 촉진시킴으로써 뭉쳐진 근육을 풀어주는 등에 이를 정도의 행위'라고 풀이하여야 한다.[107] ④ 구 안마사에 관한 규칙(1989.2.28. 보건사회부령 제827호로 개정되기 전의 것) 제2조는 "안마사는 안마, 마사지 또는 지압 등 각종 수기요법에 의하거나 전기기구의 사용 그 밖의 자극요법에 의하여 인체에 대한 물리적 시술행위를 하는 것을 업무로 한다"라고 규정하고 있는바, 위 규정의 "그 밖의 자극요법"에 침시술행위는 포함되지 않는다.[108]

(10) 기타의 자

1) 약 사

약사에게는 의약분업의 원칙상 의약품에 대한 조제권이 독점되어 있다(약사법 제23조 제1항). '조제'란 일정한 처방에 따라서 두 가지 이상의 의약품을 배합하거나 한 가지 의약품을 그대로 일정한 분량으로 나누어서 특정한 용법에 따라 특정인의 특정된

105) 대법원 1996.7.30. 선고 94도1297 판결.
106) 대법원 2002.6.20. 선고 2002도807 전원합의체 판결.
107) 대법원 2009.5.14. 선고 2007도5531 판결.
108) 대법원 1992.9.8. 선고 92도1221 판결.

질병을 치료하거나 예방하는 등의 목적으로 사용하도록 약제를 만드는 것을 말한다(약사법 제2조 제11호).

약사는 의사 또는 치과의사의 처방전에 따라 전문의약품과 일반의약품을 조제하여야 한다(약사법 제23조 제3항 본문). 다만, ① 의료기관이 없는 지역에서 조제하는 경우, ② 재해가 발생하여 사실상 의료기관이 없게 되어 재해 구호를 위하여 조제하는 경우, ③ 감염병이 집단으로 발생하거나 발생할 우려가 있다고 보건복지부장관 또는 질병관리청장이 인정하여 경구용(經口用) 감염병 예방접종약을 판매하는 경우 및 ④ 사회봉사 활동을 위하여 조제하는 경우에는 의사 또는 치과의사의 처방전 없이 조제할 수 있다(약사법 제23조 제3항 단서). 또 한약사가 한약을 조제할 때에는 한의사의 처방전에 따라야 한다. 다만, 보건복지부장관이 정하는 한약 처방의 종류 및 조제 방법에 따라 조제하는 경우에는 한의사의 처방전 없이도 조제할 수 있다(약사법 제23조 제6항).

약사의 무면허의료행위에 관한 판례의 구체적 내용은 다음과 같다. 즉,

> ① 약사로서 한약조제자격을 취득하였을 뿐 한의사가 아닌 자가 환자들의 맥을 짚어보고 구체적인 증상을 물어보는 등의 방법으로 진단행위를 한 후 한약을 조제·판매한 사안에서, 위 행위는 구 보건범죄단속에 관한 특별조치법에서 정한 '영리를 목적으로 한의사가 아닌 자가 한방의료행위를 업으로 한 때'에 해당한다.[109] ② 약사는 의약품을 조제할 수 있다 하여도 진단행위나 치료행위 등은 할 수 없으므로 의사가 아닌 약사가 스스로 또는 그 종업원을 통하여, 환자의 증세에 대하여 문진을 한 후 감기로 진단하고 각종 의약품을 혼합하여 조제하는 등의 행위를 한 일련의 행위는 무면허의료행위에 해당한다.[110] ③ 약사가 진맥과 문진을 하여 환자의 병명이 공소외 병원에서 진단받은 대로 성홍열이라고 판단하고, 의약품조제의 원전으로 삼을 수 있는 보건사회부장관 지정의 공정서가 아닌 '한방임상 40년'이라는 책에 의거하여 성홍열에는 가미교박탕이 적절한 처방이라고 판단하여 이를 조제하여 주었다면 이는 의료법에 규정된 의료행위에 해당한다.[111] ④ 약사의 자격을 가지고 있다고 하더라도 의사의 면허가 없는 피고인이 직접 또는 서신으로 환자의 병세를 묻고 그 병명을 진단하여 그에 대한 치료약을 조제 판매한 행위는 무면허 의료행위에 해당된다.[112] ⑤ 약사가 귀병앓는 환자로부터 51개 항목의 설문서를 본후 중이염으로 진단했을 뿐만 아니라 이경으로 귀내부를 보아 중이염으로 진단한 후 연고와 내복약을

109) 대법원 2009.5.14. 선고 2007도5531 판결.
110) 대법원 2002.1.11. 선고 2001다27449 판결.
111) 대법원 1983.4.26. 선고 82도2680 판결.
112) 대법원 1980.9.9. 선고 80도1157 판결.

조제하여 투여하는 행위는 의료행위에 해당한다.[113] ⑥ 약사로서 한약조제자격을 취득하였을 뿐 한의사가 아닌 자가 환자들의 맥을 짚어보고 구체적인 증상을 물어보는 등의 방법으로 진단행위를 한 후 한약을 조제·판매한 사안에서, 위 행위는 구 보건범죄단속에 관한 특별조치법(2007.4.11. 법률 제4102호로 개정되기 전의 것) 제5조에서 정한 '영리를 목적으로 한의사가 아닌 자가 한방의료행위를 업으로 한 때'에 해당하므로, 구 약사법(2007.4.11. 법률 제8365호로 개정되기 전의 것) 제38조의 처벌규정이 신설되었다 하더라도, 구 보건범죄단속에 관한 특별조치법 위반으로 처벌되는 것을 피할 수는 없다.[114]

2) 한약업사

한약업사는 환자가 요구하면 기존 한약서에 실린 처방 또는 한의사의 처방전에 따라 한약을 혼합 판매할 수 있다(약사법 제45조 제4항). 한약업사란 종전의 약종상·한약종상·매약청매상을 1971년 약사법 개정시 통합한 명칭이다.[115] 한약업사는 일정한 시험에 합격하여 허가된 지역에 한정하여 한약을 만들어 파는 사람이다(약사법 제45조 제3항 참조). 혼합판매행위란 환자의 요구가 있을 때에 기존 한약서에 수재된 처방 또는 한의사의 처방전에 의하여 한약을 혼합판매하는 행위를 말한다.[116] 약종상이란 특별시장 또는 도지사의 허가를 받어 지정된 장소에서 의약품을 판매하는 자를 말한다(약종상·한약종상·매약청매상 허가규정 제2조 제1항). 한약종상이라 함은 특별시장 또는 도지사의 허가를 받어 지정된 장소에서 한약을 판매하는 자를 말한다(약종상·한약종상·매약청매상 허가규정 제2조 제2항). 매약청매상이라 함은 특별시장 또는 도지사의 허가를 받어 지정된 장소에서 매약을 판매하는 자를 말한다(약종상·한약종상·매약청매상 허가규정 제2조 제3항). 매약이라 함은 약사법 시행규칙에 의하여 '매약'이라 표시한 것을 말한다(약종상·한약종상·매약청매상 허가규정 제2조 제4항).[117] 한편 약종상, 한약종상 및 매약청매상(매약상)은 각각 세칭 약방, 한약방 및 약포를 의미한다고 할 수 있다.

문제는 한의사의 처방전에 의하지 아니하고 기존 한약서에 실린 처방에 의하여 한약을 혼합 판매하는 경우에 있다. 이는 현행법상 의료행위를 수반하기 때문이다. 왜냐하면 먼저 환자의 증세를 묻고(문진), 맥이라도 짚어 본(촉진) 다음에라야 병명을 판단(진단)하여 기존 한약서에 수재된 처방을 찾아 한약을 혼합판매할

---

113) 대법원 1980.4.8. 선고 80도428 판결.
114) 대법원 2009.5.14. 선고 2007도5531 판결.
115) 약사법(1971.1.13. 일부개정 법률 제2279호) 제37조 참조.
116) 대법원 1993.8.27. 선고 93도153 판결.
117) 약종상·한약종상·매약청매상 허가규정 1959.4.8. 일부개정 보건사회부령 제37호 1959.4.8. 시행.

수 있기 때문이다. 한편, 한약업사와 한약사의 관계에 관하여도 문제가 제기될 수 있다고 생각되지만 여기에서는 이를 논외로 하기로 한다. 따라서 기존 한약서에 수재된 처방에 의하여 한약을 혼합판매하는 부분은 의료인 아닌 한약업사에게 의료행위를 할 것을 전제로 하므로 의료법상의 무면허금지행위와 모순되는 규정이라고 할 수 있다.[118] 이러한 양 법률의 모순은 한방의료에 있어서는 양방의료에서와 달리 의(醫)와 약(藥)의 구분이 더욱 곤란한 현실정에서 연유하는 것이라고 지적되고 있다.[119] 따라서 서방에서도 이루기 어려운 의약의 분업을 한방에서까지 강제함은 실정을 전혀 무시한 무리한 일이라 할 것이므로 약사법상 한약업사에 관한 규정이 존속하고 있는 한 이를 의료법상 무면허의료행위의 금지규정에 관한 특별규정으로 볼 수밖에 없고 따라서 한약업사가 이 규정에 의하여 한약을 혼합판매함에 수반되는 의료행위의 범위안에서는 무면허의료행위가 되지 않는다고 하는 것이 타당하다.[120] 다만, 한약업사에게 허용되는 의료행위와 허용되지 않는 의료행위의 경계가 애매하기 때문에 이에 대한 입법적 해결이 시급하다고 지적되고 있다.[121]

한약업사의 무면허의료행위에 관한 판례의 구체적 내용은 다음과 같다. 즉,

> ① 한약종상허가를 받은 사람은 약사법에 의하여 환자의 요구가 있을 때에는 기성 한약서에 수재된 처방 또는 한약사의 처방전에 의하여 한약을 혼합 판매할 수 있을 뿐이지 한의사의 지시없이 스스로 진맥 진찰하여 침을 놓고 또는 한약을 지어주는 등의 한방의료행위를 할 수 없다.[122] ② 한약업사면허를 받은 사람은 약사법에 의하여 환자의 요구가 있을 때에는 기성한약서에 수재된 처방 또는 한약사의 처방전에 의하여 한약을 혼합 판매할 수 있을 뿐이고, 환자를 진찰하거나 침을 놓거나 한약을 조제하는등 한방의료행위를 할 수는 없다.[123] ③ 한약업사의 자격은 있으나 한의사가 아닌 자가 한의원에서 환자의 콧속에 전등을 비추어 관찰한 후 비염이라고 판단하여 기존한의서에 기재된 처방이 위 질병에 적응한 것이라는 판단아래 한약10첩을 조제하여 주었다면 위 소위는 의료법에 규정된 의료행위에 해당한다.[124] ④ 한약업사가 환자의 생년월일로 이른바 오행분석을 하여 병명을 진단한 후 한약을 처방

118) 이용우, "무면허의료행위에 대한 형사처벌상의 제문제," 515쪽.
119) 이용우, "무면허의료행위에 대한 형사처벌상의 제문제," 515쪽.
120) 이용우, "무면허의료행위에 대한 형사처벌상의 제문제," 515쪽.
121) 이용우, "무면허의료행위에 대한 형사처벌상의 제문제," 515쪽.
122) 대법원 1970.11.24. 선고 70도1982 판결.
123) 대법원 1978.4.11. 선고 76도2651 판결.
124) 대법원 1978.9.26. 선고 77도3156 판결.

하였다면, 그 오행분석은 환자의 병상과 병명을 규명하는 판단작용의 방법으로 사용된 것이어서 일종의 진찰방법이라고 할 수 있고, 오행분석에 의한 처방은 일종의 치료행위라고 할 것이어서, 이는 의료법의 의료행위에 해당한다.[125] ⑤ 약사법 제36조 제2항은, 한약업사는 약사가 아니기 때문에 일반적인 의약품은 조제할 수 없는 것이 원칙이나, 한약은 보건위생상 특별한 주의를 요할 위험성이 다른 의약품에 비하여 적다는 특수성과 고래로부터 전하여 온 한약의 판매에 관한 관행을 감안하여 일정한 요건 아래 약사의 조제 능력에 해당하는 혼합판매 능력을 한약업사에게 부여하고 있으므로, 한약업사는 위 규정에 정한 바와 같이 환자의 요구가 있을 때에 기성 한약서에 수재된 처방 또는 한의사의 처방전에 의하여 한약을 혼합판매할 수 있을 것이나, 위 조제 능력의 범위를 넘어 진찰이나 치료 등 한의사에게 부여된 한방의료행위까지 할 수는 없다. 한약업사가 독자적인 진단과 판단에 의한 처방에 따라 한약을 조제한 행위는 한약업사에게 허용된 한약 혼합판매에 부수된 행위가 아니고 한방의료행위에 해당한다.[126] ⑥ 한약업사는 약사가 아니기 때문에 일반적인 의약품은 조제할 수 없는 것이 원칙이나, 한약은 보건위생상 특별한 주의를 요할 위험성이 다른 의약품에 비하여 적다는 특수성과 고래로부터 전하여 온 한약의 판매에 관한 관행을 감안하여 일정한 요건(약사법 제36조 제2항) 아래서 약사의 조제능력에 해당하는 혼합판매능력을 한약업사에게 부여한 것이므로, 한약업사가 자신의 독자적인 판단에 기한 처방에 따라 임의로 한약을 혼합하여 의약품을 조제하는 행위는 허용되지 않는다고 하겠지만, 환자의 요구가 있을 때에 기성한약서에 수재된 처방 또는 한의사의 처방전에 의하여 한약을 혼합판매하는 행위는 법에 의하여 허용되는 행위이다.[127]

3) 미용업자

미용업자가 미용실 안에 피부관리실을 운영하면서 고객들을 상대로 살구씨, 율무 등의 가루와 달걀흰자 또는 녹두, 감초, 고령토, 맥반석을 혼합하여 얼굴에 바르고 마사지하는 등의 방법으로 기미, 주근깨, 여드름 등의 제거시술을 하는 행위는 보건위생상 위험이 있으므로 자격을 갖춘 의사가 완벽한 임상병리시설을 갖추어진 의료기관에서만 시술이 가능한 의료행위에 해당한다.[128]

4) 피부관리사

피부관리사는 의료인이 아닌 것은 분명하다. 그렇다면 피부관리사는 의료행위

125) 대법원 1997.2.14. 선고 96도2234 판결.
126) 대법원 1993.8.27. 선고 93도153 판결.
127) 대법원 1991.12.10. 선고 91도2348 판결.
128) 광주고등법원 1991.11.22. 선고 90노867 판결.

를 할 수 없다고 하겠다. 의사가 의사면허가 없는 소위 피부관리사들로 하여금 환자들을 상대로 산화알루미늄 성분의 연마제가 든 크리스탈 필링기를 사용하여 얼굴의 각질을 제거하여 주는 피부박피술을 시행한 행위가 인체의 생리구조에 대한 전문지식이 없는 사람이 이를 행할 때에는 사람의 생명, 신체나 공중위생상 위해를 발생시킬 우려가 있는 것이므로, 이는 단순한 미용술이 아니라 의료행위에 해당한다.[129)]

5) 일반인

의료인, 즉 면허를 가진 의료인에 의한 면허의 범위를 초과하는 의료행위도 무면허의료행위가 되지만, 면허가 없는 자, 즉 무면허자인 종업원 등 일반인에 의한 의료행위는 사회상규에 위배되지 않아 정당행위가 되지 않는 한(형법 제20조 참조) 모두 무면허의료행위가 되는 것은 당연하다.

일반인의 무면허의료행위에 관한 판례의 구체적 내용은 다음과 같다. 즉,

① 당국으로부터 면허를 받음이 없이 환자의 양 손목의 맥을 짚고 어깨 및 허리등을 눌러본 뒤 신경성 심장병이라고 하면서 한약방에서 연뿌리등을 조제하여 먹어보라고 지시하였다는 것이므로 맥을 짚고 어깨 및 허리등을 눌러 본 행위는 일종의 촉진이라고 할 것이고, 그 질환을 신경성 심장병이라고 단정한 것은 관찰한 결과로 내려진 판단이라 할 것이며, 연뿌리 등을 조제하여 먹으라는 조약 지시를 한 것은 소위 치료행위의 범주에 속하는 것이라고 할 것이다.[130)] ② 한의사의 자격이 없는 한의원의 종업원이 한의사의 부재중에 신경통과 위장병을 호소하는 환자에게 아픈 증상을 물어 보고 진맥을 한 후 사물신안탕을 조제하여 주었다면 위 종업원이 한의사가 평소에 비치하였던 처방전책자에 기재된 대로 약재를 혼합하여 조제하였다고 하더라도, 의료인이 아니면서 의료행위를 한 경우에 해당한다.[131)] ③ 주사기에 의한 약물투여 등의 주사는 그 약물의 성분, 그 주사기의 소독상태, 주사방법 및 주사량 등에 따라 인체에 위해를 발생시킬 우려가 높고 따라서 이는 의학상의 전문지식이 있는 의료인이 행하지 아니하면 보건위생상 위해가 생길 우려가 있는 행위임이 명백하므로 허리통증을 치료해주기 위하여 주사기를 이용하여 누바인을 투약한 행위는 의료행위에 포함된다고 보아야 할 것이다.[132)] ④ 의원에서 접수담당 직원으로 채용된 직원이 간호조무사가 바쁠 경우 원장의 지시 또는 묵인 아래 환자들에게 주사를

129) 대법원 2003.9.5. 선고 2003도2903 판결.
130) 대법원 1981.12.22. 선고 80도2974 판결.
131) 대법원 1992.7.28. 선고 91누12455 판결.
132) 대법원 1999.6.25. 선고 98도4716 판결.

놓은 행위가 비록 위 직원이 주사행위를 할 당시 간호조무사양성학원에 등록하여 교육 중에 있는 학생이었다고 하더라도 전공분야와 관련되는 실습을 위하여 지도교수 등의 지도·감독을 받아 하는 의료행위에 해당한다고 볼 수 없어 의료법상 무면허 의료행위에 해당한다.[133] ⑤ 의사면허가 없는 자가 뼈 교정원을 개설하여 석고붕대, 붕대가위등 뼈 교정에 필요한 의료기구와 안티프라민등 의약품을 구비하고 손뼈 등을 삐어 그곳을 찾아온 환자들에 대하여 이를 치료한다는 명목으로 양손으로 환부를 눌러서 삐어진 뼈를 교정하고 환부에 안티프라민을 발라주는 등의 행위를 하였다면 이와 같은 뼈 교정행위는 인체의 골격구조상의 이상상태를 교정하여 생리적 기능의 회복을 꾀하는 외과적 시술로서 의료법상의 의료행위에 해당한다.[134] ⑥ 의료인으로서 갖추어야 할 의학지식·기능이 없는 자가 막연히 강박관념, 공포증 및 언어장애 등의 증상을 가진 환자를 모아놓고 정신안정법, 암시법, 발성법, 호흡법 등의 정신요법을 시술한 것은 보건 위생상 위험이 있고, 그 소위를 의료행위로 보아야 한다.[135] ⑦ 의학의 전문적 지식과 기능을 갖춘 의료인 아닌 자가 정신신경질환이나 언어장애 등이 있는 환자들을 모아놓고 암시, 최면, 호흡, 정신안정 및 약물투여 등의 치료행위를 하는 것은 이들의 생명, 신체 및 정신위생에 위험을 초래할 우려가 있는 것이므로 위와 같은 치료행위는 의료인만이 할 수 있는 의료행위라고 볼 것이다.[136] ⑧ 한의사의 자격이 없는 한의원의 종업원이 한의사의 부재중에 신경통과 위장병을 호소하는 환자에게 아픈 증상을 물어 보고 진맥을 한 후 사물신안탕 10첩을 조제하여 주었다면 위 종업원이 한의사가 평소에 비치하였던 처방전책자에 기재된 대로 약재를 혼합하여 조제하였다고 하더라도, 의료인이 아니면서 의료행위를 한 경우에 해당한다.[137] ⑨ 의료인이 아니면서 원판시 일시, 장소에서 그 곳을 찾아오는 척추병 환자들에 대하여 척추니스크를 치료한다는 명목으로 손으로 허리와 척추 등을 누르고 주무르며 다리를 잡아 비트는가 하면 가슴부분을 치켜드는 등의 행위를 한 것이라면 피고인의 위 행위는 의료법상의 의료행위에 해당한다.[138] ⑩ "체질감정원"이라는 간판을 걸고 신경통, 고혈압환자에게 침을 놓은 행위는 의료행위에 해당한다.[139] ⑪ 의사면허가 없는 자가 뼈 교정원을 개설하여 석고붕대, 붕대가위등 뼈 교정에 필요한 의료기구와 안티프라민등 의약품을 구비하고 손뼈 등을 삐어 그곳을 찾아온 환자들에 대하여 이를 치료한다는 명목으로 양손으로 환부를 눌러서 삐어진 뼈를 교정

133) 의정부지방법원 2005.7.14. 선고 2005노704 판결.
134) 대법원 1987.5.12. 선고 86도2270 판결.
135) 대법원 1979.5.22. 선고 79도612 판결.
136) 대법원 1981.7.28. 선고 81도835 판결.
137) 대법원 1992.7.28. 선고 91누12455 판결.
138) 대법원 1985.7.9. 선고 85도906 판결.
139) 대법원 1985.10.8. 선고 85도933 판결.

하고 환부에 안티프라민을 발라주는 등의 행위를 하였다면 이와 같은 뼈 교정행위는 인체의 골격구조상의 이상상태를 교정하여 생리적 기능의 회복을 꾀하는 외과적 시술로서 의료법상의 의료행위에 해당한다.[140]

한편, 무면허자 내지 무자격자의 행위에 대하여 무면허의료행위가 아니라고 한 판례를 보면 다음과 같다. 의사면허없는 자가 의사의 보조자로서 그 감독과 지시에 따라 소위 대진 및 주사, 투약등을 하였다면 이를 무면허 의료행위라고 할 수 없다.[141] 그러나 이에 대하여는 의사의 입회하에 그 감독과 지시를 받았다면 의사 아닌 자가 의사 대신 진찰과 시술을 하더라도 이는 무면허진료행위가 아니라는 것인 바 이는 천부당만부당한 해석이라고 비판되고 있다.[142]

2. 행위의 성질에 따른 무면허의료행위

(1) 진 찰

진찰이란 환자의 용태를 관찰하여 병상과 병명을 의학적으로 규명하는 행위로서 문진・시진・청진・타진・촉진 및 기타 각종의 과학적 검사방법을 말한다.[143] 진찰(행위)은 치료(행위)와 더불어 진료(행위)가 되면서 의료행위의 일부가 된다.

이에 관한 판례의 구체적 내용은 다음과 같다. 즉,

① 베스트론이라는 혼합물질분석기를 이용한 머리카락 성분의 성질에 관한 검사결과를 토대로 자신 나름대로의 의학적 지식을 기초로 하는 경험과 기능을 이용하여 만든 컴퓨터 프로그램을 사용하여 머리카락 제공자의 건강 상태, 질병의 유무 등을 규명・판단한 행위가 의료행위로서 진찰에 해당한다.[144] ② 의사면허없는 자가 의사의 보조자로서 그 감독과 지시에 따라 소위 대진 및 주사, 투약등을 하였다면 이를 무면허 의료행위라고 할 수 없다.[145]

(2) 검안시술

안경사의 업무범위는 ① 안경(시력보정용에 한정한다)의 조제(調製) 및 판매와 콘택트렌즈

140) 대법원 1987.5.12. 선고 86도2270 판결.
141) 대법원 1977.7.26. 선고 76도2456 판결.
142) 이용우, "무면허의료행위에 대한 형사처벌상의 제문제," 521쪽.
143) 대법원 2005.8.19. 선고 2005도4102 판결.
144) 대법원 2005.8.19. 선고 2005도4102 판결.
145) 대법원 1977.7.26. 선고 76도2456 판결.

(시력보정용이 아닌 경우를 포함한다)의 판매에 관한 업무와 ② 그 밖에 안경의 조제 및 판매와 콘택트렌즈의 판매에 관한 업무이다. ①의 판매에 관한 업무는 ㉠ 안경의 조제 및 판매(다만, 6세 이하의 아동을 위한 안경은 의사의 처방에 따라 조제·판매해야 한다), ㉡ 콘택트렌즈의 판매(다만, 6세 이하의 아동을 위한 콘택트렌즈는 의사의 처방에 따라 판매해야 한다), ㉢ 안경·콘택트렌즈의 도수를 조정하기 위한 목적으로 수행하는 자각적(주관적) 굴절검사로서 약제를 사용하지 않는 검사 및 ㉣ 안경·콘택트렌즈의 도수를 조정하기 위한 목적으로 수행하는 타각적(객관적) 굴절검사로서 약제를 사용하지 않는 검사 중 자동굴절검사기기를 이용한 검사를 말한다(의료기사법 시행령 제2조 제1항 별표1 참조).

판례는 안과병원에서 안경사가 시행한 비접촉성 안압계를 이용한 선별검사용 안압검사 행위는 의사의 지시에 따라 기계적인 방법으로 이루어지는 것으로서, 의학적 전문지식을 기초로 하는 경험과 기능으로 진료, 검안, 처방, 투약 또는 외과적 시술을 시행하여 하는 질병의 예방 또는 치료행위에 해당한다거나 의료인이 행하지 아니하면 보건위생상 위해가 생길 우려가 있는 행위에 해당한다고 보기 어려워, 이를 의료행위에 해당한다고 볼 수 없다고 하고 있다.[146)]

(3) 대체의학

대체의학(代替醫學, alternative medicine)이란 정통의학을 대체하는 의학이라는 것이 문언적 의미이다. 보완의학(補完醫學, complementary medicine) 또는 보완대체의학(補完代替醫學, complementary and alternative medicine)이라고도 한다. 한의학은 우리나라에서 정통의학으로 되어 있지만, 서양의학에서는 대체의학의 일종으로 이해되고 있다. 민간자격관리자로부터 대체의학자격증을 부여받은 사람이 침술원을 개설하여 사업자등록을 한 후 침술행위를 하는 경우에는 무면허의료행위에 해당하게 된다.[147)]

대체의학 관련 무면허의료행위에 관한 판례의 구체적 내용은 다음과 같다. 즉,

> ① 자격기본법에 의한 민간자격관리자로부터 대체의학자격증을 수여받은 자가 사업자등록을 한 후 침술원을 개설하였다고 하더라도 국가의 공인을 받지 못한 민간자격을 취득하였다는 사실만으로는 자신의 행위가 무면허 의료행위에 해당되지 아니하여 죄가 되지 않는다고 믿는 데에 정당한 사유가 있었다고 할 수 없다.[148)] ② 이른바 '대체의학'이 사람의 정신적, 육체적 고통을 해소하여 주는 기능이 전혀 없지 아

146) 서울행정법원 2009.2.3. 선고 2008구합22938 판결.

147) 대법원 2003.5.13. 선고 2003도939 판결.

148) 대법원 2003.5.13. 선고 2003도939 판결; 대법원 2002.5.10. 선고 2000도2807 판결; 대법원 1995.4.7. 선고 94도1325 판결.

니하다 하여도, 그것은 단순히 통증을 완화시켜 주는 정도의 수준을 넘어서서, 그 행위로 인하여 사람의 생명이나 신체 또는 공중위생의 위해라는 중대한 부작용을 발생시킬 소지가 크다 할 것이어서, 이는 쉽게 허용될 수 없다 할 것인바, 이른바 '활법'이라는 이름하에 행하여지나 사실은 사람의 생명이나 신체 또는 공중위생에 위해를 발생시킬 우려가 있는 의료행위는 지금도 여전히 이를 처벌하여야 할 필요가 있다.[149)]

(4) 피부박피술

피부박피술 관련 무면허의료행위에 관한 판례의 구체적 내용은 다음과 같다. 즉,

① 의사가 의사면허가 없는 소위 피부관리사들로 하여금 환자들을 상대로 산화알루미늄 성분의 연마제가 든 크리스탈 필링기를 사용하여 얼굴의 각질을 제거하여 주는 피부박피술을 시행한 행위가 인체의 생리구조에 대한 전문지식이 없는 사람이 이를 행할 때에는 사람의 생명, 신체나 공중위생상 위해를 발생시킬 우려가 있는 것이므로, 이는 단순한 미용술이 아니라 의료행위에 해당한다.[150)] ② 피부미용을 위하여 화장품으로 분류되는 필링크림 등을 사용하여 얼굴맛사지를 하는 행위는 그로 인하여 피부의 상태에 따라 피부가 다소 벗겨지는 증상이 나타난다 하더라도 이를 들어 의료행위라고 할 수 없을 것임은 소론과 같다 하겠으나, 의약품인 프로페셔널 필링 포뮬러를 사용하여 얼굴의 표피전부를 벗겨내는 박피술을 시행한 사실이 인정되는 바, 인체의 생리구조에 대한 전문지식이 없는 사람이 그와 같은 행위를 하는 것은 사람의 생명, 신체나 공중위생상 위해를 발생시킬 우려가 있는 것이므로, 이는 단순한 미용술이 아니라 의료행위에 해당한다고 보아야 할 것이다.[151)]

(5) 미용성형수술

미용성형수술에 대한 판례의 입장은 변경된 바 있다. 처음에 판례는 곰보수술, 눈쌍꺼풀수술, 콧날세우기 등의 미용성형수술에 대하여 질병의 예방 또는 치료행위가 아니므로 오직 일반의사에게만 허용되는 의료행위가 아니라고 판시하였었다.[152)] 그러나 그 후 판례는 입장을 바꾸어 의료행위의 개념은 의학의 발달과 사회의 발전 등에 수반하여 변화될 수 있는 것이어서 의료법의 목적, 즉 의학상의

---

149) 대법원 2002.5.10. 선고 2000도2807 판결.
150) 대법원 2003.9.5. 선고 2003도2903 판결.
151) 대법원 1994.5.10. 선고 93도2544 판결.
152) 대법원 1972.3.28. 선고 72도342 판결.

전문지식이 있는 의사가 아닌 사람에게 어떤 시술행위를 하게 하므로써 사람의 생명·신체상의 위험이나 일반공중위생상의 위험이 발생할 수 있는 여부 등을 감안한 사회통념에 비추어 의료행위의 내용을 판단하여야 할 것이라고 하면서 미용성형수술을 의료행위의 범위에 포함시킨 바 있다. 즉, 코높이기 수술인 미용성형수술이 의료기술의 시행방법으로 행하여지고 또 코의 절개과정이나 연골의 삽입봉합과정에서 미균이 침입할 위험성을 내포하고 있는 것이어서 이러한 코높이기 수술의 방법 및 행위의 태양을 함께 감안하면 코높이기 성형수술행위도 질병의 치료행위의 범주에 넣어 의료행위가 되는 것으로 해석함이 타당하다고 하였다.[153)]

(6) 안마·지압 시술

안마나 지압이 의료행위에 해당하는지에 대해서는 그것이 단순한 피로회복을 위하여 시술하는 데 그치는 것이 아니라 신체에 대하여 상당한 물리적인 충격을 가하는 방법으로 어떤 질병의 치료행위에까지 이른다면 이는 보건위생상 위해가 생길 우려가 있는 행위, 즉 의료행위에 해당한다고 보아야 한다.[154)] 안마는 '국민의 건강 증진을 목적으로 손이나 특수한 기구로 몸을 주무르거나 누르거나 잡아당기거나 두드리거나 하는 등의 안마·마사지 또는 지압 등 각종 수기요법과 전기기구의 사용 그 밖의 자극 요법에 의하여 인체에 대한 물리적 시술을 하여, 혈액의 순환을 촉진시킴으로써 뭉쳐진 근육을 풀어주는 등에 이를 정도의 행위'라고 풀이된다.[155)]

안마 또는 지압 관련 무면허의료행위에 관한 판례의 구체적 내용은 다음과 같다. 즉,

> ① 스포츠마사지가 단순한 피로회복을 위한 시술을 넘어 질병의 치료행위에까지 이른 것으로서 의료행위에 해당한다.[156)] ② 의료행위라 함은 의료인이 행하지 아니하면 보건위생상 위해가 생길 우려가 있는 행위를 의미하므로 이른바 지압의 방법으로 치료행위를 한 것은 생리상 또는 보건위생상 위험이 있으므로 의료행위에 해당한다.[157)] ③ 안마사 자격인정을 받지 아니한 이발사가 이발과 면도를 마친 손님에게

153) 대법원 1974.11.26. 선고 74도1114 전원합의체 판결.

154) 대법원 2004.1.15. 선고 2001도298 판결; 대법원 2002.6.20. 선고 2002도807 전원합의체 판결; 대법원 2000.2.25. 선고 99도4542 판결.

155) 대법원 2009.5.14. 선고 2007도5531 판결; 대법원 2004.1.29. 선고 2001도6554 판결; 대법원 2001.6.1. 선고 2001도1568 판결.

156) 대법원 2004.1.15. 선고 2001도298 판결.

157) 대법원 1978.5.9. 선고 77도2191 판결.

약 10분 동안 팔, 다리, 어깨 등을 손으로 주물러 주는 방법으로 안마를 하고 이발과 면도 요금 외에 따로 비용을 청구한 행위는 의료법 제67조에서 정한 영리를 목적으로 안마행위를 한 때에 해당한다.[158] ④ 의료인으로서 갖추어야 할 의학상의 지식과 기능을 갖지 않는 사람이 지두로서 환부를 눌러 교감신경 등을 자극하여 그 흥분상태를 조정하는 소위 지압의 방법으로 소아마비, 신경성위장병 환자 등에 대하여 치료행위를 한 것은 생리상 또는 보건위생상 위험이 있다고 보아야 하고, 이와 같은 경우에는 의료행위로 봄이 상당하다.[159] 반대로 안마 또는 지압을 의료행위가 아니라고 한 판례도 있다. 이는 다음과 같다. ① 자신이 운영하는 지압서비스업소에서 근육통을 호소하는 손님들에게 엄지손가락과 팔꿈치 등을 사용하여 근육이 뭉쳐진 허리와 어깨 등의 부위를 누르는 방법으로 근육통을 완화시켜 준 행위는 그 내용과 수준으로 보아 의료인이 행하지 아니하면 사람의 생명이나 신체 또는 일반 보건위생에 위험을 초래할 우려가 있는 행위가 아니므로 '의료행위'에 해당한다고 볼 수 없다.[160]

(7) 침 · 구 · 접골 시술

현행법상 침 · 구 시술을 위하여는 한의사의 면허를, 접골시술을 위하여는 의사(정형외과)의 면허를 취득하여야 한다. 다만, 구법제하에서 이미 침사(鍼士), 구사(灸士), 접골사(接骨士)의 자격을 부여받았던 사람들에 대하여만 그들의 기득권을 인정하여 의사 또는 한의사가 아님에도 불구하고 침 · 구 · 접골 시술에 한정된 의료행위를 할 수 있게 하였다. 이들을 여전히 의료유사업자라고 하고(의료법 제81조), 침 · 구 · 접골시술을 의료유사행위라고 하고 있다. 그럼에도 불구하고 이들의 시술행위 자체는 의료유사행위가 아니라 의료행위 그 자체이다. 따라서 한의사, 침사, 구사가 아닌 자가 침 · 구 시술을 하거나, 의사 또는 접골사가 아닌 자가 접골시술을 하게 되면 무면허의료행위에 해당된다. 의료행위라 함은 의학적 전문지식을 기초로 하는 경험과 기능으로 진찰, 검안, 처방, 투약 또는 외과적 시술을 시행하여 하는 질병의 예방 또는 치료행위 및 그 밖에 의료인이 행하지 아니하면 보건위생상 위해가 생길 우려가 있는 행위를 의미하는데, 침구행위는 질병의 치료를 위하여 경혈에 침을 놓거나 뜸을 뜨는 행위로서, 시술자가 인체의 어느 부위에 어떤 침이나 뜸을 어느 정도 어떤 방법으로 놓을 것인가는 환자의 질병에 따라

158) 대법원 2004.1.29. 선고 2001도6554 판결.
159) 대법원 1978.5.9. 선고 77도2191 판결.
160) 대법원 2000.2.22. 선고 99도4541 판결.

결정되는 것이고, 환자의 질병에 대한 판단은 문진(問診), 맥진(脈診) 등의 진찰과 이에 의하여 얻어진 정보에 의하여 이루어지므로 침구행위란 단순히 인체의 특정 부위에 침이나 뜸을 놓는 행위에 국한되는 것이 아니라 위 행위에 필연적으로 수반되는 환자에 대한 진단과 처방까지 포함하는 것이라고 보아야 할 것이며, 침구시술에는 환자의 상태나 병증(病症), 일시 및 기후, 혈위(穴位)에 따라 금기할 사항이 있는가 하면, 그 부작용으로서 비록 드물기는 하지만 체침(滯鍼, 근육긴장으로 침이 잘 들어가지도 빠지지도 아니한 상태), 곡침(曲鍼), 절침(折鍼), 훈침(暈鍼, 환자가 허약하거나 침자극이 강했을 때 생기는 어지럼증, 기절 등의 증상) 등의 가능성이 전혀 없는 것이 아니고, 또한 침구행위는 치료행위의 일종으로서 이를 필요로 하는 환자의 처지에서 보면 자신의 질병에 대한 빠르고 정확한 진단과 그에 따른 적절한 침구시술을 받도록 하여야 할 필요성이 높으므로, 침구행위는 의료행위, 좀더 구체적으로 말하면 한방의료행위에 포함된다.[161)]

침·구·접골 시술 관련 무면허의료행위에 관한 판례의 구체적 내용은 다음과 같다. 즉,

① 침술행위는 의료유사행위로서 면허없이 위와 같은 의료유사행위를 하는 것은 무면허 의료행위에 해당된다.[162)] ② "체질감정원"이라는 간판을 걸고 신경통, 고혈압 환자에게 침을 놓은 행위는 의료행위에 해당한다.[163)] ③ 침술행위는 경우에 따라서 생리상 또는 보건위생상 위험이 있을 수 있는 행위임이 분명하므로 현행 의료법상 한의사의 의료행위(한방의료행위)에 포함된다.[164)] ④ 침술행위는 의료유사행위로서 면허 없이 침술행위를 하는 것은 무면허의료행위(한방의료행위)에 해당된다.[165)] ⑤ 침술행위는 의료유사행위로서 면허없이 위와 같은 의료유사행위를 하는 것은 무면허 의료행위(한방의료행위)에 해당되어 이를 업으로 하였다면 보건범죄단속에 관한 특별조치법 제5조에 의하여 처벌되어야 한다.[166)] ⑥ 부항 시술행위가 광범위하고 보편화된 민간요법이고, 그 시술로 인한 위험성이 적다는 사정만으로 그것이 바로 사회상규에 위배되지 아니하는 행위에 해당한다고 보기는 어렵고, 다만 개별적인 경우에 그 부항 시술행위의 위험성의 정도, 일반인들의 시각, 시술자의 시술의 동기, 목적, 방법, 횟수, 시술에 대한 지식수준, 시술경력, 피시술자의 나이, 체질, 건강상태, 시

161) 서울지방법원 2000.2.1. 선고 99노6870 판결.
162) 대법원 1977.10.11. 선고 77도2010 판결.
163) 대법원 1985.10.8. 선고 85도933 판결.
164) 대법원 1999.3.26. 선고 98도2481 판결.
165) 대법원 1993.1.15. 선고 92도2548 판결.
166) 대법원 1986.10.28. 선고 86도1842 판결.

술행위로 인한 부작용 내지 위험발생 가능성 등을 종합적으로 고려하여 법질서 전체의 정신이나 그 배후에 놓여 있는 사회윤리 내지 사회통념에 비추어 용인될 수 있는 행위에 해당한다고 인정되는 경우에만 사회상규에 위배되지 아니하는 행위로서 위법성이 조각된다. 따라서 한의사 자격이나 이에 관한 어떠한 면허도 없이 영리를 목적으로 위와 같은 치료행위를 한 것이고, 단순히 수지침 정도의 수준에 그치지 아니하고 부항침과 부항을 이용하여 체내의 혈액을 밖으로 배출되도록 한 것이므로, 이러한 시술행위는 의료법을 포함한 법질서 전체의 정신이나 사회통념에 비추어 용인될 수 있는 행위에 해당한다고 볼 수는 없고, 따라서 사회상규에 위배되지 아니하는 행위로서 위법성이 조각되는 경우에 해당한다고 할 수 없다.[167]

(8) 문 신

문신(文身)이란 바늘 등을 사용하여 독성이 없는 색소로 살갗에 여러 가지 문양을 새겨 넣는 행위를 말한다. 판례는 문신시술행위를 의료행위에 해당하는 것으로 보고 의료인이 아닌 사람이 문신시술행위를 하는 경우 무면허의료행위에 해당한다고 하고 있다.

한편, 문신(tattoo)의 양성화에 대한 목소리가 점점 커지고 있다. 이러한 목소리에는 문신에 대한 인식변화와 산업화에 대한 가능성이 큰 비중을 차지하고 있다. 또 현실적으로 문신은 대부분 의료적인 목적보다는 미용이나 예술적인 목적으로 행하여지는 경우가 많고 이에 따라 다반사 비의료인에 의하여 문신행위가 음성적으로 이루어지는 실정을 반영한 결과이기도 하다. 문신사(文身士, tattooer, tattooist)들은 일명 '문신사법'을 제정하여 문신행위(tattooing)를 양성화할 것을 지속적으로 요구하고 있다.[168] 생각건대, 문신행위에 대한 합법화는 입법에 의한 해결만이 가장 확실한 방안이라고 할 수 있다. 현행법 아래에서의 합법화는 해석론상의 한계를 넘기 어려울 수도 있기 때문이다. 문신 관련 무면허의료행위에 관한 판례의 구체적 내용은 다음과 같다. 즉,

① 피고인은 침 또는 바늘을 이용한 타투머신과 타투잉크 등을 이용하여 문신시술을 하였는데, 피고인의 위와 같은 문신시술행위가 신체에 대한 직접적인 침습을

167) 대법원 2004.10.28. 선고 2004도3405 판결.

168) 이에 상응하여 21대(2020~2024) 국회에서는 2021년 현재 '문신사법안'(박주민의원 등 10인, 의안번호 제2104716호, 2020년 10월 28일 제안), '반영구화장문신사법안'(엄태영의원 등 12인, 의안번호 제2108452호, 2021년 3월 2일 제안) 및 '타투업법안(류호정의원 등 12인, 의안번호 제2110757호, 2021년 6월 11일 제안)이 발의된 바 있다.

수반하는 점, 피고인으로부터 문신시술을 받은 박진영이 시술 부위에 통증이 심하고 수포, 염증 등이 생겼다는 이유로 피고인에게 환불을 요구하는 과정에서 다툼이 발생하여 112신고를 하는 바람에 피고인의 이 사건 문신 시술 행위가 적발되게 된 것인 점, 피고인이 문신 시술에 관하여 어느 정도 지식을 가지고 있다고 하더라도 의료 전반에 관한 체계적인 지식과 의사 자격을 가지고 있지는 못한 점, 문신시술의 위험성의 정도와 시술행위로 인한 부작용 내지 위험발생 가능성 등을 종합하여 보면, 피고인의 행위는 의료법을 포함한 법질서 전체의 정신이나 사회통념에 비추어 용인될 수 있는 행위에 해당한다고 볼 수 없어 위법성이 조각되지 아니한다.[169] ② 미용문신의 방법은 눈썹이나 입술 등 문신할 부위를 마취한 후 연필로 문신모양을 그리고 작은 붓을 사용하여 문신염색약을 그곳에 바른 다음 1분에 2,000 내지 5,000회 정도 돌아가는 바늘이 달린 문신성형기구를 작동시켜 문신모양대로 피부에 상처를 내고 이를 통하여 문신염색약이 피부에 스며들게 하여 형색을 시키는 소위 색소침윤술로서 눈썹 등 눈 주의 근육 및 신경조직, 피부조직 등 인체의 생리구조에 대한 전문지식이 없는 자가 이를 행할 경우 문신부위의 피부를 통한 감염으로 인한 국소 및 전신감염증, 색소에 대한 과민반응으로 인한 피부염, 알레르기성 육아종 등 인체에 위해를 발생하게 할 우려가 있으므로 위 미용문신을 만드는 행위는 의료행위로 보아야 한다.[170] ③ 고객들의 눈썹 또는 속눈썹 부위의 피부에 자동문신용 기계로 색소를 주입하는 방법으로 눈썹 또는 속눈썹 모양의 문신을 하여 준 행위는 그 시술방법이 표피에 색소를 주입함으로써 통증도 없고 출혈이나 그 부작용도 생기지 않으므로 의료인이 행하지 아니하면 사람의 생명, 신체 또는 일반 공중위생에 밀접하고 중대한 위험이 발생할 염려가 있는 행위라고 볼 수 없어 의료행위가 아니라고 본 원심판결은 과연 표피에만 색소를 주입하여 영구적인 문신을 하는 것이 가능한지 및 그 시술방법이 어떤 것인지를 가려 보지 않았고 작업자의 실수 등으로 진피를 건드리거나 진피에 색소가 주입될 가능성이 있으며 문신용 침으로 인하여 질병의 전염 우려도 있는 점을 간과함으로써 법리오해, 채증법칙 위배, 심리미진 등의 위법이 있다는 이유로 파기한 사례이다.[171]

(9) 기타의 행위

1) 벌 침

벌침이란 벌의 침을 이용하여 침을 놓는다는 의미를 가지고 있다. 봉침(縫針,

169) 대법원 2021.4.29. 선고 2021도2319 판결.
170) 서울고등법원 1990.11.30. 선고 90노2672 제1형사부판결 확정.
171) 대법원 1992.5.22. 선고 91도3219 판결.

bee toxin)이라고도 한다. 벌침 관련 무면허의료행위에 관한 판례의 구체적 내용은 다음과 같다. 즉,

관절염 등의 질병을 가지고 있는 환자에 대하여 그 질병의 치료를 위하여 신체에 벌침의 시술행위를 하였다면, 이는 의료행위를 한 것이라고 할 것이고, 따라서 의료인이 아닌 자가 영리를 목적으로 벌침의 시술행위를 업으로 하여 왔다면, 보건범죄단속에관한특별조치법 제5조 소정의 죄책을 면할 수 없다.[172] 의료인이 아닌 자가 질병치료를 위하여 인체에 벌침, 쑥뜸 등의 시술행위를 하였다면 그것이 의료기구 또는 의약품에 해당하는지 여부나 실제로 효험이 있는지 여부에 관계없이 이는 금지된 의료행위를 한 것과 다름없다.[173]

2) 약 침

약침(藥鍼)이란 침과 한약이 결합된 치료요법이라고 할 수 있다. 또 약침술이란 침구요법과 약물요법을 결합한 신침요법의 일종이라고 정의되기도 한다.[174] 약침술은 약물의 종류에 따라 일반약침술과 혈맥약침술로 구별되고 있다. 전자는 주로 벌독, 자하거, 녹용, 산삼 또는 증류식 한약제제 등을 사용하고, 후자는 산양산삼 추출물을 사용한다고 한다.[175] 다만, 약침은 처음부터 한방의료행위에 해당한다고 하여 시작되었지만, 약물의 주입방법을 기준으로 한 대한한의학회와 대한의학회 사이의 이견은 아직 좁혀지지 않은 상태이다. 약침과 관련된 판례의 구체적 내용은 다음과 같다. 즉,

갑이 자신이 운영하는 요양병원에서 항암혈맥약침 등의 치료를 받은 환자로부터 본인부담금 9,200,000원을 수령하였으나 건강보험심사평가원이 '혈맥약침술이 국민건강보험법상 비급여 의료행위인 기존의 약침술의 범주에 해당하지 않아 신의료기술 신청이 선행되어야 한다'는 이유로 항암혈맥약침술 비용 9,200,000원을 '과다본인부담금'으로 확인하고 환급을 명하는 처분을 한 사안에서, 약침술은 한의학의 핵심 치료기술인 침구요법과 약물요법을 접목하여 적은 양의 약물을 경혈 등에 주입하여 치료효과를 극대화시키는 의료기술이므로 침구요법을 전제로 약물요법을 가미한 것이지만 혈맥약침술은 침술에 의한 효과가 없거나 매우 미미하고 오로지 약물에 의한 효과가 극대화된 시술인 점 등에 비추어, 혈맥약침술은 기존에 허용된 의료기술인

172) 대법원 1994.4.29. 선고 94도89 판결.
173) 대법원 1992.10.13. 선고 92도1892 판결.
174) 서울고등법원 2016.1.26. 선고 2015누41229 판결.
175) 서울고등법원 2016.1.26. 선고 2015누41229 판결.

> 약침술과 비교할 때 시술의 목적, 부위, 방법 등에서 상당한 차이가 있고, 변경의 정도가 경미하지 않아 서로 동일하거나 유사하다고 볼 수 없으므로 갑이 수진자들로부터 비급여 항목으로 혈맥약침술 비용을 지급받으려면 신의료기술평가 절차를 통해 안전성·유효성을 인정받아야 하는데도, 혈맥약침술이 약침술과 본질적인 차이가 없다는 전제에서 위 처분이 위법하다고 본 원심판단에 법리를 오해한 잘못이 있다.[176)]

3) 기 공

기공(氣功)이란 호흡과 자세의 단련 등 심신의 수련을 통한 건강관리법이라고 알려져 있다. 기공 관련 무면허의료행위에 관한 판례의 구체적 내용은 다음과 같다. 즉,

> 기공원이라는 간판 아래 척추교정원을 운영하면서 찾아오는 환자들에게 그 용태를 묻거나 엑스레이 필름을 판독하여 그 증세를 판단한 것은 진찰 행위에 해당한다 할 것이고, 이에 따라 척추 등에 나타나는 불균형상태를 교정한다 하여 손이나 기타 방법으로 압박하는 등의 시술을 반복 계속한 것은 결국 사람의 생명이나 신체 또는 공중위생에 위해를 발생케 할 우려가 있는 의료행위에 해당한다.[177)]

4) 찜 질

찜질이란 사전적으로 약물이나 더운 물 따위로 적신 헝겊이나 얼음 따위를 넣은 주머니를 아픈 자리에 대어 병을 고치는 일을 의미한다. 뜨거운 것으로 하는 온찜질과 차가운 것으로 하는 냉찜질로 분류되기도 한다. 찜질 관련 무면허의료행위에 관한 판례의 구체적 내용은 다음과 같다. 즉,

> 돌 등이 들어있는 스테인레스 용기를 천과 가죽으로 덮은 찜질기구를 가열하여 암 등 난치성 질환을 앓는 환자들에게 건네주어 환부에 갖다 대도록 한 행위는 명백히 암 등 난치성 질환이라는 특정 질병에 대한 치료를 목적으로 한 것이고, 이를 장기간 사용할 경우 피부 등에 화상을 입거나 암 등 난치성 질환을 앓고 있는 환자의 신체에 다른 부작용이 일어날 가능성을 배제할 수 없으므로, 이러한 치료행위는 의학상 전문지식이 있는 의료인이 행하지 아니하면 보건위생상 위해가 생길 우려가 있는 행위, 즉 의료행위에 해당한다고 보아야 할 것이고, 비록 찜질기구의 가열 후 온도나 사용방법에 비추어 화상의 우려가 적다거나, 직접 환자의 몸에 손을 대지 않거나, 약물을 투여하는 등의 진찰행위가 없다고 하여 결론을 달리 할 것은 아니다.[178)]

---

176) 대법원 2019.6.27. 선고 2016두34585 판결.
177) 대법원 2002.5.10. 선고 2000도2807 판결.

5) 뼈교정

뼈교정행위란 인체의 골격구조상의 이상상태를 교정하여 생리적 기능의 회복을 꾀하는 외과적 시술로서[179] 의학상의 지식과 기술을 가진 의료인이 행하지 아니하면 보건위생상 위해를 가져올 우려가 있는 의료행위이다. 따라서 면허가 없는 자가 시술하거나 면허가 있더라도 이에 해당하는 면허가 아닌 경우, 즉 한의사면허나 치과의사면허 등을 가진 의료인이 시술하게 되면 무면허의료행위가 된다고 하는 것에는 이론의 여지가 없다. 뼈교정 관련 무면허의료행위에 관한 판례의 구체적 내용은 다음과 같다. 즉,

① 의사면허나 자격이 없음에도 직접 경영하는 한국생활정체교정체육협회 부산활법원에서 어깨와 허리부분의 통증치료를 의뢰받아 환자를 침대에 눕힌 뒤 동통부위의 혈맥과 근육부분을 지두부분으로 압박하여 뼈의 굴곡, 압박상태를 살피면서 손으로 목과 어깨, 허리부분을 잡아 비틀어 뼈를 교정하는 등 소위 '카이로 프락틱'이라는 도수술을 행한 다음 뜸질포대를 사용하여 뜨거운 물로 동통부위에 뜸질을 행하는 등 행위를 하였다는 것이니, 그러하다면 위와 같은 행위는 의료행위에 해당한다.[180] ② 의사면허가 없는 자가 뼈 교정원을 개설하여 석고붕대, 붕대가위 등 뼈 교정에 필요한 의료기구와 안티프라민등 의약품을 구비하고 손뼈 등을 삐어 그 곳을 찾아온 환자들에 대하여 이를 치료한다는 명목으로 양손으로 환부를 눌러서 삐어진 뼈를 교정하고 환부에 안티프라민을 발라주는 등의 행위를 하였다면 이와 같은 뼈 교정행위는 인체의 골격구조상의 이상상태를 교정하여 생리적 기능의 회복을 꾀하는 외과적 시술로서 의료법상의 의료행위에 해당함이 명백하다.[181] ③ 한국생활정체협회 전남지부라는 간판을 걸고 찾아온 신경통환자 등으로부터 그 용태를 물어 그 증세를 판단하였다면 이는 문진에 의한 진찰이라 할 것이고, 이에 따라 어깨, 척추등 골반에 나타나는 구조상의 이상상태를 도수 기타의 방법으로 압박하는 등의 시술을 반복 계속한 것은 결국 사람의 생명이나 신체 또는 공중위생에 위해를 발생케 할 우려가 있는 의료행위에 해당한다.[182] ④ 의사면허가 없는 자가 뼈 교정원을 개설하여 석고붕대, 붕대가위 등 뼈 교정에 필요한 의료기구와 안티프라민등 의약품을 구비하고 손뼈 등을 삐어 그곳을 찾아온 환자들에 대하여 이를 치료한다는 명목으로 양손으로 환부를 눌러서 삐어진 뼈를 교정하고 환부에 안티프라민을 발라주는 등의 행위를 하

178) 대법원 2000.9.8. 선고 2000도432 판결.
179) 대법원 1987.5.12. 선고 86도2270 판결.
180) 대법원 1985.5.28. 선고 84도2135 판결.
181) 대법원 1987.5.12. 선고 86도2270 판결.
182) 대법원 1986.10.14. 선고 86도1678 판결.

였다면 이와 같은 뼈 교정행위는 인체의 골격구조상의 이상상태를 교정하여 생리적 기능의 회복을 꾀하는 외과적 시술로서 의료법상의 의료행위에 해당한다.[183] ⑤ 의사의 면허나 자격이 없이 활기도 수련장을 만들어 척추 및 골반 교정에 필요한 기구를 설치하고 척추디스크, 골반 및 허리 통증환자에 대하여 활기도운동이라는 명목으로 손으로 환자의 통증이 있는 척추와 골반 등을 누르고 만지는 등 교정시술을 하고, 또 환자로부터 그 용태를 물어 그 증세를 판단하고서(문진에 의한 진찰) 척추와 골반에 나타나는 구조상의 이상 상태를 도수 기타 방법으로 압박하는 등의 시술을 반복 계속하였다면 이는 사람의 생명이나 신체 또는 공중위생에 위해를 발생케 할 우려가 있는 의료행위에 해당한다.[184] ⑥ 한국인체균형학 활법원이라는 간판 아래, 찾아오는 주로 척추질환 등의 환자들로부터 그 용태를 물어 그 증세를 판단한 것은 문진에 의한 진찰이라 할 것이고, 이에 따라 척추와 골반, 다리 등에 나타나는 불균형상태를 교정한다 하여 손이나 기타 방법으로 압박하는 등의 시술을 반복 계속한 것은 사람의 생명이나 신체 또는 공중위생에 위해를 발생케 할 우려가 있는 의료행위에 해당한다. 활법이 정부 공인의 체육종목이고 피고인이 활법 종목의 사회체육지도자 자격증을 취득한 후 당국의 인가를 받아 활법원을 설립·운영하고 있다 하더라도, 활법을 체육종목으로서 공인하거나 그 지도자 자격을 부여하는 것 등은 신체활동을 통하여 건전한 신체와 정신을 기르고 여가를 선용하고자 하는 체육활동으로서의 일반적인 활법의 지도를 위한 것이지 그 외에 법률에서 금지하는 무면허 의료행위까지도 할 수 있도록 허용하는 취지는 아니다.[185] ⑦ 척추바로갖기 운동본부라는 간판을 걸고 근육이완기구인 전기맛사지기(드라이브) 3대와 엑스레이필름 판독기 1대, 척추모형 등의 시설을 갖춘 다음 척추 등 부위에 이상이 있는 환자들이 찾아오면 엑스레이필름과 환자의 진술에 따라 이상부위를 확인하여 드라이브로 그 부위를 문지르고 아픈 부위를 손바닥으로 누른 후에 팔, 다리를 최대한으로 구부리게 손으로 잡아주었다가 놓아주는 운동을 약 30 내지 40회간 반복하여 실시함으로써 인체의 골격구조 특히 척추에 나타나는 이상 상태를 교정하는 방법으로 신경생리기능의 회복을 꾀하였다면 이는 인체의 근육 및 골격에 위해를 발생할 우려가 있는 의료행위에 해당한다.[186] ⑧ 의사면허도 없이 체육관내에 척추교정실을 설치하고 치료용침대를 비치한 후 디스크 환자들을 위 침대에 눕혀 놓고 디스크를 치료한다는 명목으로 손바닥으로 그들의 배, 허리, 척추 등을 누르고 쓰다듬는 일방 다리를 잡아 굽히고 펴는 등의 행위를 하였다면 이는 의료법상의 의료행위에 해당된다.[187] ⑨ 디스크

183) 대법원 1987.5.12. 선고 86도2270 판결.
184) 대법원 1987.11.24. 선고 87도1942 판결.
185) 대법원 1995.4.7. 선고 94도1325 판결.
186) 대법원 1989.1.31. 선고 88도2032 판결.

를 치료한다는 명목으로 손으로 허리와 척추 등을 누르고 주무르며 다리를 잡아 비틀고 가슴 부분을 치켜드는 등의 행위를 한 것이라면 위 행위는 의료법상의 의료행위에 해당한다.[188] ⑩ 한국생활정체교정체육협회 부산지부를 설치하여 위 지부 사무실을 찾아오는 환자로부터 그 용태를 물어 그 증세를 판단하였다면 이는 문진에 의한 진찰이라 할 것이고 그에 따라 환부 또는 반대부위 및 척추나 골반에 나타나는 구조상의 이상 상태를 도수 또는 바이타기 등으로 압박하는 등의 시술을 반복 계속한 것은 결국 사람의 생명이나 신체 또는 공중위생에 위해를 발생케 할 우려가 있는 의료행위에 해당함이 명백하다.[189]

6) 카이로프락틱

카이로프락틱(chiropractic)이란 대체로 약물이나 수술 대신 신경, 근육 및 골격의 체계에 관심을 두는 이른바 수기요법(手技療法)이라고 할 수 있다. 손가락과 손바닥의 힘으로 문지르거나 두드려서 치료하는 한방의 추나요법(推拿療法)과 유사한 개념이라고 할 수 있다. 카이로프락틱 관련 무면허의료행위에 관한 판례의 구체적 내용은 다음과 같다. 즉,

① 의료행위라 함은 의학적 전문지식으로 질병의 진찰, 검안, 처방, 투약 및 외형적 시술을 시행하여 질병의 예방 또는 치료행위를 하는 것을 말하는 바 피고인이 한국생활정체교정체육협회 부산지부를 설치하고 찾아오는 환자를 그 곳 침대에 눕게 하고 손바닥으로 환부를 압박하는 행위를 반복하고 바이타기로 맛사지하는 등 의료행위를 하고 그 무렵 1개월간의 치료비로 금 50,000원을 받기로 약속하는 등 영리를 목적으로 의료행위를 업으로 하였다는 것이고 그밖에 일건기록에 나타난 여러 자료에 의하면 피고인이 시술하였다는 내용은 위 지부에 침대를 비롯하여 이완된 근육을 완화시키는데 사용한다는 케이 브이 건강기, 긴장된 근육을 이완시키는데 사용한다는 빅터기등 기기를 설치하고 정체술 또는 카이로 프락틱이라고 말하는 치료법 내지 운동으로 인체의 골격구조 특히 척추나 골반에 나타나는 구조상의 이상상태를 도수 또는 위의 기기 등으로 교정하여 신경생리기능의 회복을 꾀하는 것이므로 이와 같은 시술이 진찰과 외과적 시술로서 인체의 근육 및 골격에 위해를 발생케 할 수 있는 것임이 명백하다 할 것이다. 위 지부 사무실을 찾아오는 환자로부터 그 용태를 물어 그 증세를 판단하였다면 이는 문진에 의한 진찰이라 할 것이고 그에 따라 환부 또는 반대부위 및 척추나 골반에 나타나는 구조상의 이상 상태를 도수 또는 안마기

187) 대법원 1987.4.28. 선고 87도286 판결.
188) 대법원 1985.7.9. 선고 85도906 판결.
189) 대법원 1985.5.14. 선고 84도2888 판결.

인 바이타기 등으로 압박하는 등의 시술을 반복 계속한 것은 결국 사람의 생명이나 신체 또는 공중위생에 위해를 발생케 할 우려가 있는 의료행위에 해당함이 명백하다.[190] ② 어깨와 허리부분의 통증치료를 의뢰받아 환자를 침대에 눕힌 뒤 동통부위의 혈맥과 근육부분을 지두부분으로 압박하여 뼈의 굴곡, 압박상태를 살피면서 손으로 환자의 목과 어깨, 허리 부분을 잡아 비틀어 뼈를 교정하는 등 소위 카이로 프락틱이라는 도수술을 행한 다음 뜸질포대를 사용하여 뜨거운 물로 동통부위에 뜸질을 행하는등 행위를 하였다면 위와 같은 행위는 의료행위에 해당한다.[191]

7) 수지침

수지침(手指鍼)이란 흔히 손목에서 손끝까지 치료점을 정하고 가는 침으로 자극을 주어 질병을 예방·관리하는 민간요법을 말한다. 수지침 관련 무면허의료행위에 관한 판례의 구체적 내용은 다음과 같다. 즉,

침술행위는 경우에 따라서 생리상 또는 보건위생상 위험이 있을 수 있는 행위임이 분명하므로 현행 의료법상 한의사의 의료행위(한방의료행위)에 포함된다는 것이 판례의 입장이다.[192] 따라서 일반적으로 면허 또는 자격 없이 침술행위를 하는 것은 의료법상 무면허 의료행위(한방의료행위)에 해당된다. 그 침술행위가 광범위하고 보편화된 민간요법이고 그 시술로 인한 위험성이 적다는 사정만으로 그것이 바로 사회상규에 위배되지 아니하는 행위에 해당한다고 보기는 어렵다. 다만, 개별적인 경우에 그 침술행위의 위험성의 정도, 일반인들의 시각, 시술자의 시술의 동기, 목적, 방법, 횟수, 시술에 대한 지식수준, 시술경력, 피시술자의 나이, 체질, 건강상태, 시술행위로 인한 부작용 내지 위험발생 가능성 등을 종합적으로 고려하여 법질서 전체의 정신이나 그 배후에 놓여 있는 사회윤리 내지 사회통념에 비추어 용인될 수 있는 행위에 해당한다고 인정되는 경우에만 사회상규에 위배되지 아니하는 행위로서 위법성이 조각된다.[193] 그런데 형법상 '사회상규에 위배되지 아니하는 행위'(형법 제20조)라 함은 법질서 전체의 정신이나 그 배후에 놓여 있는 사회윤리 내지 사회통념에 비추어 용인될 수 있는 행위를 말하고, 어떠한 행위가 사회상규에 위배되지 아니하는 정당한 행위로서 위법성이 조각되는 것인지는 구체적인 사정 아래서 합목적적, 합리적으로 고찰하여 개별적으로 판단되어야 하므로, 이와 같은 정당행위를 인정하려면 첫째 그 행위의 동기나 목적의 정당성, 둘째 행위의 수단이나 방법의 상당성, 셋째 보호이익

---

190) 대법원 1985.5.14. 선고 84도2888 판결.
191) 대법원 1985.5.28. 선고 84도2135 판결.
192) 대법원 1999.3.26. 선고 98도2481 판결.
193) 대법원 2002.12.26. 선고 2002도5077 판결; 대법원 2000.4.25. 선고 98도2389 판결.

과 침해이익과의 법익권형성, 넷째 긴급성, 다섯째 그 행위 외에 다른 수단이나 방법이 없다는 보충성 등의 요건을 갖추어야 한다.[194] 결국, 판례는 수지침시술도 침술행위, 즉 한방의료행위로서 면허나 자격이 없는 자가 시술할 때에는 원칙적으로 무면허의료행위에 해당한다는 입장이다. 그러나 침술행위마다 개별적으로 고려할 때 형법상 정당행위로 인정되어 예외적으로 위법성이 조각되는 경우가 있을 수 있다고 한다. 따라서 수지침시술은 손등과 손바닥에만 시술하는 것이고, 또한 피부에 침투하는 정도도 아주 경미하여 수지침시술로 인한 부작용발생 가능성이 극히 적은 점 및 수지침시술이 우리 사회에 민간요법으로서 광범위하게 행해지고 있는 점 등을 고려하여 수치침시술을 업으로 하거나 수지침시술에 대한 지식이 없음에도 그 시술을 하는 등의 특별한 사정이 없는 사람의 행위는 사회통념상 허용될 만한 정도의 상당성이 있는 것으로서 위법성이 결여된 행위라고 볼 수 있다고 하고 있다.[195]

8) 마사지

마사지(massage)란 반죽을 다룬다는 프랑스어에서 유래한 말로서 누르고 비빈다는 안마와 유사한 의미를 가지고 있다. 안마(按摩)란 사전적인 의미로 손으로 몸을 두드리거나 주물러서 피의 순환을 도와주는 일이라고 한다. 한편 현행법상 안마사 자격은 시각장애인만이 취득할 수 있도록 제한되어 있음을 상기할 필요가 있다(의료법 제82조 제1항 참조). 마사지 관련 무면허의료행위에 관한 판례의 구체적 내용은 다음과 같다. 즉,

① 미용업자가 미용실 안에 피부관리실을 운영하면서 고객들을 상대로 살구씨, 율무 등의 가루와 달걀흰자 또는 녹두, 감초, 고령토, 맥반석을 혼합하여 얼굴에 바르고 맛사지하는 등의 방법으로 기미, 주근깨, 여드름 등의 제거시술을 하는 행위는 보건위생상 위험이 있으므로 자격을 갖춘 의사가 완벽한 임상병리시설을 갖추어진 의료기관에서만 시술이 가능한 의료행위에 해당한다.[196] ② 암환자 등을 상대로 통증부위 및 경락부위 등에 홍화기름을 바른 후 물소뿔이나 옥돌 등의 기구로 피부를 문지르는 괄사요법 유사의 시술행위는, 인체의 경혈, 경락, 경피 및 경근에 관한 전문적인 지식 없이 부적절하게 실시할 경우 환자에게 통증과 상처를 남기는 등의 위해가 야기될 수 있으며, 특정한 기구를 사용하여 환자의 통증부위나 경락부위를 집중적으로 긁으면 그 부위의 피부가 약간 붉게 변색되는 경우도 있고, 이를 부적절하게 지속적으로 시행할 경우 위해의 발생이 충분히 예견된다는 점 등을 종합하면,

194) 대법원 2002.12.26. 선고 2002도5077 판결; 대법원 2000.4.25. 선고 98도2389 판결.
195) 춘천지방법원 1998.7.9. 선고 97노368 판결 상고.
196) 광주고등법원 1991.11.22. 선고 90노867 형사부판결 확정.

'의료행위'에 해당한다.[197]

9) 스포츠 마사지

스포츠 마사지(sports massage)란 사전적으로는 혈액과 임파의 흐름을 원활하게 해 주기 위해 몸의 뭉친 근육을 손으로 문지르거나 두드리고 주물러 이완시켜 주고 수축력을 길러 주며 피로를 풀어 주는 일이라고 풀이되고 있다. 스포츠 마사지 관련 무면허의료행위에 관한 판례의 구체적 내용은 다음과 같다. 즉,

① 안마나 지압이 의료행위에 해당하는지에 대해서는 그것이 단순한 피로회복을 위하여 시술하는 데 그치는 것이 아니라 신체에 대하여 상당한 물리적인 충격을 가하는 방법으로 어떤 질병의 치료행위에까지 이른다면 이는 보건위생상 위해가 생길 우려가 있는 행위, 즉 의료행위에 해당한다고 보아야 한다. 스포츠마사지가 단순한 피로회복을 위한 시술을 넘어 질병의 치료행위에까지 이른 것으로서 의료행위에 해당한다.[198] ② 불특정다수의 손님들로부터 요금을 받고 엄지손가락과 손바닥을 이용하여 손님들의 피부나 뭉쳐 있는 근육을 잡아당기거나 문지르거나 누르는 방법으로 자극을 주어 근육을 풀어주는 이른바 스포츠맛사지는 안마사에 관한 규칙 제2조에 안마사의 업무한계로 정해진 "안마, 마사지 또는 지압 등 각종 수기요법에 의하거나 전기기구의 사용 그 밖의 자극요법에 의하여 인체에 대한 물리적 시술행위를 하는 것"의 범위에 들어가는 것으로 보기에 충분하고, 달리 스포츠마사지가 위 규칙에서 정한 안마, 마사지 또는 지압 등과 다른 형태의 시술이라고 보기는 어렵다. 구 의료법(1999.2.8. 법률 제5865호로 개정되기 전의 것) 제61조, 위 규칙 제3조 제1항에 의하면, 위 규칙에 정하는 교육을 마친 앞을 보지 못하는 사람에게만 특별시장, 광역시장 또는 도지사가 안마사의 자격을 인정하여 줄 수 있도록 하고 있는 것으로서, 이와 같은 자격인정을 받지 못한 피고인이 판시와 같은 금전적 대가를 받고 안마업무에 종사한 이상 이는 구 의료법 제67조에 위반한 것으로서 처벌대상이 된다. 또한 비록 스포츠마사지 교육과정을 수료하여 수료증을 취득하고 세무서에 사업자등록까지 하였다고 하여 의료법이 금지하고 있는 안마사 자격인정 없는 안마행위까지 허용되는 것은 아니다.[199]

10) 언어장애교정시술

언어장애교정시술 관련 무면허의료행위에 관한 판례의 구체적 내용은 다음과

---

197) 대법원 2010.5.27. 선고 2006도9083 판결.
198) 대법원 2004.1.15. 선고 2001도298 판결.
199) 대법원 2004.1.27. 선고 2000도2977 판결.

같다. 즉,

불안・초조・대인공포・강박관념 등 노이로제 환자의 언어장애교정시술이 그 방법에 있어 정신신경과적 정신요법을 쓰면 이는 의료행위에 해당하게 됨은 당연하다. 그러나 언어장애자에 대한 교정시술이라고 하더라도 그 방법에 있어서 정신신경과적 정신요법이 아닌 경우에는 의료행위에 속하지 아니하게 된다. 판례에 의하면 웅변학원을 운영하고 있는 자가 연설강습과 함께 열등감, 대인공포, 불안, 초조, 말더듬 등 노이로제 증세를 나타내는 수강생들의 감정 요인에 대해서 반복된 언어훈련을 통해 그 능력을 개발하려는 행위는 언어교육의 전수를 목적으로 인가받은 웅변이나 연설에 관한 강습에 포함되고 정신신경과적 전문의의 치료 범주에 속하는 의료행위라고 볼 수 없다.[200]

11) 뱀가루

뱀가루 관련 무면허의료행위에 관한 판례의 구체적 내용은 다음과 같다. 즉,

① 건강원을 운영하면서 손님들에게 뱀가루를 판매함에 있어 그들의 증상에 대하여 듣고 손바닥을 펴보게 하거나 혀를 내보이게 한 후 뱀가루를 복용할 것을 권유하였을 뿐 병상이나 병명이 무엇인지를 규명하여 판단을 하거나 설명을 한 바가 없는 경우, 그 행위는 뱀가루 판매를 용이하게 하기 위한 부수적인 행위에 해당할 뿐 병상이나 병명을 규명・판단하는 진찰행위에 해당한다고 볼 수 없다는 이유로 의료행위에 해당하지 않는다.[201] ② 그러나 몸이 아프다며 찾아온 손님들에게 질병치료에 효과가 있다고 선전하면서 캡슐에 넣어져 있거나 약첩에 담겨져 있는 뱀가루를 80만 원 내지 160만 원의 고가에 판매한 경우, 판매한 뱀가루의 외관, 사용목적, 효과, 용법, 용량 등의 선전내용, 포장방법, 판매가격 등을 고려하면 피고인이 판매한 뱀가루는 약사법상의 의약품에 해당한다. 의약품이라 함은 대한약전에 수재된 것으로서 위생용품이 아닌 것과 사람 또는 동물의 질병의 진단・치료・경감・처치 또는 예방의 목적으로 사용되는 것으로서 기구기계가 아닌 것, 사람 또는 동물의 구조기능에 약리학적 영향을 주기 위한 목적으로 사용되는 것으로서 기구기계나 화장품이 아닌 것을 모두 포함하는 개념인바, 위와 같은 의약품에 해당되는지 여부는 반드시 약리작용상 어떠한 효능의 유무와는 관계없이 그 성분, 형상(용기, 포장, 의장 등), 명칭 및 표시된 사용목적, 효능, 효과, 용법, 용량, 판매할 때의 선전 또는 설명 등을 종합적으로 판단하여 사회 일반인이 볼 때 한 눈으로 식품으로 인식되는 것을 제

---

200) 대법원 1980.1.15. 선고 79도1003 판결.
201) 대법원 2001.7.13. 선고 99도2328 판결.

외하고는 그것이 위 목적에 사용되는 것으로 인식되고 혹은 약효가 있다고 표방된 경우에는 이를 모두 의약품으로 보아 약사법의 규제대상이 된다고 해석함이 상당하다.[202)]

12) 건강보조식품판매

건강보조식품 관련 무면허의료행위에 관한 판례의 구체적 내용은 다음과 같다. 즉,

> 건강보조식품판매업자가 사실상 운영하는 회사가 고객들에게 체질검사를 하여 체질에 맞는 식이요법이나 운동요법을 곁들여 전문적인 다이어트 관리를 해주겠다고 하면서 의료기기인 체지방측정기를 사용하여 고객의 체지방분포율과 비만도를 측정하는 한편 고객의 체질 및 증상에 대한 72개 항목의 질문사항이 기재되어 있는 고객기록카드를 작성하게 하고, 살을 빼는 데 효능이 있다는 아무런 검증결과가 없고 오히려 이를 남용할 경우 설사 등의 부작용이 있는 건강보조식품 5, 6종 등을 마치 비만을 치유하는 데 효력이 있는 것처럼 판매를 하고, 위 식품을 복용한 고객들이 복통과 구토, 설사 등의 증상을 호소하자 그 대처방법이나 복용방법의 변경 등을 상담하였다면 건강보조식품판매업자의 그와 같은 행위는 무면허의료행위에 해당한다.[203)]

3. 의료기기의 사용에 따른 무면허의료행위

(1) 판단기준

의료기기의 사용과 관련하여 의료인의 직역간 분쟁이 커지고 있다. 개발되는 의료기기가 다양해질수록 발생하는 분쟁의 수는 증가할 것으로 보인다. 이러한 경향은, 특히 CT(Computer Tomography), IPL(Intensive Pulsed Light), IMS(Intramuscular Stimulation Therapy) 또는 약침(藥針) 등의 사용으로 더욱 증폭되고 있다.

문제는 무면허의료행위와 관련하여 직역간 의료기기의 사용 가부에 있다고 해야 한다. 왜냐하면 의료기기의 사용은 사용 그 자체에 문제가 있는 것이 아니라 사용하는 방식 여하에 따라 그 사용이 무면허의료행위의 성부에 영향을 미치는 부분이 있기 때문이다. 주지하는 바와 같이, 의료법은 의료인의 면허범위와 관련하여 의사는 의료와 보건지도를, 치과의사는 치과의료 및 구강보건지도를 그리고 한의사는 한방의료와 한방보건지도를 임무로 한다고 규정하고 있다(의료법 제2조 제2항). 그런

202) 대법원 2001.7.13. 선고 99도2328 판결.
203) 대법원 2001.12.28. 선고 2001도6130 판결.

데 한방의료는 행위방식을 기준으로 의료 또는 치과의료와 구별되고, 치과의료는 구강에 한하는가 아닌가 하는 영역[저작(咀嚼)기능 포함]을 기준으로 의료 또는 한방의료와 구분된다고 예시할 수 있을 것이다.

무면허의료행위의 판단기준은 의료기기의 사용여부에 달려 있는 것이 아니다. 의학적 전문지식이 없는 자가 의료기기를 질병의 예방이나 치료에 사용함으로써 사람의 생명, 신체나 공중위생에 위해를 발생케 할 우려가 있느냐의 여부에 따라 결정하는 것이 타당하다고 해야 하기 때문이다.[204] 오히려 무면허의료행위의 판단기준은 의료인 사이의 면허의 범위에 대한 방식위반 또는 영역위반에 달려 있다고 해야 한다. 뿐만 아니라 방식위반의 여부 또는 영역위반의 여부에 관한 최종적인 판단기준은 의료기기의 사용에 따른 학문적 원리가 주요한 기준이 되어야 한다고 해석된다.[205]

한편, 의료기기를 학문적 원리에 따라서만 사용할 수 있는 전문적 의료기기와 학문적 원리와 무관하게 사용할 수 있는 일반적 의료기기로 구분하는 방법이 있을 수 있다. 전자는 사용용도의 범위 내에서 학문적 원리에 따르지 않으면 무면허의료행위에 포섭될 수 있지만, 후자는 누구나 사용이 가능하거나 자동해석 또는 단순해석이 가능하여 굳이 학문적 원리에 따른 사용이라는 제한이 불필요하게 되기 때문이다. 전자의 예로서는 CT, MRI 등을 들 수 있을 것이다. 후자와 관련하여서는 다음과 같이 할 수 있을 것이다. 예컨대, 체지방측정기, 혈압계 등은 진료와 관련된 경우를 제외하면 누구나 사용할 수 있다고 보여진다. 또 안압측정기, 자동안굴절검사기, 청력검사기, 혈액검사 등은 자동해석이 가능한 의료기기에 속할 수 있다. 이 외에도 X-Ray나 초음파 등은 단순해석이 가능한 의료기기에 속할 수 있다고 판단된다. 위와 같은 구별방법에 의하는 한 일반적 의료기기의 사용은 언제나 무면허의료행위로부터 자유로울 수 있다고 해석된다.

(2) 학문적 원리에 따른 사용

의료기기는 학문적 원리에 따라 사용하는 한 그에 대한 사용행위는 무면허의료행위가 될 수 없다. 무면허의료행위의 여부와 관련하여 의료법령에는 의사, 한의사 등의 면허된 의료행위의 내용을 정의하거나 그 구분 기준을 제시한 규정이 없으므로, 의사나 한의사의 구체적인 의료행위가 '면허된 것 이외의 의료행위'에

204) 대법원 1989.9.29. 선고 88도2190 판결.
205) 서울행정법원 2008.10.10. 선고 2008구합11945 판결.

해당하는지 여부는 구체적 사안에 따라 이원적 의료체계의 입법 목적, 당해 의료행위에 관련된 법령의 규정 및 취지, 당해 의료행위의 기초가 되는 학문적 원리, 당해 의료행위의 경위·목적·태양, 의과대학 및 한의과대학의 교육과정이나 국가시험 등을 통하여 당해 의료행위의 전문성을 확보할 수 있는지 여부 등을 종합적으로 고려하여 사회통념에 비추어 합리적으로 판단하여야 할 것이다. 한의사가 전통적으로 내려오는 의료기기나 의료기술(의료기기 등) 이외에 과학기술의 발전에 따라 새로 개발·제작된 의료기기 등을 사용하는 것이 한의사의 '면허된 것 이외의 의료행위'에 해당하는지 여부도 이러한 법리에 기초하여 관련 법령에 한의사의 당해 의료기기 등 사용을 금지하는 취지의 규정이 있는지, 당해 의료기기 등의 개발·제작 원리가 한의학의 학문적 원리에 기초한 것인지, 당해 의료기기 등을 사용하는 의료행위가 한의학의 이론이나 원리의 응용 또는 적용을 위한 것으로 볼 수 있는지, 당해 의료기기 등의 사용에 서양의학에 관한 전문지식과 기술을 필요로 하지 않아 한의사가 이를 사용하더라도 보건위생상 위해가 생길 우려가 없는지 등을 종합적으로 고려하여 판단하여야 할 것이고, 의료기기 등의 개발·제작 원리가 한의학의 학문적 원리에 기초하지 아니하였다는 사정만으로 한의사가 해당 의료기기 등을 진료에 사용한 것이 그 면허된 것 이외의 의료행위를 한 것이라고 단정할 것은 아니다.[206]

의료기기의 사용과 관련하여 무면허의료행위를 긍정한 판례의 구체적 내용은 다음과 같다. 즉,

① 대한시력회복연구소란 간판을 내걸고 팜플렛 등으로 근시, 원시, 난시, 노안 외에도 질병 등의 후유증으로 저하된 시력을 단기일에 회복시켜 준다는 취지로 선전하여 이를 보고 찾아온 고객들의 시력을 시력측정기나 시력표를 사용하여 측정한 후 가압식 미용기를 사용한 것은 일종의 무면허의료행위를 한 것이다. 왜냐하면 가압식 미용기의 사용은 공기주머니(air bag)를 얼굴에 덮어쓰고 전기장치를 이용하여 압축된 공기를 그 공기주머니 속에 불어 넣었다가 빼는 것을 계속하여 반복함으로써 눈주위의 근육을 맛사지하여 혈액순환을 원활하게 하고 따라서 눈의 모든 기능을 회복시켜줌으로써 시력을 회복한다는 것이니 시력에 관련되는 눈주위의 근육 및 신경조직 등 인체의 생리구조에 대한 전문지식이 없는 자가 이를 행할 때 특히 예민한 시신경 등 인체에 위해를 발생케 할 우려가 있다 할 것이기 때문이다.[207] ② 우리나라 의료체

206) 대법원 2014.2.13. 선고 2010도10352 판결; 대법원 2014.1.16. 선고 2011도16649 판결.
207) 대법원 1989.9.29. 선고 88도2190 판결.

계는 서양의학과 한의학으로 이원적으로 구분되어 있고, 의료법상 의사는 의료행위, 한의사는 한방의료행위에 종사하도록 되어 있으며 면허도 그 범위에 한하여 주어지는 점, 전산화단층촬영장치(CT기기)와 관련된 규정들은 한의사가 CT기기를 이용하거나 한방병원에 CT기기를 설치하는 것을 예정하고 있지 않은 점, 의학과 한의학은 그 원리 및 기초가 다르고, 해부학에 기초를 두고 인체를 분석적으로 보는 서양의학과 달리 한의학은 인체를 하나의 소우주로 보고 종합적으로 바라보는 등 인체와 질병을 보는 관점도 달라 진찰방법에 있어서도 차이가 있는 점 등에 비추어, 한의사가 방사선사로 하여금 CT기기로 촬영하게 하고 이를 이용하여 방사선진단행위를 한 것은 '한방의료행위'에 포함된다고 보기 어렵다는 이유로 의료법 제25조에서 정한 '면허된 이외의 의료행위'를 한 경우에 해당한다.[208] ③ 한방의료행위는 사회통념상 우리의 옛 선조로부터 전통적으로 내려오는 한의학을 기초로 한 질병의 예방이나 치료행위 및 그 밖에 의료인이 행하지 아니하면 보건위생상 위해가 생길 우려가 있는 행위를 하는 것을 의미한다. 다만, 구체적인 행위가 한방의료행위에 해당하는지 여부를 판단할 때에는 의료관계법령에서 '의료행위'나 '한방의료행위'에 관한 적극적인 정의규정을 두고 있지 않은 이상, 구체적 사안에 따라 의료법의 목적, 구체적인 의료행위에 관련된 관계 규정, 구체적인 의료행위의 목적, 태양 등을 감안하여 사회통념에 비추어 판단하여야 하는 것으로, 어떠한 진료행위가 의사만이 할 수 있는 의료행위에 해당하는지 아니면 한의사만이 할 수 있는 한방의료행위에 해당하는지 여부는 결국 해당 진료행위가 학문적 원리를 어디에 두고 있는가에 따라 판단하여야 한다. 한의사가 진단용 방사선 발생장치를 사용하여 성장판 검사를 한 것은 '한방의료행위'에 포함된다고 보기 어려워 한의사의 면허 범위 외의 의료행위에 해당한다고 판시하고 있다.[209] ④ 한의사가 자신이 운영하는 한의원에서 진단용 방사선 발생장치인 X-선 골밀도측정기를 이용하여 환자들을 상대로 발뒷꿈치 등 성장판검사를 한 행위가 한의사의 면허된 것 이외의 의료행위에 해당한다.[210]

(3) 학문적 원리와 무관한 사용

학문적 원리와 무관한 사용이라는 말에는 어폐(語弊)가 내재되어 있다고 생각된다. 학문적 원리와 무관한 사용은 이미 사용이 아니라고 할 수 있기 때문이다. 그럼에도 불구하고 학문적 원리와 무관한 사용이라는 말의 함의는 충분히 전달이 가능하리라고 보여진다. 학문적 원리에 따른 사용인가의 여부에 대한 판단은 우선

208) 서울고등법원 2006.6.30. 선고 2005누1758 판결.
209) 서울행정법원 2008.10.10. 선고 2008구합11945 판결.
210) 대법원 2011.5.26. 선고 2009도6980 판결.

의료기기의 사용용도가 기준이 될 수 있다. 그러나 학문적 원리에 따른 사용인가의 여부의 판단은 반드시 사용용도에 국한되는 것은 아니라고 판단된다. 생각건대, 학문적 원리를 개입시키지 않은 의료기기의 사용은 다른 법률문제의 야기와는 별개로 한다면 일단 무면허의료행위로부터는 어느 정도 자유로울 수 있다고 해석된다.

Ⅲ. 무면허의료행위자에 대한 형사처벌

1. 서 언

무면허의료행위에 대하여는 형사처벌이 가해지고 있다. 형사처벌의 이유에 대하여 헌법재판소는 "의료행위는 인간의 존엄과 가치의 근본인 사람의 신체와 생명을 대상으로 하는 것이므로 단순한 의료기술 이상의 '인체 전반에 관한 이론적 뒷받침'과 '인간의 신체 및 생명에 대한 경외심'을 체계적으로 교육받고 이 점에 관한 국가의 검증을 거친 의료인에 의하여 행하여져야 하고, 과학적으로 검증되지 아니한 방법 또는 무면허의료행위자에 의한 약간의 부작용도 존엄과 가치를 지닌 인간에게는 회복할 수 없는 치명적인 위해를 가할 수 있는 것이다. 따라서 무면허 의료행위를 일률적, 전면적으로 금지하고 이를 위반하는 경우에는 그 치료결과에 관계없이 형사처벌을 받게 하는" 것이라고 하고 있다.[211] 무면허의료행위에 대한 형사저벌은 의료법상 무면허의료행위죄와 보건범죄단속법상의 부정의료업죄의 2가지로 나누어 고찰할 수 있다.

2. 무면허의료행위죄

(1) 근 거

의료인이 아니면서 의료행위를 하거나 또는 의료인이면서 면허된 것 이외의 의료행위를 함으로써 성립하는 무면허의료행위죄에 대하여는 형사처벌이 가해지고 있다(의료법 제27조 제1항, 제87조의2 제2항 제2호 참조). 무면허의료행위죄는 의료인이 아닌 자가 의료행위를 하는 것을 금지하려는 데 그 취지가 있으므로 그와 같은 행위를 함에 반드시 영리의 목적이나 영리행위를 구성요건으로 하는 것은 아니다.[212]

211) 헌법재판소 2005.9.29. 선고 2005헌바29,2005헌마434(병합) 결정.

(2) 내 용

무면허의료행위죄는 ① 의료인이 아니면서 의료행위를 하거나 ② 의료인이면서 면허된 것 이외의 의료행위를 하면 성립한다. 무면허의료행위죄는 영리의 목적이나 업으로 할 것을 요하지 않는다. 의료법은 그 전신(前身)인 국민의료법과는 달리 무면허의료행위에서 '업'(業)이라는 용어를 삭제하고 있다. 이것은 1969년 4월 8일 제정된 보건범죄단속법 제5조에서 영리를 목적으로 업으로 하는 무면허의료행위를 특별히 가중하여 처벌하도록 규정한 것과 관련하여, 의료법상의 무면허의료행위에 대하여는 그러한 요건을 요하지 않도록 하는 취지와 무관하지 않다고 생각된다. 따라서 현행 의료법상 무면허의료행위가 성립되기 위하여는 '업무성'의 요건은 필요가 없어졌다고 해석될 수 있다. 다만, 무면허의료행위가 되기 위하여는 구성요건의 성질상 적어도 계속·반복의 의사가 있을 것을 요한다.[213] 따라서 계속·반복의 의사가 있는 한 단 1회의 무면허의료행위가 있더라도 무면허의료행위죄가 성립할 수 있다. 또한 반복된 수 개의 행위는 포괄적 1죄가 된다.[214]

(3) 처 벌

무면허의료행위죄를 범한 자에 대하여는 5년 이하의 징역이나 5천만원 이하의 벌금에 처하여진다(의료법 제87조의 2 제2항 제2호). 한편, 후술하는 바와 같이 간호사의 무면허의료행위에 의사가 관여한 경우에는 관여의 형태에 따라 무면허의의료행위의 공동정범, 교사범 또는 방조범이 성립할 수 있다.

3. 부정의료업죄

부정의료업죄란 부정의료업자를 가중처벌하기 위하여 제정된 보건범죄단속법 위반죄를 말한다.

(1) 근 거

영리를 목적으로 의사가 아닌 사람이 의료행위를, 치과의사가 아닌 사람이 치과의료행위를, 한의사가 아닌 사람이 한방의료행위를 업으로 한 부정의료업자에 대하여는 의료법상의 무면허의료행위죄보다 가중하여 처벌하고 있다(보건범죄단속법 제5조). 부정

---

212) 대법원 1984.12.26. 선고 84도2271 판결.
213) 대법원 1983.6.14. 선고 83도939 판결.
214) 대법원 1983.6.14. 선고 83도939 판결.

의료업죄에 대한 가중처벌의 근거에 대하여 헌법재판소는 "국민의 생명과 건강에 직결되는 의료행위의 중요성에 비추어 의사가 아닌 자가 '영리를 목적'으로 '업'으로 하는 것이라는 비난가능성과 무면허의료업자에 대한 일반예방적 효과를 달성하려는 형사정책적 고려에서 입법자가 국민보건의 향상을 위하여 필요 최소한의 범위 내에서 형벌을 가중한 것"이라고 하고 있다.[215] 부정의료업죄는 그 보호법익이 사람의 '생명', '신체'로 개인적 법익을 침해하는 죄일 뿐만 아니라 '국가의 의료인면허제도의 유지 · 보호'라는 국가적 법익을 침해하는 죄로서 이중적 성격을 갖는다.[216)]

(2) 내 용

부정의료업자에 대한 가중처벌의 요건으로서는 특히 ① '영리의 목적'과 ② '업'으로 행하여질 것이 요구되고 있다.

1) 주 체

부정의료업죄의 행위 주체는 ① 영리를 목적으로 의료행위를 업으로 하는 의사가 아닌 사람, ② 영리를 목적으로 치과의료행위를 업으로 하는 치과의사가 아닌 사람 및 ③ 영리를 목적으로 한방의료행위를 업으로 하는 한의사가 아닌 사람으로 한정되어 있다. 따라서 부정의료업죄는 법문에 열거되어 있는 사람만이 범할 수 있는 진정신분범이 된다. 그런데 부정의료업죄에 관한 법문은 그 주체로서 의사 아닌 사람의 의료행위, 치과의사 아닌 사람의 치과의료행위, 한의사 아닌 사람의 한방의료행위를 한 사람에 대하여만 규정하고 있고 나머지 의료인인 조산사와 간호사에 관하여서는 규정을 두고 있지 않다. 여기서 조산행위는 의료행위의 일부이므로 무자격자의 조산행위는 의사 아닌 사람의 의료행위로서 부정의료업죄가 성립될 수 있으나, 무자격자의 진료보조행위는 부정의료업죄가 성립될 수 없다. 단순한 진료의 보조자는 의료행위의 주체가 되지 아니하여 부정의료업죄의 주체가 될 수 없기 때문이다.[217)]

2) 업무성

부정의료업죄의 성립을 위한 또 다른 요건은 무면허의료행위가 업으로 행하여

215) 헌법재판소 2001.11.29. 선고 2000헌바37 결정.
216) 헌법재판소 2007.3.29. 선고 2003헌바15 · 2005헌바9(병합) 결정.
217) 이용우, "무면허의료행위에 대한 형사처벌상의 제문제," 526쪽.

지는 것이다. 업(業)의 의미에 대하여 일본에서는 ① 영업으로 행하여질 것을 요한다는 영업설, ② 영업으로 행할 결의를 가짐으로써 족하고 비록 1회라도 그러한 결의가 있으면 된다는 영업의사설, ③ 영업목적으로 행하여져야 한다는 영업목적설, ④ 생활자료, 즉 반대급부를 획득하는 행위를 반복하는 것이라는 생활자료획득반복설, ⑤ 영업으로 할 목적이 있으면 족하고 반드시 반복하거나 영리목적이 있을 것을 요하지 않는다는 영업목적설 등이 주장되어 오다가 ⑥ 반복계속의 의사만 있으면 족하다는 반복계속의사설이 확립되어 다수설의 지지를 받게 되었다고 한다.[218)]

우리나라에서도 업으로 행한다고 하는 것은 직업으로서 또는 생계의 수단으로서 행하여질 것은 요구되지 않고 무면허의료행위를 계속·반복할 의사만 있으면 족한 계속반복의사설이 확립되어 있다.[219)] 계속 반복의 의사의 존재하는 한 비록 단 1회의 무면허의료행위만 있어도 업으로 한 것으로 인정된다.[220)] 의사면허도 없이 체육관내에 척추교정실을 설치하고 치료용침대를 비치한 후 디스크 환자들을 위 침대에 눕혀 놓고 디스크를 치료한다는 명목으로 손바닥으로 그들의 배, 허리, 척추 등을 누르고 쓰다듬는 일방 다리를 잡아 굽히고 펴는 등의 행위를 하였다면 이는 의료법상의 의료행위에 해당되고 나아가 환자들로부터 치료비를 받았다면 이러한 소위는 영리의 목적으로 의료행위를 업으로 한 것이라고 봄이 상당하다.[221)]

3) 영리의 목적

영리의 목적으로 무면허의료행위가 행하여질 것이 요구된다. 영리의 목적이란 널리 경제적 이익을 취득할 목적을 말한다.[222)] 금전의 지급이든 물건의 지급이든 그 이익의 형태나 다과(多寡)는 묻지 않는다.[223)] 무면허의료행위를 행하는 자가 반드시 그 경제적 이익의 귀속자나 경영의 주체와 일치하여야 할 필요도 없다.[224)]

218) 이용우, "무면허의료행위에 대한 형사처벌상의 제문제," 527쪽 참조.

219) 헌법재판소 2007.3.29. 선고 2003헌바15·2005헌바9(병합) 결정; 대법원 1989.1.10. 선고 88도1896 판결. 이상완(의료사범의 이론과 실태), 55쪽; 이용우, "무면허의료행위에 대한 형사처벌상의 제문제," 527쪽.

220) 대법원 1989.1.10. 선고 88도1896 판결.

221) 대법원 1987.4.28. 선고 87도286 판결.

222) 헌법재판소 2007.3.29. 선고 2003헌바15·2005헌바9(병합) 결정; 대법원 2009.10.29. 선고 2009도4783 판결; 대법원 2003.9.5. 선고 2003도2903 판결; 대법원 1999.3.26. 선고 98도2481 판결; 대법원 1992.10.9. 선고 92도848 판결.

223) 이상완(의료사범의 이론과 실태), 55쪽; 이용우, "무면허의료행위에 대한 형사처벌상의 제문세," 526쪽.

224) 대법원 2003.9.5. 선고 2003도2903 판결; 대법원 1999.3.26. 선고 98도2481 판결; 대법원

판례에 의하면 약사로서 한약조제자격을 취득하였을 뿐 한의사가 아닌 자가 환자들의 맥을 짚어보고 구체적인 증상을 물어보는 등의 방법으로 진단행위를 한 후 한약을 조제·판매한 행위는 '영리를 목적으로 한의사가 아닌 자가 한방의료행위를 업으로 한 때'에 해당한다고 한다.[225)]

(3) 처 벌

부정의료업자에 대하여는 무기 또는 2년 이상의 징역에 처하고, 이 경우 100만원 이상 1천만원 이하의 벌금을 병과하여 의료법상의 무면허의료행위죄보다 가중하여 처벌하고 있다(보건범죄단속법 제5조).

4. 공범의 문제

의료인이라 하더라도 비의료인 또는 직무범위가 다른 의료인의 무면허의료행위에 대한 공범의 성립이 가능하다. 따라서 의료인일지라도 의료인 아닌 자의 의료행위에 공모하여 가공하면 무면허의료행위의 공동정범으로서의 책임을 진다.[226)] 또 의료법인 이사장이 간호사들로 하여금 병원 검진센터에서 의사의 현장감독 없이 단독으로 자궁질도말세포병리검사를 위한 검체 채취를 하게 한 것은 무면허의료행위를 하도록 교사한 행위에 해당한다.[227)] 치과의사가 환자의 대량유치를 위해 치과기공사들에게 내원환자들에게 진료행위를 하도록 지시하여 간호보조원들이 각 단독으로 발치, 주사 투약 등과 같은 진료행위를 하였다면 무면허의료행위의 교사범에 해당한다.[228)] 그리고 진료부는 환자의 계속적인 진료에 참고로 공하여지는 진료상황부이므로 간호보조원의 무면허진료행위가 있은 후에 이를 의사가 진료부에다 기재하는 행위는 정범의 실행행위종료 후의 단순한 사후행위에 불과하다고 볼 수 없고 무면허의료행위의 방조에 해당한다.[229)]

5. 죄수의 문제

무면허의료행위는 그 범죄의 구성요건의 성질상 동종행위의 반복이 예상되는

1992.10.9. 선고 92도848 판결.

225) 대법원 2009.5.14. 선고 2007도5531 판결.
226) 대법원 1986.2.11. 선고 85도448 판결.
227) 대법원 2007.7.26. 선고 2005도5579 판결.
228) 대법원 1986.7.8. 선고 86도749 판결.
229) 대법원 1982.4.27. 선고 82도122 판결.

것이므로 반복된 수 개의 무면허의료행위는 그 전체가 형법상 포괄적으로 한 개의 범죄를 구성하는 포괄일죄에 해당한다.[230] 동일죄명에 해당하는 수 개의 행위를 복수의 범죄로 처벌하지 않고 포괄하여 일죄로 처단하는 이유는 행위 상호간에 인정되는 일시·장소의 근접, 방법의 유사성, 기회의 동일, 범의의 계속 기타 밀접관계로 그 전체를 1개의 행위로 평가함이 상당하기 때문이다.[231] 무면허의료행위를 하다가 과실로 사람을 치사케 한 경우에 무면허의료행위를 한 죄와 업무상 과실치사죄와는 상상적 경합범이 아니고 형법 제37조의 경합범의 관계에 있다고 보아야 한다.[232]

6. 민사책임의 문제

판례에 의하면 무면허로 의료행위를 한 경우라도 그 자체가 의료상의 주의의무 위반행위는 아니라고 할 것이므로 당해 의료행위에 있어서 구체적인 의료상의 주의의무 위반이 인정되지 아니하는 한 그것만으로는 불법행위의 책임 내지 채무불이행책임을 부담하지는 않는다고 한다.[233] 그러나 무면허이면서 주의의무에 위반한 의료행위는 당연히 무면허의료행위에 대한 책임뿐만 아니라 주의의무의 위반으로 인한 민·형사상의 책임은 피할 수 없다고 해야 한다.

Ⅳ. 사회상규에 위배되지 아니하는 의료행위

1. 개 념

(1) 의 의

형법상 위법성조각사유 중의 하나로서 정당행위란 법령에 의한 행위 또는 업무로 인한 행위 기타 사회상규에 위배되지 아니하는 행위를 말한다(형법 제20조). 무면허의료행위가 법령에 의한 행위이든, 업무로 인한 행위이든 아니면 사회상규에 위배되지 아니하는 행위이든 어느 것에 해당하게 되면 정당행위가 되어 위법성을 조

230) 대법원 1984.2.28. 선고 83도3313 판결; 대법원 1983.6.14. 선고 83도939 판결; 대법원 1966.9.20. 선고 66도928 판결.

231) 대법원 1985.10.22. 선고 85도1457 판결.

232) 이상완(의료사범의 이론과 실태), 58~59쪽.

233) 대법원 2002.1.11. 선고 2001다27449 판결.

각하게 된다. 이 중에서 무면허의료행위의 위법성조각과 관련하여서는 사회상규에 위배되지 아니하는 행위가 우선적으로 검토될 필요가 있다.

(2) 판단요건

형법상 '사회상규에 위배되지 아니하는 행위'라 함은 법질서 전체의 정신이나 그 배후에 놓여 있는 사회윤리 내지 사회통념에 비추어 용인될 수 있는 행위를 말하고, 어떠한 행위가 사회상규에 위배되지 아니하는 정당한 행위로서 위법성이 조각되는 것인지는 구체적인 사정 아래서 합목적적, 합리적으로 고찰하여 개별적으로 판단되어야 할 것이다. 정당행위를 인정하려면 첫째 그 행위의 동기나 목적의 정당성, 둘째 행위의 수단이나 방법의 상당성, 셋째 보호이익과 침해이익과의 법익균형성, 넷째 긴급성, 다섯째 그 행위 외에 다른 수단이나 방법이 없다는 보충성 등의 요건을 갖추어야 할 것이 요구되고 있다.[234] 따라서 의료행위에 해당하는 어떠한 시술행위가 무면허로 행하여졌을 때, 개별적인 경우에 그 시술행위의 위험성의 정도, 일반인들의 시각, 시술자의 시술의 동기, 목적, 방법, 횟수, 시술에 대한 지식수준, 시술경력, 피시술자의 나이, 체질, 건강상태, 시술행위로 인한 부작용 내지 위험발생 가능성 등을 종합적으로 고려하여 법질서 전체의 정신이나 그 배후에 놓여 있는 사회윤리 내지 사회통념에 비추어 용인될 수 있는 행위에 해당한다고 인정되는 경우에만 사회상규에 위배되지 아니하는 행위로서 위법성이 조각되는 것이다.[235]

대법원도 "의료행위에 해당하는 어떠한 시술행위가 무면허로 행하여졌을 때, 그 시술행위의 위험성의 정도, 일반인들의 시각, 시술자의 시술의 동기, 목적, 방법, 횟수, 시술에 대한 지식수준, 시술경력, 피시술자의 나이, 체질, 건강상태, 시술행위로 인한 부작용 내지 위험 발생 가능성 등을 종합적으로 고려하여 법질서 전체의 정신이나 그 배후에 놓여 있는 사회윤리 내지 사회통념에 비추어 용인될 수 있는 행위에 해당한다고 인정되는 경우에만 사회상규에 위배되지 아니하는 행위로서 위법성이 조각된다"고 판시한 바 있다.[236]

---

234) 대법원 2003.9.5. 선고 2003도2903 판결; 대법원 2002.12.26. 선고 2002도5077 판결; 대법원 2000.4.25. 선고 98도2389 판결.

235) 대법원 2009.10.15. 선고 2006도6870 판결; 대법원 2007.6.28. 선고 2005도8317 판결; 대법원 2002.12.26. 선고 2002도5077 판결; 대법원 2000.4.25. 선고 98도2389 판결; 대법원 2004.10.28. 선고 2004도3405 판결; 대법원 2003.5.13. 선고 2003도939 판결.

236) 대법원 2021.4.29. 선고 2021도2319 판결; 대법원 2007.6.28. 선고 2005도8317 판결.

2. 유 형

사회상규에 위배되지 아니하는 행위에 대하여는 이를 긍정하는 경우와 부정하는 경우로 나누어 고찰하기로 한다.

사회상규에 위배되지 아니하는 행위를 긍정한 판례의 구체적 내용은 다음과 같다. 즉,

① 수지침은 시술부위나 시술방법 등에 있어서 예로부터 동양의학으로 전래되어 내려오는 체침의 경우와 현저한 차이가 있고, 일반인들의 인식도 이에 대한 관용의 입장에 기울어져 있으므로, 이러한 사정과 함께 시술자의 시술의 동기, 목적, 방법, 횟수, 시술에 대한 지식수준, 시술경력, 피시술자의 나이, 체질, 건강상태, 시술행위로 인한 부작용 내지 위험발생 가능성 등을 종합적으로 고려하여 구체적인 경우에 있어서 개별적으로 보아 법질서 전체의 정신이나 그 배후에 놓여 있는 사회윤리 내지 사회통념에 비추어 용인될 수 있는 행위에 해당한다고 인정되는 경우에는 형법 제20조 소정의 사회상규에 위배되지 아니하는 행위로서 위법성이 조각된다고 할 것이다.[237] ② 자신이 운영하는 지압서비스업소에서 근육통을 호소하는 손님들에게 엄지손가락과 팔꿈치 등을 사용하여 근육이 뭉쳐진 허리와 어깨 등의 부위를 누르는 방법으로 근육통을 완화시켜 준 사실을 인정한 다음, 위와 같은 행위는 그 내용과 수준으로 보아 의료인이 행하지 아니하면 사람의 생명이나 신체 또는 일반 보건위생에 위험을 초래할 우려가 있는 행위가 아니므로 '의료행위'에 해당한다고 볼 수 없고, 달리 피고인이 '의료행위'에 해당하는 행위를 하였다고 볼 증거도 없다는 이유로 무죄를 선고하였다.[238]

사회상규에 위배되지 아니하는 행위를 부정한 판례의 구체적 내용은 다음과 같다. 즉,

① 외국에서 침구사자격을 취득하였으나 국내에서 침술행위를 할 수 있는 면허나 자격을 취득하지 못한 자가 단순한 수지침 정도의 수준을 넘어 체침을 시술한 경우, 사회상규에 위배되지 아니하는 무면허의료행위로 인정될 수 없다.[239] ② 한의사 면허나 자격 없이 소위 '통합의학'에 기초하여 환자를 진찰 및 처방하는 행위가 그 치료효과에 관한 과학적 근거가 부족하여 그로 인한 부작용 내지 위험발생의 개연성이 적지 아니할 것으로 보이기 때문에 통합의학에 기초한 진찰 및 처방은 의료법을

---

237) 대법원 2000.4.25. 선고 98도2389 판결.
238) 대법원 2000.2.22. 선고 99도4541 판결.
239) 대법원 2002.12.26. 선고 2002도5077 판결.

포함한 법질서 전체의 정신이나 사회통념에 비추어 용인될 수 있는 행위에 해당한다고 볼 수 없으므로 정당행위에 해당하지 않고 따라서 위법성이 조각되지 아니한다.[240] ③ 부항 시술행위가 보건위생상 위해가 발행할 우려가 전혀 없다고 볼 수 없는 데다가, 한의사 자격이나 이에 관한 어떠한 면허도 없이 영리를 목적으로 위와 같은 치료행위를 한 것이고, 단순히 수지침 정도의 수준에 그치지 아니하고 부항침과 부항을 이용하여 체내의 혈액을 밖으로 배출되도록 한 것이므로, 이러한 피고인의 시술행위는 의료법을 포함한 법질서 전체의 정신이나 사회통념에 비추어 용인될 수 있는 행위에 해당한다고 볼 수는 없고, 따라서 사회상규에 위배되지 아니하는 행위로서 위법성이 조각되는 경우에 해당한다고 할 수 없다.[241] ④ 부항 시술행위가 광범위하고 보편화된 민간요법이고, 그 시술로 인한 위험성이 적다는 사정만으로 그것이 바로 사회상규에 위배되지 아니하는 행위에 해당한다고 보기는 어렵고, 다만 개별적인 경우에 그 부항 시술행위의 위험성의 정도, 일반인들의 시각, 시술자의 시술의 동기, 목적, 방법, 횟수, 시술에 대한 지식수준, 시술경력, 피시술자의 나이, 체질, 건강상태, 시술행위로 인한 부작용 내지 위험발생 가능성 등을 종합적으로 고려하여 법질서 전체의 정신이나 그 배후에 놓여 있는 사회윤리 내지 사회통념에 비추어 용인될 수 있는 행위에 해당한다고 인정되는 경우에만 사회상규에 위배되지 아니하는 행위로서 위법성이 조각된다고 할 것이다.[242] ⑤ 침술행위가 광범위하고 보편화된 민간요법이고 그 시술로 인한 위험성이 적다는 사정만으로 그것이 바로 사회상규에 위배되지 아니하는 행위에 해당한다고 보기는 어렵다 할 것이고, 다만 개별적인 경우에 그 침술행위의 위험성의 정도, 일반인들의 시각, 시술자의 시술의 동기, 목적, 방법, 횟수, 시술에 대한 지식수준, 시술경력, 피시술자의 나이, 체질, 건강상태, 시술행위로 인한 부작용 내지 위험발생 가능성 등을 종합적으로 고려하여 법질서 전체의 정신이나 그 배후에 놓여 있는 사회윤리 내지 사회통념에 비추어 용인될 수 있는 행위에 해당한다고 인정되는 경우에만 사회상규에 위배되지 아니하는 행위로서 위법성이 조각된다.[243]

240) 대법원 2009.10.15. 선고 2006도6870 판결.
241) 대법원 2004.10.28. 선고 2004도3405 판결.
242) 대법원 2004.10.28. 선고 2004도3405 판결.
243) 대법원 2003.5.13. 선고 2003도939 판결.

제 3 절 의료행위에 있어서의 주의의무

Ⅰ. 서 설

1. 의료인의 의무

의료인은 위임의 본지에 따라 선량한 관리자의 주의로써 위임사무를 처리하여야 할 의무, 즉 선관주의의무를 진다(민법 제681조). 또 의료인은 경우에 따라 사무의 성질에 좇아 가장 본인에게 이익이 되는 방법으로 이를 관리하여야 할 의무를 지게 된다(민법 제734조). 이와 같이 의사의 의무는 위임사무의 처리 또는 사무관리로서의 의료채무의 이행이 그 주된 내용이 된다. 다른 한편, 의료인은 환자의 생명과 건강을 구하기 위해 업무상 주의의무를 다하여야 한다(형법 제268조).

2. 적정한 의료행위

의료채무가 목적으로 하는 것은 질병의 치유이지만 그 결과의 실현을 내용으로 하는 것은 아니다. 질병의 치유는 환자의 태도에 따라서 달라질 수도 있기 때문에 그 결과의 발생은 확정적이지 못하다. 여기서 의료채무는 결과채무가 아니라 수단채무가 되며, 의료인은 치료책임을 지지만 치유책임을 지는 것은 아니다. 판례도 의사가 환자에 대하여 부담하는 진료채무는 환자의 치유라는 결과를 반드시 달성해야 하는 결과채무가 아니라, 치유를 위하여 선량한 관리자의 주의를 다하여 현재의 의학수준에 비추어 필요하고도 적절한 진료를 할 채무 즉 수단채무이므로, 진료의 결과가 만족스럽지 못하다고 하여 바로 진료채무의 불이행으로 추정할 수는 없다. 그리고 의료행위의 결과 후유장해가 발생한 경우, 그 후유장해가 당시 의료수준에서 최선의 조치를 다하더라도 당해 의료행위 과정의 합병증으로 나타날 수 있는 것이거나 또는 그 합병증으로 인하여 2차적으로 발생할 수 있는 것이라면, 의료행위의 내용이나 시술 과정, 합병증의 발생 부위와 정도, 당시의 의료수준과 담당 의료진의 숙련도 등을 종합하여 볼 때 그 증상이 일반적으로 인정되는 합병증의 범위를 벗어났다고 볼 수 있는 사정이 없는 한, 그 후유장해가 발생하였다는 사실만으로 의료행위 과정에 과실이 있었다고 추정할 수 없다고 판시한 바 있다.[244] 결국, 수단채무로서의 의료채무는 의료행위가 적정하게 행하여질 것을 요구한다고 해야 한다.

3. 적정한 의료행위의 기준

적정한 의료행위가 무엇인가에 대하여 현행법은 직접적인 규정을 두지 않고 있다. 다만, 현행법은 선량한 관리자의 주의의무(민법 제681조) 내지 가장 본인에게 이익되는 방법(민법 제734조)으로 의료행위를 할 것을 요구하고 있을 뿐이다. 따라서 진료행위의 적정성여부는 '선량한 관리자의 주의' 내지 '가장 본인에게 이익되는 방법'의 여하, 즉 선관주의의무(善管注意義務)에 귀착한다. 후자는 의료수준에 따라 환자의 질환에 최적의 요법을 선택·실시할 의무이고, 선관주의의무는 당연히 후자에 포함되어 있기 때문이다. 이와 같이 의사의 진료상의 의무(진료채무)는 선관주의의무와 일체불가분을 형성하고 있다. 또 의료행위는 선관주의의무를 다하지 않으면 치료의 효과가 나타나지 않을 뿐만 아니라 환자의 생명·건강에 위해를 가져올 수 있다. 따라서 의료인에게는 그 업무의 성질상 부득이 위험방지를 위한 선량한 관리자의 주의의무, 즉 최선의 주의의무가 요구된다고 해야 한다. 다른 한편 의료인에게는 의료행위를 함에 있어서 업무상 주의의무를 다할 것이 요청된다(형법 제268조). 결국, 적정한 의료행위란 선관주의의무 내지 업무상 주의의무를 다하는 의료행위로 귀착된다. 의료채무를 의료수준에 따라 환자의 질환에 대하여 최적의 요법을 선택·실시하여야 할 의무라고 이해할 때 이는 당연히 선관주의의무를 포함하게 된다. 이러한 의미에서 선관주의의무와 의료채무는 모두 함께 의료행위의 내용을 이루고 있다고 할 수 있다. 따라서 적정한 의료행위란 민·형사법적인 측면에서 볼 때 ① 의료수준에 따라서 행하여져야 하고, ② 선관주의의무 내지 업무상 주의의무에 근거하여 환자의 질환에 가장 적합하게 행하여질 것을 요구한다.

대법원도 "의사가 진찰·치료 등의 의료행위를 할 때는 사람의 생명·신체·건강을 관리하는 업무의 성질에 비추어 환자의 구체적 증상이나 상황에 따라 위험을 방지하기 위하여 요구되는 최선의 조치를 해야 한다. 의사에게 진단상 과실이 있는지를 판단할 때는 의사가 비록 완전무결하게 임상진단을 할 수는 없을지라도 적어도 임상의학 분야에서 실천되고 있는 진단 수준의 범위에서 전문직업인

---

244) 대법원 2015.10.15. 선고 2015다21295 판결; 대법원 2008.3.27. 선고 2007다76290 판결 등 참조.

으로서 요구되는 의료상의 윤리, 의학지식과 경험에 기초하여 신중히 환자를 진찰하고 정확히 진단함으로써 위험한 결과 발생을 예견하고 이를 회피하는 데에 필요한 최선의 주의의무를 다하였는지를 따져 보아야 한다. 나아가 의사는 환자에게 적절한 치료를 하거나 그러한 조치를 하기 어려운 사정이 있다면 신속히 전문적인 치료를 할 수 있는 다른 병원으로 전원시키는 등의 조치를 하여야 한다"고 판시한 바 있다.[245)]

Ⅱ. 주의의무의 개념

1. 주의의무의 의의

주의의무란 어느 행위를 할 때에 일정한 주의를 기울여야 할 의무를 말한다. 일반적으로 '부주의'라고 하는 경우에 그것이 법적인 책임으로 연결되기 위하여는 주의의무의 위반이 문제된다. 민법상의 주의의무는 선량한 관리자의 주의의무(민법 제681조)가 이에 해당한다. 선량한 관리자의 주의의무는 직업상으로나 사회생활상으로 요구되는 주의의무로 원칙적인 주의의무이다. 자기의 재산에 있어서와 동일한 주의의무를 결한 경우의 과실을 구체적 과실이라고 함에 반하여 선량한 관리자의 주의의무를 결한 경우의 과실을 추상적 과실이라고 한다. 선량한 관리자의 주의의무를 현저하게 결한 경우를 중과실이라고 하고, 다소 결한 경우를 경과실이라고 한다. 선량한 관리자의 주의의무를 지는 자로서는 위임계약에 있어서의 수임자(민법 제681조), 사무관리에 있어서의 사무관리자(민법 제734조) 등을 들 수 있다.

형법상의 주의의무는 이에 위반함으로써 구성요건에 해당하는 결과를 발생시킨 경우에는 과실범이 되고 형벌이 부과된다는 점에 특색이 있다. 과실범은 부주의에 의하여 위반하는 것이므로 고의범에 비하여 가볍게 처벌된다. 뿐만 아니라 과실범은 언제나 처벌되는 것이 아니라 법률에 특별히 처벌규정이 있는 경우에 한하여 처벌된다. 형법은 보통의 과실과 업무상 과실 또는 중과실을 구별하여 보통의 과실을 가볍게 처벌하고 있다. 중과실이란 주의의무를 현저히 태만히 하여 중하게 처벌되는 경우이고, 업무상 과실은 업무상 주의의무에 위반한 경우로서 경과실과 예견의무가 다르기 때문에 경과실보다 가중하여 처벌되는 경우이다. 결국, 주의의무란 유해한 결과가 발생하지 않도록 의식을 집중할 의무를 말한다고 할

245) 대법원 2018.5.11. 선고 2018도2844 판결.

수 있다.

의료인에게는 환자의 사망이나 상해 등의 악결과가 발생하지 않도록 정신을 집중할 의무, 즉 주의의무가 요구된다. 예견가능한 위험에 대하여는 주의의무를 다하여 예견하고(결과예견의무), 예견을 했으면 그 위험이 발생하지 않도록 최선을 다하여야 할 것이다(결과회피의무). 과실이란 법률상 요구되는 주의를 다하지 않은 주의의무위반을 말한다고 할 때 과실과 주의의무위반은 동의어가 된다.

2. 주의의무의 내용

(1) 의 의

주의의무란, 전술한 바와 같이, 예견가능한 위험에 대하여는 주의의무를 다하여 예견하고(결과예견의무), 예견을 했으면 그 위험이 발생하지 않도록 최선을 다할 것(결과회피의무)을 요구한다. 그렇다면 주의의무는 예견의무와 회피의무를 그 내용으로 하고 있다고 할 수 있다.[246)]

결과예견의무란 결과(위험)의 발생을 예견할 수 있는 경우에 이를 예견하여야 할 의무이고, 결과회피의무란 결과(위험)에 대한 예견을 근거로 결과(위험)의 발생을 회피할 수 있는 경우에 이를 회피하여야 할 의무를 말한다. 결과예견의무와 결과회피의무를 다한 경우에는 주의의무를 다한 것으로서 당연한 결과로 과실의 성립이 부정된다. 여기서 말하는 '위험' 내지 '결과'라고 하는 것은 인체에 대한 위해(危害)보다는 넓은 개념으로서 의료의 본래의 목적에 반하는 것, 즉 바람직하지 않은 결과의 발생, 예컨대 치료의 지연 등도 포함하는 개념이다. 과학상 미지의 위험에 대하여는 예견가능성은 없지만 가능성의 정도가 낮아도 의료수준으로 보아 예견할 수 있는 위험에 대하여는 예견의무가 있다. 따라서 현대 의료상 일반적으로 진단이 가능한 데 진단하지 못했다든가 또는 치료가 가능한 데 치료를 하지 못했다면 주의의무위반이 있다고 할 수 있게 된다. 물론 예견이 없으면 회피할 수 없고, 예견이 있어도 회피할 수 없으면 무의미하기 때문에 결국 그 어느 것을 결하여도 주의의무위반, 즉 과실이 성립하게 된다.[247)]

결국, 결과발생이 예견가능하였는데 부주의 때문에 이를 예견할 수 없었고 따라서 결과를 발생시킨 경우 또는 결과의 발생이 예견가능하였고 따라서 그 발생

---

246) 한경국, "의료과오에 관한 형사법적 고찰," 476쪽.
247) 김선석, "의료과오에 있어서 인과관계와 과실," 89쪽.

을 회피할 수 있었음에도 불구하고 부주의로 그 발생을 회피할 수 없었던 경우에는 모두 과실책임을 면하지 못한다. 물론 각각의 의무의 전제로서 결과의 예견가능성이 없는 경우에는 결과예견의무도 존재하지 않고 또한 결과의 회피가능성이 없는 경우에는 결과회피의무도 존재하지 않기 때문에 그 어느 경우도 과실이 성립되지 않는다. 대법원도 의료인의 과실을 인정하기 위해서는 "의료인이 결과발생을 예견할 수 있었음에도 그 결과발생을 예견하지 못하였고, 결과발생을 회피할 수 있었음에도 그 결과발생을 회피하지 못한 과실이 검토되어야 한다"고 하여 주의의무의 내용으로서 결과예견가능성과 결과회피가능성을 전제로 한 결과예견의무와 결과회피의무를 들고 있다.[248]

(2) 결과예견의무

결과예견의무는 결과에 대한 예견가능성을 전제로 한다. 다른 사람(보통인, 통상인, 일반인 또는 평균인)은 결과의 발생을 예견할 수 있는 상황임에도 불구하고 행위자는 예견을 하지 못하는 경우가 결과예견의무에 대한 위반이 되기 때문이다. 따라서 결과에 대한 예견가능성이 없는 경우에는 결과예견의무로서의 주의의무위반이 부정되고 과실범의 성립도 부정되게 된다.[249]

결과예견의무란 일반인이 행위자가 처한 상황에서 결과를 예견할 수 있는 경우 이를 예견할 의무를 말한다. 예견가능성이 있는 위험에 대하여만 예견의무가 인정된다. 결과예견의무위반에 의한 과실범이 '인식 없는 과실범'이다. 다시 말하지만, 예견가능성이란 일반인이 행위자가 처한 상황하에서 행위시에 예견할 수 있는 결과의 발생가능성을 말한다. 예견의무는 일반인에 의하여 예견가능한 위험에 대하여만 부과된다. 일반인이란 사회일반의 통상인, 즉 보통인, 일반인 또는 평균인을 지칭하는 것이 아니라 행위의 성질에 따라 특정된 영역의 통상인을 말한다. 따라서 의료영역에서의 일반인이란 당시의 일반적인 의학적 지식과 기술을 갖춘

---

248) 대법원 2014.7.24. 선고 2013도16101 판결; 대법원 2014.5.29. 선고 2013도14079 판결; 대법원 2011.9.8. 선고 2009도13959 판결; 대법원 2010.4.29. 선고 2009도7070 판결; 대법원 2010.3.25. 선고 2008도590 판결; 대법원 2009.12.24. 선고 2005도8980 판결; 대법원 2008.8.11. 선고 2008도3090 판결; 대법원 2007.9.20. 선고 2006도294 판결; 대법원 2006.12.7. 선고 2006도1790 판결; 대법원 2006.10.27. 선고 2004도6083 판결; 대법원 2006.10.26. 선고 2004도486 판결; 대법원 2003.11.27. 선고 2001다2013 판결; 대법원 2003.1.24. 선고 2002다3822 판결; 대법원 2003.1.10. 선고 2001도3292 판결; 대법원 1999.12.10. 선고 99도3711 판결; 대법원 1997.10.10. 선고 97도1678 판결; 대법원 1996.11.8. 선고 95도2710 판결; 대법원 1987.1.20. 선고 86다카1469 판결; 대법원 1984.6.12. 선고 82도3199 판결.

249) 한경국, "의료과오에 관한 형사법적 고찰," 477쪽.

의사, 즉 일반적 의사, 통상의 의사 내지 평균적 의사를 말한다. 여기서 지식 내지 기술이 부족한 소위 일반의사 미만의 의사에게는 그에게 악결과에 대한 예견가능성이 없었다고 하더라도 주의의무위반이 인정된다. 따라서 진보하는 의료수준에 맞추어 새로운 지식과 기술을 습득하여 의료행위 당시의 의료수준에 도달할 의무가 있다. 이것이 바로 연찬의무(研鑽義務)가 존재하는 이유이다. 전술한 바와 같이 의료법도 의료인에게 보수교육을 받을 의무를 부과하고 있다(의료법 제30조 제3항 참조). 과실의 주된 원인 중의 하나는 무지(無知)에 있기 때문이다.

형사상의 과실에 있어서의 주의의무가 민사상의 그것보다 더욱 엄격하게 해석되는 경향이 있다. 피해자의 구제가 중요하게 되어 있는 민사상의 과실과는 달리, 형사상의 과실에 대하여는 형벌이라는 매우 강력한 제재가 가하여지기 때문이다. 민사상의 예견가능성 내지 예견의무는, 형사상의 그것과는 달리, 위험의 발생에 대한 개연성이 아니라 가능성으로 족하다. 따라서 위험발생의 가능성이 극히 낮은 경우에도 통상의 의사에게 예견가능성이 있는 경우에는 예견의무가 있다고 해야 하고, 아직 일반화가 되어 있지 않다고 하더라도, 예컨대 특진의사와 같이 그것을 알 수 있는 위치에 있는 경우에는 예견가능성이 있다고 해야 하고 예견의무도 인정해야 한다. 확립된 의학지식으로부터 일반적으로 위험이 예견될 수 있는 경우에는 예견가능성이 존재한다. 사실상의 위험이 존재한다고 하여도 그 위험이 의학적으로 발견되어 있지 않거나 그 위험에 대한 과학적 합리성이 일반적으로 알려져 있지 않은 단계에서의 예견가능성은 의학적으로는 존재한다고 하더라도 법률적으로는 그 존재를 인정할 수 없다. 따라서 행위시에 예견불능이면 재판시에 예견가능하더라도 주의의무위반은 인정되지 않는다.

예견가능성이란 무엇이 야기될 것인가를 알 수 없다고 하는 단순한 '추상적 위험'에 대한 인식이 아니라, 예컨대 '페니실린 주사와 쇼크사'에서와 같이 특정한 인과의 경로(역학적 통계적인 것이라도 좋다)를 기초로 하여 개별화된 '구체적 위험'에 대한 인식을 말한다. 예견가능성은 진단·치료전검사, 치료의 선택, 치료행위, 처치후의 관리·지도 등 각각의 행위가 인체에 대한 위험을 초래하고 있는 한 의료행위의 전반에 미친다. 의료행위를 위험하지 않은 것으로 하기 위하여 행하여야 할 행위를 하지 않은 것이 바로 주의의무위반이기 때문이다. 위험을 감지한 경우에는 위험을 방지하기 위한 수단이 강구되지 않는 한 위험한 행위로 나아가서는 안 된다. 따라서 환자에게 적절한 치료를 하거나 그러한 조치를 취하기 어려운 사정이 있다면 신속히 전문적인 치료를 할 수 있는 다른 병원으로의 전원조치 등을 취하여야 하며,[250] 특히 미용성형을 시술하는 의사로서는 고도의 전문적 지식에 입각하여 시술 여부, 시술의 시기, 방법, 범위 등을 충분히 검토한 후 그 미용성형 시술의 의뢰자에게 생리적, 기능적 장애가 남지 않도록 신중을 기하여야 할 뿐만 아니라 회복이 어려운 후유증이 발생할 개연성이 높은 경우 그 미용성형 시술을 거부 내지는 중단하여야 한다.[251] 현실적으로 위험을 인식하였음에도 불구하고 회피수단을 강구하지 아니한 채 굳이 행위로 나아가 결과를 발생시킨다면 경우에 따라서는 형법상 고의책임의 성립가능성을 완전히 배제할 수 없다고 본다.

(3) 결과회피의무

결과회피의무는 결과회피가능성을 전제로 한다. 행위자가 처한 상황에서 일반인을 기준으로 한 결과회피가 가능하다는 소위 “객관적 결과회피가능성”이 과실의 요건이기 때문에 회피가 불가능한 경우에는 주의의무 자체가 성립되지 않는다. 따라서 결과회피의무란 보통인이 행위자가 처한 상황하에서 예견가능한 결과를 회피하기 위하여 적절한 조치를 취할 의무를 말한다고 할 수 있다.[252] 결과회피의무에 위반한 과실범이 소위 ‘인식 있는 과실’에 의한 과실범에 해당한다. 다시 말하지만, 결과회피의무란 일반적으로 예견할 수 있는 위험에 대하여 그의 발생을 방지할 의무를 말하기 때문에 예견가능한 위험에 대하여는 그 위험을 예지하고 위험방지조치가 강구되지 않는 한 의료행위로 나아가서는 안 된다는 것을 의미한다. 따라서 예견된 위험은 적절한 방지조치의 강구에 의하여 해소되고, 이러한 위험의 해소를 위한 의무인 회피의무의 이행에 의하여 그 위험의 실행이 법적으로 허용되게 된다.

문제는 위험에 대한 방지조치를 강구하고 행위로 나아간 경우에 있다. 이러한 경우에는 결과에 대한 인식이 있다고는 할 수 없다. 다만, 결과회피행위가 위험에 대한 방지조치로서 적절하였는가의 문제는 여전히 남아 있다. 여기서 결과회피행위가 적절성을 결한 경우에는 주의의무의 위반이 된다고 해야 한다. 따라서 ① 스트렙토마이신이 국가결핵관리체계에서 표준조치로 처방에 포함되어 있고 또 쇼크가 매우 드물다고 하더라도 당시의 의학수준에 비추어 객관적인 견지에서 쇼크사에 대한 인식이 가능하였다면 결핵환자에게 스트렙토마이신을 주사하는 의료기

---

250) 대법원 2006.12.21. 선고 2005도9213 판결; 대법원 2005.10.28. 선고 2004다13045 판결.
251) 대법원 2007.5.31. 선고 2007도1977 판결.
252) 한경국, “의료과오에 관한 형사법적 고찰,” 477쪽.

관으로서는 만일에 일어날지 모르는 쇼크에 대비하여 응급처치수단을 강구한 후 주사하여야 하고 특히 주사후에 쇼크가 발생할 수 있는 시간 동안 환자를 안정시키고 용태를 관찰하여 쇼크가 나타날 경우 기도확보, 약물투여 등의 응급처치를 취할 주의의무가 있다.[253] 또 ② 분만담당의사는 만기태아 심박동감소 등 태아곤란증을 의심할 만한 상황이 생기면 즉시 산모에 대한 산소공급 등 필요한 조치를 취하여 태아의 상태가 호전되는지 여부를 관찰하면서 태아상태가 호전되지 않을 경우에는 응급제왕절개술 등 조기에 태아를 만출시킬 수 있도록 적절한 조치를 취하고 설령 일시적으로 태아의 상태가 호전되었다고 할지라도 지속적으로 태아의 심박동에 이상이 있는지 여부 등을 주의 깊게 관찰함으로써 발생가능한 이상상황에 대처하여야 할 주의의무를 부담하며, 나아가 태변착색 등으로 태변흡입증후군이 의심되는 경우 담당의사는 신속히 태변을 흡인제거하고 산소를 공급하는 등 필요한 조치를 취하여야 한다.[254] 문제는 복수의 회피수단 중 하나를 택해야 하는 경우에 있다. 이러한 경우 최상의 수단의 선택이 도덕적으로는 요구될 것이나, 법률적으로는 반드시 기대할 수 없는 경우도 있을 수 있다고 해야 한다.[255]

3. 최선의 주의의무

(1) 최선의 주의의무의 의의

의료행위는 환자의 생명, 신체 내지 건강을 관리하는 행위이기 때문에 행위의 성질상 고도의 지식과 기술이 요구되고, 인간의 생명, 신체 내지 건강에 관여하는 의사에게는 '고도의 주의의무' 내지 '최선의 주의의무'가 요구된다.[256] 의료인과 환자의 관계가 계약관계인 경우에도 양자가 대등한 관계에 있다고 하기보다는 의료인이 환자에 대하여 보호자적 지위에 있다고 하는 것이 더욱 타당하다는 것도 그에 대한 이유가 될 수 있기 때문이다. 이러한 의미에서 "의료행위를 함에 있어서 환자의 생명, 신체 내지 건강을 관리하는 업무의 성질에 비추어 환자의 구체적인 증상이나 상황에 따라 위험을 방지하기 위하여 요구되는 최선의 조치를 취하여야 할 주의의무, 즉 최선의 주의의무가 요구된다"고 하는 판례의 입장을 이해할 수

253) 대법원 1990.1.23. 선고 87다카2305 판결.
254) 대법원 2005.10.28. 선고 2004다13045 판결.
255) 한경국, "의료과오에 관한 형사법적 고찰," 477쪽.
256) 이상완(의료사범의 이론과 실태), 107쪽; 김선석, "의료과오에 있어서 인과관계와 과실," 55쪽.

있다.[257)]

최선의 주의의무를 다하여야 한다는 데에는 예외가 있을 수 없다. 따라서 당뇨병 환자인 교도소 수용자가 당뇨병의 합병증인 당뇨병성 망막병증으로 인한 시력저하를 호소하였으나 교도소 의무관이 적절한 치료와 조치를 취하지 아니하여 수용자의 양안이 실명상태에 이르게 된 데 대하여 교도소 의무관에게 주의의무의 위반을 인정할 수 있다.[258)] 의료행위를 함에 있어서는 최선의 주의의무를 다해야 함에도 불구하고 최선의 주의의무의 내용은 실질적으로 의사의 능력, 인적·물적 설비 또는 경제성 등에 의하여 제한을 받지 않을 수 없는 것이 현실이다. 이는 ① 현대의학상 최고의 지식·기술에 근거한 의료를 일률적으로 공급할 제도가 마련되어 있지 않고, ② 인적·물적 설비의 격차에 의하여 의료의 질은 어느 정도 달라질 수밖에 없으며, ③ 의사도 직업인 이상 채산을 무시하고 의료를 공급하는 데에는 한계가 있기 때문이다. 여기서 경우에 따라서는 전원의무가 발생한다고 하여야 한다.

(2) 최선의 주의의무의 판단기준

최선의 주의의무에 있어서 '최선'이란 '최고수준'을 의미하는 것이 아니라는 것에 유의할 필요가 있다. 최선의 주의의무란 주어진 여건하에서 최선의 주의의무를 의미할 따름이다. 객관적·구체적 주의의무의 기준으로 되어야 하는 것은 행위

---

257) 대법원 2020.11.26. 선고 2020다244511 판결; 대법원 2020.4.9. 선고 2018다246767 판결; 대법원 2020.2.6. 선고 2017다6726 판결; 대법원 2018.11.29. 선고 2016다266606, 266613 판결; 대법원 2015.7.9. 선고 2014다233190 판결; 대법원 2014.6.26. 선고 2009도14407 판결; 대법원 2014.2.13. 선고 2013다77294 판결; 대법원 2013.12.12. 선고 2013다31144 판결; 대법원 2013.11.28. 선고 2013다44300 판결; 대법원 2013.4.26. 선고 2011다29666 판결; 대법원 2011.11.10. 선고 2009다45146 판결; 대법원 2011.7.14. 선고 2009다65416 판결; 대법원 2010.7.22. 선고 2007다70445 판결; 대법원 2010.7.8. 선고 2010다20563 판결; 대법원 2010.7.8. 선고 2007다55866 판결; 대법원 2010.6.24. 선고 2007다62505 판결; 대법원 2009.12.10. 선고 2008다22030 판결; 대법원 2008.4.10. 선고 2007다75396 판결; 대법원 2008.3.27. 선고 2007다76290 판결; 대법원 2007.5.31. 선고 2007도1977 판결; 대법원 2007.2.22. 선고 2005도9229 판결; 대법원 2006.11.23. 선고 2005다11688 판결; 대법원 2005.10.28. 선고 2004다13045 판결; 대법원 2005.4.29. 선고 2004다64067 판결; 대법원 2005.3.10. 선고 2004다65121 판결; 대법원 2004.10.28. 선고 2002다45185 판결; 대법원 2003.11.27. 선고 2001다2013 판결; 대법원 2003.1.24. 선고 2002다3822 판결; 대법원 2002.4.26. 선고 2000다16237 판결; 대법원 2000.7.7. 선고 99다66328 판결; 대법원 2000.1.21. 선고 98다50586 판결; 대법원 1999.3.26. 선고 98다45379 판결; 대법원 1998.7.24. 선고 98다12270 판결; 대법원 1998.2.27. 선고 97다38442 판결; 대법원 1997.2.11. 선고 96다5933 판결; 대법원 1995.12.5. 선고 94다57701 판결; 대법원 1994.4.26. 선고 93다59304 판결.

258) 대법원 2005.3.10. 선고 2004다65121 판결.

당시의 소위 임상의학의 실천으로서의 의료수준이어야 하기 때문이다. 따라서 행위 당시의 의료수준에 따라서 의료를 행한다면 환자에게 악결과가 발생한다고 하더라도 주의의무의 위반으로는 되지 않는다. 대법원도 같은 입장에서 '의료행위에 의하여 후유장해가 발생한 경우라 하더라도 그 후유장해가 당시 의료수준에서 최선의 조치를 다하는 때에도 당해 의료행위 과정의 합병증으로 나타날 수 있는 것이거나 또는 그 합병증으로 인하여 2차적으로 발생할 수 있는 것이라면, 의료행위의 내용이나 시술 과정, 합병증의 발생 부위, 정도 및 당시의 의료수준과 담당 의료진의 숙련도 등을 종합하여 볼 때 그 증상이 일반적으로 인정되는 합병증의 범위를 벗어났다고 볼 수 있는 사정이 없는 한, 그 후유장해가 발생하였다는 사실만으로 의료행위 과정에 과실이 있었다고 추정할 수 없다'고 판시한 바 있다.[259)]

의료수준은 구체적인 의료행위에 있어서 의사의 주의의무의 존부를 판단하는 근거로 되는 주의의무의 기준을 어느 수준에 놓아야 하는가 하는 문제와 결부되어 있다. 의료기술과 검사기기의 발달에 의하여 의학의 진보는 현저하지만 의료를 실천하는 임상의 장에서는 발달한 의료기술, 검사기술의 수준을 일률적으로 그대로 주의의무의 기준으로 하는 것에는 무리가 있다. 이미 언급한 바와 같이, 의료행위가 행하여진 시기, 당해 의사의 전문성 및 대학병원 · 지방의 기간병원 · 종합병원 · 개인병원 · 보건소 등 의료기관의 정도에 따라 그 수준은 달라지게 된다. 일반적으로 위험을 수반하는 행위에 관하여는, 예컨대 도로교통법에서는 그 행위기준이 법률로 명시되어 있다. 그러나 의료행위에 대한 법률의 사전적 개입은 원칙적으로 행하여지지 않고 있다. 의료인의 재량에 맡겨져 있기 때문이다. 여기서 최선의 주의의무의 기준 내지 내용은 극히 추상적이게 되고, 민사상 손해배상소송 내지 형사상 과실추급재판을 통하여 사후적으로 확정될 수밖에 없다. 또 판결이 나와 주의의무의 그것이 확정된다고 하여도 판결은 구체적 타당성, 특히 피해자의 구제를 목적으로 하는 경향이 있기 때문에 이의 일반화에도 한계가 있기 마련이다.

한편, 진료 당시 임상에 있어서의 의료수준을 지키는 것이 최선을 다하는 것이라면 최선의 주의의무는 또한 민사법상으로는 '선량한 관리자의 주의의무', 그리고 형사법상으로는 '업무상 주의의무'와 다른 것이 아니라는 것에 대하여도 이미 언급한 바 있다. 추상적 과실의 개념에 의하면 일정한 직업과 지위에 있는 평균인

---

259) 대법원 2015.10.15. 선고 2015다21295 판결; 대법원 2015.2.26. 선고 2013다27442 판결; 대법원 2008.3.27. 선고 2007다76290 판결.

에게 사회통념상 보통 요구되는 주의의무는 의료과실의 판단기준인 주의의무, 즉 민사상으로 소위 '선량한 관리자의 주의의무'(민법 제681조) 또는 형사상으로 소위 '업무상 주의의무'(형법 제268조)와 일치하고 있기 때문이다. 문제는 국민건강보험제도 아래에서 최선의 의미에 있다. 건강보험제도는 국민에 대하여 널리 평등하게 표준적 의료를 받을 기회를 제공한다는 의미를 가지고 있다. 그러나 이 제도는 그 운용상 환자의 의료상 필요성에 응하여 의사가 개별적으로 선택 실시하여야 한다고 생각되는 의료행위의 내용에 대하여 주로 경제적 이유에서 그 선택의 폭을 좁히고 있고, 환자 개인보다도 전체를 우선하는 것이라고도 평가하는 것이 가능하다. 보험에 의하여 인정되는 의료는 널리 보급되어야 하겠지만, 반면에 환자에게 필요하다고 생각되는 의료도 보험에 의하여 인정되지 않으면 혼합치료로서 의료기관의 부담으로 되는 상황은 의사가 의학적 견지에서 최선이라고 믿는 의료를 실시할 수 없도록 하고 있다고 비판되고 있다. 그럼에도 불구하고 최선의 주의의무를 규범적으로 도출하는 것은 불가능한 것이 아니라고 생각된다. 최선이라는 개념은 그 수준이 일정하게 정해져 있는 절대적 개념이 아니라 주어진 여건이나 상황에 따라 가변적으로 변할 수 있는 상대적 개념이라고 해야 하기 때문이다.

최선의 주의의무에 관한 판례의 구체적 내용은 다음과 같다. 즉,

> ① 의사가 진찰·치료 등의 의료행위를 할 때에는 사람의 생명·신체·건강을 관리하는 업무의 성질에 비추어 환자의 구체적인 증상이나 상황에 따라 위험을 방지하기 위하여 요구되는 최선의 조치를 다하여야 할 주의의무가 있다. 의사의 이와 같은 주의의무는 의료행위를 할 당시 의료기관 등 임상의학 분야에서 실천되고 있는 의료행위의 수준을 기준으로 판단하여야 하고, 이때 의료행위의 수준은 통상의 의사에게 의료행위 당시 알려져 있고 또 시인되고 있는 이른바 의학상식을 뜻하므로 진료환경과 조건, 의료행위의 특수성 등을 고려하여 규범적인 수준으로 파악하여야 한다.[260] ② 의사가 행한 의료행위가 그 당시의 의료수준에 비추어 최선을 다한 것으로 인정되는 경우에는 환자를 진찰·치료하는 등의 의료행위에 있어서 요구되는 주의의무를 위반한 과실이 있다고 할 수 없다. 특히 의사의 질병 진단 결과에 과실이 없다고 인정되는 이상 그 요법으로서 어떠한 조치를 취하여야 할 것인가는 의사 스스로 환자의 상황 기타 이에 터 잡은 자기의 전문적 지식·경험에 따라 결정하여야 할 것이고, 생각할 수 있는 몇 가지의 조치가 의사로서 취할 조치로서 합리적인 것

260) 대법원 2020.11.26. 선고 2020다244511 판결; 대법원 2020.4.9. 선고 2018다246767 판결; 대법원 2020.2.6. 선고 2017다6726 판결; 대법원 2018.11.29. 선고 2016다266606, 266613 판결; 대법원 2011.11.10. 선고 2009다45146 판결; 대법원 1999.3.26. 선고 98다45379, 45386 판결.

인 한 그 어떠한 것을 선택할 것이냐는 해당 의사의 재량의 범위 내에 속하며 반드시 그 중 어느 하나만이 정당하고 이와 다른 조치를 취한 것은 모두 과실이 있는 것이라고 할 수 없다.[261] ③ 의사는 환자에게 적절한 치료를 하거나 그러한 조치를 하기 어려운 사정이 있다면 신속히 전문적인 치료를 할 수 있는 다른 병원으로 전원시키는 등의 조치를 하여야 한다.[262] ④ 의사가 진찰·치료 등의 의료행위를 할 때는 사람의 생명·신체·건강을 관리하는 업무의 성질에 비추어 환자의 구체적 증상이나 상황에 따라 위험을 방지하기 위하여 요구되는 최선의 조치를 해야 한다. 의사에게 진단상 과실이 있는지 여부를 판단할 때는 의사가 비록 완전무결하게 임상진단을 할 수는 없을지라도 적어도 임상의학 분야에서 실천되고 있는 진단 수준의 범위에서 전문직업인으로서 요구되는 의료상의 윤리, 의학지식과 경험에 기초하여 신중히 환자를 진찰하고 정확히 진단함으로써 위험한 결과 발생을 예견하고 이를 회피하는 데에 필요한 최선의 주의의무를 다하였는지를 따져 보아야 한다.[263] ⑤ 의료과오사건에서 의사의 과실을 인정하려면 결과 발생을 예견할 수 있고 또 회피할 수 있었는데도 예견하거나 회피하지 못한 점을 인정할 수 있어야 한다. 의사의 과실이 있는지 여부는 같은 업무 또는 분야에 종사하는 평균적인 의사가 보통 갖추어야 할 통상의 주의의무를 기준으로 판단하여야 하고, 사고 당시의 일반적인 의학 수준, 의료환경과 조건, 의료행위의 특수성 등을 고려하여야 한다.[264]

Ⅲ. 주의의무위반의 법적 효과

주의의무에 대한 위반이 있으면 처음부터 3가지 측면에서 법률상의 책임이 발생한다. 우선 민사상의 채무불이행(민법 제390조) 내지 불법행위(민법 제750조)를 근거로 선관주의의무위반에 대한 손해배상책임이다. 다음으로 형사상의 과실책임으로서 업무상 과실치사상죄의 죄책이다. 업무상 과실로 인하여 사람을 사상에 이르게 한 자에 대하여는 2년 이하의 금고 또는 2천만원 이하의 벌금에 처한다(형법 제268조). 끝으로 형사처벌을 받은 의료인에 대하여는 면허정지 등의 행정처분을 과하는 행정상의 책임이다.

한편, 하나의 의료과오로 인하여 3가지의 법적 책임을 모두 지게 되는 경우는

---

261) 대법원 2020.11.26. 선고 2020다244511 판결.
262) 대법원 2018.5.11. 선고 2018도2844 판결; 대법원 2007.5.31. 선고 2007도1977 판결 등 참조.
263) 대법원 2010.7.8. 선고 2007다55866 판결; 대법원 2004.4.9. 선고 2003다33875 판결 등 참조.
264) 대법원 2009.12.24. 선고 2005도8980 판결; 대법원 1996.11.8. 선고 95도2710 판결 등 참조.

극히 드물다고 한다. 또 민사책임을 지는 경우에도 형사처벌까지 받은 경우는 지극히 예외적이라고 한다. 의료행위로 인하여 환자에게 악결과가 발생하였다는 결과만을 가지고 의료인에게 법률상의 책임을 곧바로 추궁하는 것은 바람직하지 않은 태도라고 본다. 피해자구제에 대한 정서를 이해하지 못하는 것은 아니지만, 피해자구제를 위하여 주의의무의 내용을 형해화하여 버린다면 주의의무로부터 행위준칙을 도출할 수 없게 될 뿐만 아니라 의료과오의 방지에 대한 예방기능이 박약하게 될 우려가 있기 때문이다.

제 4 절 의료행위에 있어서 주의의무의 구체적 유형

의료행위에 있어서의 주의의무는 단계별로 진단·검사단계, 치료·처치단계 및 요양·관리단계로 분류할 수 있다. 여기에서는 편의상 그 유형에 따라 진료상의 주의의무, 조산상의 주의의무, 간호상의 주의의무 및 분업상의 주의의무로 분류하여 고찰하기로 한다.

Ⅰ. 진료상의 주의의무

진료(診療)란 진단(診斷)과 치료(治療)를 의미한다. 여기서 진료상의 주의의무를 진단상의 주의의무와 치료상의 주의의무로 대별하여 검토하기로 한다.

1. 진단에 있어서의 주의의무

(1) 서 언

진단(diagnosis)이란 임상의학의 출발점으로서 질병의 증상을 인식하고, 이 인식에 근거하여 치료의 수단과 질병의 예후를 판단하는 행위를 말한다.[265] 따라서 진단에 있어서의 오류는 의료의 전과정에 있어서의 오류로 연결될 수 있다는 점에 유의하여야 한다. 진단은 흔히 서양의학의 그것을 말하므로, 서양의학의 임상진단의

265) 이상완(의료사범의 이론과 실태), 153쪽; 김선석, "의료과오에 있어서 인과관계와 과실," 111쪽.

방법으로는 서양과학인 실험과학에 근거를 두고 인체의 화학적, 생물학적인 변화를 관찰, 측정하는 데 주안을 두고 있다. 문진(問診), 시진(視診), 청진(聽診), 타진(打診), 촉진(觸診) 등을 비롯한 전통적인 진단방법 이외에 CT기기, MRI기기, 초음파검사, EKG, 혈액검사, 소변검사 등 각종 기기를 이용하여 검사하는 등의 방법이 거론된다.[266)]

다수의 판례가 진단방법으로서 문진 · 시진 · 청진 · 촉진 · 타진 기타 과학적 방법에 의한 각종의 검사를 예시하고 있다.[267)] 한편, 한의학의 주요 진찰법에는 망(望) · 문(聞) · 문(問) · 절(切) 등의 방법이 있다. 망진(望診)은 시각을 통하여 환자의 정신상태, 면색(面色), 형체(形體), 동태(動態), 국소상황(局所狀況), 설상(舌狀) 및 분비물과 배설물의 색, 질, 양 등의 변화를 관찰함으로써 질병을 진단하는 방법을 말한다. 문진(聞診)은 환자로부터 나타나는 여러 가지 소리와 냄새의 이상한 변화를 통해 질병을 진찰하는 방법으로, 청각에 의하여 환자의 언어, 호흡이나 기침 등의 소리를 진찰하고, 배설물에서 나는 냄새를 살펴 질병을 감별하는 것이다. 문진(問診)은 의사가 환자나 그의 보호자에게 질병의 발생, 진행 과정, 치료 경과와 현재의 증상 및 기타질병과 관련된 여러 가지 정황을 물어서 진찰하는 방법이다. 절진(切診)은 맥을 보는 맥진(脈診)과 눌러 보는 안진(按診)으로 나뉘는데, 의사가 손을 이용하여 환자의 신체 표면을 만져보거나 더듬어보고 눌러봄으로써 필요한 자료를 얻어내는 진찰 방법이다.[268)]

이와 관련하여 참고로 보면 진료행위란 의사 · 치과의사 · 한의사가 행하는 의료행위만을 의미한다. 예컨대, 의사의 진료행위, 치과의사의 치과진료행위 또는 한의사의 한방진료행위가 그것이다. 진료는 진단과 치료를 합한 개념이고, 진단은 진찰과 진단으로 나눌 수 있다. 진찰(診察)은 환자가 나타내는 개별적인 증상을 수집하는 과정이며, 진단(診斷)은 진찰을 통해 찾아낸 유의성(有意性)이 있는 정보들을 종합 · 분석하고 귀납하여 질병의 원인 및 과정을 추적하고 치료 방향을 결정하는 것이다.[269)] 진찰은 치료의 전제가 되는 것이 원칙이나, 진찰하여도 진단할

---

266) 서울행정법원 2008.10.10. 선고 2008구합11945 판결.

267) 대법원 2005.8.19. 선고 2005도4102 판결; 대법원 1998.2.27. 선고 97다38442 판결; 대법원 1996.10.25. 선고 96도1088 판결; 대법원 1993.8.27. 선고 93도153 판결; 대법원 1987.11.24. 선고 87도1942 판결; 대법원 1986.10.14. 선고 86도1678 판결; 대법원 1985.5.28. 선고 84도2135 판결; 대법원 1981.12.22. 선고 80도2974 판결; 대법원 1978.9.26. 선고 77도3156 판결.

268) 서울행정법원 2008.10.10. 선고 2008구합11945 판결.

269) 서울행정법원 2008.10.10. 선고 2008구합11945 판결. 한편, 여기에서 쓰인 진찰과 진단의 의미를 반대로 하고 있는 판례도 있다. 즉, "진찰이라 함은, 환자의 용태를 듣고 관찰하여 병상 및

수 없는 경우에는 그 예외가 되어 대증요법에 의한 치료가 진행되게 된다. 한의학의 주요 치료방법으로는 약물, 침구 및 물리요법 등을 들 수 있음에 반하여 서양의학의 주요 치료방법으로는 수술(手術), 투약(投藥), 처치(處置), 관리요법(管理療法), 작업요법(作業療法) 등을 들 수 있다. 진단(진찰)과 치료 중 어느 하나가 있으면 진료가 있다고 하므로, 양자는 일체불가분의 관계에 있다고 할 수 있다. 요컨대, 진단은 진찰결과에 터잡아 질병여부를 감별하고 그 종류, 성질 및 진행 정도 등을 밝혀내는 임상의학의 출발점으로서 이에 따라 치료법이 선택되는 중요한 의료행위이므로, 진단상의 과실유무를 판단하는 데에는 비록 완전무결한 임상진단의 실시는 불가능할지라도, 적어도 임상의학 분야에서 실천되고 있는 진단수준의 범위 안에서 해당 의사가 전문직업인으로서 요구되는 의료상의 윤리와 의학지식 및 경험에 터잡아 신중히 환자를 진찰하고 정확히 진단함으로써 위험한 결과의 발생을 예견하고 그 결과의 발생을 회피하는 데에 필요한 최선의 주의의무를 다하여야 할 것을 요구한다.[270] 다시 말해서, 진단의 정당성은 의료수준의 준수여부에 의하여 확보될 수 있다.

이에 관한 판례의 구체적 내용은 다음과 같다. 즉,

> 진단은 문진 · 시진 · 촉진 · 청진 및 각종 임상검사 등의 결과에 기하여 질병 여부를 감별하고 그 종류, 성질 및 진행 정도 등을 밝혀내는 임상의학의 출발점으로서 이에 따라 치료법이 선택되는 중요한 의료행위이므로, 진단상의 과실 유무를 판단함에 있어서는 그 과정에서 비록 완전무결한 임상진단의 실시는 불가능하다고 할지라도 적어도 임상의학 분야에서 실천되고 있는 진단 수준의 범위 내에서 그 의사가 전문직업인으로서 요구되는 의료상의 윤리와 의학지식 및 경험에 기하여 신중하고 정확하게 환자를 진찰하고 진단함으로써 위험한 결과 발생을 예견하고 그 결과 발생을 회피하는 데에 필요한 최선의 주의의무를 다하였는지 여부를 따져 보아야 한다.[271]

병명을 규명 판단하는 것으로서 그 진단방법으로는 문진, 시진, 청진, 타진 촉진 기타 각종의 과학적 방법을 써서 검사하는 등 여러 가지가 있다"(대법원 2005.8.19. 선고 2005도4102 판결; 대법원 1993.8.27. 선고 93도153 판결; 대법원 1986.10.14. 선고 86도1678 판결; 대법원 1981.12.22. 선고 80도2974 판결 및 대법원 1985.5.28. 선고 84도2135 판결 등 참조).

270) 대법원 2010.7.8. 선고 2007다55866 판결; 대법원 2003.1.24. 선고 2002다3822 판결.

271) 대법원 2015.7.9. 선고 2014다233190 판결; 대법원 2003.1.24. 선고 2002다3822 판결; 대법원 2012.9.13. 선고 2010다76849 판결.

(2) 문 진

1) 문진의 의의

문진(問診)이란 환자의 증상이나 기왕증에 대한 정보를 의사가 환자로부터 획득하는 것을 말한다. 문진은 진료의 출발점이다. 진료는 문진으로 시작해서 문진으로 끝난다고 해도 과언이 아니다. 문진이 충분히 행하여지는 것은 정확한 진단을 내리기 위하여 필요불가결한 전제요건이다. 문진의무위반은 통상적으로 의사가 하여야 할 문진을 하지 않았다는 부작위에 의한 의무위반의 형태를 취한다. 문진은 문진 당시의 의료수준을 기준으로 행하여져야 한다. 문진이 법적으로 문제되는 것은 환자의 답변에 대한 의사의 신뢰범위이다. 다시 말해서, 환자의 사실무답변 내지 허위답변으로 오진에 이른 경우 의사의 책임문제이다. 여기서 환자의 비협조시 오진을 예방하기 위한 의사의 문진범위가 문제된다.

2) 문진의 방법

문진은 환자와의 문답이다. 문진은 환자와의 대화이다. 문진은 원래 구두(口頭)에 의한 행위이기 때문에 의사가 진료기록부에 기록하지 않은 사항에 대하여는 입증에 곤란이 수반될 수 있다. 문진표를 사용하는 경우에도 의사는 직접 문진을 하여야 한다. 이에 위반하는 경우에는 문진의무에 대한 위반으로 될 수 있다. 문진표는 의사에 의한 면접 이전에 주로 보조자 내지 예방접종의 경우 피접종자에 의하여 기재되지만, 문진의 보조수단이라고 하여야 한다. 그리고 문진표에 근거하여 의사가 직접 다시 문진을 행하고 전문적인 지식에 의하여 보충 내지 정정할 필요가 있다고 하겠다. 의료인에게는 가능한 문진기술을 구사하여 환자로부터 필요한 답변을 얻을 수 있도록 노력할 주의의무가 있고, 형식적인 문진이나 소위 문진표에 의한 문진만으로는 주의의무를 다하였다고 할 수 없다. 관행적으로 문진표만을 사용하거나 문진의 일부 또는 전부를 생략하는 경우 관행을 이유로 면책되는 것은 아니다. 문진은 그 내용이 그 환자에게 구체적이고 알기 쉬운 내용이 아니면 안 된다. 예컨대, 의학적으로는 문외한인 환자의 연령, 이해력 및 경험 등에 따라서 그 내용이 진단에 중요하다는 것을 이해할 수 있도록 문진할 필요가 있다.

3) 문진의 부적절

문진은 전문가인 의사가 전문기술을 사용하여 일반인인 환자에게 캐묻는 것이다. 따라서 전문가인 의사에게는 일반인인 환자나 그의 가족이 적확하게 응답할 수 있도록 질문할 의무가 있다. 환자의 주요한 호소 내지 추정되는 질환과 관련되는 사항에 대하여 문진을 거치지 않아 오진에 이른 경우에는 당연히 의사의 주의의무위반으로 된다.

문진이 부적절했기 때문에 적절한 진료를 할 수 없었던 경우를 문진불결과(問診不結果)라고 한다. 문진불결과의 원인은 원칙적으로 문진방법의 부적절에 기인한다. 환자의 특수한 상황과 관련된 기본적인 문진사항, 즉 과거의 병력, 과거의 약제에 대한 과민증의 유무 및 가족력 등에 대한 문진의 결여 내지 불결과는 원칙적으로 법률상의 오진에 해당한다. 그러나 의사가 아무리 완벽을 기한다 해도 환자가 이에 협력하지 않는 이상 문진의 불결과는 피할 수 없게 된다. 이렇듯 환자 자신이 자신의 진료행위로 받아들이지 않는 한 적절한 진료는 실현될 수 없다. 따라서 최상의 것은 문진에 대한 환자의 대응이라고 할 수 있다.

이에 관한 판례의 구체적 내용은 다음과 같다. 즉,

> ① 혈액원의 업무를 수행하는 자는 수혈 또는 혈액제제의 제조를 위한 혈액의 순결을 보호하고 혈액 관리의 적정을 기하기 위하여 최선의 조치를 다하여야 할 고도의 주의의무가 있고, 이러한 주의의무의 구체적 내용은 혈액을 채혈하는 시기에 있어 현실적으로 가능한 범위 내에서 최고의 의학기술 수준에 맞추어 병원균 감염 여부를 검사하여 하자를 제거하는 노력을 기울이고 에이즈 감염 위험군으로부터의 헌혈을 배제하는 등 위험성에 대한 예견의무와 결과회피의무이며, 이러한 주의의무의 위반 여부를 판단함에 있어서는 문제로 된 행위 당시의 일반적인 의학의 수준과 그 행위로부터 생기는 결과 발생의 가능성의 정도, 피침해법익의 중대성, 결과회피의무를 부담함에 의해서 희생되는 이익 등이 함께 고려되어야 한다.[272] 따라서 ② 현재의 의학적 수준과 경제적 사정 및 혈액 공급의 필요성 측면에서 항체 미형성 기간 중에 있는 에이즈 감염자가 헌혈한 혈액은 에이즈 바이러스 검사를 시행하더라도 감염 혈액임을 밝혀내지 못하게 되어 이러한 혈액의 공급을 배제할 적절한 방법이 없으므로 위와 같은 경로로 인한 수혈에 따른 에이즈 감염의 위험에 대하여는 무방비 상태에 있다 할 것인데, 수혈로 인한 에이즈 감염이라는 결과와 그로 인한 피침해이익의 중대성에 비추어 볼 때, 혈액원의 업무를 수행하는 대한적십자사로서는 사전에 동성연애자나 성생활이 문란한 자 등 에이즈 감염 위험군으로부터의 헌혈이 배제될 수 있도록 헌혈의 대상을 비교적 건강한 혈액을 가졌다고 생각되는 집단으로

272) 대법원 1998.2.13. 선고 96다7854 판결.

한정하고, 헌혈자가 에이즈 바이러스에 감염되어 있을 위험이 높은 자인지를 판별하여 그러한 자에 대하여는 스스로 헌혈을 포기하도록 유도하기 위하여 그의 직업과 생활관계, 건강 상태 등을 조사하고 필요한 설명과 문진을 하는 등 가두 헌혈의 대상이나 방법을 개선하여야 할 의무가 있음에도 불구하고, 에이즈 감염 위험군을 헌혈 대상에서 제외하기는 커녕, 오히려 헌혈시 에이즈 바이러스 감염 여부의 검사를 무료로 해준다고 홍보함으로써 에이즈 감염 위험자들이 헌혈을 에이즈 바이러스 감염 여부를 확인할 기회로 이용하도록 조장하였을 뿐만 아니라, 에이즈 바이러스 감염자로부터 헌혈받을 당시 헌혈자의 직업이나 생활관계 등에 대하여는 아무런 조사를 하지 아니하고 에이즈 감염 여부에 대하여는 설문사항에 포함시키지도 아니하였으며 전혀 문진을 하지 아니하여 동성연애자인 위 감염자의 헌혈을 무방비 상태에서 허용함으로써 감염자가 헌혈한 혈액을 수혈받은 피해자로 하여금 에이즈 바이러스에 감염되게 하였다는 이유로, 대한적십자사에게 혈액원의 업무를 수행하는 자로서의 주의의무를 다하지 아니한 과실이 있다.[273] ③ 피해자의 과거 병력에 대한 문진에서 나아가 피해자의 임신 여부 등에 대하여도 검진하지 않은 것이 피고인의 과실이라고 하려면, 봉와직염에 감염된 여자환자라면 19세로서 미혼이라고 하여도 그 임신 여부 검사를 하는 것이 보편적임에도 불구하고 피고인이 그 검사를 하지 않았다거나 그와 같은 여자환자가 증세가 호전되지 않는 경우 임신에 의한 면역기능 저하를 당연히 의심하여 대처하여야 함에도 불구하고 피고인이 그러한 통상적인 예견과 판단도 하지 못한 것이라는 점이 밝혀져야 한다.[274]

4) 환자의 비협조

복잡하고 변화무쌍한 의사와 환자의 대응관계 속에서 환자의 사실무답변 내지 악의에 기한 사실은폐, 나아가 허위고지에 의한 진단의 경우까지 모두를 의사의 문진부적절, 즉 조사의무위반이라고 한다면 의사에게는 가혹한 일이 아닐 수 없다. 환자의 태도가 법적으로 문제되는 경우에도 과실상계 내지 신뢰의 원칙의 적용여부만이 검토될 수 있을 뿐이다. 물론 환자는 의료에 문외한이라는 점, 환자의 불안정한 심리상태 및 환자가족의 질병에 대한 무지 등을 고려할 때 환자와의 위험의 분배에는 신중을 기하지 않으면 안 된다.

그러나 특단의 사정이 없는 한 정도(正道)의 문진에 정확한 답변이 돌아오는 것이 정상적인 관계이기 때문에 위험의 분배가 전혀 불가능한 것은 아니라고 할 수 있다. 특히, 특이체질의 경우 이를 통상의 문진 또는 예비검사에 의하여 특이

273) 대법원 1998.2.13. 선고 96다7854 판결.
274) 대법원 1996.11.8. 선고 95도2710 판결.

체질임에 의심할 만한 징후가 있었는 데도 불구하고 적절한 문진을 실시하지 않았기 때문에 발견하지 못한 경우에는 의사에게 과실을 인정할 수 있을 것이다. 그러나 문진에 의하여는 발견할 수 없는 특이체질의 경우, 예컨대 '지금까지 주사를 맞았을 때 혹은 약을 복용했을 때 기분이 나빠지거나 의식이 흐려지거나 또는 쓰러진 적은 없는가'라는 의사의 물음에 대해 이상경험을 가진 환자가 '없다'고 대답했기 때문에 그 회답을 신뢰하고 치료함으로 인하여 결과적으로 오진이었다고 하더라도 의사에게 과실을 인정할 수는 없을 것이다.

5) 문진답변무능력

의사가 일반인이 이해할 수 있도록 문진하였음에도 불구하고 환자 또는 그의 가족에게 의학적 지식이 부족하였거나 판단능력이 갖추어져 있지 않는 등 응답능력의 결여로 인하여 충분히 대응할 수 없는 경우에는 의사에게 문진의무위반은 성립되지 않는다.

복수의 피문진자가 있는 경우 개개의 피문진자에게는 이해력, 표현능력, 성격 등에서 개인차가 있기 때문에 의사는 피문진자가 질문을 충분히 이해하였는가의 여부에 유의하고, 필요한 정보를 얻기에 충분할 정도로 구체적 개별적 내용을 질문할 필요가 있다. 여기서 의사에게 전문가로서의 기술과 능력이 요구된다고 하겠다.

(3) 검 사

1) 검사의 의의

검사는 원래 진찰의 보조수단이고, 긴급성이 없기 때문에 불필요한 검사를 해서는 안 된다. 검사의 필요성여부는 엄격하게 해석된다. 검사의 누락, 부적절한 검사로 인하여 진단을 잘못하고 치료가 지연되거나 전의·전원이 지연되어 치료상 악영향을 주면 의료과실로 된다. 검사기관에게 검사를 위탁한 경우에 검사과실이 인정되면 검사기관의 불법행위가 문제되지만 그것을 부주의로 예견할 수 없었던 의사에게도 공동책임이 발생한다. 검사에 대하여도 설명의무가 과하여질 뿐만 아니라 검사에 의하여 건강을 해하면 의료과실로 되는 것은 물론이다.

이에 관한 판례의 구체적 내용은 다음과 같다. 즉,

> 피해자에 대하여 1, 2차 수술을 시행하여도 피해자의 심장에 아무런 문제가 없었으며, 심전도검사 결과도 정상으로 나타났고, 병원에 혈관조영술 등 정밀검사를 시행할 설비가 없었다고 하더라도 전신마취 후 심근경색이 재발하면 치사율이 매우 높

고, 피해자에게는 당초부터 심근경색이 있다는 의심이 있었으며 이 때문에 심질환을 위한 치료제를 투여하였다면 막상 심전도검사 결과로는 정상으로 나타날 가능성이 있으므로, 척추마취 아닌 전신마취를 실시하는 3차 수술을 시행함에 있어서는 그 수술이 반드시 필요한 것이라고 하더라도 시급히 하여야 할 것이 아닌 이상 다른 병원에 의뢰하여서라도 정밀검사를 거쳐 심장질환 여부를 확인한 다음 하여야 할 것인데도 병원의 마취과 의사는 정밀검사 없이 성급하게 전신마취를 한 것이라 할 것이고, 이를 두고 병원이 현재의 의학수준 및 당시 임상의학분야에서 실천되고 있는 의료행위의 수준에 비추어 필요하고 적절한 진료조치를 다하였다고 볼 수는 없으므로 이는 병원의 의료과실에 해당한다.[275]

2) 검사의 방법

검사의 목적이 동일하다면 보다 신체적 침습이 작은 검사방법을 선택하여야 한다. 검사가 특히 신체의 손상을 가져올 우려가 있는 경우에는 불필요한 검사를 실시하지 아니할 주의의무가 있다.[276] 또 검사에 있어서도 설명의무와 환자의 동의의 문제가 중요하다. 인체로부터의 조직편의 채취, 시험 개복 등 원칙적으로 육체적 고통을 수반하지 않고 동시에 인체에의 장애를 남기는 경우에 어느 정도의 설명과 동의가 필요하게 되는가?

우선 환자가 검사를 거부하였기 때문에 검사실시가 불가능하여도 곧바로 의사의 검사의무가 면제된다고는 할 수 없다. 당해 검사가 진단에 의하여 불가결한 것인 때에는 검사가 필요하다는 취지 또는 검사가 실시될 수 없는 때에는 치료에 중대한 지장을 주게 된다는 취지의 설명이 요구된다. 그렇지만 환자가 그것을 거부하는 때에는 검사를 실시해서는 안 된다. 검사를 실시할 때에도 원칙적으로 설명・동의의 절차를 취해야 한다. 경우에 따라 예측되는 희박한 위험을 설명함으로써 환자에게 불필요한 불안을 주는 것은 바람직하지 않기 때문에 설명・동의의 절차를 생략하는 관행은 부분적으로 타당할 수 있다. 그러나 검사방법이, 특히 위험하고 신체에 중대한 장애를 초래할 우려가 있을 때에는 설명과 동의가 필요하다고 하겠다.

이에 관한 판례의 구체적 내용은 다음과 같다. 즉,

① 정기검사 시기에 맞추어 자궁암검사를 의뢰하기 위하여 처음 찾아온 의뢰인

275) 대법원 1997.8.29. 선고 96다46903 판결.
276) 대법원 1998.3.27. 선고 97다56761 판결.

에게 세포진검사와 질확대경검사를 실시하였을 뿐 아니라 조직검사로 인하여 발생할 지도 모르는 후유증에 대하여 아무런 설명도 없이 조직검사까지 실시한 의사의 행위가 과잉진료 내지 설명의무 위반의 불법행위에 해당할 여지가 있다.[277] ② 의사에게는 만일 당해 의료기관의 설비 및 지리적 요인 기타 여러 가지 사정으로 인하여 진단에 필요한 검사를 실시할 수 없는 경우에는 특단의 사정이 없는 한 당해 환자로 하여금 그 검사를 받을 수 있도록 해당 의료기관에 전원을 권고할 의무가 있다.[278] ③ 전신마취에 의한 개복수술은 간부전을 일으키고 간성혼수에 빠지게 하기도 하는데 특히 급만성간염이나 간경변 등 간기능에 이상이 있는 경우에는 90% 이상이 간기능이 중악화하고 심한 경우에는 사망에 이르게 하는 것으로 알려져 있어 개복수술 전에 간의 이상 유무를 검사하는 것은 필수적이고, 피해자의 수술시에 사용된 마취제 할로테인은 드물게는 간에 해독을 끼치고 특히 이미 간장애가 있는 경우에는 간장애를 격화시킬 위험이 있으므로 이러한 환자에 대하여는 그 사용을 주의 또는 회피하여야 한다고 의료계에 주지되어 있으며 이 사건 사고당시 의료계에서는 개복수술 환자의 경우 긴급한 상황이 아닌 때에는 혈청의 생화학적 반응에 의한 간기능검사를 하는 것이 보편적이었다면, 응급환자가 아닌 난소종양환자의 경우에 있어서 수술주관의사 또는 마취담당의사들로서는 난소종양절제수술에 앞서 혈청의 생화학적 반응에 의한 검사 등으로 종합적인 간기능검사를 철저히 하여 피해자가 간손상 상태에 있는지의 여부를 확인한 후에 마취 및 수술을 시행하였어야 할 터인데 시진, 문진 등의 검사결과와 정확성이 떨어지는 소변에 의한 간검사 결과만을 믿고 피해자의 간상태를 정확히 파악하지 아니한 채 할로테인으로 전신마취를 실시한 다음 이 사건 개복수술을 감행한 결과 수술 후 22일만에 환자가 급성전격성간염으로 인하여 사망한 경우에는 업무상과실이 있다.[279] ④ 의사가 정상적인 진찰행위의 일환으로서 검사용으로 임부의 태반에서 육편을 떼어 냈다고 하여 이것이 태반 기타 모체에 지장을 주는 것이 아닌 한 상해행위에 속하는 것이라고 볼 수 없다.[280]

3) 검사의 지체

검사의 지체는 주의의무의 위반에 해당할 수 있다. 판례도 감별진단의 지체에 관하여 과실을 인정한 바 있다. 즉,

'갑이 대장내시경 검사를 받은 지 이틀째 되는 날 심한 복통과 구토 증상으로 을

277) 대법원 1998.3.27. 선고 97다56761 판결.
278) 대법원 1998.2.27. 선고 97다38442 판결.
279) 대법원 1990.12.11. 선고 90도694 판결.
280) 대법원 1974.4.23. 선고 74도714 판결.

병원에 입원하였는데, 을 병원 의료진이 CT 검사를 하기 위해서는 금식이 필요하다는 이유로 약 15시간 동안 진통제만 처방하다가, 다음 날 오전 CT 검사를 실시한 결과 복막염이 의심되어 응급수술을 시행하였으나 패혈증으로 사망한 사안에서, CT 검사에 일반적으로 요구되는 6시간의 금식시간이 지났고, 거듭된 진통제 투여에도 극심한 통증을 계속 호소하는 상황이었으므로 을 병원 의사로서는 갑의 상태를 직접 확인하고 압통 여부 등 이학적 검사를 실시하여 CT 검사 등 추가적인 응급검사와 조치가 필요한지 검토할 의무가 있는데, 갑에 대한 경과관찰 등의 의료조치를 소홀히 하여 CT 검사가 가능해진 이후에도 이를 실시하지 아니함으로써 결장 천공 등을 조기에 발견하지 못하고 신속한 수술 등의 조치를 받지 못하게 한 과실이 있음에도, 이와 달리 본 원심판결에 법리오해 등의 잘못이 있다'고 판시한 바 있다.[281)]

4) 조영제의 주입

조영제의 주입은 치료용으로 행하여지지만 진단・검사용으로도 행하여진다. 조영제의 사용은 불가피한 면이 있다. 판례도 심한 어지럼증으로 입원한 환자가 뇌경색의 진단을 받고 뇌혈관의 이상 여부를 확인하기 위해 뇌혈관조영술 검사를 받던 중 뇌경색으로 의식을 상실하였다고 하더라도, 중한 결과가 의사의 시술상의 과실로 인한 것으로 추정하기 어렵다고 한 바 있다.[282)]

(4) 오 진

1) 오진의 의의

① 의료상의 오진

의사가 결론으로서 내린 진단이 객관적인 병상(病傷)의 실태와 합치하지 아니하는 것을 의학적으로 오진(誤診, misdiagnosis)이라고 한다.[283)] 다시 말해서, 진단상의 오류가 의학상의 오진인 것이다. 진단에 잘못이 있게 되면 잘못된 치료를 하게 되거나 불필요한 치료를 하게 되는 것은 당연하고, 치료의 시기도 잃게 할 수도 있으며 타인에게 감염을 일으킬 수도 있게 된다. 오진은 이와 같이 의료의 전 과정에서 문제를 야기할 수도 있다.

오진의 개념에 대하여는 의학상의 개념과 법률상의 개념에 차이가 있다. 즉, 의학적으로는 오진의 경우라 하더라도 이에 기한 치료방법이 결과적으로 효과적

281) 대법원 2015.7.9. 선고 2014다233190 판결.
282) 대법원 2004.10.28. 선고 2002다45185 판결.
283) 이상완(의료사범의 이론과 실태), 153쪽.

이었거나 무해(無害)하였다면 법률적으로는 이를 오진으로 보지 않는다.[284] 오진이라 하더라도 요법이 적절했다면 진단은 치료행위의 일부로서 그 전제에 지나지 아니하므로 전체로서의 치료행위는 적절한 것으로 평가되기 때문이다.[285] 따라서 오진이 있다고 하여 곧바로 고의나 과실이 있다고 할 수는 없다.[286]

이에 관한 판례의 구체적 내용은 다음과 같다. 즉,

> ① 환자를 진찰함에 있어서 외상성 장파열로 인한 범발성 복막염을 바로 진단하지 못하고 급성 위확장 및 마비성 장폐색증으로 오진함으로써 알맞은 시기에 수술을 하지 못하여 환자를 사망에 이르게 한 사실은 인정되나, 외상성 장파열과 장폐색증은 조기감별이 어려울 뿐 아니라 복부통증을 호소하는 환자에 대한 초기진단에 나타난 모든 자료 특히 엑스선 촬영결과에 특기할 만한 점이 없으며 복벽강직증상과 반사통을 호소하지 아니하므로 환자를 일단 급성 위확장 및 마비성 장폐색증으로 진단하고 이에 대한 대증요법을 시행하면서 확진을 위하여 계속 외과적 관찰을 하여 온 의사의 소위는 통상 의사에게 요구되는 진단방법과 그 증상에 대한 통상의 치료방법을 사용하였다 할 것이어서 의사에게 과실이 있다고 단정하기 어렵다.[287] ② 위장질환으로 오진하여 개복수술한 결과 투약시술로 치료가 가능한 대장결핵성 임파선염으로 판명된 경우에 의료상장결핵에 관한 오진율이 상당고율로서 시험적 개복수술이 그에 대한 확진방법이며 그 시술이 간단 · 용이하다면 환자에게 무슨 손해가 발생하였다고 볼 수는 없으므로 의사에게 불법행위로 인한 손해배상책임을 지울 수 없다.[288] ③ 처음에 오진한 사실은 인정되나 진료에 최선을 다하였고 환자의 사망은 다른 종합병원에 전원한 후 발생한 합병증 등이 직접원인이 되었으니 초진의사의 오진과 사망 사이의 인과관계가 없다.[289]

② 법률상의 오진

오진이 법률적으로 문제되려면 오진의 결과로 병상이 악화되거나, 적절한 치료기회를 놓치거나 또는 질병이 다른 사람에게 전염되는 등의 악결과가 초래되어야 하고, 오진은 또한 의사의 고의 또는 과실에 의하여 야기된 것이어야 한다. 그리고 이에 대한 증명도 필요하다.[290] 물론 오진여부에 대한 판단기준은 진료 당시의

---

284) 김선중(의료과오소송법), 226쪽.
285) 이상완(의료사범의 이론과 실태), 153쪽.
286) 대법원 1999.6.11. 선고 98다33062 판결.
287) 대법원 1984.4.24. 선고 82도1882 판결.
288) 대법원 1978.12.13. 선고 78다1184 판결.
289) 대법원 1987.9.29. 선고 86다카2780 판결.
290) 대법원 1999.6.11. 선고 98다33062 판결.

의료수준에 비추어 최선의 주의의무이다. 경우에 따라 진단불가능은 전의 내지 전원이 최선일 수 있다. 오진에 과실이 없으면 이로 인해 진료방법의 선택이 잘못되었다 하더라도 그 진료방법의 선택에 과실이 인정될 수 없음은 당연하다.[291] 비록 결과적으로 오진이었다 하더라도 현재의 의료수준으로 보아 정확한 진단이 불가능하거나 또는 그러한 오진이 피할 수 없는 것이었다면 의사에게 과실이 있다고 할 수 없다. 이와 유사한 경우로서 질병이 극히 초기·잠복기·불현기(不顯期)에 있는 경우, 특이체질이거나 우연적인 합병증이어서 진단이 극히 곤란한 경우, 응급환자의 경우 및 환자가 협력하지 않는 경우 등을 들 수 있다. 이러한 경우에는 불가항력에 의한 오진에 해당한다고 해야 한다.

이에 관한 판례의 구체적 내용은 다음과 같다. 즉,

① 산모의 골반에 비하여 태아의 머리가 지나치게 커서 순산할 수 없음을 알아차릴 수 있었는 데도 불구하고 진통이 시작된 지 만 16시간이 지나도록 즉시 수술을 하든가 다른 병원으로 이송하든가 등 적절한 조치를 취하지 아니하고 공연히 감자수술(鉗子手術)을 함으로써 산모의 기력만 소모시키고 자궁출혈의 원인을 간취하지 못한 채 수혈이나 자궁절제수술도 한 바 없이 만연히 아무 효험도 없는 치료만을 계속하다가 산모로 하여금 실혈(失血)로 사망케 한 경우에는 의사에게 과실이 인정된다.[292] ② 의사가 세밀한 조사없이 청진, 촉진, 흉곽촬영등의 진단방법만으로 환자의 질환을 위종양이나 위궤양으로 속단하여 개복수술을 한 것은 경솔한 처사라고 할 것이나, 그 질환이 확진하기 어려운 대장결핵성 임파선염으로 판명된 이상 이 개복수술로 인하여 어떠한 손해가 발생하였다고는 볼 수 없다.[293] ③ 일반외과 전문의인 피고인이 피해자의 후복막 전체에 형성된 혈종을 발견한 지 14일이 지나도록 전산화단층촬영 등 후복막 내의 장기 손상이나 농양 형성 여부를 확인하기에 적절한 진단방법을 시행하지 않은 채, 피해자가 보인 염증 증상의 원인을 단순히 장간막 봉합수술에 따른 후유증 정도로만 생각하고 필요한 적절한 진단 및 치료조치를 취하지 아니한 것은 진단 및 치료상의 주의의무를 다하지 아니한 것으로서 과실이 있다.[294] ④ 장기출혈의 정도를 확인할 수 있는 방법으로는 개복수술밖에 없었고 환자의 경과가 수술을 할 수도 있고 관망할 수도 있는 상태에서 의사가 수술을 하지 않고 관망하던중 환자가 그 이튿날 간손상에 의한 복강내출혈로 인한 쇼크로 사망하게 되었다면 사후에 혹시 수술을 하였더라면 살릴 수 있었을지 모르겠다는 판단이 일어났다

291) 대법원 1984.4.24. 선고 82도1882 판결.
292) 대법원 1967.7.11. 선고 67다848 판결.
293) 대법원 1980.3.25. 선고 79다2280,2281 판결.
294) 대법원 1996.9.24. 선고 95도245 판결.

고 하더라도 그 때의 처치는 의사로서 선택할 수 있는 재량에 속하는 행위 혹은 보통 의사로서 피하기 어려운 오진의 범위에 속하는 것이고 손해배상책임을 져야 할 과실행위라고는 할 수 없다.[295] ⑤ 임산부에 대한 상담과 각종 검사 등을 통하여 태아의 기형을 의심할 만한 아무런 징후가 발견되지 아니하였고, 초음파검사상으로도 태아의 왼쪽 손목 이하 발육부전을 발견하는 것이 용이하지 아니한 점 등에 비추어 의사가 태아의 위와 같은 기형을 발견하지 못하였다고 하여 곧바로 의사에게 어떠한 주의의무 위반이 있다고 단정하기 어렵다.[296] ⑥ 외상성 장파열과 장폐색증은 조기 감별이 어려울 뿐 아니라 복부통증을 호소하는 피해자에 대한 조기진단에 나타난 모든 자료 특히 엑스선 촬영결과에 특기할 만한 점이 없으며 복벽강직증상과 반사통을 호소하지 아니하므로 피해자를 일단 급성위확장 및 마비성 장폐색증으로 진단하고 이에 대한 대증요법을 시행하면서 확진을 위하여 계속 외과적 관찰을 하여 온 소위는 통상 의사에게 요구되는 진단방법과 그 증상에 대한 통상의 치료방법을 사용하였다 할 것이어서 과실이 있다고 단정하기 어렵다.[297]

일본에서는 오진이 의료과오소송으로 다루어진 경우는 극히 소수이고, 원고승소율이 20% 정도로서 다른 사건의 승소율보다 현저히 낮다고 한다.[298] 진단은 생체의 복잡성 · 변화의 동태성으로 인하여 확정이 곤란하기 때문에 병인에서 얻어진 자료, 즉 환자의 호소 · 증상 · 검사결과 등을 종합하여 병적 실태에 대하여 추측하는 방법 이외의 방법은 없기 때문이다. 결국 진단은 우선 추측이고, 의사의 경험 · 감 등에 의한 경우가 많은 것이 사실이다. 진단은 소위 건강진단이나 보험의의 진단을 제외하면 치료를 위하여 행하여지는 것이기 때문에 일련의 치료과정 속에서 끊임없이 실시되고 그 결과에 근거하여 의사는 치료의 방향을 정한다. 동태적 진료과정의 어느 시점에서 필요하게 되는 진단의 적확성의 여부는 의학상 매우 복잡한 문제이다. 따라서 이를 법적 차원에서 처리하는 경우에는 진단의 불확정성을 고려하지 않으면 안 될 것이라고 지적되고 있다. 한편, 법률상 오진이라고 하더라도 시험적 치료(exploratory treatment)를 오진(misdiagnosis)에서 제외시킬 필요가 있다. 병상(病床)이란 항상 진행성 · 변화성을 가지고 있기 때문에 의학상으로 시험적 치료라는 것이 의료의 전 과정에서 필연적인 행위로서 허용되지 않으면 안 되기 때문이다.[299]

295) 대법원 1987.9.8. 선고 86다카2095 판결.
296) 대법원 1999.6.11. 선고 98다33062 판결.
297) 대법원 1984.4.24. 선고 82도1882 판결.
298) 大谷(醫療行爲と法), 151頁.

2) 오진수정의무

오진이 있는 경우 의료인은 그에 대한 수정의무를 부담한다. 오진 자체가 불확정적이고, 신속한 재확인을 통하여 오진을 깨달을 주의의무가 과하여지기 때문이다. 어느 증상을 진단하여 치료중 오히려 다른 병인의 존재에 대하여 의심을 하는 것이 의학적 상식인 경우에는 새로운 검사 등 다른 진단방법을 사용할 의무가 있다. 환자가 내원하지 않았기 때문에 진단이 불가능한 경우에는 내원을 권하는 등 적절한 방법을 강구할 의무가 있다. 스스로 진단이 불가능하다고 판단될 때에는 지체 없이 다른 능력 있는 의사의 지시를 받거나 그에게 직접 진단을 요구하여야 한다. 이것마저 불가능하다고 판단될 경우에는 즉시 다른 의사 또는 다른 의료기관으로 전의 내지 전원할 주의의무가 발생한다고 해야 한다.

이에 관한 판례의 구체적 내용은 다음과 같다. 즉,

> 환자가 병원에 처음 내원하여 진료를 받을 때 이미 화농성 폐렴 증세를 보이고 있었으나 그 증상이 뚜렷하지 아니하여 이를 위염과 신경증으로 진단하여 그에 대한 처방을 하였고, 그 후 상복부 통증이라는 새로운 증상까지 나타나 다시 병원에 찾아오게 된 경우, 진료의사로서는 처음의 진단과는 다른 질환일 가능성에 대한 의심을 갖고 좀 더 정밀한 진단을 하여야 함은 물론, 과민성이 있는 환자에게는 부작용으로 인한 쇼크나 호흡억제를 일으킬 수 있는 약물을 투여할 경우에도 사후 세심한 주의와 관찰이 필요함에도 불구하고, 만연히 앞서 진단하였던 결과에 따라 별다른 검진도 없이 약물을 투여하였고, 약물을 투여한 후에도 안정하도록 하여 부작용이 없는지를 확인하지도 아니함으로 인하여 과민성 쇼크가 발생하여 환자가 사망하였다면, 진료의사는 이로 말미암아 발생한 모든 손해를 배상할 책임이 있다.[300)]

3) 진단자료조사의무

진단의 적정을 기하기 위하여는 임상상의 증상을 객관적으로 인식할 방법에 의하지 않으면 안 된다. 이러한 인식방법에 잘못이 있으면 그것이 오진과 결부되기 쉬운 것은 당연하다. 여기서 진단자료의 조사·수집의무가 과하여진다. 이 경우 모든 가능성을 상정하여 조사하고 분류하는 것이 바람직하지만, 추인되는 질병의 중대성, 환자의 육체적 부담, 병상과 검사와의 관련성의 정도를 고려하여 필요 최소한의 자료의 조사·수집할 의무가 있다고 생각된다.

---

299) 이상완(의료사범의 이론과 실태), 154쪽.
300) 대법원 1997.5.9. 선고 97다1815 판결.

(5) 경과관찰

수술 후에는 환자에 대한 경과관찰의 의무가 요구된다. 경과관찰을 소홀히 하면 주의의무의 위반에 해당한다.

이에 관한 판례의 구체적 내용은 다음과 같다.

① 갑이 대장내시경 검사를 받은 지 이틀째 되는 날 심한 복통과 구토 증상으로 을 병원에 입원하였는데, 을 병원 의료진이 CT 검사를 하기 위해서는 금식이 필요하다는 이유로 약 15시간 동안 진통제만 처방하다가, 다음 날 오전 CT 검사를 실시한 결과 복막염이 의심되어 응급수술을 시행하였으나 패혈증으로 사망한 사안에서, CT 검사에 일반적으로 요구되는 6시간의 금식시간이 지났고, 거듭된 진통제 투여에도 극심한 통증을 계속 호소하는 상황이었으므로 을 병원 의사로서는 갑의 상태를 직접 확인하고 압통 여부 등 이학적 검사를 실시하여 CT 검사 등 추가적인 응급검사와 조치가 필요한지 검토할 의무가 있는데, 갑에 대한 경과관찰 등의 의료조치를 소홀히 하여 CT 검사가 가능해진 이후에도 이를 실시하지 아니함으로써 결장 천공 등을 조기에 발견하지 못하고 신속한 수술 등의 조치를 받지 못하게 한 과실이 있음에도, 이와 달리 본 원심판결에 법리오해 등의 잘못이 있다.[301] ② 갑이 교통사고 후 을이 운영하는 병 의원에 입원하여 치료를 받던 중 의식을 잃고 쓰러져 다른 병원으로 후송되어 급성 심근염을 진단받았고 그 후 뇌경색에 이르게 된 사안에서, 을이 급성 심근염 초기증세를 보인 갑을 면밀히 관찰하여야 함에도 이를 게을리하고 갑이 실신할 때까지 의사가 없는 상태로 방치함으로써 위급한 상황에 처한 갑을 적시에 치료 가능한 병원으로 전원하지 못한 과실이 있다.[302]

(6) 건강진단

건강진단은 질병에 대한 치료를 목적으로 하는 것이 아니라 당시의 건강상태에 대한 인식을 목적으로 한다. 건강진단도 건강상태의 인식인 이상 의료수준에 근거한 적절한 진단을 행하고 가능한 한 객관적으로 건강의 실태를 파악하지 않으면 안 된다. 따라서 오진에 의하여 개인의 활동을 부당하게 제한하거나 손해를 가한 경우에는 사정에 따라서 손해배상의 책임이 발생할 수 있다. 건강진단만을 의뢰한 경우에는 새로운 치료의 신청이 없는 한 특정한 질환이 발견되어도 당해 의사에게 치료의무는 없다. 건강진단서에는 단순히 인식한 사실만을 기재하여야

---

301) 대법원 2015.7.9. 선고 2014다233190 판결.
302) 대법원 2014.11.27. 선고 2012다11389 판결.

하고, 질환이 있는 경우의 치료의 요부, 없는 경우에는 각종검사에 의한 이상 없음의 소견을 기재하면 족하고 특정한 활동의 가부에 대한 판단의무는 없다.

한편, 건강진단과 유사한 것으로 생명보험회사의 보험의의 진단이 있다. 보험의란 예비 피보험자의 건강상태 기타 위험측정에 관계있는 사항에 대하여 진찰하고 보험자에게 생명보험계약상의 자료를 제공하는 자를 말한다. 보험의에는 전속의와 촉탁의가 있다. 전자는 위임계약, 후자는 준위임계약에 의하여 임무를 수행하지만, 모두 선관주의의무를 진다. 보험의의 진단은 치료를 목적으로 하는 것이 아니기 때문에 선관주의무는 피보험자에게 지는 것이 아니라 보험자에게 진다. 따라서 보험의와 환자 사이에는 소위 의사와 환자의 관계는 성립되지 않는다.

2. 치료에 있어서의 주의의무

(1) 서 언

치료는 통상적으로 진단이 확정된 후에 개시된다. 진단이 확정되지 않은 상태에서는 환자를 방치해도 좋은가? 이 경우 진단이 확정되지 아니한 시점에서는 추측할 수 있는 병의 경우에는 이에 대한 응급수단을 강구할 의무가 있다고 해야 한다. 또 당해 응급처치가 의학상 합리성을 가지고 있는 한 그것이 나중에 부적절한 처치였음이 판명되더라도 의사의 과실을 부정하는 것이 타당하다. 반대로 응급처치가 행하여지지 않았고 그것이 원인이 되어 치료의 시기를 놓치는 등의 악결과가 발생한 경우에는 과실이 인정된다고 해야 한다. 이상은 진단의 확정에는 이르지 않았지만 병명(病名) 내지 병인(病因)의 추측이 가능하다는 것을 전제로 하는 경우에만 타당하다. 따라서 추측이 불가능할 때에는 치료의무는 발생하지 않는다고 할 것이다. 치료에 있어서는 적절한 치료를 하지 않고 방치한 경우와 치료는 했지만 그 방법이 잘못된 경우에 분쟁이 발생하게 된다. 치료는 주의의무의 존부가 가장 많이 다투어지고 있는 분야이다. 투약, 주사, 수혈, 마취 및 수술 등 그 분야도 다양하다. 치료는 의학상의 지식과 기술이 적용되는 분야이기 때문에 주의의무의 위반여하도 의료수준을 기준으로 악결과에 대한 예견가능성과 회피가능성의 판단여하에 따라 달라진다.

(2) 투 약

투약과 관련하여서는 필요한 시기에 필요한 약이 투여되지 않아도 문제가 되지만, 약의 투여에 의한 부작용 내지 합병증이 더욱 문제가 된다.

1) 투약의 의의

약(藥)이란 넓은 의미로는 다른 물질에 작용하는 것을 말하고, 좁은 의미로는 질병의 예방 또는 치료에 사용하는 물질을 말한다. 요컨대 약이란 인체에 작용하여 질병의 예방과 치료에 사용되는 물질, 특히 화학적 물질을 말한다고 할 수 있다. 약은 인체에 동작하여 화학적 변화를 주고 인체의 자연치유력을 촉진하거나 그것을 방해하는 힘을 배제하여 치료상의 효과를 발휘한다. 그러나 투약에 의하여 본래의 치료상의 목적과 다른 작용이 발생하고 인체에 악영향을 주고 경우에 따라서는 사망이라는 중대한 결과가 발생하는 경우도 있다. 이를 약의 부작용이라고 한다. 부작용이란 약으로서의 효과가 발현하기 위하여 동작하는 원리와 동일하지만 치료의 주목적과 부합하지 않는 방향으로 발현하는 작용을 말한다. 과잉투여나 투여방법의 오류에 의하여 발생하는 인체에의 악영향도 넓은 의미에서의 약의 부작용이라고 할 수 있다.

2) 투약의 방법

투약(投藥)은 치료행위의 일환으로서 행하여진다. 투약은 방법에 따라 복용(경구투여), 도포 및 주사 등 다양한 방법이 있다. 주사는 다시 피하주사, 근육주사, 정맥・동맥주사 등으로 세분된다. 가장 널리 사용되고 있는 주사방법은 정맥주사의 한 방법으로서 시간을 두고 한 방울씩 주입하는 점적주사(點滴注射)이다.

치료방법으로서 투약을 선택하기 위하여는 우선 투약의 필요성에 대한 검토가 필요하다. 다시 말해서, 환자의 상태를 기준으로 투약의 위험성에 대하여 판단하지 않으면 안 된다.[303] 투약의 필요성이 인정된다면 환자에게 적절한 약을 선택해야 하고, 나아가 사용량과 사용방법(투약방법)에 대하여도 결정해야 한다. 예컨대, 어린이에게 투약할 때는 산제(散劑) 또는 액제(液體)로서 어린이가 먹기 쉽게 하는 등의 주의를 하여야 한다. 특히, 어린이가 약을 먹을 때는 우는 경우가 많고 운다는 것은 심호흡을 하는 상태로서 정제 등이 용이하게 기도에 미입(迷入)될 가능성이 있는 것이므로 투약상 세심한 주의를 기울여야 한다. 만일 이러한 주의를 태만히 하여 어린이가 질식사하게 되면 투약한 의사에게 과실이 인정될 수 있다.

투여하여야 할 약제의 선택, 투여방법 및 투여량 등은 그 효과와 부작용의 비

303) 특히, 예방접종에 있어서는 투약의 위험성판단에 대한 제도적 문제가 지적될 수 있다.

교형량에 의한 고도의 의학적 판단을 요구한다. 이는 의사의 재량의 범위에 속한다고 할 수 있다(정형적 의료행위에 있어서의 재량).[304] 그러나 이러한 재량은 임상의학의 실천에 있어서의 의료수준을 기준으로 하여 그 한계가 설정된다(전문기술적 재량). 이러한 한계를 벗어나는 소위 정형적 의료행위에 있어서의 재량의 일탈행위는 의료수준에 달하지 않기 때문에 과실로 된다. 투여약제의 적부(適否)·선택·투여방법 및 투여량에 관하여는 약품사용설명서에 기재되어 있는 효능·효과와 용법·용량 및 사용상의 주의사항에 유의하여야 하고 이 외에도 언론매체나 의학문헌 등 다른 부작용정보까지도 참고하여야 한다. 약품사용설명서는 중요한 판단의 지표가 되지만 부작용에 관한 다른 문헌 등은 중요한 증거가 되기 때문이다. 약품사용설명서에 기재되어 있는 효능·효과와 용법·용량 및 사용상의 주의사항을 준수하지 않았을 경우에는 과실이 추정된다.[305]

투약시에는 일반적으로 ① 정확한 약(Right drug), ② 정확한 용량(Right dose), ③ 정확한 시간(Right time), ④ 정확한 방법(Right route) 및 ⑤ 정확한 환자(Right client)라는 투약원리의 5가지 정확성(5 Rights)을 준수하여야 한다고 한다. 특히, 스테로이드제는 피부질환, 기관지천식 외에 류마티즘에 두드러진 효과가 인정되기는 하나 감염증의 유발·악화, 소화성 궤양, 소화관 출혈, 당뇨병 또는 골절 등 심한 부작용도 다수 보고되고 있다. 또 급속한 투여의 중지에 의하여 질병의 재연을 초래할 위험성이 존재하기 때문에 이의 투여에 대하여는 충분한 검토가 요구된다. 한편, 약제의 투여를 금지하는 견해와 허용하는 견해가 대립하고 있는 경우의 약제투여는 그 자체가 재량의 범위 내로서 과실은 당연히 부정된다.

3) 약제확인의무

투약하려는 의사에게는 약제에 관한 확인의무가 발생한다. 약제에 대한 확인은 약사법 소정의 검인 합격품이고, 또 부패·변질·변색되지 아니하고 그 유효기간이 경과되지 아니하였다는 점 등에 관하여 포장의 표시를 신뢰하는 것으로 족하다고 할 수 있다.[306] 따라서 우연히 그 내용에 불순물 또는 표시된 의약품과는 다

---

304) 의사의 치료행위에 있어서는 합리적 범위 내에서 재량이 인정되고 있다. 구체적으로 치료법이나 투약의 선택, 치료나 수술에 대한 적응성의 판단, 수술에 있어서의 수기(手技)나 술식(術式)의 선택에 대하여는 의사의 재량이 인정된다. 이를 정형적 의료행위에 있어서의 재량의 문제라고 할 수 있다.

305) 대법원 1976.2.10. 선고 74도2046 판결.

306) 대법원 1976.2.10. 선고 74도2046 판결.

른 성분의 약품이 포함되어 있어 사고가 발생하였다 하더라도 특히 그 제품에 불순물 또는 다른 약품이 포함된 것을 널리 알려져 그의 약품의 사용을 피할 수 있었던 특별한 사정이 없는 한 관능시험 및 기기시험까지 하여야 할 주의의무는 없다고 할 것이다.[307]

4) 안전확보의무

투약도 환자의 심신에 악영향을 미치는 경우가 있기 때문에 의사는 투여전, 투여중 및 투여후에 환자에게 유해한 결과가 발행하지 않도록 주의할 의무가 있다. 환자가 다시 병원에 찾아오게 된 경우 진료의사로서는 처음의 진단과는 다른 질환일 가능성에 대한 의심을 갖고 좀 더 정밀한 진단을 하여야 한다.[308] 투여전에는 약제의 효능에 대하여 정독할 것과 함께 알레르기 등 특이체질의 부존재를 확인하는 등 결과회피조치를 강구하여야 한다. 과민성이 있는 환자에게는 부작용으로 인한 쇼크나 호흡억제를 일으킬 수 있는 약물을 투여하는 경우에는 세심한 주의와 관찰이 필요하고, 약물을 투여한 후에도 안정하도록 하여 부작용이 없는지를 확인하여야 한다.[309] 부작용이 예측되어도 투약의 필요성이 인정되는 때에는 쇼크의 위험에 대응하는 조치를 사전에 강구해 놓아야 한다. 금기자(禁忌者)의 식별을 위해 세밀한 문진과 검사도 필요할 수 있다.

투여중과 투여후에는 환자의 용태를 주시하고 위험에 대응할 수 있는 조치를 강구함과 동시에 위험이 발생한 경우에는 의료수준에 상응한 결과방지조치를 취하여야 한다. 투약기간이 길어지면 길어질수록 부작용의 발생가능성도 높아지게 된다. 장기간 투약을 계속할 때에는 경과를 관찰하고 필요에 따라 문진 내지 혈액검사 등의 검사를 하여 부작용의 발현상황을 정확하게 파악하고 부작용의 발현이 의심되는 때에는 의약품의 투여를 중지하는 등 적절하게 대처해야 할 주의의무가 있다. 따라서 간질환으로 치료받던 자에게 진균증 감염 사실이 발견되어 항진균제인 니조랄을 투약한 후 반복적인 흉통, 발작, 일시적인 혼수상태 등의 현상이 있었으나, 그것이 니조랄과 관련된 것인지 여부를 판단하여 투약을 중단시키거나 심장계통 등의 이상을 의심하여 이에 적절히 대처하는 등의 조치를 취하지 아니하고 방치한 의사에게는 과실이 인정된다.[310] 부작용의 내용을 환자에게 미리

---

307) 대법원 1976.2.10. 선고 74도2046 판결.
308) 대법원 1997.5.9. 선고 97다1815 판결.
309) 대법원 1997.5.9. 선고 97다1815 판결.
310) 대법원 1999.2.12. 선고 98다10472 판결.

설명해 놓으면 상태의 변화에 용이하게 대응할 수 있는 방법이 될 수 있다.

5) 부작용 등 설명의무

약은 순기능도 가지지만 부작용이라는 역기능도 동시에 가지고 있는 것이 일반적이다. 의사는 긴급한 경우나 다른 특별한 사정이 없는 한, 의약품을 투여하기 전에 환자에게 질병의 증상, 치료방법의 내용과 필요성, 예상되는 생명 · 신체에 대한 위험성과 부작용 등 환자의 의사결정을 위하여 중요한 사항을 설명함으로써 환자로 하여금 투약에 응할 것인가의 여부를 스스로 결정할 기회를 가질 수 있도록 하여야 한다.[311] 투약하는 경우 약제의 효능과 특히 이에 따른 금기와 부작용 및 대처방안 등에 대하여도 환자가 충분히 이해할 수 있도록 충분한 설명이 이루어져야 한다.[312] 예컨대, 결핵약인 '에탐부톨'이 시력약화 등 중대한 부작용을 초래할 우려가 있는 이상 이를 투약함에 있어서 그 투약업무를 담당한 보건진료원 등은 위와 같은 부작용의 발생가능성 및 구체적 증상과 대처방안을 환자에게 설명하여 줄 의료상의 주의의무가 있고, 그 설명은 추상적인 주의사항의 고지나 약품설명서에 부작용에 관한 일반적 주의사항이 기재되어 있다는 것만으로는 불충분하고 환자가 부작용의 증세를 자각하는 즉시 복용을 중단하고 보건소에 나와 상담하는 조치를 취할 수 있도록 구체적으로 이루어져야 한다.[313]

이미 알려진 부작용이 있는 약물을 투여할 때는 그 부작용에 대하여 환자에게 설명을 하지 않으면 의사의 과실로 된다. 시각이상 등 그 복용 과정에 전형적으로 나타나는 중대한 부작용을 초래할 우려가 있는 약품을 투여함에 있어서 그러한 부작용의 발생 가능성 및 그 경우 증상의 악화를 막거나 원상으로 회복시키는 데에 필요한 조치사항에 관하여 환자에게 고지하는 것은 약품의 투여에 따른 치료상의 위험을 예방하고 치료의 성공을 보장하기 위하여 환자에게 안전을 위한 주의로서의 행동지침의 준수를 고지하는 진료상의 설명의무로서 진료행위의 본질적 구성부분에 해당한다 할 것이고, 이때 요구되는 설명의 내용 및 정도는, 비록 그 부작용의 발생가능성이 높지 않다 하더라도 일단 발생하면 그로 인한 중대한 결과를 미연에 방지하기 위하여 필요한 조치가 무엇인지를 환자 스스로 판단, 대처할 수 있도록 환자의 교육정도, 연령, 심신상태 등의 사정에 맞추어 구체적인 정보의 제공과 함께 이를 설명, 지도할 의무가 있다.[314] 또 진정제의 부작용을 알

311) 대법원 2002.5.28. 선고 2000다46511 판결.
312) 김선석, "의료과오에 있어서 인과관계와 과실," 115쪽.
313) 대법원 2005.4.29. 선고 2004다64067 판결.

려주지 않아 이를 복용한 자가 교통사고를 일으켰다면 부작용에 대해 설명을 하지 않은 의사에게는 과실을 인정할 수 있다.[315)]

한편, 환자의 병세가 악화된 것은 그 치료약제의 부작용 때문이 아니고 환자가 의사의 처방을 무시하고 약을 복용하지 아니하고 지정된 날짜에 진료도 받지 아니하는 등 효과적으로 치료가 이루어지지 아니하였기 때문이므로 의사가 환자에게 그 병의 치료과정과 치료약제의 투약에 관하여 상세한 설명을 하지 아니한 것을 잘못이라고 볼 수 없다.[316)]

부작용 등 설명의무에 관한 판례의 구체적 내용은 다음과 같다. 즉,

> ① 시각이상 등 그 복용 과정에 전형적으로 나타나는 중대한 부작용을 초래할 우려가 있는 약품을 투여함에 있어서 그러한 부작용의 발생 가능성 및 그 경우 증상의 악화를 막거나 원상으로 회복시키는 데에 필요한 조치사항에 관하여 환자에게 고지하는 것은 약품의 투여에 따른 치료상의 위험을 예방하고 치료의 성공을 보장하기 위하여 환자에게 안전을 위한 주의로서의 행동지침의 준수를 고지하는 진료상의 설명의무로서 진료행위의 본질적 구성부분에 해당한다 할 것이고, 이때 요구되는 설명의 내용 및 정도는, 비록 그 부작용의 발생가능성이 높지 않다 하더라도 일단 발생하면 그로 인한 중대한 결과를 미연에 방지하기 위하여 필요한 조치가 무엇인지를 환자 스스로 판단, 대처할 수 있도록 환자의 교육정도, 연령, 심신상태 등의 사정에 맞추어 구체적인 정보의 제공과 함께 이를 설명, 지도할 의무가 있다.[317)] ② 결핵약인 '에탐부톨'이 시력약화 등 중대한 부작용을 초래할 우려가 있는 이상 이를 투약함에 있어서 그 투약업무를 담당한 보건진료원 등은 위와 같은 부작용의 발생가능성 및 구체적 증상과 대처방안을 환자에게 설명하여 줄 의료상의 주의의무가 있고, 그 설명은 추상적인 주의사항의 고지나 약품설명서에 부작용에 관한 일반적 주의사항이 기재되어 있다는 것만으로는 불충분하고 환자가 부작용의 증세를 자각하는 즉시 복용을 중단하고 보건소에 나와 상담하는 조치를 취할 수 있도록 구체적으로 이루어져야 한다.[318)] ③ 윌슨(Wilson)씨병을 앓는 환자의 병세가 악화된 것은 그 치료약제의 부작용 때문이 아니고 환자가 의사의 처방을 무시하고 약을 복용하지 아니하고 지정된 날짜에 진료도 받지 아니하는 등 효과적으로 치료가 이루어지지 아니하였기 때문이므로, 의사가 환자에게 그 병의 치료과정과 치료약제의 투약에 관하여 상세한 설명

314) 대법원 2005.4.29. 선고 2004다64067 판결.
315) Whitfield v. Daniel Construction Company, 83 SE 2d 460, SC 1954.
316) 대법원 2002.5.28. 선고 2000다46511 판결.
317) 대법원 2005.4.29. 선고 2004다64067 판결.
318) 대법원 2005.4.29. 선고 2004다64067 판결.

을 하지 아니한 것을 잘못이라고 볼 수 없다.[319] ④ 약사가 환자를 문진의 방법으로 진단하여 감기약을 조제하여 줄 당시 그 조제약의 부작용의 발생가능성에 관한 설명을 할 시간적 여유가 없는 긴급한 사태가 존재하지 아니하였고, 그 조제약의 복용시 스티븐스-존슨 증후군과 같은 부작용이 발생할 수 있다는 사실 자체는 이미 의학계에 널리 알려져 있었으며, 그 부작용은 회복할 수 없을 정도로 중대한 반면 그에 관한 사전검사 방법이 알려져 있지 아니하였다는 것이므로 약사로서는 사용설명서에 부작용에 대한 경고가 표시되어 있는 의약품을 단순 판매하는 경우와는 달리 감기약을 조제함에 있어 조제 전에 스티븐스-존슨 증후군 등 부작용의 발생가능성을 미리 설명하여 부작용의 존재를 알 길이 없던 환자측의 승낙을 받아야 하는 것이고, 그 발생가능성이 극히 희소하다는 점만으로는 그와 같은 설명의무가 면제된다고 할 수는 없다.[320]

6) 복용방법 등 설명의무

복용방법에 관하여는 충분한 설명이 요구된다.[321] 복용방법에 관한 설명도 환자가 충분히 이해할 수 있도록 충분하게 이루어져야 한다. 처방전에는 처방 의약품의 명칭(일반명칭, 제품명이나 대한민국약전에서 정한 명칭을 말한다)·분량·용법 및 용량을 기재하게 되어 있고(의료법 시행규칙 제12조 제1항 제5호), 의사·치과의사 또는 한의사가 환자에게 내주는 약제의 용기 또는 겉봉에는 내·외용의 구분, 용법, 용량 등을 기재하도록 되어 있다(의료법 시행규칙 제13조).

(3) 주 사

1) 주사의 의의

주사(注射, injection)란 투약의 일종으로 경구투여보다 신속한 약효를 필요로 하거나 환자의 위장계질환 때문에 경구투여가 곤란할 때에 사용하는 치료방법이다.[322] 경구투여보다 훨씬 더 비생리적이기 때문에 법률문제도 많이 야기된다. 일본의 경우 의료사고 중에서 주사사고가 가장 많고, 주사사고 중에서 주사부위의 사고가 가장 많았다고 한다. 주사에 관한 문제는 마취에서의 문제와 유사하다.

2) 주사의 판단

주사의 필요성여부는 고도의 가치판단을 요하는 것으로서 의사에게 많은 재량

---

319) 대법원 2002.5.28. 선고 2000다46511 판결.
320) 대법원 2002.1.11. 선고 2001다27449 판결.
321) 김선석, "의료과오에 있어서 인과관계와 과실," 115쪽.
322) 이상완(의료사법의 이론과 실태), 171쪽.

이 허용되며, 상대적으로 과실의 인정이 곤란하다.[323] 그러나 의사의 자유재량은 물론 무제한일 수는 없다. 당해 의사의 지식·경험·기술 등에 의하여 그 폭이 한정되고, 객관적으로는 그 시대의 의학상식·의료수준에 의하여 스스로 제약을 받게 된다. 의사의 주사 기타의 진료행위는 인간의 생명, 신체나 건강에 지대한 영향을 미치기 때문에 병리학적으로나 임상학적으로 사소한 오진오료(誤診誤療)도 방지하여야 할 고도의 주의의무가 요청되는 것이고, 이러한 의미에서 재량의 폭은 제한을 받게 되는 것이다.

주사를 실시하는 경우 우선, 종래 의학적으로 확립된 방법과 일반적으로 인정된 유효안전한 치료방법이 있는 경우에는 그것에 따라야 한다. 아직 현대의학에 의하여 병리적으로나 임상적으로 타당하다고 인정되지 않은 주사요법은 함부로 이를 채용하여서는 안 된다. 다음으로, 부득이 하게 아직 일반적으로 인정되어 있지 않은 처치 또는 스스로 임상경험이 없는 새로운 주사요법을 취하지 않을 수 없는 경우에는 그것이 그 환자의 치료에 어느 정도 유효하고 어느 정도 필요하고 안전한가 등을 이론적으로나 실험적으로 모든 각도에서 검토하고 만일의 경우에 대비하여 만전의 조치를 강구하고 우선 극소량부터 시작하여 부작용의 유무에 유의하면서 점차 유효분량에 도달하도록 하여 언제나 인명에 관련한 위험을 회피할 수 있도록 주의할 의무가 있다. 따라서 실험적 주사요법에 대하여는 보다 엄격한 주의의무가 요구된다고 하겠다.

3) 주사의 부위

주사를 함에 있어서는 주사의 대상과 부위 등을 확인하여야 한다. 예컨대, 주사의 부위에 대해서는 동맥·정맥·피하(皮下)·피내(皮內) 및 근육 등의 부위를 명확히 하여야 한다. 각종의 주사마다 각각 해부학상 안전한 부위가 정하여져 있지만, 그것을 잘못하여 위험한 부위에 자입(刺入)하면 신경마비나 괴사를 야기할 수 있다. 주사부위는 주사 후에 판정되는 것이지만 주사시를 전후하여 관련된 증상에 대하여 다른 원인이 없으면 부위선정의 잘못에 대하여 추정을 받게 된다. 주사부위의 선택에 잘못이 있는 경우에는 그 자체로 과실이 있는 것으로 추정되는 것이 원칙이다.[324] 주사부위에 대한 선정의 잘못은 극히 유치한 사고임에도 불

323) 이상완(의료사범의 이론과 실태), 172쪽; 김선석, "의료과오에 있어서 인과관계와 과실," 112쪽.

324) 이상완(의료사범의 이론과 실태), 173쪽; 김선석, "의료과오에 있어서 인과관계와 과실," 113쪽.

구하고 실제 주사사고 중에서 가장 많은 사고라고 한다.

4) 주사약의 적정

약제의 종류·분량 또는 품질 등에 있어서의 잘못은 환자의 생명·신체 또는 건강에 중대한 영향을 미치기 때문에 의료인에게는 이를 항상 확인할 업무상 주의의무가 요구된다. 의료인은 주사약의 유효기간, 변질여부 및 진정여부 등을 공신력을 가지는 자료에 의하여 반드시 확인하여야 할 업무상 주의의무도 가진다.[325] 요구되는 업무상 주의의무에 대하여 위반이 있는 경우에는 당연히 과실이 인정된다. 간호사나 간호실습생 등 보조자로 하여금 약제조합, 주사기충전, 주사행위 등을 대행하게 하는 경우에도 감독자로서의 의사는 약제의 종류·분량 등을 잘못하여 사고가 발생하지 않도록 언제나 감독의무를 게을리 해서는 안 된다.

5) 주사술의 적정

주사가 진찰 또는 치료를 위하여 필요하고 적절한 것이고 부작용의 염려 없이 안전하고 주사부위의 선정과 약제의 품질·분량 등에도 문제가 없다고 하여도 주사의 기법이 졸렬하면 커다란 상해를 야기하게 된다. 주사시에 의사는 사용하는 주사침이 사용목적에 적절한 것인가, 그 침 자체에 하자가 없는 것인가 등을 확인하여야 한다. 동시에 안전부위를 선택하여 주사침의 깊이·주사시의 근육의 수축도 등을 고려하여 바늘이 신경에 접근하지 않도록 기술상의 주의를 다하여야 할 의무가 있다. 특히 혈관주사를 실시함에 있어서는 주사약이 새거나 바늘이 부러지지 않도록 주의하여야 하며 주사속도도 안진하게 조절하여야 할 주의의무가 있다.[326] 주사시술중에도 환자를 관찰하고 환자의 동요 등의 반응에도 곧바로 대응할 수 있도록 주도한 주의를 가지고 시주하여야 할 주의의무가 있다.

주사술에 관한 판례의 구체적 내용은 다음과 같다.

> ① 통상 혈관주사는 근육주사에 비하여 인체에 부작용을 일으킬 위험성이 많고 특히 염화카리 주사는 그 주사액의 농도가 초과되거나 일정한 시간에 주입되어야 할 주사액의 일정량이 조금만 초과하여도 심장정지를 일으켜 환자의 생명에 위험을 초래할 우려가 있으므로 위와 같은 시술을 함에 있어서는 먼저 주사하기 전에 환자의 혈액검사를 하여 보충되어야 할 염화카리의 양이 어느 정도인가를 측정한 다음 물

---

325) 이상완(의료사범의 이론과 실태), 172쪽; 김선석, "의료과오에 있어서 인과관계와 과실," 112쪽.

326) 김선석, "의료과오에 있어서 인과관계와 과실," 113쪽.

1,000 씨씨당 염화카리 40밀리이큐빌런트를 초과하여 혼합치 않도록 할 뿐만 아니라 매 시간당 염화카리 15밀리이큐빌런트를 초과하여 주입하여서는 아니된다는 일반적인 기준을 지켜야 할 것이며 나아가 주사속도를 일정하게 유지하기 위하여 사람의 손으로 직접 주입하는 것보다 점적 형식의 주사방법을 택하여야 할 것이고 만약 혈액검사 없이 임상에 의하여 염화카리를 주사하는 경우에는 환자의 체내에 이미 염화카리가 보충된 상태에 있는지의 여부도 알 수 없는 데다 환자의 체질에 따라서는 부작용이 수반되는 경우도 일반적으로 예상할 수 있으므로 의사가 직접 주사하거나 입회함으로써 만약의 부작용에 대하여 신속하게 대응 조치하여야 하고 간호사로 하여금 주사케 하는 경우에는 위와 같은 높은 위험성에 비추어 간호사에게 각별히 위와 같은 수칙을 주지시킴으로써 주사의 부작용으로 일어날지 모르는 생명의 위험을 방지할 업무상 주의의무가 있음에도 불구하고 간호사에게 단지 포도당 10씨씨에 염화카리 0.5밀리이큐빌런트를 혼합하여 5분 이상 천천히 혈관주사하라는 처방지시서만 기재해 주어 주사하게 하고 한편 간호사는 간호사로서 위와 같은 위험한 혈관주사를 함에 있어서는 의사의 지시대로 주사액 주입시간을 엄수하고 또한 주사진행 중 환자에게 이상반응이 나타날 때에는 즉시 주사를 중단하고 의사의 지시를 받도록 함으로써 주사로 인해 환자에게 미칠지도 모를 생명의 위험을 사전에 방지할 업무상 주의의무가 있음에도 불구하고 이를 게을리한 채 위 주사액을 혈관에 직접 주입형식으로 주사하였을 뿐만 아니라 약 2씨씨를 주사할 때 돌연 청색증반응이 나타난 것을 발견하고도 계속하여 약 1분간에 걸쳐 위 주사액 전량을 주입함으로써 그 주사부작용으로 인한 심장마비로 사망에 이르게 한 과실이 인정된다.[327] ② 주사약인 에폰톨을 3, 4분 정도의 단시간형 마취에 흔히 이용되는 마취제로서 점액성이 강한 유액성분이어서 반드시 정맥에 주사하여야 하며, 정맥에 투여하다가 근육에 새면 유액성분으로 인하여 조직괴사, 일시적인 혈관수축등의 부작용을 일으킬 수 있으므로 위와 같은 마취제를 정맥주사할 경우 의사로서는 스스로 주사를 놓든가 부득이 간호사나 간호조무사에게 주사케 하는 경우에도 주사할 위치와 방법 등에 관한 적절하고 상세한 지시를 함과 함께 스스로 그 장소에 입회하여 주사시행과정에서의 환자의 징후 등을 계속 주시하면서 주사가 잘못없이 끝나도록 조치하여야 할 주의의무가 있고, 또는 위와 같은 마취제의 정맥주사방법으로서는 수액세트에 주사침을 연결하여 정맥내에 위치하게 하고 수액을 공급하면서 주사제를 기존의 수액세트를 통하여 주사하는 이른바 사이드 인젝션(Side Injection)방법이 직접 주사방법보다 안전하고 일반적인 것이라 할 것인 바, 산부인과 의사인 피고인이 피해자에 대한 임신중절수술을 시행하기 위하여 마취주사를 시주함에 있어 피고인이 직접 주사하지 아니하고, 만연히 간

327) 대법원 1981.6.23. 선고 81다413 판결.

호조무사로 하여금 직접방법에 의하여 에폰톨 500밀리그램이 함유된 마취주사를 피해자의 우측 팔에 놓게 하여 상해를 입혔다면 이에는 의사로서의 주의의무를 다하지 아니한 과실이 있다.[328] ③ 스트렙토마이신이 국가결핵관리체계에서 표준조치로 처방에 포함되어 있고 또 쇼크가 매우 드물다고 하더라도 이 사건 당시의 의학수준에 비추어 객관적인 견지에서 쇼크사에 대한 인식이 가능하였다면 결핵환자에게 스트렙토마이신을 주사하는 보건진료원으로서는 만일에 일어날지 모르는 쇼크에 대비하여 응급처치수단을 강구한 후 주사하여야 하고 특히 주사후에 쇼크가 발생할 수 있는 시간동안 환자를 안정시키고 용태를 관찰하여 쇼크가 나타날 경우 기도확보, 약물투여 등의 응급처치를 취할 주의의무가 있다.[329]

6) 주사기 등의 소독

수술에서와 마찬가지로 주사시에도 주사기구, 시술자의 손과 손가락, 환자의 주사부위 등에 대한 소독은 완벽하게 실시되어야 한다.[330] 의사와 보조자는 이들의 소독을 완전하게 하여 세균류의 체내침입에 의한 발병을 미연에 방지해야 할 업무상의 주의의무가 있다. 이를 태만히 하여 세균이 감염된 경우는 과실책임을 면하지 못한다. 주사시에 소독불완전에 의해서 발생하는 감염증 외에 약제투여, 주사에 의하여 새로운 감염증을 야기하는 경우가 있다. 의료행위에 의하여 발생한 것이기 때문에 의원병(醫原病)이라고도 한다. 원내감염으로서 메타실린 내성 황색포도상구균(MRSA, methicillin-resistant staphylococcus aureus)의 문제가 대두될 수 있다. 의료현장에서는 새로운 감염을 방지하고, 만일 감염증에 이환되었다면 조기발견과 조기치료를 행할 필요가 있다. 이러한 문제는 환자의 관찰 등 환자관리의 문제와 중첩될 수도 있다.

7) 주사후의 경과관찰

주사시에는 항상 부작용의 발생가능성을 염두에 두어야 한다. 따라서 주사시에는 부작용예방을 위한 사전조치와 부작용발생에 대비한 사후조치를 철저히 세워놓아야 할 주의의무가 있다.[331] 또한 주사를 실시하는 경우나 주사를 실시한 후에도 환자의 상태를 관찰할 주의의무가 요구된다.

주사후의 경과관찰에 관한 판례의 구체적 내용은 다음과 같다. 즉,

---

328) 대법원 1990.5.22. 선고 90도579 판결.

329) 대법원 1990.1.23. 선고 87다카2305 판결.

330) 이상완(의료사범의 이론과 실태), 173쪽; 김선석, "의료과오에 있어서 인과관계와 과실," 113쪽.

331) 이상완(의료사범의 이론과 실태), 173쪽.

① 스트렙토마이신이 국가결핵관리체계에서 표준조치로 처방에 포함되어 있고 또 쇼크가 매우 드물다고 하더라도 이 사건 당시의 의학수준에 비추어 객관적인 견지에서 쇼크사에 대한 인식이 가능하였다면 결핵환자에게 스트렙토마이신을 주사하는 보건진료원으로서는 만일에 일어날지 모르는 쇼크에 대비하여 응급처치수단을 강구한 후 주사하여야 하고 특히 주사후에 쇼크가 발생할 수 있는 시간동안 환자를 안정시키고 용태를 관찰하여 쇼크가 나타날 경우 기도확보, 약물투여 등의 응급처치를 취할 주의의무가 있다고 하겠다.[332) ② 페니시린반응 검사후에 항생제를 환자에게 시주하는 의사가 환자의 보호자로부터 전날 페니실린주사를 맞고 가렵고 발진이 있어서 부작용을 일으킨 것 같다는 말을 들은 경우에는 전날 페니실린 시주후의 환자의 증세가 어떠하였는가에 대하여 더 엄밀히 문진 기타 가능한 방법에 의하여 조사를 하고 전날 주사후 있었다는 발진과 가려움증이 페니실린의 부작용이 아니였다는 확실한 진단이 있기 전에는 함부로 동 약재를 시주하는 행위는 이를 삼가하여야 하고 위 주사를 시주할 시에는 시주후 부작용이 있을 것을 상정하고 사전 조치를 준비함은 물론 시주한 후에는 의학적으로 기대되는 적절한 사후치료조치를 다할 주의의무가 있다고 할 수 있다.[333) ③ 갑이 대장내시경 검사를 받은 지 이틀째 되는 날 심한 복통과 구토 증상으로 을 병원에 입원하였는데, 을 병원 의료진이 CT 검사를 하기 위해서는 금식이 필요하다는 이유로 약 15시간 동안 진통제만 처방하다가, 다음 날 오전 CT 검사를 실시한 결과 복막염이 의심되어 응급수술을 시행하였으나 패혈증으로 사망한 사안에서, CT 검사에 일반적으로 요구되는 6시간의 금식시간이 지났고, 거듭된 진통제 투여에도 극심한 통증을 계속 호소하는 상황이었으므로 을 병원 의사로서는 갑의 상태를 직접 확인하고 압통 여부 등 이학적 검사를 실시하여 CT 검사 등 추가적인 응급검사와 조치가 필요한지 검토할 의무가 있는데, 갑에 대한 경과관찰 등의 의료조치를 소홀히 하여 CT 검사가 가능해진 이후에도 이를 실시하지 아니함으로써 결장 천공 등을 조기에 발견하지 못하고 신속한 수술 등의 조치를 받지 못하게 한 과실이 있음에도, 이와 달리 본 원심판결에 법리오해 등의 잘못이 있다.[334)]

8) 주사에 의한 부작용

시주하려고 하는 주사요법이 현대의학에 의하여 일반적으로 안전하고 유효한 것으로 인정된 경우에도 어떤 환자에게는 부작용을 유발하는 경우가 있을 수 있다. 따라서 주사는 특정한 환자에 대한 약효와 그 부작용을 비교형량하여 시주하

---

332) 대법원 1990.1.23. 선고 87다카2305 판결.
333) 대법원 1976.12.28. 선고 74도816 판결.
334) 대법원 2015.7.9. 선고 2014다233190 판결.

지 않으면 안 된다. 만약 당해 주사보다도 유효성에 있어서 더 우세하거나 부작용에 있어서 덜 유해한 요법이 있다면 그 요법을 우선 시주하여야 한다. 또 주사는 알레르기 반응이 비교적 급속하게 나타나기 때문에 그것을 예견하여 상세한 문진과 검사 등 충분한 준비를 요한다. 나아가 쇼크 등 부작용에 대비하여 긴급 처치를 강구할 것이 의무지어져 있다.

9) 주사행위의 보조범위

주사는 치료에 속하는 의료행위이다. 주사는 또 신체에 미치는 영향이 지대하고 고도의 기술을 요하는 것이므로 의사가 직접 행하는 것이 원칙이다.[335] 간호사로 하여금 의료행위에 관여하게 하는 경우에도 그 의료행위는 의사의 책임하에 이루어지는 것이고 간호사는 그 보조자에 불과하므로, 의사는 당해 의료행위가 환자에게 위해가 미칠 위험이 있는 이상 간호사가 과오를 범하지 않도록 충분히 지도·감독을 하여 사고의 발생을 미연에 방지하여야 할 주의의무가 있다.[336]

주사의 보조에 관한 판례의 구체적 내용은 다음과 같다. 즉,

> ① 인턴의 수가 부족하여 수혈의 경우 두 번째 이후의 혈액봉지는 인턴 대신 간호사가 교체하는 관행이 있었다고 하더라도, 위와 같이 혈액봉지가 바뀔 위험이 있는 상황에서 피고인이 그에 대한 아무런 조치도 취함이 없이 간호사에게 혈액봉지의 교체를 일임한 것이 관행에 따른 것이라는 이유만으로 정당화될 수는 없다.[337] ② 염화카리를 주사하기 전에 환자의 혈액검사를 하여 보충되어야 할 염화카리의 양을 측정하지 않고, 점석형식의 주사방법에 의하지 않고, 의사가 주사하거나 입회하지도 않고 간호원으로 하여금 주사케 하고, 간호원의 주사 중 부작용 반응이 나타났음에도 주사를 중단하지 아니하는 등의 과실로 그 주사 부작용으로 인한 심장마비로 환자를 사망케 하였다.[338] ③ 주사약인 에폰톨을 3, 4분 정도의 단시간형 마취에 흔히 이용되는 마취제로서 점액성이 강한 유액성분이어서 반드시 정맥에 주사하여야 하며, 정맥에 투여하다가 근육에 새면 유액성분으로 인하여 조직괴사, 일시적인 혈관수축등의 부작용을 일으킬 수 있으므로 위와 같은 마취제를 정맥주사할 경우 의사로서는 스스로 주사를 놓든가 부득이 간호사나 간호조무사에게 주사케 하는 경우에도 주사할 위치와 방법 등에 관한 적절하고 상세한 지시를 함과 함께 스스로 그 장소에 입회하여 주사시행과정에서의 환자의 징후 등을 계속 주시하면서 주사가 잘못없이

335) 이상완(의료사범의 이론과 실태), 174쪽.
336) 대법원 1998.2.27. 선고 97도2812 판결.
337) 대법원 1998.2.27. 선고 97도2812 판결.
338) 대법원 1981.6.23. 선고 81다413 판결.

끝나도록 조치하여야 할 주의의무가 있고, 또는 위와 같은 마취제의 정맥주사방법으로서는 수액세트에 주사침을 연결하여 정맥내에 위치하게 하고 수액을 공급하면서 주사제를 기존의 수액세트를 통하여 주사하는 이른바 사이드 인젝션(Side Injection)방법이 직접 주사방법 보다 안전하고 일반적인 것이라 할 것인 바, 임신중절수술을 시행하기 위하여 마취주사를 시주함에 있어 의사가 직접 주사하지 아니하고, 만연히 간호조무사로 하여금 직접방법에 의하여 에폰톨 500밀리그램이 함유된 마취주사를 환자의 우측 팔에 놓게 하여 환자에게 상해를 입혔다면 이에는 의사로서의 주의의무를 다하지 아니한 과실이 있다.[339)]

(4) 수 혈

1) 수혈의 의의

수혈(輸血, transfusion)이란 질환 또는 외상에 의해 대량 출혈한 경우, 질환에 의해 혈액이 변질되어 생체가 정상적인 생리작용을 영위할 수 없는 경우 또는 조혈작용이 저하된 경우 등 건강한 타인의 혈액을 환자의 혈관 내에 주입하는 것을 말한다. 수혈은 마취와 함께 외과수술 기술발전에 일대혁신을 가져온 원동력이 되었다. 수혈에 있어서는 대체로 주사나 마취에 있어서와 유사한 사항이 문제되고 있으며 과실판단의 기준도 대동소이하다. 다만, 수혈에 있어서는 수혈을 할 것인가의 판단, 수혈의 기법 등도 문제되지만, 이형수혈, 교차반응검사를 포함한 혈액형의 판정, 수혈용혈액의 안전성, 수혈에 의한 세균의 감염 등이 수혈에 특유한 문제로 거론되고 있다. 수혈은 의사가 일반적으로 널리 알려진 투약 또는 치료방법을 환자에게 사용할 때와는 달라서 흔히 부작용 등 악결과를 초래하는 경우가 많아 분쟁에 이르게 되고, 이에 관여한 의료인들 간에도 법적 책임문제가 많이 논의되고 있는 편이다.

2) 수혈의 시기

수혈은 적절한 시기에 적절한 양을 하는 것이 원칙이다. 수혈이 적기에 이루어지지 않아 환자에게 악결과가 초래되었다면 의사에게 과실이 인정된다. 따라서 의사는 환자의 용태를 세심하게 관찰하면서 수축기 혈압, 혈색소 수치 등을 검사하여 출혈량을 측정하고 일정량 이상의 출혈이 있으면 수혈을 개시하되 수혈개시 이후에도 출혈량에 따라 혈관확보를 위한 수액을 공급해야 한다.[340)]

---

339) 대법원 1990.5.22. 선고 90도579 판결.

340) 이상완(의료사범의 이론과 실태), 251쪽.

3) 수혈의 방법

수혈은 종종 그 과정에서 부작용을 수반하는 의료행위이므로, 수혈을 담당하는 의사는 혈액형의 일치 여부는 물론 수혈의 완성 여부를 확인하고, 수혈 도중에도 세심하게 환자의 반응을 주시하여 부작용이 있을 경우 필요한 조치를 취할 준비를 갖추는 등의 주의의무가 있다.[341] 인턴의 수가 부족하여 수혈의 경우 두 번째 이후의 혈액봉지는 인턴 대신 간호사가 교체하는 관행이 있었다고 하더라도, 위와 같이 혈액봉지가 바뀔 위험이 있는 상황에서 피고인이 그에 대한 아무런 조치도 취함이 없이 간호사에게 혈액봉지의 교체를 일임한 것이 관행에 따른 것이라는 이유만으로 정당화될 수는 없다.[342]

4) 혈액의 확보

수혈에 있어서 가장 중요한 것 중의 하나는 수혈을 하여야 할 경우에 대비하여 미리 혈액을 확보하고 환자의 혈액과 수혈적응성을 검사하여 두는 일이다. 만약 혈액이 확보되어 있지 않거나 확보가 곤란한 경우라면 수혈이 가능한 종합병원 등으로 신속히 전원시킬 의무가 있다.[343] 따라서 환자가 산후출혈로 인한 양측성폐부종증상이 있어 수혈이 절대로 필요하다고 의사가 확인하고도 수혈을 해 주던가 그런 조치를 밟게끔 조언할 의무를 이행하지 아니하고 주사를 맞은 병자의 증세가 악화한다는 간청에도 그대로 방치한 경우 업무상 과실이 인정된다.[344] 또 산모의 태반조기박리에 대한 대응조치로서 응급 제왕절개 수술을 시행하기로 결정하였다면 이러한 경우에는 적어도 제왕절개 수술 시행 결정과 아울러 산모에게 수혈을 할 필요가 있을 것이라고 예상되는 특별한 사정이 있어 미리 혈액을 준비하여야 할 업무상 주의의무가 있다고 보아야 한다.[345] 다만, 제왕절개분만을 함에 있어서 산모에게 수혈을 할 필요가 있을 것이라고 예상할 수 있었다는 사정이 보이지 않는 한, 산후과다출혈에 대비하여 제왕절개수술을 시행하기 전에 미리 혈액을 준비할 업무상 주의의무가 있다고 보기 어렵다고 한 판례에 대하여는 주의를 요한다.[346]

---

341) 대법원 1998.2.27. 선고 97도2812 판결.
342) 대법원 1998.2.27. 선고 97도2812 판결.
343) 이상완(의료사범의 이론과 실태), 251쪽.
344) 대법원 1974.12.10. 선고 73다1405 판결.
345) 대법원 2000.1.14. 선고 99도3621 판결.
346) 대법원 1997.4.8. 선고 96도3082 판결.

5) 혈액의 적부

수혈을 함에 있어서는 우선 수혈을 하게 될 혈액 자체가 적합한 것이어야 한다. 그러기 위해서는 공혈자(供血者)로부터 채혈할 때 그의 혈액형 등을 정확히 확인함은 물론 기왕증을 조사하고 채혈금지대상자로부터 채혈하지 않는 것 등으로부터 출발한다(혈액관리법 시행규칙 제2조의2 참조). 수혈시 보존혈을 사용하는 경우 일반의로서는 외부관찰만으로 불량하다고 인정될 만한 응고, 변색, 현저한 용혈 등의 이상이 없는 한 이를 사용한 의사에게는 혈액의 불량에 대한 주의의무위반은 인정되지 않는다.[347] 수혈에 의한 병균의 감염에 대하여는 병균의 감염을 방지할 충분한 조치를 했는가가 문제된다.

다음으로 수혈시 가장 중요한 것은 이형수혈을 회피하는 것이다. 수혈을 담당하는 의사는 혈액형의 일치여부를 반드시 확인할 주의의무가 있다.[348] 이형수혈의 부작용으로 인하여 환자가 사망한 경우에는 의사에게 과실이 인정할 수 있다.[349] 이형수혈을 회피하기 위하여는 교차반응검사가 실시되고 있다. 수혈시 의사에게는 혈액형의 일치 여부는 물론 수혈용 혈액의 완전성 여부를 사전에 확인하고 수혈 도중에 있어서도 처음에는 의사가 직접 입회하여 극소량으로 부터 서서히 사용하는 등 세심한 주의를 하여 환자의 반응을 감시하여 부작용이 있는가 여부를 확인하는 등 조치를 하고 불의의 위험에 대한 임기응변의 조치를 취할 준비를 갖추는 등의 업무상의 주의의무가 있다.[350] 그러나 기술의 발달로 인하여 최근에는 이형수혈로 인한 부작용에 대한 조치가 어느 정도 가능하기에 이르렀다고 한다. 따라서 이형수혈은 원칙적으로 과실로 되는 것은 확실하지만, 긴급시에는 교차반응검사 등을 다소 완화 내지 생략하는 것이 허용된다고 할 수 있다.[351]

혈액의 적부에 관한 판례의 구체적 내용은 다음과 같다. 즉,

① 혈액원을 개설하여 수혈 또는 혈액제제의 제조에 필요한 혈액을 채혈·조작·보존 또는 공급하는 업무는 성질상 전문적인 지식을 요하는 것일 뿐만 아니라 수혈자나 혈액제제의 이용자 등의 생명·신체에 직접적인 영향을 미치는 것이어서

347) 이상완(의료사범의 이론과 실태), 251쪽; 김선석, "의료과오에 있어서 인과관계와 과실," 117쪽.

348) 대법원 1998.2.27. 선고 97도2812 판결.

349) 대법원 1970.1.27. 선고 67다2829 판결.

350) 대법원 1998.2.27. 선고 97도2812 판결; 대법원 1964.6.2. 선고 63다804 판결.

351) 이에 반하여 교차반응검사를 실시하여야 한다는 견해로는 김선석, "의료과오에 있어서 인과관계와 과실," 117쪽 참조.

만일 그 업무가 적정하게 수행되지 못할 경우에는 국민 보건에 광범위하고도 중대한 위해를 가하게 될 것임이 분명하므로, 이와 같은 혈액원의 업무를 수행하는 자는 수혈 또는 혈액제제의 제조를 위한 혈액의 순결을 보호하고 혈액 관리의 적정을 기하기 위하여 최선의 조치를 다하여야 할 고도의 주의의무가 있고, 이러한 주의의무의 구체적 내용은 혈액을 채혈하는 시기에 있어 현실적으로 가능한 범위 내에서 최고의 의학기술 수준에 맞추어 병원균 감염 여부를 검사하여 하자를 제거하는 노력을 기울이고 에이즈 감염 위험군으로부터의 헌혈을 배제하는 등 위험성에 대한 예견의무와 결과회피의무이며, 이러한 주의의무의 위반 여부를 판단함에 있어서는 문제로 된 행위 당시의 일반적인 의학의 수준과 그 행위로부터 생기는 결과 발생의 가능성의 정도, 피침해법익의 중대성, 결과회피의무를 부담함에 의해서 희생되는 이익 등이 함께 고려되어야 한다.[352] ② 현재의 의학적 수준과 경제적 사정 및 혈액 공급의 필요성 측면에서 항체 미형성 기간 중에 있는 에이즈 감염자가 헌혈한 혈액은 에이즈 바이러스 검사를 시행하더라도 감염 혈액임을 밝혀내지 못하게 되어 이러한 혈액의 공급을 배제할 적절한 방법이 없으므로 위와 같은 경로로 인한 수혈에 따른 에이즈 감염의 위험에 대하여는 무방비 상태에 있다 할 것인데, 수혈로 인한 에이즈 감염이라는 결과와 그로 인한 피침해이익의 중대성에 비추어 볼 때, 혈액원의 업무를 수행하는 대한적십자사로서는 사전에 동성연애자나 성생활이 문란한 자 등 에이즈 감염 위험군으로부터의 헌혈이 배제될 수 있도록 헌혈의 대상을 비교적 건강한 혈액을 가졌다고 생각되는 집단으로 한정하고, 헌혈자가 에이즈 바이러스에 감염되어 있을 위험이 높은 자인지를 판별하여 그러한 자에 대하여는 스스로 헌혈을 포기하도록 유도하기 위하여 그의 직업과 생활관계, 건강 상태 등을 조사하고 필요한 설명과 문진을 하는 등 가두 헌혈의 대상이나 방법을 개선하여야 할 의무가 있음에도 불구하고, 에이즈 감염 위험군을 헌혈 대상에서 제외하기는 커녕, 오히려 헌혈시 에이즈 바이러스 감염 여부의 검사를 무료로 해준다고 홍보함으로써 에이즈 감염 위험자들이 헌혈을 에이즈 바이러스 감염 여부를 확인할 기회로 이용하도록 조장하였을 뿐만 아니라, 에이즈 바이러스 감염자로부터 헌혈받을 당시 헌혈자의 직업이나 생활관계 등에 대하여는 아무런 조사를 하지 아니하고 에이즈 감염 여부에 대하여는 설문사항에 포함시키지도 아니하였으며 전혀 문진을 하지 아니하여 동성연애자인 위 감염자의 헌혈을 무방비 상태에서 허용함으로써 감염자가 헌혈한 혈액을 수혈받은 피해자로 하여금 에이즈 바이러스에 감염되게 하였다는 이유로, 대한적십자사에게 혈액원의 업무를 수행하는 자로서의 주의의무를 다하지 아니한 과실이 있다.[353]

352) 대법원 1998.2.13. 선고 96다7854 판결.
353) 대법원 1998.2.13. 선고 96다7854 판결.

(5) 마 취

1) 마취의 의의

마취(痲醉, anesthesia)란 수술 또는 이에 준하는 의료행위 등에 수반되는 환자의 신체적 고통을 제거하는 것을 말한다. 초기에는 단순한 동통의 해소기능에서부터 출발하여 오늘날에는 환자의 수술을 위한 최상의 상태유지·수술실 외에서의 생명유지, 예컨대 호흡·혈액순환조절·수분·혈액 및 전해질공급 등의 문제까지 포함하게 되었다.

마취는 전신마취와 국소마취로 대별된다. 전신마취는 마취약을 충추신경계에 작용시켜 의식의 소실을 수반하는 통증의 제거방법으로서 마취약의 투여방법에 따라 흡입마취, 정맥마취, 직장마취 및 근육내마취 등으로 나누어진다. 국소마취는 신경의 전달을 차단시키기 때문에 의식의 소실을 수반하지 않고 국소적으로 통증을 제거한다. 국소마취에는 그 방법에 따라 표면마취, 국소침윤마취가 있고, 별개의 전달마취로서 신경블럭, 신경총블럭, 경막외마취, 척추마취가 있다.

수술은 통상 고통을 수반하기 때문에 마취를 불가결한 전제로 하고 있다. 수술은 주로 질병의 치료수단으로서 행하여지기 때문에 질병과의 관계, 예컨대 그의 안전성이나 유효성 등이 문제된다. 그러나 마취는 이른바 수술의 전단계로서 행하여지기 때문에 수술과는 달리 질병과의 관계는 거의 문제되지 않는다. 따라서 마취제의 적정성, 마취방법의 타당성 및 환자관리상의 과실 등이 주요한 문제로 된다.[354] 그러나 마취도 사람의 호흡작용이나 순환작용 등의 기본적인 생리적 작용에 일시적이긴 하지만 인위적 변경을 초래하기 때문에 마취제에 대한 내성 등을 확인하기 위한 문진과 검사, 바이탈 사인 등의 생리작용에 대한 감시와 관찰 및 환자에 대한 설명과 승낙 등이 문제될 수 있다.

2) 마취의 방법

마취의 방법상의 과실로서는 흡입마취의 경우 부정확한 투입, 정맥마취의 경우 주사액이 주사부위의 주위조직으로 새어나가는 것, 인화성마취제의 경우 폭발 및 마취도관의 연결 잘못 등이 거론되고 있다. 마취방법에서 특히 문제되는 것은 과잉마취이다. 과잉마취의 원인으로서는 과량투여로 인한 경우, 과속흡수로 인한 경우, 해독장애로 인한 경우 및 배설지연으로 인한 경우 등이 열거되고 있다.[355] 과

354) 이상완(의료사범의 이론과 실태), 241쪽.
355) 이상완(의료사범의 이론과 실태), 243쪽.

량마취는 과실을 징표한다. 따라서 과량마취 이외의 다른 원인에 대한 증명이 없을 경우에는 과량마취로 인한 것으로 추정된다.[356] 특히, 전신마취는 환자의 중추신경계, 호흡기계 또는 순환기계 등에 큰 영향을 미치는 것으로서 환자의 건강상태에 따라 마취방법이나 마취제 등에 의한 심각한 부작용이 올 수 있고, 그 시술상의 과오가 환자의 사망 등의 중대한 결과를 가져올 위험성이 있으므로, 이를 담당하는 의사는 마취 시술에 앞서 마취 시술의 전 과정을 통하여 발생할 수 있는 모든 위험에 대비하여 환자의 신체구조나 상태를 면밀히 관찰하여야 할 뿐만 아니라 여러 가지의 마취방법에 있어서 그 장단점과 부작용을 충분히 비교·검토하여 환자에게 가장 적절하고 안전한 방법을 선택하여야 할 주의의무가 요구된다.[357]

마취방법에 있어서 과실을 긍정한 판례의 구체적 내용은 다음과 같다. 즉,

> ① 저산소뇌후유증으로 인한 신경마비증세가 전신마취 시술 직후 회복과정에서 나타난 것으로서 위 시술과 위 증세의 발현 사이에 다른 원인이 개재되었을 가능성은 찾아볼 수 없으며, 1차 수술을 받았을 당시에도 전신흡입마취로 인한 이상증세가 전혀 없었고 또 2차 수술 개시 전 마취 적합 여부 판정을 위한 제반 검사결과에서도 당시 호흡기계 질환을 앓고 있었던 것도 아닐 뿐더러 수술 전의 병력상 기흉을 유발할 수 있는 특이체질자라고 볼 소인을 발견할 수 없는 점 등에 비추어 보면, 이 같은 기흉이 발생될 수 있는 네 가지의 원인 중 "과도양압으로 인한 폐포파열 또는 삽관시 식도손상" 등 환자의 책임으로 돌릴 수 없는 전신흡입마취 과정에서 적절치 못한 시술이 바로 이 같은 기흉의 유발 및 이로 인한 청색증 내지 피하기종이 초래된 원인이 된 것으로 추정할 수밖에 없다.[358] ② 할로탄(Halothane)으로 전신마취를 하여 수술중에 출혈을 적게 하여 좋은 시야를 얻기 위한 방법으로 에피네프린(Epinephrine)을 사용하는 경우에는 심근감작으로 부정맥을 일으킬 수 있으며 심한 경우에는 심정지까지 초래한다는 사실은 빈번히 보고되고 있고 이에 대한 여러 논문들도 있어 이는 의학계에 잘 알려진 사실이므로 할로탄(Halothane) 마취중 에피네프린(Epinephrine) 사용시에는 소량을 국소마취제에 희석하여 혈관이 덜 발달된 곳으로 천천히 투여하는 것이 안전하며, 특히 혈액순환이 잘 되는 안면부에 투여할 때에는 신중한 태도와 면밀한 관찰이 요구된다. 그러나 할로탄(Halothane)을 사용하여 마취를 한 후 에피네프린(Epinephrine)을 혈관이 발달된 수술부위인 윗 입술에 주사함에 있어 적정량을 잘 혼합하여 주의를 하여 천천히 주사를 하고, 부정맥 또는 심정지의 징후가 있는지 여부를

356) 이상완(의료사범의 이론과 실태), 243쪽.
357) 대법원 2001.3.23. 선고 99다48221 판결.
358) 대법원 1995.3.17. 선고 93다41075 판결.

두고 면밀히 관찰하여 본 다음에 이상이 없음을 확인하고 수술부위의 절개를 시작하여야 함에도 불구하고, 별일 없을 것이라고 가볍게 믿고 주사 후 상태를 잘 살피지 아니한 채 곧바로 수술부위 절개를 시작한 잘못으로 절개 후 뒤늦게 출혈이 매우 적고 혈압이 급강화된 것을 발견하고, 에페드린(Ephedrine)과 에피네프린(Epinephrine)을 투여하면서 심장마사지를 하는 등 혈압강화를 위한 응급조치를 취하여 혈압과 맥박이 회복되었으나, 그때 발생한 심정지로 인한 급성폐부종, 요붕증, 저산소성 허혈성 뇌증으로 사망하였다고 본 조치는 정당한 것이다.[359] ③ 주사약인 에폰톨은 3, 4분 정도의 단시간형 마취에 흔히 이용되는 마취제로서 점액성이 강한 유액성분이어서 반드시 정맥에 주사하여야 하며, 정맥에 투여하다가 근육에 새면 유액성분으로 인하여 조직괴사, 일시적인 혈관수축 등의 부작용을 일으킬 수 있으므로 위와 같은 마취제를 정맥주사할 경우 의사로서는 스스로 주사를 놓든가 부득이 간호사나 간호조무사에게 주사케 하는 경우에도 주사할 위치와 방법 등에 관한 적절하고 상세한 지시를 함과 함께 스스로 그 장소에 입회하여 주사시행과정에서의 환자의 징후 등을 계속 주시하면서 주사가 잘못없이 끝나도록 조치하여야 할 주의의무가 있고, 또는 위와 같은 마취제의 정맥주사방법으로서는 수액세트에 주사침을 연결하여 정맥내에 위치하게 하고 수액을 공급하면서 주사제를 기존의 수액세트를 통하여 주사하는 이른바 사이드 인젝션(Side Injection)방법이 직접 주사방법 보다 안전하고 일반적인 것이라 할 것이다. 그런데 임신중절수술을 시행하기 위하여 마취주사를 시주함에 있어 직접 주사하지 아니하고, 만연히 간호조무사로 하여금 직접방법에 의하여 에폰톨 500밀리그램이 함유된 마취주사를 우측 팔에 놓게 하여 상해를 입혔다면 이에는 의사로서의 주의의무를 다하지 아니한 과실이 있다고 할 것이다.[360]

마취방법에 있어서 과실을 부정한 판례의 구체적 내용은 다음과 같다. 즉,

손바닥 파열상을 입은 환자를 수술함에 있어 전신마취를 한 경우 그 행위 자체가 의료상의 과실에 해당한다고는 볼 수 없다.[361]

3) 마취제의 적정

마취시에는 환자의 병상과 신체적 상황 등으로 보아 그 환자에게 가장 적절한 마취제와 방법을 선택하여야 한다. 약품설명서는 주의의무에 대한 판단의 기준이 될 수 있다. 수술의 적부에 대하여는 집도의(執刀醫)가 판단할 문제이나, 마취의

359) 대법원 1994.12.27. 선고 94다35022 판결.
360) 대법원 1990.5.22. 선고 90도579 판결.
361) 대법원 1999.3.26. 선고 98다45379, 45386 판결.

적부는 마취의(痲醉醫)의 몫이다. 따라서 마취의는 사전에 집도의로부터 환자의 상태를 확인하여야 한다. 뿐만 아니라 환자나 그 가족으로부터도 필요한 자료를 수집하여 최적의 마취계획을 수립하여야 한다. 구급수술(救急手術)의 경우와는 달리, 정례수술(定例手術)의 경우에는 신체상의 응급한 위험이 없기 때문에 환자의 신체상태의 파악에 더욱 신중을 기하여야 한다. 특이체질, 특히 흉선임파선특이체질 환자의 경우에는 정상인에게는 문제가 되지 않는 경미한 자극에 의하여도 용이하게 급사(急死)하는 경우가 있다고 한다.[362]

마취제의 적정에 관한 판례의 구체적 내용은 다음과 같다. 즉,

① 전신마취에 의한 개복수술은 간부전을 일으키고 간성혼수에 빠지게 하기도 하는데 특히 급만성간염이나 간경변 등 간기능에 이상이 있는 경우에는 90% 이상이 간기능이 중악화하고 심한 경우에는 사망에 이르게 하는 것으로 알려져 있어 개복수술 전에 간의 이상 유무를 검사하는 것은 필수적이고, 수술시에 사용된 마취제 할로테인은 드물게는 간에 해독을 끼치고 특히 이미 간장애가 있는 경우에는 간장애를 격화시킬 위험이 있으므로 이러한 환자에 대하여는 그 사용을 주의 또는 회피하여야 한다고 의료계에 주지되어 있고, 의료계에서는 개복수술 환자의 경우 긴급한 상황이 아닌 때에는 혈청의 생화학적 반응에 의한 간기능검사를 하는 것이 보편적이었다. 그렇다면 응급환자가 아닌 난소종양환자의 경우에 있어서 수술주관의사 또는 마취담당의사들로서는 난소종양절제수술에 앞서 혈청의 생화학적 반응에 의한 검사 등으로 종합적인 간기능검사를 철저히 하여 간손상 상태에 있는지의 여부를 확인한 후에 마취 및 수술을 시행하였어야 할 터인데 시진, 문진 등의 검사결과와 정확성이 떨어지는 소변에 의한 간검사 결과만을 믿고 간상태를 정확히 파악하지 아니한 채 할로테인으로 전신마취를 실시한 다음 개복수술을 감행한 결과 수술 후 22일만에 환자가 급성전격성간염으로 인하여 사망한 경우에는 업무상과실이 있다.[363] ② 1, 2차 수술을 시행하여도 피해자의 심장에 아무런 문제가 없었으며, 심전도검사 결과도 정상으로 나타났고, 병원에 혈관조영술 등 정밀검사를 시행할 설비가 없었다고 하더라도 전신마취 후 심근경색이 재발하면 치사율이 매우 높고, 피해자에게는 당초부터 심근경색이 있다는 의심이 있었으며 이 때문에 심질환을 위한 치료제를 투여하였다면 막상 심전도검사 결과로는 정상으로 나타날 가능성이 있으므로, 척추마취 아닌 전신마취를 실시하는 3차 수술을 시행함에 있어서는 그 수술이 반드시 필요한 것이라고 하더라도 시급히 하여야 할 것이 아닌 이상 다른 병원에 의뢰하여서라도 정밀검사를

362) 이상완(의료사법의 이론과 실태), 242쪽.
363) 대법원 1990.12.11. 선고 90도694 판결.

거쳐 심장질환 여부를 확인한 다음 하여야 할 것인데도 정밀검사 없이 성급하게 전신마취를 한 것이라 할 것이고, 이를 두고 병원이 현재의 의학수준 및 당시 임상의 학분야에서 실천되고 있는 의료행위의 수준에 비추어 필요하고 적절한 진료조치를 다하였다고 볼 수는 없으므로 이는 의료과실에 해당한다.[364] ③ 전신마취에 의한 수술을 함에 있어 사전에 실시한 심전도검사에서 이상이 발견되었으나 심전도검사 결과가 전신마취에 부적합한 정도에 이르는지 여부를 보다 정밀한 검사를 통하여 확인하는 등의 절차 없이 그대로 일반적인 마취 방법으로 수술을 시행하던 중 마취로 인한 부작용으로 환자가 사망한 사고에서 병원 의사들의 의료행위에 과실이 있었다.[365]

4) 환자의 관리

마취에 수반하는 환자의 관리의무는 마취 전부터 시작되어 마취중은 물론이고 환자가 의식을 완전히 회복할 때까지 계속된다. 마취 전 환자관리의 의무는 마취제뿐만 아니라 환자상태에 대하여도 조사할 것을 그 내용으로 하고 있다. 따라서 마취제의 부작용 등을 조사함과 아울러 환자의 기왕증, 합병증의 유무 및 그 정도 등에 대하여도 상세히 조사할 필요가 있다. 마취중에도 부작용의 발생에 대비한 만반의 준비태세를 유지하면서 환자에 대한 경과관찰을 환자가 의식을 완전히 회복할 때까지 게을리 해서는 안 된다. 만약 적절한 응급처치가 가능하였더라면 악결과는 방지될 수 있었다고 하는 경우에는 의사에게 과실의 인정이 가능하게 된다.[366]

마취환자의 관리에 관한 판례의 구체적 내용은 다음과 같다. 즉,

> 마취회복업무를 담당한 의사로서는 마취환자가 수술 도중 특별한 이상이 있었는지를 확인하여 특별한 이상이 있었던 경우에는 보통 환자보다 더욱 감시를 철저히 하고, 또한 마취환자가 의식이 회복되기 전에는 호흡이 정지될 가능성이 적지 않으므로 피해자의 의식이 완전히 회복될 때까지 주위에서 관찰하거나 적어도 환자를 떠날 때는 피해자를 담당하는 간호사를 특정하여 그로 하여금 환자의 상태를 계속 주시하도록 하여 만일 이상이 발생한 경우에는 즉시 응급조치가 가능하도록 할 의무가 있다.[367]

364) 대법원 1997.8.29. 선고 96다46903 판결.
365) 대법원 1998.11.24. 선고 98다32045 판결.
366) 이상완(의료사범의 이론과 실태), 243쪽.
367) 대법원 1994.4.26. 선고 92도3283 판결.

(6) 수 술

1) 수술의 의의

의사는 환자의 증상·병상을 파악하기 위하여 문신을 실시하고, 문진의 결과에 따라 또는 문진과 동시에 검사를 실시한다. 이러한 결과를 가지고 환자의 증상 내지 병상을 파악하고 치료를 위하여 경구 또는 주사에 의하여 약제를 투여하고 필요에 따라 수술을 행한다.

수술(手術)이란 기계·기구를 사용하여 인체에 절개(切開), 절제(切除) 또는 적출(摘出) 등의 조작을 하여 질병을 치유·회복시키려는 치료법을 말한다. 인체에 침습을 가하는 조작으로서는 검사를 위하여 수술과 같은 처치가 행하여지는 경우도 있다. 여기서 인체에 침습을 가하는 것을 수술이라고 한다면 수술에는 치료목적의 수술과 검사목적의 수술이 있다고 할 수 있다. 수술은 인체에 대한 침습을 수반하는 위험한 행위이기 때문에 수술의 결정, 수술의 준비, 수술행위, 수술중·수술후의 환자관리에 있어서 신중한 대응이 요구된다.

2) 수술의 적응

수술의 적응이란 계획된 수술이 환자의 질환에 적절한 것인가의 여부에 대한 판단을 말한다. 이는 극히 구체적이고 개별성이 풍부한 판단이다. 따라서 수술적응에 대하여 추상적인 기준을 설정하는 것은 매우 곤란하다. 그러나 수술적응을 판단하는 경우에 필요한 고려요인에 대하여는 어느 정도의 추상화 내지 유형화가 가능하다고 할 수 있다. 수술의 적응성이 문제되는 경우는 수술을 하여야 함에도 불구하고 수술을 하지 아니한 경우와 수술을 하지 않아야 함에도 불구하고 수술을 한 경우이다. 이는 오진에 기인할 수 있는데 이러한 경우에는 오진의 문제로 해결할 수 있다. 따라서 문제는 주로 수술에 의한 위험과 이익을 잘못 판단한 경우와 수술을 감당할 수 있는 환자의 체력을 잘못 판단한 경우에 발생한다. 전자의 문제는 의사의 고도의 가치판단의 영역에 속하게 되므로 과실을 인정하기가 어렵게 되고, 후자의 문제에 대한 판단은 수술시기의 판단과 맞물리게 된다.[368]

수술의 적응에 판례의 구체적 내용은 다음과 같다. 즉,

> ① 갑상선비대증이나 심장병환자에 대하여는 편도선 절제수술이 금기사항으로 되어 있으므로 의사로서는 환자를 진찰한 결과 환자의 갑성선과 심장이 보통사람의 그

---

368) 이상완(의료사범의 이론과 실태), 199쪽; 김선석, "의료과오에 있어서 인과관계와 과실," 115쪽.

것에 비하여 많이 비대해져 있음을 발견하였으면 마땅히 정밀검사를 통하여 그 발병 원인을 밝혀 보고 나아가 그 질환의 정도가 편도선 절제수술을 감내할 수 있는지의 여부를 확인한 연후에 편도선 절제수술을 시행하였어야 할 터임에도 사전에 이에 대한 정밀검사를 실시하지 아니한 과실로 환자가 갑상선수양암 및 관상동맥경화증 환자임을 알지 못한채 동인의 편도선절제수술을 감행함으로써 동인으로 하여금 수술을 마친 후 약 40분후에 심장마비로 사망케 하였다면 업무상과실치사의 책임이 있다.[369] ② 백내장 수술 후 일단 정상으로 회복되었다고 보이는 환자가 그 후 검진 당시 비문증을 호소하기는 하였으나 이는 후초자체박리의 경우뿐만 아니라 안구 내 출혈, 안구 내 염증 등을 원인으로 하여 발생하며, 당시는 통상 예상되는 후유증 발생기간인 수술 후 6개월이 이미 경과한 시점이고 환자의 시력이나 안압 등의 상태도 망막박리 등 백내장 수술로 인한 후유증의 징후가 있는 것으로 볼 수 없는 상황이었으므로, 의사의 위 검진이 오진이라거나, 위 검진 당시 망막박리를 판단하기 위한 검사를 시행하지 아니한 것이 과실이라고 단정하기 어렵고, 나아가 그러한 진단결과나 망막박리를 판단하기 위한 검사를 하지 아니한 것이 환자의 시각장애를 초래한 직접적인 원인이 되었다고 단정할 수도 없다.[370]

3) 수술의 시기

수술의 시기에 관한 판단에 있어서는 환자의 증상이나 체력으로 보아 언제하는가가 문제로 되며 이것은 어느 정도 객관적인 판단이 가능한 것으로 보인다.[371] 따라서 신속한 수술이 요구될 때에는 수술의 지연이나 수술의 불실시가 문제되고, 반면에 시급하지 아니한 환자의 경우에는 조급한 수술이 문제된다.[372]

수술의 시기에 관한 판례의 구체적 내용은 다음과 같다. 즉,

① 진찰 결과 장파열, 복강내출혈 및 비장손상 등의 가능성이 있어 응급개복술의 시행이 필요한 부상자를 그 처의 요청으로 집 근처 병원으로 이송시키던 중 부상자가 복강내출혈 등으로 사망한 경우, 다른 사망원인이나 의사가 즉시 개복수술을 시행하였어도 사망하였을 것이라는 점에 대한 입증이 없는 이상 의사가 수술을 실시하지 아니한 채 만연히 부상자를 다른 병원으로 이송하도록 한 과실로 수술이 지연되어 부상자가 사망하였다고 추정함이 상당하다.[373] ② 교통사고 환자가 복통을 호소

369) 대법원 1986.10.14. 선고 85도1789 판결.
370) 대법원 1997.7.22. 선고 95다49608 판결.
371) 김선석, "의료과오에 있어서 인과관계와 과실," 116쪽.
372) 김선중(의료과오소송법), 264쪽.
373) 대법원 2000.9.8. 선고 99다48245 판결.

하는 외에 다른 외상이 없는데도 혈압이 극히 낮아, 담당의사들로서는 수혈을 통하여 환자의 혈압을 정상으로 끌어 올림으로써 위급한 상황을 넘겨 어느 정도 시간을 확보하게 된 상태에서 내출혈을 의심하고 그 출혈원인을 규명하기 위하여 한밤중에 자택에 있던 비뇨기과 과장까지 병원으로 나와 복강천자와 방광 및 신장에 대한 특수검사를 실시하고, 그래도 이상이 발견되지 아니하자 정밀검사를 위하여 초음파검사를 하려 하였던 시점에서 환자가 갑자기 호흡곤란 증세를 일으키기 시작하여 급히 개복수술을 하여 본 결과, 하대정맥 및 총장골동맥 파열로 인한 과다출혈로 결국 사망한 것이라면, 이는 그와 같은 상황에서 통상 의사들에게 요구되는 극히 정상적인 진료활동이라 할 수 있고, 이와 달리 환자가 외형상 위독한 상태가 아닌데도 각종 검사기법을 통한 원인규명을 생략한 채 내출혈의 원인을 밝혀내기 위하여 환자나 가족의 동의도 없이 새벽 2시 30분경부터 5시 30분 경사이의 인적·물적 조건 아래에서 개복수술부터 시행하도록 요구하거나 이를 기대할 수는 없으므로, 담당의사들에게 즉시 개복수술을 시행하여 내출혈의 원인을 밝혀내고 이를 치료하지 못한 의료과실이 있다고 볼 수 없다.[374] ③ 최초에 검사한 결과 계류유산임을 확인하였으므로 그 이전 병원에서의 진단 결과 등을 이유로 소파수술을 반대하더라도 태아가 사망한 사실과 그에 따른 소파수술의 필요성 및 발생이 예상되는 위험 등에 관하여 당시의 의료수준에 비추어 상당하다고 생각되는 사항을 설명하여 줌으로써 수술의 시기를 놓치지 않도록 하여야 하고, 또 패혈증의 가능성을 예견하였으므로 소파수술 이전에 미리 예방조치로서 항생제를 투여함과 아울러 혈액을 채취하여 패혈증의 감염 여부를 알아보기 위한 기본적인 검사를 하여야 하고, 소파수술 후에도 그 확인된 사체아의 상태에 따라 다시 고단위의 항생제를 투여하는 등의 조치를 취하여야 하며, 소파수술 이후 패혈증에 대비한 관찰 및 검사를 시행하면서 그 증세에 따라 신속한 처치를 하였어야 함에도 불구하고 이러한 조치를 일체 취하지 아니하였을 뿐 아니라, 소파수술 이후 수련의나 간호원들에게도 패혈증이 일어날 가능성이 있다는 점과 그에 대비하라는 말만 하였을 뿐 계속적으로 세심한 관찰을 하고 증상에 따라 신속하고 적절한 처치를 할 것과 그 구체적 방법 등에 대하여 아무런 지시도 하지 않고 그들을 통하여 상태를 점검하지도 아니하여, 패혈증에 대비하여 반드시 취하여야 할 여러 조치들이 제대로 이루어질 수 없게 된 결과 그 패혈증의 발생을 신속히 감지하지 못하고, 따라서 신속하고 적절한 조치 또한 취할 수 없도록 하여 패혈증 및 그로 인한 미만성혈액응고장애로 사망하게 한 의료상의 과실이 있다.[375]

---

374) 대법원 1995.4.25. 선고 94다27151 판결.
375) 대법원 1995.12.5. 선고 94다57701 판결.

4) 수술의 방법

의사에게는 수술 당시의 기술수준에 비추어 적절한 수술방법을 선택하여야 할 주의의무가 있다. 많은 부분이 의사의 재량에 맡겨져 있다고 할 것이나, 합리적 범위를 벗어나는 부분에 대하여는 법률상의 문제가 제기될 수 있다. 수술중에도 환자를 주의깊게 관찰하면서 발생가능한 이상상황에 대처하여야 할 주의의무를 부담한다. 환부를 오인한 경우에는 원칙적으로 과실이 인정될 수 있다.[376)]

수술의 방법에 관한 판례의 구체적 내용은 다음과 같다. 즉,

> ① 의사가 선량한 관리자의 주의의무를 다하지 아니한 탓으로 오히려 환자의 신체기능이 회복불가능하게 손상되었고, 또 손상 이후에는 후유증세의 치유 또는 더 이상의 악화를 방지하는 정도의 치료만이 계속되어 온 것뿐이라면 의사의 치료행위는 진료채무의 본지에 따른 것이 되지 못하거나 손해전보의 일환으로 행하여진 것에 불과하여 병원 측으로서는 환자에 대하여 수술비와 치료비의 지급을 청구할 수 없다. 그리고 이는 손해의 발생이나 확대에 피해자 측의 귀책사유가 없는데도 공평의 원칙상 피해자의 체질적 소인이나 질병과 수술 등 치료의 위험도 등을 고려하여 의사의 손해배상책임을 제한하는 경우에도 마찬가지이다.[377)] ② 전방경추융합술 시행 이후에 나타난 환자의 사지부전마비증세가 시술과정에서 수술기구 등으로 환자의 전면척추동맥 또는 신경근 동맥을 과다압박 또는 손상하게 하여 척수혈류장애를 초래하였거나, 또는 환자의 제6 또는 제7 경추부위의 척수를 손상시킨 잘못으로 인하여 초래된 것으로 추정된다.[378)] ③ 과도한 흡입분만행위가 의사의 재량이나 의료수준에 비추어 허용된 범위를 넘은 것으로 보아 출산 직후 발생한 태아 사망 사고에 대한 의사의 과실을 인정한다.[379)] ④ 분만담당의사는 만기태아 심박동감소 등 태아곤란증을 의심할 만한 상황이 생기면 즉시 산모에 대한 산소공급 등 필요한 조치를 취하여 태아의 상태가 호전되는지 여부를 관찰하면서 태아상태가 호전되지 않을 경우에는 응급제왕절개술 등 조기에 태아를 만출시킬 수 있도록 적절한 조치를 취하고 설령 일시적으로 태아의 상태가 호전되었다고 할지라도 지속적으로 태아의 심박동에 이상이 있는지 여부 등을 주의 깊게 관찰함으로써 발생가능한 이상상황에 대처하여야 할 주의의무를 부담하며, 나아가 태변착색 등으로 태변흡입증후군이 의심되는 경우 담당의사는 신속히 태변을 흡인제거하고 산소를 공급하는 등 필요한 조치를 취하여야

---

376) 김선석, "의료과오에 있어서 인과관계와 과실," 116쪽.

377) 대법원 2019.4.3. 선고 2015다64551 판결; 대법원 2015.11.27. 선고 2011다28939 판결; 대법원 1993.7.27. 선고 92다15031 판결.

378) 대법원 1995.3.10. 선고 94다39567 판결.

379) 대법원 1997.2.11. 선고 96다5933 판결.

한다.[380] ⑤ 일반적인 개업의사가 감당하기 어려운 이상분만환자가 자궁출혈이 기하고 일반적인 조산술로는 분만이 어려웠다면 시설이 좋은 종합병원에 이송해야 할 것인데 장시간에 걸쳐 일반적인 조산술로 분만시키려다 산모가 기진하고 다량의 출혈로 산모를 사망에 이르게 하였다면 의사에게 치료상의 과실로 환자를 사망케 한 위법이 있다고 할 것이다.[381] ⑥ 과거에 받았던 쌍꺼풀 수술 등의 후유증으로 양안에 의인성 안검하수 증상이 발생한 환자가 이를 교정하고 자연스러운 쌍꺼풀의 선을 만들기 위해 쌍꺼풀 재수술 등을 받은 후 토안 증상이 발생한 사안에서, 원심이 추정한 의사의 과실 중 눈둘레근의 섬유조직화는 수차례에 걸친 수술의 결과일 뿐 의사의 수술상 과실로 볼 수 없고, 눈둘레근을 지나치게 올려 결찰하였다는 점에 관한 간접사실들도 쌍꺼풀 재수술과 토안 발생 사이의 인과관계를 추정할 수 있는 사정은 될지언정 토안이 의사의 과실에 기한 것이라고 추정할 수 있을 정도의 개연성을 갖춘 사정들이라고 보기 어렵다.[382] ⑦ 제대권락현상이 뇌손상에 기여를 한 바가 있다고 하여도 태아가 뇌손상을 입고 두개강내출혈이 생긴 것은 주로 임산부의 장시간의 분만 지연이나 아두골반불균형 또는 이와 유사한 상태의 경우 피하여야 할 흡인분만시술을 무리하게 계속한 것에 기인한 것이라고 볼 것이다.[383] ⑧ 분만중 태아가 뇌손상을 입고 두개강내출혈이 생겨 뇌성마비가 발생한 경우에 있어 출산을 담당한 의사에게, 통상의 주의력을 가진 산부인과 의사라면 아두골반불균형상태 또는 경계아두골반불균형상태의 가능성이 있음을 의심할 수 있다고 보이는데도 이러한 가능성을 전혀 예상하지 아니하여 이에 대한 대비를 하지 아니하였고, 분만 2기에 있어 5분마다 한번씩 측정하여야 할 태아심음측정을 4회나 하지 아니한 채 만연히 통상의 질식분만의 방법으로 분만을 진행시키다가 뒤늦게 아두골반불균형 또는 이와 유사한 상태의 경우에는 피하여야 할 시술방법인 흡인분만의 방법을 무리하게 계속하여 태아를 만출시킨 의료상의 과실이 있다.[384]

5) 수술전 준비

수술시에 세균의 감염을 방지하기 위하여 의사는 수술기구 등을 충분하게 소독할 의무가 있다. 수술시 세균의 침입에 대하여는 그것이 언제 어떻게 침입했는가를 확인하기가 곤란하지만, 다른 감염경로가 없었다면 수술시에 감염된 것으로 추정할 수 있고 수술시에 감염되었다면 과실이 인정될 수 있다.[385]

---

380) 대법원 2005.10.28. 선고 2004다13045 판결.
381) 대법원 1967.7.11. 선고 67다848 판결.
382) 대법원 2010.8.19. 선고 2007다41904 판결.
383) 대법원 1992.5.12. 선고 91다23707 판결.
384) 대법원 1992.5.12. 선고 91다23707 판결.

수술전 준비에 관한 판례의 구체적 내용은 다음과 같다. 즉,

청신경초종 제거술을 받은 환자에게 수술중의 감염으로 인한 뇌막염이 발생하였지만 집도의사가 사고 당시 일반적인 의학수준에 비추어 볼 때 수술로 인한 감염을 막기 위하여 필요한 조치를 다하였다고 볼 여지가 있는 반면 환자는 위 감염으로 인한 뇌막염과는 무관하게 원인을 알 수 없는 뇌실내출혈 및 이와 병발한 수두증 등의 합병증으로 사망하였다면, 막연하게 망인에게 수술중의 감염으로 뇌막염이 발생하였다는 사실만 가지고 사망이라는 중한 결과에 대하여 집도의사에게 감염방지의무를 게을리 한 과실을 인정할 수 없다.[386]

6) 이물의 유류

수술 후의 유류물에 대하여는 수술중에 사용한 가제, 수술용가위 등의 이물(異物)을 체내에 유류(遺留)한 경우가 문제로 된다. 이에 대하여는 견해가 일치하지 않고 있다. 우선, 서둘러 봉합하지 않으면 안 될 긴급한 사정이 있었다거나 유류한 이물질(異物質)이 인체에 아무런 악영향을 미치지 않는 것이라면 이물질을 유류하였다는 사실만으로는 과실을 인정할 수 없다는 견해가 있다. 판례도, 아래에서 보는 바와 같이, 같은 입장을 취한 바 있다.[387] 그러나 긴급성이 인정되는 경우나 유해하지 않은 경우에도 유류에 대하여는 원칙적으로 과실을 인정하는 것이 타당하다고 해야 한다. 이물을 남겨야 할 이유가 없기 때문이다. 이 문제는 법률가와 의사의 견해가 가장 대립되는 부분으로 의사는 과실을 쉽게 인정하지 않으려는 경향이 있는 것 같다.

이물의 유류에 관한 판례의 구체적 내용은 다음과 같다. 즉,

요추 척추후궁절제 수술도중에 수술용 메스가 부러지자 담당의사가 부러진 메스조각(3×5㎜)을 찾아 제거하기 위한 최선의 노력을 다하였으나 찾지 못하여 부러진 메스조각을 그대로 둔 채 수술부위를 봉합한 경우, 같은 수술과정에서 메스 끝이 부러지는 일이 흔히 있고, 부러진 메스가 쉽게 발견되지 않을 경우 수술과정에서 무리하게 제거하려고 하면 부가적인 손상을 줄 우려가 있어 일단 봉합한 후에 재수술을 통하여 제거하거나 그대로 두는 경우가 있는 점에 비추어 담당의사의 과실을 인정할 수 없다.[388]

---

385) 김선석, "의료과오에 있어서 인과관계와 과실," 117쪽.

386) 대법원 2003.11.27. 선고 2001다20127 판결.

387) 대법원 1999.12.10. 선고 99도3711 판결.

388) 대법원 1999.12.10. 선고 99도3711 판결. 이는 과실을 부정한 경우로서 매우 이례적이라고

7) 환자의 관리

환자의 관찰 중에서는 수술 후의 관찰이 가장 신중할 것을 요한다고 하겠다. 수술이 이상 없이 끝났더라도 수술침습에 대한 반응의 정도는 개인차가 있기 때문에 불측의 사태가 발생할 가능성도 상존한다. 긴급상황에 대처할 수 있는 대책의 마련도 중요하다. 수술 후 환자관리와 관련한 주의의무는 수술의 부위, 침습의 정도, 수술 후 환자의 상태, 마취각성의 정도 및 긴급사태에 대한 대비책 등을 종합적으로 고려하여 판단되어야 할 것으로 보인다.

환자의 관리에 관한 판례의 구체적 내용은 다음과 같다. 즉,

> ① 갑상선아전절제술 및 전경부임파절청소술을 받은 환자가 기도부종으로 인한 호흡장애로 뇌기능 부분손상상태(식물인간상태)에 이르게 된 경우, 환자의 호흡 곤란을 알고도 00:30경부터 09:00경까지 환자의 상태를 확인하지 아니한 주치의 겸 당직의사와 그의 활력체크지시를 제대로 이행하지 아니하고 의사를 불러달라는 환자 보호자의 요청을 듣지 아니한 담당간호사들에게 업무상 과실치상죄가 인정된다.[389) ② 양수과다증 및 태반유착 증세가 있는 환자의 분만수술 후 그 상태로 보아 합병증인 산후출혈 등을 예견할 수 있었음에도 불구하고 그에 대비한 관찰과 검사를 태만히 한 채 수련의 등에게 합병증에 대비하라는 말만 하고서 구체적인 지시 없이 바로 퇴근한 경우 담당 의사에게는 환자가 신속하고 적절한 조치를 받지 못함으로써 사망에 이르게 한 과실이 인정된다.[390)] ③ 당뇨병의 합병증인 당뇨병성 망막병증으로 인한 시력저하를 호소하였으나 교도소 의무관이 적절한 치료와 조치를 취하지 아니하여 수용자의 양안이 실명상태에 이르게 된 데 대하여 교도소 의무관의 주의의무 위반이 인정된다.[391)] ④ 치료 및 감호를 담당하는 의료인에게는 정황으로 미루어 자살을 감행할 수도 있을 것으로 예상되는 위험한 상태에 있는 환자의 동태를 계속 주의깊게 관찰 감독하는 등의 조치를 취함으로써 전환장애환자의 자살기도를 미리 방지하여야 할 주의의무가 있다.[392)]

8) 요양의 지도

의료인에게는 수술이 끝난 후에도 환자나 환자의 보호자에게 요양방법이나 그 밖에 건강관리에 필요한 사항을 지도하여야 할 의무가 부과되어 있다(의료법 제24조 참조). 이

할 수 있다.

389) 대법원 1994.12.22. 선고 93도3030 판결.

390) 대법원 1997.8.22. 선고 96다43164 판결.

391) 대법원 2005.3.10. 선고 2004다65121 판결.

392) 대법원 1991.5.10. 선고 91다5396 판결.

에는 치료, 간호 및 복약 등에 대한 지도가 포함된다.[393]

요양의 지도에 관한 판례의 구체적 내용은 다음과 같다.

> ① 결핵약인 '에탐부톨'이 시력약화 등 중대한 부작용을 초래할 우려가 있는 이상 이를 투약함에 있어서 그 투약업무를 담당한 보건진료원 등은 위와 같은 부작용의 발생가능성 및 구체적 증상과 대처방안을 환자에게 설명하여 줄 의료상의 주의의무가 있고, 그 설명은 추상적인 주의사항의 고지나 약품설명서에 부작용에 관한 일반적 주의사항이 기재되어 있다는 것만으로는 불충분하고 환자가 부작용의 증세를 자각하는 즉시 복용을 중단하고 보건소에 나와 상담하는 조치를 취할 수 있도록 구체적으로 이루어져야 한다.[394] ② 흡연 자체가 환자에게 금기시되는 것은 굳이 의학적 지식이라고 할 것까지 없이 상식적인 사항에 해당하므로, 환자의 질병과 나이 또는 상황 등에 비추어 달리 특별한 사정이 있다고 인정되지 않는 한, 이러한 금연에 대한 지시 혹은 지도는 금연의 필요성에 대한 의학적 설명 내지 강조와 구두에 의한 금연의 수시 확인 정도로도 충분하고 나아가 환자의 동태 등을 살펴 금연 여부를 상시 확인·감독할 의무까지 있는 것은 아니다.[395] ③ 자기집 안방에서 취침하다가 일산화탄소(연탄가스) 중독으로 병원 응급실에 후송되어 온 환자를 진단하여 일산화탄소 중독으로 판명하고 치료한 담당의사에게 회복된 환자가 이튿날 퇴원할 당시 자신의 병명을 문의하였는데도 의사가 아무런 요양방법을 지도하여 주지 아니하여, 환자가 일산화탄소에 중독되였었 사실을 모르고 퇴원 즉시 사고 난 자기 집 안방에서 다시 취침하다 전신피부파열 등 일산화탄소 중독을 입은 것이라면, 위 의사에게는 그 원인 사실을 모르고 병명을 문의하는 환자에게 그 병명을 알려주고 이에 대한 주의사항인 피해장소인 방의 수선이나 환자에 대한 요양의 방법 기타 건강관리에 필요한 사항을 지도하여 줄 요양방법의 지도의무가 있는 것이므로 이를 태만한 것으로서 의사로서의 업무상과실이 있고, 이 과실과 재차의 일산화탄소 중독과의 사이에 인과관계가 있다고 보아야 한다.[396]

9) 환자의 승낙

신체에 대한 침습이 있고, 치료행위의 중에도 합병증 등의 위험성을 수반하는 수술에 대하여 환자의 승낙은 절대적인 적법요건이다. 환자의 승낙을 필요로 하지 않는 예외적인 경우인 긴급성, 환자의 의식장애, 판단능력의 결여 등의 경우에 있

393) 김선석, "의료과오에 있어서 인과관계와 과실," 120쪽.
394) 대법원 2005.4.29. 선고 2004다64067 판결.
395) 대법원 1999.3.26. 선고 98다45379,45386 판결.
396) 대법원 1991.2.12. 선고 90도2547 판결.

어서도 승낙의 획득이 불가능한가 또는 환자를 대신할 다른 방법이 있는가 등에 대하여 충분히 검토하여야 한다. 환자가 미성년자인 경우 여호와의 증인인 친권자의 수혈거부사례에서 보여지는 의학적으로 합리적인 이유가 없는 사유에 의하여 친권자가 승낙하지 않는 수술이 위법인가가 문제된다. 수술에 있어서의 환자의 승낙에 관한 특별한 문제로서 뇌사와 장기이식, 유전자치료 등 첨단의료영역에서의 문제가 있다. 이들은 환자와 의사 간에 충분한 설명과 승낙이 있었다고 하여도 그것만으로는 적법한 의료행위라고 할 수 없는 경우가 있다. 윤리위원회 또는 공정한 제3기관에 의한 심사가 요구되기도 하고, 사회적으로 인지되어 있는가, 사회적 합의가 어디까지 확립되어 있는가를 검토하지 않으면 안 된다.

3. 예방접종에 있어서의 주의의무

(1) 예방접종의 의의

예방접종(豫防接種)이란 질병에 대하여 면역효과를 갖게 하기 위하여 질병예방에 유효한 것으로 확인되어 있는 면역원(免疫原), 즉 백신을 인체에 주사 또는 접종하는 것을 말한다.[397]

(2) 예방접종시의 주의의무

예방접종시의 의사의 주의의무는 주사시의 그것과 거의 같다. 따라서 예방접종과 관련하여 자주 법적인 문제로 되고 있는 예진(豫診)에 대하여만 보기로 한다. 예방접종에 있어서는 그로 인한 불의의 사고를 방지하기 위하여 반드시 예진을 실시하여야 한다(예진실시의무). 예진을 함에 있어서의 질문은 단지 건강의 이상유무를 묻는 식의 개괄적·추상적인 것이어서는 안 되고 금기자를 식별할 수 있을 정도의 구체적인 것이어야 한다. 다만, 집단접종의 경우에는 시간적 제약으로 말미암아 질문의 방법은 반드시 구두질문에 의할 필요는 없고 문진표를 사용하거나 질문사항 등을 접종 전에 공고하여 접종대상자 또는 그 보호자로 하여금 응답·신고하게 하는 방법, 간호사로 하여금 대행하게 하는 방법도 무방하다고 할 수 있다.[398]

---

397) 이상완(의료사범의 이론과 실태), 189쪽.
398) 이상완(의료사범의 이론과 실태), 190쪽.

Ⅱ. 조산상의 주의의무

의료법은 조산과 임산부 및 신생아에 대한 보건과 양호지도를 조산사의 임무로 한다고 명문으로 규정하고 있다(의료법 제2조 제2항 제4호). 이 중에서 조산사의 주된 임무는 조산에 있다. 조산(助産)이란, 이미 언급한 바와 같이, 분만에 대한 조력(助力)이고, 구체적으로는 임부에게 분만징후가 나타나면서부터 후산이 완료되어 완전히 분만을 종료할 때까지의 사이에 해산부의 신변에서 간호하는 것을 말한다. 탯줄을 끊고, 관장을 하고, 기타 조산에 부수하는 행위, 예컨대 심음청진기, 혈압계 및 골반계의 사용 등도 이에 포함된다. 이와 같은 통상의 조산업무는 조산사의 독자적인 판단으로 행한다. 해산부 또는 태아에게 이상이 있다고 인정되는 경우에는 의사에게 진료를 요청하여야 한다. 다만, 긴급사태의 경우 응급처치는 스스로 행하여도 허용된다. 형법상 긴급피난에 해당하기 때문이다(형법 제22조 참조).

조산사의 제2의 임무는 임산부와 신생아에 대한 보건과 양호지도이다. 조산원에는 반드시 지도의사(指導醫師)를 두도록 되어 있다(의료법 제33조 제6항). 이는, 이미 언급한 바와 같이, 의료에 관한 지식과 능력 등에 따라 의사와 조산사의 자격과 권한을 구분하고 조산사로 하여금 의사의 지도를 받도록 한 것이다.[399] 따라서 조산사는 분만과정에서 산모나 태아의 상태가 정상적인지 여부를 계속적으로 관찰하고 산부인과 전문의로 하여금 발생가능한 응급상황에 적절히 대처할 수 있도록 산모와 태아의 상태를 적시에 보고하여야 하며, 응급상황에서 자신이 취할 수 있는 범위 내의 필요한 조치를 취할 의무가 있다.[400]

조산사의 주의의무에 관한 판례의 구체적 내용은 다음과 같다. 즉,

① 병원에서 조산사가 분만을 관장하여 출생한 신생아가 뇌성마비 상태가 된 사안에서, 분만과정에 태변착색 등 이상 징후를 발견하였음에도 산부인과 전문의 등에게 보고를 지연함으로써 신생아가 의사로부터 적시에 기관 내 삽관을 통한 태변제거 및 인공호흡 등 응급조치를 받을 기회를 상실시켰을 뿐만 아니라 분만실에서 호흡을 하지 않는 신생아의 코에 산소가 나오는 고무관을 대주었을 뿐 마스크와 백을 이용한 인공호흡을 시키지 않는 등 조산사 스스로 가능한 범위 내의 심폐소생술도 제대로 하지 않은 조산사에게 의료과실이 있다.[401] ② 조산사가 산모의 분만과정 중 별

399) 대법원 2010.5.27. 선고 2006다79520 판결.
400) 대법원 2010.5.27. 선고 2006다79520 판결.
401) 대법원 2010.5.27. 선고 2006다79520 판결.

다른 응급상황이 없음에도 독자적 판단으로 포도당 또는 옥시토신을 투여한 행위에 대하여, 조산원에서 산모의 분만을 돕거나 분만 후의 처치를 위하여 옥시토신과 포도당이 일반적으로 사용되고 있고, 위 약물들을 산모의 건강을 위해 투여하였다고 하더라도, 지도의사로부터 지시를 받지 못할 정도의 긴급상황을 인정할 수 없는 이상 정당한 응급의료행위라거나 사회상규에 반하지 않는 행위라고 볼 수 없다.[402] ③ '조산'이란 임부가 정상분만하는 경우에 안전하게 분만할 수 있도록 도와주는 것을 뜻하므로, 이상분만으로 인하여 임부·해산부에게 이상현상이 생겼을 때 그 원인을 진단하고 이에 대처하는 조치(약물투여를 포함한다)를 강구하는 것은 그러한 의료행위를 임무로 하는 산부인과의사 등 다른 의료인의 임무범위에 속하는 것으로서 조산사에게 면허된 의료행위인 '조산'에 포함되지 않는다. 따라서 조산사가 그와 같은 면허 범위 외의 의료행위를 하였다면, 그 행위가 조산원 지도의사의 구체적인 지시에 따른 것이었다거나 또는 임부·해산부 등에 대한 응급처치가 절실함에도 지도의사와 연락을 할 수 없고 그 지시를 기다리거나 산부인과 의원으로 옮길 시간적 여유도 없어 조산사의 독자적인 판단에 의하여 응급처치를 할 수밖에 없었다는 등의 특별한 사정이 없는 한, 원칙적으로 무면허의료행위에 해당한다.[403]

Ⅲ. 간호상의 주의의무

1. 서 언

의료법은 간호사의 임무에 관하여, 이미 언급한 바와 같이, 간호사는 ① 환자의 간호요구에 대한 관찰, 자료수집, 간호판단 및 요양을 위한 간호, ② 의사, 치과의사, 한의사의 지도하에 시행되는 진료의 보조, ③ 간호요구자에 대한 교육·상담 및 건강증진을 위한 활동의 기획과 수행 그밖의 대통령령으로 정하는 보건활동 및 ④ 간호조무사가 수행하는 위의 ①부터 ③까지의 업무보조에 대한 지도를 임무로 한다고 규정하고 있다(의료법 제2조 제2항 제5호).

요양상의 간호란 환자의 건강을 위한 요양 외에 질병으로 인한 심리적 불안·공포·절망의 상태에 있는 환자를 격려하거나 위로하는 정신적인 원조를 포함하는 개념이다. 이는 간호사의 독자적인 임무로 해석되고 있다. 독자적이란 간호사 개인 개인이 자신의 판단으로 행하는 업무를 말하고, '간호의 독자성'이라고 부른

402) 대법원 2007.9.6. 선고 2005도9670 판결.
403) 대법원 2007.9.6. 선고 2005도9670 판결.

다. 진료의 보조란 의사의 진료를 보조하는 것을 말하고, 의사의 지시에 따를 것이 필요하다. 진료의 보조는 간호조무사도 행할 수 있는데, 의사의 지시가 없으면 행하는 것이 불가능하다. 위험성에 따라 의사의 개별적 구체적 지시에 의하여 환자의 생명과 안전을 지키는 것을 목적으로 하기 때문이다. 간호임무는 간호사, 간호조무사 또는 의사, 한의사, 치과의사 및 조산사가 아니면 행할 수 없다. 간호사가 그의 임무를 수행함에 있어서 업무상 필요한 주의의무를 태만히 하여 사고를 일으키고 그로 인하여 위법하게 환자의 신체 또는 생명을 침해하여 손해를 입한 경우에는 간호상의 과실로서 법적인 책임을 부담하지 않으면 안 된다. 간호사의 임무는 독자적으로 수행되는 경우도 있지만, 의사·한의사·치과의사의 지시를 받아 수행하는 측면도 있기 때문에 의료과실이 발생하였을 때 책임의 소재가 문제되기도 한다. 간호사에게 요구되는 주의의무도 다른 의료인과 다르지 않다. 간호사에게도 형사적으로는 업무상 필요한 주의의무이고, 민사적으로는 선량한 관리자의 주의의무이다. 결국, 간호사에게도 최선의 주의의무가 요구되는 것이다.

2. 독자적 업무에 있어서의 주의의무

(1) 의 의

간호는 환자의 기본적인 생활을 돕는 것이다. 즉, 호흡, 식사, 배설, 휴식, 수면을 돕는 것, 보행, 좌위, 와위에 있어서의 자세의 유지 및 동작을 돕는 것, 의류의 선택, 착탈 및 체온의 유지, 신체의 청결유지를 돕는 것, 환경의 위험으로부터 환자를 보호하고 환자로부터 유래하는 감염과 폭행 등의 위험으로부터 타인을 보호하는 것, 환자가 스스로의 욕구나 기지를 표현하고 타인에게 의지를 전달하고 자신의 종교나 신념에 근거한 생활이 가능하도록 돕는 것, 환자의 학습, 오락 등을 돕는 것, 환자의 임종을 돕는 것 등이 열거될 수 있다. 아래에서는 위와 같은 간호의 내용을 요양지도, 경과관찰, 환경관리, 환자관리 및 의사에의 연락으로 유형화하여 각각의 항목마다 요양간호의 주의의무와 법적 책임에 대하여 고찰하기로 한다.

(2) 요양지도

간호사는 간호전문직으로서의 주의의무, 즉 전문적 지식 및 기능을 가지고 상병자나 해산부의 용태를 관찰하고 상병의 악화를 방지하고 예상되는 위험을 예방함과 동시에 적절한 주의를 기울여 요양의 지도를 하고 그 요양생활에 필요한 원조를 하지 않으면 안 된다. 따라서 간호사는 상병자의 용태를 주의깊게 관찰하고 스스로 감당할 수 있는 것인가 그렇지 않으면 곧바로 의사의 진찰을 받도록 하여야 하는가를 판단하지 않으면 안 된다. 환자는 일반적으로 체력이 쇠하고 저항력이 약해져 있기 때문에 때때로 각종의 합병증에 노출되기 쉽다. 그러므로 합병증을 예방하기 위한 환자의 전신적 위생관리는 간호임무의 기본적 과제가 된다. 나아가 환자의 안전과 보호의 책임을 지고 있는 간호사로서는 의학과 간호학의 전문적 지식 및 기능을 가지고 환자의 질병의 성질과 병태생리를 정확하게 인식하고 환자의 생활 내지 행동에 의하여 환자 자신이 입을 위험과 타인에게 미칠 위험 등의 가능성을 예견하고 그 위험의 예방에 유의하지 않으면 안 된다. 간호임무의 상당수는 환자와의 직접적 접촉을 수반하기 때문에 감염의 위험이 특히 크고 환자에게 감염시키거나 환자로부터 감염되거나 할 가능성이 있기 때문에 주의를 요한다.

(3) 경과관찰

간호관찰에는 ① 환자의 진료를 유효하게 하기 위한 중환자의 증상관찰과 수술후의 상태관찰, ② 환자의 요구를 알기 위한 생활적 측면의 관찰과 병실·병상이 그 환자에게 적절한 환경인가의 관찰이 있다. ②의 관찰은 간호사 독자의 입장에서 실시하는 것이 가능하겠지만, ①의 관찰은 진료행위와 밀접하게 관련되어 있기 때문에 의사의 지시를 받을 것을 요하는 경우가 많을 것으로 판단된다. 관찰방법에 대한 의사의 지시는 구체적이어야 하고, 이에 따라 간호사에게는 관찰의무가 발생한다.

병원에서는 환자의 병상이 급격하게 변화할 우려가 없는 경우가 아닌 한 환자의 병상의 변화에 대하여 항상 즉응할 수 있는 태세를 갖추고 있어야 한다. 간호관찰에 있어서도 직접 현장관찰이 필요한 경우도 있을 수 있겠으나, 대기소에서 모니터에 의하여 관찰하는 경우도 있을 수 있다. 또 24시간 관찰하는 상시관찰체제가 있을 수 있고, 수시로 순회하는 수시관찰체제가 있을 수 있다. 인터폰에 의한 간호사 호출체제는 그 사용방법에 대한 설명을 요한다. 이 중에서 어느 방법에 의할 것이냐 하는 것은 질병의 종류, 병상의 정도 및 위험발생의 빈도 등에 의하여 결정된다고 할 수 있다. 관찰의 정도에 대하여는 단계별로 나누어 상시관찰이 필요하면 1단계, 수시관찰이 필요하면 2단계 및 계속적 관찰이 필요하지 않으면 3단계 등으로 나누는 방법이 있다. 간호관찰체제에 있어서의 주의의무는 간호사의 자격, 지위 및 역할 등을 고려하여 판단할 필요가 있다. 따라서 경우에 따라서는 의사 내지 간호사의 지시하에 행동하여야 할 간호조무사인 점에 비추어 결과예견의무 내지 결과회피의무가 존재한다고 판단하기에 충분한 사정이 존재하지 않는다고 판단할 수도 있다.

환자의 호소에 잘 대응하는 것은 매우 중요하다. 여기에는 과장된 면도 없지 않겠지만, 의료진이 간과한 중요한 징표가 숨어 있을 수 있기 때문이다. 다른 한편, 환자의 호소에 대하여는 정확한 판단이 요구된다. 환자의 주관적 호소와 환자의 객관적 용태 사이에는 차이가 있을 수 있고, 그것은 환자의 성격이나 감수성에 의하여 다양하게 표출될 수 있기 때문이다. 따라서 간호사는 환자로부터 호소가 있는 경우에는 우선 환자의 상태를 냉정하게 관찰하고 그 객관적 용태를 적확하게 파악하지 않으면 안 된다. 이어서 환자의 호소가 그 객관적 용태와 현격한 차이를 가지는 경우에도 단순히 냉정하게 다룰 것이 아니라 환자의 의문에 답하고, 그 불안이나 공포를 제거할 수 있도록 대응하는 것이 바람직하다. 환자의 고통이나 죽을 것같다는 호소를 가볍게 흘려버리고 경청하지 않는다면 시간이 경과하는 동안 환자의 병상은 악화되고 환자는 사망에 이르게 될 수도 있을 것이다.

(4) 환경관리

환자를 둘러싼 환경에는 여러 가지가 있을 수 있겠으나, 가장 중요한 환경관리는 환자의 안전을 담보하는 것이다. 따라서 침대로부터의 안전, 보온·난방기구로부터의 안전, 병실 내에서의 안전, 병원 내의 시설·설비로부터의 안전 및 원내감염으로부터의 안전 등이 확보될 수 있어야 한다. 입원환자의 다수는 생활시간의 대부분을 침대 위에서 보내게 된다. 신체의 자유가 제한적이고, 특히 어린이, 노인 및 사지에 기능장애가 있는 환자의 경우에는 침대로부터 낙상하는 사고가 일어나기 쉽다. 또 환자에게 보온기구를 사용하는 경우인데, 거동이 자유롭지 못한 환자나 유아의 경우에는 온도에 대한 감각이 둔하거나 열이 가하여져도 움직일 수 없기 때문에 열상을 입는 경우가 있다. 간호사에게는 보온기구의 사용전 점검, 사용시의 안전확보, 사용중의 순회관찰, 보호자에 대한 지도 등의 주의의무가 요구된다. 나아가 병원에서는 입원환자, 외래환자, 보호자 및 병문안객 등에 대한 안전에도 주의하지 않으면 안 된다.

예측불허의 어린이가 출입하기 쉬운 어린이 병동에서는 특히 주의를 요한다. 어린이는 아직 성장·발달의 과정에 있고 판단력과 행동력이 미흡하고 방어반응이 둔하다는 특징을 가지고 있다. 특히, 신생아를 포함한 유아는 수시로 채근하는 등 불측의 동작 내지 행동에 이르는 경우에 대하여도 인식하고 있을 필요가 있다. 이와 같은 특유의 성실과 행동양식이 원인이 되어 일어나는 사고로서는 침대로부터의 어린이 전락사고와 체중계로부터의 신생아 전락사고 등이 거론되고 있다. 따라서 간호사에게는 설비관리를 포함하여 유아나 어린이의 특성과 행동양식을 염두에 둔 세심한 주의의무를 기울일 필요가 있다. 병원에서는 감염이 쉽게 이루어질 수 있는 환경이 만들어 질 수 있다. 환자는 면역력이 저하된 상태에 있다. 특히, 저항력이 약한 신생아의 감염사고가 현저하다고 한다. 원내감염은 의사나 간호사 등의 의료진이 피해자로 되는 경우도 있지만 가해자로 되는 경우도 적지 않은 것으로 추측된다. 의료진에게는 물론 경영자에게도 감염방지를 위한 최선의 주의의무가 요구된다고 하겠다.

(5) 환자관리

환자 중에는 질환으로 인하여 정신적 능력이 약해지거나 정신 자체의 질환으로 인하여 정상적인 판단이 불가능하고 이상한 행동을 취하고 자해(自害) 또는 타해(他害)에 이르는 환자가 있다. 이러한 환자의 경우 신체의 안전에만 중점을 두고 관리를 하게 되면 치료 내지 요양의 목적이 저해될 수 있다. 여기서 환자의 안전과 요양의 효과 사이의 조화점을 찾는 것은 의료진의 의학적 판단과 간호사의 경험적 판단에 따라 달라지게 된다. 정신질환자에 있어서는, 일반환자에 있어서와는 달리, 가장 많은 사고는 자살이고 그 다음이 담뱃불에 의한 화재사고라고 한다. 따라서 간호사는 위험물을 제거하고 소지품을 점검하여야 할 주의의무를 부담한다고 할 수 있다. 그러나 정신질환자에 대한 간호는 사고방지보다는 치료가 원칙적으로 우선하여야 할 성질의 것이기 때문에 사고의 우려가 인정되지 않는 한 환자의 물품의 제거에 대하여는 의사의 판단을 요한다고 하겠다. 자살의 우려가 감지된 입원환자에 대하여 간호사는 환자의 부자연스러운 거동에 주목하고 적절한 문답을 교환하거나 관찰을 계속하거나 또는 의사에게 환자의 거동을 보고하여 지시를 받는 등 임기응변에 적절한 조치를 강구하는 것이 바람직하다. 환자의 자살과 관련하여서는 자살우려의 유무, 예견가능성의 유무, 외출한 경우 허가의 유무 등에 따라 간호사의 책임의 유무와 그 정도가 달라지게 되기 때문에 상황에 따라 그에 상응한 주의의무가 요구된다고 하겠다. 또 정신질환자나 신생아의 경우에는 스스로 안정적인 자세를 취하는 것이 불가능하여 코가 눌리거나 무리한 거동으로 목이 졸려 질식사하는 사고가 일어날 수 있다. 예리한 주의의무가 요구되는 부분이라고 하겠다.

노인환자의 특징적인 사고로서는 음식물에 의한 질식사, 침대로부터의 전락사고, 화장실 또는 욕실 내에서의 전도사고, 자살사고 등이 거론되고 있다. 노인의 경우는 반사신경이 모든 면에서 둔하게 되어 있고, 연하력이 약하게 되어 있기 때문에 오연 또는 오음하고, 음식물로 질식사하는 경우가 많다. 또 노인의 일부는 평소 침대생활에 습관되어 있지 않고 행동력, 판단력이 둔하고 다리와 허리가 부자유하기 때문에 이것이 원인이 되어 전락·전도사고가 빈발한다. 그리고 노인은 부서지기 쉽게 되어 있어서 가벼운 전락·전도에도 골절되는 경우가 많다. 이러한 사고를 방지하기 위하여는 환자 개인의 특성과 상태에 맞는 간호가 필요하다고 하겠다. 질환은 사람의 심리에 커다란 영향을 줄 수 있을 뿐만 아니라 환자의 성격까지도 변하게 할 수 있다. 특히, 노인환자의 경우 투병을 부담스러워하고 지나친 절망감에 자살을 시도하는 경우가 많다고 한다. 백의의 천사의 정신적인 원조가 필요하고, 질환의 공포에 빠지지 않도록 격려와 위로가 심리적인 측면에서 필요하다. 간호의 기본은 '항상 환자의 몸이 되어 생각하는 것'이라고 한다. 여기서 간호사에게는 환자에 대한 깊은 심리학적인 관찰력과 통찰력이 요구된다고 하겠다. 죽으려고 하는 사람의 자살을 완전하게 방지하는 것은 불가능하겠지만, 예리한 관찰력으로 자살을 예지하고 희박한 자살에의 싹을 자르는 것이 간호활동이라고 할 수 있다.

한편, 병실이나 침대의 선택에 자유가 없는 환자가 입원이 장기화되는 경우에 같은 병실의 다른 환자와 사소한 다툼이 큰 사고로 발전하는 경우도 적지 않다고 한다. 간호사로서는 환자 상호간의 화합을 위하여 병실의 이동 등 가능한 개선책을 강구하지 않으면 안 되는 경우가 있다. 정신질환자에 의한 실화 내지 방화는 그 결과의 중대성으로 인하여 엄중한 주의가 요구된다. 실화 내지 방화의 예방에 관한 주의의무로는 ① 환자관찰 및 성벽의 파악, 성냥 등의 소지품검사 등을 주로 하는 환자관리상의 주의의무, ② 방화설비의 정비, 화재감지설비·비상경보기구의 설치 등 시설설비의 정비상의 주의의무, ③ 화재발생 후의 피난구조활동에 있어서의 주의의무 등으로 구분할 수 있다.

기타 환자관리와 관련한 사고로서는 신생아의 교체사고와 신생아에 대한 도난사고를 들 수 있다. 이에 대한 사고방지의 주의의무는 안전관리의 주의의무보다 고도의 것이 요구되는 것은 아니지만, 쌍방 부모의 정신적 고통, 교환후 가족관계

형성의 곤란 및 장래 인격형성면에서의 불안 등 그 결과의 중대성으로 볼 때 2중, 3중의 점검이 필요한 부분이라고 하겠다. 예컨대, 교체사고에 대한 대책으로서는 족상의 채취라든가 표식밴드의 항시 착용 등이 거론될 수 있고, 도난사고에 대한 대책으로서는 경비원에 의한 원내출입자 통제라든가 간호사에 의한 신생아실에 대한 출입의 통제 등이 필요할 것으로 보인다.

환자관리에 관한 판례의 구체적 내용은 다음과 같다. 즉,

> ① 갑상선아전절제술 및 전경부임파절청소술을 받은 환자가 기도부종으로 인한 호흡장애로 뇌기능 부분손상상태(식물인간상태)에 이르게 된 경우, 환자의 호흡 곤란을 알고도 00:30경부터 09:00경까지 환자의 상태를 확인하지 아니한 주치의 겸 당직의사와 그의 활력체크지시를 제대로 이행하지 아니하고 의사를 불러달라는 환자 보호자의 요청을 듣지 아니한 담당간호사들을 업무상과실치상죄로 처단한 원심의 조치는 수긍이 된다.[404] ② 환자를 감시하도록 업무를 인계받지 않은 간호사가 자기 환자의 회복처치에 전념하고 있었다면 회복실에 다른 간호사가 남아있지 않은 경우에도 다른 환자의 이상증세가 인식될 수 있는 상황에서라야 이에 대한 조치를 할 의무가 있다고 보일 뿐 회복실 내의 모든 환자에 대하여 적극적, 계속적으로 주시, 점검을 할 의무가 있다고 할 수 없다.[405] ③ 피고 병원의 의사는 퇴원을 시켜주지 않으면 자살하겠다는 말을 듣고 자살의 위험성이 크지 않다고 판단하였다 하더라도 충동행위나 탈출가능성에 대하여는 예견하고 있었으므로 이를 담당간호원과 출입문 경비자에게 미리 알려 망인의 탈출을 방지하여야 할 업무상 주의의무가 있다 할 것이고, 당시 출입문의 경비를 맡았던 경비원도 자신이 대리근무자로서 각 환자의 특성, 출입제한 여부 등을 담당직원이었던 위 경비원이나 담당간호원에게 물어 망인이 탈출가능성이 있는 환자임을 미리 알고 그에 대비하는 등 그 직무를 충실히 수행할 의무가 있다 할 것인데, 피고 병원의 직원들이 이와 같은 주의의무를 게을리 한 과실로 망인이 위 병동을 탈출하여 사망하게 된 것이므로, 피고는 그 사용자로서 이 사건 사고로 인한 손해의 배상책임이 있다.[406]

(6) 의사에의 연락

담당간호사는 환자의 진료전후, 병실에의 입실유무 및 병실로의 이동중인가의 여부 등을 불문하고 환자를 관찰하고 환자와 그 보호자의 호소나 희망을 경청하

404) 대법원 1994.12.22. 선고 93도3030 판결.
405) 대법원 1994.4.26. 선고 92도3283 판결.
406) 대법원 1993.9.14. 선고 93다21552 판결.

고, 필요하다고 판단하는 경우에는 의사에게 연락하여 진료를 요구하거나 의사의 지시를 받아 간호상의 처치를 하지 않으면 안 된다. 이러한 주의의무에 위반하여 의사에 대한 연락의 지연으로 인하여 환자의 증상이 악화되거나 환자가 사망에 이르게 된다면 과실책임을 면하기 어렵게 된다. 예컨대, 수술환자에 대하여 일반 상태를 관찰하고 의사에게 보고하여 의사가 환자의 용태를 이해할 수 있도록 했다면 간호사의 경과관찰과 보고의무는 이행한 것이 되어 과실책임을 면할 수 있게 된다. 또 의사의 지시대로 행한 경우라면 간호의무위반은 없다고 할 수 있다. 다만, 간호사의 보고를 받은 의사가 어떠한 대응을 하는가는 의사의 책임의 문제가 된다. 따라서 간호사의 보고를 받고도 그에 상응한 조치를 취하지 않아 환자에게 악결과가 발생했다면 그것은 의사의 과실로 된다.

간호사가 환자나 그의 보호자로부터 의사의 진료 내지 면담을 요구받은 경우에 즉시 의사에게 연락을 하여야 하는가? 아니면 적당하게 연락의 시기를 조절해야 하는가는 환자의 희망뿐만 아니라 환자의 용태와도 관련되는 것이기 때문에 그 판단은 간호사의 전문적인 지식과 경험에 근거하여 적절하게 하지 않으면 안 된다. 이에 대한 판단의 잘못으로 의사에 대한 연락이 지체되고 환자에게 악결과가 발생한다면 간호책임을 피할 수 없게 된다. 환자의 용태의 이상으로 의사에 대한 연락의 필요성을 느껴도 그것이 야간이고 의사가 취침중인 경우에는 간호사로서는 혼란스러울 수밖에 없다. 이러한 경우에는 당직 간호사가 판단하여 스스로 대응할 수 있는 가벼운 증상의 변화인지 또는 다음날 아침까지 기다려도 하등의 위험이 없는 가벼운 정도의 이상에 대하여는 일일이 취침중의 의사를 깨우는 것도 곤란할 것이다. 그렇지만 간호사 스스로 대처하기에는 중대한 증상의 변화이고 또 다음날 아침까지 기다려서는 중대한 이상이 보이는 경우에는 의사에 대한 연락을 주저해서는 안 될 것이다. 이에 대한 정확한 판단은 간호사가 환자의 용태 내지 증상의 변화를 어느 정도 객관적으로 관찰할 수 있느냐에 달려 있다. 간호전문가로서 총명한 판단력과 과감한 결단력이 요구되는 부분이라고 하겠다.

3. 보조적 업무에 있어서의 주의의무

(1) 서 언

1) 진료보조의 의의

진료의 보조(診療의 補助)도 일종의 의료행위이기 때문에 원칙적으로는 의료행위에 있어서의 주의의무가 요구된다. 다만, 진료의 보조는 의사·치과의사·한의사의 지시·감독하에 행하는 것이기 때문에, 최종책임은 의사·치과의사·한의사에게 있고, 간호사에게는 지시대로만 행하면 그것으로 주의의무를 다한 것이 된다. 진료의 보조는 의사·치과의사·한의사가 행하는 의료행위에 대한 보조를 의미한다. 이미 언급한 바와 같이, 진료의 보조란 간호사의 지식과 기술을 가지고 하지 않으면 보건위생상 위해를 가져올 우려가 있는 보조행위를 말한다. 진료의 보조라는 의료행위는 본래 의사의 업무이지만, 간호사가 행하여도 환자에게 위해가 가하여지지 않는다고 판단되는 의료행위에 대하여는 의사의 지시가 있으면 간호사가 행하여도 된다는 의미이기 때문이다. 보조자에 의한 진료의 보조는 의사의 지시에 근거하여 행하여진다. 간호임무의 일부는 진료의 보조로서 인정되는 것이기 때문에 진료행위의 주된 부분은 의사, 한의사 또는 치과의사 자신이 직접 행하여야 한다. 따라서 의사(한의사·치과의사)가 고도의 의학지식과 기술을 가지고 행하지 않으면 적절하게 행위할 수 없고 위험할 수 있는 뇌외과수술이나 심장외과수술과 같은 의료행위는 지휘·감독을 받아도 진료보조행위는 불가능하다. 이러한 의료행위를 간호사에게 지시하는 것은 불가능하다고 하겠다.

2) 진료보조의 범위

조직의료가 일반화됨에 따라 간호사의 진료보조임무의 범위는 점점 확대되어 왔다. 이것은 필연적으로 간호사에게 고도의 지식·기술의 습득을 요구하기에 이르렀다. 그러나 진료보조임무의 범위의 확대는 간호의 독자성의 확대를 의미하는 것이 아니고 의사의 지시하에 행한다는 원칙에는 변함이 없다는 것이다. 따라서 그것에는 당연 한계가 있다. 간호사 또는 간호조무사의 자격을 가지는 자는 진료행위라도 의사의 지시가 있으면 이를 행하는 것이 가능하다. 그러나 이것은 어디까지나 진료의 보조업무로서의 것이고 의사의 지시가 있으면 무엇이든 가능하다는 것은 아니다. 그리고 진료보조임무의 한계, 요컨대 간호사의 보조임무의 범위는 기본적으로 그 진료행위의 위험성에 따라서 결정되게 된다. 구체적으로는 그 진료보조임무의 위험성의 대소, 보조자의 지식·경험·능력 및 의사의 지시의 태양을 종합한 판단에 의하여 결정된다고 본다. 보조자가 지식·경험·능력을 가지고 있지 않은 경우 의사측에서는 자기의 면전에서 직접적으로 지휘·감독을 하고 엄격한 지시에 근거하여 보조시킬 필요가 있다. 또 보조를 하는 측에서는 자신의 지식·경험·능력으로 보아 안전한 임무수행에 자신이 없다고 판단한 경우에는 진료의 보조행위의 한계를 넘는 것으로 판단할 수 있다.

간호사는 진료보조자로서 의사의 지시대로 진료행위를 행할 의무가 있다. 그러나 의사의 지시가 잘못된 경우 또는 의심스러운 점이 있는 경우는 의사에게 조회하여 확인한 다음에 행하지 않으면 안 된다. 이는 명문의 규정은 없지만 조리상 당연한 의무이다. 조회확인이 행하여진 후의 사고에 대하여는 간호사에게는 책임이 없다.

보조의 범위에 관한 판례의 구체적 내용은 다음과 같다. 즉,

① 의사들의 주의의무 위반과 처방체계상의 문제점으로 인하여 수술 후 회복과정에 있는 환자에게 인공호흡 준비를 갖추지 않은 상태에서는 사용할 수 없는 약제가 잘못 처방되었고, 종합병원의 간호사로서 환자에 대한 투약 과정 및 그 이후의 경과 관찰 등의 직무 수행을 위하여 처방 약제의 기본적인 약효나 부작용 및 주사투약에 따르는 주의사항 등을 미리 확인·숙지하였다면 과실로 처방된 것임을 알 수 있었음에도 그대로 주사하여 환자가 의식불명 상태에 이르게 된 사안에서, 간호사에게 업무상과실치상의 형사책임을 인정하였다.[407] ② 간호사가 '진료의 보조'를 함에 있어서는 모든 행위 하나하나마다 항상 의사가 현장에 입회하여 일일이 지도·감독하여야 한다고 할 수는 없고, 경우에 따라서는 의사가 진료의 보조행위 현장에 입회할 필요 없이 일반적인 지도·감독을 하는 것으로 족한 경우도 있을 수 있다 할 것인데, 여기에 해당하는 보조행위인지 여부는 보조행위의 유형에 따라 일률적으로 결정할 수는 없고 구체적인 경우에 있어서 그 행위의 객관적인 특성상 위험이 따르거나 부작용 혹은 후유증이 있을 수 있는지, 당시의 환자 상태가 어떠한지, 간호사의 자질과 숙련도는 어느 정도인지 등의 여러 사정을 참작하여 개별적으로 결정하여야 한다.[408]

3) 진료보조에 있어서의 주의의무

진료보조에 있어서의 주의의무를 다하지 아니한 경우에는 과실이 성립하게 된다. 진료보조상의 주의의무에 관한 판례의 구체적 내용은 다음과 같다. 즉,

경력이 오래된 간호사라 하더라도 단지 잘 모르는 약제가 처방되었다는 등의 사유만으로 그 처방의 적정성을 의심하여 의사에게 이를 확인하여야 할 주의의무까지 있다고 보기는 어렵다 할 것이지만, 환자에 대한 투약 과정 및 그 이후의 경과를 관찰·보고하고 환자의 요양에 필요한 간호를 수행함을 그 직무로 하고 있는 종합병

407) 대법원 2009.12.24. 선고 2005도8980 판결.

408) 대법원 2003.8.19. 선고 2001도3667 판결.

원의 간호사로서는 그 직무 수행을 위하여 처방 약제의 투약 전에 미리 그 기본적인 약효나 부작용 및 주사 투약에 따르는 주의사항 등을 확인·숙지하여야 할 의무가 있다 할 것인바, 이 사건 처방의 경위와 위 베큐로니움의 특수한 용도 및 그 오용의 치명적 결과 등을 감안할 때, 만일 베큐로니움이라는 약제가 수술 후 회복과정에 있는 환자에게는 사용할 수 없는 성질이며 특히 인공호흡의 준비 없이 투여되어서는 아니된다는 등의 약효와 주의사항 및 그 오용의 치명적 결과를 미리 확인하였다면 위 처방이 너무나 엉뚱한 약제를 투약하라는 내용이어서 필시 착오 또는 실수에 기인한 것이라고 의심할 만한 사정이 있음을 쉽게 인식할 수 있었다 할 것이고, 그러한 사정이 있다면 간호사에게는 그 처방을 기계적으로 실행하기에 앞서 당해 처방의 경위와 내용을 관련자에게 재확인함으로써 그 실행으로 인한 위험을 방지할 주의의무가 있다고 봄이 상당하다. 그렇다면 위 베큐로니움의 약효 등을 확인하지 않음으로 인해 그 투약의 위험성을 인식하지 못함으로써 처방내용을 재확인할 기회를 놓친 채 그대로 이를 주사 투약한 점에서 위 주의의무를 위반한 과실이 인정된다 하겠고, 이를 투약함으로써 그 약효 내지 부작용으로 인하여 피해자에게 상해가 발생한 이상 그와 같은 결과는 주의의무 위반과 상당인과관계가 있다고 할 것이며, 피해자의 상해 발생에 다른 사람들의 과실이 주로 작용하였다는 사정이 있다 하여 책임을 면제할 사유가 된다고 할 수는 없다.[409]

4) 진료보조의 거부

간호사는 의사의 지시에 의한 진료보조행위를 거부할 수 있는가가 문제될 수 있다. 이 점은 진료보조행위의 위험성의 대소나 곤란성의 정도와 보조자인 간호사의 경험 및 능력을 기준으로 하여 판단하지 않으면 안 된다. 경우에 따라서는 물론 적극적으로 거부하고 악결과의 발생을 미연에 방지할 주의의무가 발생하는 경우도 있다. 예컨대, 의사로부터 지시된 진료행위를 아직 경험한 것이 없고 자신의 모든 능력을 발휘하여도 자신이 없고 사고발생의 우려가 있다고 판단한 경우에는 그 진료보조행위의 실행을 거절하고 의사에게 직접하게 하든가 상사에게 상담하여 선배 간호사로 하여금 대신하게 하여야 한다. 만약 자신의 경험능력으로 보아 무리라고 인정하고 실행하여 사고가 발생한 경우에는 과실책임을 피할 수 없게 된다. 물론 의사에게도 과실책임이 동시에 발생하게 된다. 경험능력이 없는 간호사를 그 진료행위의 보조자로서 선정한 것 자체가 과실로 되기 때문이다. 요컨대 진료보조라는 이름 아래 자신의 경험능력의 범위를 넘는 진료보조행위를 지시한

409) 대법원 2009.12.24. 선고 2005도8980 판결.

경우에는 그 간호사의 입장에서는 진료보조업무의 범위를 일탈한 것, 결국 보조업무의 한계를 넘는 것이고 환자의 안전을 지키기 위하여는 물론이고 적극적으로 거절하고 사고의 발생을 미연에 방지하여야 할 주의의무가 있는 것이다. 현행법상 대표적으로 의사보조인력(PA, physician assistant)의 경우가 이러한 영역에 머물러 있다고 할 수 있을 것이다.

(1) 마 취

간호사가 진료의 보조로서 마취행위를 할 수 있는가가 문제된다. 마취행위는 환자에게 마약 내지 극약을 사용하는 것으로 항상 고도의 의학지식과 기술 및 세심한 주의를 요하기 때문에 환자의 상태를 감시하고 그 변화에 즉응할 수 있는 조치를 강구할 필요가 있는 의료행위이기 때문이다. 마취행위도 하나의 의료행위이기 때문에 보조가 원칙적으로 가능하다고 할 수 있다.

다만, 그것은 보조의 내용과 방법 및 그 범위가 문제라고 생각된다. 따라서 간호사의 지식과 기술에 의하여도 보건위생상 위해를 발생할 우려가 없는 범위 내에서 보조하는 한 그것은 가능하다고 생각된다. 그러나 간호사가 스스로 마취를 행하는 경우나 의사의 지시하에 간호사가 마취의 전 과정을 담당하는 경우 등은 보조의 범위를 넘는다고 할 수 있다. 일본의 행정해석도 의사의 지시·감독하에 간호사에 의한 마취행위의 보조는 위법은 아니라고 하고 있다고 한다. 다만, 흡입마취에 의하여 수술중에 있는 의사가 지휘·감독하는 것이 사실상 불가능하다고 판단되는 경우에는 달리 간호사를 지휘·감독할 의사가 없는 한 그것은 진료의 보조의 범위를 넘는 것이라고 할 수 있다.

(3) 주 사

1) 보조의 범위

주사는 주사기구를 사용하여 신체의 일정한 부위에 약액을 주입하는 방법을 말한다. 복용에 의한 약제투여와는 다른 기술을 필요로 하고 그 약효가 속효성(速效性)을 가짐과 동시에 부작용도 또한 급속하게 나타나는 특징을 가지고 있다. 주사는 주사약액을 신체의 어느 곳에 주입하는가에 따라 피하주사, 근육주사, 정맥주사 및 동맥주사 등으로 분류될 수 있다. 간호실무에 있어서는 의사의 지시하에 진료의 보조로서 허용될 수 있는 주사의 범위가 문제되고 있다. 그러나 이에 관하여는 견해가 일치하지 않고 있다. ① 주사는 조직손상이나 신경상해 등의 위험이 크기 때문에 의사가 스스로 행하여야 한다는 견해와 ② 주사는 간호사에 의한 보조도 가능하지만, 환자의 체질, 연령, 증상 약액의 종류, 양, 주사의 부위 및 속도 등에 따라서는 의사 스스로 행하지 않으면 안 된다는 견해가 크게 대립하고 있다.

2) 정맥주사의 보조

① 현 황

주사보조에 있어서 커다란 문제는 정맥주사에 있다. 정맥주사에 관하여도 위의 전자의 견해에 의하면 진료의 보조로서 허용될 여지가 없지만, 후자의 입장이라면 상황에 따라 가능하다고 할 수 있다.

정맥주사에 관한 일본의 행정해석은 원칙적으로 정맥주사는 신체에 미치는 영향과 기술적 곤란 등의 이유에서 의사 스스로 행하여야 하고, 간호사의 임무의 범위를 넘는 것으로 보고 있다고 한다. 그러나 일본의 임상현장을 볼 때 의사수의 부족 등으로 인하여 의사의 지시하에 간호사가 행하는 것을 인정하지 않으면 안 되는 상황이 그 현실이기 때문이라고 하고, 법의 해석과 같이 곧바로 실행하는 것은 곤란한 사정도 있기 때문에 점차 개선하도록 지도할 방침이라고 밝힌 바 있다. 그러나 일본의 판례는 간호사가 의사의 지시에 의하여 정맥주사를 하는 것은 당연히 간호사의 임무의 범위내라고 하고, 나아가 준간호사가 의사의 지시를 받고 주사하는 것은 의사가 행하는 것이 아니면 위생상 위해가 발생할 우려가 있는 경우가 아닌 한 위법하지 않다고 하고 있다.

② 판 례

우리나라의 판례는 정맥주사에 관한 보조를 인정하고 있다고 해석된다. 다만 정맥주사에 있어서는 보조자의 능력에 따른 한층 강화된 지휘·감독 등 보다 엄격한 요건을 요구하고 있다.

정맥주사의 보조에 관한 판례의 구체적 내용은 다음과 같다. 즉,

> 병원 신경외과 전공의인 피고인은 수술 직후 피해자의 주치의로 선정되었고 위 병원 간호사들은 피고인의 처방 및 지시에 따라 계속하여 대퇴부 정맥에 연결된 튜브를 통하여 항생제, 소염진통제 등의 주사액을 투여하였지만 별다른 부작용이 없었던 사실, 피고인은 1999. 12. 10. 종전 처방과 마찬가지로 피해자에게 항생제, 소염진통제 등을 정맥에 투여할 것을 당직간호사에게 지시하였는데, 위 병원의 책임간호사인 원심 공동피고인 1(경력 7년)은 신경외과 간호실습을 하고 있던 원심 공동피고

인 2(간호학과 3학년)를 병실에 대동하고 가서 그에게 주사기를 주면서 피해자의 정맥에 주사하라고 지시하고 자신은 그 병실의 다른 환자에게 주사를 하는 사이에 원심 공동피고인 2가 뇌실외배액관을 대퇴부 정맥에 연결된 튜브로 착각하여 그 곳에 주사액을 주입하는 것을 뒤늦게 발견하고 즉시 이를 제지한 다음 직접 나머지 주사액을 대퇴부 정맥에 연결된 튜브에 주입하였지만 피해자는 뇌압상승에 의한 호흡중추마비로 같은 날 사망한 사실 등을 인정한 다음, 피고인의 처방과 지시에 따라 수술 직후부터 계속하여 항생제, 진통소염제 등의 주사액이 간호사들에 의하여 피해자의 대퇴부 정맥에 연결된 튜브를 통하여 투여되어 왔으므로 사고 당일 주사행위 자체에 특별한 위험성이 있었다고 볼수 없고 피고인이 입회하지 않더라도 간호사가 주사의 부위 및 방법에 관하여 착오를 일으킬 만한 사정도 없었던 점, 신체에 직접 주사하여 주사액을 주입하는 것이 아니라 대퇴부정맥에 연결된 튜브를 통하여 주사액을 주입하는 행위는 투약행위에 가깝다는 점, 원심 공동피고인 1의 경력과 그가 취한 행동에 비추어 볼 때 피해자에 대한 주사의 부위 및 방법에 관하여 정확히 이해하고 있었고 그의 자질에 문제가 없었던 것으로 보이는 점, 피해자는 주사로 인한 부작용 발생 여부에 대한 검사가 끝난 상태이고 수술 뒤 상태가 다소 호전되었을 뿐만 아니라 이 사건 사고 전까지 주사로 인한 부작용이 발생하지 아니하였던 점, 피고인으로서는 자신의 지시를 받은 간호사가 자신의 기대와는 달리 간호실습생에게 단독으로 주사하게 하리라는 사정을 예견할 수도 없었다는 점 등을 종합하여 보면, 피고인으로 하여금 그 스스로 직접 주사를 하거나 또는 직접 주사하지 않더라도 현장에 입회하여 간호사의 주사행위를 직접 감독할 업무상 주의의무가 있다고 보기 어렵다는 이유로, 위와 같은 업무상 주의의무가 있음을 전제로 한 이 사건 업무상과실치사의 공소사실에 대하여 무죄를 선고하였다. 앞에서 본 법리와 기록에 비추어 살펴보면, 원심의 사실인정과 판단은 정당하고 거기에 상고이유로 주장하는 바와 같은 의사의 업무상 주의의무에 관한 법리를 오해한 잘못이 있다고 할 수 없다.[410]

대법원은 의사들의 주의의무 위반과 처방체계상의 문제점으로 인하여 수술 후 회복과정에 있는 환자에게 인공호흡 준비를 갖추지 않은 상태에서는 사용할 수 없는 약제가 잘못 처방되었고, 종합병원의 간호사로서 환자에 대한 투약 과정 및 그 이후의 경과 관찰 등의 직무 수행을 위하여 처방 약제의 기본적인 약효나 부작용 및 주사 투약에 따르는 주의사항 등을 미리 확인·숙지하였다면 과실로 처방된 것임을 알 수 있었음에도 그대로 주사하여 환자가 의식불명 상태에 이르게 된 사안에서 간호사에게 업무상 과실치상의 형사책임을 인정한 사례가 있다.[411]

---

410) 대법원 2003.8.19. 선고 2001도3667 판결.

여기서 보여지듯이 대법원이 간호사에게 형사책임을 인정한 근거는 간호사에 의한 정맥주사 자체에 있는 것이 아니라 간호사의 주의의무위반에 있다고 볼 때 대법원은 간호사에 의한 보조행위로서의 정맥주사를 용인하였다고 할 수 있다. 또 다른 판례에서는 정맥주사를 간호사 또는 간호조무사로 하여금 보조하게 하는 것을 용인함과 함께 의사에게 상세한 지시와 감독을 요구하고 있는 점이 발견되고 있다. 대법원은 '주사약인 에폰톨을 3, 4분 정도의 단시간형 마취에 흔히 이용되는 마취제로서 점액성이 강한 유액성분이어서 반드시 정맥에 주사하여야 하며, 정맥에 투여하다가 근육에 새면 유액성분으로 인하여 조직괴사, 일시적인 혈관수축 등의 부작용을 일으킬 수 있으므로 위와 같은 마취제를 정맥주사할 경우 의사로서는 스스로 주사를 놓든가 부득이 간호사나 간호조무사에게 주사케 하는 경우에도 주사할 위치와 방법 등에 관한 적절하고 상세한 지시를 함과 함께 스스로 그 장소에 입회하여 주사시행과정에서의 환자의 징후 등을 계속 주시하면서 주사가 잘못없이 끝나도록 조치하여야 할 주의의무가 있고, 또는 위와 같은 마취제의 정맥주사방법으로서는 수액세트에 주사침을 연결하여 정맥내에 위치하게 하고 수액을 공급하면서 주사제를 기존의 수액세트를 통하여 주사하는 이른바 사이드 인젝션(Side Injection)방법이 직접 주사방법보다 안전하고 일반적인 것이라 할 것인 바, 산부인과 의사인 피고인이 피해자에 대한 임신중절수술을 시행하기 위하여 마취주사를 시주함에 있어 피고인이 직접 주사하지 아니하고, 만연히 간호조무사로 하여금 직접방법에 의하여 에폰톨 500밀리그램이 함유된 마취주사를 피해자의 우측 팔에 놓게 하여 피해자에게 상해를 입혔다면 이에는 의사로서의 주의의무를 다하지 아니한 과실이 있다고 할 것이다'라고 판시한 바 있다.[412] 그리고 또 다른 판례에서 '간호사는 간호사로서 위험한 혈관주사를 함에 있어서는 의사의 지시대로 주사액 주입시간을 엄수하고 또한 주사진행 중 환자에게 이상반응이 나타날 때에는 즉시 주사를 중단하고 의사의 지시를 받도록 함으로써 주사로 인해 환자에게 미칠지도 모를 생명의 위험을 사전에 방지할 업무상 주의의무가 있음에도 불구하고 이를 게을리한 채 위 주사액을 혈관에 직접 주입형식으로 주사하였을 뿐만 아니라 약 2씨씨를 주사할 때 돌연 청색증반응이 나타난 것을 발견하고도 계속하여 약 1분간에 걸쳐 위 주사액 전량을 주입함으로써 그 주사 부작용으로 인한 심장마비로 사망에 이르게 한 과실이 인정된다'고 판시한 바 있다.[413]

411) 대법원 2009.12.24. 선고 2005도8980 판결.
412) 대법원 1990.5.22. 선고 90도579 판결.

③ 검 토

우리나라의 임상현장도 일본의 경우와 크게 다르지 않을 것으로 보인다.[414] 결국 현실적으로 주사에 대한 보조를 인정하지 않을 수 없는 구조이고 상황이라고 하지 않을 수 없다. 다만, 진료의 보조의 가부에 관하여 단순히 의사의 지시의 유무에 따라서 획일적으로 결론을 내리는 것과 정맥주사인가 또는 피하주사인가의 주사방법에 따라서 허용여부를 일률적으로 결정하는 것도 문제라고 할 수 있다. 간호사에 의한 진료의 보조로서 허용되는가의 여부는 개별 주사행위마다 위험성의 정도와 보조자의 기능능력에 따라 환자의 안전을 보장할 수 있는 정도의 적절한 의사의 지시의 유무에 따라 판단하는 것이 타당하다고 보기 때문이다.

(4) 조 제

조제는 약사와 한약사의 독점행위이고(약사법 제23조 제1항), 예외적으로 특정한 경우에 한하여 의사 또는 치과의사는 자신이 직접 조제할 수 있다(약사법 제23조 제4항). 의사 또는 치과의사가 자신이 직접 조제하는 경우 진료의 보조행위로서 간호사의 조제가 허용될 수 있겠는가가 문제된다. 보조행위는 조제의 본질행위를 제외한 행위라고 할 수 있다. '조제'란 일정한 처방에 따라서 두 가지 이상의 의약품을 배합하거나 한 가지 의약품을 그대로 일정한 분량으로 나누어서 특정한 용법에 따라 특정인의 특정된 질병을 치료하거나 예방하는 등의 목적으로 사용하도록 약제를 만드는 것을 말한다(약사법 제2조 제11호). 그런데 약제를 보면 정제, 캡슐 등으로 되어 있고, 이를 약상자에서 꺼내어 수량을 맞추는 정도의 것이라고 한다면 이러한 기계적인 행위는 조제의 본질행위로서 약사, 의사 또는 치과의사 자신이 직접 하지 않으면 안 되는 행위라고 할 것까지는 없다고 하겠다. 따라서 의사 또는 치과의사의 지시에 따라 간호사도 이러한 행위를 할 수 있다고 해도 무리한 해석은 아니라고 할 수 있을 것이다.

4. 대체적 업무에 있어서의 주의의무

(1) 의 의

보건활동에 관하여는 그 정의규정을 찾을 수 없다. 그러나 관련법규를 고려할

413) 대법원 1981.6.23. 선고 81다413 판결.
414) 이상완(의료사법의 이론과 실태), 50쪽.

때, 보건활동이란 널리 의료행위를 포함하여 건강과 위생 등을 지키기 위한 활동이라고 할 수 있다(의료법 제2조 제2항 제5호, 농어촌의료법 제19조, 모자보건법 제2조 제10호, 결핵예방법 제18조 참조).

(2) 보건활동의 내용

의료법상 간호사가 할 수 있는 보건활동이란 다음의 활동을 말한다. 즉, ① 농어촌의료법에 따라 보건진료전담공무원으로서 하는 보건활동, ② 모자보건법에 따른 모자보건전문가가 행하는 모자보건활동, ③ 결핵예방법에 따른 보건활동 및 ④ 그 밖의 법령에 따라 간호사의 보건활동으로 정한 업무를 말한다(의료법 제2조 제2항 제5호 다목, 의료법 시행령 제2조 참조). 보건진료전담공무원이라 함은 근무지역으로 지정받은 의료취약지역에서 대통령령으로 정하는 경미한 의료행위를 하기 위하여 보건진료소에 근무하는 자를 말한다(농어촌의료법 제2조 제3호). 보건진료소라 함은 의사가 배치되어 있지 아니하고 계속하여 의사의 배치가 곤란할 것으로 예상되는 의료취약지역안에서 보건진료전담공무원으로 하여금 의료행위를 하게 하기 위하여 시장·군수가 설치·운영하는 보건의료시설을 말한다(농어촌의료법 제2조 제4호). 모자보건전문가란 의사·한의사·조산사·간호사의 면허를 받은 사람 또는 간호조무사의 자격을 인정받은 사람으로서 모자보건사업에 종사하는 사람을 말한다(모자보건법 제10조 제1항 참조). 위와 같은 보건활동의 내용을 알기쉽게 하면 다음과 같다.

첫째, 경미한 의료행위이다. 보건진료전담공무원으로서 하는 보건활동이란 근무지역으로 지정받은 의료취약지역안에서 대통령이 정하는 경미한 의료행위를 의미한다(농어촌의료법 제19조). 대통령령으로 정하는 경미의 의료행위의 범위는 다음과 같다. 즉, ① 질병·부상상태를 판별하기 위한 진찰·검사, ② 환자의 이송, ③ 외상 등 흔히 볼 수 있는 환자의 치료 및 응급 조치가 필요한 환자에 대한 응급처치, ④ 질병·부상의 악화 방지를 위한 처치, ⑤ 만성병 환자의 요양지도 및 관리, ⑥ 정상분만 시의 분만도움, ⑦ 예방접종 및 ⑧ 위의 ①부터 ⑦까지의 의료행위에 따르는 의약품의 투여가 그것이다(농어촌의료법 시행령 제14조 제1항). 또 보건진료 전담공무원은 위의 의료행위 외에 다음 각 호의 업무를 수행한다. 즉, ① 환경위생 및 영양개선에 관한 업무, ② 질병예방에 관한 업무, ③ 모자보건에 관한 업무, ④ 주민의 건강에 관한 업무를 담당하는 사람에 대한 교육 및 지도에 관한 업무 및 ⑤ 그 밖에 주민의 건강증진에 관한 업무가 그것이다(농어촌의료법 시행령 제14조 제2항). 둘째, 모자보건사업이다. 모자보건사업이란 모성과 영유아에게 전문적인 보건의료서비스 및 그와 관련된 정보를 제공하고, 모성의 생식건강(生殖健康) 관리와 임신·출산·양육 지원을 통하여 이들이 신체적 · 정신적 · 사회적으로 건강을 유지하게 하는 사업을 말한다(모자보건법 제2조 제8호). 셋째, 결핵예방법에 따른 보건활동으로서 결핵환자 등에 대한 의료 등이다. 시 · 도지사 또는 시장 · 군수 · 구청장은 관할 구역에 거주하는 결핵환자등에 대한 적절한 의료 등을 실시하기 위하여 전문 인력을 배치하고, 보건복지부령으로 정하는 조치를 하여야 한다(결핵예방법 제18조 제1항). 보건복지부령으로 정하는 조치란 ① 결핵환자등의 발견 및 신고 접수 등, ② 결핵환자등의 추적검사 및 집단유행 사례에 관한 역학조사, ③ 결핵환자등의 검사 및 투약 등, ④ 결핵환자등과 관련된 기록 및 통계 등의 관리 및 ⑤ 그 밖에 결핵환자등에 대한 의료 등의 실시에 필요하다고 질병관리청장이 정하는 조치를 말한다(결핵예방법 시행규칙 제8조).

(3) 환자진료지침의 준수의무

보건진료 전담공무원은 의료취약지역안에서 대통령이 정하는 경미한 의료행위를 할 때에는 보건복지부장관이 정하는 환자 진료지침에 따라야 한다(농어촌의료법 시행령 제14조 제3항).

(4) 관할구역 이탈금지의무

관할구역 이탈금지명령이 발하여진 경우에는 이를 준수하여야 한다. 관할구역 이탈금지 명령을 위반하여 허가 없이 연속하여 7일 이상 관할구역을 이탈한 경우에는 징계할 수 있다(농어촌의료법 제17조 제2항 제3호).[415] 관할지역 이탈금지의무는 ① 해당 관할구역의 응급환자 처치를 위하여 필요한 때, ② 해당 관할구역에 의료기관이 없는 도서 또는 접경지역으로 주민들의 건강보호를 위하여 필요한 때 또는 ③ 감염병 및 재해 등으로 많은 환자가 발생하거나 그 밖에 이에 준하는 사유가 발생한 경우에 특별자치시장 · 특별자치도지사 · 시장 · 군수 또는 구청장에 의하여 보건진료전담공무원에 대하여 명하여질 수 있다(농어촌의료법 제20조 제1항).

5. 지도적 업무에 있어서의 주의의무

간호사의 간호조무사에 대한 지도에 있어서 주의의무는 의사와 간호사 사이의 진료의 보조에 있어서의 그것과 완전히 같은 구조라고 할 수 있다. 따라서 간호

415) 농어촌의료법의 2012년 개정으로 일상생활권역 내의 거주의무가 관할구역 이탈금지의무로 대체된 것이다(농어촌의료법 2012.10.22. 일부개정 법률 제11514호 2013.1.23. 시행). 교통 · 통신 등의 발달로 보건진료전담공무원의 개정 전의 거주의무를 삭제하고, 관할구역 이탈금지의무를 신설한 것이다.

사는 간호조무사에 대하여 지도·감독 의무를 부담하고, 간호조무사는 간호사의 지도·감독에 따를 의무가 부과되어 있다고 할 수 있다. 이러한 구조에서는 후술하는 바와 같이 의사와 간호사 사이의 수직적 분업관계에 관한 법리가 그대로 타당하다고 할 수 있기 때문이다.

Ⅳ. 분업상의 주의의무

1. 서 언

복수의 의료인이 관여하는 분업화된 의료행위에서 사고가 발생한 경우 그 책임의 주체가 문제된다. 이와 관련하여 민법은 공동불법행위에 관하여 규정하고 있고(민법 제760조), 형법은 공동정범에 관하여 규정하고 있다(형법 제30조 참조). 이는 연좌제를 폐지하고 근대법부터 현대법에 이르기까지 확립된 책임법에 근거한 규정이라고 할 수 있다. 근대법 이후의 책임법은 고의나 과실이 있는 행위자가 책임을 부담한다는 행위자 책임주의가 원칙이다. 행위자 책임주의의 원칙상 분업관여자의 책임 여부를 판단하기 위하여는 분업관계를 수평적 분업과 수직적 분업관계로 구분하여 검토할 필요가 있다.

2. 수평적 분업에 있어서의 주의의무

의료도 분업인 이상 각 분업자는 상대방이 적절한 행동을 취할 것을 신뢰하고 업무에 임하고 있다. 예컨대, 의사 대 의사, 의사 대 독자적 업무영역의 간호사 또는 간호사 대 간호사의 관계 등이 그 대표적인 경우라고 할 수 있다. 각각의 분업자는 악결과에 대하여 각각의 행위결과에 대하여 각자가 책임을 진다. 행위자 책임의 원칙상 당연한 결과이다. 이는 분업자 상호간에 신뢰의 원칙이 적용된 결과이다. 신뢰의 원칙(Vertrauens-grundsatz)이란 다른 관여자가 적절한 행동을 취할 것을 신뢰하는 것이 상당할 경우에는 예견의무는 존재하지 않고, 그것을 신뢰하고 행동하면 충분하고 결과적으로 위험이 발생하였다고 해도 그 결과에 대하여 신뢰자는 책임을 지지 않는다는 원칙을 말한다.

수평적 분업에 관한 판례의 구체적 내용은 다음과 같다. 즉,

① 내과의사가 신경과 전문의에 대한 협의진료 결과 피해자의 증세와 관련하여

신경과 영역에서 이상이 없다는 회신을 받았고, 그 회신 전후의 진료 경과에 비추어 그 회신 내용에 의문을 품을 만한 사정이 있다고 보이지 않자 그 회신을 신뢰하여 뇌혈관계통 질환의 가능성을 염두에 두지 않고 내과 영역의 진료 행위를 계속하다가 피해자의 증세가 호전되기에 이르자 퇴원하도록 조치한 경우, 피해자의 지주막하출혈을 발견하지 못한 데 대하여 내과의사의 업무상과실이 있었다고 단정하기는 어렵다.[416] ② 일반적으로 대학병원의 진료체계상 과장은 병원행정상의 직급으로서 다른 교수나 전문의가 진료하고 있는 환자의 진료까지 책임지는 것은 아니고, 소속 교수 등이 진료시간을 요일별 또는 오전, 오후 등 시간별로 구분하여 각자 외래 및 입원 환자를 관리하고 진료에 대한 책임을 맡게 된다. 그러한 사정을 감안하면, 피고인에게 피해자를 담당한 의사가 아니어서 그 치료에 관한 것이 아님에도 불구하고 구강악안면외과 과장이라는 이유만으로 외래담당의사 및 담당 수련의들의 처치와 치료결과를 주시하고 적절한 수술방법을 지시하거나 담당의사 대신 직접 수술을 하고, 농배양을 지시·감독할 주의의무가 있다고 단정할 수 없다.[417] ③ 정신과질환인 조증으로 입원한 환자의 주치의사는 환자의 건강상태를 사전에 면밀히 살펴서 그 상태에 맞도록 조증치료제인 클로르포르마진을 가감하면서 투여하여야 하고, 클로르포르마진의 과다투여로 인하여 환자에게 기립성저혈압이 발생하게 되었고 당시 환자의 건강상태가 갑자기 나빠지기 시작하였다면 좀 더 정확한 진찰과 치료를 위하여 내과전문병원 등으로 전원조치를 하여야 할 것이고, 그러지 못하고 환자의 혈압상승을 위하여 포도당액을 주사하게 되었으면 그 과정에서 환자의 전해질이상 유무를 확인하고 투여하여야 함에도 의사에게 요구되는 이러한 일련의 조치를 취하지 아니한 과실이 있다면, 그러한 과실로 환자가 전해질이상·빈혈·저알부민증 등으로 인한 쇼크로 사망하였음을 인정할 수 있고, 그 치료 과정에서 야간당직의사의 과실이 일부 개입하였다고 하더라도 그의 주치의사 및 환자와의 관계에 비추어 볼 때 환자의 주치의사는 업무상과실치사죄의 책임을 면할 수는 없다.[418] ④ 피해자를 감시하도록 업무를 인계받지 않은 간호사가 자기 환자의 회복처치에 전념하고 있었다면 회복실에 다른 간호사가 남아있지 않은 경우에도 다른 환자의 이상증세가 인식될 수 있는 상황에서라야 이에 대한 조치를 할 의무가 있다고 보일 뿐 회복실 내의 모든 환자에 대하여 적극적, 계속적으로 주시, 점검을 할 의무가 있다고 할 수 없다.[419] ⑤ 갑 의사가 수술지원 요청에 의하여 수술(결석을 제거하고 난 요관의 협착부위를 절단하여 방광측부에 이식하는)을 한 후에 다른 의사들이 한 이형수혈의 부작용으로 인하여

416) 대법원 2003.1.10. 선고 2001도3292 판결.
417) 대법원 1996.11.8. 선고 95도2710 판결.
418) 대법원 1994.12.9. 선고 93도2524 판결.
419) 대법원 1994.4.26. 선고 92도3283 판결.

환자가 사망한 경우에는 갑 의사에게는 손해배상책임이 없다.[420)]

3. 수직적 분업에 있어서의 주의의무

의료인과 그 보조자의 사이에서 발생하는 법률관계라고 할 수 있다. 예컨대, 의사와 간호사 사이에 있어서의 진료보조관계 또는 간호사와 간호조무사 사이에 있어서의 업무지도관계가 대표적인 경우라고 할 수 있다. 다수의 의료과실은 보조자의 단순실수에 기인한 것이 대부분이지만, 이러한 경우 보조자뿐만 아니라 진료에 책임을 지는 의료인도 민·형사상의 책임을 피할 수 없게 된다. 의사는 진료의 책임자로서 일체의 진료상의 책임을 부담하고 개개의 보조행위는 모두 의사의 의무로부터 발생하고 그 결과는 자동적으로 의사의 책임으로 귀결된다. 민사책임에 있어서 보조자의 과실은 곧 의사의 과실로 된다. 그러나 형사과실에 있어서는 객관적 주의의무의 존부에 귀착하기 때문에 보조자의 과실이 의사에게 예견가능했느냐 하는 것이 기준이 된다. 결과가 중한 경우에는 보조자의 경과실도 의사의 과실판단에 영향을 미치는 것이 현실이라고 한다.

수직적 분업에 관한 판례의 구체적 내용은 다음과 같다. 즉,

> ① 의사가 간호사에게 의료행위의 실시를 개별적으로 지시하거나 위임한 적이 없음에도 간호사가 그의 주도 아래 전반적인 의료행위의 실시 여부를 결정하고 간호사에 의한 의료행위의 실시과정에도 의사가 지시·관여하지 아니한 경우라면, 이는 구 의료법(2009. 1. 30. 법률 제9386호 개정되기 전의 것) 제27조 제1항이 금지하는 무면허의료행위에 해당한다고 볼 것이다. 그리고 의사가 이러한 방식으로 의료행위가 실시되는 데 간호사와 함께 공모하여 그 공동의사에 의한 기능적 행위지배가 있었다면, 의사도 무면허의료행위의 공동정범으로서의 죄책을 진다.[421)] ② 의사가 간호사로 하여금 의료행위에 관여하게 하는 경우에도 그 의료행위는 의사의 책임 아래 이루어지는 것이고 간호사는 그 보조자에 불과하다. 간호사가 '진료의 보조'를 하는 경우 모든 행위 하나하나마다 항상 의사가 현장에 입회하여 일일이 지도·감독하여야 한다고 할 수는 없고, 경우에 따라서는 의사가 진료의 보조행위 현장에 입회할 필요 없이 일반적인 지도·감독을 하는 것으로 충분한 경우도 있을 수 있으나, 이는 어디까지나 의사가 그의 주도로 의료행위를 실시하면서 그 의료행위의 성질과 위험성 등을 고려하여 그 중 일부를 간호사로 하여금 보조하도록 지시 내지 위임할 수 있다는 것을 의미하는 것에

420) 대법원 1970.1.27. 선고 67다2829 판결.

421) 대법원 2012.5.10. 선고 2010도5964 판결.

그친다.[422] ③ 의사가 다른 의사와 의료행위를 분담하는 경우에도 자신이 환자에 대하여 주된 의사의 지위에 있거나 다른 의사를 사실상 지휘 감독하는 지위에 있다면, 그 의료행위의 영역이 자신의 전공과목이 아니라 다른 의사의 전공과목에 전적으로 속하거나 다른 의사에게 전적으로 위임된 것이 아닌 이상, 의사는 자신이 주로 담당하는 환자에 대하여 다른 의사가 하는 의료행위의 내용이 적절한 것인지의 여부를 확인하고 감독하여야 할 업무상 주의의무가 있고, 만약 의사가 이와 같은 업무상 주의의무를 소홀히 하여 환자에게 위해가 발생하였다면, 의사는 그에 대한 과실 책임을 면할 수 없다.[423] ④ 간호사가 의사의 처방에 의한 정맥주사(Side Injection 방식)를 의사의 입회 없이 간호실습생(간호학과 대학생)에게 실시하도록 하여 발생한 의료사고에 있어서 여러 가지 사정을 종합하여 볼 때 의사는 그 스스로 직접 주사를 하거나 또는 직접 주사하지 않더라도 현장에 입회하여 간호사의 주사행위를 직접 감독할 업무상 주의의무가 있다고 보기 어렵다.[424] ⑤ 의료행위가 환자에게 위해가 미칠 위험이 있는 이상 간호사가 과오를 범하지 않도록 충분히 지도·감독을 하여 사고의 발생을 미연에 방지하여야 할 주의의무가 있고, 이를 소홀히 한 채 만연히 간호사를 신뢰하여 간호사에게 당해 의료행위를 일임함으로써 간호사의 과오로 환자에게 위해가 발생하였다면 의사는 그에 대한 과실책임을 면할 수 없다.[425] ⑥ 일반적으로 대학병원의 진료체계상 과장은 병원행정상의 직급으로서 다른 교수나 전문의가 진료하고 있는 환자의 진료까지 책임지는 것은 아니고, 소속 교수 등이 진료시간을 요일별 또는 오전, 오후 등 시간별로 구분하여 각자 외래 및 입원 환자를 관리하고 진료에 대한 책임을 맡게 된다. 그러한 사정을 감안하면, 피고인에게 피해자를 담당한 의사가 아니어서 그 치료에 관한 것이 아님에도 불구하고 구강악안면외과 과장이라는 이유만으로 외래담당의사 및 담당 수련의들의 처치와 치료결과를 주시하고 적절한 수술방법을 지시하거나 담당의사 대신 직접 수술을 하고, 농배양을 지시·감독할 주의의무가 있다고 단정할 수 없다.[426]

422) 대법원 2012.5.10. 선고 2010도5964 판결.

423) 대법원 2007.2.22. 선고 2005도9229 판결; 대법원 1998.2.27. 선고 97도2812 판결; 대법원 1990.5.22. 선고 90도579 판결.

424) 대법원 2003.8.19. 선고 2001도3667 판결.

425) 대법원 1998.2.27. 선고 97도2812 판결.

426) 대법원 1996.11.8. 선고 95도2710 판결.

제 2 장 의환관계론

제 1 절 총 설

I. 의료소비시대의 도래

1. 서 언

현대사회의 가장 큰 특징 중의 하나는 현대사회가 바로 소비사회라는 점이다. 소비사회에서는 소비자의 선택과 선별이 강하게 작용한다. 현대소비의 특징은 상품뿐만 아니라 서비스나 인간관계도 소비한다는 점에 있다. 서비스의 한 형태인 의료도 소비의 대상, 즉 상품으로 되고 그 상품을 구입하는 개인은 의료소비자로 된다. 최상의 구매(best buy)에 근거하는 소비지향이 의사와 환자의 관계에도 변화를 가져오는 것은 당연하다. 의료에 있어서의 소비자주권주의(consumerism in medicine)는 의사의 설명의무를 더욱 강조하게 된다.

아래에서는 종래부터 현대의 소비사회에 이르기까지 의사와 환자의 관계에 관하여 고찰한다. 고도로 발달한 소비사회화는 의료에도 침투하고 그 결과 의료의 중심을 이루는 의사와 환자의 관계에도 변화를 가져오고 있다. 종래에는 부권적(父權的)으로 환자에 대하여 우월한 지위에 있었던 의사는 의료제공자로 되고, 의료소비자인 환자로부터 선택받는 대상으로 변경된다. 의사와 환자의 관계에 있어서 구조적 변화는 ① 부권주의하에서 의사에게 몸을 맡기는 환자로부터, ② 자율적 환자를 거쳐, ③ 의료소비자로서의 환자라는 3단계로 분류하는 것을 가능하게 한다. 이와 같이 의사와 환자의 관계는 동태적으로 파악할 필요가 있다.

2. 의료부권주의

전통적으로 의사와 환자의 관계는 의료부권주의(medical paternalism)에 바탕을 둔 것이었다. 부권주의는, 히포크라테스 선서에서 나타나듯이 부자관계(父子關係)와 유사하게,[1)]

의사는 환자를 위하여 성의를 가지고 최선의 의료를 베풀고, 환자는 의료에 관한 모든 결정권을 의료영역에서 가장 지식이 많은 의사에게 모두 위임하는 것이 최선의 이익을 얻는 길이라는 신념에서 생겨났다(위임의료). 이러한 의료관에서 의사는 전문가로서 환자에게 인술(仁術)을 베푼다는 '은혜적인 의료관'이 지배하게 되었고, 환자는 왕왕 1명의 인간으로서라기보다는 단순한 의료의 대상으로서밖에 취급되지 않았다. 환자는 주어진 약이 어떠한 것인가도 설명받지 못하고, 현재의 신체의 상황에 대하여도 차후의 치료계획에 대하여도 알 길이 없다. 의사는 난해한 의학용어를 구사하는 것으로 권위를 유지하였고 환자도 의사선생님이라는 최대의 경어를 사용하면서 의사의 권위에 기대하고 있었다. 의사가 앉아 있는 호화로운 진찰용 의자와 환자가 앉는 둥근의자가 이러한 관계를 대변했다. 진료에 대한 설명에 있어서도 의사는 진료과정중에 필요와 재량에 의하여 적절하게 행하였을 뿐이다.

3. 환자주권주의

19세기 말에 이르자 환자의 선택권, 즉 환자의 자유의사를 최대한 존중하려는 설명과 동의의 원칙이 등장하였다. 설명과 동의의 원칙은 역사적으로 볼 때 2가지 방향에서 등장한다. 하나는 인권을 옹호하려는 측면이고, 다른 하나는 의료행위의 적법성의 근거라는 법리의 측면이다.

우선, 전자는 1947년 뉴른베르크 윤리강령(Der Nürnberger Kodex von 1947)은 나치스 독일에 의한 비인도적인 인체실험에 대한 반성에 근거하여 환자 의사의 존중과 인권의 보호를 최초로 선언하고 의학적 연구시에 피험자의 자발적 동의와 그 실험에 대한 충분한 정보의 제공을 명확하게 요청하였다.[2] 이 윤리원칙은 피험자의 인권보호라는 영역으로부터 1964년 제18회 세계의사회 총회의 헬싱키 선언에서[3] '연구적 의료일반에 있어서 환자의 동의가 불가결하다는 원칙'으로 발전하였고, 1973년의 미국

1) 부권주의는 히포크라테스 선서에 근거를 둔다고 주장되고 있다. Fereniki Panagopoulou-Koutnatzi, Die Selbstbestimmung des Patienten-Eine Untersuchung aus verfassungsrechtlicher Sicht, Schriften zum Öffentlichen Recht Band 1123, Duncker & Humblot, Berlin, 2009, S. 197 참조.

2) URL: http://www.ippnw-nuernberg.de/aktivitaet2_1.html.

3) 헬싱키 선언의 정식명칭은 "사람을 대상으로 하는 의학연구의 윤리적 원칙"(World Medical Association Declaration of Helsinki Ethical Principles for Medical Research Involving Human Subjects)이다. 1964년 처음으로 채택된 이래 8회의 개정을 거쳐 현재에 이르고 있다.

병원협회에 의한 환자의 권리장전에 관한 선언 등을 통하여 그 적용이 확대되었다. 1981년 제34회 세계의사회 총회의 리스본 선언에서는[4)] 일반진료에 있어서도 환자의 자유로운 동의가 필요하다는 원칙으로 격상되었다.

다음으로, 후자는 미국에서 19세기말부터 20세기 초까지의 사이에 의료과오소송에서 의료행위의 적법성을 확보하기 위하여 형성된 법리이다. 1914년 카도조(Benjamin Nathan Cardozo, 1870~1938) 판사의 설시가 유명하다. 즉, "성년에 달한 정상적인 판단능력을 가진 자는 누구도 자기의 신체에 무엇인가 행하여져야 하는가를 결정할 권한을 가진다. 환자의 동의를 얻지 않고 수술을 한 외과의는 불법행위(assault)를 범한 것이기 때문에 손해배상책임을 진다"고 하였다.[5)] 이와 같이 판례에 의하여 동의의 원칙이 확립되었지만 동의의 원칙이 동의에만 그치지 않고, 동의 전에 그 동의의 필요성 등에 대하여 설명하고 환자의 납득을 얻어야 한다는 이론에 의하여 설명과 동의가 결합된 용어 'informed consent'가 태어나고,[6)] 법률상의 원칙(doctrine of in-formed consent)으로서 확립되기에 이르렀다.[7)]

요컨대, 위와 같은 영향에 의하여 권력의 주체는 환자쪽으로 이전되었다. 의사의 권력은 점차 감소하고, '설명 후 동의'(informed consent)와 정보공개의 영향으로 환자의 권리가 증대되고 환자 자신이 의료행위의 결정에 참여하게 되었다. 이와 같은 배경에서 사람들 사이에는 종래의 위임의료에서 탈피하여 환자의 자율로 의료를 추진하려는 계약의료의 움직임이 생겨났다(계약의료). 의사가 자율적인 존재로서 환자의 자유의지를 존중하는 자율적인 의사와 환자의 관계의 등장이다. 자율모델에서의 환자는 부권주의에 있어서의 의료의 소극적인 수용자가 아니라 의사가 제공한 정보를 바탕으로 주체적으로 의사결정하고 치료법을 선택하는 적극적인 수용자가 된다. 이로써 본격적인 환자주권주의(Patientenautonomie, Patient Sovereignty)의 시대가 도래하게 되었던 것이다. 의학에서는 처음으로 자율모델이 등장한 영역은 치과이다. 치과에서는 종래부터 환자의 선택이 치료에 반영되는 경우가 많았으며, 또 더 나은 의료를 달성하

---

4) 리스본 선언의 정식명칭은 "환자의 권리에 관한 세계의사회 리스본 선언"(World Medical Association Declaration of Lisbon of the Rights of the Patient)이다. 1981년 채택된 후 1995년 및 2005년의 개정을 거쳐 오늘에 이르고 있다.

5) Shloendorff, V. Society of New York Hospitals, 211 N.Y. 125, 105 N.E. 92〈1914〉. 金川(現代医事法學), 111頁에서 재인용.

6) Salgo, V. Leland Stanford, Jr., University Board of Trustees, 154cal, App. 2d 560, 317 p. 2d 170 〈1957〉. 金川(現代医事法學), 111頁에서 재인용.

7) Natanson V. Kline, 186Kan. 393, 350p. 2d 1093 〈1960〉. 金川(現代医事法學), 111頁에서 재인용.

기 위하여 치과의사는 환자와 의사소통을 필요로 했다. 따라서 치과의사는 다른 분야의 의사보다 먼저 환자에게 설명하는 시간을 가지고 환자의 동의하에 치료를 실시하게 되었던 것이다.

4. 의료소비주의

최근에는 소비사회와 고도의 정보사회가 도래함과 함께 환자의 권리의식이 높아짐에 따라 환자자율모델은 소비자모델로 이행해가고 있다. 이는 의료제공자로서의 의사와 의료소비자로서의 환자와의 관계에서 환자는 치료계획수립시 의사에게 선택지의 제시를 요구하게 되고, 의료는 의사와 환자의 합의하에 진행되게 된다. 소비자모델은 부권주의와는 정반대에 위치해 있고, 선택의 주권을 가지는 소비자는 선별의 대상이 되는 의사를 전적으로 신뢰하지 않는다. 선별과 선택은 소비시대의 중심개념이다. 의료소비자는 의료기관을 방문하기 전에 인터넷과 같은 매체에서 이미 의학정보를 얻고, 그것을 바탕으로 제공자인 의사를 선별하는 것은 물론, 선별된 의사가 제시하는 치료계획에 대하여도 적극적으로 참여한다. 의사의 진단이나 치료결과뿐만 아니라 의사와 의료진의 대응이 의료소비자의 의향과 맞지 않으면 때때로 의사에게 적대적 행동을 취하기도 한다. 이러한 경향은 개선의료(Enhan-cement) 또는 희망의료(Wunschbe-handlung) 등과 같은 개념의 등장으로 더욱 가속화될 전망이다. 요컨대, 의료의 형태는 '권위에 의한 의료'에서 '결정에 의한 의료'로 변경되었고, 이어서 '결정에 의한 의료'는 다시 '선택에 의한 의료'로 진화하고 있다고 하지 않을 수 없다.

Ⅱ. 의사와 환자의 법률관계

1. 과거의 유형

의사와 환자는 상호 대립된 관계에 있다기보다는 환자의 건강회복이라는 한 가지 목표를 위해 상호 협력하는 관계에 놓여 있다.[8] 전통적으로 의사와 환자의 관계는 좁고 정해진 지역사회안에서 상호 인간적인 신뢰관계에 바탕을 둔 것이었다. 이러한 관계 속에서 의사의 치료행위가 행하여져 왔고, 통상적으로 환자는 모

8) 박일환, "의사의 설명의무와 환자의 승낙," 법원행정처(의료사고에 관한 제문제), 185쪽.

든 치료행위를 의사에게 일임하였었다(위임의료).

2. 현대의 여러 가지 유형

오늘날 사회가 복잡해짐에 따라 일반인은 질병에 이환된 경우 비로소 의사와 최초로 접촉하게 될 뿐만 아니라 종합병원의 거대한 의료조직은 의사와 환자 사이의 개인적인 인적 신뢰관계의 형성을 저해하고 있는 실정이다.[9] 이러한 의료현실에 직면하여 의사의 전단적 의료행위로부터 환자의 권리를 보호하고자 하는 사상이 대두되게 되었고 이에 따라 의사의 설명의무와 환자의 승낙권이 각국에서 여러 가지 관점에서 논의되기 시작하였다.[10] 여기서 의료에 있어서 의사와 환자의 관계는 법률적으로 어떠한 관계로 이해하여야 하는가가 문제된다. 이 문제는 그 의료관계가 어떻게 하여 형성되는가 그 태양을 분석한 다음에 고찰하지 않으면 안 된다. 의료관계가 환자 본인의 의사에 기하여 형성된 것인가 아닌가라는 관점에서 의료관계는 다음과 같이 구분될 수 있을 것이다.

먼저, 가장 흔한 경우로서 환자의 의뢰에 의하여 의사가 진료를 개시하는 경우이다. 이러한 경우 진료는 환자로부터의 수진청약과 의사에 의한 진료승낙에 의하여 개시된다. 의사는 환자의 의뢰내용에 따라 진료를 실시하고, 환자는 이에 따라 일정한 보수를 지불한다. 이러한 관계는 의료목적이 달성되거나 불능으로 된 때에 종료한다. 이와 같은 환자와 의사의 법률관계는 일반적으로 의료계약이라고 해석되고 있다. 그런데 이를 의료계약이라고 해석하는 경우 계약의 법적 성질, 계약의 내용, 계약의 성립요건, 계약의 법적 효과 등이 다시 검토되어야 한다.

다음으로, 보호자의 의뢰에 의하여 의식불명자, 어린이, 정신장애자 등 의사능력이 없는 환자에 대하여 진료를 개시하는 경우이다. 이러한 경우 진료는 보호자에 의한 대리 또는 제3자를 위한 계약에 의하여 진료가 개시된다는 견해가 있다. 또 보호자 없이 후송된 의식불명의 환자의 경우에 대하여는 어떠한가? 이러한 경우에는 사무관리 내지 긴급사무관리에 의하여 진료가 개시된다는 견해가 있다. 여기서 주장되고 있는 견해의 타당성에 대하여 검토할 필요가 있다.

끝으로, 본인의 의사와 무관하게 진료가 개시되는 경우이다. 다시 말해서, 행정상의 요청에 의하여 일정한 대상자에 대하여 본인의 의사를 묻지 않고 의료를 실

9) 박일환, “의사의 설명의무와 환자의 승낙,” 151쪽.
10) 박일환, “의사의 설명의무와 환자의 승낙,” 152쪽.

시하는 경우이다. 예컨대, 강제적으로 시행되는 건강진단(감염병예방법 제19조), 결핵검진(결핵예방법 제11조), 예방접종(감염병예방법 제24조, 제25조; 결핵예방법 제12조) 등은 행정상의 즉시강제로서 행하여지는 것이다. 이들은 본인 또는 대리인 등의 자유의사에 근거한 의료는 아니기 때문에 의료계약의 문제로 되지는 않는다. 의료계약의 문제는 의료과오책임의 법률구성을 둘러싸고 논의된 적이 많았다. 의료과오책임의 법률구성에 대하여 이를 불법행위 또는 채무불이행으로 구성하여 손해배상청구권의 소멸시효나 과실의 입증책임 등에 있어서 약간의 차이가 생긴다고 해석되기 때문이다. 그러나 그러한 문제 외에도 의료계약의 법률관계에 대하여는 검토하여야 할 문제가 적지 않다. 생각건대, 의사와 환자의 법률관계는 먼저 계약관계와 비계약관계로 대별할 필요가 있다. 그 다음 후자는 다시 사무관리관계와 공법상의 관계로 세분될 수 있다고 본다.

제 2 절 계약적 의환관계

Ⅰ. 의료계약의 개관

1. 의료계약의 의의

의료계약이란 의료행위의 수급(受給), 즉 주고 받음을 목적으로 하는 당사자간의 합의를 말한다. 다만, 의료계약은 그 내용이 정하여지지 않은 상태에서 환자측의 진료요청과 의료인측의 진료개시에 의하여 묵시적으로 체결되고 있다는 점에서 다른 계약과 구별되고 있다. 환자의 병상을 예측하기가 어렵다는 점, 의료행위의 다양성으로 인하여 치료효과에 대한 예측도 불가능하다는 점 등으로 인하여 계약의 내용을 정하는 것이 처음부터 어렵기 때문이다. 또 의료계약의 내용은 계약 당시에는 개괄적이고 추상적이지만, 이후 대증요법에 의한 진료의 과정에서 계약의 내용이 구체화되고,[11] 의료인의 설명과 환자의 동의에 의하여 계약의 내용이 최종적으로 확정되는 과정을 거치기 때문이기도 하다.

대법원도 "환자가 의사 또는 의료기관(이하 '의료인'이라 한다)에게 진료를 의뢰하고 의료인이

---

11) 이보환, "의료과오로 인한 민사책임의 법률적 구성," 법원행정처(의료사고에 관한 제문제), 21쪽.

그 요청에 응하여 치료행위를 개시하는 경우에 의료인과 환자 사이에는 의료계약이 성립된다. 의료계약에 따라 의료인은 질병의 치료 등을 위하여 모든 의료지식과 의료기술을 동원하여 환자를 진찰하고 치료할 의무를 부담하며 이에 대하여 환자 측은 보수를 지급할 의무를 부담한다. 질병의 진행과 환자 상태의 변화에 대응하여 이루어지는 가변적인 의료의 성질로 인하여, 계약 당시에는 진료의 내용 및 범위가 개괄적이고 추상적이지만, 이후 질병의 확인, 환자의 상태와 자연적 변화, 진료행위에 의한 생체반응 등에 따라 제공되는 진료의 내용이 구체화되므로, 의료인은 환자의 건강상태 등과 당시의 의료수준 그리고 자기의 지식경험에 따라 적절하다고 판단되는 진료방법을 선택할 수 있는 상당한 범위의 재량을 가진다. 그렇지만 환자의 수술과 같이 신체를 침해하는 진료행위를 하는 경우에는 질병의 증상, 치료방법의 내용 및 필요성, 발생이 예상되는 위험 등에 관하여 당시의 의료수준에 비추어 상당하다고 생각되는 사항을 설명하여, 당해 환자가 그 필요성이나 위험성을 충분히 비교해 보고 그 진료행위를 받을 것인지의 여부를 선택하도록 함으로써 그 진료행위에 대한 동의를 받아야 한다. 환자의 동의는 헌법 제10조에서 규정한 개인의 인격권과 행복추구권에 의하여 보호되는 자기결정권을 보장하기 위한 것으로서, 환자가 생명과 신체의 기능을 어떻게 유지할 것인지에 대하여 스스로 결정하고 진료행위를 선택하게 되므로, 의료계약에 의하여 제공되는 진료의 내용은 의료인의 설명과 환자의 동의에 의하여 구체화된다"고 판시한 바 있다.[12)]

2. 의료계약의 내용

의료계약의 내용은 명확하지 않은 것이 일반적이다. 환자의 병상의 변화를 예측하기 어렵고, 진료의 효과도 장담하기 어렵다는 의료 그 자체의 성질에 의하는 것 외에도 의료 개시 당시 당사자 사이에 내용을 명확하게 하여 계약을 체결한다는 관습이 성립되어 있지 않기 때문이기도 하다. 통상적으로 환자측은 단순히 진료를 원하고, 의료측은 이를 인수하게 된다. 의료계약은 민법이 규정하고 있는 전형계약에 속하고 있지 않기 때문에 그 내용은 당사자 사이의 합의에 맡겨져 있는 셈이다.[13)]

---

12) 대법원 2009.5.21. 선고 2009다17417 전원합의체 판결.

13) 민법은 계약의 해석이나 이행을 둘러싸고 발생할 수 있는 분쟁을 사전에 차단하기 위하여 계약의 이름과 내용을 미리 법정해 놓고 있다. 이를 유명계약 또는 전형계약이라고 한다. 따라서

그런데, 이미 언급한 바와 같이, 의료계약에서는 관습상 그 체결시에 당사자 사이의 합의를 기대하기는 거의 불가능하다. 그럼에도 불구하고 의료계약은 일정한 내용을 가지는 것으로 해석되고 있다. 즉, 환자측의 신청에 의하여 의료인측이 최선의 주의의무를 다하여 의료급부를 제공하면 환자측이 이에 대하여 보수를 지급한다는 내용이 의료계약의 공약수이다. 대법원도 전술한 바와 같이 "의료계약에 따라 의료인은 질병의 치료 등을 위하여 모든 의료지식과 의료기술을 동원하여 환자를 진찰하고 치료할 의무를 부담하며 이에 대하여 환자측은 보수를 지급할 의무를 부담한다"고 판시한 적이 있다.14)

다만, 의료계약은 치유라는 목적달성을 내용으로 하는 결과채무(結果債務)가 아니라 치유라는 결과를 향하여 최선의 주의의무를 다한다는 수단채무(手段債務)를 그 내용으로 한다는 점에 유의하지 않으면 안 된다. 의학상의 한계와 환자라는 개체상의 특성 등 여러 가지의 원인으로 인하여 최선의 의료에도 불구하고 불만족한 결과를 가져올 수 있다는 가능성은 언제나 열려 있기 때문이다. 대법원도 "진료채무는 질병의 치료와 같은 결과를 반드시 달성해야 할 결과채무가 아니라 환자의 치유를 위하여 선량한 관리자의 주의의무를 가지고 현재의 의학수준에 비추어 필요하고 적절한 진료조치를 다해야 할 채무 즉, 수단채무라고 보아야 할 것이다"라 하여 수단채무성을 인정하고 있다.15)

3. 계약자유에 대한 제한

의료계약도 계약의 일종이기 때문에 계약에 관한 민법의 규정과 일반원칙에 따라야 하는 것은 당연하다. 현대 계약법의 기본원리는 계약체결의 자유, 상대방 선택의 자유, 내용결정의 자유 및 방식의 자유를 내용으로 하는 계약자유의 원칙이라는 근대 계약법의 기본원칙을 근본으로 하면서 그에 대한 수정원리로서 다소의 제한을 가미하고 있다. 이러한 의미에서 의료계약도 현대 계약법의 기본원리를

전형계약의 경우에는 당사자 사이에 특약이 없는 한 법정된 내용으로 계약이 체결된 것으로 본다. 재산의 이전에 관한 계약으로서 ① 증여, ② 매매, ③ 교화, 물건의 이용에 관한 계약으로서 ④ 소비대차, ⑤ 사용대차, ⑥ 임대차, 노력의 이용에 관한 계약으로서 ⑦ 고용, ⑧ 도급, 그 외의 계약으로서 ⑨ 여행계약, ⑩ 현상광고, ⑪ 위임, ⑫ 임치, ⑬ 조합, ⑭ 종신정기금, ⑮ 화해가 민법이 규정하고 있는 전형계약이다(민법 제554조부터 제733조까지 참조).

14) 대법원 2009.5.21. 선고 2009다17417 전원합의체 판결.

15) 대법원 2015.10.15. 선고 2015다21295 판결; 대법원 2001.11.9. 선고 2001다52568 판결; 대법원 1993.7.27. 선고 92다15031 판결; 대법원 1988.12.13. 선고 85다카1491 판결.

그대로 따르고 있다고 할 수 있다. 우선 환자측은 청약의 자유를 가진다. 다시 말해서, 환자측은 의료를 신청할 것인가, 어느 의료기관에 신청을 할 것인가, 어떠한 내용의 의료를 신청할 것인가 또는 구두와 서면 중 어느 방식으로 신청을 할 것인가 등 의료계약의 청약의 자유는 매우 폭넓게 인정되고 있다.

이에 반하여 의료측의 승낙의 자유에 대하여는 커다란 제한이 과하여지고 있다. 즉, 헌법이 국가에 대하여 모든 국민의 보건을 보호할 의무를 부과하고 있기(헌법 제36조 제3항) 때문에 의료법은 의료인에게 진료나 조산의 요청을 받으면 정당한 사유 없이 이를 거부하지 못하도록 규정하여 진료거부금지의 의무를 부과하고 있다(의료법 제15조 제1항). 이러한 진료거부금지의 의무는 국가에 대한 공법상의 의무이고 환자 등에 대한 사법상의 의무가 아니라고 하는 것에 대하여는 이미 언급한 바 있다. 그러나 의료인에게 환자의 진료의 청약을 정당한 사유 없이 거부할 수 없도록 하는 것이기 때문에 결과적으로 그것은 의료계약에 있어서의 승낙의 자유에 대한 제한이라는 것은 부정할 수 없다.

Ⅱ. 의료계약의 성질

1. 서 언

의료계약은 환자의 진료요구와 이에 대한 의사의 수진으로 체결되기 때문에 그 내용이 분명하지 않은 상태에서 체결되는 특성을 가지고 있다. 여기서 의료계약의 법적 성질을 민법상의 전형계약에 비추어 규명하고 그 내용을 명확히 함으로써 환자와 의사 사이의 권리와 의무를 분명히 할 필요가 있다. 특히 의료계약의 법적 성질이 도급계약인지의 여부를 가릴 필요가 있다고 본다. 만약, 의료계약이 도급계약이라면 일의 완성, 즉 완치가 되지 않은 경우에는 의료과실을 인정해야 하기 때문이다.

우선, 의료계약은 다른 사람의 육체적 내지 정신적 노동을 이용하는 것을 목적으로 하는 노무공급계약에 속한다. 민법이 전형계약으로 규정하고 있는 노무공급계약 중에 의료계약과 관련이 있는 것으로는 위임, 도급 및 고용계약을 들 수 있다. 이들의 개략에 관하여는 이미 살펴본 바 있다. 그러나 세부적으로 들어가서 의료계약의 법적 성질이 정확히 무엇이냐는 물음에 대한 대답은 일치하지 않고 있다. 아래에서는 의료계약의 법적 성질을 규명하기 위해 환자와 의사 사이에 특약이 있는 경우와 특약이 없는 경우로 대별하여 검토하기로 한다.

2. 특약이 없는 경우

(1) 학 설

특약이 없는 경우 의료계약의 법적 성질은 크게 전형계약설(유명계약설)과 비전형계약설(무명계약설)로 대별될 수 있다. 전자는 다시 위임계약설, 도급계약설 및 고용계약설로 세분될 수 있고, 후자 또한 독립계약설과 혼합계약설로 나누어질 수 있다.

첫째, 위임계약설이란 의료계약을 당사자의 일방(위임인)이 사무의 처리를 위탁하고 상대방(수임인)이 이를 승낙하여 수임사무를 처리하는 위임계약이라고 하는 견해를 말한다(민법 제680조부터 제692조까지). 일정한 사무의 처리라는 통일된 노무를 목적으로 하는 점에 특색이 있다. 따라서 수임인은 다소의 범위에서 자유재량의 여지를 가지며, 위임인과의 사이에는 일종의 신임관계가 성립한다. 사무의 내용은 법률행위인 경우도 있고 그렇지 않은 경우도 있다. 위임은 민사상의 보수가 없는 무상(無償)·편무계약(片務契約)이 원칙이다. 그러나 실제에 있어서는 보수의 계약이 있는 유상·쌍무계약이 많고 상법에서도 유상으로 하는 특칙이 있다(상법 제61조). 그러나 이에 대하여는 의료행위의 내용과 위임계약에 있어서 사무의 내용과 반드시 일치한다고는 할 수 없기 때문에 민법상 위임에 관한 규정이 모두 그대로 의료계약에 적용된다고 할 수 없다는 점, 의료계약은 계약의 자유가 제한될 수 있다는 점 등에서 비판이 가하여지고 있다.

둘째, 고용계약설이란 의료계약은 환자를 고용자, 의사를 피용자로 하는 고용계약이라고 하는 견해를 말한다(민법 제655조부터 제663조까지). 고용계약설은 독일에서 통설로 되어 있다고 한다.[16] 의료계약은 환자의 치유라는 결과까지 부담하는 것은 아니기 때문에 도급계약(Werkvertrag, BGB §§631-651)과는 구별되며, 의료계약은 또 원칙적으로 유상이기 때문에 무상인 위임계약(Auftrag, BGB §§662-676)과도 구별된다는 것이다. 이에 반하여 독일의 소수설에 의하면 의료계약은 명백히 고용계약과는 구별되는 독자적인 유형의 계약이라고 한다. 그러나 이에 대하여는 의사는 일반적으로 환자와는 독립하여 자기의 경험·지식에 따라 적절하다고 판단되는 방법에 의하여 의료행위를 하는 것이지 환

16) Frank Wenzel, Handbuch des Fachanwalts Medizinrecht, Luchterhand(Köln), 2009, S. 239 Rn 9.

자의 지휘·감독을 받는 것이 아니라는 점에서 의료계약을 고용계약으로 볼 수 없다는 비판이 가하여지고 있다.

셋째, 도급계약설이란 의료계약을 일의 완성, 즉 완치를 목적으로 하는 도급계약이라고 하는 견해를 말한다(민법 제664조부터 제674조까지). 이에 의하면 진료채무를 치유라는 결과를 달성해야 하는 결과채무로 파악하게 되고, 따라서 완치가 되지 않으면 진료비를 지불하지 않아도 된다는 결론에 이르게 된다. 그러나 이에 대하여는 의학의 한계나 환자의 개체 차이를 무시하고 있다는 점, 진료채무는 수단채무라는 점 등에서 비판이 가하여지고 있다. 다만, 통상적인 의료행위가 아닌 발치·의치·보철 등과 같은 치과의료, 미용을 위한 성형수술 또는 불임수술·맹장제거수술 등과 같은 특정한 수술 등에 있어서만 제한적으로 의료계약을 도급계약으로 파악하려는 견해도 있다. 그러나 이 견해마저도 환자의 병세가 더 악화되거나 의료행위가 실패하더라도 의사에게 고의 또는 과실이 존재하지 않는 한 보수청구권이 인정되므로 도급계약으로 볼 수 없다는 비판을 받고 있다.

넷째, 독립계약설이란 의료계약은 그 특질상 다양한 형태의 계약이 체결될 수 있기 때문에 민법상의 전형계약과는 다른 독자적인 유형의 계약, 즉 하나의 독립된 계약이라는 견해를 말한다. 의료계약은 민법상의 위임계약과 그 속성이 기본적으로 동일하나, 무상의 원칙, 수임인의 보고의무 등 위임계약에 관한 규정의 일부는 의료계약에 그대로 적용하는 것이 타당하지 않다고 보는 소위 '준위임계약설'도 독립계약설 중의 하나라고 할 수 있다. 이와 같은 내용을 가지는 한 '특수한 무명계약', '도급에 유사한 무명계약' 등 그 명칭의 여하와는 무관하게 독립계약설로 파악하는 것이 가능하다.

다섯째, 혼합계약설이란 의료계약은 전형계약과 전형계약, 전형계약과 비전형계약 및 비전형계약과 비전형계약 등 다양한 조합의 경우를 그 내용으로 한다는 견해를 말한다. 구체적으로는 도급계약과 준위임계약을 혼합한 형태로 구성하는 견해가 가장 많다. 의료계약을 민법상의 위임, 도급 및 고용계약의 어느 한 계약으로 보아 그 규정을 적용하는 것이 곤란하다는 것을 그 근거로 한다. 그러나 이 견해에 대하여는 각각의 전형계약에 대한 비판을 혼합한 만큼의 비판이 가능하다고 할 수 있다.

(2) 판 례

판례는 준위임계약설의 입장이라고 해석된다. 대법원은 "구 의료법(2002. 3. 30. 법률 제6686호로 개정되기 전의 것)

제25조 제3항 소정의 '유인'이라 함은 기망 또는 유혹을 수단으로 환자로 하여금 특정 의료기관 또는 의료인과 치료위임계약을 체결하도록 유도하는 행위를 말하는 것으로서, 의료인 또는 의료기관 개설자의 환자 유인행위도 환자 또는 행위자에게 금품이 제공되거나 의료시장의 질서를 근본적으로 해하는 등의 특별한 사정이 있는 경우에는 같은 법 제25조 제3항의 유인행위에 해당한다고 할 것이고, "의료의 적정을 기하고 국민의 건강을 보호증진한다"는 의료법의 제정 목적(같은 법 제1조)에 비추어 보면, 합법적인 의료행위를 하면서 환자를 유인할 목적으로 금품을 제공하는 경우는 물론, 법(법)이 금지하고 있어 의료인으로서는 마땅히 거부하여야 할 의료행위를 해 주겠다고 제의하거나 약속함으로써 환자를 유혹하여 치료위임계약을 체결하도록 유도하는 경우도 같은 법 제25조 제3항의 유인행위에 해당한다고 보아야 한다"고 판시한 바 있다.[17)]

(3) 검 토

의료계약은 그 특수성으로 인하여 민법상 위임·고용 또는 도급계약에 관한 규정을 그대로 적용하기는 어렵다고 해석된다. 우리나라의 다수설은 의료계약을 준위임계약으로 해석하고 있다.

이에 의하면 의료계약은 ① 환자의 진료요구에 의사가 응함으로써 성립한다는 점, ② 의료인은 최선의 주의의무, 즉 선량한 관리자의 주의의무를 가지고 의료행위를 하여야 한다는 점, ③ 의료채무는 치유를 목적으로 하는 결과채무가 아니라 최선의 의료를 목적으로 하는 수단채무라는 점, ④ 의료인은 진료거부금지의 의무를 부담하기 때문에 환자의 진료의 요청을 거부할 수 없으나 부득이하게 전의 내지 전원의무가 발생하는 경우가 있다는 점 및 ⑤ 의료인은 환자에게 설명의무를 부담한다는 점 등을 그 내용으로 하고 있다고 할 수 있다.

위임계약도 의료계약과 유사한 내용, 즉 ① 당사자의 일방이 상대방에 대하여 사무의 처리를 위탁하게 하고 상대방이 이를 승낙함으로써 그 효력이 발생한다는 점(민법 제680조), ② 수임인은 위임의 본지에 따라 선량한 관리자의 주의로써 위임사무를 처리하여야 한다는 점(민법 제681조), ③ 위임사무는 사무의 처리를 목적으로 하고 사무처리의 완성을 목적으로 하지 않는다는 점, ④ 수임인은 위임인의 승낙이나 부득이한 사정이 없으면 제3자로 하여금 자기를 대신하여 수임사무를 처리하게 할 수

---

17) 대법원 2005.4.15. 선고 2003도2780 판결; 대법원 1994.2.22. 선고 93다4472 판결.

없다는 점(민법 제682조) 및 ⑤ 수임인은 위임인의 청구가 있는 때에는 위임사무의 처리상황을 보고하고 위임이 종료한 때에는 지체없이 그 전말을 보고할 의무가 있다는 점(민법 제683조) 등을 그 내용으로 하고 있다고 할 수 있다.

그러나 위임계약은 특별한 약정이 없으면 위임인에 대하여 보수를 청구할 수 없지만(민법 제686조), 의료계약은 당연히 보수의 지급을 전제로 하고 있다는 점에서는 의료계약과 위임계약은 구별되고 있다. 이상의 점들을 종합적으로 고려하여 판단해 볼 때 의료계약은 위임계약과 가장 유사하다는 것을 알 수 있다. 여기서 의료계약을 위임계약이라고 하되, 앞에 '준'자를 붙여 이해하는 것이, 이미 언급한 바와 같이, 우리나라의 통설이다.

한편, 우리나라의 민법은 위임계약을 일본의 민법과는 달리 사무의 개념에 법률상의 사무뿐만 아니라 사실상의 사무까지 포함한다고 해석되기 때문에 일본의 통설인 '준위임계약설'과는 달리 '준'자를 붙일 필요가 없다는 견해도 주장되고 있다. 결국, 의료계약은 원칙적으로 준위임계약설이 타당하다고 생각된다. 다만, 경우에 따라서는 의료계약을 도급계약으로 해석하여야 할 상황도 분명히 존재한다고 할 수 있다. 예컨대, 미용성형수술, 의치 · 의족 · 의수의 제작, 교정치과, 건강진단만을 받는 경우, 기증자에 대한 장기적출수술의 경우 등은 도급계약이라고 해야 한다. 최근에는 의료계약의 독자적인 내용의 규명에 중점을 둠으로써 전통적인 유형논쟁의 실익을 의문시하는 견해도 등장하고 있고, 의료계약을 전형계약화하기 위한 입법적 해결을 촉구하는 견해도 나타나고 있다. 뿐만 아니라 소비자 시대의 도래와 함께 의료계약은 머지 않은 장래에 위임계약에서 소비자계약으로 그 성질을 달리 할 것으로 예상된다.

3. 특약이 있는 경우

민법상 계약자유의 원칙은 의료계약에도 예외 없이 적용된다. 문제는 의료계약에 있어서 특약의 효력에 있다.

첫째, 의사와 환자 사이에, 예컨대 완치되지 않으면 치료비를 지급하지 않겠다는 특약을 체결하는 경우이다. 이에 대하여는 현대 의학의 수준으로도 질병을 반드시 치유한다는 것은 불가능하고, 따라서 완치나 치유를 내용으로 하는 특약은 사회 통념상 선량한 풍속 기타 사회질서(민법 제103조)에 위반하여 무효라고 하는 견해가 주장되고 있다(무효설). 인간 생체반응의 다양성과 현대의학의 한계 등으로 미루어 볼 때 모든 질병이 반드시 완치된다는 것은 불가능하고, 따라서 완치, 즉 실현 불가능한 사항을 내용으로 하는 특약은 무효라는 무효설의 주장은 일응 타당성을 가진다고 할 수 있다. 그러나 현대의학으로도 여전히 치유가 불가능한 영역이 존재하는 것은 사실이지만, 임상경험상 완치되는 경우도 상당수 존재하는 사실로 볼 때 무효설의 타당성은 일부분에 그친다고 해야 한다. 결국, 의료계약에 있어서 완치를 내용으로 하는 특약, 즉 도급계약의 특약은, 그것이 현대의학의 실현가능한 범위에 머무는 한, 유효하다고 할 수 있다.

둘째, 환자는 의료계약시에 특정한 의사를 선택하여 의료를 의뢰하는 특약, 소위 '선택진료'의 특약을 체결하는 경우이다. 의료법은 "환자나 환자의 보호자는 종합병원 · 병원 · 치과병원 · 한방병원 · 요양병원 또는 정신병원의 특정한 의사 · 치과의사 또는 한의사를 선택하여 진료를 요청할 수 있다"고 규정하여 선택진료의 특약을 명문으로 인정하고 있다(의료법 제46조 제1항 제1문). 이어서 "이 경우 의료기관의 장은 특별한 사유가 없으면 환자나 환자의 보호자가 요청한 의사 · 치과의사 또는 한의사가 진료하도록 하여야 한다"고 규정하고 있다(의료법 제46조 제1항 제2문).

Ⅲ. 의료계약의 당사자

1. 서 언

의료계약의 당사자는 의사와 환자이다. 그러나 의사가 고용의인 경우 의료측당사자가 문제되고, 환자측당사자에 있어서도 환자가 미성년자이거나 의식불명자일 경우 문제가 발생한다. 의료계약의 당사자를 명확히 하는 것은 의료계약으로부터 각 당사자에게 발생하는 권리와 의무를 분명히 하기 위한 것이다.

2. 의료측 당사자

(1) 개설자

의료측당사자로서의 의사는 의료기관의 개설자를 말한다. 따라서 개인 개업의의 경우에는 의료기관의 개설자인 개업의 자신이 당사자로 되나,[18] 봉직의의 경우

18) 개인 의사가 의원을 개설하여 진료를 담당하는 경우도 계약당사자로 되는 것은 진료담당의사로서의 의사가 아니라 의원의 개설자로서의 의사가 계약당사자가 된다고 해석하는 것이 타당하다.

에는 의료기관의 개설자가 당사자로 된다. 조직의료의 실시, 진료비청구권의 귀속, 손해배상의 주체 및 담당의사의 교체가능성 등을 그 논거로 하고 있다.

의료기관의 개설자로서는, 이미 살펴본 바와 같이, ① 의사, 치과의사, 한의사 또는 조산사, ② 국가나 지방자치단체, ③ 의료업을 목적으로 설립된 법인(의료법인), ④ 민법이나 특별법에 따라 설립된 비영리법인 및 ⑤ 공공기관운영법에 따른 준정부기관, 지방의료원법에 따른 지방의료원, 한국보훈복지의료공단법에 따른 한국보훈복지의료공단으로 제한되고 있다(의료법 제33조 제2항).

봉직의는 개설자에 대한 이행보조자가 된다고 하는 것이 다수설이고, 실무상 이론이 없다. 다만, 이행보조자는 타인의 피용자로서 타인의 행위에 수족처럼 협력하는 데 그치는 협의의 이행보조자와 스스로 독립하여 타인의 의무의 전부 또는 일부를 그에 갈음하여 이행하는 이행대행자의 두 가지의 유형으로 나누어질 수 있다. 이에 대하여는 의사는 병원의 지휘·감독을 받는 관계에 있으므로 단순한 이행보조자가 타당하다는 견해와 의사의 독립성·재량성·전문성 등을 고려할 때 의사는 이행대행자라고 하는 것이 타당하다는 견해가 대립하고 있다.

생각건대, 소위 '진료독립성의 원칙'에 비추어 볼 때 후설이 보다 타당하다고 해석된다. 봉직의는 단순히 피용자에 지나지 않기 때문에 의사가 환자의 진료를 인수한 경우 계약상의 효과는 경영주체에게 미치게 된다. 따라서 진료계약에 위반한 경우 그에 대한 책임은 원칙적으로 경영주체이자 사용자의 지위에 있는 개설자가 지게 되는 것이다. 이에 의하면 개설자가 아닌 담당의사 내지 주치의는 개설자에 대한 이행보조자가 되기 때문에 계약상의 의무, 즉 채무불이행의 책임은 지지 않게 되고, 자신의 불법행위에 대하여만 책임을 지게 된다.

(2) 선택진료시

문제는 특진에서와 같이 환자가 의사를 선택하여 진료를 의뢰하는 선택진료의 경우에 있다. 이에 대하여는 환자와 병원 사이의 의료계약 이외에 별도의 신택진료에 대한 계약관계가 성립한다는 견해가 있다. 환자와 선택받은 의사 사이에 선택받은 의사의 개인적 능력 등에 대한 강한 신뢰에 기초한다고 한다. 이에 따르면 선택받은 의사는 병원의 이행보조자가 아니라 독자적인 계약당사자가 된다고 한다.

그러나 이 견해에 대하여는 의료계약이 체결되는 현실과 일치하지 않는다는 점, 의료기관에서 의사는 단순한 피용자에 지나지 않고 의사가 환자의 진료를 인수한 경우의 계약상의 효과는 경영주체에 미치기 때문에 특진계약을 위반한 때의 환자에 대한 책임주체도 사용자로서의 개설자라고 해야 한다는 점, 의료법은 선택진료를 의료기관의 장에게 요청하도록 규정하고 있다고 해석된다는 점(의료법 제46조 참조) 및 환자가 의원급 의료기관과 진료계약을 체결하는 경우에는 당해 의사의 처치행위에 대해서만 승낙한 것으로 보나, 병원급 의료기관에서 승낙한 경우에는 당해 의료기관에 근무중인 의료인의 의료행위 모두에 승낙한 것으로 볼 수 있다는 점[19] 등에서 타당하지 않다고 할 수 있다. 따라서 선택진료의 경우에도 의료기관의 개설자를 의료계약의 당사자라고 하는 것이 타당하다고 해석된다. 요컨대, 선택진료, 특히 특진계약의 경우에도 계약당사자를 변경하는 것보다는, 이미 언급한 바와 같이, 계약당사자를 의료기관개설자로 그대로 유지하면서 다만, 소위 '특진계약'을 의료계약의 '특약사항'으로 이해하는 편이 훨씬 타당하다고 해석된다.

3. 환자측 당사자

(1) 환자 본인

환자측 당사자로서의 환자는 환자 본인이다. 다만, 환자 본인은 단독으로 의료계약을 유효하게 체결할 수 있는 의료계약 체결능력의 소유자여야 한다. 따라서 환자가 성인으로서의 판단능력을 가지고 있는 이상 친족의 승낙으로써 환자의 승낙에 갈음하는 것은 허용되지 아니한다.[20]

(2) 의료계약 체결 능력자

1) 의 의

의료계약 체결능력은 민법상의 법률행위능력과는 별개의 개념이다. 법률행위능력이란 법률행위를 스스로 할 수 있는 능력을 말하는 것으로서 일정한 지적 능력을 소유할 것을 요구하고 있다. 일정한 지적 능력을 가지지 않은 자가 법률행위를 하는 경우 의도하지 않은 의무를 질 수 있기 때문이다. 따라서 법률행위능력이란 법률행위에 따른 권리와 의무를 판단할 수 있는 지적 능력을 의미하게 되고, 이는 법률행위의 종류, 즉 재산행위이냐 아니면 신분행위이냐에 따라 그 판단기준이 달라질 수밖에 없다. 예컨대, 민법은 재산행위에 있어서 미성년자(민법 제4조, 제5조), 피

---

19) 박일환, "의사의 설명의무와 환자의 승낙," 176쪽.

20) 대법원 2015.10.29. 선고 2015다13843 판결; 대법원 1994.11.25. 선고 94다35671 판결.

성년후견인(민법 제9조, 제10조) 또는 피한정후견인(민법 제12조, 제13조)을 행위제한능력자로 규정하고 있으며, 신분행위에 있어서 혼인적령은 만 18세(민법 제807조), 양자능력은 성년(민법 제866조) · 피양자능력은 만 15세(민법 제869조) 및 유언적령은 만 17세(민법 제1061조) 등으로 다양하게 규정하고 있다. 이러한 의미에서 법률행위능력의 일종으로서 의료계약 체결능력은 환자 본인이 단독으로 의료계약을 유효하게 체결하기 위하여 요구되는 지적 능력이라고 할 수 있다.

2) 판단기준

문제는 의료계약 체결능력에 관한 판단기준에 있다. 네덜란드는 법률에 의하여 16세부터 의료계약 체결능력을 인정하고 있다(네덜란드 의료법 제1조, 제2조 참조).[21] 그러나 우리나라에서는 이러한 기준에 대하여 아무런 규정을 두고 있지 아니하다. 여기서 견해가 대립하고 있을 뿐이다.

① 학 설

의료계약 체결능력의 판단기준에 관하여는 견해가 대립하고 있다. 첫째, 의사능력설(意思能力說)이다. 의료계약 체결능력은 의사능력만으로 충분하다는 견해이다.[22] 의료계약은 다른 일반적인 법률행위와는 달리 자신의 생명과 신체에 관한 극히 개인적인 사항이기 때문에 의사능력이 있으면 충분하고, 의사능력자는 스스로 자기결정권을 행사할 수 있기 때문이라고 한다.

둘째, 행위능력설(行爲能力說)이다. 의료계약 체결능력은 행위능력을 요한다는 견해이다. 일반적인 법률행위에 대하여 특별히 예외를 인정할 필요가 없다는 것이 그 이유이다. 이에 의하면 미성년자가 법정대리인의 동의 없이 의료계약을 체결한 경우에는, 그의 의사능력의 유무와는 무관하게, 이를 취소할 수 있다고 한다. 그러나 이에 대하여는 의료비의 지불이라는 관점이 지나치게 강조되고 있다는 비판이 가해지고 있다.

② 판 례

판례의 입장을 단언하기는 아직 어렵다. 판례의 축적이 여전히 충분하지 않기 때문이다. 다만, 판례는 의사능력설의 입장이라고 추정될 수 있다. 대법원은 생모의 종교적 신념으로 수혈을 거부한 사안에서 11세 남짓의 환자에게 사리를 변식

---

21) Dutsch Medical Service Act 1994, Articl 7:447 §1~§2.
22) 이보환, "의료과오로 인한 민사책임의 법률적 구성," 25쪽.

할 지능이 없다고 판시한 바 있기 때문이다.[23)]

③ 검 토

의료계약 체결능력이란 의료행위에 의한 신체에 대한 침습의 의미를 이해하고 그로 인한 손익을 판단할 수 있는 지적 능력이라고 할 수 있다. 또 의료행위는 환자의 생명이나 신체에 관한 사항이기 때문에 재산이나 신분에 관한 사항에까지는 이르지 않는다. 이는 생명이나 신체에 대한 유·불리의 판단이 재산이나 신분에 대한 그것보다는 용이하다는 것을 의미한다. 여기서 의료계약 체결능력은 민사법상의 의사능력이나 형사법상의 자연적 통찰능력과 어느 정도 근접하게 된다고 할 수 있다. 따라서 의료계약 체결능력은 의사능력을 기준으로 하는 의사능력기준설이나 자연적 통찰능력을 기준으로 판단하는 자연적 통찰능력기준설이 타당하다고 해석된다.

3) 판단기준의 구체적 내용

① 의 의

문제는 의사능력이나 자연적 통찰능력의 내용에 있다. 현행법상 의사능력이나 자연적 통찰능력에 관한 명문의 규정이 존재하지 않아 이것이 분명하지 않기 때문이다. 그런데 미성년자 등 행위무능력자의 법률행위는 취소할 수 있는 것이 원칙이다. 이에 반하여, 민법상 명문의 규정이 없지만, 의사무능력자의 법률행위는 무효로 해석되고 있다.[24)] 의사능력이란 유효하게 의사표시를 할 수 있는 능력을 말하고, 구체적으로는 자신의 행위의 결과를 판단할 수 있는 지적 능력을 의미하는 것으로 해석되고 있기 때문이다.

대법원도 "의사능력이란 자신의 행위의 의미나 결과를 정상적인 인식력과 예기력을 바탕으로 합리적으로 판단할 수 있는 정신적 능력 내지는 지능을 말하는 것으로서, 의사능력의 유무는 구체적인 법률행위와 관련하여 개별적으로 판단되어야 하므로, 특히 어떤 법률행위가 그 일상적인 의미만을 이해하여서는 알기 어려운 특별한 법률적인 의미나 효과가 부여되어 있는 경우 의사능력이 인정되기 위하여는 그 행위의 일상적인 의미뿐만 아니라 법률적인 의미나 효과에 대하여도 이해할 수 있을 것을 요한다"고 판시한 바 있다.[25)] 다만, 미성년자이지만 혼인에

23) 대법원 1980.9.24. 선고 79도1387 판결.

24) 제주지방법원 1998.11.14. 선고 98나680 판결 상고기각.

25) 대법원 2012.3.15. 선고 2011다75775 판결; 대법원 2009.1.15. 선고 2008다58367 판결; 대

의하여 성년으로 간주되는 자(민법 제826조의2)는 성년으로서 의료계약 체결능력자로 된다. 이에 반하여 자연적 통찰능력이란 자연적으로 사물의 시비·선악을 변별할 수 있는 능력을 말한다. 형법에서는 만 14세 미만자를 절대적 책임무능력자로 규정하고 있고(형법 제9조), 만 13세부터는 성적 자기결정권을 인정하고 있다(형법 제305조 제1항). 또 소년법은 10세 이상의 소년에 대한 보호처분을 인정하고 있다(소년법 제4조 제1항 제2호).

결국, 의사능력자는 비록 미성년자인 경우라 하더라도 단독으로 의료계약체결능력자로서 의료계약의 당사자가 된다. 따라서 행위능력자인 성년자는 당연히 의사능력자에 포함되어 계약당사자가 되는 것은 물론이다. 또 의사능력자는 아직 미성년자인 한 법정대리인의 동의를 얻어서 계약당사자로 될 수도 있고, 법정대리인이 단독으로 의사능력자인 미성년자를 대리하여 계약당사자로 될 수도 있다고 본다. 다만, 미성년자가 당사자 본인으로서 단독으로 의료계약을 체결하는 경우 그 계약의 취소가 문제될 수 있으나, 원칙적으로 법정대리인에 의한 계약의 취소는 불가능하다고 해야 한다. 의료계약은 다른 재산거래와는 달라서 환자의 의사가 최대한 존중되지 않으면 안 되고, 행위무능력을 이유로 취소가 불가능하기 때문이다. 그러나 문제는 고액의 미용성형수술, 인공임신중절수술, 성전환수술, 불임수술 또는 인공수정 등과 같이 그 목적이 생명과 신체의 안전에 직결되거나, 위법성이 있거나, 의료보험의 대상이 아니거나 또는 고액의 비용지불이 필요한 의료계약의 경우에 있다. 이와 같이 미성년자가 법정대리인의 동의 없이 단독으로 특수한 의료계약을 체결한 경우에는 처분이 허락된 재산의 범위(민법 제6조)라고 할 수 없고, 따라서 예외적으로 법정대리인의 의한 계약의 취소가 가능하다고 본다.

② 복합계약의 경우

또 다른 문제는 의료계약이 의료행위 이외에 다른 사항도 포함하여 복합적 성질을 가지는 경우에 있다. 예컨대, 의료계약이 의료행위에 관한 계약으로서의 성질 이외에 입원계약 등과 같이 법률행위에 관한 계약으로서의 성질도 동시에 가지고 있는 경우이다. 이와 같이 의료계약이 복합적 성질을 가지고 있는 경우 의료계약은 당연히 계약당사자에게 의사능력뿐만 아니라 행위능력까지 요구하게 된다. 아마도 이것이 의료계약의 현실일지도 모른다. 이러한 측면에서의 의미라면 행위무능력자, 즉 미성년자나 피성년후견인 등은 의료계약을 단독으로 체결할 수 없다고 해야 한다. 법정대리인의 동의 내지 법정대리인에 의한 대리가 필요하기

법원 2002.10.11. 선고 2001다10113 판결.

때문이다. 요컨대, 의료계약에 있어서의 계약체결능력이란 위에서 말하는 복합적 성질을 가지는 의료계약의 내용을 의사와 함께 형성할 수 있는 능력을 말하는 것이 아니다. 이는 바로 의료행위에 있어서 자기결정권을 독자적으로 행사할 수 있는 능력으로서의 자기결정능력을 의미하는 것이다. 부연하여 말하면, 자기결정능력은 환자의 승낙능력이나 의사의 설명에 대한 환자의 설명수령능력과 일치하는 개념이다.

생각건대, 의료행위 이외에 의료계약의 내용을 결정하는 것은 법률행위로서 행위능력을 요한다는 것이 논리적이다. 그러나 이러한 논리를 그대로 관철하게 되면 결과적으로 미성년자와 같은 행위무능력자는 의료를 받지 못하게 된다는 결론에 이르게 된다. 이는 환자의 승낙의 효력이 의료계약의 내용 중 의료행위에만 미치는가 아니면 의료계약의 개개의 내용결정에도 미친다고 해야 하는가의 문제이다. 결론은 승낙의 효력은 계약내용의 결정에도 미친다고 해야 한다. 행위무능력자도 의사능력이 있는 한 단독으로 의료를 받을 수 있다고 해야 하기 때문이다. 이것은 의사능력인 승낙능력과 행위능력인 결정능력이 일치한다는 것을 의미한다. 결국, 의료계약에서는 승낙능력과 결정능력을 일치시키기 위하여 의사능력과 행위능력이 일치한다는 모순이 만들어지고 있는 것이다. 그러나 이러한 모순은 의료계약에서만 인정되는 예외라고 해야 한다. 거듭 말하지만, 예외를 인정하지 않으면 행위무능력자는 언제나 단독으로 의료를 받지 못하게 되기 때문이다. 결국 의료계약에 있어서는 의료행위만을 대상으로 하는 소위 단순계약이든 의료행위 외에도 다른 재산적 행위도 포함하는 복합계약이든 의사능력기준설이 획일적으로 적용된다고 할 수 있다. 한편 이에 관한 문제는 후술하는 바와 같이 환자의사론에서는 승낙의 효력범위의 문제로 나타난다.

(3) 의료계약 체결 무능력자

1) 의 의

의료계약 체결능력은 의사능력 내지 자연적 통찰능력에 달려 있다는 것에 대하여는 위에서 검토한 바와 같다. 따라서 의료계약을 단독으로 유효하게 체결할 수 없는 의료계약 체결무능력자는 바로 의사무능력자가 된다. 따라서 의사무능력자가 체결한 의료계약은 무효가 된다. 문제는 의료계약 체결무능력자, 즉 의사무능력자의 경우 계약 당사자에 있다. 이에 대하여는 견해가 일치하지 않고 있다.

2) 법정대리인의 존재시

먼저, 의사무능력자에게 법정대리인이 있는 경우이다. 예컨대, 의사무능력자가 미성년자인 경우에는 친권자가 법정대리인이 되고(민법 제911조 참조), 혼인한 부부의 경우 일상가사의 범위 내에서 일방당사자는 타방당사자에 대하여 법정대리인이 된다(민법 제827조 참조). 이 외에도 성년후견인은 피성년후견인의 법정대리인이 된다(민법 제938조 제1항 참조). 이러한 경우 법정대리인은 대리인으로서 계약당사자가 된다는 법정대리설과 법정대리인은 자기의 이름으로 계약당사자가 된다는 '제3자를 위한 계약설'이 크게 대립하고 있다.[26] 그러나 '제3자를 위한 계약'은 제3자의 권리취득요건인 수익의 의사표시(권리발생요건설)를 의사무능력자에게 기대한다는 것이 불가능하다는 점에서 타당하다고 할 수 없다(민법 제539조 참조). 결국, 미성년자인 의사무능력자의 계약당사자는 그의 법정대리인이 된다. 다만, 의사무능력자가 정신질환자인 경우에는 보호의무자도 계약의 당사자로 될 수 있다(정신건강복지법 제39조).

3) 법정대리인의 부존재시

문제는 통행인에 의하여 호송된 만취자, 의식불명자, 교통사고의 피해자 등과 같이 법정대리인이 없는 의사무능력자의 경우에 있다. 이러한 경우에는 '제3자를 위한 계약설'과[27] 사무관리설이 크게 대립하고 있다. 생각건대, 사무관리(민법 제734조)에 의한 해결이 타당하다고 해석된다.[28] 호송을 한 자와 호송을 받은 자 사이에는 아무런 관계가 존재하지 않기 때문이다. 사무관리관계는 본인이 의식을 회복하거나 보호자가 나타난 경우에는 계약관계로 변경된다고 해야 한다.

본인이 의식을 회복한 경우에는 본인이 계약당사자로 되는 것은 당연하다. 의식을 회복한 후에는 환자 본인의 의사를 존중하여야 하기 때문이다. 보호자가 나타난 경우에는 '제3자를 위한 계약'이 성립한다고 하는 것이 타당하다고 해석된다. 제3자를 위한 계약에 있어서의 계약당사자는 요약자(要約者)인 보호자와 낙약자(諾約者)인 의료기관의 개설자이다. 한편, 계약의 당사자가 누구인지는 계약에 관여한 당사자의 의사에 대한 해석의 문제에 해당하고 이는 의료계약의 당사자가 누구인지를 판단할 때에도 마찬가지이다. 따라서 환자가 아닌 자가 의료인에게 의식불명 또는 의사무능력 상태에 있는 환자의 진료를 의뢰한 경우 진료 의뢰자와

---

26) 이보환, "의료과오로 인한 민사책임의 법률적 구성," 29쪽.
27) 이보환, "의료과오로 인한 민사책임의 법률적 구성," 30쪽.
28) 이보환, "의료과오로 인한 민사책임의 법률적 구성," 32쪽.

환자의 관계, 진료를 의뢰하게 된 경위, 진료 의뢰자에게 환자의 진료로 인한 비용을 부담할 의사가 있었는지 여부, 환자의 의식상태, 환자의 치료과정 등 제반 사정을 종합적으로 고찰하여 진료 의뢰자와 의료인 사이에 환자의 진료를 위한 의료계약이 성립하였는지를 판단하여야 한다.[29]

4. 보험의료에 있어서의 당사자

우리나라의 거의 다수는 국민건강보험법이 정하고 있는 보험진료에 의하여 의료급부가 행하여지고 있다. 국민건강보험법은 피보험자가 보험자에게 보험료를 지급하면 보험자는 피보험자 및 피부양자에 대하여 요양급여·분만급여 등 현물급여(現物給與)를 실시하는 것으로 되어 있다. 보험자는 위와 같은 급여의 시행을 위하여 요양기관을 강제로 지정하고(국민건강보험법 제42조 제5항 참조), 지정된 요양기관은 피보험자에게 의료를 공급하고 이에 대한 의료보수는 보험자로부터 수령하는 구조로 되어 있다.

문제는 보험의료에 있어서 의료계약의 당사자에 있다. 이에 대하여는 다양한 견해가 주장되고 있다. 특히 보험진료의 경우에는 국가 또는 건강보험공단 등의 보험자를 요약자, 보험의료기관으로서 지정을 받은 의사 또는 의료기관을 낙약자, 피보험자(환자)를 수익자로 하는 '제3자를 위한 계약'이라는 견해도 주장되고 있다. 그러나 환자는 수진할 의사나 의료기관을 임의로 선택할 수 있다는 점, 보험진료에 있어서도 환자가 본인부담금 등 일부 진료비를 직접 요양기관에 지급할 의무를 지고 있다는 점, 보험자는 진료보수의 지불 이외에 진료의 내용에 관여할 여지가 없다는 점, 보험의료의 범위를 넘는 진료가 행하여지는 경우도 있다는 점 등을 감안할 때 의료계약의 당사자는 일반의료의 경우와 다를 것이 없다고 해야 한다.[30] 따라서 보험의료이든 아니면 일반의료이든 이와는 무관하게, 의료계약의 당사자는 의료기관의 개설자와 환자라고 해야 한다.

결국, 보험의료에 있어서 보험자와 요양기관 사이에 어떠한 공법상의 권리의무관계가 발생하는가와는 관계없이 보험의료의 피보험자인 환자와 요양기관 사이에는 의료에 관한 합의에 의하여 직접 의료계약이 체결된다고 보아야 한다. 건강보험제도는 의료를 받을 기회를 보장하는 사회보장제도의 일환으로서 국민의 의료보장을 증진시키기 위하여 환자의 의료비의 지급을 담보하는 수단이라고 할 수

29) 대법원 2015.8.27. 선고 2012다118396 판결.
30) 이보환, "의료과오로 인한 민사책임의 법률적 구성," 34쪽.

있다.

Ⅳ. 의료계약의 성립요건

1. 서 언

계약은 법률행위의 하나이기 때문에 그것이 성립하기 위하여는 ① 계약의 당사자가 존재할 것, ② 당사자간에 의사표시(청약과 승낙)의 합치가 있을 것, ③ 계약내용이 명확할 것의 요건을 구비하지 않으면 안 된다. 의료계약의 경우에도 다른 계약의 경우와 다를 것이 없지만, 의료계약의 경우에는 그 성립이 반드시 분명하다고는 할 수 없다. 실제로 청약은 접수창구에서 구두 또는 진료신청서의 제출 등에 의하여 이루어지고, 승낙은 접수창구에서 진료권을 교부하거나 의료진이 진료를 사실상 개시하는 방식으로 이루어지는 경우가 많기 때문이다.

2. 의료계약의 청약

계약자유의 원칙은 의료계약에 있어서도 타당하다. 그러나 그것은 원칙적으로 의료계약의 청약에 한하여 적용된다. 그 결과 환자는 의료기관과 의료진을 자유롭게 선택할 수 있는 청약의 자유를 누리게 되는 것이다.

(1) 청약의 내용

의료계약에 있어서 청약의 내용 내지 범위는 채혈이나 건강검진, 성형수술 등과 같이 처음부터 명확한 경우를 제외하고는 병상의 진행성과 변화성에 대응하는 유동적인 의료행위의 특성으로 인하여 개괄적이고 추상적일 수밖에 없다.[31] 따라서 청약의 내용은 어느 정도 가변적일 수 있고, 이에 대하여는 또한 환자의 건강상태와 질환에 따라 의학적 제약 내지 윤리상의 제약이 있을 수 있다.

(2) 청약의 방식

청약의 방식은 방식자유의 원칙에 따라 자유이다. 구두이든 서면이든 또는 명시적이든 묵시적이든 그 방식은 묻지 않는다. 통상은 병원의 접수창구에 수진신청

---

31) 대법원 2009.5.21. 선고 2009다17417 전원합의체 판결.

서 내지 문진표 등을 제출하거나 또는 구두의 청약을 하는 것에 의하여 의사표시를 한다. 이러한 언어에 의한 명시의 의사표시 외에 긴급한 경우에는 태도나 동작에 의한 묵시의 의사표시도 가능하다.

계속적 계약관계에 있는 의료계약의 경우에는 개개의 의료행위시에 청약과 승낙이 반복적으로 이루어진다고 해석된다. 또 의사가 환자에게 오후왕진, 수시수술 등과 같이 진료시간, 진료방법, 수술시간 등의 의사표시를 하는 것은 환자에 대한 청약이 아니라 '청약의 유인'에 지나지 않는다. 청약의 유인이 있는 경우 환자는 당해 의료행위의 필요성, 비용부담 및 위험성 등에 대하여 설명을 듣고 청약을 하게 되며, 이에 대하여 의사가 승낙을 한 경우에만 의료행위가 가능하다고 해석되기 때문이다.

3. 의료계약의 승낙

환자의 청약이 있으면 의료인의 진료거부금지의무의 귀결로서 의료인은 원칙적으로 이를 승낙하지 않으면 안 된다. 의료계약에 있어서 청약의 자유는 인정되나, 승낙의 자유에는 제한이 규정되어 있는 것이다. 의료법상 진료거부의 문제가 발생할 수 있기 때문이다.

(1) 승낙의 내용

승낙은 청약에 대응한 의사표시이기 때문에 승낙의 대상으로 되는 의료의 내용이나 범위도 청약의 경우와 마찬가지로 개괄적인 것으로 된다. 그럼에도 불구하고 의료계약의 성립 초기에는 일반적으로 당시의 의료수준에 따라 환자가 호소하는 병적 증상의 의학적 해명과 치료를 내용으로 하는 청약과 승낙이 이루어진 것으로 해석할 수 있을 것이다.

(2) 승낙의 방식

승낙의 방식도 원칙적으로 자유이다. 명시적이든 묵시적이든 묻지 않는다. 승낙의 의사를 추단함에 족한 사실만으로도 충분하다. 예컨대, 응급환자에 대하여 의사가 거절하지 않고 의료행위를 시작하면 묵시의 승낙 또는 의사실현에 의한 승낙이 있는 것으로 해석될 수 있기 때문이다.

통상적으로 승낙의 의사표시는 의료기관의 접수창구에서 청약의 수리로 보이는 행위가 있었을 때, 예컨대 진료신청서의 접수, 진찰권의 교부 또는 진찰의 개시가 있는 때에 행하여진 것으로 해석된다. 대법원도 "환자가 의사 또는 의료기관에게 진료를 의뢰하고 의사 또는 의료기관이 그 요청에 응하여 치료행위를 개시하는 경우에 의사 또는 의료기관과 환자 사이에는 의료계약이 성립된다"고 하고 있다.[32)]

Ⅴ. 의료계약의 효과

1. 서 언

계약자유의 원칙상 의료계약도 그 내용을 자유롭게 결정할 수 있다. 그러나 의료계약이 유효하게 효력을 발생하려면 성립요건을 갖추는 외에 다시 유효요건을 갖추어야 한다. 즉 ① 당사자가 의사능력을 가지고 있을 것, ② 의사표시에 대하여 비진의표시 · 허위표시 · 착오라는 의사의 흠결 또는 사기 · 강박에 의한 의사의 하자가 없을 것, ③ 계약의 목적 내지 내용은 실현가능한 것이어야 하고, ④ 그것은 또한 적법하고 타당한 것이어야 할 것을 요한다.

따라서 실현불가능한 사항을 내용으로 하거나, 예컨대 자살관여와 같이 위법하거나 장기매매와 같이 사회질서에 반하여 사회적 타당성이 없는 것을 내용으로 하는 의료계약은 무효가 된다. 민법은 "선량한 풍속 기타 사회질서에 위반한 사항을 내용으로 하는 법률행위는 무효로 한다"고 규정하고 있다(민법 제103조 참조). 그런데 의료계약은 전형계약과는 달리, 질병의 진행과 환자 상태의 변화에 대응하여 이루어지는 가변적인 의료의 성질로 말미암아, 계약 당시에는 진료의 내용이나 범위가 개괄적이고 추상적이지만, 이후 질병의 확인, 환자의 상태와 자연적 변화, 진료행위에 의한 생체반응 등에 따라 제공되는 진료의 내용이 구체화된다. 이렇게 구체화된 내용을 근거로 의료계약의 내용은 의료인의 설명과 환자의 동의에 의하여 최종적으로 확정되기 때문에 그 내용과 범위가 처음부터 명확한 것은 아니다.[33)]

그럼에도 불구하고 의료계약의 법적 성질이 위임계약에 유사하다고 해석하는 한 위임계약을 근거로 의료계약의 내용을 도출하는 것이 불가능한 것은 아니라고

---

32) 대법원 2015.8.27. 선고 2012다118396 판결; 대법원 2009.5.21. 선고 2009다17417 전원합의체 판결.

33) 대법원 2009.5.21. 선고 2009다17417 전원합의체 판결.

할 수 있다. 아래에서는 의료계약이 위임계약에 준하는 성질을 가진다는 것으로부터 도출될 수 있는 의사와 환자의 권리와 의무에 한정하여 검토하기로 한다. 의료계약이 성립하고 유효요건을 충족한 때에는 그 효과로서 의료계약 당사자 상호간에는 의료에 관한 권리와 의무가 발생하게 된다. 양당사자에게는 진료를 중심으로 발생하는 것이 핵심적인 권리와 의무이고, 나머지는 이에 부수하여 발생하는 권리와 의무라고 할 수 있을 것이다.

2. 의료측의 의무

의료계약상 의료측의 주된 의무는 진료의무이다. 의사는 공법상 진료에 응할 의무가 있지만, 이와는 별도로, 의료계약이 체결된 경우에는 개개의 환자와의 관계에서 계약상의 진료의무가 발생한다. 의료계약상 의료측이 부담하여야 할 의무로서는 진료의무를 중심으로 여러 가지의 의무가 도출될 수 있다. 여러 가지의 의무로서 최선의 의료를 실시할 의무, 문진의무, 전의・전원의무, 설명의무, 안전관리(배려)의무, 원내감염대책의무, 사인설명・해명의무, 진료부기록・보관・개시의무, 개인정보보호의무 및 증명문서교부의무를 거론하는 경우도 있다.[34]

(1) 진료의무

1) 의 의

의료계약이 있는 경우 진료행위를 함에 있어서 의사는 '위임의 본지에 따라 선량한 관리자의 주의로써 위임사무를 처리'하여야 할 선관주의의무를 부담한다(민법 제681조). 이 점에서 '사무의 성질에 좇아 가장 본인에게 이익되는 방법으로 이를 관리'하여야 하는 사무관리와 구별된다(민법 제734조).

진료행위는 질병의 쾌유를 목적으로 '위임사무의 처리' 내지 '사무의 관리'로서 하는 한 반드시 그 결과의 실현을 내용으로 하는 것은 아니다. 질병의 치유는 불확실하고 환자의 태도와도 무관하지 않기 때문이다. 따라서 의사는 '치료책임'(治療責任)은 부담하지만, '치유책임'(治癒責任)을 부담하는 것은 아니다. 진료행위는 의학의 수준에 따라 '적정'하게 행하여지면 그것으로 충분하기 때문이다. 여기서 진료채무는 선량한 관리자의 주의를 가지고 진료행위를 실시하는 것 자체를 내용으로 하는 '수단채무'가 된다. 대법원도 "의사가 환자에게 부담하는 진료채무는 질

34) 增田聖子, "第2章 医療契約 Ⅰ. 医療契約總論," 95頁 참조.

병의 치료와 같은 결과를 반드시 달성해야 할 결과채무가 아니라 환자의 치유를 위하여 선량한 관리자의 주의의무를 가지고 현재의 의학 수준에 비추어 필요하고 적절한 진료조치를 다해야 할 채무 즉 수단채무"라고 보아야 할 것이라고 하여 수단채무성을 인정한 것에 대하여는 이미 언급한 바 있다.[35]

선관주의의무는 위험방지를 위하여 필요한 최선의 주의의무를 말하는 것이다. 구체적으로는 진료 당시의 소위 임상의학의 실천에 있어서의 의료수준을 기준으로 그 내용이 결정된다. 의료수준은 의료행위의 내·외적 요인에 의하여 상대화되고 있다. 위임계약에 있어서 선관주의의무는 유상인 경우뿐만 아니라 무상인 경우에도 동일하게 요구되고 있다(민법 제681조, 제686조 참조). 의료행위도 유·무상과는 관계 없이 선량한 관리자의 주의의무로써 행하여져야 한다고 해석될 수 있다. 따라서 진료채무를 이행함에 있어서 의사는 의료의 수준에 따라, 환자의 질환에 가장 적합한 치료를 행하여야 한다.

한편, 진료의무는 의료법상 요양방법지도의무를 당연히 포함하는 개념이다(의료법 제24조 참조). 진료의 개념 속에는 진단과 치료뿐만 아니라 치료의 일환으로서의 요양방법이 처음부터 내재되어 있기 때문이다. 그런데 요양방법지도의무는, 이미 언급한 바와 같이, 공법상의 의무이다. 그럼에도 불구하고 의료계약의 주된 내용이 진료의무라고 할 때 요양방법지도의무는 당연히 의료계약의 내용이 되기도 한다. 이러한 의미에서 요양방법지도의무는, 의료법상 공법상의 의무이자 의료계약상 사법상의 의무가 된다고 할 수 있다.

2) 진료의 범위

진료의 범위란 의료인측은 환자에 대하여 어느 정도까지 진료를 행할 수 있는가 또는 하지 않으면 안 되는가 하는 진료의 외연(外延)을 말한다. 진료의 범위는 당초부터 명확한 것은 소수이고, 다수의 경우는 매우 개괄적이고 추상적인 것이 된다. 따라서 계약체결 당초에는 일반적으로 '병적 증상의 의학적 해명과 그에 대한 치료'라고 하는 것이 의료계약의 내용이 된다. 그 후 진찰과 치료의 경과에 의하여 질병의 원인도 밝혀지고 이에 대한 치료방법도 명확하게 된다. 따라서 의료계약의 내용과 범위는 이러한 단계에 와야 비로소 확정될 수 있다는 것이 일반적인 경우이다.

일단, 일련의 과정을 거쳐서 질병의 명칭과 종류 등이 확정되면 이에 따라 의

35) 대법원 1993.7.27. 선고 92다15031 판결; 대법원 1988.12.13. 선고 85다카1491 판결.

료계약의 내용과 범위도 확정되게 된다. 예컨대, 특정한 수술이 필요한 것으로 판명되고 그 수술에 대하여 환자의 승낙이 있는 경우에는 진료(수술)의 범위가 확정되게 되고, 의료계약의 범위도 이러한 수술의 범위로 한정되게 된다. 따라서 당초의 질병과 밀접불가분한 관계에 있는 질병이라 하더라도 진료범위의 확대 내지 추가로서, 환자의 새로운 승낙이 존재하지 않는 한, 이는 기존의 의료계약의 범위 내에 있는 것이라고 할 수 없다. 예컨대, 유방암으로 인한 우측유방전부적출수술에서 수술중 의사 스스로의 판단으로 예방적 차원에서 좌측유방전부에 대하여도 적출수술을 감행한 경우이다. 이와 같이 승낙의 범위를 넘는 의료, 이른바 '승낙의 양적 초과'의료는 특약 또는 긴급 등 특단의 사유가 존재하지 않는 한, 채무불이행 또는 불법행위를 구성하게 된다고 해석해야 한다.

3) 진료의 기준

진료계약은 일반적으로 특약이 없는 한 준위임계약이고 진료채무는 수단채무라고 해석되고 있다. 따라서 의료인측은 선량한 관리자의 주의의무를 가지고 진료를 행할 의무가 있다. 선량한 관리자의 주의의무, 즉 선관주의의무란 구체적으로는 의료수준에 따르는 것이다. 의료수준이란 학문으로서의 의학수준이 아니라 임상의학의 실천으로서의 의료수준이라고 하는 것에 대하여는 전술한 바와 같다. 따라서 의료수준을 넘는 의료는 요구되지 않지만, 의료수준에 하회(下廻)하는 수준미달의 의료는 허용되지 않는다. 또 의료계약상의 진료의무는 당연히 전의·전원의무를 포함한다고 하여야 한다. 진료계약의 목적은 환자의 생명과 건강을 보호하기 위하여 최선의 주의의무를 다해야 하기 때문이다. 따라서 자신의 지식이나 시설이 부족하여 환자의 진료가 적절하지 않은 경우에는 진료가 가능한 다른 의료인 내지 의료기관에 전의 내지 전원의 의무가 있다고 해야 한다.

4) 진료의 시기

의료채무의 이행기에 관하여는 민법의 일반원칙에 따른다. 따라서 의료인측은 ① 모년 모월 모일처럼 진료기일을 확정적으로 정한 경우에는 그 기일이 도래한 때(민법 제387조 제1항 제1문), ② 쨍하고 해 뜰 날과 같이 진료기일을 불확정적으로 정한 경우에는 그 기일이 도래하고 동시에 그것을 안 때(민법 제387조 제1항 제2문), ③ 진료기일의 정함이 없는 경우에는 환자측이 청구한 때(민법 제387조 제2항)에 각각 진료채무를 이행하는 것이 원칙이다. 그러나 의료의 특성상 이러한 원칙에 의할 수 없는 경우도 적지 않다고 해야 할 것이다. 이러한 경우에는 환자의 병상의 정도와 그 변화의 상황에 따라서 의학적으로 판단하여 적절한 시기가 진료의무를 이행하여야 할 시기라고 해야 한다. 이러한 의미에서 이행의 지체나 실기(失期) 또한 의료과실에 해당한다고 할 수 있는 것이다. 다만, 이러한 적시의 진료의무의 이행의무는, 계속적 의료계약관계에서와 같이, 의료계약의 성립을 선행요건으로 하고 있다고 해야 한다.

(2) 설명의무

의료계약은 준위임계약이기 때문에 수임자인 의사는 위임자인 환자에게 보고의무를 진다. 민법이 "수임인은 위임인의 청구가 있는 때에는 위임사무의 처리상황을 보고하고 위임이 종료한 때에는 지체없이 그 전말을 보고하여야 한다"고 규정하고 있기 때문이다(민법 제683조). 그동안 강호(江湖)에서는 과거 의료관련법률에서 설명의무에 대하여 아무런 규정을 두고 있지 않았던 경우에도 위와 같은 수임인의 보고의무를 근거로 설명의무는 법적 의무가 된다고 주장되기도 하였었다. 그러나 의료계약만을 근거로 어떻게 치료를 위한 설명의무와 동의를 위한 설명의무를 모두 규명하여야 할 것인가는 반드시 명쾌한 것은 아니라고 해석된다.

한편, 의료계약은 환자의 사망에 의하여 종료되기 때문에 의사 또는 의료기관이 의료계약상 직접적으로 환자의 유족에게 설명의무나 사인해명의무를 부담하는가에 대하여는 이론도 있을 수 있다. 그러나 적어도 환자와의 의료계약을 전제로 하여 신의칙상으로는 이러한 의무를 긍정하여야 한다는 견해도 주장되고 있다. 그러나 자기가 진료한 환자가 사망하기에 이른 경우에는 환자가 사망에 이른 경위·원인에 대하여 진료를 통하여 알게 된 사실에 기하여 유족에게 적절한 설명을 행하는 것도 의사의 유족에 대한 법적 의무에 해당한다고 해야 한다. 나아가 기초적인 의학상 지식의 결여 등으로 인하여 설명이 잘못 행하여진 경우에는 설명의무위반에 대한 법적 책임이 수반된다고 하는 것이 타당하다고 해석된다.

(3) 비밀유지의무

의료인의 비밀준수의무는 의료계약상 당연히 발생하는 것이라고 한다. 따라서 의료인은 의료행위를 통하여 알게 된 환자의 비밀을 누설하여서는 아니된다.

(4) 기타의 의무

의료계약을 근거로 도출될 수 있는 의무로서는 위에서 살펴본 것 외에도 다수가 열거되고 있다. 의료계약은 의료행위를 주된 내용으로 하고 있지만, 의료행위와 관련된 부수적인 사항도 포함하고 있다고 보아야 하며, 의료행위 또는 진료행위 외에도 간호행위 등도 내포하고 있기 때문이다.

첫째, 안전관리의무이다. 이와 관련하여 의료법 등 공법상의 의무도 있지만, 의료계약상으로도 당사자 사이에는 상대방의 생명, 신체 또는 재산 등을 침해하지 않도록 안전관리의무가 발생할 수 있다. 따라서 의료기관의 개설자는 진료행위에 있어서의 주의의무만이 아니라 진료행위 이외의 간호행위 기타에 있어서도 환자의 안전을 확보하여야 할 주의의무가 있다고 할 수 있다. 예컨대, 침대의 안전관리, 보온난방기구 등의 안전관리, 병실내의 안전관리, 원내시설설비 등의 안전관리, 원내감염방지 등 의료시설의 환경관리의무 등이 그것이다.

둘째, 수취물반환의무이다. 의료측은 진료를 함에 있어서 수취한 물건, 예컨대 선불비용 중 잔액은 물론 수술 등에 의하여 환자의 신체로부터 분리한 손, 발, 금치(金齒) 등은 이에 대한 소유권이 환자에게 있다고 해석되기 때문에 환자에게 반환하지 않으면 안 된다. 다만, 고름, 오염물 등과 같이 환자의 의사 또는 관습에 의하여 유기되어야 할 물건은 반환을 요하지 않는다. 한편, 적법절차를 거쳐 환자에게 설명하고 사용처분에 대하여 환자의 동의를 얻은 것은 사회질서에 반하지 않는 범위에서 이식용, 연구용, 표본용 등으로 사용할 수 있으며, 경우에 따라서는 처분할 수도 있다고 해석된다.

셋째, 승낙취득의무이다. 의료계약에 있어서도 환자의 자기결정권은 존중되지 않으면 안 된다. 의사는 환자의 신체에 대하여 침습, 고통, 장애 등을 수반하는 진료행위를 행하는 경우에는 사전에 환자의 승낙을 얻지 않으면 안 된다. 이러한 승낙취득의무도 의료계약 속에 포함되어 있다고 해석되기 때문이다. 환자의 승낙의 대상, 범위, 방식 기타의 요건에 대하여는 그 진료행위의 필요성, 위험성, 긴급성 등을 고려하여 판단하지 않으면 안 된다.

넷째, 진료기록부 등의 작성 · 보존의무이다. 의료법은 진료기록부 등의 작성 · 보존의무에 대하여 규정한다. 그러나 이러한 의무는 의료법의 근거 외에도 의료계약상으로도 그 근거를 가지고 있다고 할 수 있다. 의료계약에 있어서도 환자가 요구하는 것은 진료 계속중에는 진료가 적정하게 행하여지는 것이고, 진료 종료후에도 재발이나 다른 질병이 병발된 경우에 기왕증을 근거로 한 진료가 적정하게 행하여지는 것이기 때문이다. 여기서 진료기록부 등의 작성 및 보존의 의무는 의료계약에 근거하여 발생하는 의무라고 하는 것도 가능하게 된다.

다섯째, 증명서 등의 교부의무이다. 각종 증명서의 교부는 의료법, 형법 등에도 규정되어 있는 공법상의 의무임에도 불구하고, 이것이 환자측의 필요에 응하는 한에 있어서는 의료계약에도 포함되어 있는 의무로 해석하는 것이 가능하게 된다.

(5) 특약상의 의무

의료계약에 특약이 있는 경우 사회질서에 위배되지 않는 한 계약자유의 원칙상 유효하다. 특약의 유형은 그 기준에 따라 여러 가지로 분류하는 것이 가능하다.

첫째, 의료행위중에 발생한 결과에 대하여는 일체의 이의를 제기하지 않겠다는 식의 이른바 '면책특약'의 경우이다. 이에 대하여는 특약의 효력을 긍정하는 견해와 부정하는 견해가 대립하고 있다. 면책특약을 손해배상청구권에 대한 사전 포기의 의사표시라고 한다면 그것은, 특단의 사정이 없는 한, 의료인이 선량한 관리자의 주의를 가지고 치료하였음에도 불구하고 불측의 손해가 발생한 경우 의료인에게 손해를 묻지 않겠다는 정도의 환자의 의사를 확인하는 의미만을 가진다고 보는 다수설이 타당하다고 해석된다.

둘째, 환자가 특정한 진료방법을 선택한 경우와 같이 진료방법의 제한에 관한 특약이다. 진료방법에 대한 특약에도 불구하고 이에 따르지 않은 경우 환자는 최선의 방법을 특약의 형태로 요구하고 있을 것이라는 추정과 의료인은 국민의 건강한 생활을 확보하여야 한다는 의료법상의 이념 등으로 미루어 보아 의학적 원칙에 따라 최선의 진료방법으로 변경한 경우인 한 의료인에게는 책임이 없다고 할 수 있을 것이다. 다만 '여호와의 증인'의 신자인 환자가 정상적인 판단력을 가지고 신앙에 근거하여, 예컨대 무수혈수술을 요구한다면 자기결정권의 행사의 귀결로서 존중되어야 한다고 해석된다.

셋째, 안락사나 존엄사에 관한 특약이 있는 경우이다. 현행법상 합의에 의한 안락사는 민사법적으로는 사회질서에 위배될 수 있으며(민법 제103조), 형사법상으로는 동의살인죄에 해당할 수 있다(형법 제252조). 다만, 회복불가능한 사망의 단계에 이른 후에 환자가 인간으로서의 존엄과 가치 및 행복추구권에 기초하여 자기결정권을 행사하는 것으로 인정되는 경우에는 특별한 사정이 없는 한 연명치료의 중단이 허용되고 있다. 이와 관련하여서는 2016년 연명의료결정법이 제정되어 시행되고 있다.[36)]

36) 연명의료결정법 2016.2.3. 제정 법률 제14013호 2017.8.4. 시행.

3. 환자측의 의무

의료계약에 의하여 환자측에게도 권리와 의무가 발생한다. 그 중 환자측의 권리는 의료계약의 내용에 따른 진료의 이행을 청구하는 진료청구권이라는 것은 말할 것도 없다. 반대로 환자측의 의무로서는 진료비지불의무 외에도 의료계약상 여러 가지의 의무가 도출될 수 있다. 그러나 의료계약을 근거로 환자에게 의료를 강제하는 것에 대하여는 강한 적대감을 표시하는 견해도 있다. 이에 의하면 환자측의 의무위반은 결국 환자의 불이익으로 되고, 나아가 계약위반을 이유로 한 의료계약의 해제가 불가피하기 때문이라고 한다.

(1) 비용지불의무

1) 의 의

위임계약은 원칙적으로 무상계약이다. 그러나 의료계약은 관습을 근거로 원칙적으로 유상계약이라고 해석되고 있다. 또 위임계약은 유상의 특약이 가능하고, 의료계약은 무상의 특약이 가능하다고 보고 있다. 따라서 특수한 의료계약이나 무상의 특약이 있는 경우를 제외하면 환자는 원칙적으로 의료계약에 따라 의료비지불의무를 지게 된다. 환자의 의료비지불의무는 환자가 의료계약상 의사에게 부담하는 가장 중요한 의무이다. 진료채무는 질병의 치료와 같은 결과를 반드시 달성해야 할 결과채무가 아니라 환자의 치유를 위하여 선량한 관리자의 주의의무를 가지고 현재의 의료수준에 비추어 필요하고 적절한 진료조치를 다해야 할 채무 즉, 수단채무라고 하는 것에 대하여는 이미 언급한 바 있다. 따라서 선량한 관리자의 주의의무를 다하였는데도 불구하고 진료의 결과 질병이 치료되지 아니하였거나 후유증이 남게 되었다 하더라도 치료비지불의무는 면제되지 아니한다. 반대로 선량한 관리자의 주의의무를 위반한 결과 환자의 신체기능에 손상이 초래되고 그 이후에는 손상에 대한 악화방지나 후유증의 치료 정도만이 계속되었다면 치료비지불의무는 발생하지 않는다.

치료비지불의무를 긍정한 판례의 구체적 내용은 다음과 같다. 즉,

> 의사가 환자의 치유를 위하여 선량한 관리자의 주의의무를 가지고 현재의 의학수준에 비추어 필요하고 적절한 진료조치를 다한 이상 이는 진료채무의 본지에 따른 것으로 수술 결과 환자의 질병이 치료되지 아니하고 후유증이 남게 되었다 하더라도 수술에 따른 치료비를 청구할 수 있다 할 것이고, 그 후유증이 의사의 치료상의 과

실로 인한 것이라고 볼 수 없는 이상 의사에게 그로 인한 손해전보의 책임이 있다고 볼 수 없으므로 후유증이 나타난 이후에 증세의 회복 내지 악화 예방을 위하여 이루어진 진료에 관한 비용도 청구할 수 있다.[37]

치료비지불의무를 부정한 판례의 구체적 내용은 다음과 같다. 즉,

① 의사가 선량한 관리자의 주의의무를 다하지 아니한 탓으로 오히려 환자의 신체기능이 회복불가능하게 손상되었고, 또 손상 이후에는 후유증세의 치유 또는 더 이상의 악화를 방지하는 정도의 치료만이 계속되어 온 것뿐이라면 의사의 치료행위는 진료채무의 본지에 따른 것이 되지 못하거나 손해전보의 일환으로 행하여진 것에 불과하여 병원 측으로서는 환자에 대하여 수술비와 치료비의 지급을 청구할 수 없다. 그리고 이는 손해의 발생이나 확대에 피해자 측의 귀책사유가 없는데도 공평의 원칙상 피해자의 체질적 소인이나 질병과 수술 등 치료의 위험도 등을 고려하여 의사의 손해배상책임을 제한하는 경우에도 마찬가지이다.[38] ② 선량한 관리자의 주의의무를 다하지 아니한 탓으로 오히려 환자의 신체기능이 회복불가능하게 손상되었고, 또 위 손상 이후에는 그 후유증세의 치유 또는 더 이상의 악화를 방지하는 정도의 치료만이 계속되어 온 것뿐이라면 의사의 치료행위는 진료채무의 본지에 따른 것이 되지 못하거나 손해전보의 일환으로 행하여진 것에 불과하여 병원측으로서는 환자에 대하여 그 수술비 내지 치료비의 지급을 청구할 수 없다.[39]

2) 비용지불의무자

의료비지불의무는 의료계약상의 의무이므로 의료계약을 체결한 당사자가 부담하는 것이 원칙이다. 따라서 의료비지불의무의 궁극적 귀속자는 환자 본인이다. 따라서 환자는 의료비의 전액을 부담하지 않으면 안 된다. 다만, 보험의료인 경우에는 보험자인 국민건강보험공단과 환자인 피보험자가 법률의 규정에 의해 정해진 비율에 따라 진료보수의 지급의무를 부담한다. 이 때 환자가 부담하는 비용의 일부를 '본인일부부담금'이라고 한다(국민건강보험법 제44조,참조). 물론 환자에게 보험의료와 일반의료가 병행하여 실시된 경우 환자는 보험의료의 부분과 일반의료의 부분을 각각 구분하여 해당하는 진료보수를 지급할 의무를 부담한다. 그러나 환자가 무자력인 경우에는 문제가 발생한다. 환자의 대리인으로서 의료계약을 체결한 법정대리인이라 하더라도 법정대리인은 계약당사자가 아니기 때문에 의료비지불의무를 지지

37) 대법원 2001.11.9. 선고 2001다52568 판결; 대법원 1993.7.27. 선고 92다15031 판결.
38) 대법원 2019.4.3. 선고 2015다64551 판결; 대법원 2015.11.27. 선고 2011다28939 판결.
39) 대법원 1993.7.27. 선고 92다15031 판결.

않기 때문이다. 다만, 환자의 대리인이 배우자인 경우에는 계약당사자가 무자력이라 하더라도 일상가사의 범위 내에서 배우자에게 연대책임을 물을 수는 있다고 하겠다(민법 제832조).

3) **보수의 범위**

진료보수란 진료에 대한 보수 내지 대가를 말한다. 예컨대, 진찰료, 특진료, 검사료, 약품비, 처방료, 수술료, 처치료, 입원료, 간호료, 이송료 등 의료목적의 달성을 위한 조치에 소요되는 일체의 비용을 포함한다(국민건강보험법 제41조 이하 참조). 진료보수와 관련하여서는 그 근거, 지불시기 및 금액 등이 일반의료와 보험의료가 서로 다르기 때문에 이들을 구분하여 살펴본다.

일반의료의 경우 의료계약을 준위임계약으로 볼 때 무상계약이 원칙이나, 관습에 의하여 유상계약이라고 해석하고, 예외적으로 무상의 특약이 있는 경우에는 무상계약으로 해석한다는 것에 대하여는 이미 전술한 바 있다. 따라서 진료보수의 근거는 관습에 의하여 유상계약이라고 해석되기 때문에 관습에 있고, 무상의 특약이 있으면 특약에 있다고 할 수 있다. 진료보수의 지불시기는 특약이 있으면 특약에 의하고, 특약이 없으면 관습에 의하고, 관습도 없으면 '진료의 종료 후'의 순으로 정하여진다고 해석된다. 진료보수액도 특약, 관습의 순서에 의하여 정하여지지만, 그 한도에 대하여는 공법상의 제한이 설정되어 있고(의료법 제45조 참조), 나아가 사회통념상 지나치게 과대한 보수액에 대하여는 감액되는 경우도 있을 수 있다고 해석된다. 의료인단체가 진료보수를 통일적으로 결정하는 것은 공정거래법에 위반할 수 있다. 의료계약이 의료측의 귀책사유에 의하여 진료가 중도에 종료된 경우 의료측은 이미 행하여진 진료에 대하여는 진료의 비율에 따라 보수를 청구할 수 있다고 해석된다. 또 이와 같은 경우 전액을 받는다는 특약 또는 관습은 사회질서에 반하지 않는 한 유효하다고 해석된다. 다만, 의료측의 귀책사유에 의한 진료의 중도종료와 관련된 손해배상의 문제는 이와는 별개의 문제라고 할 수 있다.

보험의료의 경우 보험의료기관, 즉 요양기관의 진료보수청구권, 즉 환자의 진료보수지불의무는 국민건강보험법에 근거하여 건강보험요양급여규칙에 따라 정하여진다. 요양급여의 액은 요양을 요하는 비용의 금액을 말하고, 이는 국민건강보험법의 규정에 의한 산정방법에 의하여 산정된다. 요양을 요하는 비용이란 건강보험요양급여규칙에 적합하게 행하여진 요양급여에 요하는 비용을 말하고, 반드시 현실적으로 요양에 요하여진 비용을 말하는 것은 아니다. 만약, 위의 규칙 등에 적합하지 않은 과잉의 요양급여를 한 경우에는 과잉한 부분에 대하여는 진료보수청구권과 진료보수지불의무가 발생하지 않는다. 또 위의 규칙에 따르지 않고 행하여진 요양급여에 대하여도 보수청구권과 지불의무는 발생하지 않는다. 한편, 일반의료에 의한다는 서약서에 서명을 하고 진료를 받고 있던 사람이 보험의료를 신청한 경우에는 신청한 날 이후부터는 보험의료에 의하여 진료보수를 산정하는 것이 타당하다.

4) 소멸시효

의료비용은 민법상 3년의 단기소멸시효의 대상이 되고 있다(민법 제163조 제2호). 따라서 의료비채권은 3년간 행사하지 아니하면 소멸시효가 완성되어 소멸한다. 물론, 이와는 별개로 소멸시효가 완성된 의료비채권이라 하더라도 환자측의 자발적 변제는 언제나 유효하다. 소멸시효의 기산점은 의료행위의 종료시이다. 따라서 의사의 환자에 대한 진료보수청구권은 개개의 진료가 종료된 시점부터 소멸시효가 진행된다. 대법원도 "특약이 없는 한 그 개개의 진료가 종료될 때마다 각각의 당해 진료에 필요한 비용의 이행기가 도래하여 그에 대한 소멸시효가 진행된다"고 판시한 바 있다.[40]

(2) 진료협력의무

의료계약에 의한 관계는 위임관계로서 인적 신뢰관계를 그 기초로 한다. 따라서 의사와 환자 사이에는 신의성실의 원칙이 강하게 지배한다. 그리하여 환자는 의료계약상 신의칙에 의한 일정한 의무를 부담하게 되는데 환자가 부담하게 되는 그러한 의무가 바로 의료에 대한 환자의 협력의무이다. 의료행위는 환자의 심신에 대하여 직접 행하여지는 것이고 진료는 본질적으로 의사와 환자의 협동관계이기 때문에 환자측의 협력 없이는 진료의 목적을 달성하는 것은 불가능하다. 따라서 의료측이 의료계약에 근거한 진료의무를 이행하는 것에 대하여는 환자측도 그것에 협력할 의무가 있다고 하지 않으면 안 된다. 환자가 진료시기에 수진하지 않을 경우에는 환자의 수령지체, 즉 채권자지체로 될 수 있다. 그러나 의료에서는 환자가 상병에 의하여 수진할 수 없는 경우도 있다. 더구나 부상이나 질병에 대한 진료가 의료계약의 목적으로 되어 있는 경우가 많기 때문에 이러한 사정을 충분히 고려하여 수령지체의 존부를 결정하지 않으면 안 된다.

40) 대법원 2001.11.9. 선고 2001다52568 판결; 대법원 1998.2.13. 선고 97다47675 판결.

1) **문진응답의무**

의사의 문진에 대한 환자의 응답 내지 고지에 의사와 환자의 협동관계성이 단적으로 나타난다. 의사의 문진기술도 문제이지만, 환자의 대응자세도 중요하다. 그러므로 의사의 문진의무에 대하여는 환자의 응답의무 내지 고지의무가 정립되어 있지 않으면 안 된다. 환자에게는 진료에 앞서 의사의 문진에 응하여 자신의 기왕증, 치료력, 과민반응경험 등의 관련사실을 고지할 의무가 있다고 해야 한다. 의사로부터 적정한 질문이 행하여졌음에도 불구하고 이에 대하여 환자가 알고 있는 사실을 고지하지 않고 사실과 다른 답을 하고 또한 부주의에 의하여 적정한 응답을 할 수 없고 그 결과 오진 내지 오찰에 이른 경우에는 환자측에 대하여 오진(誤診) 내지 오찰(誤察)에 대한 기여과실이 인정될 수 있고, 손해배상책임이나 형사책임의 판단시에도 고려요소가 될 수 있다. 그러나 환자는 의학지식이 없는 문외한이기 때문에 진단과 치료에 필요한 사실로서 무엇을 어느 정도까지 고지해야 하는가에 대하여 일반적 표준을 설정하는 것은 곤란하다고 할 수 있다. 따라서 개개의 환자의 교육정도나 질병에 대한 경험 기타를 고려하여 종합적으로 판단하지 않으면 안 된다고 하겠다.

2) **증상 등 보고의무**

환자는 진료의 과정에서도 의사의 지시에 따르고 그 사이에 나타난 여러 증상 및 변화 등에 대하여 보고하여야 할 주의의무가 있다. 의사는 진단을 하고 치료행위를 개시한 후에 치료행위에 의한 증상의 경과나 약제시용의 부작용 등에 대하여 환자 자신으로부터 정보를 얻어 치료방법의 수정이나 부작용의 발생방지에 노력하지 않으면 안 되기 때문이다. 그러므로 의사는 환자에 대하여 예상되는 경과나 위험발생의 징후 등에 대하여 설명하여야 하고 환자는 그 설명에 따라 자기관찰을 하고 용태나 징후를 의사에게 보고하여야 한다.

3) **진료기일준수의무**

의료계약에서 진료기일이 정하여져 있는 경우 환자에게는 그 계약에서 정하고 있는 기일에 수진할 의무가 발생한다. 환자가 약속된 기일에 수진하지 않으면 수령지체로 될 수 있다. 수령지체의 효과로서는 의료측의 진료의무에 대한 불이행책임의 면제, 의료측의 주의의무에 대한 경감 등이 거론될 수 있다. 진료기일은 정하여지지 않았지만 어느 일정한 징후가 나타난 때 또는 이상한 증상이 나타났을 때에는 내원하도록 주의되어 있는 경우에도 마찬가지로 해석된다.

4) 진료행위협력의무

의료측이 의료계약에 근거하여 예정된 진료행위를 행하려고 하여도 환자가 이에 응하지 않거나 이를 거부하게 되면 진료목적의 달성은 불가능하게 된다. 이러한 경우 의료측에게는 환자에 대하여 그 검사나 수술 등의 필요성이나 유효성 등을 더욱 상세히 설명하여 환자에게 협력하도록 설득하여야 할 의무가 있다고 해석된다. 그러나 반복된 설득에도 불구하고 환자가 여전히 응하지 않아 그 진료행위를 실시할 수 없게 된 때에는 그 부분에 대하여 의사의 채무불이행책임이 발생하지 않고 또 손해배상에 대하여 과실상계사유 내지 위자료감액사유로 될 수 있다고 해야 한다.

5) 요양방법준수의무

환자가 만약 의사의 요양계획을 무시하고 그 지시사항을 준수하지 않아 치료의 효과가 나타나지 않고 악결과가 발생한 경우에는 그 손해의 발생 또는 확대에 환자의 부주의가 기여한 것으로서 의사측의 책임을 부정하는 사유 또는 과실상계의 사유 내지 위자료감액의 사유가 될 수 있다고 해야 한다. 따라서 환자에게는 식사의 내용, 수면시간, 안정의 유지, 운동시간 등 의사의 요양방법의 지도를 준수하여야 할 의무가 의료계약상 발생한다고 할 수 있다.

(3) 기타의 의무

의료계약을 근거로 하여 환자에게 발생할 수 있는 의무로서 추가적으로 거론될 수 있는 의무는 다음과 같다.

첫째, 비용선불의무이다. 의료계약을 준위임계약으로 해석할 때에는 환자(위임인)에게는 의료인(수임인)의 청구에 의하여 위임사무의 처리비용(의료행위비용)을 선급할 의무가 발생한다고 할 수 있다(민법 제687조). 임상현장에서도, 특히 교정치료나 보철치료 등에서는 재료비 등에 관하여 비용의 선불이 행하여지고 있는 것 또한 사실이다. 현재 후급이 원칙(민법 제686조 제2항)으로 되어 있는 진료비의 지급을 선급으로 요구하는 경우가 있을 수 있다. 그러나 의료인에게는 진료거부금지의 의무가 부과되어 있고 또 의료의 단행성 등과 같은 특성으로 볼 때 비용선불의 불이행을 이유로 진료를 거부하는 것은 불가능하다고 해석된다. 이러한 의미에서 환자의 비용선불의무와 의료측의 위임사무처리의무, 즉 의료행위는 동시이행의 관계에 있다고 할 수 없다. 결국 의료인은 의료행위를 완료한 후가 아니면 보수를 청구할 수 없게 되는 것이다.

둘째, 손해배상의 의무이다. 민법은 위임계약의 규정에서 수임인이 위임사무의 처리를 위하여 과실없이 손해를 받은 때에는 위임인에 대하여 그 배상을 청구할 수 있다고 규정하고 있다(민법 제688조 제3항). 위임자의 손해배상의무는 위임자의 고의·과실을 요하지 않는 일종의 무과실책임이라고 해석되고 있다. 이러한 경우를 의료의 경우에 대입하면 필요한 주의의무를 다하였음에도 불구하고 의사가 감염병환자의 진료중에 감염된 경우 또는 왕진 도중에 부상당한 경우 등의 상황을 가정할 수 있다. 이론상 환자에게 과실이 있으면 채무불이행책임 내지 불법행위책임의 구성이 불가능한 것은 아니라고 보여진다. 그러나 현실적으로 입증상의 어려움이 있고, 의료의 특성상 바람직하지 않기 때문에 국가의 공적 구제제도에 의한 해결이 가장 타당하다고 주장되고 있다.

Ⅵ. 의료계약의 종료

1. 서 언

위임계약은 계약일반의 공통된 종료원인인 위임사무의 종료, 위임사무의 이행불능, 기한의 만료, 해제조건의 성취 등에 의하여 종료된다. 이 외에도 위임계약은 위임계약에 고유한 종료원인으로서 위임인 또는 수임인에 의한 해제, 위임인 또는 수임인의 사망 또는 파산, 수임인의 후견개시 등에 의하여도 종료된다. 의료계약의 경우도 기본적으로는 이 계약종료의 원칙에 의하지만 의료행위의 특성으로부터 도출되는 독자적인 종료의 태양도 거론될 수 있는 것이다.

2. 의료의 완료

의료계약은 그 목적을 실현한 때, 즉 진찰, 검사 또는 치료 등의 의료의 완료에 의하여 종료된다. 의료의 완료란 반드시 완치된 경우에 한정되는 것이 아니다. 따라서 장애가 고정되는 등 더 이상의 의료행위가 불가능하다는 것이 확정된 경우에도 의료계약은 종료된다. 그러나 의료과실의 경우에는 의료가 완료되지 않는다고 해야 한다. 아직 의료목적이 달성되지 않았기 때문이다.

3. 당사자에 의한 해약

(1) 해지의 자유

위임계약은 각 당사자가 언제든지 해지할 수 있다(민법 제689조 제1항). 다만, 당사자 일방이 부득이한 사유 없이 상대방이 불리한 시기에 계약을 해지한 경우에는 그 손해를 배상하여야 한다(민법 제689조 제2항). 이러한 위임계약의 규정은 준위임계약으로서 당사자간의 신뢰관계를 기초로 성립하는 의료계약에도 그대로 적용된다. 의료계약의 해지의 효과는 소급하여 효력이 발생하지 않고 장래에 향하여 의료관계를 종료시키는 효과를 가진다(민법 제550조). 따라서 양당사자는 언제든지 의료계약을 해지할 수 있고, 그로 인하여 발생한 손해에 대하여도 배상할 책임이 없는 것이 원칙이다. 다만, 상대방이 불리한 시기에 해지한 경우에는 그 해지가 부득이한 사유에 의한 것이 아닌 한 적당한 시기에 해지하였더라면 입지 않았을 손해를 배상하여야 한다.

일반의료를 신청하여 입원중인 환자가 보험의료를 요구한 경우에는, 이미 언급한 바와 같이, 일반의료에 관한 의료계약은 해지된다고 보아야 한다. 또 환자를 위한 특별한 의료용구의 제작 또는 장기이식을 위한 준비의 완료 등의 경우 환자측의 부득이한 사유 없는 일방적 해지는 의료인측에게 불리한 시기에 계약을 해지한 경우에 해당되어 환자측은 의료인측에게 발생한 손해를 배상하여야 한다. 그러나 의료인의 의료계약에 대한 해지의 자유는 제한적이라고 할 수 있다. 의료인에 대하여는 진료거부금지의 의무가 요구되고 있기 때문에 의료계약의 일방적 해지는 진료거부에 해당하게 된다. 따라서 의료인에게는 정당한 사유가 없는 한 의료계약의 일방적 해지는 불가능하다고 해야 한다. 의료행위의 목적을 달성할 수 없을 정도의 환자측의 비협조, 예컨대 환자측의 의료행위에 대한 협력의무의 불이행은 의료계약해지의 정당한 사유가 된다고 할 수 있다.

판례도 해지의 자유를 인정하고 있다. 즉, 자기결정권 및 신뢰관계를 기초로 하는 진료계약의 본질에 비추어 강제진료를 받아야 하는 등의 특별한 사정이 없는 한 환자는 자유로이 진료 여부를 결정할 수 있고 체결된 진료계약을 해지할 수 있다(민법 제689조 제1항). 진료계약을 유지하는 경우에도 환자의 자기결정권이 보장되는 범위 내에서는 제공되는 구체적인 진료행위의 내용을 선택하고 그 내용의 변경을 요구할 수 있을 것이며, 원칙적으로 의사는 이를 받아들이고 환자의 요구에 상응한 다른 적절한 진료방법이 있는지를 강구하여야 할 것이다. 그러나 인간의 생명은 고귀하고 생명은 헌법에 규정된 모든 기본권의 전제로서 기능하는 기본권 중의 기본권이라 할 것이고, 의사는 국민의 건강한 생활 확보에 이바지하는 사명을 가지고 의료 임무를 수행하여야 하며 환자에게 최선의 의료서비스를 제공하여야 하는 의무를 지므로, 의사로서는 환자가 요구하는 경우라고 하더라도 환자의 생명과 직결되는 진료행위를 중단하거나 환자의 생명 유지를 위하여 필요한 구체적인 진료행위를 진료방법에서 제외할 것인지에 대하여 극히 제한적으로 신중하게 판단하여야 한다.[41]

(2) 해지의 방법

의료계약은 일반적으로 계속적 채권관계이고, 당사자 사이의 신뢰관계를 특히 중요시하는 계약관계이다. 따라서 의료계약의 체결에 있어서 방식을 요하지 않는 것처럼 해지에 있어서도 방식을 요하지 않는다. 명시적이든 묵시적이든 묻지 않는다. 다만, 의료계약에 대한 해지의 방법은 상대방에 대한 일방적 의사표시에 의한다. 환자가 내원하지 않고 다른 병원에서 진료를 받는 경우에는 의료계약의 해지에 관한 묵시의 의사표시가 있다고 해석된다. 그러나 환자측의 수진중지나 전의가 의료계약의 해지에 대한 묵시의 의사표시인가에 대하여는 신중한 검토가 필요하다고 해야 한다. 환자가 통원을 일시적으로 중지한 때에는 의료관계가 여전히 계속되고 있다는 전제하에 수진중지의 원인을 알아본 후 적절한 조언과 병상의 악화방지를 위한 주의의무가 필요하다고 하겠다.

한편, 판결에 의해서도 계약은 해지될 수 있다. 다만, 판결의 효력이 미치지 않는 나머지 부분에 관하여는 이전의 계약이 여전히 유효하게 존속하게 된다. 예컨대, 환자가 의료인과 의료계약을 체결하고 진료를 받다가 미리 의료인에게 자신의 연명치료 거부 내지 중단에 관한 의사를 밝히지 아니한 상태에서 회복불가능한 사망의 단계에 진입을 하였고, 환자 측이 직접 법원에 연명치료 중단을 구하는 소를 제기한 경우에는, 특별한 사정이 없는 한, 연명치료 중단을 명하는 판결이 확정됨으로써 판결 주문에서 중단을 명한 연명치료는 더 이상 허용되지 아니하지만, 환자와 의료인 사이의 기존 의료계약은 판결 주문에서 중단을 명한 연명치료를 제외한 나머지 범위 내에서는 유효하게 존속한다.[42]

---

41) 대법원 2014.6.26. 선고 2009도14407 판결; 대법원 2009.5.21. 선고 2009다17417 전원합의체 판결 참조.

42) 대법원 2016.1.28. 선고 2015다9769 판결.

(3) 퇴원의 권고

의료계약을 준위임계약으로 이해하는 한 당사자는 언제든지 해지의 자유를 가지기 때문에 소위 '퇴원의 권고'에 의하여 의료인측이 의료계약의 해지의 의사표시를 하는 것 자체에는 문제가 없다고 할 수 있다. 그러나 의료인에게는 진료거부금지의 의무가 인정되고 있기 때문에 의료인측의 퇴원의 권고에 대하여 환자측이 퇴원을 거부한 경우에는 의료인측은 정당한 사유가 없는 한 '퇴원의 강제'는 불가능하다고 해야 한다. 이미 언급한 바와 같이, 진료거부금지의 의무는 진료개시의무와 계속진료의무를 그 내용으로 내포하고 있기 때문이다.

4. 의료인 자격의 상실

의료인 자격의 상실은 의료계약의 종료사유가 된다고 해석되고 있다. 이미 언급한 바와 같이, 의료인의 자격은 의료인의 자유의사(自由意思)에 의한 등록말소신청, 의료인의 사망 또는 실종선고(失踪宣告)에 의한 등록말소신청 및 면허의 취소로 인하여 의료인의 자격은 상실된다. 또한 면허가 정지되는 경우에도 의료인의 자격은 일시적으로 상실된다고 할 수 있다. 여기서 의료인의 면허는 의료인에게 결격사유가 발생한 경우, 자격정기처분 기간 중에 의료행위를 하거나 3회 이상 자격정기처분을 받은 경우, 특정지역 또는 특정업무에 종사할 면허의 조건을 이행하지 아니한 경우, 면허증을 빌려준 경우, 일회용 의료기기를 재사용금지의무에 위반하여 사람의 생명 또는 신체에 중대한 위해를 발생하게 한 경우 또는 의료인이 사람의 생명 또는 신체에 중대한 위해를 발생하게 할 우려가 있는 수술, 수혈, 전신마취를 의료인 아닌 자에게 하게 하거나 의료인에게 면허 사항 외로 하게 한 경우에 취소된다(의료법 제65조 제1항, 본문). 의료인의 결격사유는 이미 언급한 바와 같이 정신질환자, 마약 · 대마 · 향정신성의약품 중독자, 피성년후견인 · 피한정후견인 및 의료관련 법령을 위반하여 금고 이상의 형을 선고받고 그 형의 집행이 종료되지 아니하였거나 집행을 받지 아니하기로 확정되지 아니한 자이다(의료법 제8조 참조).

5. 당사자의 사망 · 해산 등

위임계약은 당사자 일방의 사망이나 파산으로 종료된다(민법 제690조 제1문). 또 수임인이 성년후견개시의 심판을 받은 경우에도 위임계약은 종료한다(민법 제690조 제2문). 따라서 의료계약은 의사의 사망이나 환자의 사망으로 종료된다. 다만, 복수의 의료인이 근무하는 의료기관의 경우에는 담당의사의 사망에 의하여 의료계약은 종료되지 않지만, 법인의 해산, 개설허가의 취소 또는 자진폐업 등에 의하여는 의료계약이 종료된다. 의료계약이 종료한 경우에는 다른 의료인들은 긴급사무관리의 범위 내에서 의료행위를 계속하여야 한다고 해석된다. 이는 특진의의 경우에도 마찬가지라고 해야 한다. 특진의는 의료계약의 당사자가 아니고, 그 의료기관에는 다른 특진의도 존재하기 때문이다. 그러나 의료기관의 개설자의 사망은 원칙적으로 의료계약의 종료사유가 된다. 이는 의료기관의 개설자는 의료계약의 당사자라는 점에서 당연한 결론이다. 그러나 이는 개설자의 사망에도 불구하고 계속되는 의료기관을 볼 때 현실에 맞지 않는 결론이라고 생각된다. 또 수임인인 의료인측의 파산은 의료계약의 종료사유가 된다. 위임인인 환자의 파산은 의료계약의 종료사유가 아니다. 의료법인은 파산하게 되면 해산되기 때문에 의료계약의 종료사유가 중첩적으로 발생하게 되는 것이다.

제 3 절 비계약적 의환관계

Ⅰ. 서 설

계약관계가 존재하지 않더라도 의료행위는 행하여진다. 여기서 사무관리관계와 법률의 규정에 의한 공법상의 관계에 관한 고찰이 필요하게 된다.

Ⅱ. 사무관리관계

1. 서 설

(1) 문제의 소재

의사와 환자의 관계는 일반적으로 의료계약에 의하여 성립된다. 환자가 행위능력자인 경우에는 물론이고, 나아가 의사능력자인 경우에도 의료계약체결능력을 가진다. 심지어 의사무능력자인 경우에도 학설에 따라서는 '대리에 의한 계약' 또는

'제3자를 위한 계약'에 의하여 계약체결이 가능하다고 한다.

그러나 응급환자, 교통사고 피해자, 정신질환자 또는 자살기도자 등과 같은 의식불명자가 119구급대원, 경찰관 또는 통행인 등 제3자에 의하여 병원에 이송되어 왔을 때 진료는 즉시 개시된다. 이와 같이 의료인이 사법상(私法上)의 의무, 즉 의료계약상의 의무 없이 환자를 현실적으로 진료하는 경우 의사와 환자의 법률관계를 어떻게 볼 것인가가 문제된다. 의사와 환자 사이의 권리와 의무의 관계를 분명히 하기 위해서 필요하기 때문이다.

(2) 비계약적 의환관계

1) 학 설

의료계약이 존재하지 않는 경우 의료관계에 관하여는 사무관리설과 사실적 계약관계설이 대립하고 있다. 사실적 계약관계는 명시 또는 묵시의 의사표시가 없어도 사실상의 제공과 사실상의 청구라는 현실적인 행위 내지 상태가 있으면 계약관계가 인정되는 것으로 법률행위에 관한 민법의 규정, 예컨대 의사흠결에 관한 규정·행위능력에 관한 규정 등의 적용은 배제되나, 성립된 계약관계 자체 내지 그 이행에 관하여는 보통의 계약관계에 있어서와 마찬가지로 계약법의 규정이 그대로 적용된다.

사실적 계약관계론은 원래 독일에서 주장된 이론으로 아직 많은 학자들의 반대가 있을 뿐만 아니라 인정한다 하더라도 그 범위는 집단거래관계, 계속적 채권관계 또는 사회정형적 행위 등 매우 한정적으로 인정되고 있다. 여기서 다수설은 사무관리설을 따르고 있다. 사무관리란 의무 없이 타인을 위하여 사무를 관리하는 것을 말한다.

2) 판 례

판례는 사무관리설의 입장을 취하고 있다. 대법원은 "의사가 환자 또는 그 가족과 명시적 또는 묵시적 진료계약 없이 경찰관의 통보에 의하여 의식불명의 환자를 병원에 수용한 경우 민법 제734조 제1항의 타인이 사무를 관리하는 자에 해당되어 그 사무의 성질에 좇아 가장 본인에게 이익되는 방법으로 이를 관리할 의무가 있다"고 판시한 바 있다.[43]

---

43) 수원지방법원 1985.11.14. 선고 84가합917 제3민사부판결.

3) 검 토

의료계약이 존재하지 않는 경우 의료관계는 사무관리관계가 합당하다. 의사와 환자의 관계를 사무관리로 보는 경우 사무관리는 민법상의 일반이론을 따른다(민법 제734조 이하 참조).

2. 사무관리의 법리

(1) 사무관리의 의의

사무관리라 함은 법률상 의무 없이 타인을 위하여 그의 사무를 관리하는 행위를 말한다(민법 제734조, 제735조). 민법은 이러한 경우 일단 사무관리를 시작한 자(관리자)에게 본인의 이익에 적합하도록 그 관리를 계속할 의무를 지우는 한편, 타인(본인)에게는 관리자가 지출한 비용에 대하여 상환의무를 부과하고 있다(민법 제737조, 제739조). 이는 사람의 공동생활에 있어서의 이타적(利他的)인 행위를 합법적인 행위로 규율하기 위해서 인정되는 제도이기 때문이다. 여기서 관리자는 의료인에 해당하고, 타인, 본인 또는 피관리자는 모두 환자를 의미한다.

(2) 사무관리의 성립요건

사무관리가 성립하려면 타인의 사무를 관리할 것, 사무관리의 의사가 존재할 것, 법률상의 의무가 없을 것, 및 본인에게 불리하거나 본인의 의사에 반하는 것이 명백하지 않을 것이 요구된다. 사무란 대단히 넓은 개념으로서 생활에 이익을 가져오는 모든 일을 가리킨다. 법률행위이든 사실행위이든, 계속적인 것이든 일시적인 것이든, 재산적인 것이든 비재산적이든 묻지 않으나, 사무의 목적이 될 수 있는 것이어야 한다. 종교·도덕에 관한 사항이어서 그것에 관하여 채권관계를 인정할 수 없는 것은 사무관리의 목적이 되지 못한다.

타인의 사무에는 타인의 채무의 변제나 타인의 가옥의 수리 등과 같이 성질상 당연히 타인의 이익의 범위에 속하는 객관적 타인의 사무와, 타인의 가옥의 수리를 위한 목재구입행위와 같은 주관적 타인의 사무가 있다. 이를 구별하는 이유는 전자의 경우에는 당연히 사무관리가 성립함에 반하여, 후자의 경우에는 타인을 위하여 하는 의사, 즉 사무관리의 의사가 존재하여야 사무관리가 된다는 데에 있다(통설). 사무관리는 타인의 사무를 관리하여 그 타인의 손해를 막고 그 이익을 얻게 하는 행위이다. 따라서 관리란 보존·개량뿐만 아니라, 본인의 의사에 반하지 않는 한 처분행위도 포함된다.

사무관리의 의사(Fremdgeschäfts-führungswillen)란 타인에게 사실상의 이익을 귀속시키려고 하는 의사를 말한다. 증여의 의사를 가진 때에는 사무관리가 되지 않지만, 타인을 위하여 하는 의사와 동시에 자기의 이익을 꾀하는 의사를 가진다 해도 무방하다. 주인 잃은 개를 기르는 경우와 같이 본인이 누구인지를 알지 못하거나, 본인에 관하여 착오가 있더라도 진정한 본인에 대하여 사무관리가 성립한다. 관리자에게 법률의 규정 또는 계약에 의하여 관리의무가 있을 때에는 사무관리는 성립하지 아니한다. 본인에 대하여 의무가 없어야 되므로, 제3자에 대하여 의무가 있더라도 사무관리가 된다. 채무자의 의뢰 없이 보증인이 된 자가 변제하는 것은 채권자에 대하여는 자기가 지고 있는 보증채무의 이행이 되지만, 본인인 주채무자에 대하여는 사무관리가 성립하게 된다.

본인의 의사에 반하여도 사무관리는 성립하지만(민법 제739조 제3항), 본인의 의사에 반하는 것이 명백하게 된 때에는 관리행위를 계속해서는 안 된다(민법 제737조, 단서). 처음부터 그것이 명백한 때에는 사무관리가 성립하지 아니한다. 다만, 본인의 의사가 강행법규 내지 사회질서에 반하는 경우에는 본인의 의사에 반하더라도 사무관리가 된다. 따라서 자살하려는 자를 구하려는 것은 비록 본인의 의사에 반하여도 사무관리가 성립된다. 따라서 우선 환자에 대한 진료가 개시되면 그 즉시 사무관리가 성립하게 된다. 의료인은 환자 본인이나 법정대리인이 일정한 의사표시를 할 때까지 진료를 계속하여야 한다(민법 제737조). 그리고 진료의 방법에 관하여는 환자의 의사 또는 그의 추정적 의사에 적합하도록 하여야 하고, 환자의 의사를 알 수 없을 때에는 진료의 본질에 따라 환자에게 가장 이익이 되도록 진료하여야 한다(민법 제734조 제1항, 제2항).

(3) 사무관리의 효과

1) 위법성의 조각

사무관리로 인정되는 행위는 위법성이 조각되어 합법적인 행위로 된다. 원래 권리나 의무 없는 자가 함부로 타인의 사무를 처리하는 것은 허용되지 않는다. 이로 인하여 타인에게 손해를 주면 불법행위가 성립하게 된다. 그러나 사무관리행위는 타인의 이익을 꾀하려는 의사로 행하여진다는 이유로 그 위법성이 조각되어 불법행위책임이 발생하지 않게 된다.

2) 관리자의 의무

관리자로서 일단 관리를 시작하면 마치 수임인과 같은 채무를 부담한다. 따라서 관리를 개시하였음을 지체 없이 본인에게 통지하여야 하고(민법 제736조), 본인이나 그의 상속인 또는 법정대리인이 그 사무를 관리할 때까지 선량한 관리자의 주의로써 관리를 계속하여야 한다. 이 주의를 결여하는 때에는 채무불이행이 성립하게 된다. 그러나 관리의 계속이 본인의 의사에 반하거나 불리함이 명백한 때에는 이를 중지하여야 한다(민법 제737조). 또 본인의 의사를 알거나 알 수 있는 때에는 그의 의사에 적합하도록 관리하여야 하고(민법 제734조 제2항), 본인의 의사를 알 수 없는 때에는 그 사무의 성질에 좇아 본인에게 가장 이익이 되는 방법으로 관리하여야 한다(민법 제734조 제1항). 따라서 사무관리자로서 법률관계가 성립된 후에 피관리인(환자)이 의료의 계속을 원하여 진료계약이 성립된 경우에는 그 계약은 소급하여 효력을 발생하게 된다. 이러한 의무에 위반하여 사무를 관리한 결과 본인에게 손해가 발생하게 되면 관리자는 그에게 과실이 없는 경우에도 그 손해를 배상하여야 한다(민법 제734조 제3항, 본문). 그러나 일정한 경우에는 관리자의 책임은 감경된다. 첫째, 관리행위가 비록 위의 의무에 위반한 것이더라도 그것이 공공의 이익에 적합한 때에는 중대한 과실이 있는 경우에만 배상책임을 진다(민법 제734조 제3항, 단서). 둘째, 관리자가 타인의 생명·신체·명예 또는 재산에 대한 급박한 위해를 면하게 하기 위하여 그 사무를 관리한 긴급사무관리의 경우에는 고의나 중대한 과실이 없으면 이로 인한 손해를 배상할 책임이 없다(민법 제735조). 관리자는 관리를 개시한 때에는 지체없이 본인에게 통지하여야 한다(민법 제736조 제1문). 그러나 본인이 이미 그것을 안 때에는 통지의무가 없다(민법 제736조 제2문). 또 관리자의 지위는 위임 없는 수임인의 지위와 비슷하므로 수임인의 계산의무에 관한 규정이 준용된다(민법 제683조부터 제685조까지, 민법 제738조 참조).

3) 피관리자의 의무

피관리자, 즉 환자 본인은 관리자가 지출한 필요비 또는 유익비를 전액 상환하여야 한다(민법 제739조 제1항). 비용의 필요 및 유익의 여부는 지출시를 기준으로 한다. 한편 관리자가 본인을 위하여 필요한 또는 유익한 채무를 부담한 때에는 위임에 관한 규정이 준용되기 때문에 본인은 그것을 관리자에게 변제하여야 하며, 그 채무가 변제기에 있지 아니한 때에는 상당한 담보를 제공하여야 한다(민법 제739조 제2항, 제688조 제2항). 그러나 사무관리가 본인의 의사에 반한 때에는 본인은 필요비 또는 유익비를 상환할 때에 이익이 현존하는 한도에서 상환하면 된다(제739조 제3항). 한편 관리자가 사무의 관리에 있어서 과실 없이 손해를 입은 때에는 본인은 현존이익의 한도에서 그 손해를 배상할 의무가 있다(민법 제740조). 따라서 사무관리에 의한 진료에 있어서 의사가 환자를 위하여 필요한 비용을 지출한 때는 환자에게 그 상환을 청구할 수 있으며, 채무를 부담한 경우에는 환자에게 이를 변제하게 할 수 있다(민법 제739조). 또한 피관리자의 생명·신체에 급박한 위해가 있을 때 이를 면하게 하기 위한 긴급사무관리의 경우, 즉 응급환자의 진료과정에서의 과실에 대하여는 그 책임을 감경한다. 의료인의 고의 또는 중대한 과실로 인한 것이 아니면 그로 인한 손해에 대하여는 배상책임이 면제되게 된다(민법 제735조).

3. 응급환자에 대한 특례

(1) 긴급사무관리

응급환자에 관하여는 몇 가지의 특례가 인정되고 있다. 민법상으로는 일반환자에 대하여 일반사무관리(민법 제734조)가 적용된다면, 응급환자에 대하여는 긴급사무관리(민법 제735조)가 적용된다.

(2) 면책의 특례

민법은 응급환자의 경우에는 의료인에게 고의나 중대한 과실이 없으면 이로 인한 손해를 책임이 없다고 하여 민사상의 책임을 면제하고 있다. 그런데 여기에서의 특례는 경과실에 대한 것이기 때문에 고의나 중과실에 대하여는 적용될 여지가 없다는 점에 유의하여야 한다. 아울러 응급환자에 대한 특례는 응급의료법에서도 발견된다. 이에 의하면 응급의료 또는 응급처치를 제공하여 발생한 재산상 손해와 사상(死傷)에 대하여 고의 또는 중대한 과실이 없는 경우 해당 행위자는 민사책임과 상해에 대한 형사책임을 지지 아니하고 사망에 대한 형사책임은 감면한다고 하여 민·형사상 책임의 감면을 인정하고 있다(응급의료법 제5조의2, 제63조 참조).

결국, 민법과 응급의료법의 법조경합으로 인하여 특별법우선의 원칙에 따라 응급의료법이 우선하여 적용되게 되므로 의료인은 응급환자의 경우에는 민사책임뿐만 아니라 형사책임까지 감면받게 되는 셈이다. 이는 의료인의 이른바 '소신진료'에 대한 법률적 지원이고 담보이다. 뿐만 아니라 이는 '살릴 수 있는 사람은 살리자'는 취지이고, 생명 또는 신체의 보호에 대한 사회적 연대의식의 발로라고 할 수 있다.

Ⅲ. 공법상의 의환관계

1. 서 언

의료에 관한 법제는 원래 의료인과 환자의 사이에 의료계약을 중심으로 하여 구성되어 왔기 때문에 소위 '사적 자치의 원칙' 내지 '계약자유의 원칙'이 지배하는 분야이다. 그러나 의사와 환자의 관계는 계약관계에만 국한되는 것은 아니다. 계약관계에서는 환자의 의사에 따른 자기결정(自己決定)이 행하여지는 분야라고 할 수 있지만, 사무관리관계나 공법관계에 있어서처럼 의학적 판단에 따른 의사결정(醫師決定)이나 공공의 이익에 따른 국가결정(國家決定)이 행하여지는 분야가 얼마든지 존재할 수 있기 때문이다.

2. 강제의료

국가결정의 영역에서 행정당국이 사람의 의사에 반하여 무엇인가의 강제수단을 취하는 경우는 극히 한정된 특수한 사안에 한하여 행하여진다. 그런데 사람의 신체에 그의 의사에 반하여 강제를 가하는 강제의료(强制醫療)가 법제상 인정되고 있는 경우를 보면 크게 2가지로 나눌 수 있다. 하나는 직접강제로서 의무자의 의무불이행의 경우에 직접적으로 의무자의 신체 또는 재산에 실력을 행사하여 의무의 이행이 있었던 것과 동일한 상태를 실현하는 작용을 의미한다. 다른 하나는 즉시강제로서 의무를 명하는 것에 의하여는 그 목적을 달성하기 어려운 경우에 직접적으로 사람의 신체 또는 재산에 실력을 가하여 행정상 필요한 상태를 실현하는 작용을 말한다. 즉시강제와 직접강제는 모두 직접 사람의 신체 또는 재산에 실력을 가하여 행정상 필요한 상태를 실현하기 위한 강제수단이라는 점에서는 공통되지만, 후자는 의무자의 의무불이행을 전제로 하여 그 의무의 이행을 강제하기 위한 수단이라는 점에서 의무의 불이행을 전제로 하지 않고 행정상 필요한 상태를 실현하기 위한 수단인 전자와 구별된다.

3. 행정상 강제처분

환자에 대한 행정상 강제처분은 다음과 같은 유형으로 나누어 볼 수 있다. 첫째, 예방접종이다. 이에 관하여는 감염병예방법(감염병예방법 제24조, 제25조)과 결핵예방법(결핵예방법 제11조, 제12조)이 규정하고 있다. 둘째, 건강진단이다. 건강진단에 관하여는 모자보건법(모자보건법 제15조의5)과 감염병예방법(감염병예방법 제19조)이 규정하고 있고, 검진에 관하여는 에이즈예방법(에이즈예방법 제8조)이 규정하고 있다. 셋째, 강제입원이다. 이에 관하여는 정신건강복지법(정신건강복지법 제44조, 제50조)이 규정하고 있다. 넷째, 기타의 강제조치이다. 예방조치에 관하여는 감염병예방법(감염병예방법 제50조), 보호조치에 관하여는 에이즈예방법(에이즈예방법 제15조), 약물치료에 관하여는 성충동약물치료법(성충동약물치료법 제3조, 제10조), 디엔에이감식시료의 채취에 관하여는 디엔에이법(디엔에이법 제5조부터 제9조까지)이 각각 규정하고 있다.

제 3 장 환자의사론

제 1 절 총 설

Ⅰ. 환자주권주의

환자의 승낙이 법적으로 의미를 가지기 시작한 것은 그리 오래전의 일이 아니다. 의료전단주의의 시대에 환자의 승낙은 윤리적 의무로서 의사와 환자 사이의 인간관계를 유지하는 가교로서의 역할 정도의 기능을 수행하여 왔을 뿐이었다. 그러다가 환자의 승낙이 법적 의무로서 의미를 가지기 시작한 것은 19세기 말부터 20세기 초 사이이다. 이에 기여한 하나는 독일의 판례이고, 또 다른 하나는 미국의 판례이다.

독일의 판례는 전술한 바와 같이 제2차 세계대전 중 나치의 경험으로 인하여 모든 의료행위에 대하여 일단 상해죄의 구성요건에 해당하는 것으로 본 다음 환자의 승낙에 의하여 위법성이 조각되는 것으로 이론을 구성하였다. 이는 1947년 뉘른베르크 윤리강령(Der Nürnberger Kodex von 1947)에 뿌리를 둔 것으로 이러한 법리는 세계의사회를 통하여 전 세계로 확산되었다.

미국의 판례는 의료과오소송에서 의료행위의 적법성을 확보하기 위한 법리를 형성하였다. 즉, 의료행위가 불법행위에 해당되지 않기 위하여는 환자의 동의가 필요하다고 보고(동의의 원칙), 환자의 동의는 의사의 설명을 전제로 한다는 점에서 소위 '설명 후 동의'(informed consent)의 원칙을 확립하기에 이르렀던 것이다. 요컨대, 환자의 승낙이 법적 의무로서 의미를 가지게 된 것은 의료전단주의를 극복한 환자주권주의(Patienten-autonomie)의 산물이라고 할 수 있다.

Ⅱ. 환자의 자기결정권

오늘날 환자의 승낙은 헌법상 보장된 자기결정권(헌법 제10조 참조)으로부터 도출되는 권리로 인정되고 있다. 환자의 자기결정권은 의사의 설명의무를 선행조건으로 한 환자의 승낙을 그 내용으로 하고 있다. 이른바 '설명 후 동의'(informed consent)도 자기결정권에 그 근거가 있다고 할 수 있고,[1] 이는 충분히 설명 받고 이해한 다음 자발적으로 승낙 · 거절 · 선택하는 것을 의미한다.[2] '설명 후 동의'(informed consent)는 환자의 승낙(informed consent), 환자의 거부(informed refusal) 및 환자의 선택(informed choice)을 그 내용으로 하고 있기 때문이다.

환자의 승낙이 법률적으로 유효하려면 의사의 설명의무가 전제되어야 하기 때문에 의사의 설명의무 또한 환자의 자기결정권의 내용이 되기도 한다. 전술한 바와 같이, 환자의 자기결정권은 형식적으로는 환자의 승낙에 의하여 확보되고 실질적으로는 의사의 설명의무에 의하여 보장된다고 할 수 있다. 여기서 환자가 자기결정권을 스스로 행사할 수 있도록 하기 위한 능력으로서의 환자의 자기결정능력은 환자의 승낙능력이 되고, 이들은 또한 의사의 설명에 있어서 설명의 수령능력과 일치하게 된다.

한편, 근대법에 있어서의 자기결정은 자기결정을 가능한 상황을 전제로 하는 것이고, 자기결정은 자기책임을 위한 전제가 되는 것이다. 자기결정을 가능하게 하는 상황으로서 정보제공, 즉 설명이 요구되는 것이다. 결국, 자기결정은 근대법의 대원칙의 하나인 자기책임을 위한 전제요건인 것이다. 자기결정과 자기책임은 과거 봉건신분제에 있어서의 타인결정과 단체책임을 타파한 결과물이다.

제 2 절 환자의 승낙

Ⅰ. 서 설

1. 승낙의 의의

환자의 승낙이란 의료침습에 대하여 의사의 설명을 듣고 이를 허용하는 것을 말한다. 의료침습은 환자의 승낙에 의하여 비로소 적법하게 된다는 것은 주지의

---

1) 'informed consent'를 흔히 '설명과 동의'라고 번역하고 있는데, 필자는 '설명 후 동의' 또는 '설명 후 승낙'으로 번역하여 사용하고자 한다.

2) 古川俊治, "診療上の醫師の注意義務と醫療水準," 慶應義塾大學 法務硏究科, 『慶應法學』 第七号(2007.3), 397頁.

사실이다. 환자의 승낙은 원래 형법상 위법성조각사유 중의 하나인 피해자의 승낙(형법 제24조)에서 사용되는 개념으로서 주로 형사법학의 영역에서 논의되어 왔지만, 불법행위법 등 민사법학의 영역에서도 문제되고 있는 개념이다(민법 제750조). 특히, 의료법학의 영역에서 환자의 승낙은 환자의 신체에 대한 의료행위를 허용하는 의미를 가지고 있기 때문에 어느 정도 독자성이 인정된다고 할 수 있다. 이러한 특성은 환자의 승낙능력과 의사의 설명에 대한 설명수령능력을 포함하여 환자가 자기결정권을 독자적으로 행사할 수 있는 능력인 소위 '자기결정능력'의 유무를 판단하는 기초자료가 되고 있다. 여기서 승낙의 법적 성질, 특히 의료영역에 있어서의 승낙의 법적 성질을 규명하지 아니할 수 없다.

2. 승낙의 법적 성질

(1) 형사법에 있어서의 승낙

형사법에 있어서의 환자의 승낙의 법적 성질과 관련하여서는 독일의 판례와 학설의 대립이 대표적이다. 이미 언급한 바와 같이, 독일의 통설은 전단적 의료행위는 자기결정권을 침해한 행위로서 태양에 따라서는 강요죄 내지 감금죄로 된다고 한다. 이에 반하여 독일의 확립된 판례는 전단적 의료행위는 상해죄의 구성요건에 해당하지만, 환자의 승낙 내지 법정대리인의 동의가 있으면 위법성이 조각된다고 하여 피해자의 승낙에 의한 위법성조각을 인정하고 있다. 우리나라의 판례와 다수설도 독일의 판례의 입장과 다르지 않다는 것에 대하여는 이미 언급한 바 있다.

문제는 피해자의 승낙(형법 제24조)에 있어서의 '승낙'의 법적 성질에 있다. 이에 관하여는 피해자의 이익포기의사를 의미한다는 이익포기설과 법익에 대한 침해에 대하여 보호에 관한 사회적 이익보다 침해에 관한 개인의 자유를 법률정책적으로 비교교량하여 개인의 자유가 중요하다고 인정될 때 그 침해에 대하여 피해자의 승낙이 있으면 위법성을 조각하게 한다는 법률정책설이 크게 대립하고 있다. 이익포기설이 독일의 통설인 반면, 우리나라에서의 다수설은 법률정책설의 입장이다. 이에 의하면 형법상의 승낙은 다음과 같은 성질을 가진다. 첫째, 이익포기설에 의할 때 승낙은 피해자의 이익포기의 의사를 의미한다. 둘째, 법률정책설에 의할 때 승낙은, 분명하지는 않으나, 위법성을 조각하게 하는 성질을 가진다고 해석된다. 이 외에도 승낙은 그 법적 성질에 관한 견해의 차이에도 불구하고 공통적으로 다음의 특징을 더 가지고 있다. 셋째, 승낙은 우선 승낙권자에 의한 것이어야 한다. 따라서 타인의 법익에 대하여는 원칙적으로 승낙이 불가능하게 된다. 따라서 형법상의 승낙은 대리에 친하지 않다고 해야 한다. 넷째, 승낙은 승낙의 의미를 이해할 수 있는 승낙능력자에 의한 것이어야 한다. 승낙능력은 피해자가 법익의 의미와 침해의 결과를 인식하고 이성적으로 판단할 수 있는 자연적 통찰능력과 판단능력을 의미한다고 할 수 있다. 형법은 일정한 경우 승낙능력의 기준을 명문으로 규정하고 있다. 예컨대, 간음에 있어서의 13세(형법 제305조 제1항), 아동혹사죄에 있어서의 16세(형법 제274조) 및 미성년자 약취·유인죄에 있어서의 미성년(형법 제287조) 등이 이에 해당한다.

(2) 민사법에 있어서의 승낙

민사법에서 승낙의 법적 성질을 논하는 경우 우선 승낙이 의사표시인가 아닌가가 문제된다. 승낙에 사법관계의 발생, 변경, 소멸을 원하는 법률효과를 발생시키려고 하는 의사가 포함되어 있으면 의사표시라고 할 수 있다.

그런데 의료침습에 대한 승낙에는 엄밀한 의미에서의 법률효과를 발생시키려고 하는 효과의사는 포함되어 있지 않다고 해석된다. 그럼에도 불구하고 승낙은 자기의 의사결정의 표명이기 때문에 이러한 점에서는 의사의 활동이고 의사의 표명이다. 법률행위의 경우는 의사표시 그 자체에 법적 효과에 대한 효과의사가 있음에 반하여 승낙의 경우에는 이러한 의미의 효과의사가 포함되어 있지 않다. 승낙은 의사에 의한 사실행위에의 착수를 인정하려는 것이다. 따라서 승낙을 의사표시 그 자체라고 하기는 어렵다고 해석된다.

그러나 승낙에는 자기의 신체에의 침습을 받고 법익을 포기하려는 의미를 가지고 있다. 이러한 점에서 승낙의 의미에는 재산권의 포기와 유사한 의사의 표명이 인정된다. 독일의 통설과 판례는 승낙을 의사표시가 아니라고 한다. 의사의 표명으로서의 승낙은 법률행위와 유사한 행위이다. 왜냐하면 일정한 법률효과가 발생하기 때문이다. 따라서 승낙에는 법적 효과가 결부되고 그 효과는 의사가 침습을 개시한 시점에서 발생하다. 따라서 승낙을 의사표시가 아니라고 하는 입장이 타당하다고 해석된다. 충분한 설명을 들은 후의 승낙은 그 자체로서 유효하지만, 불충분한 설명 또는 설명의 해태에 근거하여 행하여진 승낙은 무효라고 해야 한다. 승낙은 의사표시에 있어서의 유효, 무효를 의미하고 있는 것은 아니다. 그렇다면 결국, 승낙은 의사표시는 아니지만 법적 효과에 있어서는 의사표시와 동일하기 때문에 승낙에 의사표시의 규정 및 대리의 규정의 유추적용이 가능하다고 해석된다.

한편, 승낙은 의료계약체결시의 의사표시(청약 말고 승낙)와는 논리적으로 전혀 별개의 것이다. 전자가 후자를 흡수하는 것도 아니다. 따라서 의료계약이 존재한다고 하더라도 의사는 개별적 의료행위마다 환자의 승낙을 확인하여야 한다. 다만, 의료계약의 형태에 따라서는 후자가 전자를 포괄적으로 흡수하고 있다고 해석해야 하는 경우가 있을 수 있다고 본다.

(3) 의사법에 있어서의 승낙

의료법학, 즉 의사법(醫事法)에 있어서의 환자의 승낙은 형사법이나 민사법에 있어서의 승낙의 의미와 어느 정도는 유사점을 가지고 있지만, 이와는 별개로서 그 독자성을 인정하지 않을 수 없다. 독일의 판례에 의하면 환자의 승낙은 법률행위로서의 의사표시가 아니라 승낙자의 권리범위를 침습하는 사실상의 행위를 행하도록 하는 '허가' 내지 '수권'(授權)이라고 한 바 있다.[3)]

환자의 승낙은 다른 이익을 선택하기 위하여 자기의 다른 이익을 포기하는 의사라는 점에서, 이익포기설을 취하는 한, 법익포기의 의사인 피해자의 승낙과 동일한 성질을 가진다. 환자의 승낙은 그 유효성의 요건으로 승낙능력을 요구한다. 환자의 승낙은 의사표시가 아니기 때문에 승낙능력은 민법상의 행위능력과는 무관하다. 환자의 승낙능력이란 의료침습에 대한 의미와 그 결과를 이해하는 것이기 때문에 의사능력 내지 자연적 통찰능력과 유사한 정도의 정신능력, 즉 판단능력을 요구한다. 환자의 승낙은 환자가 승낙능력을 가지고 있지 않은 경우에는 대리인에 의한 승낙을 인정하고 있다. 따라서 환자가 의사무능력자인 경우에는 원칙적으로 그의 법정대리인에 의한 승낙이 인정된다.

환자의 승낙은 의료침습 그 자체에 대한 승낙을 의미할 뿐만 아니라 부작용과 같은 의료침습으로 인한 결과까지 승낙한다는 의미를 가지고 있다. 견해에 따라서는 환자의 승낙의 의미는 3가지가 포함되고 있다고 한다. 즉, ① 침습에 대한 승낙, ② 위험에 대한 승낙 및 ③ 탐구에 대한 승낙이 그것이다. ①의 승낙은 의학상의 치료를 정당화하는 위법성조각사유로서의 의미를 가진다고 한다. ②의 승낙은 위험의 발생에 승낙하는 것뿐만 아니라 발생한 위험에 대한 책임을 포기하는 의미를 가진다고 한다. ③의 승낙은 환자 개인에 대한 의료정보의 수집에 승낙하

3) BGHZ 29, 36; 박일환, "의사의 설명의무와 환자의 승낙," 법원행정처(의료사고에 관한 제문제), 176쪽 참조.

는 것을 의미한다고 한다.

3. 승낙의 효력범위

환자의 승낙은 그 효력을 어디까지 미치는가가 문제될 수 있다. 이에 관하여는 이미 의료계약의 체결능력에서 언급한 바 있다. 예컨대, 의료계약을 체결함에 있어서 계약의 내용을 결정하는 것은 법률행위가 포함된다. 의료계약은 의료행위뿐만 아니라 입원이라든가 치료비 등에 관한 결정, 즉 법률행위도 포함하고 있기 때문이다.

환자의 승낙의 효력이 의료행위에만 미친다고 하게 되면 행위무능력자는 완전한 의료계약을 체결할 수 없게 되고 결국에는 의료를 받지 못하는 상황에 처하여질 수 있다. 이와 관련하여서는 이미 환자의 의료계약체결능력에서 논하였지만, 이를 다시 보면 다음과 같다. 즉, 의료행위 이외에 의료계약의 내용을 결정하는 것은 법률행위로서 행위능력을 요한다는 것이 논리적이다. 그러나 이러한 논리를 그대로 관철하게 되면 결과적으로 미성년자와 같은 행위무능력자는 의료를 받지 못하게 된다는 결론에 이르게 된다. 이는 환자의 승낙의 효력이 의료계약의 내용중 의료행위에만 미치는가 아니면 의료계약의 개개의 내용결정에도 미친다고 해야 하는가의 문제이다. 결론은 승낙의 효력은 계약내용의 결정에도 미친다고 해야 한다. 행위무능력자도 의사능력이 있는 한 단독으로 의료를 받을 수 있다고 해야 하기 때문이다. 이것은 의사능력인 승낙능력과 행위능력인 결정능력이 일치한다는 것을 의미한다. 결국, 의료계약에서는 승낙능력과 결정능력을 일치시키기 위하여 의사능력과 행위능력이 일치한다는 모순이 만들어지고 있는 것이다. 그러나 이러한 모순은 의료계약에서만 인정되는 예외라고 해야 한다. 거듭 말하지만, 예외를 인정하지 않으면 행위무능력자는 언제나 단독으로 의료를 받지 못하게 되기 때문이다.

Ⅱ. 승낙의 요건

1. 서 언

승낙의 유효요건은 환자의 진의에 기한 진정한 승낙이어야 하고, 동시에 자유로운 의사에 근거한 임의의 승낙이어야 한다. 뿐만 아니라 승낙은 의료와 같이 피해자의 자연적 통찰능력 내지 자연적 판단능력에 의하여 구체적 상황을 판단을 하기 어려운 경우에는 설명의무(Aufklärungs-pflicht)가 전제되어야 한다.

2. 설명의무

승낙은 표의자의 진의에 기한 것만이 유효하다. 따라서 환자의 승낙은 승낙시에 의료침습의 본질, 내용 및 범위 등에 대하여 환자가 충분히 이해하고 있을 경우에만 유효하다. 의료침습에 관해서 환자에게 교시하고 설명하는 것이 승낙의 유효성의 전제요건이 되는 것이다. 이것이 바로 침습의 주체인 의사에게 설명의무(Aufklärungs-pflicht)가 부과되는 이유이다.

독일의 판례가 유효한 승낙은 환자가 침습의 본질, 의미, 사정범위, 특히 위험의 정도를 대략적으로(in sienen Grundzügen) 인식하고 있을 것을 전제로 한다고 일찍이 판시한 바 있다.[4)] 그렇다면 설명의무는 단순히 법적으로 유효한 승낙을 얻기 위한 논리적 전제에 지나지 않는다고 할 수 있다. 그러나 설명의무는 현행법상으로도 예컨대, 진료의무(의료법 제15조, 응급의료법 제6조), 수임인의 보고의무(민법 제683조) 및 설명의무 위반에 대한 불법행위책임(민법 제750조) 등에 근거하여 볼 때 법적 의무로서의 의미를 가지고 있다. 따라서 설명의무는 유효한 승낙을 얻기 위한 논리적 전제로서의 의미뿐만 아니라 독자적인 법적 의무로서의 의미도 함께 가지고 있다고 할 수 있다.

한편, 설명의무는 '설명 후 동의'(informed consent)의 법리상 승낙의 논리적 전제가 된다. 이는 의료행위시에는 환자에 대하여 정보를 먼저 주고(informed), 그 연후에 동의(consent)를 얻지 않으면 안 된다는 원칙이기 때문이다. 미국의 판례는 환자의 승낙이 법적으로 유효하기 위하여는 '환자가 제안된 치료 내지 처치를 받을 때에 현명하고 적확한 선택을 하였다고 합리적으로 추정될 수 있도록 환자는 자기가 승낙한 사안에 대하여 충분하게 이해하고 있을 것(sufficient understanding)이 입증될 수 있는 승낙'이 아니면 안 된다고 한 바 있다.[5)] 이를 계기로 '설명 후 동의'(informed consent)의 법리가 중요시되기에 이르렀던 것이다.

환자의 승낙이 '설명 후 동의'라고 하기 위하여는 다음의 5가지의 요건을 충족시키지 않으면 안 된다고 한다.[6)] 즉, ① 환자는 자기의 병상의 성질(the nature of his condition)을

4) BGH, 1958.12.5, BGHZ29, 33, FamZ59, 200.
5) Elliot L. Sagall and Barry C. Reed, The Law and Clinical Medicine(1972), p.134.

이해하고 있을 것, ② 제안된 치료 내지 처치의 성질(the nature of the proposed treatment or procedures)를 이해하고 있을 것, ③ 대체요법(alternative courses of action)의 존재를 알고 있을 것, ④ 제안된 치료법과 대체요법의 위험(the risk of the proposed and alternative courses of action)을 숙지하고 있을 것 및 ⑤ 제안된 치료법과 대체요법의 성공가능성 또는 실패가능성(the chances of success or failure)를 알고 있을 것이 그것이다. 이러한 '설명 후 동의'의 법리의 논거는 환자의 자기결정권(patient's right of self-decision)의 보장에 있다는 것에 대하여는 두말할 것이 없다.

설명의무에 관한 판례의 구체적 내용은 다음과 같다. 즉,

> ① 국가가 한센병 환자의 치료 및 격리수용을 위하여 운영·통제해 온 국립 소록도병원 등에 소속된 의사나 간호사 또는 의료보조원 등이 한센인들에게 시행한 정관절제수술과 임신중절수술은 신체에 대한 직접적인 침해행위로서 그에 관한 동의 내지 승낙을 받지 아니하였다면 헌법상 신체를 훼손당하지 아니할 권리와 태아의 생명권 등을 침해하는 행위이다. 또한 한센인들의 임신과 출산을 사실상 금지함으로써 자손을 낳고 단란한 가정을 이루어 행복을 추구할 권리는 물론이거니와 인간으로서의 존엄과 가치, 인격권 및 자기결정권, 내밀한 사생활의 비밀 등을 침해하거나 제한하는 행위임이 분명하다. 더욱이 위와 같은 침해행위가 정부의 정책에 따른 정당한 공권력의 행사라고 인정받으려면 법률에 그에 관한 명시적인 근거가 있어야 하고, 과잉금지의 원칙에 위배되지 아니하여야 하며, 침해행위의 상대방인 한센인들로부터 '사전에 이루어진 설명에 기한 동의(prior informed consent)'가 있어야 한다. 만일 국가가 위와 같은 요건을 갖추지 아니한 채 한센인들을 상대로 정관절제수술이나 임신중절수술을 시행하였다면 설령 이러한 조치가 정부의 보건정책이나 산아제한정책을 수행하기 위한 것이었다고 하더라도 이는 위법한 공권력의 행사로서 민사상 불법행위가 성립한다.[7] ② 환자의 수술과 같이 신체를 침해하는 의료행위를 하는 경우에는, 긴급한 경우 기타의 특별한 사정이 없는 한, 의료행위에 앞서 질병의 증상, 치료방법의 내용 및 필요성, 발생이 예상되는 위험 등에 관하여 당시의 의료수준에 비추어 상당하다고 생각되는 사항을 설명하여 해당 환자가 그 필요성이나 위험성을 충분히 비교해 보고 그 진료행위를 받을 것인지의 여부를 선택하도록 함으로써 그 진료행위에 대한 동의를 받아야 한다.[8] ③ 특히 그러한 의료행위가 임상시험의 단계에서 이루어지는 것이라면 해당 의료행위의 안전성 및 유효성(치료효과)에 관하여 그 시행 당시

---

6) Elliot L. Sagall and Barry C. Reed, The Law and Clinical Medicine(1972), pp.134~135.
7) 대법원 2017.2.15. 선고 2014다230535 판결.
8) 대법원 2015.10.29. 선고 2014다22871 판결; 대법원 2009.5.21. 선고 2009다17417 전원합의체 판결.

임상에서 실천되는 일반적·표준적 의료행위와 비교하여 설명할 의무가 있다.[9] ④ 의사는 의료행위에 앞서 환자나 그 법정대리인에게 질병의 증상, 치료방법의 내용 및 필요성, 발생이 예상되는 위험 등 당시의 의료 수준에 비추어 상당하다고 인정되는 사항을 설명하여 환자가 그 필요성이나 위험성을 충분히 비교해 보고 그 의료행위를 받을 것인지 여부를 선택할 수 있도록 할 의무가 있고, 특히 그러한 의료행위가 임상시험의 단계에서 이루어지는 것이라면 해당 의료행위의 안전성 및 유효성(치료효과)에 관하여 그 시행 당시 임상에서 실천되는 일반적·표준적 의료행위와 비교하여 설명할 의무가 있다. 또한 의약품 공급자는 임상시험 단계에 있는 의약품을 공급함에 있어 해당 의약품의 안전성 및 유효성(치료효과) 등 그 구입 여부의 의사결정에 영향을 줄 수 있는 중요한 사정을 수요자에게 고지할 신의칙상의 의무가 있다.[10] ⑤ 일반적으로 환자의 수술과 같이 신체를 침해하는 의료행위를 하는 경우에는 질병의 증상, 치료방법의 내용 및 필요성, 발생이 예상되는 위험 등에 관하여 당시의 의료수준에 비추어 상당하다고 생각되는 사항을 설명하여 당해 환자가 그 필요성이나 위험성을 충분히 비교해 보고 그 의료행위를 받을 것인지의 여부를 선택하도록 함으로써 그 의료행위에 대한 동의를 받아야 한다.[11] ⑥ 승낙을 얻기 위한 전제로서 당해 환자나 그 법정대리인에게 질병의 증상, 치료방법의 내용 및 필요성, 발생이 예상되는 위험 등에 관하여 당시의 의료수준에 비추어 상당하다고 생각되는 사항을 설명하여 당해 환자가 그 필요성이나 위험성을 충분히 비교해 보고 그 의료행위를 받을 것인가의 여부를 선택할 수 있도록 할 의무가 있다.[12] ⑦ 일반적으로 의사는 환자에게 수술 등 침습을 가하는 과정 및 그 후에 나쁜 결과 발생의 개연성이 있는 의료행위를 하는 경우 또는 사망 등의 중대한 결과 발생이 예측되는 의료행위를 하는 경우에 있어서 응급환자의 경우나 그 밖에 특단의 사정이 없는 한 진료계약상의 의무 내지 위 침습 등에 대한 승낙을 얻기 위한 전제로서 당해 환자 또는 그 가족에게 질병의 증상, 치료방법의 내용 및 필요성, 발생이 예상되는 위험 등에 관하여 당시의 의료수준에 비추어 상당하다고 생각되는 사항을 설명하여 당해 환자가 그 필요성이나 위험성을 충분히 비교하여 그 의료행위를 받을 것인가 여부를 선택할 수 있도록 하는 의무가 있다.[13] ⑧ 의사는 긴급한 경우 기타의 특별한 사정이 없는 한, 그 침습에 대한 승낙을 얻기 위한 전제로서 환자에 대하여 질환의 증상, 치료방법 및 내용, 그 필요성, 예후 및 예상되는 생명, 신체에 대한 위험성과 부작용 등,

9) 대법원 2015.10.29. 선고 2014다22871 판결; 대법원 2010.10.14. 선고 2007다3162 판결.
10) 대법원 2010.10.14. 선고 2007다3162 판결.
11) 대법원 2010.3.25. 선고 2009다95714 판결.
12) 대법원 1995.1.20. 선고 94다3421 판결.
13) 대법원 1994.4.15. 선고 93다60953 판결.

환자의 의사결정을 위하여 중요한 사항에 관하여 사전에 설명함으로써 환자로 하여금 수술이나 투약에 응할 것인가의 여부를 스스로 결정할 기회를 가지도록 할 의무가 있다.[14)]

3. 진의의 승낙

(1) 승낙능력

1) 의 의

환자의 승낙은 그 유효성의 논리적 전제로서 임의에 기한 승낙일 것뿐만 아니라 진의에 기한 승낙일 것을 요구하고 있다. 환자의 승낙은 환자가 의료적 침습에 대하여 충분히 이해한 다음에 행하지 않으면 안 되기 때문이다. 진의(眞意, wahrer Wille)란 표시행위로부터 추단되는 표시상의 효과의사가 아니라 표의자의 내심(內心)의 효과의사를 말한다. 그러나 환자가 자신이 처한 의료적 상황과 승낙의 의미에 대하여 충분히 이해하려면 어느 정도의 정신적 판단능력이 요구된다. 따라서 환자의 승낙의 진의성은 환자의 판단능력, 즉 승낙능력을 기본적 전제로 하지 않을 수 없게 된다. 요컨대, 환자의 승낙이 유효하려면 우선 승낙능력자의 승낙이 아니면 안 된다.

2) 판단기준

환자의 승낙은 전술한 바와 같이 의사표시가 아니기 때문에 행위능력과는 무관하고, 따라서 행위능력에 관한 민법의 규정은 승낙능력의 기준으로 될 수 없다. 또 환자의 승낙능력은 침습과 침습의 결과가 자신의 생명과 건강에 미치는 유·불리성을 판단할 수 있는 정신능력 내지 판단능력을 의미하기 때문에 형법상의 책임능력에 관한 규정도 승낙능력의 유무에 대한 직접적인 기준으로 되지 못한다. 그러나 승낙능력은 침습의 의미를 이해할 수 있고 침습에 의하여 어떠한 결과가 생기는가를 판단할 수 있는 능력을 의미하기 때문에 통찰능력(Einsichts-fähigkeit) 내지 의사능력(Willens-fähigkeit)은 승낙능력의 유무에 대한 판단기준이 될 수 있다.[15)] 다만, 환자의 승낙능력의 유무는 의료행위마다 개별적으로 판단하지 않으면 안 된다. 여기서 승낙은, 후술하는 바와 같이, 침습마다 얻어야 하는 '개별적 승낙'이 원칙으로 된다.

14) 대법원 1994.4.15. 선고 92다25885 판결.

15) Ehlers/Broglie, Arzthaftungsrecht, 4.Aufl., Verlag C.H. Beck München, 2008, S. 270 Rn. 852.

이 때 고려하지 않으면 안 되는 것이 의료행위의 적응성과 침습의 중대성이다. 객관적으로 환자의 이익이 고도로 우월한 경우에는 상대적으로 낮은 수준의 의사능력만으로도 승낙은 유효할 수 있다. 반대의 경우도 그대로 타당하다. 대법원은 종교적 신념으로 인한 수혈거부사건에서 11세 남짓의 환자에게 사리를 변식할 지능이 없다고 판시한 바 있다.[16)]

3) 구별개념

미성년자의 승낙능력에 있어서는 미성년자가 실질적으로 설명을 이해할 수 있는지의 여부가 의사에 의하여 검토되지 않으면 안 된다.[17)] 이 경우 미성년자의 승낙능력의 유무는 의사에 의해서 판단되면 그것으로 충분하다.[18)] 결국, 승낙능력에 관한 일반적인 규정은 존재하지 않는다. 승낙능력의 유무에 대한 판단기준도 명확하지 않다. 승낙능력의 유무를 판단할 수 있는 하나의 기준으로서 고려될 수 있는 것이 행위능력이다. 행위능력이 승낙능력의 유무를 판단하는 결정적인 기준이라고 하면 미성년자나 의식상실자는 처음부터 승낙무능력자가 된다. 그러나 승낙능력은 침습의 의미와 승낙의 의미, 즉 승낙했을 때 초래될 수 있는 침습의 결과에 대하여 환자의 이해력과 판단력이 중요한 것이다. 따라서 행위능력의 유무는 승낙능력을 판단하는 결정적인 기준이 될 수 없다. 또 이미 언급한 바와 같이, 승낙의 법적 성질에 대하여 승낙은 의사표시는 아니지만 의사표시와 유사하여 의사표시에 대한 규정의 준용이 가능한 의사표명으로 결론지은 바 있다. 따라서 승낙능력은 행위능력과는 관계가 멀지만 가깝다고도 할 수 있다. 그렇지만 승낙은 법률행위에서처럼 획일적 처리에 친하지 않고, 의료에 있어서는 오히려 개별적 사례 하나 하나마다 승낙의 유무를 판단하는 것이 환자의 인격권 내지 자기결정권을 존중하는 길이라고 본다. 결국, 승낙능력은 행위능력과는 무관한 별개의 개념인 것이다.

(2) 승낙능력자

승낙이 유효하기 위하여는 환자에게 승낙능력이 없으면 안 된다. 승낙능력이란 진료행위의 성질, 효과, 위험의 정도 등을 이해하고 그것을 받아야 하는가 거절해야 하는가를 판단할 수 있는 의사능력을 의미한다. 따라서 반드시 법률행위능력과

16) 대법원 1980.9.24. 선고 79도1387 판결.
17) Ehlers/Broglie, Arzthaftungsrecht, S. 271 Rn. 855.
18) Ehlers/Broglie, Arzthaftungsrecht, S. 271 Rn. 855.

동일할 필요가 없다는 점에 대하여는 이미 언급한 바 있다.

승낙능력을 통찰능력 내지 의사능력으로 이해할 때 승낙능력자는 의사능력자 내지 통찰능력자를 의미한다. 행위능력자인 성인이 승낙능력을 가지는 것은 당연하다. 환자가 성인으로서의 판단능력을 가지고 있는 이상 아들과 같은 친족의 승낙으로써 환자의 승낙에 갈음하는 것은 허용되지 아니한다.[19] 미성년자나 정신장애자라도 의사능력을 가지고 있는 한 법정대리인의 동의없이 단독으로 유효하게 승낙할 수 있다. 승낙능력은 승낙시뿐만 아니라 침습시에도 존재하고 있어야 한다.[20] 따라서 약물 등에 의하여 더 이상 판단능력을 유지할 수 없다면 이러한 특별한 순간에는 승낙능력이 배제된다.[21] 따라서 고통이나 의약품으로 더 이상 적법하게 승낙할 수 없는 한 승낙능력은 배제될 수 있다. 승낙능력이 의심스러운 경우에는 연기할 수 있는 침습은 중단되어야 한다.[22]

(3) 승낙무능력자

통찰능력 내지 의사능력을 가지지 않는 자는 승낙무능력자가 된다. 승낙무능력자의 경우라고 하여 환자의 승낙이 불필요한 것은 아니다. 승낙이 없는 의료행위는 전단적 의료행위가 되기 때문이다. 여기서 승낙에 관한 대리의 문제가 발생한다. 이에 대하여 자세한 것은 환자의 거부와 함께 '환자의 의사의 대행'이라는 제목으로 후술하기로 한다.

4. 임의의 승낙

환자의 승낙은, 이미 언급한 바와 같이, 그 유효성의 논리적 전제로서 진의에 기한 승낙일 것일 뿐만 아니라 임의(任意)에 기한 승낙일 것을 요구하고 있다. 승낙능력자의 진의에 기한 자발적인 승낙만이 의료행위로부터 발생하는 모든 위험을 환자에게 부담시킬 수 있게 되기 때문이다. 또 유효한 승낙이 없는 의료침습은 경우에 따라서는 인체실험 또는 임상실험에 불과하다고 해야 하기 때문이다. 따라서 승낙은 모든 사항과 내용을 이해한 후에 환자의 자유의사에 의하여 이루어진 것이어야 한다. 사기나 착오 또는 강박 등 하자 있는 의사 또는 의사의 결

---

19) 대법원 2015.10.29. 선고 2015다13843 판결; 대법원 1994.11.25. 선고 94다35671 판결.
20) Ehlers/Broglie, Arzthaftungsrecht, S. 270 Rn. 852.
21) Ehlers/Broglie, Arzthaftungsrecht, S. 270 Rn. 852.
22) Ehlers/Broglie, Arzthaftungsrecht, S. 270 Rn. 851.

함상태에서 이루어진 승낙은 유효할 수 없다.

Ⅲ. 승낙의 내용

1. 승낙의 주체

승낙은 원칙적으로 환자 본인이 하여야 한다. 승낙능력과 승낙권한이 있는 환자만이 의료침습에 대하여 승낙할 수 있기 때문이다.[23] 신체에 대한 권리는 인격권(Persönlichkeitsrecht)이고, 그 개인의 일신전속적인 것이기 때문에 환자의 신체에 대한 침습을 승낙하는 권한은 그 환자의 본인에 귀속한다. 승낙권은 불가양이다.

다만, 본인의 의식불명 등 긴급사태로 인한 경우에는 본인 이외의 자에 의한 승낙도 가능하다(응급의료법 제9조 제2항 참조). 피성년후견인의 신체를 침해하는 의료행위에 대하여 피성년후견인이 동의할 수 없는 경우에는 성년후견인이 그를 대신하여 동의할 수 있다(민법 제947조의2 제3항). 이 경우 피성년후견인이 의료행위의 직접적인 결과로 사망하거나 상당한 장애를 입을 위험이 있을 때에는 가정법원의 허가를 받아야 한다(민법 제947조의2 제4항 본문). 다만, 허가절차로 의료행위가 지체되어 피성년후견인의 생명에 위험을 초래하거나 심신상의 중대한 장애를 초래할 때에는 사후에 허가를 청구할 수 있다(민법 제947조의2 제4항 단서).

이에 관한 판례의 구체적 내용은 다음과 같다. 즉,

> ① 망인이 직접 의사의 설명을 듣고 수술에 동의할 수 없었던 특별한 사정이 없는 한 환자 본인인 망인이 아니라 그 아들에게 망인의 상태, 이 사건 수술의 내용과 그로 인한 후유증을 설명하였다는 것만으로는 피고 2가 환자에 대한 설명의무를 다하였다고 볼 수 없다.[24] ② 환자가 성인으로서 판단능력을 가지고 있는 이상 친족인 오빠의 승낙으로써 환자의 승낙에 갈음하는 것은 허용되지 아니한다고 보아야 할 것이다.[25] ③ 환자가 성인으로서의 판단능력을 가지고 있는 이상 인척에 불과한 시숙의 승낙으로써 환자의 승낙에 갈음하는 것은 허용되지 아니한다고 할 것이므로, 환자에 대한 치료행위로서 마취담당 의사의 마취는 환자에 대한 설명의무를 다하지 아니함과 아울러 환자의 승낙권을 침해하여 이루어진 위법한 행위이다.[26]

---

23) Ehlers/Broglie, Arzthaftungsrecht, S. 268 Rn. 844.
24) 대법원 2015.10.29. 선고 2015다13843 판결; 대법원 1994.11.25. 선고 94다35671 판결.
25) 대법원 1997.7.22. 선고 96다37862 판결.
26) 대법원 1994.11.25. 선고 94다35671 판결.

2. 승낙의 상대방

승낙의 상대방은 설명의무자인 처치의사이다. 여기에서의 승낙은 의료처치에 대한 승낙이라는 점에서 의료계약시의 의료기관의 개설자에 대한 승낙과는 구별된다.

3. 승낙의 대상

침습을 수반하는 의료행위에 대하여는, 이미 언급한 바와 같이, 환자의 승낙을 요한다. 승낙은 각각의 침습에 대한 '개별적 승낙'(special consent)을 원칙으로 한다. 다만, 경미한 의료에 대하여는 '포괄적 승낙'(general consent)의 효력을 인정해도 문제는 없을 것으로 해석된다. 환자가 병원을 방문하여 의료를 요청하는 경우, 경미한 의료에 관한 한, 그 요청속에는 묵시적 '포괄적 승낙'이 포함된 것으로 추정이 가능하기 때문이다.[27] 이러한 의미에서 의료의 경중과 무관하게 언제나 포괄적 승낙의 효력을 인정하는 견해는 타당하다고 할 수 없다.

독일과 미국은 개별적 승낙을 원칙으로 하고 있고, 영국에서는 포괄적 승낙을 원칙적으로 하면서 독립된 처치로 인정되는 경우에는 예외적으로 개별적 승낙을 인정한다고 한다. 환자의 승낙은 의료침습 그 자체(ärztliche Eingriff als solcher)를 대상으로 한다. 이에 관하여는 이설이 없다. 그러나 의료침습의 결과(Erfolg)에 대하여는 승낙의 대상이 아니라는 견해와 부수적 위험도 승낙의 대상에 포함된다는 견해가 대립하고 있다. 후자는 부수적 위험에 대하여는 이미 설명이 되었다는 점을 근거로 하고 있다. 생각건대, 의료채무는 수단채무라는 점과 최선의 주의의무를 다 하는 한 의료인에게는 악결과에 대한 책임은 없다고 해야 한다는 점으로 비추어 볼 때 후설이 타당하다고 해석된다. 다만, 부수적 위험에 대하여는 설명이 선행될 것이 요구된다고 할 수 있다.

4. 승낙의 시기

승낙은 의료행위의 적법요건이기 때문에 의료행위가 행하여지기 전에 행하여져야 한다. 또한 환자의 승낙은 침습행위시에도 여전히 존재하고 있을 것이 요구된다. 사후승낙은 적법요건을 충족하지 못하기 때문에 그 전단적 의료행위의 위법

27) 이상완(의료사범의 이론과 실태), 28쪽.

성을 조각시키지 못한다.

승낙한 환자가 의료행위시에 당초의 의사를 철회하거나 의료행위의 도중에 의료의 계속을 거부하는 경우에는 철회 또는 거부의 시점에서 환자에게 의사능력이 있는 한 그의 의사를 존중하지 않으면 안 된다. 그러나 치료중지가 환자의 생명 또는 건강을 위험에 빠뜨릴 상태에 있는 경우는 그러하지 아니하다. 의사능력을 인정할 수 없는 상태에서 철회 또는 거부가 행하여진 경우에는 종전의 승낙의 의사가 그대로 유효하다고 해석해야 한다.

5. 승낙의 표시

승낙의 표시에 관하여는 다툼이 있다. 첫째, 의사방향설이다. 의사방향설(Willensrichtungstheorie)은 승낙의 의사를 내면적인 의사의 방향으로 파악하여 환자의 내면에 승낙의 의사가 존재하면 족하고, 굳이 외부로 표시될 것을 요하지 않는다고 한다. 둘째, 의사표시설이다. 의사표시설(Willenserklärungstheorie)은 환자가 언어 또는 동작 등에 의하여 의사측에게 승낙의 의사가 표시될 것이 필요하다고 한다.

생각건대, 전자는 의료행위가 환자의 신체상의 이익에 반하지 않는다는 것에 대한 인식수단으로서 환자의 승낙을 보는 입장이고, 의료행위가 환자의 의사에 반하지 않는다면, 명시적 거부가 아닌 한, 구체적으로 표시될 필요가 없다는 것이다. 의료전단주의에 적합한 견해이다. 그러나 위법성조각사유로서의 승낙의 인식을 정당방위의 방위의사와 긴급피난의 피난의사와 동일한 주관적 정당화요소라고 이해하고 위법성의 유무에 대하여 결과반가치뿐만 아니라 행위반가치도 고려하는 입장에서는 후설이 타당하다고 해석된다. 의료책임에 대한 환자측에서의 인수기능을 환자의 승낙에 부여하고, 환자의 자기결정권을 중시하는 입장에서는 의사표시설이 보다 적합하다고 평가된다. 뿐만 아니라 애매함으로 인한 부작용을 차단하여 법적 안정성을 확보하기 위해서도 내심의 의사(der innere Wille)보다는 표시된 의사(der erklärte Wille)를 기준으로 하는 것이 더 바람직하다고 하겠다.

6. 승낙의 방식

(1) 방식의 자유

환자의 승낙의 방식은, 특별한 경우를 제외하면, 방식자유의 원칙에 입각하여 완전히 자유이다. 구두이든 서면이든 묻지 않는다. 또 구두방식에 의하는 경우 언어에 의한 '명시적 승낙'이 원칙이지만, 상황에 따라서는 동작에 의한 '묵시적 승낙'도 인정된다. 따라서 환자의 승낙은 명시적이든(express consent) 묵시적이든(implied consent) 그 효력에는 차이가 없다.

다만, 묵시적 승낙을 인정하는 경우에는 환자의 전체행동을 기준으로 하여 환자의 특별한 사정까지 고려하지 않으면 안 되기 때문에 주의를 요한다. 그럼에도 불구하고 환자의 승낙과 관련하여 후일의 불확실성에 대비하기 위하여는 승낙의 사실이 명료한 서면의 방식에 의하는 것이 바람직하다. 실무에서는 서면승낙서을 받는 것이 관례로 되어 있다. 이름하여 '승낙서', '서약서', 입원보증서' 등 그 명칭은 매우 다양하다.

(2) 면책특약의 효력

1) 의 의

문제는 그것이 담고 있는 내용에 있다. 서면승낙서에서 문제가 될 수 있는 내용은 ① 수술과정에서 예기치 않은 결과가 발생하더라도 일체의 이의를 제기하지 않겠다는 소위 '면책특약'과 ② 수술을 받을 것을 승낙하며 일체의 수술방법을 집도의에게 위임한다는 이른바 '포괄적 승낙'에 관한 부분이다. 면책특약이란 손해배상청구권에 대한 사전의 전면적 포기조항으로서 성질을 가지는 의사와 환자 사이의 특별한 약속을 말한다.

2) 학 설

면책특약의 효력에 대하여는 공서양속에 반하여 무효라는 무효설이 지배적이다.

일본의 경우 면책특약의 효력에 대하여 무효설이 대세이다. 다수설은 일찍부터 면책특약의 효력을 부정적으로 해석하고 전혀 무의미하고 무효가 되지 않으면 안 된다고 한다. 판례의 입장은 공서양속에 반하고 단순한 예문의 종류 또는 형평의 원칙에 반한다고 하여 제한적으로 해석하고 있다고 한다. 이와 같은 판례의 입장이 확립되기까지는 몇 가지의 입장을 가지고 있었다고 한다.[28) 즉, ① 인쇄되어 있는 승낙서는 단순한 예문에 불과하고 병고에 시달리는 환자로부터 승낙을 받아 내는 것은 부당하다는 예문설, ② 의사측의 과실을 미리 용서하였다거나 또는 과

---

28) 이보환, "의료과오로 인한 민사책임의 법률적 구성," 법원행정처(의료사고에 관한 제문제), 40쪽 참조.

실에 기한 손해배상청구권을 미리 포기하였다고 해석하는 것은 특별한 사정이 없는 한 환자에 대하여 가혹하고 형평의 원칙에 반한다는 형평의 원칙위반설, ③ 병이라는 것은 의사가 최선의 노력을 다하여도 불측의 사태가 생길 수 있음을 인정하고 그런 경우에 이의를 하지 않는다는 취지에 불과하고 그런 취지를 넘는 합의는 공서양속에 반하여 무효라는 공서양속위반설 등이 그것이다. 다만, 일본의 학설 중에는 고의 또는 중대한 과실에 의한 것은 제외하고 단순히 의사의 과실에 근거한 사고만을 면책하는 취지라고 해석하는 유효설도 있다. 유효설의 근거는 다음과 같다. ① 손해배상청구권은 일종의 재산권에 지나지 않기 때문에 그 포기가 가능하다는 점, ② 그 포기가 사전에 행하여져도 환자의 자유의사에 근거하는 한 문제가 없다는 점, ③ 판례도 '달리 특별한 사정이 없는 한'이라고 하여 유보를 하고 있기 때문에 그 특별한 사정을 입증하면 그 조항의 효력도 인정될 수 있다는 점 등이다.

3) 검 토

환자의 입장에서 보면 면책특약은 의료인측에 대한 최선을 다해달라는 부탁이고 기대이며 희망이라고 할 수 있다. 그렇지만 의료인측이 당시의 의료수준에 미치지 못하는 과실에 의하여 의료과실을 범한 것까지 환자측이 약속했다고 보는 것은 무리라고 해석된다. 또 의료인측이 우월적 지위를 이용하여 불공정한 계약을 맺었다면 이는, 특단의 사유가 없는 한, 선량한 풍속 기타 사회질서(민법 제103조)에 위반한 계약으로서 무효라고 하는 것이 타당하다. 그럼에도 불구하고 의료계약은 면책특약을 제외하면 본래의 의료계약으로서 효력은 여전히 남아 있다고 할 수 있다.

포괄적 승낙의 경우를 보면 일체를 의료인측에 위임한다는 백지위임방식이다. '개별적 승낙'의 원칙에 비추어 승낙서가 유효하기 위해서는 환자의 구체적 · 개별적인 의사를 인정할 수 있는 정도의 것이어야 한다. 따라서, 예컨대 필요한 '수술에 전부 동의합니다'라고 하는 식의 포괄적 승낙은 무효라고 해야 한다.

7. 승낙의 철회

환자의 승낙은 승낙시에도 존재하여야 하지만, 의료행위의 시점까지 존속하고 있지 않으면 안 된다. 그 때까지는 환자는 언제나 승낙을 철회할 수도 있으며, 철회에 대한 근거를 제시할 필요도 없다. 그러나 이미 의료행위가 시작된 뒤에는 더 이상 철회의 자유가 인정되지 아니한다. 철회의 유효요건은 승낙의 그것과 동일하다. 따라서 환자에게 의사능력이 없으면 안 된다. 승낙의 철회는 사실상 거부와 같은 의미를 가진다. 그런데 입원시에 의사능력이 있는 상태에서 치료에 승낙한 환자가 만약 나중에 그 이상 치료의 계속을 거부하는 경우 문제가 될 수 있다. 거부시 의사능력이 존재한다면 이전의 승낙은 철회되고 거부가 효력을 가진다. 역으로 의사능력이 존재하지 않는 경우라면 거부는 무효이고 이전의 승낙이 계속 유효하게 된다. 그러나 병상의 악화 등 상황에 변화가 발생한 경우가 문제이다. 단순이 의사능력의 유무에 따라 형식논리적으로 거부의 유・무효를 판단할 수는 있겠지만, 이는 바람직하지 않은 것으로 생각된다. 변화된 새로운 상황이 이전의 승낙으로 충분한가에 대하여 환자의 성격, 거부이유 등을 고려하여 판단하는 것이 합당하다고 본다. 이는 처음 거부가 나중 승낙으로 바뀌는 경우와 기타 다른 조합의 경우에도 타당하다고 해석된다.

Ⅳ. 승낙의 하자

1. 승낙의 흠결・하자

(1) 의 의

기본개념으로서 우선 '의사의 흠결'과 '하자 있는 의사표시'에 관하여 살펴보고 환자의 승낙에 대하여 검토하기로 한다. '의사의 흠결'(Willens-mangel)이란 의사(意思)와 표시(表示), 즉 표의자의 내심의 효과의사(진의)가 표시행위로부터 추단되는 표시상의 효과의사와 부합하지 아니하는 경우를 말한다. 의사의 흠결은 표의자가 이를 알고 있는 의사의 의식적 흠결과 모르고 있는 의사의 무의식적 흠결로 나누어질 수 있다. 전자는 다시 상대방과 통정한 통정한 허위의 의사표시(민법 제108조)와 그렇지 않은 진의 아닌 의사표시(민법 제107조)로 나눌 수 있다. 그리고 후자는 의사와 표시의 불일치를 표의자가 모르고 있는 경우, 즉 착오(민법 제109조)를 말한다. '하자 있는 의사표시'란 내심의 의사와 표시가 일치하고 있지만, 실제 내심의 의사에 하자가 있는 경우를 말한다. 사기・강박에 의한 의사표시(민법 제110조)가 이에 해당한다. 사기(詐欺)란 타인을 기망하여 착오에 빠지게 하는 것을 말하고, 강박(强迫)이란 위법하게 해악을 고지하여 공포를 생기게 하는 것을 말한다.

(2) 효 과

환자의 승낙이 유효하려면, 전술한 바와 같이, 환자의 승낙은 진의에 기한 것이어야 하고, 동시에 자유의사에 근거한 것이어야 한다. 진의란 내심의 효과의사를 의미하기 때문에 흠결 있는 승낙이나 하자 있는 승낙은 환자의 승낙으로서 유효하지 않다. 따라서 속아서, 겁나서, 몰라서 또는 농담으로 한 승낙은 모두 환자의 승낙으로서 유효한 승낙이 아니다. 또 환자의 승낙에 흠결이나 하자가 있으면 취소가 가능하거나 무효가 된다. 이미 언급한 바와 같이, 환자의 승낙은 의사표시는 아니지만, 의사표시에 관한 규정의 준용은 가능하기 때문이다.

한편 의사가 환자에게 특정의 필요한 수술을 거부하면 진료를 계속할 수 없다고 고지하는 것은 강박에 해당하지 아니한다. 강박에 대한 고의와 위법성이 존재하지 않기 때문이다. 다만, 착오의 경우에는 피해자의 승낙을 무효로 하는 경우에도 환자의 승낙을 무효로 할 수 없는 경우가 있다. 이미 언급한 바와 같이, 형사법상 피해자의 승낙은 그것이 진의(wahrer Wille)에 합치하지 않는 이상 무효라고 하는 엄격한 기준이 적용된다. 그러나 의사법상 환자의 승낙의 경우는, 예컨대 의사가 수술비용에 대하여 허위를 고지하고 환자의 승낙을 받은 경우 수술에 대한 환자의 승낙은 여전히 유효하다고 해야 한다. 치료비에 대하여 착오가 있는 경우에는 단순한 동기의 착오에 지나지 않고 상해죄에 있어서 정당화를 위한 동의로서는 무효로 되지 않기 때문이다. 또 오진으로 인한 환자의 승낙은 착오에 의한 승낙이 된다. 여기서 피해자의 승낙의 법리를 엄격하게 적용하면 환자의 승낙은 무효가 되나, 소위 '환자의 승낙'의 법리를 만들어 이를 적용해보면 환자의 승낙은 무효가 아니라고 해야 한다. 예컨대, 위암으로 알고 위절제수술에 승낙하였는데 위염으로 판명된 경우라도 환자의 승낙은 여전히 유효하다. 이러한 경우에도 여전히 의학적 적응성은 인정될 수 있기 때문이다.

2. 불충분한 설명에 기한 승낙

불충분한 설명에 기한 승낙이 하자 있는 승낙인가에 대한 물음과 답변은 서로 무관할 수 있다. 그러나 불충분한 설명에 기한 승낙과 하자 있는 승낙의 양자에 대한 법률효과에 있어서는 서로 다르지 않게 취급되는 것으로 보인다. 따라서 환자로부터 승낙이 있었으나 그 승낙이 의사로부터 충분한 설명을 받지 못한 상태에서 이루어진 경우에는 환자의 승낙은 유효한 승낙이 될 수 없다. 결국, 불충분한 설명에 기한 승낙은 무효가 되고, 따라서 불충분한 설명으로 인한 승낙에 기한 의료행위는 승낙이 없는 의료행위로서 전단적 의료행위가 되는 것이다.

이에 관한 판례의 구체적 내용은 다음과 같다.

① 산부인과 전문의 수련과정 2년차인 의사가 자신의 시진, 촉진결과 등을 과신한 나머지 초음파검사 등 피해자의 병증이 자궁외 임신인지, 자궁근종인지를 판별하기 위한 정밀한 진단방법을 실시하지 아니한 채 피해자의 병명을 자궁근종으로 오진하고 이에 근거하여 의학에 대한 전문지식이 없는 피해자에게 자궁적출술의 불가피성만을 강조하였을 뿐 위와 같은 진단상의 과오가 없었으면 당연히 설명받았을 자궁외 임신에 관한 내용을 설명받지 못한 피해자로부터 수술승낙을 받았다면 위 승낙은 부정확 또는 불충분한 설명을 근거로 이루어진 것으로서 수술의 위법성을 조각할 유효한 승낙이라고 볼 수 없다.[29] ② 자궁적출수술에 있어 진찰 당시 자궁외 임신에 의한 증상이라고 볼만한 사정이 있었고 진찰의사 자신도 자궁외 임신의 가능성을 생각해 보기까지 하였음에도 자궁에 혹이 만져진다고 하여 자궁근종이라고 진단하고 더 이상의 보다 정밀한 확인검사를 하지 아니한 잘못으로 자궁외 임신임을 알지 못함으로써 결과적으로 환자로 하여금 위와 같은 진단상의 과오가 없었다면 당연히 설명받았을 내용을 설명받지 못한 채 수술승낙을 하게 하였다면 의사가 설명의무를 다하지 못함으로써 환자의 승낙권을 침해한 과실이 있다.[30]

V. 승낙의 배제

1. 서 언

환자의 승낙은 설명의무가 배제되는 경우에는 언제나 승낙도 배제된다는 점에서는 설명의무와 공통된다. 그러나 설명의무가 감경 또는 면제되는 경우에도 환자의 승낙은 온전하게 취득되어야 한다는 점에서 설명의무와 구별되고 있다.

2. 법률규정

행정상의 즉시강제의 하나로서 국민의 심신건강의 유지, 공중위생의 향상이라는 공공적 목적으로부터 환자의 의사와는 무관하게 강제의료가 행하여지는 경우

---

29) 대법원 1993.7.27. 선고 92도2345 판결; 대법원 1992.4.14. 선고 91다36710 판결.

30) 대법원 1992.4.14. 선고 91다36710 판결.

가 있다. 강제의료의 경우에는 법률에 의하여 의사의 설명과 환자의 승낙이 모두 배제될 수 있다. 다만, 호의에서 설명하고 승낙하는 경우는 이와는 별개의 것이 된다. 현행법상 강제의료에 관하여는 후술하는 설명의무에서 살펴보기 때문에 여기에서는 중복을 피하기로 한다.

3. 긴급사태

(1) 의 의

긴급사태란 환자의 생명과 건강에 관한 절박한 위험이 있어서 시간을 지체함이 없이 즉각 일정한 의료를 행하지 않으면 안 되는 상태를 말한다. 이에는 의료행위의 개시시점부터 긴급한, 즉 응급의료의 경우와 의료행위중 환자가 사전에 납득하고 승낙한 범위보다 의료, 특히 수술 등의 내용을 확대하거나 변경하여야 할 필요가 있는 경우의 두 가지가 있다. 전자는 예컨대, 교통사고로 피해자가 의식불명인 채 병원에 실려온 경우로서 환자의 의식회복을 기다려서 수술을 하기에는 너무나 급박한 경우이다. 후자는 예컨대, 환자의 승낙을 얻어 맹장수술을 시작하였는데 집도중 다른 장기에 암의 증상이 있음을 발견한 경우로서, 이 때 일단 처음의 수술을 완료하여 신체를 봉합한 뒤 수술의 확대 또는 변경에 관해 다시 새로운 승낙을 얻어 재수술을 하기에는 환자의 체력이 너무나 약해져 있거나 그 암의 상태가 긴급한 경우이다.

(2) 근 거

긴급한 상태의 경우에는 환자 또는 그 법정대리인으로부터 동의나 의뢰를 받을 시간적인 여유가 없기 때문에 의료인은 승낙이나 동의가 없다고 하여 의료를 보류할 수 없다. 따라서 긴급사태의 경우에는 승낙이나 동의 없이 의료를 행하더라도 위법성이 조각된다고 하는 점에 견해가 일치되어 있다. 그러나 긴급한 상황에서 그 의료침습행위의 적법성을 둘러싸고 의사에게 제시되는 행위의 기준에 관하여는 견해가 대립하고 있다. 즉, 하나는 환자의 '추정적 의사존중주의'이고, 다른 하나는 환자의 '추정적 이익존중주의'이다. 전자는 의사가 침습을 행함에 있어 항상 환자의 추정적 의사를 탐구할 것을 요구하고, 그 탐구된 의사에 따라 시술할 것을 주장한다. 따라서 예컨대, 성대를 제거해야 하는데 환자가 가수인 경우에는 성대제거를 전단적으로 행할 수 없게 되는 것이다. 그러나 이에 대하여는 일반적으로 추정적 의사를 확인한다는 것은 극히 곤란하고, 더욱이 긴급상황에서 행위하고 있는 의사에게 추정적 의사를 확인하도록 요구하는 것은 무리라고 비판되고 있다. 후자는 의사가 침습을 행함에 있어 환자의 진정한 이익이 무엇인가를 탐구하고, 그 추정적 이익에 따라 시술할 것을 주장한다. 따라서 환자의 추정적 의사와 의사의 입장에서 파악한 추정적 이익이 일치하지 않을 때에는 이익을 따라야 한다고 한다. 예컨대, 전술한 예의 경우 의사는 가수의 성대를 제거하는 시술을 행할 수 있게 되는 것이다. 그러나 이에 대하여는 환자의 진정한 이익에 반한 의사의 추정적 이익을 인정하는 것은 의사에게 환자에 대한 이성주권(理性主權)을 인정하는 것이 아니냐라는 비판이 가하여지고 있다.

어쨌든, 긴급사태에서의 의료행위를 민사상 이론을 구성할 때에는 긴급사무관리로 취급하는 견해가 유력하다. 이렇게 하면 위의 두 설과의 조화가 가능하게 된다. 사무관리의 이론에 의하면 의사는 사무의 성질에 좇아 가장 환자에게 이익이 되는 방법으로 이를 관리하여야 하고(민법 제734조 제1항), 의사가 환자의 의사를 알거나 알 수 있는 때에는 그 의사에 적합하도록 관리하여야 한다(민법 제734조 제2항). 결론적으로 볼 때 의사는 우선 환자의 이익을 객관적 입장에서 판단하여야 할 것이고, 다른 한편으로는 환자의 추정적 의사가 존재하는 때에는 그것에 따라야 할 것이다. 따라서 환자의 사전의 희망·신념 등이 부정적인 것이라면 그것이 제아무리 긴급성을 띤 경우라 하더라도 그것은 환자의 추정적 거부의사가 인정되기 때문에 이는 존중되어야 하고 이를 무시하고 시행된 의료는 위법을 면치 못한다고 해야 한다. 예컨대, 피아니스트인 환자는 손을 자르게 되면 차라리 죽는 편이 좋겠다는 의사를 일상 표명하고 있었는데, 교통사고로 인하여 의식불명인 상태에서 손을 절단하지 않을 수 없는 경우 의사는 환자의 의사에 따라서 손을 절단하는 수술을 하여서는 안 될 것이다. 그리고 환자의 추정적 이익 내지 의사를 탐구함에 있어서는 근친자 등의 의견을 듣는 것이 매우 유용한데, 법적으로도 반드시 청취되어야 한다고 본다.

4. 환자의 불원

의료침습이 외관상으로도 기능상으로도 경미하고 위험성도 없는 의료행위에 있어서 환자가 의료신청과 동시에 포괄적 승낙을 하고 행위시에 거듭하여 승낙이 요구되는 것을 원하지 않는 경우와 환자가 의사와 근친, 친우 등의 특별한 신뢰관계에 있기 때문에 처음부터 개별적 승낙에 대한 권리를 포기하고 있다고 인정되는 경우 등에는 의사의 승낙취득의무는 감경되거나 면제될 수 있다.

5. 환자의 승낙무능력

환자에게 충분한 판단능력 내지는 의사결정능력이 결여되어 있으면 의료에서 의사결정과정에 참여하는 것은 불가능하다. 승낙능력, 판단능력 내지 의사결정능력이란 의료행위를 받는 것 또는 거부하는 것으로부터 예측될 수 있는 이해득실에 대하여 충분히 인식하고 이해하고 판단한 다음 의료행위의 가부를 결정할 수 있는 능력을 말한다. 환자가 승낙무능력자일 경우에는, 후술하는 바와 같이, 경우에 따라서는 환자의 추정적 승낙 내지 승낙의 대행의 문제가 발생한다.

Ⅵ. 승낙의 입증

동의를 위한 설명은 후술하는 바와 같이 환자의 자기결정에 의한 승낙을 얻기 위한 설명이다. 여기서 환자의 승낙은 의료행위에 있어서의 위법성조각사유가 된다. 위법성조각사유에 대하여는 이를 주장하는 자, 즉 의사가 입증하여야 한다.[31] 따라서 의사는 환자의 유효한 승낙이 있었음을 입증하지 않으면 안 된다.

제 3 절 환자의 거부

Ⅰ. 서 설

환자의 거부(informed refusal)는, 이미 언급한 바와 같이, 환자의 승낙(informed consent) 및 환자의 선택(informed choice)과 함께 '설명 후 동의'(informed consent)의 내용을 이루는 것으로서 환자의 승낙과 유사한 점을 가지고 있다. 중복을 피하기 위해서 환자의 거부에 있어서는 환자의 승낙과 구별되는 특징을 중심으로 고찰하기로 한다.

---

31) Ehlers/Broglie, Arzthaftungsrecht, S. 265 Rn. 834.

Ⅱ. 거부의 의의

환자의 거부란 의료행위에 대하여 의사의 설명을 듣고 의료행위를 허용하지 않는 것을 말한다. 환자가 의료처치를 거부하는 경우에는 의사는 이에 따른 위험에 대하여 설명을 하여야 한다. 여기서 환자의 거부(informed refusal)는 소위 '설명 후 동의'(informed consent)의 내용 중의 하나이고, 의료처치에 대한 거부의 위험성에 대하여 의사가 하는 설명은 이른바 '진단설명'으로서의 성질을 가진다.[32)]

Ⅲ. 거부의 법적 성질

거부의 의사는 의료행위의 신체에 대한 침습 또는 그에 따른 부수적 위험으로서의 신체적 불이익을 허용하지 않는 환자의 의사이다. 환자의 거부는 치료이익의 포기라는 점에서 자신의 법익에 대한 침해를 거절하는 피해자의 승낙의 거부와는 구별된다. 후자의 경우에는 피해자가 승낙을 거부하여도 자신의 법익에 대한 악결과는 발생하지 않지만, 전자의 경우에는 그러하지 아니하다. 따라서 환자의 거부의사와 피해자의 승낙의사의 관계는 환자의 승낙의사와 피해자의 승낙의사의 관계와 반대의 관계라고 할 수 있다. 따라서 환자의 거부는 환자의 승낙과는 달리 그 판단에 있어서 엄격한 기준이 요구된다고 하겠다. 예컨대, 환자의 거부는 환자가 불이익을 단순히 인식하고 있는 것으로는 부족하고, 이를 적극적으로 수용하려는 의사가 아니면 안 된다. 발치할 때의 환자의 저항을 환자의 거부로 인식해서는 안 되는 이유이다.

Ⅳ. 거부의 한계

1. 자기결정과 거부

의학적으로 아무리 비합리적으로 보이는 거절이라 하더라도 그것이 유효한 선택인 한 그것은 존중되지 않으면 안 된다.[33)] 환자의 자기결정권의 효력은 환자의 승낙에만 미치는 것이 아니라 환자의 거부에도 또한 유효하다고 해야 하기 때문이

32) 박일환, "의사의 설명의무와 환자의 승낙," 167쪽.
33) 박일환, "의사의 설명의무와 환자의 승낙," 178쪽.

다. 여기서 환자의 거부는 의사의 치료권의 한계점이자 치료행위의 종료점이 된다.

대법원도 "회복불가능한 사망의 단계에 이른 후에 환자가 인간으로서의 존엄과 가치 및 행복추구권에 기초하여 자기결정권을 행사하는 것으로 인정되는 경우에는 특별한 사정이 없는 한 연명치료의 중단이 허용될 수 있다"고 판시하여 환자의 거부를 인정한 바 있다.[34] 따라서 환자가 수혈을 받는 것은 자기의 종교상의 신념에 반한다고 하여 수혈을 수반한 의료행위를 거부한다는 명확한 의사를 가지고 있는 한 이러한 의사결정을 하는 권리는 인격권의 하나의 내용으로서 존종되지 않으면 안 된다. 한편, 진정한 자기결정권의 행사는 예외적 상황에서 생명권의 존중보다도 우선할 수 있다. 다만, 엄격한 요건이 전제될 것이 요구된다고 하겠다.

이에 관한 판례의 구체적 내용은 다음과 같다. 즉,

① 환자의 명시적인 수혈 거부 의사가 존재하여 수혈하지 아니함을 전제로 환자의 승낙(동의)을 받아 수술하였는데 수술 과정에서 수혈을 하지 않으면 생명에 위험이 발생할 수 있는 응급상태에 이른 경우에, 환자의 생명을 보존하기 위해 불가피한 수혈 방법의 선택을 고려함이 원칙이라 할 수 있지만, 한편으로 환자의 생명 보호에 못지않게 환자의 자기결정권을 존중하여야 할 의무가 대등한 가치를 가지는 것으로 평가되는 때에는 이를 고려하여 진료행위를 하여야 한다. 어느 경우에 수혈을 거부하는 환자의 자기결정권이 생명과 대등한 가치가 있다고 평가될 것인지는 환자의 나이, 지적 능력, 가족관계, 수혈 거부라는 자기결정권을 행사하게 된 배경과 경위 및 목적, 수혈 거부 의사가 일시적인 것인지 아니면 상당한 기간 동안 지속되어 온 확고한 종교적 또는 양심적 신념에 기초한 것인지, 환자가 수혈을 거부하는 것이 실질적으로 자살을 목적으로 하는 것으로 평가될 수 있는지 및 수혈을 거부하는 것이 다른 제3자의 이익을 침해할 여지는 없는 것인지 등 제반 사정을 종합적으로 고려하여 판단하여야 한다. 다만 환자의 생명과 자기결정권을 비교형량하기 어려운 특별한 사정이 있다고 인정되는 경우에 의사가 자신의 직업적 양심에 따라 환자의 양립할 수 없는 두 개의 가치 중 어느 하나를 존중하는 방향으로 행위하였다면, 이러한 행위는 처벌할 수 없다. 그렇지만 이러한 판단을 위해서는 환자가 거부하는 치료방법, 즉 수혈 및 이를 대체할 수 있는 치료방법의 가능성과 안정성 등에 관한 의사의 설명의무 이행과 이에 따른 환자의 자기결정권 행사에 어떠한 하자도 개입되지 않아야 한다는 점이 전제되어야 한다. 즉 환자는 치료행위 과정에서의 수혈의 필요성 내지 수혈을 하지 아니할 경우에 야기될 수 있는 생명 등에 대한 위험성, 수혈을 대체할 수 있는 의료 방법의 효용성 및 한계 등에 관하여 의사로부터 충분한 설명을 듣고,

34) 대법원 2009.5.21. 선고 2009다17417 전원합의체 판결.

이러한 의사의 설명을 이해한 후 진지한 의사결정을 하여야 하고, 그 설명 및 자기결정권 행사 과정에서 예상한 범위 내의 상황이 발생되어야 하며, 또한 의사는 실제로 발생된 상황 아래에서 환자가 수혈 거부를 철회할 의사가 없는지 재확인하여야 한다.[35] ② 갑이 임신 29주 무렵 호흡곤란 등으로 을 병원에 내원하여 진료를 받으면서 흉부 방사선촬영과 분만실 입원을 거부하였는데, 호흡부전으로 인한 심정지 발생 후 응급제왕절개술을 받은 결과 신생아 가사 상태의 여아와 사망한 상태의 남아를 출산하였고, 이후 여아도 치료를 받던 중 사망한 사안에서, 제반 사정상 갑이 을 병원 의료진이 권유한 흉부 방사선촬영 등을 거부할 경우 발생할 수 있는 위험성을 알았거나 을 병원 의료진으로부터 설명을 들었음에도 흉부 방사선촬영이 태아에 미칠 위험성 등을 고려하여 스스로의 결정에 따라 진료를 거부하였다고 보이는데, 환자가 의료진이 권유하는 진료의 필요성과 진료 또는 진료거절의 위험성을 인식하면서 스스로의 결정에 따라 진료를 거절한 경우 의료진으로서는 환자의 선택권을 존중할 수밖에 없고, 환자가 임신부여서 진료거절로 태아에게 위험이 발생할 우려가 있다고 해도 마찬가지이며, 을 병원 의료진이 갑에 대한 흉부 방사선촬영 등 기초적인 검사를 하지 못한 상태에서 폐부종을 정확히 진단하지 못하였거나 이뇨제를 투여하지 않았더라도 이를 잘못이라고 보기는 어려우므로, 을 병원 의료진에게 설명의무 위반, 진료상 과실이 있다고 볼 수 없다.[36]

2. 자살의사와 거부

문제는 자살의사에 기한 치료거부에 있다. 사망을 피할 수 있는 수술을 거부하는 환자의 거부와 자살의사를 고수하면서 구조를 거부하는 환자의 거부 사이에 한계가 애매하기 때문이다. 자살의 경우에는 자기결정권에 대한 예외를 인정해야 한다는 소위 '상대적 자기결정권'을 인정하는 견해와 어떠한 경우에도 자기결정권에 예외를 인정해서는 안 된다는 이른바 '절대적 자기결정권'을 주장하는 견해가 대립하고 있다. 전자는 누구든지 제멋대로 자기의 생명을 처분하고 자기에게 사망을 주는 것은 허용되지 않고, 자살자를 구조하지 않은 자는 작위의무가 있는 경우에는 부작위에 의한 살인죄(독일형법 제211조, 제212조)로, 작위의무가 존재하지 않을 때에는 구조불이행죄(독일형법 제330조의 c)로 처벌된다는 견해로서 독일 연방법원의 판례의 입장이다. 후자는 헌법상 보장된 생명과 신체에 대한 불가침권(기본법 제2조 제2항)으로부터 생명을 구하는 수

35) 대법원 2014.6.26. 선고 2009도14407 판결.
36) 대법원 2011.11.24. 선고 2009다70906 판결.

술은 그것을 행하지 않으면 개인의 사망이 필연적일 때에는 피시술자의 명백하고 명시적인 거절의 의사표시가 있었다고 하더라도 위법은 아니라고 하여 자신의 사망을 요구할 권리(Recht auf den eigenen Tod)를 인정하는 견해로서 독일의 소수설의 입장이다. 이 견해는 또한 자살의사가 반도덕적이라고 하여 강제력을 사용하여 자살을 막는 것은 허용되지 않는다고 주장한다. 생각건대, '의심스러울 때에는 생명의 이익으로'(in dubio pro vita)라는 생명윤리의 원칙이 임상현장에 적합하다고 해석된다.

제4절 환자의 추정적 의사

Ⅰ. 환자의 추정적 의사의 의의

환자의 승낙은 의료행위의 적법성의 필요불가결한 요건이다. 그런데 중증의 교통사고 피해자와 같이 환자의 병상은 위급한데 환자의 의사의 취득이 현실적으로 불가능한 경우가 있다. 환자의 의사가 없는 의료행위는 전단적 의료행위가 되기 때문에 환자의 생사가 걸린 의료처치가 개시되지 못하는 상황에서 구원투수같이 나타나는 것이 환자의 추정적 의사이다. 환자의 추정적 의사를 유효로 인정하지 않는다면, 다시 말해서 현실적인 환자의 의사만을 유효로 인정한다면 의료는 거의 불가능하다고 해야 한다. 환자의 추정적 의사란 환자 본인 또는 그의 법정대리인의 명시적 의사 또는 현실적 의사의 취득이 불가능한 경우 환자의 의사를 추정하는 것이다. 견해에 따라 추정적 의사는 가정적 의사와 혼용되거나 동의어로 사용되는 경우도 있다.

Ⅱ. 환자의 추정적 의사의 성립요건

환자의 추정적 의사가 성립하기 위하여는 다음의 요건을 요한다. 첫째, 환자의 생명 또는 건강에 대한 중대한 위험을 회피하기 위하여 의료처치가 필요하고 절박한 상황에서 환자의 의식불명 등으로 인하여 환자 본인 또는 그의 법정대리인의 의사표명이 불가능하여야 한다. 둘째, 환자의 추정적 의사가 확실하게 기대될 수 있어야 한다.[37] 한편 친족의 의사(Äußerungen der Angehörigen)는 환자의 추정적 의사를 발견하고

이에 따라 행위하는 데에 기여할 수 있다.[38]

이에 관한 판례의 구체적 내용은 다음과 같다. 즉,

> ① 의사가 환자에게 위와 같은 사항을 설명하지 않은 경우에도 만약 환자가 설명을 들었더라도 의료행위에 동의하였을 것이라고 인정되는 경우에는 의사가 설명을 하지 않은 데 대한 책임을 지지 않는다는 이른바 '가정적 승낙에 의한 면책'은, 환자의 승낙이 명백히 예상되었던 경우에만 예외적으로 허용된다.[39] ② 환자가 의사로부터 설명을 듣지 아니하였지만 만약 올바른 설명을 들었더라도 의료행위에 동의하였을 것이라는 이른바 가정적 승낙에 의한 면책은 항변사항으로서, 환자의 승낙이 명백히 예상되는 경우에만 예외적으로 허용된다.[40] ③ 환자의 의사 추정은 객관적으로 이루어져야 한다. 따라서 환자의 의사를 확인할 수 있는 객관적인 자료가 있는 경우에는 반드시 이를 참고하여야 하고, 환자가 평소 일상생활을 통하여 가족, 친구 등에 대하여 한 의사표현, 타인에 대한 치료를 보고 환자가 보인 반응, 환자의 종교, 평소의 생활 태도 등을 환자의 나이, 치료의 부작용, 환자가 고통을 겪을 가능성, 회복불가능한 사망의 단계에 이르기까지의 치료 과정, 질병의 정도, 현재의 환자 상태 등 객관적인 사정과 종합하여, 환자가 현재의 신체상태에서 의학적으로 충분한 정보를 제공받는 경우 연명치료 중단을 선택하였을 것이라고 인정되는 경우라야 그 의사를 추정할 수 있다.[41] ④ 환자가 의사로부터 올바른 설명을 들었더라도 수술에 동의하였을 것이라는 이른바 가정적 승낙에 의한 의사의 면책은 의사측의 항변사항으로서 환자의 승낙이 명백히 예상되는 경우에만 허용된다 할 것인데, 환자의 심장질환에 대한 근원적인 치료를 위하여는 가까운 장래에 대동맥판막치환, 상행대동맥확장 및 좌측주관상동맥입구확장 등의 개심수술을 시행할 수밖에 없고 또 환자가 그와 같은 개심수술을 받을 생각으로 병원에 입원하였다는 사유만으로는 환자가 수술에 수반될 지도 모르는 부작용까지 고려하여 여러 가지로 대처할 선택의 가능성을 모두 배제하고 그 수술을 승낙했을 것이 명백하다고 추정하여 환자의 자기결정권의 침해를 부정할 수는 없다.[42] ⑤ 환자가 의사로부터 올바른 설명을 들었더라도 위 투약에 동의하였을 것이라는 이른바 가정적 승낙에 의한 의사의 면책은 의사측의 항변사항

---

37) 대법원 2020.8.13. 선고 2017다248919 판결; 대법원 2015.10.29. 선고 2014다22871 판결; 대법원 2002.1.11. 선고 2001다27449 판결; 대법원 1994.4.15. 선고 92다25885 판결.

38) Ehlers/Broglie, Arzthaftungsrecht, S. 270 Rn. 854.

39) 대법원 2020.8.13. 선고 2017다248919 판결; 대법원 2015.10.29. 선고 2014다22871 판결; 대법원 1999.4.15. 선고 92다25885 판결.

40) 대법원 2015.10.29. 선고 2014다22871 판결; 대법원 2002.1.11. 선고 2001다27449 판결; 대법원 1994.4.15. 선고 92다25885 판결.

41) 대법원 2009.5.21. 선고 2009다17417 전원합의체 판결.

42) 대법원 1995.1.20. 선고 94다3421 판결.

으로서 환자의 승낙이 명백히 예상되는 경우에만 허용된다.[43]

Ⅲ. 환자의 추정적 승낙의 적용범위

1. 긴급한 의료행위

긴급한 상황에서 의료침습행위의 적법성에 관하여는 환자의 추정적 의사존중주의와 환자의 추정적 이익존중주의가 대립하고 있다는 것에 대하여는 전술한 바 있다. 이에 관하여 자세한 것은 '승낙의 배제' 중 '긴급사태'에 기술되어 있다.

2. 수술범위의 확대 · 변경

수술중 다른 환부를 발견하고 환자의 승낙없이 그 부위의 수술을 한 경우에는 원칙적으로 그 수술은 위법한 것이 된다. 예컨대, 자궁근종적출수술을 의뢰받고 자궁적출수술을 한 경우 또는 자궁적출수술을 의뢰받고 자궁뿐만 아니라 충수까지 적출한 경우이다. 이러한 경우 환자의 의뢰의사에 자궁이나 충수의 적출에 대한 의사가 포함되어 있다고 할 수 없다. 나아가 수술을 마치고 환자의 의식회복을 기다려 새로운 수술에 대하여 다시 '설명 후 동의'의 과정을 거치고, 그 후 새로이 개복수술을 행하려는 의사를 환자가 가지고 있었다고 하는 것도 불합리하다. 결론적으로 환자의 거부의사를 추정해보고, 특별한 사정이 존재한다고 할 수 없는 한, 수술의 확대 · 변경은 환자의 추정적 의사에 합치하는 것이라고 할 수 있다.

제5절 환자의 의사의 대행

Ⅰ. 서 설

1. 환자의 의사의 대행의 의의

환자의 승낙과 환자의 거부의 양자를 통합한 개념으로서 이른바 '환자의 의사'

43) 대법원 1994.4.15. 선고 92다25885 판결.

라는 개념을 사용하고 있다. 환자가 통찰능력 또는 의사능력의 결여로 인하여 의료행위에 대한 유효한 승낙 또는 거부의 의사를 표명할 수 없는 경우에는 다른 자가 그를 대신하여 그것을 표명하여야 하고, 환자의 승낙이 없는 치료행위도 전단적 치료행위(einmächtige Heilbehandlung)로 된다고 하는 것이 일반적인 견해이다. 이에 의하면 환자의 승낙 또는 거부는 타인에 의하여 대행될 수 있고, 대행되지 않으면 안 된다. 여기서 분명한 것은 다른 사람에 의한 대행이 환자의 자기결정권에 대한 대행이 아니라는 점이다. 논리적으로 환자 자신이 자신의 이익을 결정할 권리인 자기결정권을 타인으로 하여금 대행하게 할 수는 없다. 타인에 의한 대행은 결국 자기결정(Selbstbes-timmung)이 아니라 타인결정(Fremdbes-timmung)이 될 뿐이기 때문이다.

2. 환자의 의사의 대행의 취지

환자의 의사의 대행을 인정하는 취지는 승낙능력 또는 거부능력이 없는 환자, 즉 자기결정능력이 없는 환자의 이익을 보호하기 위한 것이다. 환자의 의사의 대행을 환자 본인의 이익을 보호하기 위한 제도라고 이해한다면 객관적으로 이미 본인의 불이익을 초과하는 승낙이나 거절은 대행권의 범위를 벗어난 것이고, 따라서 무효라고 해야 한다. 예컨대, 생명의 위험을 수반하는 인체실험을 어린 아이에게 행하려고 하는 것에 대하여 그의 양친의 동의가 있었다고 하여도 그 실험은 적법한 것으로는 되지 않는다. 반대로 생명을 구하기 위하여 필요불가결한 치료를 양친이 거절하였지만, 의사가 그것을 무시하고 치료행위를 실행하였다면 그 치료행위는 위법한 행위로는 되지 않는다. 나아가 본인의 이익은 그의 주관적인 평가와 분리해서 생각할 수 없는 이상 대행권자의 결정도 환자의 추정적 의사를 고려하고 그것에 합치하여 행하여지지 않으면 안 된다. 대행권자의 결정은 본인의 결정의 연장선상에 있다고 하면 그것이 본인의 추정적 의사에 구속되지 않으면 안 된다는 것이 논리적이다. 그것이 본인의 이익보호를 위한 결정이라고 하여도 결론이 같게 되지 않을 수 없다. 환자의 추정적 의사에 반한 대행자의 결정도 무효라고 하지 않을 수 없는 것이다.

Ⅱ. 환자의 의사의 대행의 범위

1. 서 언

환자의 승낙 또는 거부에 관하여 법정대리인이 있는 경우와 법정대리인이 없는 경우로 대별하여 검토할 필요가 있다. 환자에게 법정대리인이 있는 경우에는 대행권자를 법정대리인으로 하여야 하지만, 법정대리인이 없는 경우에는 아무런 언급이 없기 때문이다.

2. 법정대리인의 존재시

(1) 대행권의 행사

의사무능력자의 경우에는 대행권의 행사가 요구된다. 이와 관련하여서는 편의상 미성년자와 정신장애자의 경우로 구분하여 검토하기로 한다.

1) 미성년자

미성년자로서 의사무능력자인 환자는 승낙무능력자로서 법정대리인인 친권자의 승낙을 얻어야 한다. 미혼인 미성년자의 경우 부모가 모두 생존하고 또 혼인중인 때에는 그 부모가 공동으로 승낙권을 행사해야 한다(민법 제909조 제2항 제1문 참조). 그러나 사망, 행방불명, 장기출타, 친권상실 등으로 부모 가운데 일방이 승낙권을 행사할 수 없을 때에는 타방이 단독으로 행사한다(민법 제909조 제3항 참조). 따라서 부모가 공동으로 승낙권을 행사해야 할 경우 부모 가운데 일방만이 단독으로 승낙하였다면 그 승낙은 원칙적으로 무효가 된다.

그러나 위험의 정도에 따라 대행권을 행사하는 부모의 수를 달리하는 것도 하나의 방법이 될 수 있다고 본다.[44] 예컨대, ① 경미한 위험을 가진 가벼운 침습의 경우에는 다른 일방의 권한도 가지고 있는 내원한 일방의 부모에 의한 동의 또는 거부는 유효하다고 하고, ② 중간정도의 침습의 경우 의사는 구체적으로 내원한 부모의 일방이 다른 부모의 일방이 침습을 양해하고 있다는 것을 확실히 하며, ③ 중대한 침습의 경우 의사는 양부모의 적법한 승낙을 얻기 위하여 양친에게 설명하여야 하는 방식이다. 독일의 판례도, 예컨대 단순한 치아의 치료, 진단을 위

44) Ehlers/Broglie, Arzthaftungsrecht, S. 272 Rn. 857.

한 혈액채취, 충치치료와 같은 간단하면서도 평범한 치료와 같은 침습에는 단독으로 동의할 수 있고, 수술에 대하여는 예외로서 판단하는 경우가 있었다.[45] 한편 "부모가 공동으로 친권을 행사하는 경우 부모의 일방이 공동명의로 자를 대리하거나 자의 법률행위에 동의한 때에는 다른 일방의 의사에 반하는 때에도 그 효력이 있다. 그러나 상대방이 악의인 때에는 그러하지 아니한다"고 하는 규정이 유용하다는 견해가 있다(민법 제920조의2). 그러나 이에 대하여는 거래의 안전에 관한 규정이 왜 비거래적 행위인 의료행위에 대한 대행에 적용되어야 하는지 검토가 필요하다는 비판도 있다.

2) 정신장애자

승낙무능력자로서의 정신장애자는 의사무능력자를 의미하기 때문에 법적으로는 의식불명자와 다르지 않다. 법정대리인이 있는 경우에는 법정대리인에 의한 승낙만이 유효하다. 다만, 정신장애자라 하더라도, 승낙 당시 의사능력을 회복하고 있는 한, 승낙능력자가 된다.

(2) 대행권의 한계

법정대리인이 대행권자인 것은 환자에게 최선의 이익이 되는 의사결정을 함에 있어서 최적의 입장에 있는 자라고 판단되기 때문이다. 따라서 대행권자는 환자의 최선의 이익에 적합한 한도에서만 그 권한을 행사할 수 있다. 대행권자가 자신의 사상, 신념 또는 호·불호 등에 의하여 대행하는 것은 허용되지 않는다.

문제는 미성년자에 대한 의료처치를 법정대리인이 거부하는 경우에 있다. 예컨대, 자연요법주의자이거나 여호와의 증인인 친권자 또는 그 후견인이 사상이나 종교 등의 이유로 수혈이나 수술 등을 거부하고 이를 방치하면 미성년자 환자에게 중대한 결과가 발생할 것이 명백한 경우이다. 이에 대하여는 전술한 바와 같이 동의 또는 거부의 대행은 환자의 자기결정권에 대한 행사의 대행이라는 견해와 환자의 이익을 보호하기 위한 제도라는 견해가 대립하고 있다. 후자에 의하면 객관적으로 본인의 불이익을 초래하는 동의 또는 거부는 대행권 밖의 것이기 때문에 무효라고 하게 된다.

생각건대, 미성년자에 대한 의료처치를 친권자 또는 후견인이 합리적인 이유 없이 거부하는 경우에는 친권 또는 후견권의 남용에 해당한다고 해야 한다.[46] 이

---

45) BGHZ 29, 33 36=NJW 1959, 811=VersR 1959, 308.

는 미성년자의 복지에 반하고 동시에 비이성적으로 결정할 권리를 대행권자에게 준 것이 아니기 때문이다.[47] 이러한 부모의 결정은 의료인에 의하여 준수되어서는 안 된다고 해석된다. 이러한 의미에서 대법원도 어린 자녀에 대한 수혈거부사건에서 "수혈이라도 하지 않으면 그 환자가 사망할 것이라는 위험이 예견가능한 경우에 아무리 생모라고 할지라도 자신의 종교적 신념이나 후유증 발생의 염려만을 이유로 환자에 대하여 의사가 하고자 하는 수혈을 거부하여 결과적으로 그 환자로 하여금 의학상 필요한 치료도 제대로 받지 못한 채 사망에 이르게 할 수 있는 정당한 권리가 있다고는 할 수 없는 것이며 그 때에 사리를 변식할 지능이 없다고 보아야 마땅할 11세 남짓의 환자 본인이 가사 그 생모와 마찬가지로 수혈을 거부한 일이 있다고 하여도 이것이 수혈거부 행위가 위법한 것이라고 판단하는데 어떠한 영향을 미칠만한 사유가 된다고 볼 수는 없으므로 이는 유기치사죄에 해당한다"고 판시한 바 있다.[48]

3. 법정대리인의 부존재시

승낙무능력자 또는 거부무능력자에게 법정대리인이 존재하지 않는 경우 이들에게는 의료침습에 대하여 단독으로 승낙이나 거부를 할 수 없을 뿐만 아니라 대행에 의하더라도 승낙이나 거부하는 것이 처음부터 불가능하다. 그렇다고 하여 다른 제도를 이용할 수 있는 것도 아니다. 추정적 승낙 자체도 의사무능력자에게는 의미가 없기 때문이다. 다만, 명정, 약물중독 또는 마취 등에 의한 일시적 의식상실의 경우에는 추정적 승낙이 가능하다고 하겠다.

환자 본인에게 승낙능력이 있는지 없는지 판단하기 어려운 경우에는 신중을 기하고 환자 본인의 승낙 외에 법정대리인의 승낙도 함께 얻지 않으면 안 된다. 차후 분쟁의 여지를 차단하기 위함이다. 긴급시에는 대리인의 승낙이 반드시 요구되는 것은 아니지만, 그것을 얻으려는 노력을 했는가의 여부는 후일 과실의 판단시에 참작자료가 될 수 있다. 가족 내지 보호자에 의한 승낙 또는 거부는, 그것이 법정대리인에 의한 것이 아닌 한, 법적으로는 아무런 의미가 없다.[49] 다만, 사후에 분쟁을 방지하는 효과가 어느 정도 기대될 수는 있다고 하겠다.

46) 박일환, "의사의 설명의무와 환자의 승낙," 178쪽.
47) Ehlers/Broglie, Arzthaftungsrecht, S. 272 Rn. 857.
48) 대법원 1980.9.24. 선고 79도1387 판결.
49) BGH NJW 1959, 811, 812. Ehlers/Broglie, Arzthaftungsrecht, S. 270 Rn. 853.

한편, 위와 같은 문제 등을 해결하기 위하여 2011년 개정된 민법은 '성년후견제'를 전면적으로 도입하고 있다.[50] 개정민법은 기존의 금치산・한정치산 제도를 현재 정신적 제약이 있는 사람은 물론 미래에 정신적 능력이 약해질 상황에 대비하여 후견제도를 이용하려는 사람이 재산행위뿐만 아니라 치료, 요양 등 복리에 관한 폭넓은 도움을 받을 수 있는 성년후견제로 확대・개편하고, 금치산・한정치산 선고의 청구권자에 후견감독인과 지방자치단체의 장을 추가하여 후견을 내실화하며, 성년후견 등을 요구하는 노인, 장애인 등에 대한 보호를 강화하고, 피성년후견인 등과 거래하는 상대방을 보호하기 위하여 성년후견 등에 관하여 등기로 공시하도록 하고 있다.[51] 이 제도는 2013년 7월 1일부터 시행되고 있다.

50) 성년후견제에 관하여는 이미 제2편 당사자론 제1장 환자론에서 전술한 바 있다.
51) 민법 2011.3.7. 일부개정 법률 제10429호. 제・개정 이유서 참조.

제 4 장 설명의무론

제 1 절 총 설

Ⅰ. 자율권의 존중

1. 필요성

의료인에게는 직업수행상 고도의 전문성이 요구되어 왔고, 직업윤리상 환자의 비밀의 유지와 환자에 대한 설명과 동의가 필요한 것으로 인식되어 왔다. 특히, 의료인의 환자에 대한 설명은 의료인과 환자 사이의 인간관계 내지 신뢰관계의 근간을 이루는 것으로서 윤리적 의무로 실천되어 왔다. 뿐만 아니라 의료의 과정에서 환자에게 그의 질환에 대하여 이해를 주고 동의를 받아 치료에 협력하게 하는 것이 의료의 효과를 더 높일 수 있다는 의학적 관점에서도 설명과 동의의 필요성이 강조되어 왔다.

2. 법적 근거

환자의 자기결정권 내지 자기신체에 대한 지배권은 헌법상 보장되는 기본적 인권으로 인정되고 있고, 구체적으로는 '인간으로서의 존엄과 가치'와 '행복의 추구에 관한 권리' 및 '건강권'의 내용을 이루고 있는 것으로 해석되고 있다(헌법 제10조, 제36조 제3항).

의료법은 자기결정권의 보장을 위한 '설명 후 동의'(informierte Einwilligung, informed consent)의 원칙을 명문으로 규정하게 되었다. 2016년 신설된 '의료행위에 관한 설명'이 바로 그것이다(의료법 제24조의2). 또 의료계약을 준위임계약으로 이해할 때 수임인의 보고의무가 설명의무의 근거규정이라고 설명되고 있으며(민법 제683조), 의료법상의 요양방법지도의무도 또 다른 의미에서의 설명의무에 대한 법적 근거로서 거론될 수 있다(의료법 제24조). 설명의무를 후술하는 바와 같이 동의를 위한 설명과 진료를 위한 설명으로 이분하면, 자기결정권의 보장을 위한 설명은 전자에 속하나 요양방법지도의무로서의 설명은 후자에 속한다고 해야 하기 때문이다. 나아가 다수의 의료관련법률들은 '설명 후 동의'

의 원칙을 명문으로 규정하고 있다. 예컨대, 보건의료기본법(보건의료법 제12조), 응급의료법(응급의료법 제9조), 생명윤리법(생명윤리법 제16조, 제24조, 제37조, 제42조, 제48조, 제51조) 및 장기이식법(장기이식법 제23조) 등이 그것이다.

3. 법적 보호

환자의 자기결정권은 그의 생명과 신체에 대한 결정권을 의미한다. 단순히 의료를 받을까 또는 받지 않을까 하는데 그치는 그러한 결정권을 의미하는 것이 아니다. 따라서 자기결정권에 대한 침해는 민사상 불법행위가 되는 것은 물론이고, 형사상으로도 범죄행위, 즉 견해에 따라서 상해죄 또는 강요죄 등이 성립하게 된다.

다만, 자기결정권에 대한 형사법상의 보호는 최후수단주의(ultima ratio)의 원칙상 추상적인 내심의 결의의 자유까지 법적 보호의 대상으로 하는 것은 타당하지 않다고 하겠다. 그러나 자기결정권에 대한 민사법상의 보호는 환자의 신체적 이익에 관한 권리뿐만 아니라 그의 결의의 자유도 권리로서 불법행위법상 보호의 대상으로 될 수 있다는 해석론이 가능하다고 본다. 그러나 민사법상의 보호도 형사법상의 보호와 마찬가지로 환자의 자기결정권은 그의 신체적 이익의 처분권에 한한다고 하는 것이 타당하다고 해야 한다. 자기결정권은 환자의 생명과 신체에 대한 결정권을 의미하는 것이기 때문이다. 나아가 환자의 내심의 결의의 자유까지 불법행위법상의 보호의 범위내로 포함하는 것은 환자의 내심의 보호까지를 의료인의 의무로 하는 것이고, 의료인의 입장을 극히 불안정한 것으로 하는 것을 의미하기 때문이다.

의료인의 설명의무에 대한 위반도 전단적 의료행위로서 법적 제재의 대상이 된다. 환자의 동의 없는 의료행위는 전단적 의료행위로서 원칙적으로 위법이라는 명제가 존재하기 때문이다. 설명의무의 위반에 대하여 법적 제재가 가하여지기 시작했다는 것은 환자를 단순히 치료의 객체로만 보았던 의료전단주의의 시대는 지나갔고, 치료에 있어서 환자의 주체성을 인정하는 환자주권주의의 시대가 도래했다는 것을 의미하는 것이다. 따라서 의료인은 환자의 자기결정권의 현실적 행사를 방해해서는 안 된다. 뿐만 아니라 그것이 완전한 형식으로 행사되도록 조력하여야만 한다. 이것이 바로 설명의무가 요구되는 이유이다.

한편, 우리나라에서 설명의무가 문제되기 시작한 것은 1970년대 말인 것으로 추정된다. 1979년 대법원은 "환자가 후유증이 수반되는 수술을 승낙한 것으로는 볼 수 없는 경우에는 집도의사들이 설명의무를 다하지 아니함과 동시에 환자의 승낙권을 침해함으로서 위법한 수술을 한 것이어서 불법행위가 성립된다"고 판시

한 바 있다.[1] 이 판례가 우리나라에서는 설명의무에 관한 최초의 판례라고 주장되고 있기 때문이다.[2]

Ⅱ. 설명의무의 의의

설명의무란 종래부터 흔히 환자의 증상, 치료방법의 내용과 필요성, 치료에 수반되는 위험, 대체적 치료방법의 존재와 그 효과 및 위험성, 치료를 하지 않을 경우의 예후 및 치료 후의 후유증 등 기타의 사항에 관하여 설명할 의무 내지 지위라고 말하여져 왔다. 판례의 입장도 마찬가지이다.[3] 그러나 이와 같은 종래의 설명의무에 관한 개념의 정의는 중요한 오류를 범하고 있다고 해야 한다. 왜냐하면 '설명 후 동의'(informed consent)의 원칙에만 지나치게 비중을 둔 나머지 설명의무의 개념을 '설명 후 동의'의 내용으로만 구성하고 있기 때문이다. 따라서 설명의무의 개념에는 '설명 후 동의'를 포함하여 설명의무가 애초부터 가지고 있었던 나머지 내용들도 누락됨이 없이 모두 포함되어야 한다.

설명의무의 내용을, 후술하는 바와 같이, 진료방법 등의 지시 내지 지도에 관한 설명으로서의 소위 '진료를 위한 설명'과 환자의 진단, 경과 및 위험 등에 관한 설명으로서의 이른바 '동의를 위한 설명'으로 파악한다면 설명의무(Aufklärungs-pflicht)라 함은 의료행위에 있어서 환자의 질환에 대하여 진단, 경과, 위험 및 비용에 관하여 설명하고, 치료방법 등 준수사항에 관하여 지시 내지 지도하여야 할 의무 내지 지위를 말한다고 해야 한다. 설명의무는 의료수준에 따라서 행하여져야 한다. 의사는 설명 당시의 임상의학의 실천에 있어서의 의료수준에 따라서 설명하여야 한다. 이는 의료행위가 의료수준에 따라서 행하여져야 하는 것과 다르지 않다. 또 설명은 의료수준에 비추어 무엇보다도 정확한 정보에 근거하여 이루어져야 한다. 정보의 생명은 정확성에 있고, 따라서 설명의 생명도 정확성에 있다고 할 수 있기 때문이다.

설명의무에 관한 판례의 구체적 내용은 다음과 같다. 즉,

① 의사는 의료행위에 앞서 환자나 그 법정대리인에게 질병의 증상, 치료방법의

1) 대법원 1979.8.14. 선고 78다488 판결.
2) 이덕환, "민법상 의사의 설명의무법리에 관한 연구," 박사학위논문, 한양대학교 대학원, 1991, 3쪽.
3) 대법원 2011.3.10. 선고 2010다72410 판결; 대법원 2010.10.14. 선고 2007다3162 판결.

내용 및 필요성, 발생이 예상되는 위험 등 당시의 의료수준에 비추어 상당하다고 인정되는 사항을 설명하여 환자가 그 필요성이나 위험성을 충분히 비교해 보고 그 의료행위를 받을 것인지 여부를 선택할 수 있도록 할 의무가 있다.[4] ② 일반적으로, 의사는 환자에게 수술을 시행하는 과정 및 그 후에 나쁜 결과가 발생할 개연성이 있는 의료행위를 하는 경우에 있어서는, 응급환자의 경우나 그 밖의 특별한 사정이 없는 한, 진료계약상의 의무로서 또는 수술에 대한 승낙을 얻기 위한 전제로서, 당해 환자나 법정대리인에게 질병의 증상, 치료 방법의 내용 및 필요성, 발생이 예상되는 위험 등에 관하여 당시의 의료수준에 비추어, 상당하다고 생각되는 사항을 설명하여 당해 환자가 그 필요성이나 위험성을 충분히 비교해 보고 그 의료행위를 받을 것인가의 여부를 선택할 수 있도록 하여야 할 의무가 있을 뿐만 아니라, 그 진료 목적의 달성을 위하여 환자 또는 그 보호자에 대하여 요양의 방법 기타 건강관리에 필요한 사항을 상세히 설명하여 후유증 등에 대비하도록 할 의무가 있다.[5]

Ⅲ. 설명의무의 분류

1. 학 설

설명의무의 분류에 관하여는 그 동안 다양한 견해가 존재하여 왔다. 그러나 최근 견해의 대립은 3분설과 2분설로의 압축을 가능하게 하고 있다.

첫째, 독일의 경우이다. 3분설은 위험 내지 침습을 위한 설명, 위험회피를 위한 치료상 필요한 설명으로서의 보호설명 및 소견진단상의 설명으로 분류하거나 자기결정을 위한 설명, 보호설명 및 진단설명으로 분류하고 있다. 2분설은 자기결정을 위한 설명과 치료상의 설명(보호설명)으로 분류하고 있다.[6] 이 외에도 견해에 따라서는 설명의무를 진단설명, 예후설명, 치료에 관한 설명, 치료의 위험에 관한 설명 및 예후의 설명의 5종으로 분류하는 5분설도 주장되고 있다.

둘째, 일본의 경우이다. 3분설은 환자의 유효한 승낙을 얻기 위한 설명, 요양방법 등의 지도로서의 설명 및 전의권고로서의 설명으로 분류하거나 승낙의 유효요건으로서의 설명의무, 결과회피의무로서의 설명의무 및 보고의무로 분류한다. 2분설은 환자의 승낙을 얻기 위한 설명, 즉 환자의 자기결정권보장을 위한 설명과

4) 대법원 2010.10.14. 선고 2007다3162 판결.
5) 대법원 2006.11.23. 선고 2005다11688 판결; 대법원 1997.7.22. 선고 95다49608 판결.
6) Ehlers/Broglie, Arzthaftungsrecht, S. 264 Rn. 829.

진료행위 그 자체로서의 설명, 즉 진료상 필요한 설명으로 분류하거나 유효한 동의를 얻기 위한 설명과 결과회피를 위한 설명으로 분류하는 외에도 요양방법의 지시·지도로서의 설명의무와 환자의 유효한 승낙을 얻기 위한 설명의무로 분류하고 있다. 2분설의 가장 큰 논거는 전의권고로서의 설명을 결과회피를 위한 설명에 포함시킬 수 있다는 점에 있다. 이 외에도 견해에 따라서는 설명의무를 승낙의 전제로서의 설명의무, 요양지도로서의 설명, 전의권고로서의 설명 및 진료결과보고로서의 설명의 4종으로 분류하는 4분설이 주장되고 있다.

2. 판 례

판례의 입장은 명확하지 않다. 경우에 따라서는 양자를 혼동하고 있는 것으로 보이는 판례도 있었기 때문이다. 그럼에도 불구하고 판례의 2분설의 입장이라고 해석될 수 있다. 대법원이 "환자에게 수술중 피부이식에 필요하거나 필요하게 될 피부의 부위 및 정도와 그 후유증에 대하여 구체적인 설명을 하여준 연후에 그의 사전동의를 받아 수술에 임하였어야 할 업무상 주의의무가 있음에도 불구하고 이에 이르지 아니한 채 막연한 두피이동술 및 식피술 등의 수술에 관한 동의만 받았을 뿐 양대퇴부의 피부이식에 대한 내용 및 그 후유증 등에 대하여 구체적으로 설명하여 주지 아니하고 수술에 이르렀다면 성형수술로 피해자가 입은 상해는 의사의 주의의무를 다하지 아니한 과실로 인한 것이라고 할 것이다"라고 한 바 있다.[7] 그럼에도 불구하고 대법원이 "질병의 증상, 치료 방법의 내용 및 필요성, 발생이 예상되는 위험 등에 관하여 당시의 의료수준에 비추어 상당하다고 생각되는 사항을 설명하여 당해 환자가 그 필요성이나 위험성을 충분히 비교해 보고 그 의료행위를 받을 것인가의 여부를 선택할 수 있도록 하여야 할 의무가 있을 뿐만 아니라, 그 진료 목적의 달성을 위하여 환자 또는 그 보호자에 대하여 요양의 방법 기타 건강관리에 필요한 사항을 상세히 설명하여 후유증 등에 대비하도록 할 의무가 있다"고 판시한 바 있기 때문이다.[8]

3. 검 토

설명의무의 분류에 관한 독일과 일본의 학설은 3종으로 분류하는 3분설이든 2

7) 대법원 1987.4.28. 선고 86다카1136 판결.
8) 대법원 2006.11.23. 선고 2005다11688 판결; 대법원 1997.7.22. 선고 95다49608 판결.

종으로 분류하는 2분설이든 양자의 공통적인 내용은 진료를 위한 설명의무와 동의를 위한 설명의무라는 2가지의 설명의무이다. 생각건대, 우리나라에서도 설명의무의 분류와 관련하여 다양한 견해들이 주장되어 왔다. 그러나 독일이나 일본의 경우와 크게 다르지 않은 것으로 보인다. 그렇다면 위에서 본 바와 같이 3분설과 2분설이 공통적으로 포함하고 있는 설명의무의 내용은 진료를 위한 설명과 동의를 위한 설명의 2가지라는 점에 주목하지 않을 수 없다. 3분설이나 4분설 또는 5분설은 모두 2분설로 압축이 가능하다. 또 2분설에 의한다 해도 2가지의 설명의무 외에 이와 독립하여 인정되지 않으면 안 되는 추가적인 설명의무가 더 이상은 존재하지 않는다고 해도 무방하다. 여기서 2분설이 타당하다고 생각한다. 결론적으로 설명의무를 2분설에 의하여 진료를 위한 설명과 동의를 위한 설명으로 분류해도 충분하다고 해석된다.

의료행위시 의사의 설명의무는, 위에서 고찰한 바와 같이, 진료를 위한 설명의무와 자기결정을 위한 설명의무로 나누어질 수 있다. 설명의무를 '진료를 위한 설명의무'(therapeutische Aufklärungspflicht)와 '자기결정을 위한 설명의무'(Selbstbestimmungs-aufklärungspflicht)로 최초로 양분한 사람은 독일의 가일렌(Geilen)이었다.[9]

제 2 절 진료를 위한 설명

Ⅰ. 진료설명의 의의

1. 의 의

진료설명(診療說明, therapeutische Aufklärung)이란 진료를 위한 설명을 말하고, 진료를 위한 설명이란 진료를 위한 설명행위 그 자체로서 진료의 효과를 확보하기 위한 설명을 말한다.[10] 의료계약으로부터 발생하는 본질적인 의무로서 의료행위를 촉진하거나 환자의 안전보장을 목적으로 한다. 이러한 의미에서 안전설명(Sicherungs-aufklärung)[11] 또는 보호설

9) Geilen, G., Einwilligung und ärztliche Aufklärungspflicht, 1963, S. 71 ff.; 町野(患者の自己決定權と法), 239頁에서 재인용.

10) Bergmann, Karl Otto/Weber, Carolin, Selbstaufklärung und therapeutische Aufklärung, 『Die Arzthaftung』 Ein Leidenfaden für Ärzte und Juristen, 3. Aufl., Springer, 2009, S. 119.

11) Ehlers/Broglie, Arzthaftungsrecht, S. 264 Rn. 830.

명이라고도 한다. 진료를 위한 의사의 설명은 그 자체가 하나의 진료행위이고, 그 자체로서 진료행위의 중요한 부분을 구성하고 있다. 약물요법이나 수술요법이 확실히 필요한 경우가 아니라면 의료인은 운동요법이나 요양방법 등에 관한 소위 '설명요법'을 선택할 것이기 때문이다. 따라서 이에 대한 위반은 그 자체로서 주의의무위반, 즉 과실로서 평가된다.

2. 내 용

진료를 위한 설명은 진료행위의 수준, 즉 설명 당시의 의료수준에 맞추어 행하여져야 한다. 예컨대, 요양지도로서 설명하여야 할 사항은 임상의학의 실천에 있어서의 의료수준에 따라서 결정되어야 한다. 환자의 증상변화는 예측을 불허하기 때문에 그 구체적인 내용에 대하여는 개개의 사정에 따라 의사의 의학적 판단을 기대할 수밖에는 없다고 하겠다. 요양지도로서의 설명에는, 자기결정을 위한 설명에서와는 달리, 환자의 재량적 판단이 개입할 여지가 없다. 의사에게는 요양지도에 관한 설명의무가 인정되고, 환자에게는 요양지도를 따라야 할 의무가 요구되고 있는 것이다. 다만, 진료를 위한 설명은 '설명(의무)'이라는 탈을 쓴 '진료(행위)'이기 때문에 단순히 설명(의무)으로 오인하기 쉽다. 그러나 진료를 위한 설명은 어디까지나 악결과의 방지를 위한 결과회피의무로서의 진료(행위) 그 자체라고 해야 한다.

3. 의료법상의 근거

의료법은 진료설명과 관련하여 요양방법지도의무를 명문으로 규정하고 있다(의료법 제24조). 뿐만 아니라 의료법은 2016년 '의료행위에 관한 설명'을 신설한 바 있다(의료법 제24조의2). 이는 동의설명에 대한 명문규정이라고 해석할 수 있다. 이로써 의료법은 진료설명과 함께 동의설명 양자 모두에 대하여도 명문의 규정을 두게 되었다고 평가할 수 있다.

Ⅱ. 진료설명의 분류

1. 서 언

진료를 위한 설명의무는 환자의 건강회복과 악화방지를 위한 것이기 때문에 이는 요양방법 등에 관한 지도 · 지시로서의 설명의무, 소위 '지도설명'과 전의 또는 전원에 관한 설명의무, 소위 '전원설명'으로 대별될 수 있다.

2. 지도설명

지도설명이란 요양방법 등에 관한 지도 · 지시로서의 설명의무를 말한다. 의료인은 하루에 24시간 동안 환자를 감시할 수는 없다. 질병의 치료를 환자와 그 보호자의 자기관리에 맡기지 않을 수 없는 부분이 많다. 따라서 의사는 환자에 대하여 증상, 병태, 치료의 필요성, 긴급수진이 필요한 경우로서 유의를 요하는 자각증상, 장려사항과 금기사항 등의 일상생활상의 주의와 전의의 필요성 등의 개략을 환자에게 설명하지 않으면 의사로서 행하여야 할 진료행위가 완료되었다고 할 수 없다. 예컨대, 금주, 금연, 절식, 과로금지, 아프면 즉시 간호사 호출, 의료용구의 사용방법 등이 요양방법에 대한 지도의 예시에 속한다.

의료법은 "의료인은 환자나 환자의 보호자에게 요양방법이나 그 밖에 건강관리에 필요한 사항을 지도하여야 한다"고 하여 지도설명을 명문으로 규정하고 있다(의료법 제24조). 이러한 취지에서 행하여지는 설명에는 자기 병원에서는 치료할 수 없는 경우에 질환의 적절한 치료를 위하여 다른 병원에 전원하도록 설명할 의무도 포함된다고 해석된다.

지도설명에 관한 판례의 구체적 내용은 다음과 같다.

> ① 의사가 진찰 · 치료 등의 의료행위를 함에 있어서는 사람의 생명 · 신체 · 건강을 관리하는 업무의 성질에 비추어 환자의 구체적인 증상이나 상황에 따라 위험을 방지하기 위하여 요구되는 최선의 조치를 취하여야 할 주의의무가 있고, 이와 같은 주의의무는 환자에 대한 수술 등 침습행위가 종료함으로써 끝나는 것이 아니라, 그 진료 목적의 달성을 위하여 환자가 의사의 업무범위 이외의 영역에서 생활을 영위함에 있어 예견되는 위험을 회피할 수 있도록 환자에 대한 요양의 방법 기타 건강관리에 필요한 사항을 지도설명하는 데까지도 미친다 할 것이므로(의료법 제24조 참조), 의사는 수술 등의 당해 의료행위의 결과로 후유 질환이 발생하거나 아니면 그 후의 요양과정에서 후유 질환이 발생할 가능성이 있으면, 비록 그 가능성이 크지 않다고 하더라도 이를 억제하기 위한 요양의 방법이나 일단 발생한 후유 질환으로 인해 중대한 결과가 초래되는 것을 막기 위하여 필요한 조치가 무엇인지를 환자 스스로 판단 · 대처할 수 있도록, 그와 같은 요양방법, 후유질환의 증상과 그 악화 방지나 치료를 위한 대처방법 등을 환자의 연령, 교육 정도, 심신상태 등의 사정에 맞추어 구체적인 정보의

제공과 함께 설명 · 지도할 의무가 있다. 그리고 이러한 지도설명의무는 그 목적 및 내용상 진료행위의 본질적 구성부분이므로, 지도설명의무 위반과 상당인과관계가 있다면 그로 인한 생명 · 신체상의 손해에 대하여 배상할 책임을 면할 수 없다.[12] ② 시각이상 등 그 복용 과정에 전형적으로 나타나는 중대한 부작용을 초래할 우려가 있는 약품을 투여함에 있어서 그러한 부작용의 발생 가능성 및 그 경우 증상의 악화를 막거나 원상으로 회복시키는 데에 필요한 조치사항에 관하여 환자에게 고지하는 것은 약품의 투여에 따른 치료상의 위험을 예방하고 치료의 성공을 보장하기 위하여 환자에게 안전을 위한 주의로서의 행동지침의 준수를 고지하는 진료상의 설명의무로서 진료행위의 본질적 구성부분에 해당한다 할 것이고, 이때 요구되는 설명의 내용 및 정도는, 비록 그 부작용의 발생가능성이 높지 않다 하더라도 일단 발생하면 그로 인한 중대한 결과를 미연에 방지하기 위하여 필요한 조치가 무엇인지를 환자 스스로 판단, 대처할 수 있도록 환자의 교육정도, 연령, 심신상태 등의 사정에 맞추어 구체적인 정보의 제공과 함께 이를 설명, 지도할 의무가 있다.[13] ③ 자기집 안방에서 취침하다가 일산화탄소(연탄가스) 중독으로 병원 응급실에 후송되어 온 환자를 진단하여 일산화탄소 중독으로 판명하고 치료한 담당의사에게 회복된 환자가 이튿날 퇴원할 당시 자신의 병명을 문의하였는데도 의사가 아무런 요양방법을 지도하여 주지 아니하여, 환자가 일산화탄소에 중독되었던 사실을 모르고 퇴원 즉시 사고 난 자기 집 안방에서 다시 취침하다 전신피부파열 등 일산화탄소 중독을 입은 것이라면, 위 의사에게는 그 원인 사실을 모르고 병명을 문의하는 환자에게 그 병명을 알려주고 이에 대한 주의사항인 피해장소인 방의 수선이나 환자에 대한 요양의 방법 기타 건강관리에 필요한 사항을 지도하여 줄 요양방법의 지도의무가 있는 것이므로 이를 태만한 것으로서 의사로서의 업무상 과실이 있다.[14]

3. 전원설명

환자의 질병이 자신의 전문과목 외이거나 또는 자신의 진료설비로는 효과적인 질병개선이 곤란하다고 판단되는 경우 전원의무가 발생한다는 것에 대하여는 이미 언급한 바 있다. 이 경우 전원의무는 환자의 상황에 따라 일반환자의 경우에는 전원권고의 방법으로 이행되고, 응급환자의 경우에는 전원조치의 방법으로 이행된다는 것에 대하여도 이미 검토한 바 있다.[15] 여기서 전원권고이든 전원조치이

12) 대법원 2010.7.22. 선고 2007다70445 판결.
13) 대법원 2005.4.29. 선고 2004다64067 판결.
14) 대법원 1991.2.12. 선고 90도2547 판결.
15) 제2편 당사자론 제2장 종사자론 제4절 의료종사자의 권리와 의무 Ⅱ. 의료행위의 의무 5. 전

든 환자에 대한 위험을 회피하기 위한 설명, 즉 결과회피를 위한 설명이 필요하다. 바로 이것을 전원설명이라고 해석하기로 한다.

4. 관련문제

(1) 문제의 소재

진단단계에서의 설명의무, 즉 소위 '진단설명'의 성질에 관하여는 다툼이 있다.

(2) 학 설

진단설명의 법적 성질에 대하여는 진료설명설과 동의설명설이 대립하고 있다. 첫째, 진단설명을 진료설명으로 분류하는 진료설명설이다. 예컨대, 문진의 경우 의사는 환자의 현증상을 정확히 알아내기 위해서는 나름대로 문진요령을 가지고 있어야 한다. 적절하지 않은 문진은 오진으로 직행할 수 있기 때문이다. 여기서 오진을 방지하기 위하여 의사는 의학적으로는 문외한인 환자의 연령, 이해력 및 경험 등에 따라서 그 내용이 진단에 중요하다는 것을 이해할 수 있도록 구체적이고 알기 쉽게 설명하지 않으면 안 된다. 이것이 바로 소위 '진단설명'이고, 이는 진료를 위한 설명으로서의 성질을 가진다고 할 수 있다. 둘째, 진단설명을 동의설명을 분류하는 동의설명설이다. 환자의 자기결정권의 행사로서 환자의 승낙을 취득하기 위하여는 의사는 환자에게 현증상에 관하여 설명을 하지 않으면 안 된다. 환자의 자기결정권은 의사의 승낙취득의무에 의하여 형식적으로 확보되지만, 의사의 설명의무에 의하여 실질적으로 보장되는 성질을 가지기 때문이다. 의사는 환자에게 그의 진단소견을 설명할 필요가 있다. 이것이 바로 이른바 '진단설명'이고, 이는 자기결정을 위한 설명으로서의 성질을 가진다고 할 수 있다. 독일의 학설의 입장이다.

(3) 판 례

판례의 입장은 아직 확인할 수 없다. 다만 독일의 판례는 진료설명설의 입장인 것으로 확인된다. 독일의 판례는 진단설명에 대한 위반으로 오진이 발생한 경우에는 진료를 위한 설명의무의 위반으로서 그로 인한 전 손해를 배상하여야 한다고

원의무 참조.

판시한 바 있기 때문이다.[16)]

(4) 검 토

진단설명은 이를 진료를 위한 설명 속에 포함시켜서 이해하는 경우 굳이 별도의 유형으로 분류할 이유가 없다고 해석된다. 진단설명을 지도설명에 포함시켜 이해하는 것이 가능하기 때문이다. 그러나 진단설명을 자기결정을 위한 설명 속에 포함시켜서 이해하는 경우에는 독자적인 유형으로서 분류하여 이를 다른 유형과 구별할 필요가 있다고 하겠다. 한편, 진료를 위한 설명과 자기결정을 위한 설명의 구별은 그 기준에 따라 어느 정도 상대화될 수 있는 개념이라고 할 수 있다. 보는 각도에 따라서, 예컨대 전원설명의 경우에 있어서도 '전원을 해야 합니다'라고 지시하는 식의 상황에서는 진료를 위한 설명의 속성이 강하게 보이는 반면, '전원을 하시겠습니까'라고 권고하는 식의 상황에서는 자기결정을 위한 설명으로서의 속성을 보다 강하게 보인다고 할 수 있기 때문이다.

결국, 진단설명은 그 내용이 의미하는 바에 따라서 판단하는 것이 정확하다고 하겠다. 따라서 진단설명은 그 내용에 따라 전의·전원조치로서의 진료를 위한 설명이 될 수도 있고, 전의·전원권고로서의 자기결정을 위한 설명으로 될 수도 있다고 해석된다. 다만, 전자로 분류할 때에는 별도의 유형으로 파악하는 방식보다는 지도설명에 포함시켜 해석하는 방식을 취하기로 한다.

Ⅲ. 진료설명의 내용

1. 설명의 주체

(1) 처치의사

설명의 주체는 가장 정확한 정보를 전달할 수 있는 사람이어야 한다. 가장 정확한 정보의 소유자는 처치의사(behandelnder Arzt)이다. 처치의사 이외의 의사는 처치의사보다 더 정확하고 더 충분한 정보를 확보하는 것이 불가능하기 때문이다. 따라서 의료진은 각자 맡은 부분에 대하여 설명을 하지 않으면 안 된다. 그렇다고 하여 진료책임자에게 최종적인 책임이 면제되는 것도 아니다.

---

16) OLG, Celle VersR 1981, 783; BGH VersR 1981, 1033; OLG Düsseldorf VersR 1984, 446; OLG Frankfurt VersR 1983, 349; BGH VersR 1985, 886; BGH VersR 1970, 544.

(2) 처치의사 이외의 자

의료기관 개설자는 설명의무자는 아니다. 그러나 개설자는 설명의무의 실시에 대한 지휘·감독상의 책임과 원활한 설명의무의 실시를 위한 조직편성상의 책임을 진다.

2. 설명의 상대방

설명의 상대방은 원칙적으로 환자 본인이다. 다만, 환자 본인이 설명의 수령능력, 즉 의사능력을 가지고 있지 않은 경우에는 환자의 법정대리인 등 보호자가 수령할 수 있다.[17] 그러나 이러한 일반원칙은 반드시 엄격하게 지켜져야 하는 것은 아니다. 따라서 환자가 의사능력을 가지고 있는 경우에도 본인에게는 물론 그의 보호자 등에게도 설명하지 않으면 안 되는 경우가 있다. 환자의 독력만으로는 의사의 지도·지시에 따르는 것이 불가능한 경우도 있기 때문이다. 또 요양방법의 지도·지시에 있어서는 환자의 의사나 판단능력을 확인할 필요가 없다. 요컨대, 그 취지가 환자측에게 확실하게 전달되고 그것이 지켜지면 충분하고, 그 취지를 환자에게 훈시할 수 있는 입장에 있는 자이면 그것으로 충분하기 때문이다.

3. 설명의 대상

결과회피의무로서의 진료를 위한 설명의 대상은 이미 진료설명의 분류에서 살펴본 바 있는 지도설명과 전원설명의 대상이 바로 그것이다. 이에 대하여는 이미 고찰한 바 있기 때문에 여기에서는 별도의 언급은 하지 않기로 한다.

4. 설명의 정도

진료의 결과, 예컨대 환자의 증상, 치료가능성 등에 대하여는 환자 본인에게 설명하여야 하는 것이 원칙이다. 의료는 환자 본인의 이해와 협력을 얻어 행하는 것이 가장 바람직하기 때문이다. 따라서 진료의 과정 속에서 의학상의 판단에 근거하여 필요가 생긴 때 그 때마다 설명·지시 등을 행할 것이 요구된다.

설명은 환자가 의사의 명령, 지시 등을 이해하고, 이를 스스로 준수할 수 있도록 환자의 눈높이에 맞추어 이루어져야 하고, 정보는 환자가 납득할 수 있도록

17) 대법원 2006.11.23. 선고 2005다11688 판결.

개별적으로 구체적으로 제공되어야 한다. 한편, 이미 언급한 바와 같이, 진료를 위한 설명은 그 자체가 하나의 진료행위이고, 그 자체로서 진료행위의 중요한 구성부분을 차지하고 있기 때문에 진료를 위한 설명은 진료행위의 수준, 즉 진료 당시의 의료수준에 맞추어 행하여져야 한다. 따라서 최선의 주의의무, 즉 선량한 관리자의 주의의무 내지 업무상 주의의무를 다하여야 할 것이 요구된다. 여기서 진료를 위한 설명의무에 대한 위반은 주의의무의 위반, 즉 과실이 된다는 것을 알 수 있다.

진료설명의 정도에 관한 판례의 구체적 내용은 다음과 같다. 즉,

① 의사는 수술 등의 당해 의료행위의 결과로 후유 질환이 발생하거나 아니면 그 후의 요양과정에서 후유 질환이 발생할 가능성이 있으면, 비록 그 가능성이 크지 않다고 하더라도 이를 억제하기 위한 요양의 방법이나 일단 발생한 후유 질환으로 인해 중대한 결과가 초래되는 것을 막기 위하여 필요한 조치가 무엇인지를 환자 스스로 판단·대처할 수 있도록, 그와 같은 요양방법, 후유 질환의 증상과 그 악화 방지나 치료를 위한 대처방법 등을 환자의 연령, 교육 정도, 심신상태 등의 사정에 맞추어 구체적인 정보의 제공과 함께 설명·지도할 의무가 있다.[18] ② 시각이상 등 그 복용 과정에 전형적으로 나타나는 중대한 부작용을 초래할 우려가 있는 약품을 투여함에 있어서 그러한 부작용의 발생 가능성 및 그 경우 증상의 악화를 막거나 원상으로 회복시키는 데에 필요한 조치사항에 관하여 환자에게 고지하는 것은 약품의 투여에 따른 치료상의 위험을 예방하고 치료의 성공을 보장하기 위하여 환자에게 안전을 위한 주의로서의 행동지침의 준수를 고지하는 진료상의 설명의무로서 진료행위의 본질적 구성부분에 해당한다 할 것이고, 이때 요구되는 설명의 내용 및 정도는, 비록 그 부작용의 발생가능성이 높지 않다 하더라도 일단 발생하면 그로 인한 중대한 결과를 미연에 방지하기 위하여 필요한 조치가 무엇인지를 환자 스스로 판단, 대처할 수 있도록 환자의 교육정도, 연령, 심신상태 등의 사정에 맞추어 구체적인 정보의 제공과 함께 이를 설명, 지도할 의무가 있다.[19] ③ 결핵약인 '에탐부톨'이 시력약화 등 중대한 부작용을 초래할 우려가 있는 이상 이를 투약함에 있어서 그 투약업무를 담당한 보건진료원 등은 부작용의 발생가능성 및 구체적 증상과 대처방안을 환자에게 설명하여 줄 의료상의 주의의무가 있고, 그 설명은 추상적인 주의사항의 고지나 약품설명서에 부작용에 관한 일반적 주의사항이 기재되어 있다는 것만으로는 불충분하고 환자가 부작용의 증세를 자각하는 즉시 복용을 중단하고 보건소에 나와 상담하

18) 대법원 2010.7.22. 선고 2007다70445 판결.
19) 대법원 2005.4.29. 선고 2004다64067 판결.

는 조치를 취할 수 있도록 구체적으로 이루어져야 한다.[20]

5. 설명의 시기

다양한 환자의 병상과 그 복잡한 진료과정 속에서 어떠한 상황의 경우, 어떠한 시점에서, 어떠한 사항에 대하여, 어느 정도의 설명을 하여야 하는가는 의사의 의학상의 전문적 재량에 위임되어 있는 경우가 많다. 그러나 이를 일반적으로 말하면 그것은 진료중의 환자의 병상의 정도와 관련하여 결정하지 않을 수 없다고 해석된다.

요컨대, 진료를 위한 설명을 어느 정도까지 행하여야 하는가는, 이미 언급한 바와 같이, 진료 당시의 임상의학의 수준에서 보아 이러한 설명을 하지 않는 것이 환자의 병상의 개선, 위험의 방지라는 측면에서 과실로 평가될 수 있는가의 여부를 기준으로 결정할 수도 있다. 따라서 진료를 위한 설명은 진료의 각 단계에서 적절한 시기에 적확한 방법으로 행하여 지지 않으면 안 된다. 진료를 위한 설명은 치료 후에도 행하여질 수 있다. 의사는 치료가 종결된 후에도 환자를 가르치고 지도하고, 환자에게 고지하고 지시하고 건강에 기여하는 행위를 하려는 설명을 하지 않으면 안 된다. 진료를 위한 설명은 결과회피의무 중의 하나로서 진료중에도 또 진료 후에도 발생이 예견되는 위험 내지 결과를 회피하기 위하여 환자에게 그 대처방법을 설명하는 것이기 때문이다. 결론적으로 진료를 위한 설명의 시기는 최선의 주의의무를 위한 의사의 재량적 판단이 가장 중요하다고 하겠다.

진료설명의 시기에 관한 판례의 구체적 내용은 다음과 같다. 즉,

> 의사가 진찰·치료 등의 의료행위를 함에 있어서는 사람의 생명·신체·건강을 관리하는 업무의 성질에 비추어 환자의 구체적인 증상이나 상황에 따라 위험을 방지하기 위하여 요구되는 최선의 조치를 취하여야 할 주의의무가 있고, 이와 같은 주의의무는 환자에 대한 수술 등 침습행위가 종료함으로써 끝나는 것이 아니라, 그 진료목적의 달성을 위하여 환자가 의사의 업무범위 이외의 영역에서 생활을 영위함에 있어 예견되는 위험을 회피할 수 있도록 환자에 대한 요양의 방법 기타 건강관리에 필요한 사항을 지도설명하는 데까지도 미친다 할 것이다.[21]

---

20) 대법원 2005.4.29. 선고 2004다64067 판결.
21) 대법원 2010.7.22. 선고 2007다70445 판결.

6. 설명의 방식

진료를 위한 설명은 언어, 즉 말로 하는 진료이다. 진료를 위한 설명은 투약이나 수술 등의 방법을 사용하지 않는다. 따라서 진료를 위한 설명은 '언어에 의한 진료행위' 내지 '말로 하는 치료행위'라고 할 수 있다. 진료를 위한 설명은 주로 환자에 대한 교시(敎示), 개시(開示), 지시, 지도, 명령, 보고 또는 고지 등의 형태로 나타난다. 따라서 진료를 위한 설명에는 방식이 문제되지 않는다고 해석된다. 진료를 위한 설명은 구두이든 서면이든 또 명시적이든 묵시적이든 그 방식은 묻지 않는다고 해야 한다. 준수사항을 메모로 전달하는 것만으로도 족하고, 밥을 먹어도 되느냐는 환자의 질문에 고개를 끄덕이는 것만으로도 충분하기 때문이다.

진료설명의 방식에 관한 판례의 구체적 내용은 다음과 같다. 즉,

> 시각이상 등 그 복용 과정에 전형적으로 나타나는 중대한 부작용을 초래할 우려가 있는 약품을 투여함에 있어서 그러한 부작용의 발생 가능성 및 그 경우 증상의 악화를 막거나 원상으로 회복시키는 데에 필요한 조치사항에 관하여 환자에게 고지하는 것은 약품의 투여에 따른 치료상의 위험을 예방하고 치료의 성공을 보장하기 위하여 환자에게 안전을 위한 주의로서의 행동지침의 준수를 고지하는 진료상의 설명의무로서 진료행위의 본질적 구성부분에 해당한다.[22)]

7. 관련문제

의사의 요양방법 등의 지도·지시에 대하여 환자에게는 복종의무가 있다. 환자의 유효한 동의를 얻기 위한 설명은 환자의 자기결정을 위한 자료의 제공이라는 점에 중점이 있기 때문에 환자는 이러한 의사의 설명에 대하여 거부할 수 있다. 그러나 진료를 위한 설명은 의사가 전문가의 입장에서 환자에 대하여 지도·지시를 행하는 것이기 때문에 환자에게는 선택의 여지가 없다. 의료행위는 의사와 환자의 공동의 작업이고 환자가 의사의 지도·지시에 복종하는 것은 의료행위에 대한 협력이다. 의사의 지도·지시에도 불구하고 환자가 이를 준수하지 않아 사고가 발생한 경우 의사에게는 과실이 부정될 수 있지만, 환자에게는 과실이 긍정될 수 있다. 환자에게 과실이 긍정되는 경우 이에 대하여 민사법상으로는 과실상계가 가능하다.

---

22) 대법원 2005.4.29. 선고 2004다64067 판결.

제3절 동의를 위한 설명

Ⅰ. 동의설명의 의의

1. 의 의

동의설명(同意說明, Selbstbestimmungsaufklärung)이란 동의를 위한 설명을 말하고, 동의를 위한 설명의무란 의료행위, 즉 환자의 신체에 대한 침습행위에 대하여 환자의 승낙을 얻기 위한 설명, 즉 환자의 자기결정권을 실질적으로 보장하기 위하여 설명하여야 할 의무 내지 지위를 말한다.

2. 내 용

의사가 환자의 신체에 대하여 소위 의료적 침습(medizinische Eingriff)을 수반하는 의료행위를 실시하려고 하는 경우, 요컨대 환자의 생명·신체에 중대한 영향을 미치는 의료행위를 실시하려고 하는 경우 미리 증상의 진단, 경과 및 위험 등에 대하여 설명하고 환자의 동의를 얻지 않으면 안 된다. 이것이 바로 '설명 후 동의'(informed consent)의 원칙이다. 이 경우의 설명은 환자의 유효한 동의를 얻기 위한 전제로서의 설명이고,[23] 이는 또한 환자가 자신의 신체에 대한 의료행위를 스스로 결정하는 자기결정권(Selbstbestimmungsrecht)을 보장하기 위한 설명이다. 이러한 의미에서 동의를 위한 설명의무를 자기결정을 위한 설명의무라고도 한다.[24] 환자의 동의를 위한 설명이 결여된 경우에는, 환자의 승낙의 결여된 경우와 같이, 전단적 의료행위가 된다는 것에 대하여는 더 이상의 설명을 요하지 않는다.

동의를 위한 설명도, 진료를 위한 설명에서와 마찬가지로, 설명 당시의 의료수준을 준수하여 행하여지지 않으면 안 된다.

3. 의료법상의 근거

의료법은 동의설명에 관한 특례로서 2016년 '의료행위에 관한 설명'을 신설한

23) Bergmann/Weber, Selbstaufklärung und therapeutische Aufklärung, S. 119.
24) Bergmann/Weber, Selbstaufklärung und therapeutische Aufklärung, S. 119.

바 있다(의료법 제24조의2). 뿐만 아니라 의료법은 진료설명에 관하여도 이미 요양방법지도의무를 명문으로 규정하고 있다(의료법 제24조). 이로써 의료법은 전술한 바와 같이 진료설명과 함께 동의설명 양자 모두에 대하여도 명문의 규정을 두게 되었다고 평가할 수 있게 되었다.

동의설명에 관한 판례의 구체적 내용은 다음과 같다.

> ① 의사는 환자에게 수술 등 침습을 가하는 과정이나 그 후에 나쁜 결과가 발생할 개연성이 있는 의료행위를 할 때, 응급 환자인 경우 등과 같이 특별한 사정이 없는 한 진료계약상의 의무 또는 침습 등에 대한 승낙을 얻기 위한 전제로 환자나 법정대리인에게 치료방법의 내용과 필요성, 예상되는 위험이나 부작용 등에 관하여 당시의 의료수준을 고려할 때 상당하다고 판단되는 사항을 설명함으로써 환자로 하여금 필요성과 위험 등을 충분히 고려한 후 해당 의료행위를 받을지를 결정할 수 있도록 할 의무가 있다.[25] ② 일반적으로 의사는 환자에게 수술 등 침습을 가하는 과정 및 그 후에 나쁜 결과 발생의 개연성이 있는 의료행위 또는 사망 등의 중대한 결과 발생이 예측되는 의료행위를 하는 경우에, 진료계약상의 의무 내지 침습 등에 대한 승낙을 얻기 위한 전제로서, 해당 환자나 그 법정대리인에게 질병의 증상, 치료 방법의 내용 및 필요성, 발생이 예상되는 위험 등에 관하여 당시의 의료수준에 비추어 상당하다고 생각되는 사항을 설명하여 해당 환자가 그 필요성이나 위험성을 충분히 비교해 보고 그 의료행위를 받을 것인지 여부를 선택할 수 있도록 할 의무를 진다.[26] ③ 의사는 의료행위를 하기 전에 환자에게 질병의 증상, 치료방법의 내용과 필요성, 발생이 예상되는 위험 등 당시의 의료 수준에 비추어 상당하다고 인정되는 사항을 설명하여 줌으로써 환자가 그 필요성이나 위험성을 충분히 비교해 보고 그 의료행위를 받을 것인지 여부를 선택할 수 있도록 할 의무가 있고,[27] ④ 환자의 수술과 같이 신체를 침해하는 의료행위를 하는 경우에는, 긴급한 경우 기타의 특별한 사정이 없는 한, 의료행위에 앞서 질병의 증상, 치료방법의 내용 및 필요성, 발생이 예상되는 위험 등에 관하여 당시의 의료수준에 비추어 상당하다고 생각되는 사항을 설명하여 해당 환자가 그 필요성이나 위험성을 충분히 비교해 보고 그 진료행위를 받을 것인지의 여부를 선택하도록 함으로써 그 진료행위에 대한 동의를 받아야 한다.[28] 환자의 동의는 헌법 제10조에서 규정한 개인의 인격권과 행복추구권에 의하여

25) 대법원 2020.8.13. 선고 2017다248919 판결; 대법원 2014.12.24. 선고 2013다28629 판결; 대법원 2007.5.31. 선고 2005다5867 판결.

26) 대법원 2016.3.24. 선고 2014두779 판결; 대법원 2013.4.26. 선고 2011다29666 판결.

27) 대법원 2015.10.29. 선고 2013다89662 판결.

28) 대법원 2015.10.29. 선고 2014다22871 판결; 대법원 2009.5.21. 선고 2009다17417 전원합의

보호되는 자기결정권을 보장하기 위한 것으로서 환자는 생명과 신체의 기능을 어떻게 유지할 것인지에 대하여 스스로 결정하고 진료행위를 선택하게 되므로, 진료계약에 의하여 제공되는 진료의 내용은 의사의 설명과 환자의 동의에 의하여 구체화된다고 할 수 있다.[29] ⑤ 일반적으로 의사는 환자에게 수술 등 침습을 가하는 과정 및 그 후에 나쁜 결과 발생의 개연성이 있는 의료행위를 하는 경우 또는 사망 등의 중대한 결과 발생이 예측되는 의료행위를 하는 경우에 있어서 응급환자의 경우나 그 밖에 특단의 사정이 없는 한 진료계약상의 의무 내지 침습 등에 대한 승낙을 얻기 위한 전제로서 당해 환자나 그 법정대리인에게 질병의 증상, 치료방법의 내용 및 필요성, 발생이 예상되는 위험 등에 관하여 당시의 의료수준에 비추어 상당하다고 생각되는 사항을 설명하여 당해 환자가 그 필요성이나 위험성을 충분히 비교해 보고 그 의료행위를 받을 것인가의 여부를 선택할 수 있도록 할 의무가 있고, 의사의 설명의무는 그 의료행위에 따르는 후유증이나 부작용 등의 위험 발생 가능성이 희소하다는 사정만으로 면제될 수 없으며, 그 후유증이나 부작용이 당해 치료행위에 전형적으로 발생하는 위험이거나 회복할 수 없는 중대한 것인 경우에는 그 발생가능성의 희소성에도 불구하고 설명의 대상이 된다.[30] ⑥ 일반적으로, 의사는 환자에게 수술을 시행하는 과정 및 그 후에 나쁜 결과가 발생할 개연성이 있는 의료행위를 하는 경우에 있어서는, 응급환자의 경우나 그 밖의 특별한 사정이 없는 한, 진료계약상의 의무로서 또는 수술에 대한 승낙을 얻기 위한 전제로서, 당해 환자나 법정대리인에게 질병의 증상, 치료 방법의 내용 및 필요성, 발생이 예상되는 위험 등에 관하여 당시의 의료수준에 비추어, 상당하다고 생각되는 사항을 설명하여 당해 환자가 그 필요성이나 위험성을 충분히 비교해 보고 그 의료행위를 받을 것인가의 여부를 선택할 수 있도록 하여야 할 의무가 있을 뿐만 아니라, 그 진료 목적의 달성을 위하여 환자 또는 그 보호자에 대하여 요양의 방법 기타 건강관리에 필요한 사항을 상세히 설명하여 후유증 등에 대비하도록 할 의무가 있다.[31] ⑦ 환자의 수술과 같이 신체를 침해하는 진료행위를 하는 경우에 의사는 질병의 증상, 치료방법의 내용 및 필요성, 발생이 예상되는 위험 등에 관하여 당시의 의료수준에 비추어 상당하다고 생각되는 사항을 설명하여 당해 환자가 그 필요성이나 위험성을 충분히 비교해 보고 그 진료행위를 받을 것인지의 여부를 선택하도록 함으로써 그 진료행위에 대한 동의를 받아야 한다.[32]

체 판결.

29) 대법원 2014.6.26. 선고 2009도14407 판결.

30) 대법원 2007.5.31. 선고 2005다5867 판결.

31) 대법원 2006.11.23. 선고 2005다11688 판결; 대법원 1997.7.22. 선고 95다49608 판결.

32) 대법원 2002.10.25. 선고 2002다48443 판결; 대법원 1994.4.15. 선고 92다25885 판결 등 참조.

Ⅱ. 동의설명의 분류

1. 서 언

동의를 위한 설명은 논자에 따라 다양하게 분류되어 왔다. 그러나 동의설명에 대하여는 진단설명, 경과설명 및 위험설명으로 분류하는 것이 일반적이다. 의료인은 의료과정에 있어서의 모든 의료행위에 대하여 빠짐 없이 설명을 해야 하는 것은 아니고, 환자의 자기결정에 꼭 필요한 사항으로서 환자의 생명·신체에 중대한 영향을 미치는 의료행위만이 설명의 대상이 된다고 해야 하기 때문이다. 환자에게 발생한 중대한 결과가 의료행위로 인한 것이 아닌 경우 설명의무는 발생하지 않는다.

최근에는 동의설명에 비용설명을 추가하는 경향이 나타나고 있다. 현행 국민건강보험법상 비급여 부분이 존재하고, 의료기관마다 비용의 차이가 있는 것이 현실이기 때문이다. 비용의 차이는 경우에 따라 의료의 격차 나아가 생명의 격차로 이어지게 할 가능성을 전혀 배제할 수 없다.

동의설명에 관한 판례의 구체적 내용은 다음과 같다. 즉,

> 환자는 헌법 제10조에서 규정한 개인의 인격권과 행복추구권에 의하여 생명과 신체의 기능을 어떻게 유지할 것인지에 대하여 스스로 결정하고 의료행위를 선택할 권리를 보유한다. 따라서 수술과 같이 신체를 침해하는 의료행위를 하는 경우 환자로부터 의료행위에 대한 동의 내지 승낙을 받아야 하고, 동의 등의 전제로서 질병의 증상, 치료방법의 내용 및 필요성, 발생이 예상되는 위험 등에 관하여 당시의 의료수준에 비추어 상당하다고 생각되는 사항을 설명하여 환자가 필요성이나 위험성을 충분히 비교해 보고 의료행위를 받을 것인지를 선택할 수 있도록 하여야 한다. 만일 의료행위 주체가 위와 같은 설명의무를 소홀히 하여 환자로 하여금 자기결정권을 실질적으로 행사할 수 없게 하였다면 그 자체만으로도 불법행위가 성립할 수 있다.[33)]

2. 진단설명

진단설명(Diagnose-aufklärung)이란 의사가 진단의 결과 획득한 환자의 증상에 관하여 진단소견을 환자에게 보고하는 것을 말한다. 진단설명은 환자가 자기결정을 하기 위한 제

---

33) 대법원 2017.2.15. 선고 2014다230535 판결.

1의 전제조건이 된다. 진단설명은 또 환자의 승낙의 유효요건이 된다.[34] 전술한 바와 같이 진단설명을 결여한 의료행위는 당연히 전단적 의료행위가 된다. 따라서 진단설명이 없는 상태에서 취득된 환자의 승낙은 무효이다. 그러나 암과 같은 병명의 고지의 경우에서와 같이, 진단설명은 경우에 따라서는 제한이 가해질 수도 있다.

3. 경과설명

경과설명(Verlaufs-aufklärung)이란 환자가 치료를 받지 않고 방치할 경우의 경과에 관한 설명을 말한다.[35] 경우에 따라서는 치료를 하지 않고 경과관찰을 하는 것이 최선의 방법일 경우도 있기 때문이다. 이 외에 경과설명은 환자가 의료행위에 동의하지 않을 경우에 질병의 상태와 그 질병이 앞으로 어떻게 진행될 것인가에 대한 설명도 포함한다. 또 치료방법에 선택의 여지가 있는 경우 환자가 선택권을 행사할 수 있도록 이들에 대하여 각각의 장·단점과 함께 설명하여야 한다.[36] 침습의 경과를 환자에게 설명하지 않으면 환자는 의료행위 후의 상황에 대하여 전혀 예측할 수 없게 된다. 특히, 장기기증 후의 신체의 상태에 대하여 설명하지 않으면 환자는 침습의 내용을 알 수 없게 된다.

경과설명에 관한 판례의 구체적 내용은 다음과 같다. 즉,

> 즉시 추가검사 등 의료행위를 시행하지 않고 경과관찰을 선택한 의사의 판단이 합리적인 범위에 있다면, 환자의 상태가 당시의 의료수준에서 예상할 수 있는 통상의 예후와는 달리 갑자기 악화될 예외적 가능성까지 고려하여 환자의 상태가 갑자기 악화될 수 있다거나 그에 대비한 추가검사를 받을 것인지에 관한 설명을 하지 않았다고 하더라도, 의사가 설명의무를 위반하여 환자의 치료기회를 상실시켰다거나 자기결정권을 침해하였다고 할 수 없다.[37]

4. 위험설명

위험설명(Risiko-aufklärung)이란 유효한 동의를 얻기 위한 제3의 요건으로서 의료행위가 가지는 위험성에 관한 설명을 말한다. 환자의 질병의 예후, 처치의 부수적 위험으

34) 박일환, "의사의 설명의무와 환자의 승낙," 법원행정처(의료사고에 관한 제문제), 166쪽.
35) 박일환, "의사의 설명의무와 환자의 승낙," 166쪽.
36) 박일환, "의사의 설명의무와 환자의 승낙," 167쪽.
37) 대법원 2013.2.28. 선고 2011다36848 판결.

로서의 합병증 또는 후유증 등이 위험설명의 대상이 된다. 불임시술을 한 의사는 시술후의 임신가능성에 관하여 설명하여야 한다.[38] 위험설명에 있어서, 특히 발생의 가능성은 희박하나, 전형적인 위험에 대하여는 반드시 설명하여야 한다.[39]

임상시험에 있어서는 해당 의료행위의 유효성과 안전성에 관하여 추가적으로 설명하여야 한다.[40] 환자에 대한 위험을 몰라서 설명하지 못한 경우에는 의료에 대한 동의가 무효가 되는 것은 아니며, 설명되지 않은 위험이 현실화된 결과에 대한 설명의무의 위반만이 문제로 된다. 의사에게 위험발생에 대한 인식이 없는 경우 그 인식이 없는 자체가 의사의 태만에 의한 것이 아니라 불가항력적일 때에는 의사에게 설명의무가 있다고 할 수는 없다. 또 환자에 의해서 수용되리라고 생각되는 위험과 수용되지 않을 것이라고 생각되는 위험에 대한 설명의무는 별개이다. 즉, 전자의 경우에는 예견의 가능성이 있어도 객관적인 설명의무는 존재하지 않으나 후자의 경우, 즉 환자에 의해 좀처럼 받아들여지기 곤란하겠다고 생각되는 위험의 가능성에 대해서는 의사에게 설명을 하여야 할 의무가 발생한다. 의료상 야기될 지도 모를 위험이 이미 상식화된 것이나 환자가 경험에 의해 이미 알고 있는 위험에 대해서는, 후술하는 바와 같이, 설명이 반드시 의무로 되는 것은 아니다.[41]

위험설명에 관한 판례의 구체적 내용은 다음과 같다. 즉,

> ① 의사는 환자에게 수술 등 침습을 가하는 과정 및 그 후에 나쁜 결과 발생의 개연성이 있는 의료행위를 하는 경우 또는 사망 등의 중대한 결과 발생이 예측되는 의료행위를 하는 경우, 응급환자라는 등의 특별한 사정이 없는 한 진료계약상의 의무 또는 침습 등에 대한 승낙을 얻기 위한 전제로서 환자나 그 법정대리인에게 질병의 증상, 치료방법의 내용 및 필요성, 발생이 예상되는 위험, 시술 전 환자의 상태 및 시술로 인한 합병증으로 중대한 결과가 초래될 가능성의 정도와 예방가능성 등에 관하여 당시의 의료수준에 비추어 상당하다고 생각되는 사항을 구체적으로 설명하여 환자가 그 필요성이나 위험성을 충분히 비교해 보고 그 의료행위를 받을 것인가의 여부를 선택할 수 있도록 할 의무가 있다. 의사의 설명의무는 의료행위에 따르는 후

---

38) 박일환, "의사의 설명의무와 환자의 승낙," 167쪽.

39) 대법원 2020.11.26. 선고 2018다217974 판결; 대법원 2007.9.7. 선고 2005다69540 판결; 대법원 2007.5.31. 선고 2005다5867 판결; 대법원 2004.10.28. 선고 2002다45185 판결; 대법원 1995.1.20. 선고 94다3421 판결.

40) 대법원 2015.10.29. 선고 2014다22871 판결; 대법원 2015.10.29. 선고 2013다89662 판결; 대법원 2010.10.14. 선고 2007다3162 판결.

41) 박일환, "의사의 설명의무와 환자의 승낙," 167쪽.

유증이나 부작용 등의 위험 발생 가능성이 희소하다는 사정만으로 면제될 수 없고, 후유증이나 부작용이 당해 치료행위에 전형적으로 발생하는 위험이거나 회복할 수 없는 중대한 것인 경우에는 그 발생 가능성의 희소성에도 불구하고 설명의 대상이 된다.[42] ② 갑 병원 의료진이 경추 추간판탈출증 등의 기왕증이 있는 을의 심장질환 치료를 위한 수술을 하기 전에, 마취 및 수술 과정에서 을의 위와 같은 경추부 질환이 악화되어 경추부 척수병증 또는 사지마비가 발생될 가능성이 있다는 점을 설명하지 않고 을에게 기관삽관을 이용한 전신마취와 흉부거상 및 두부하강의 자세로 장시간 수술을 하였는데, 수술 결과 을이 양측 손의 섬세한 기능장애 등의 후유장해를 입은 사안에서, 위와 같이 경추부 척수병증에 따른 사지마비의 후유증이 발생할 위험은 위 수술 당시의 의료수준에 비추어 위 수술로 예상되는 것이고 발생빈도가 낮다고 하더라도 발생할 경우 환자에게 중대한 생명 · 신체 · 건강의 침해를 야기할 수 있는 것이므로, 수술을 받지 않을 경우에 생길 것으로 예견되는 결과와 대체 가능한 차선의 치료방법 등과 함께 환자인 을 본인에게 구체적으로 설명해 주었어야 할 사항인데도, 이와 달리 본 원심판단에 법리오해의 잘못이 있다.[43] ③ 의료행위가 임상시험의 단계에서 이루어지는 것이라면 해당 의료행위의 안전성 및 유효성(치료효과)에 관하여 그 시행 당시 임상에서 실천되는 일반적 · 표준적 의료행위와 비교하여 설명할 의무가 있다.[44] ④ 일반적으로 의사는 환자에게 수술 등 침습을 가하는 과정 및 그 후에 나쁜 결과 발생의 개연성이 있는 의료행위 또는 사망 등의 중대한 결과 발생이 예측되는 의료행위를 하는 경우에, 진료계약상의 의무 내지 침습 등에 대한 승낙을 얻기 위한 전제로서, 해당 환자나 그 법정대리인에게 질병의 증상, 치료 방법의 내용 및 필요성, 발생이 예상되는 위험 등에 관하여 당시의 의료수준에 비추어 상당하다고 생각되는 사항을 설명하여 해당 환자가 그 필요성이나 위험성을 충분히 비교해 보고 그 의료행위를 받을 것인지 여부를 선택할 수 있도록 할 의무가 있지만, 의사에게 해당 의료행위로 인하여 예상되는 위험이 아니거나 당시의 의료수준에 비추어 예견할 수 없는 위험에 대한 설명의무까지 부담하게 할 수는 없다.[45] ⑤ 의사의 설명의무는 그 의료행위에 따르는 후유증이나 부작용 등의 위험발생 가능성이 희소하다는 사정만으로 면제될 수 없으며, 그 후유증이나 부작용이 당해 치료행위에 전형적으로 발생하는 위험이거나 회복할 수 없는 중대한 것인 경우에는 그 발생가능성의 희소성에도 불구하고 설명의 대상이 된다.[46] ⑥ 위에서 살펴본 판례 외에도 다

42) 대법원 2020.11.26. 선고 2018다217974 판결.

43) 대법원 2020.11.26. 선고 2018다217974 판결.

44) 대법원 2015.10.29. 선고 2014다22871 판결; 대법원 2015.10.29. 선고 2013다89662 판결; 대법원 2010.10.14. 선고 2007다3162 판결.

45) 대법원 2015.1.29. 선고 2012다41069 판결; 대법원 2013.4.26. 선고 2011다29666 판결; 대법원 1999.9.3. 선고 99다10479 판결.

수의 판례가 이를 따르고 있다.[47] ⑦ 의사에게 당해 의료행위로 인하여 예상되는 위험이 아니거나 당시의 의료수준에 비추어 예견할 수 없는 위험에 대한 설명의무까지 부담하게 할 수는 없으며, 설명의무의 주체는 원칙적으로 당해 처치의사라 할 것이나 특별한 사정이 없는 한 처치의사가 아닌 주치의 또는 다른 의사를 통한 설명으로도 충분하다.[48] ⑧ 의사는 수술의 집도의사로서 수술환자에게 그 수술 전에 합병증이 생길 수도 있다는 점에 대하여 충분히 설명을 하고 환자로부터 합병증을 무릅쓰고서라도 수술을 받겠다는 승낙을 받은 다음에 심장수술을 시행하였어야 함에도 불구하고 환자에 대하여 사전에 수술에 대하여 아무런 설명을 하지 않았을 뿐만 아니라 환자로부터 승낙을 받지도 않고서 심장수술을 실시한 것은 수술이 필요하였다고 하더라도 의사의 개심수술은 환자에 대한 설명의무를 다하지 아니함과 아울러 환자의 승낙권을 침해하여 이루어진 위법한 수술이라 할 것이다.[49]

5. 비용설명

비용설명(Kosten-aufklärung)이란 예상되는 진료비용에 대하여 설명하여야 할 의무를 말한다. 독일의 '환자의 권리증진에 관한 법률'(Gesetz zur Verbesserung der Rechte von Patientinnen und Patienten), 약칭하여 환자권리법(PatRG, Patienten-rechtegesetz)은 2013년 2월 26일 민법에 규정함으로써 보험급여초과부분에 관한 비용설명의무(Aufklärungspflicht über die Kosten)를 명문화한 바 있다(§630 c Abs. 3 BGB). 이에 따르면 비용설명은 문서형식(Textform)에 의하여 행하여질 것을 요구하고 있다(vgl. §126 b BGB). 경제적 설명의무(wirtschaftliche Aufklärungspflicht)라고도 한다. 일종의 진료계약의 부수적 의무(Nebenpflicht des Behandlungsvertrages)에 속한다고 할 수 있다.

전술한 바와 같이, 비용설명을 동의설명에 추가하는 경향이 나타나고 있다. 현행 국민건강보험법상 비급여 부분과 본인부담금이 분명히 존재하고, 경우에 따라서는 비용의 격차가 의료의 격차 나아가 생명의 격차로 이어질 가능성도 전혀 배제할 수 없기 때문이라고 이해될 수 있다는 점에 관하여 언급한 바 있다. 특히, 국민건강보험법에 근거한 '비급여진료비용 등의 공개에 관한 기준'은 비급여진료비용을 공개하도록 의무화하고 있다(국민건강보험법 제45조 제1항, 동법 시행령 제42조, 동법 시행규칙 제42조의3 참조).[50]

---

46) 대법원 2007.9.7. 선고 2005다69540 판결.

47) 대법원 2007.5.31. 선고 2005다5867 판결; 대법원 2004.10.28. 선고 2002다45185 판결; 대법원 2002.10.25. 선고 2002다48443 판결; 대법원 1998.2.13. 선고 96다7854 판결; 대법원 1995.1.20. 선고 94다3421 판결; 대법원 1994.4.15. 선고 92다25885 판결.

48) 대법원 1999.9.3. 선고 99다10479 판결.

49) 대법원 1997.7.22. 선고 96다37862 판결.

이러한 추세에 따라 판례도 같은 입장이라고 판단된다. 대법원은 "임의 비급여 진료행위에 대한 요양기관의 설명은 일반적으로 의사가 하여야 하는 진료행위의 의학적 안전성과 유효성을 포함한 위와 같은 설명 외에 해당 진료행위가 요양급여의 대상이 아니라는 사정, 요양급여 인정 기준 등을 벗어나 진료하여야 할 의학적 필요성 및 가입자 등이 부담하여야 할 대략적인 비용 등의 사항들에 관하여 이루어져야 하며, 그에 관하여 충분히 설명하여 동의가 이루어졌는지 여부는 위와 같은 사항들의 내용과 진료행위의 긴급성 및 설명의 정도 등을 비롯하여 변론에 나타난 제반 사정을 고려하여 가입자 등의 수급권과 임의 비급여 진료행위에 대한 선택권이 실질적으로 보장되었다고 볼 수 있는지 여부에 따라 판단되어야 한다. 그리고 이러한 법리는 특정한 질병 또는 치료행위와 관련하여 장래 여러 비급여 진료행위가 반복될 것으로 예상되는 경우에 요양기관이 한꺼번에 가입자 등에게 여러 진료행위에 관하여 위와 같은 사항들을 설명하고 동의를 받는 경우에도 마찬가지로 적용될 수 있다고 봄이 타당하다"고 판시한 바 있다.[51]

Ⅲ. 동의설명의 내용

1. 설명의 주체

(1) 처치의사

동의를 위한 설명의무는 처치의사(behandelnder Arzt)의 의무이다.[52] 처치의사만이 환자에게 적합한 방법으로 설명하기 위한 가장 정확한 인식과 충분한 정보를 가지고 있기 때문이다.[53] 수술시 집도의는 수술의 위험을, 마취의는 마취의 위험에 대하여 각각 설명하여야 하는 것이 원칙이다. 설명은 다른 동료의사에게 의뢰하는 것도 가능하지만 그러한 경우에 설명의무의 위반에 대한 책임은 의뢰한 의사가 부담하여야 한다고 해석된다. 따라서 설명을 직접 행하지 않은 경우에는 처치에 임하기 전에 환자가 충분한 설명을 들었는지의 여부에 대하여 확인을 하여야 한다.[54] 다

50) 비급여진료비용 등의 공개에 관한 기준 2016.10.6. 제정 보건복지부고시 제2016-193호 2016.10.6. 시행.

51) 대법원 2016.3.24. 선고 2014두779 판결.

52) Ehlers/Broglie, Arzthaftungsrecht, S. 266 Rn. 839.

53) Ehlers/Broglie, Arzthaftungsrecht, S. 266 Rn. 839.

54) 박일환, "의사의 설명의무와 환자의 승낙," 164쪽.

만, 설명을 위임받은 의사가 설명의무를 위반한 경우에는 불법행위에 기하여 책임을 져야 한다는 것은 별개의 문제이다.[55]

(2) 의사 이외의 자

의료기관의 개설자 또는 환자의 진료책임자는 계약상 설명의무의 이행책임을 진다. 따라서 이들은 설명의무자에게 환자에 대하여 완전하고도 포괄적인 설명의무를 다하도록 지휘 · 감독할 책임과 설명의무가 잘 이행되도록 할 조직편성상의 책임을 진다.[56] 각과의 과장 등에게 일반적인 설명의무에 대한 교시(教示)를 하는 것만으로는 경영주로서의 의무를 다하였다고 할 수 없다.[57] 설명은 의사가 아닌 간호사나 사무직원 등에게 대신하게 할 수는 없다고 해야 한다. 간호사나 사무직원 등은 설명의무의 주체가 아니기 때문이다. 또 의사의 설명은 의료행위의 일부라고 이해되어야 하고, 의사의 설명이 불충분하거나 환자가 특히 자신과 관련하여 질문을 할 필요가 있는 때 그 상대방으로서는 의사밖에 찾을 수 없기 때문이다.[58] 다만, 간호사는 의료인의 한 사람으로서 요양상의 간호를 의사의 지시 없이 독자적으로 실시할 수 있기 때문에 이 범위 내에서 설명의무를 부담한다(간호설명).

설명의무의 주체에 관한 판례의 구체적 내용은 다음과 같다. 즉,

> 의사에게 당해 의료행위로 인하여 예상되는 위험이 아니거나 당시의 의료수준에 비추어 예견할 수 없는 위험에 대한 설명의무까지 부담하게 할 수는 없으며, 설명의무의 주체는 원칙적으로 당해 처치의사라 할 것이나 특별한 사정이 없는 한 처치의사가 아닌 주치의 또는 다른 의사를 통한 설명으로도 충분하다.[59]

2. 설명의 상대방

(1) 환자 본인

설명의 상대방, 즉 설명의 수령자는 환자 본인이다. 환자 본인은 유효한 승낙의 전제요건으로서 의사의 설명에 대한 승낙권자이자 자기결정권 행사의 주체이기 때문이다. 다만, 환자 본인은 의사의 설명을 수령할 수 있는 판단능력이나 자

---

55) 박일환, "의사의 설명의무와 환자의 승낙," 164쪽.
56) 박일환, "의사의 설명의무와 환자의 승낙," 165쪽.
57) 박일환, "의사의 설명의무와 환자의 승낙," 165쪽.
58) 박일환, "의사의 설명의무와 환자의 승낙," 164쪽.
59) 대법원 1999.9.3. 선고 99다10479 판결.

기결정을 할 수 있는 판단능력을 가지고 있어야 한다. 자기결정을 위해서는 설명을 듣고 승낙(informed consent)을 해야 하기 때문에 자기결정능력은 설명을 듣고 이해할 수 있는 능력, 즉 설명수령능력과 승낙을 할 수 있는 능력, 즉 승낙능력을 모두 필요로 한다.[60] 여기서 자기결정을 위한 판단능력과 설명을 수령할 수 있는 판단능력 및 승낙을 할 수 있는 판단능력은 모두 동일한 기준을 가지고 있다는 것을 알 수 있다. 자기결정능력자는 설명수령능력자이고, 자기결정능력자는 또한 승낙능력자이며, 승낙능력자는 다시 설명수령능력자가 되기 때문이다. 결국, 설명의 수령자는 설명수령능력자로서 진료에 동의할 수 있는 승낙능력자인 환자 본인이 된다.

설명의 상대방에 관한 판례의 구체적 내용은 다음과 같다. 즉,

> 의사의 설명의무란 의사가 환자에게 수술 등 침습을 가하는 과정 및 그 후에 나쁜 결과 발생의 개연성이 있는 의료행위를 하는 경우 또는 사망 등의 중대한 결과 발생이 예측되는 의료행위를 하는 경우에 응급환자의 경우나 그 밖에 특단의 사정이 없는 한 진료계약상의 의무 내지 침습 등에 대한 승낙을 얻기 위한 전제로서 질병의 증상, 치료방법의 내용 및 필요성, 발생이 예상되는 위험 등에 관하여 당시의 의료수준에 비추어 상당하다고 생각되는 사항을 설명하여 환자가 그 필요성이나 위험성을 충분히 비교하여 보고 그 의료행위를 받을 것인지를 선택할 수 있도록 할 의무로서 그 의무의 상대방은 원칙적으로 당해 환자 또는 그 법정대리인이라 할 것이고,[61] 수술청약서에 당해 환자와 더불어 그 배우자도 서명하였다거나 의사가 당해 수술에 관하여 그 배우자의 동의가 필요하다고 인식하고 있었다는 사정만으로 의사가 당해 환자 외에 그 배우자에 대하여도 수술을 받을 것인지의 선택을 위한 조언설명의무를 부담하는 것은 아니라고 할 것이다.[62]

(2) 설명의 수령능력

1) 설명수령능력자

① 의사능력자

환자의 유효한 동의를 얻기 위한 설명은 환자에게 그의 치료를 받을 것인가의 여부에 대하여 결정을 촉진하는 것이기 때문에 그 전제로서 설명을 받을 환자에게 정상적인 판단능력이 있을 것이 요구된다. 정상적인 판단능력이란 자신의 신체

60) Ehlers/Broglie, Arzthaftungsrecht, S. 268 Rn. 844.
61) 대법원 2007.5.31. 선고 2005다5867 판결 등 참조.
62) 대법원 2014.12.24. 선고 2013다28629 판결.

에 무엇이 행하여지고 그 결과가 어떻게 되는가를 이해하고 판단할 수 있는 능력, 즉 통찰능력과 결정능력을 말한다.[63] 여기서 설명수령능력은 승낙능력으로서 의사능력과 일치하는 것으로 이해되고 있다. 따라서 설명수령능력자는, 승낙능력자와 마찬가지로, 의사능력자일 것이 요구된다.[64] 성년자에게는 의사능력의 존재가 추정될 수 있지만, 행위능력자는 의사능력자이기 때문에 당연히 설명수령능력을 가진다. 정신질환자라 하더라도, 의사능력을 가지고 있는 시점인 한, 본인 스스로 설명수령능력자가 된다는 것에 대하여는 이설(異說)이 있을 수 없다. 미성년자도 의사능력을 가지는 한 설명수령능력자인 것이 확실하다.

② 의사능력의 판단기준

문제는 의사능력에 관한 명문의 규정이 존재하지 않기 때문에 그 기준을 어떻게 설정하느냐에 있다. 이와 관련하여 유언적령인 17세(민법 제1060조), 장기기증능력인 16세(장기이식법 제11조 제3항), 형사미성년인 14세(형법 제9조) 및 성적 자기결정능력인 13세(형법 제305조 제1항) 등이 그 기준으로서 거론될 수도 있다. 그러나 13세 미만자라도 본인이 유효하게 승낙할 수 있는 경우가 있다고 하는 것이 논리적이다. 나아가 단순한 채혈의 경우와 복잡한 위장절제수술의 경우에 있어서 설명을 듣고 승낙할 수 있는 능력은 동일할 수 없다. 의사능력의 정도는 의료행위의 종류, 정도 및 위험성 등에 따라서 탄력적으로 판단되어야 할 필요가 있다. 결국, 설명수령능력의 기준이 되는 의사능력은 일률적으로 판단할 수 없고, 개별적인 의료행위에 따라 구체적으로 판단될 수밖에 없다고 하겠다.

③ 임상현장에서의 판단방법

환자의 의사능력의 유무에 관한 판단은 의료현장에서 설명의무와 동의의 취득의무를 가지는 담당의사에 의하여 행하여질 수밖에 없다. 물론 판단의 결과에 대하여는 판단자 스스로 책임을 지지 않을 수 없다. 따라서 의사능력의 유무에 의문이 있는 경우에는 제3자인 동료의사에게 판단을 의뢰하는 것도 하나의 방법이 될 수 있다고 하겠다. 차후의 분쟁의 소지를 없애기 위한 방책이 될 수 있기 때문이다.

설명수령능력자에 관한 판례의 구체적 내용은 다음과 같다. 즉,

① 의사능력이란 자신의 행위의 의미나 결과를 정상적인 인식력과 예기력을 바

63) Ehlers/Broglie, Arzthaftungsrecht, S. 268 Rn. 845.
64) 이상완(의료사범의 이론과 실태), 29쪽; Ehlers/Broglie, Arzthaftungsrecht, S. 268 Rn. 844.

탕으로 합리적으로 판단할 수 있는 정신적 능력 내지는 지능을 말하는 것으로서, 의사능력의 유무는 구체적인 법률행위와 관련하여 개별적으로 판단되어야 한다.[65] ② 환자가 성인으로서 판단능력을 가지고 있는 이상 친족인 오빠의 승낙으로써 환자의 승낙에 갈음하는 것은 허용되지 아니한다.[66] ③ 환자가 성인으로서의 판단능력을 가지고 있는 이상 인척에 불과한 시숙의 승낙으로써 환자의 승낙에 갈음하는 것은 허용되지 아니한다.[67]

2) 설명수령무능력자

① 미성년자

환자가 미성년자인 경우에는 이를 의사능력자와 의사무능력자로 나누어 생각할 필요가 있다. 미성년자라 하더라도 의사능력을 가지는 한 미성년자 본인에게 설명해야 한다. 혼인한 미성년자는 성년자로 의제되기 때문이 의사능력자가 된다(민법 제826조의2). 그러나 미성년자가 의사무능력자인 경우에는 친권자인 법정대리인에게 설명하지 않을 수 없다(민법 제909조, 제911조).

② 의사무능력자

의사무능력자는 설명수령무능력자가 된다. 따라서 환자가 의사무능력자인 경우에는 대리의 방법에 의하지 않을 수 없게 된다. 그런데 환자의 의사능력의 유무와는 무관하게 그의 의사활동의 자유를 완전하게 한다는 것을 이유로 환자에 대한 설명의무를 주장하는 견해도 있다. 예컨대, 정신장애자가 의사무능력이고 그의 동의가 법적으로 무의미한 경우에도 인간의 존엄을 존중하기 위하여는 의사는 그에게 충분한 설명을 할 법적 의무를 부담하고 있다거나 환자는 그의 인격권의 효과로서 자신에게 무엇이 행하여지는가를 알 권리를 가지기 때문에 의사무능력자인 미성년자에게도 의사는 설명의무를 부담한다고 하는 견해가 그것이다. 이러한 견해들은 결국 의사무능력자 본인과 그의 대리인 쌍방에 대하여 2중의 설명을 할 것을 요구하고 있는 것이다. 그러나 이는 의료행위의 합법성의 요건과는 무관한 별개의 문제라고 해야 한다.

③ 의식상실자

환자가 의식상실자 또는 의식불명자인 경우 법정대리인이 있는 경우라면 법정

---

65) 대법원 2009.1.15. 선고 2008다58367 판결.
66) 대법원 1997.7.22. 선고 96다37862 판결.
67) 대법원 1994.11.25. 선고 94다35671 판결.

대리인에게 설명하면 되지만, 법정대리인이 없는 경우에는 명확하다고 할 수 없다. 정신질환자는 의식상실자에 준한다고 보지만, 이 경우 법정대리인은 보호의무자로 대체된다(정신건강복지법 제39조). 응급환자의 경우에는 설명과 승낙에 대한 특칙이 인정되고 있다. 응급환자가 의사결정능력이 없는 경우이거나 설명 및 동의 절차로 인하여 응급의료가 지체되면 환자의 생명이 위험하여지거나 심신상의 중대한 장애를 가져오는 경우에는 설명과 동의가 면제된다(응급의료법 제9조 제1항). 또 응급환자가 의사결정능력이 없는 경우 법정대리인이 동행하였을 때에는 그 법정대리인에게 응급의료에 관하여 설명하고 그 동의를 받아야 하며, 법정대리인이 동행하지 아니한 경우에는 동행한 사람에게 설명한 후 응급처치를 하고 의사의 의학적 판단에 따라 응급진료를 할 수 있다(응급의료법 제9조 제2항).

3. 설명의 대상

설명의 대상이란 이미 동의설명의 분류에서 고찰한 진단설명, 경과설명, 위험설명 및 비용설명에 있어서의 대상 그 자체를 말한다. 이에 대하여는 이미 고찰한 바 있기 때문에 여기에서는 재언을 하지 않기로 한다.

다만, 판례는 자기결정을 위한 설명의 대상을 진단설명, 경과설명, 위험설명 및 비용설명으로 분류하여 그에 해당하는 사항을 열거하지 않고, '질병의 증상, 치료 방법의 내용 및 필요성, 발생이 예상되는 위험 등 당시의 의료 수준에 비추어 상당하다고 인정되는 사항' 또는 '질병의 증상, 치료 방법의 내용 및 필요성, 예후 및 예상되는 생명, 신체에 대한 위험과 부작용 등에 관하여 당시의 의료수준에 비추어 상당하다고 생각되는 사항' 등이라고 하여 설명의 대상을 개별적으로 나열하고 있는 것으로 해석된다. 그러나 판례가 나열하고 있는 항목들은 모두 진단설명, 경과설명, 위험설명 및 비용설명으로 유형화하여 분류하는 것이 가능하다고 해석된다. 또 환자의 승낙은 개별적인 의료행위마다 취득되어야 유효하기 때문에 설명도 개별적인 의료행위마다 이루어져야 한다고 해석된다. 따라서 포괄적이거나 추상적인 설명은, 승낙에서와 마찬가지로, 효력을 가지지 아니한다고 해야 한다.

한편, 실제로 설명의 대상이 되는 것은 의료과정 전반에 관한 모든 사항이 아니라 환자의 자기결정에 필요한 개별적인 사항에 국한된다고 본다. 환자의 자기결정권이 문제되지 아니하는 사항에 관한 설명의무는 발생하지 않는다고 하는 것이 타당하기 때문이다. 따라서 예상되는 위험이 아니거나 당시의 의료수준에 비추어

예견할 수 없는 위험에 대한 설명의무까지 부담하게 할 수는 없다고 할 수 있다.[68)]

설명의 대상에 관한 판례의 구체적 내용은 다음과 같다. 즉,

① 의사는 환자에게 수술 등 침습을 가하는 과정이나 그 후에 나쁜 결과가 발생할 개연성이 있는 의료행위를 할 때, 응급 환자인 경우 등과 같이 특별한 사정이 없는 한 진료계약상의 의무 또는 침습 등에 대한 승낙을 얻기 위한 전제로 환자나 법정대리인에게 치료방법의 내용과 필요성, 예상되는 위험이나 부작용 등에 관하여 당시의 의료수준을 고려할 때 상당하다고 판단되는 사항을 설명함으로써 환자로 하여금 필요성과 위험 등을 충분히 고려한 후 해당 의료행위를 받을지를 결정할 수 있도록 할 의무가 있다.[69)] ② 일반적으로 의사는 환자에게 수술 등 침습을 가하는 과정 및 그 후에 나쁜 결과 발생의 개연성이 있는 의료행위 또는 사망 등의 중대한 결과 발생이 예측되는 의료행위를 하는 경우에, 진료계약상의 의무 내지 침습 등에 대한 승낙을 얻기 위한 전제로서, 해당 환자나 그 법정대리인에게 질병의 증상, 치료 방법의 내용 및 필요성, 발생이 예상되는 위험 등에 관하여 당시의 의료수준에 비추어 상당하다고 생각되는 사항을 설명하여 해당 환자가 그 필요성이나 위험성을 충분히 비교해 보고 그 의료행위를 받을 것인지 여부를 선택할 수 있도록 할 의무가 있지만, 의사에게 해당 의료행위로 인하여 예상되는 위험이 아니거나 당시의 의료수준에 비추어 예견할 수 없는 위험에 대한 설명의무까지 부담하게 할 수는 없다.[70)] ③ 제왕절개수술을 실시할 필요가 있었다고 볼 만한 자료가 없는 이상 의사에게 질식분만 중인 산모로 하여금 질식분만을 더 시도할 것인지 제왕절개수술을 시도할 것인지 결정할 기회를 가지도록 흡입분만의 방법으로 질식분만을 실시할 경우 발생할 수 있는 위험 등을 설명할 의무가 있었다고 볼 수 없다.[71)] ④ 의사는 의료행위에 앞서 환자나 그 법정대리인에게 질병의 증상, 치료방법의 내용 및 필요성, 발생이 예상되는 위험 등 당시의 의료 수준에 비추어 상당하다고 인정되는 사항을 설명하여 환자가 그 필요성이나 위험성을 충분히 비교해 보고 그 의료행위를 받을 것인지 여부를 선택할 수 있도록 할 의무가 있다.[72)] ⑤ 설명의무는 모든 의료과정 전반을 대상으로 하는 것이 아니라 수술 등 침습을 과하는 과정 및 그 후에 나쁜 결과 발생의 개연성이 있는 의료행위를 하는 경우 또는 사망 등의 중대한 결과발생이 예측되는 의료

68) 대법원 2015.1.29. 선고 2012다41069 판결; 대법원 2013.4.26. 선고 2011다29666 판결; 대법원 1999.9.3. 선고 99다10479 판결.

69) 대법원 2020.8.13. 선고 2017다248919 판결.

70) 대법원 2015.1.29. 선고 2012다41069 판결; 대법원 2013.4.26. 선고 2011다29666 판결; 대법원 1999.9.3. 선고 99다10479 판결.

71) 대법원 2011.3.10. 선고 2010다72410 판결.

72) 대법원 2010.10.14. 선고 2007다3162 판결.

행위를 하는 경우 등과 같이 환자에게 자기결정에 의한 선택이 요구되는 경우를 대상으로 하는 것이다.[73] ⑥ 환자나 그 법정대리인에게 질병의 증상, 치료방법의 내용 및 필요성, 발생이 예상되는 위험 등에 관하여 당시의 의료수준에 비추어 상당하다고 생각되는 사항을 설명하여 당해 환자가 그 필요성이나 위험성을 충분히 비교해 보고 그 의료행위를 받을 것인가의 여부를 선택할 수 있도록 할 의무가 있다.[74] ⑦ 위에서 살펴본 판례 이외에도 다수의 판례가 위의 판례와 같은 입장을 보이고 있다.[75] ⑧ 의약품을 투여하기 전에 환자에게 질병의 증상, 치료방법의 내용과 필요성, 예상되는 생명・신체에 대한 위험성과 부작용 등 환자의 의사결정을 위하여 중요한 사항을 설명함으로써 환자로 하여금 투약에 응할 것인가의 여부를 스스로 결정할 기회를 가질 수 있도록 하여야 하지만, 환자에게 발생한 중대한 결과가 투약으로 인한 것이 아니거나 또는 환자 스스로의 결정이 관련되지 아니하는 사항에 관한 것일 때에는 설명의무 위반이 문제되지 아니한다.[76] ⑨ 환자에 대하여 사전에 질병의 증상, 치료 방법의 내용 및 필요성, 예후 및 예상되는 생명, 신체에 대한 위험과 부작용 등에 관하여 당시의 의료수준에 비추어 상당하다고 생각되는 사항을 설명함으로써 환자로 하여금 수술이나 투약에 응할 것인가의 여부를 스스로 결정할 기회를 가지도록 할 의무가 있다.[77] ⑩ 의사의 설명은 모든 의료과정 전반을 대상으로 하는 것이 아니라 수술 등 침습을 과하는 과정 및 그 후에 나쁜 결과 발생의 개연성이 있는 의료행위를 하는 경우 또는 사망 등의 중대한 결과발생이 예측되는 의료행위를 하는 경우 등과 같이 환자에게 자기결정에 의한 선택이 요구되는 경우만을 대상으로 하여야 하고, 따라서 환자에게 발생한 중대한 결과가 의사의 침습행위로 인한 것이 아니거나 또는 환자의 자기결정권이 문제되지 아니하는 사항에 관한 것은 위자료 지급대상으로서의 설명의무 위반이 문제될 여지는 없다.[78]

4. 설명의 정도

(1) 충분한 설명

자기결정을 위한 설명은 환자의 자기결정이 가능하도록 설명되어야 한다. 나아가 자기결정이 가능하려면 법적으로 유효한 승낙이 가능하도록 설명되어야 한다.

73) 대법원 2010.5.27. 선고 2007다25971 판결.
74) 대법원 2007.9.7. 선고 2005다69540 판결.
75) 대법원 2002.10.25. 선고 2002다48443 판결; 대법원 1995.1.20. 선고 94다3421 판결.
76) 대법원 2002.5.28. 선고 2000다46511 판결.
77) 대법원 1998.2.13. 선고 96다7854 판결.
78) 대법원 1995.4.25. 선고 94다27151 판결.

법적으로 유효한 승낙은 충분하게 제공된 정확한 정보를 바탕으로 충분히 이해한 다음 자발적으로 행하여질 것을 요한다(informed consent). 따라서 부정확하거나 불충분한 설명을 근거로 이루어진 승낙을 유효한 승낙이라고 할 수 없다.[79] 환자에게는 스스로 결정할 수 있도록 의료행위의 본질과 범위에 대하여 전반적으로 설명되어야 한다.[80] 자기결정을 위한 설명, 즉 동의를 취득하기 위한 설명은 또한, 이미 언급한 진료를 위한 설명에서와 같이, 임상의학의 실천에 있어서의 의료수준에 따라서 행하여져야 한다.[81]

(2) 충분성의 판단기준

문제는 충분한 설명의 판단기준에 있다. 설명의 충분성을 판단하는 기준에 관하여는 다툼이 있다.

1) 학 설

설명의 충분성의 여하를 판단하는 기준은 일정하지 않다. 첫째, 의사기준설이다. 합리적 의사 내지 평균적 의사라면 설명할 것으로 예상되는 정보를 설명하여야 한다고 한다. 둘째, 환자기준설이다. 통상의 합리적 환자 내지 평균적 환자가 필요로 하는 정보를 설명하여야 한다고 한다. 셋째, 구체적 환자기준설이다. 의료를 받으려고 하는 당해 환자가 필요로 하는 정보를 설명하여야 한다고 한다. 넷째, 절충설이다. 통상 합리적 환자가 중요시하는 정보를 기준으로 하지만 구체적 환자가 중요시하는 정보인 것을 의사가 예견가능한 경우에는 그 정보도 설명하여야 한다고 한다. 합리적 환자기준설과 구체적 환자기준설의 절충설이라고 할 수 있다.

2) 검 토

의사의 설명은 환자가 납득할 수 있도록 충분히 행하여져야 하고, 납득할 때까지 반복적으로 이루어져야 하며, 납득할 수 있도록 용이하게 행하여질 필요가 있다. 환자의 유효한 동의를 얻기 위한 설명은 환자에게 선택의 기회를 주고 자기결정을 위한 판단자료의 제공이라는 의미를 가지기 때문에 그것은 의료를 받으려고 하는 환자를 기준으로 하여야 한다. 이러한 이유에서 최근의 동향도 의사를

---

79) 대법원 1993.7.27. 선고 92도2345 판결.
80) OLG Frankfurt, VersR 1979, 651; Ehlers/Broglie, Arzthaftungsrecht, S. 268 Rn. 846.
81) 대법원 2010.10.14. 선고 2007다3162 판결.

기준으로 하는 견해로부터 환자를 기준으로 하는 견해로 이동하고 있다. 그러나 환자 개인의 주관적 기준에 의하여 의사의 설명의무의 정도·기준이 설정되는 것으로 하면 의사에게는 예측불가능한 사항에 대하여까지 설명의무를 부담시키는 것으로 되어 타당하지 않다.

환자의 지식의 정도, 교육의 정도, 연령, 경험 등을 고려하여 환자의 수준에 맞추려는 설명이 요구된다. 그렇다고 하여 설명의 수준을 무한정 낮출 수 있는 것만도 아니다. 바로 여기에 '설명 후 동의'(informed consent)의 원칙의 바람직한 적용을 위하여는 환자에게도 어느 정도의 의학적 지식이 요구되는 이유가 있다. 의사의 설명의무의 기준은 합리적 환자를 기준으로 할 수밖에 없다고 해석된다. 또 합리적 환자에 대한 설명의 최저한의 수준으로 의무교육을 종료한 수준을 제시하는 것도 하나의 방안이라고 해석된다.

환자의 자기결정권의 보장을 위한 설명은 무엇보다도 충분한 정보의 제공이 가장 중요하기 때문에 매우 엄격하여야 한다. 예컨대, 미용목적의 수술의 경우, 피임목적의 처치의 경우 또는 근시에 대한 굴절교정수술의 경우와 같이 수술의 필요성이 없거나 낮은 경우에는 의사의 설명의무가 가중되게 된다. 뿐만 아니라 새롭게 개발된 의료기술이라 하더라도 환자의 선택에 부족함이 없도록 충분한 설명과 동의가 이루어진다면 합법적인 의료행위가 가능하다고 본다. 심지어 임상시험에 있어서도 위와 같이 충분한 설명과 동의가 이루어진다면 그 실시도 당연히 허용된다.[82)]

요컨대, 방법이 새로우면 새로울수록, 효과가 의심스러우면 의심스러울수록, 위험이 크면 클수록, 이익이 적으면 적을수록 설명의 강도는 그만큼 가중되고,[83)] 이와는 반대로 증상이 위급하면 위급할수록, 시간적으로 긴급하면 긴급할수록 설명의 강도는 그 만큼 감경된다고 할 수 있다.

(3) 설득의무의 유무

의사가 환자의 최선의 이익(best interest)를 위하여 충분히 설명하였음에도 불구하고 환자가 이를 거부한 경우 의사는 설명의 정도를 넘어 환자를 설득할 의무가 있는가가 문제될 수 있다. 그러나 의사는 환자를 설득해서까지 그 치료를 받게 할 의무, 소위 설득의무(說得義務)까지는 존재하지 않는다고 해석된다. 환자의 자기결정

82) 대법원 2010.10.14. 선고 2007다3162 판결.
83) 박일환, "의사의 설명의무와 환자의 승낙," 168~172쪽.

권이 우선되어야 한다고 판단되기 때문이다. 따라서 환자가 수혈을 받는 것은 자기의 종교상의 신념에 반한다고 하여 수혈을 수반한 의료행위를 거부한다는 명확한 의사를 가지고 있는 경우 이러한 의사결정을 하는 권리는 인격권의 하나로서 존중되지 않으면 안 된다. 그럼에도 불구하고 의사가 스스로 나서서 설득하는 것은, 예컨대 강박에 이르는 등 합리적인 재량의 한도를 넘지 않는 한, 자유라고 생각된다.

(4) 외국인 환자에 대한 설명

환자가 외국인인 경우 의사가 제공한 정보의 납득에는 한계가 있기 마련이다. 의사소통의 가능성(Verständigungs-möglichkeit)에 의문이 생기는 경우 의사는 환자의 한국어에 대한 이해능력을 세심하고 집중적으로 조사하여야 한다. 언어적 오해가 의료적 오진으로 발전하지 않도록 의사는 소통을 위한 최선의 노력을 다 하여야 한다. 통역인에 대하여는 비밀유지의무가 면제된다고 해야 한다. 환자의 이해능력에 관한 입증책임은 의사에게 있다.

설명의 정도에 관한 판례의 구체적 내용은 다음과 같다. 즉,

> ① 한센병을 앓은 적이 있는 갑 등이 국가가 한센병 환자의 치료 및 격리수용을 위하여 운영·통제해 온 국립 소록도병원 등에 입원해 있다가 위 병원 등에 소속된 의사 등으로부터 정관절제수술 또는 임신중절수술을 받았음을 이유로 국가를 상대로 손해배상을 구한 사안에서, 의사 등이 한센인인 갑 등에 대하여 시행한 정관절제수술과 임신중절수술은 법률상 근거가 없거나 적법 요건을 갖추었다고 볼 수 없는 점, 수술이 행해진 시점에서 의학적으로 밝혀진 한센병의 유전위험성과 전염위험성, 치료가능성 등을 고려해 볼 때 한센병 예방이라는 보건정책 목적을 고려하더라도 수단의 적정성이나 피해의 최소성을 인정하기 어려운 점, 갑 등이 수술에 동의 내지 승낙하였다 할지라도, 갑 등은 한센병이 유전되는지, 자녀에게 감염될 가능성이 어느 정도인지, 치료가 가능한지 등에 관하여 충분히 설명을 받지 못한 상태에서 한센인에 대한 사회적 편견과 차별, 열악한 사회·교육·경제적 여건 등으로 어쩔 수 없이 동의 내지 승낙한 것으로 보일 뿐 자유롭고 진정한 의사에 기한 것으로 볼 수 없는 점 등을 종합해 보면, 국가는 소속 의사 등이 행한 위와 같은 행위로 갑 등이 입은 손해에 대하여 국가배상책임을 부담한다.[84] ② 미용성형술은 외모상의 개인적인 심미적 만족감을 얻거나 증대할 목적에서 이루어지는 것으로서 질병 치료 목적의 다른

84) 대법원 2017.2.15. 선고 2014다230535 판결.

의료행위에 비하여 긴급성이나 불가피성이 매우 약한 특성이 있으므로 이에 관한 시술 등을 의뢰받은 의사로서는 의뢰인 자신의 외모에 대한 불만감과 의뢰인이 원하는 구체적 결과에 관하여 충분히 경청한 다음 전문적 지식에 입각하여 의뢰인이 원하는 구체적 결과를 실현시킬 수 있는 시술법 등을 신중히 선택하여 권유하여야 하고, 당해 시술의 필요성, 난이도, 시술 방법, 당해 시술에 의하여 환자의 외모가 어느 정도 변화하는지, 발생이 예상되는 위험, 부작용 등에 관하여 의뢰인의 성별, 연령, 직업, 미용성형 시술의 경험 여부 등을 참조하여 의뢰인이 충분히 이해할 수 있도록 상세한 설명을 함으로써 의뢰인이 필요성이나 위험성을 충분히 비교해 보고 시술을 받을 것인지를 선택할 수 있도록 할 의무가 있다. 특히 의사로서는 시술하고자 하는 미용성형 수술이 의뢰인이 원하는 구체적 결과를 모두 구현할 수 있는 것이 아니고 일부만을 구현할 수 있는 것이라면 그와 같은 내용 등을 상세히 설명하여 의뢰인에게 성형술을 시술받을 것인지를 선택할 수 있도록 할 의무가 있다.[85] ③ 미용성형술은 외모상의 개인적인 심미적 만족감을 얻거나 증대할 목적에서 이루어지는 것으로서 질병 치료 목적의 다른 의료행위에 비하여 긴급성이나 불가피성이 매우 약한 특성이 있으므로 이에 관한 시술 등을 의뢰받은 의사로서는 의뢰인 자신의 외모에 대한 불만감과 의뢰인이 원하는 구체적 결과에 관하여 충분히 경청한 다음 전문적 지식에 입각하여 의뢰인이 원하는 구체적 결과를 실현시킬 수 있는 시술법 등을 신중히 선택하여 권유하여야 하고, 당해 시술의 필요성, 난이도, 시술 방법, 당해 시술에 의하여 환자의 외모가 어느 정도 변화하는지, 발생이 예상되는 위험, 부작용 등에 관하여 의뢰인의 성별, 연령, 직업, 미용성형 시술의 경험 여부 등을 참조하여 의뢰인이 충분히 이해할 수 있도록 상세한 설명을 함으로써 의뢰인이 필요성이나 위험성을 충분히 비교해 보고 시술을 받을 것인지를 선택할 수 있도록 할 의무가 있다. 특히 의사로서는 시술하고자 하는 미용성형 수술이 의뢰인이 원하는 구체적 결과를 모두 구현할 수 있는 것이 아니고 일부만을 구현할 수 있는 것이라면 그와 같은 내용 등을 상세히 설명하여 의뢰인에게 성형술을 시술받을 것인지를 선택할 수 있도록 할 의무가 있다.[86] ④ 의사는 의료행위에 앞서 환자나 그 법정대리인에게 질병의 증상, 치료방법의 내용 및 필요성, 발생이 예상되는 위험 등 당시의 의료 수준에 비추어 상당하다고 인정되는 사항을 설명하여 환자가 그 필요성이나 위험성을 충분히 비교해 보고 그 의료행위를 받을 것인지 여부를 선택할 수 있도록 할 의무가 있고, 특히 그러한 의료행위가 임상시험의 단계에서 이루어지는 것이라면 해당 의료행위의 안전성 및 유효성(치료효과)에 관하여 그 시행 당시 임상에서 실천되는 일반적·표준적 의

85) 대법원 2013.6.13. 선고 2012다94865 판결.
86) 대법원 2013.6.13. 선고 2012다94865 판결.

료행위와 비교하여 설명할 의무가 있다.[87] ⑤ 의사가 설명의무를 위반한 채 수술 등을 하여 환자에게 사망 등의 중대한 결과가 발생한 경우에, 환자 측에서 선택의 기회를 잃고 자기결정권을 행사할 수 없게 된 데 대한 위자료만을 청구하는 때에는 의사의 설명 결여 내지 부족으로 인하여 선택의 기회를 상실하였다는 점만 증명하면 족하고, 설명을 받았더라면 사망 등의 결과는 생기지 않았을 것이라는 관계까지 증명하여야 하는 것은 아니지만, 그 결과로 인한 모든 손해를 청구하는 때에는 그 중대한 결과와 의사의 설명의무 위반 내지 승낙 취득 과정에서의 잘못과의 사이에 상당인과관계가 존재하여야 하며, 그때의 의사의 설명의무 위반은 환자의 자기결정권 내지 치료행위에 대한 선택의 기회를 보호하기 위한 점에 비추어 환자의 생명, 신체에 대한 구체적 치료과정에서 요구되는 의사의 주의의무 위반과 동일시할 정도의 것이어야 한다.[88] ⑥ 산부인과 전문의 수련과정 2년차인 의사가 자신의 시진, 촉진결과 등을 과신한 나머지 초음파검사 등 피해자의 병증이 자궁외 임신인지, 자궁근종인지를 판별하기 위한 정밀한 진단방법을 실시하지 아니한 채 피해자의 병명을 자궁근종으로 오진하고 이에 근거하여 의학에 대한 전문지식이 없는 피해자에게 자궁적출술의 불가피성만을 강조하였을 뿐 위와 같은 진단상의 과오가 없었으면 당연히 설명받았을 자궁외 임신에 관한 내용을 설명받지 못한 피해자로부터 수술승낙을 받았다면 위 승낙은 부정확 또는 불충분한 설명을 근거로 이루어진 것으로서 수술의 위법성을 조각할 유효한 승낙이라고 볼 수 없다.[89] ⑦ 자궁적출수술에 있어 진찰 당시 자궁외 임신에 의한 증상이라고 볼만한 사정이 있었고 진찰의사 자신도 자궁외 임신의 가능성을 생각해 보기까지 하였음에도 자궁에 혹이 만져진다고 하여 자궁근종이라고 진단하고 더 이상의 보다 정밀한 확인검사를 하지 아니한 잘못으로 자궁외 임신임을 알지 못함으로써 결과적으로 환자로 하여금 위와 같은 진단상의 과오가 없었다면 당연히 설명받았을 내용을 설명받지 못한 채 수술승낙을 하게 하였다면 의사가 설명의무를 다하지 못함으로써 환자의 승낙권을 침해한 과실이 있다.[90] ⑧ 의사로서는 성형수술이 그 성질상 긴급을 요하지 아니하고 성형수술을 한다 하더라도 외관상 다소간의 호전이 기대될 뿐이며 다른 한편으로는 피부이식수술로 인한 피부제공처에 상당한 상처로 인한 후유증이 발생할 가능성이 있음을 고려하여 수술전에 충분한 검사를 거쳐 환자에게 수술중 피부이식에 필요하거나 필요하게 될 피부의 부위 및 정도와 그 후유증에 대하여 구체적인 설명을 하여준 연후에 그의 사전동의를 받아 수술에 임하였어야 할 업무상 주의의무가 있다.[91]

---

87) 대법원 2010.10.14. 선고 2007다3162 판결.
88) 대법원 2007.5.31. 선고 2005다5867 판결.
89) 대법원 1993.7.27. 선고 92도2345 판결.
90) 대법원 1992.4.14. 선고 91다36710 판결.

5. 설명의 시기

(1) 적시의 설명

동의를 위한 설명은 원칙적으로 동의보다 먼저 이루어져야 한다(informed consent).[92] 또한 동의를 위한 설명은 적시(適時, rechtzeitig)에 이루어져야 한다.[93] 동의를 위한 설명은 자기결정권을 보호하기 위한 설명이기 때문이다.[94] 따라서 적시의 설명은 경우에 따라 충분한 숙려기간을 포함한다. 진정한 자기결정을 위해서는 생각할 여유가 있어야 하고, 경우에 따라서는 가족과의 협의할 시간도 필요하기 때문이다.

(2) 적시의 판단기준

다만, 설명의 시간적 적시성에 관한 판단기준은 존재하지 않는다. 따라서 환자의 긴급도나 위급성, 의료측의 사정 및 주변여건 등을 종합적으로 고려하여 판단할 수밖에 없다고 생각된다. 따라서 적시에 관하여는 의사의 재량적 판단이 중요하다고 하겠다.[95] 예컨대, 자궁적출수술의 경우 수술 당일(當日)의 설명은 충분할 수 있지만,[96] 갑상선절제수술의 경우 수술 전일(前日)의 설명은 불충분할 수 있다.[97] 물론 전자의 판례에 관하여는 학설의 비판이 있었다고 한다.

(3) 비적시 설명의 효력

적시에 설명이 이루어지지 않은 경우 환자의 동의의 효력이 문제될 수 있다. 예컨대, 수술도중 수술부위의 확대 등이 필요한 경우 의사가 이러한 상황에 대해서도 미리 설명을 하고 이에 대하여 환자의 승낙을 받아 놓거나 거부를 당한 경우이다. 이러한 선승낙(先承諾) 또는 선거부(先拒否)도, 새로이 변화된 상황에도 여전히 적합한 한, 일단은 유효하다고 평가할 수 있다.[98] 그러나 너무 이른 설명은 환자에게 과중한 심적 부담과 선택의 어려움만 가중할 뿐이다.[99] 또 적시의 설명이 이루어지지 않은 경우 환자의 동의는, 의사가 환자의 자기결정이 가능한 상태

91) 대법원 1987.4.28. 선고 86다카1136 판결.
92) Ehlers/Broglie, Arzthaftungsrecht, S. 264 Rn. 831.
93) 박일환, "의사의 설명의무와 환자의 승낙," 165쪽;.
94) Ehlers/Broglie, Arzthaftungsrecht, S. 272 Rn. 858.
95) 이상완(의료사범의 이론과 실태), 29쪽.
96) BGH NJW 1985, 1399 = VersR 1985, 362.
97) BGH NJW 1992, 2251 = VersR 1992, 960.
98) 박일환, "의사의 설명의무와 환자의 승낙," 166쪽.
99) 김선중(의료과오소송법), 92쪽; 박일환, "의사의 설명의무와 환자의 승낙," 165쪽.

였음을 입증하지 못하는 한, 무효라고 해야 한다. 적시설명의 목적은 전술한 바와 같이 환자의 자기결정권을 보호하기 위한 것이기 때문이다.

설명의 시기에 관한 판례의 구체적 내용은 다음과 같다. 즉,

> 자궁적출수술에 있어 진찰 당시 자궁외 임신에 의한 증상이라고 볼만한 사정이 있었고 진찰의사 자신도 자궁외 임신의 가능성을 생각해 보기까지 하였음에도 자궁에 혹이 만져진다고 하여 자궁근종이라고 진단하고 더 이상의 보다 정밀한 확인검사를 하지 아니한 잘못으로 자궁외 임신임을 알지 못함으로써 결과적으로 환자로 하여금 위와 같은 진단상의 과오가 없었다면 당연히 설명받았을 내용을 설명받지 못한 채 수술승낙을 하게 하였다면 의사가 설명의무를 다하지 못함으로써 환자의 승낙권을 침해한 과실이 있다.[100)]

6. 설명의 방식

(1) 방식의 자유

설명은 특정한 형식을 요하지 않는다. 구두로 하든 서면으로 하든 아무런 제한이 없다. 따라서 설명의 방식에 관하여는 의사 스스로 자유롭게 정할 수 있다. 그러나 환자의 동의는 환자가 충분히 이해한 상태에서 또는 충분히 납득한 상태에서, 다시 말해서 충분히 알아 들은 후에 한 동의만이 유효하기 때문에 설명방식의 선택에는 한계가 있을 것으로 보인다. 또한 의사와 환자의 신뢰관계가 치료에 도움이 된다고 할 때 대화에 의한 구두설명, 이른바 '설명대화'가 더 바람직하다고 하겠다.[101)] 또한 구두설명만이 환자의 질문을 가능하게 한다고 하여야 한다.[102)]

(2) 양식서에 의한 설명

의료측에서는 혹시 있을 지도 모르는 장래의 의료분쟁에 대비할 목적으로 서면에 의한 양식서를 사용하는 경우가 있다. 그런데 양식서에 의한 설명은 개개환자의 구체적인 상황에 맞추어 이루어질 수 없다는 취약점을 가질 수 있다. 소송의 실무상으로도 환자로부터 승낙을 받은 경우라 하더라도 그것이 양식서에 의한 것일 때에는, 적절한 시기에 그에 따른 설명이 이루어졌다는 입증이 없는 한, 반

---

100) 대법원 1992.4.14. 선고 91다36710 판결.
101) 박일환, "의사의 설명의무와 환자의 승낙," 165쪽.
102) BGH NJW 1980, 633/635 (Ehlers/Broglie, Arzthaftungsrecht, S. 269 Rn. 849).

드시 의사의 이익만으로 원용되지는 않는다고 한다.[103)]

그러나 이는 활용의 문제라고 해야 한다. 서면을 보조적인 수단으로 활용하면서 설명을 한다면 이는 더욱 바람직한 방법이라고 아니할 수 없기 때문이다. 이는 또한 정확성이라든가 기억력의 한계 등을 담보하면서 서면에 의한 설명은 구두에 의한 설명을 보충하여 환자의 이해를 돕는 방법이라고 아니할 수 없기 때문이다.

설명의 방식에 관한 판례의 구체적 내용은 다음과 같다. 즉,

> ① 수술 전날에 환자의 시숙이 '수술을 함에 있어 의사의 병내용설명을 숙지하고 자유의사로 승낙하며 수술 중 및 수술 후 경과에 대하여 의사와 병원 당국에 하등 민 · 형사상의 책임을 묻지 아니하기로 하고 수술시행을 승인한다'는 내용의 부동문자로 인쇄된 수술승인서 용지에 서명날인한 사실만으로는, 환자에 대한 수술 및 그 준비로서의 마취를 함에 있어서 병원의 의료팀이나 마취담당 의사가 환자나 그 가족에게 수술, 특히 전신마취가 초래할 수 있는 위험성이나 부작용에 대하여 설명의무를 다하였다고 볼 수 없다.[104)] ② 보호자의 수술후 발생할 사태에 대하여 책임을 묻지 않는다는 내용의 수술동의서는 집도의사가 수술상 최대한의 주의를 다하였음에도 의외의 사태가 발생한 경우 책임을 지지 않는다는 의미다.[105)]

Ⅳ. 동의설명의 한계

1. 서 언

동의를 위한 설명은 정확하고 충분하게 하는 것이 원칙이다. 그러나 설명으로 인한 부작용 또한 만만치 않은 것이 현실이기 때문에 주의가 요망된다. 설명은 경우에 따라서 치료를 방해할 수 있음은 물론이고, 피설명자를 파멸에 이르게 할 수도 있을 뿐만 아니라 설명자에게도 업무상 비밀누설죄 또는 명예훼손죄 등의 범죄를 성립하게 할 수도 있기 때문이다. 그럼에도 불구하고 설명의무의 한계에 관한 기준은 여전히 해석에 맡겨져 있기 때문에 주의하지 않으면 안 된다.

설명의 한계와 관련하여서는 설명의 제한과 설명의 배제로 대별하여 검토하기

---

103) 박일환, "의사의 설명의무와 환자의 승낙," 165쪽.

104) 대법원 1994.11.25. 선고 94다35671 판결.

105) 서울고등법원 1981.3.6. 선고 80나3988 제2민사부 판결.

로 한다. 전자는 의사에게 설명의 감경 내지 면제가 인정되지만 환자의 승낙이 필요한 경우임에 반하여, 후자는 설명과 승낙이 모두 배제되어 설명이 불필요하지만 승낙 자체도 불필요한 경우를 말한다. 따라서 전자의 경우에는 전단적 의료가 타당하지 않지만, 후자의 경우에는 전단적 의료에 의하지 않을 수 없게 된다.

2. 설명의 제한

(1) 주지의 사실

사회 일반의 상식으로 되어 있어 누구나 알고 있는 사항에 관하여는 설명이 생략되어도 문제되지 않는다. 환자가 자기결정하는 데에 하등의 하자가 없기 때문이다. 판례도 같은 입장이다.

주지의 사실에 관한 판례의 구체적 내용은 다음과 같다. 즉,

> ① 질식분만을 하게 되면 산모 또는 태아의 생명·신체 등에 중대한 위험을 초래할 개연성이 있어 제왕절개수술을 실시할 필요가 있다고 판단되는 경우에, 의사는 특별한 사정이 없는 한 산모로 하여금 제왕절개수술을 받을지 여부를 결정하도록 하기 위해 질식분만을 실시할 경우 예상되는 위험, 대체적인 분만방법으로 제왕절개수술이 있다는 점 및 제왕절개수술을 실시할 경우 예상되는 위험 등을 설명할 의무가 있으나, 위와 같이 제왕절개수술을 실시할 상황이 아니라면 질식분만이 가장 자연스럽고 원칙적인 분만방법이므로 의사가 산모에게 질식분만을 실시할 경우 발생할 수 있는 위험 등을 설명하지 않았다고 하여 설명의무를 위반하여 산모의 자기결정권을 침해하였다고 할 수는 없다. 또한 자연질식분만 도중 흡입분만을 실시하여 분만한 신생아가 분만 후 경막하출혈 등으로 사망하자 산모 등이 의사의 설명의무 위반을 이유로 손해배상을 구한 사안에서, 제왕절개수술을 실시할 필요가 있었다고 볼 만한 자료가 없는 이상 의사에게 질식분만 중인 산모로 하여금 질식분만을 더 시도할 것인지 제왕절개수술을 시도할 것인지 결정할 기회를 가지도록 흡입분만의 방법으로 질식분만을 실시할 경우 발생할 수 있는 위험 등을 설명할 의무가 있었다고 볼 수 없다.[106] ② 제왕절개수술을 실시할 상황이 아니라면 질식분만이 가장 자연스럽고 원칙적인 분만방법이므로 의사가 산모에게 질식분만을 실시할 경우 발생할 수 있는 위험 등을 설명하지 않았다고 하여 설명의무를 위반하여 산모의 자기결정권을 침해하였다고 할 수는 없다.[107]

106) 대법원 2011.3.10. 선고 2010다72410 판결.
107) 대법원 2010.6.24. 선고 2007다62505 판결.

(2) 환자의 지식

환자가 충분히 알고 있는 사항에 대하여는 설명을 요하지 않는다. 자기결정을 위한 모든 정보를 환자는 이미 가지고 있기 때문이다.[108] 환자가 이미 알고 있는 지식과 의사의 새로운 설명이 중복되기 때문이라는 견해도 있다. 환자의 정보취득의 경로는 그것이 자기의 전문지식이든,[109] 다른 의사의 설명에 의한 것이든, 이전의 동일한 의료침습시의 경험에 의한 것이든, 다른 환자의 경험의 청취에 의한 것이든 상관이 없다. 다만 환자의 지식은 동의시에 구체적으로 존재하여야 한다.[110] 또 환자의 지식에 대한 의사의 확인은 반드시 필요하고, 경우에 따라서는 '지난 번보다 더 어렵다'는 식의 보충설명이 필요할 수 있다고 해석된다. 환자가 이미 알고 있었다는 것에 대한 입증책임은 의사에게 있다고 하는 것이 타당하다고 해석되기 때문이다.[111] 판례도 같은 입장이다.

이에 관한 판례의 구체적 내용은 다음과 같다. 즉,

> 환자는 헌법 제10조에서 규정한 개인의 인격권과 행복추구권에 의하여, 생명과 신체의 기능을 어떻게 유지할 것인지에 대하여 스스로 결정하고 의료행위를 선택할 권리를 보유한다. 따라서 환자는 스스로의 결정에 따라 의료진이 권유하는 진료를 동의 또는 거절할 권리가 있지만 의학지식이 미비한 상태에서는 실질적인 자기결정을 하기 어려우므로, 의료진은 환자의 증상, 진료의 내용 및 필요성, 예상되는 위험성과 함께 진료를 받지 않을 경우 예상되는 위험성 등 합리적인 사람이 진료의 동의 또는 거절 여부를 판단하는 데 중요하다고 생각되는 사항을 설명할 의무가 있다. 한편 이러한 의료진의 설명은 의학지식의 미비 등을 보완하여 실질적인 자기결정권을 보장하기 위한 것이므로, 환자가 이미 알고 있거나 상식적인 내용까지 설명할 필요는 없고, 환자가 위험성을 알면서도 스스로의 결정에 따라 진료를 거부한 경우에는 특별한 사정이 없는 한 위와 같은 설명을 하지 아니한 데 대하여 의료진의 책임을 물을 수는 없다. 그리고 이 경우 환자가 이미 알고 있는 내용인지는 해당 의학지식의 전문성, 환자의 기존 경험, 환자의 교육수준 등을 종합하여 판단할 수 있다.[112]

---

108) Ehlers/Broglie, Arzthaftungsrecht, S. 268 Rn. 846.

109) BGH NJW 1976, 363, 364.

110) LG Duisburg, MedR 1984, 196; LG Hannover, NJW 1981, 1320/1321 (Ehlers/Broglie, Arzthaftungsrecht, S. 269 Rn. 848).

111) LG Duisburg, MedR 1984, 196; LG Hannover, NJW 1981, 1320/1321 (Ehlers/Broglie, Arzthaftungsrecht, S. 269 Rn. 848).

112) 대법원 2011.11.24. 선고 2009다70906 판결.

(3) 경미한 위험

극히 경미한 위험에 대하여도 설명의 생략 내지 감소가 인정되고 있다. 수술에 부수하는 반흔 등에 대한 설명의무는 강제되지 않는다. 그러나 발생의 빈도가 낮다고 하더라도 그 결과가 중대한 위험은 여기의 극히 경미한 위험에 속하지 아니한다.

이에 관한 판례의 구체적 내용은 다음과 같다. 즉,

> 일반적으로 진료계약의 체결에 의하여 당연히 환자의 신체나 그 기능에 대한 침해행위에 대하여 환자의 승낙이 있었던 것이라고 간주할 수는 없으므로 진료계약으로부터 당연히 예측되는 위험성이 경미한 침해행위를 제외하고는 긴급한 사태로서 환자의 승낙을 받을 시간적인 여유가 없거나 설명에 의하여 환자에게 악영향을 미치거나 의료상 악영향을 가져오는 경우 등 특별한 사정이 없는 한 담당의사로서는 원칙적으로 환자의 병상(병상), 의사가 필요하다고 생각하는 의료행위와 그 내용, 그것에 의하여 생길 것으로 기대되는 결과 및 그것에 수반하는 위험성, 당해 의료행위를 실시하지 않을 경우에 생길 것으로 예견되는 결과와 대체가능한 다른 치료 방법 등에 관하여 환자에게 설명을 하고 환자의 개별적인 승낙을 받을 의무가 있고 환자의 신체에 대한 침해행위에 대하여 환자의 승낙이 없었던 경우에 있어서는 의사의 행위가 치료목적으로서 성공되었는지 여부에 관계없이 앞서 본 특단의 사정이 없는 한 위법하다는 평가를 면할 수 없다.[113]

(4) 진료상의 특권

1) 의 의

의사의 재량적 판단에 의하여 설명을 생략할 수 있는 경우가 있다. 즉, ① 환자에게 심적 부담을 초래할 우려가 있는 경우, ② 제3자에 대하여 가해의 우려가 있는 경우 및 ③ 필요한 의료처치에 대한 환자의 거부가 예상되는 경우에는 설명의 생략이 인정된다. 이러한 경우를 의사의 진료상의 특권(診療上의 特權, Therapeutisches Privileg)에 의한 설명의 생략 내지 면제라고 한다.[114]

2) 근 거

진료상의 특권의 근거로는 다음의 점들이 거론되고 있다. 즉, ① 암의 고지와

---

113) 대법원 1997.7.22. 선고 96다37862 판결.
114) 박일환, "의사의 설명의무와 환자의 승낙," 173쪽.

같이 환자에게 심적 부담을 주는 경우에는 설명을 생략하는 것이 환자에게 유리하다는 점,[115] ② 의료효과에 나쁜 영향을 미치고 진료채무의 본지에 반하는 결과가 된다는 점, ③ 투병의지를 저해하고 공포 등 심리적 위축을 야기하여 치료에 역효과를 가져올 수 있다는 점, ④ 환자에 대하여 병명 등의 설명·고지 시에는 환자에게 정신적 타격을 주지 않도록 배려할 의무가 있다는 점,[116] ⑤ 불안정하거나 심사숙고하는 성격의 환자에게 중대한 부작용이 초래될지도 모르는 것을 설명하는 경우 그 환자에게 자신에게 필요한 의료처치를 거부할 수 있다는 점,[117] ⑥ 설명으로 인하여 환자에게 건강침해상태를 야기할 우려가 있다면 이러한 진단은 숨길 수가 있지만 그러한 경우에도 환자의 가족에게는 알려주어야 한다는 점[118] 및 ⑦ 정신분열증환자 등에게 질병의 진단이나 과정 등을 알려줌으로 인하여 제3자, 예컨대 가족구성원 등에게 위험이 초래될지도 모른다면 설명은 생략되어야 한다는 점[119] 등이 그것이다.

그러나 진료상의 특권에 대하여는 다음과 같이 비판이 가하여지고 있다. 첫째, 환자의 심리상태 등 의학상의 이유로 의사의 설명의무를 널리 제한하게 되면 환자의 자기결정권이 크게 제한되어 의사의 설명의무가 유명무실하게 될 가능성이 있다. 따라서 설명의무 자체를 제한하는 것은 극히 예외적인 경우에만 한정적으로 인정해야 한다. 둘째, 의사의 설명이 진료거부를 초래할 염려가 있다는 사정만으로는 의사의 설명의무가 면제된다고 할 수 없다. 셋째, 설명의무를 면제함에는 신중을 기해야 하고 그 면제사유가 의사의 설명의무위반에 대한 손쉬운 도피처가 되어서는 안 된다. 설명의무가 면제되는 예외적인 경우를 너무 쉽게 인정하게 되면 설명의무를 통하여 환자의 이익을 보호하려는 제도의 취지가 무너지기 때문에 엄격한 요건하에서만 면제를 인정해야 한다.

3) 효 과

의사가 진료상의 특권을 이유로 설명을 하지 아니한 경우에도 환자의 승낙은 유효하다.[120] 이러한 경우에는 환자의 추정된 의사가 이러한 흠결을 보완해준다고 해석되기 때문이다.[121] 다만 이러한 경우에도 치료행위가 환자의 의사와 부합한다

115) 박일환, "의사의 설명의무와 환자의 승낙," 173~174쪽.
116) 金川琢雄, "第1章 患者の人權 I. ンフォームド・コンセント," 21頁.
117) 박일환, "의사의 설명의무와 환자의 승낙," 175쪽.
118) 박일환, "의사의 설명의무와 환자의 승낙," 175쪽.
119) 박일환, "의사의 설명의무와 환자의 승낙," 174쪽.
120) 박일환, "의사의 설명의무와 환자의 승낙," 175쪽.

는 것을 전제로 하는 것이다. 환자의 추정된 의사를 확인하기 위해서는 그와 가까운 가족 등에게 질문하는 것도 하나의 방법이 될 수 있다. 물론 진료상의 특권에 기한 설명의 생략은 진료기록상 확인될 수 있어야 하지만, 이러한 진료기록에 대해서는 환자의 열람청구가 불가능하다고 해야 한다.[122] 그러나 진료상 특권에 의하여 설명을 생략하는 경우 그 생략근거에 대하여는 의사측이 입증책임을 부담하지 않으면 안 된다.

환자 본인에게 설명하고 고지하는 것이 부적당한 경우 그 가족 등에 대한 설명의 적부(適否)가 문제될 수 있다. 생각건대, 환자에 대한 고지가 부적당한 경우에는 환자의 가족 등 그의 보호자에게 설명하는 것이 타당하다고 해석된다. 환자의 투병은 보호자의 협력과 배려하에서만이 가능하기 때문이다. 다만, 보호자에게 설명하는 경우에도 여러 가지 방식이 거론될 수 있을 것이다. 즉, ① 보호자에게 설명하고, 본인에 대한 설명여부를 보호자와 협의하는 방식, ② 본인에게 설명하지 않고 보호자에게 설명한다는 취지와 함께 보호자에게만 설명하는 방식 및 ③ 보호자에게 설명하고 본인이 치료에 협조하도록 보호자와 협력체제를 구성하게 하는 방식 등이 그것이다. 그러나 환자의 자기결정권과 환자의 보호라는 측면에서 ①의 방식이 보다 더 설득력을 가진다고 해석된다.

진료상의 특권에 관한 판례의 구체적 내용은 다음과 같다. 즉,

> 의사의 설명이 환자로 하여금 의학지식 및 기술상 합리적인 진료행위를 비합리적인 근거로 거부하게 하는 결과를 초래할 염려가 있다는 사정만으로는 의사의 설명의무가 면제된다고 할 수 없는 것이고, 또 의사의 후유증 위험에 대한 설명이 환자를 직접적으로 위태롭게 하는 신체적, 정신적 반응 또는 치료목적을 좌절시키는 반응을 일으킬 염려가 있었다고 인정할 만한 증거를 찾아볼 수 없으므로, 위와 같은 염려가 있었음을 전제로 하여 이른바 의사의 치료특권의 차원에서 설명의무가 면제되어야 한다는 주장은 받아들일 수 없다.[123]

(5) 설명의 포기

설명의 포기란 설명 그 자체의 포기를 의미하는 것이 아니라 의료침습에 대한 자신의 결정의 전부나 일부를 의사에게 위임하려는 환자의 의사표시를 말한다. 의

121) 박일환, "의사의 설명의무와 환자의 승낙," 175쪽.
122) 박일환, "의사의 설명의무와 환자의 승낙," 175쪽.
123) 대법원 1995.1.20. 선고 94다3421 판결.

사표시의 방법은 명시적이든 묵시적이든 묻지 않는다.[124] 치료를 의사에게 위임하고 있는 경우 설명의 포기는 원칙적으로 자율권의 보장과 양립할 수 없는 것은 아니다.[125] 환자의 의사에 반하여 설명을 강제해서는 안 된다는 것도 또한 이유가 될 수 있다. 의사측의 주도에 의한 설명의 포기도 의사가 포기를 강권하거나 포기를 치료의 조건으로 하거나 하여 권리의 남용으로 되지 않는 한 인정될 수 있다고 해석된다.

결국, 설명의 포기는 의료의 전반에 관하여 환자가 일반적 승낙(eine generelle Einwilligung)을 하고, 만사를 의사에게 위임하려고 하는 경우에 가능하다고 하겠다. 이러한 환자의 태도를 읽을 수 있는 지표는 바로 의사와 환자 사이의 '특별한 신뢰관계'의 존재이다. 따라서 특별한 신뢰관계가 존재하지 않을 경우에는 설명의 포기를 인정해서는 안 될 것으로 해석된다. 남용의 우려를 차단하기 위해서는 제한적으로 인정하는 것이 타당하다고 보기 때문이다. 설명의 포기에 대한 의사표시는 언제나 철회할 수 있으며, 설명의 포기에 대한 입증책임은 의료측에 있다.

(6) 승낙의 무능력

환자에게 충분한 판단능력이나 의사결정능력이 없는 승낙무능력자의 경우에는 이들의 승낙이 법적으로 아무런 의미를 가지지 않듯이, 이들에 대한 설명 또한 하등의 의미가 없기 때문에 설명은 불필요하다. 이러한 경우에는 법정대리인에게 설명하여야 한다. 이러한 의미라면 승낙무능력은 설명의 제한에 해당하지 않는다.

3. 설명의 배제

(1) 법률규정

행정상 강제조치에 의한 의료의 경우에는 법률의 규정에 의하여 설명과 동의가 배제된다. 원칙적으로 설명의무의 불이행은 위법하지만, 법률의 규정, 즉 정당행위에 해당되어 위법성이 조각되는 경우라고 할 수 있다(형법 제20조 참조). 이러한 경우에는 승낙이 불필요할 뿐만 아니라 설명 그 자체도 불필요하게 된다.

현행법상 행정상 강제조치, 즉 의사에게 강제치료를 인정하고 있는 규정은, 이미 언급한 바와 같이, ① 예방접종에 관하여는 감염병예방법(감염병예방법 제24조, 제25조), 결핵예방

124) 박일환, "의사의 설명의무와 환자의 승낙," 173쪽.
125) 박일환, "의사의 설명의무와 환자의 승낙," 173쪽.

법(결핵예방법 제11조, 제12조), ② 건강진단에 관하여는 모자보건법(모자보건법 제15조의5), 감염병예방법(감염병예방법 제19조), 검진에 관하여는 에이즈예방법(에이즈예방법 제8조), ③ 강제입원에 관하여는 정신건강복지법(정신건강복지법 제44조, 제50조) 및 ④ 기타의 강제조치로서 예방조치에 관하여는 감염병예방법(감염병예방법 제50조), 보호조치에 관하여는 에이즈예방법(에이즈예방법 제15조), 약물치료에 관하여는 성충동약물치료법(성충동약물치료법 제3조, 제10조), 디엔에이감식시료의 채취에 관하여는 디엔에이법(디엔에이법 제5조부터 제9조까지) 등에서 찾을 수 있다.

한편 법률에 의하여 강제적 의료를 시행하는 경우 법률상 설명과 동의를 취득하는 것이 의무화되어 있지는 않지만, 설명과 동의의 원칙의 법리에 의하는 것이 바람직하다는 것은 말할 것도 없다. 이러한 의미에서 디엔에이법은 채취대상자가 동의하는 경우에는 영장 없이 디엔에이감식시료를 채취할 수 있도록 규정하고 있는 취지를 이해할 수 있다(디엔에이법 제8조 제3항).

(2) 긴급사태

긴급사태란 환자의 생명을 구하기 위하여 환자에게 설명하고 그의 동의를 취득할 시간적 여유가 없는 경우를 말한다. 물론 긴급성의 정도에 따라서는 최소한의 설명과 동의가 필요한 경우도 있을 수 있다. 따라서 설명과 동의가 배제되기 위한 긴급성의 판단에 관하여는 신중성과 엄격성이 요구된다고 하겠다. 일단, 긴급사태로 인정되면 설명과 동의는 배제된다. 생명권이 환자의 자기결정권보다 우선한다고 해야 하기 때문이다.

긴급사태의 경우에는 민사법적으로는 긴급사무관리의 법리가 문제될 수 있고(민법 제735조), 형사법적으로는 추정적 승낙의 법리가 관련될 수 있다(형법 제24조 참조). 다만, 이미 언급한 바와 같이, 응급환자에 관하여는 몇 가지의 특례가 인정되고 있다. 민법은 응급환자의 경우에는 의료인에게 고의나 중대한 과실이 없으면 이로 인한 손해를 책임이 없다고 하여 민사상의 책임을 면제하고 있다(민법 제735조). 그런데 여기에서의 특례는 경과실에 대한 것이기 때문에 고의나 중과실에 대하여는 적용될 여지가 없다는 점에 유의하여야 한다. 아울러 응급환자에 대한 특례는 응급의료법에서도 발견된다. 이에 의하면 응급의료 또는 응급처치를 제공하여 발생한 재산상 손해와 사상(死傷)에 대하여 고의 또는 중대한 과실이 없는 경우 해당 행위자는 민사책임과 상해에 대한 형사책임을 지지 아니하고 사망에 대한 형사책임은 감면한다고 하여 민·형사상 책임의 감면을 인정하고 있다(응급의료법 제5조의2).

V. 동의설명에 관한 특례

의료법은 동의설명에 관한 특례를 명문으로 규정하고 있다. 의료법이 2016년 신설한 의료행위에 관한 설명이 그것이다(의료법 제24조의2). 이 법조문에서는 동의설명에 대한 내용상의 특례와 처벌상의 특례가 규정되어 있다. 이에 관하여 자세한 것은 전술한 바 있다.[126]

제 4 절 설명의무의 위반

I. 서 언

1. 설명의무위반의 의의

설명의무의 위반이란 설명의 결여, 설명의 불충분 및 설명의 과잉을 말한다. 설명의 결여란 설명 자체가 존재하지 않는 경우로서 묵비, 은폐 및 거짓설명 등이 이에 해당한다. 설명의 불충분이란 설명의 미흡, 설명의 부족, 설명의 부실 등의 경우로서 설명 당시의 의료수준에 미치지 않거나 환자가 완전히 이해할 수 있을 만큼 충분히 행하여지지 않은 설명을 말한다. 과잉설명이란 설명의 과다, 설명의 과잉 등의 경우로서 설명에 있어서의 합리적 재량의 범위를 넘어 과도하게 행하여진 설명을 말한다. 과잉설명은 법적으로 설명의 결여와 동일하게 취급된다.[127] 논어에서도 과유불급(過猶不及)이라고 하고 있듯이 지나친 것(과잉설명)은 미치지 못한 것(부족설명)과 같다고 하겠다.

이에 관한 판례의 구체적 내용은 다음과 같다. 즉,

① 수술에 대한 승낙을 얻기 위한 전제로서 당해 환자나 법정대리인에게 질병의 증상, 치료 방법의 내용 및 필요성, 발생이 예상되는 위험 등에 관하여 당시의 의료수준에 비추어 상당하다고 생각되는 사항을 설명하여 당해 환자가 그 필요성이나 위험성을 충분히 비교해 보고 그 의료행위를 받을 것인가의 여부를 선택할 수 있도록

---

126) 이에 관하여 자세한 것은 제2편 당사자론 제2장 종사자론 제4절 의료종사자의 권리와 의무 Ⅲ. 의료행위에 관한 설명의무 참조.

127) 박일환, "의사의 설명의무와 환자의 승낙," 176쪽.

하여야 할 의무가 있다.[128] ② 의사가 설명의무를 위반한 채 수술 등을 하여 환자에게 사망 등의 중대한 결과가 발생한 경우에 환자측에서 선택의 기회를 잃고 자기결정권을 행사할 수 없게 된 데 대한 위자료만을 청구하는 경우에는 의사의 설명결여 내지 부족으로 선택의 기회를 상실하였다는 사실만을 입증함으로써 족하다.[129]

2. 설명의무위반의 효과

설명의무위반의 효과로서 법적 책임에 대하여는 민사상의 책임과 형사상의 책임 및 행정상의 책임으로 나누어 검토할 필요가 있다..

Ⅱ. 설명의무의 위반과 민사상의 책임

1. 설명의무위반의 성질

(1) 학 설

설명의무에 위반하여 손해배상책임이 발생하는 경우 그 근거와 범위에 관하여는 다툼이 있다. 크게 신체침해설・정신침해설과 동의무효설・주의의무위반설의 대립으로 유형화할 수 있다.

우선, 신체침해설과 정신침해설의 대립이다. 환자의 승낙을 받지 아니한 전단적 의료행위의 경우 오로지 인격권의 침해로 보는 정신침해설과 불법행위법상 신체의 불가침성에 대한 침해라는 신체침해설이 크게 대립하고 있다. 정신침해설에 의하면 설명의무의 위반은 환자의 알권리와 자기결정권을 침해하는 것이므로 설명의무를 위반한 의사는 환자에게 그 침해로 인한 정신적 손해의 배상책임을 부담한다고 주장한다. 신체침해설에 의하면 설명의무의 위반으로 인하여 발생한 모든 재산적 정신적 손해를 배상하여야 한다고 한다.

다음으로, 동의무효설과 주의의무위반설의 대립이다. 동의무효설에 의하면 설명의무를 '설명 후 동의'(informed consent)로 구성하여 의사가 설명의무에 위반한 경우에는 환자의 동의가 무효로 된다고 한다. 주의의무위반설에 의하면 설명의무를 환자의 승낙권을 침해한 불법행위법상의 주의의무 또는 의료계약상의 주의의무로 구성하

128) 대법원 1997.7.22. 선고 95다49608 판결.
129) 대법원 1995.2.10. 선고 93다52402 판결.

여 설명의무의 위반은 곧 주의의무의 위반이 된다고 한다. 전자는 '설명 후 동의'의 원칙은 설명과 동의가 하나로 결합되어 있기 때문에 설명의무의 위반은 동의의 무효로 되고, 정신적 손해를 배상하여야 한다고 한다. 후자는 주의의무의 위반으로 인한 손해로서 재산적 손해와 정신적 손해를 모두 배상하여야 한다고 주장한다.

(2) 검 토

주로 소위 '설명 후 동의'(informed consent)를 중심으로 설명의무를 논의해 왔던 종래의 견해는 '진료를 위한 설명'을 누락하거나 양자를 혼합 내지 혼동하여 논의함으로써 문제가 있었다고 본다. 그러나 설명의무는 그 법적 성질과 종류에 따라 논의하는 것이 타당하다고 해석된다. 따라서 설명의무는 '진료를 위한 설명의무'와 '동의를 위한 설명의무'로 양분하여 논의해야 한다. 왜냐하면 양자는 각각 서로 전혀 다른 별개의 것이기 때문이다. 그렇다면 설명의무위반도 설명의무의 분류에 상응하여 진료를 위한 설명의무의 위반과 동의를 위한 설명의무의 위반으로 구분하여 검토할 필요가 있다고 하겠다.

2. 손해배상의 범위

손해배상의 범위도 진료를 위한 설명의무의 위반과 동의를 위한 설명의무의 위반으로 나누어 검토하기로 한다.

(1) 진료를 위한 설명의무의 위반

진료를 위한 설명의무에 대한 위반은 결과회피로서의 설명의무에 위반한 경우를 말한다. 진료를 위한 설명의무에 위반한 경우에는 통상의 의료과실, 즉 기술상의 과실의 경우와 마찬가지로 재산적 손해와 정신적 손해의 전 손해에 미친다.

진료를 위한 의사의 설명은, 이미 언급한 바와 같이, 그 자체가 진료행위이기 때문에 이에 대한 위반은 그 자체로서 의료계약상의 채무불이행이나 불법행위를 근거로 한 주의의무의 위반, 즉 과실로서 평가된다. 따라서 설명 당시의 의료수준에 미치지 못하는 설명은 주의의무에 위반한 설명이 된다. 진료를 위한 설명의무에 대한 위반은 의료계약상의 채무불이행 또는 불법행위를 근거로 한 손해배상의 책임이기 때문에 과실로 인하여 발생한 전손해가 손해배상의 대상이 되는 것이 특징이다. 따라서 진료를 위한 설명의무에 대한 위반의 경우에는, 자기결정권을 침해한 경우와는 달리, 재산적 손해뿐만 아니라 정신적 손해까지 모두 배상하여야 한다.

다만, 진료를 위한 설명의무의 위반으로 인한 손해배상의 구체적인 범위에 관하여는 책임론에서 상세히 후술하기로 한다.[130]

(2) 동의를 위한 설명의무의 위반

설명후동의의 원칙에 대한 위반은 동의설명의 위반에 대한 성립요건이 된다. 따라서 설명의 결여나 동의의 결여 등은 동의설명위반이 된다. 문제는 동의설명위반에 대한 손해배상의 범위에 있다.

1) 위자료

승낙의 유효요건으로서의 설명의무에 위반하면 승낙은 무효로 된다. 따라서 승낙이 없는 의료행위가 되고, 이 경우 법적으로 어떠한 효과가 발생하는가에 대하여는 다툼이 있다. 민사책임에 있어서는 어느 견해에 의하더라도 인격권의 침해로서 불법행위가 된다는 것에 대하여 견해가 일치하고 있다. 다만, 손해배상의 범위와 관련하여서는 위자료, 즉 정신적 손해에 한정되는가 아니면 재산적 손해도 포함하는가가 문제될 수 있다. 손해는 단순한 자기결정권 자체의 침해에 그치고 따라서 위자료에만 한정하는 것이 타당하다고 해석된다.

이에 관한 판례의 구체적 내용은 다음과 같다.

> ① 의사의 환자에 대한 설명의무는 수술 시에만 한하지 않고 검사·진단·치료 등 진료의 모든 단계에서 발생한다고 하겠으나, 이러한 설명의무 위반에 대하여 의사에게 위자료 등의 지급의무를 부담시키는 것은 의사가 환자에게 제대로 설명하지 아니한 채 수술 등을 시행하여 환자에게 예기치 못한 중대한 결과가 발생하였을 경우에 의사가 그 행위에 앞서 환자에게 질병의 증상, 치료나 진단방법의 내용 및 필요성과 그로 인하여 발생이 예상되는 위험성 등을 설명하여 주었더라면 환자가 스스로 자기결정권을 행사하여 그 의료행위를 받을 것인지 여부를 선택함으로써 중대한 결과의 발생을 회피할 수 있었음에도 불구하고, 의사가 설명을 하지 아니하여 그 기회를 상실하게 된 데에 따른 정신적 고통을 위자하는 것이므로, 이러한 의미에서의 설명의무는 모든 의료과정 전반을 대상으로 하는 것이 아니라 수술 등 침습을 과하

130) 이에 관하여 자세한 것은 제5편 책임론 제1장 의료과실론 제2절 의료과실과 민사책임 Ⅲ. 의료과실책임의 법률효과 참조.

는 과정 및 그 후에 나쁜 결과 발생의 개연성이 있는 의료행위를 하는 경우 또는 사망 등의 중대한 결과발생이 예측되는 의료행위를 하는 경우 등과 같이 환자에게 자기결정에 의한 선택이 요구되는 경우를 대상으로 하는 것이다. 따라서 환자에게 발생한 중대한 결과가 의사의 침습행위로 인한 것이 아니거나 또는 환자의 자기결정권이 문제되지 아니하는 사항에 관한 것은 위자료 지급대상으로서의 설명의무 위반이 문제될 여지는 없다고 봄이 상당하다.[131] ② 의사의 환자에 대한 설명의무가 수술 시에만 한하지 않고, 검사, 진단, 치료 등 진료의 모든 단계에서 각각 발생한다 하더라도, 설명의무 위반에 대하여 의사에게 위자료 등의 지급의무를 부담시키는 것은 의사가 환자에게 제대로 설명하지 아니한 채 수술 등을 시행하여 환자에게 예기치 못한 중대한 결과가 발생하였을 경우에 의사가 그 행위에 앞서 환자에게 질병의 증상, 치료나 진단방법의 내용 및 필요성과 그로 인하여 발생이 예상되는 위험성 등을 설명하여 주었더라면 환자가 스스로 자기결정권을 행사하여 그 의료행위를 받을 것인지를 선택함으로써 중대한 결과의 발생을 회피할 수 있었음에도 불구하고 의사가 설명을 하지 아니하여 그 기회를 상실하게 된 데에 따른 정신적 고통을 위자하는 것이므로, 설명의무 위반으로 인하여 지급할 의무가 있는 위자료에는, 설명의무 위반이 인정되지 않은 부분과 관련된 자기결정권 상실에 따른 정신적 고통을 위자하는 금액 또는 중대한 결과의 발생 자체에 따른 정신적 고통을 위자하는 금액 등은 포함되지 아니한다고 보아야 한다.[132] ③ 의사의 치료상의 과실이 없더라도 그의 설명의무 위반으로 투약 여부에 대한 승낙권을 침해당하였다면 그 위법행위 때문에 예기치 못한 의약품의 부작용으로 인한 정신적 고통을 입었다 할 것이고 가족들도 위 고통을 함께 입었다 할 것이므로, 이러한 경우 병원을 경영하는 법인은 위 피해자에게 신체장해 등에 의한 재산적 손해를 배상할 책임은 없다 하더라도 위 피해자와 그의 가족들에게 위 정신적 고통에 대한 위자료는 지급할 책임이 있다.[133] ④ 승낙권을 박탈한 채 수술을 한 결과 예기치 못한 후유증으로 정신적 고통을 입게 하였다는 점에서 그의 위자료청구를 인용한다는 것인 즉 여기에 이유의 모순이나 불비점이 있다고 할 수 없다.[134] ⑤ 환자가 후유중이 수반되는 수술을 승낙한 것으로는 볼 수 없는 경우에는 환자의 승낙권을 침해함으로서 위법한 수술을 한 것이어서 불법행위가 성립된다.[135]

131) 대법원 2016.9.23. 선고 2015다66601,66618 판결; 대법원 2010.5.27. 선고 2007다25971 판결.

132) 대법원 2013.4.26. 선고 2011다29666 판결.

133) 대법원 1994.4.15. 선고 92다25885 판결.

134) 대법원 1979.8.14. 선고 78다488 판결.

135) 대법원 1979.8.14. 선고 78다488 판결.

2) 위자료의 범위

동의설명의무의 위반은 위자료만을 손해배상의 범위로 하는 것이 원칙이다. 그럼에도 불구하고 위자료의 범위를 산정함에 있어서 재산적 손해를 고려하여야 하는가에 대하여는 다툼이 있다.

① 학 설

동의설명의무위반시 위자료의 산정범위와 관련하여 재산적 손해를 고려하여야 하는가에 대하여는 이를 긍정하는 긍정설과 부정하는 부정설이 크게 대립하고 있다.

② 판 례

판례는 긍정설의 입장으로 해석된다. 판례가 다음과 같이 표현하고 있기 때문이다. 즉, '의사가 설명의무를 위반하고 수술 등을 하였으나 나쁜 결과가 발생한 경우에 환자가 선택의 기회를 잃고 자기결정권을 행사할 수 없었다고 하며 위자료뿐만 아니라 그 결과로 인한 재산상 손해의 배상까지 구하는 경우'[136] 또는 '의사가 설명의무를 위반한 채 수술을 시행하여 환자에게 중대한 결과가 발생하였다는 것을 이유로, 결과로 인한 모든 손해를 청구하는 경우'[137] 등의 표현이 그것이다. 이는 최초의 판례가 2013년 나온 이후 아직까지 확립된 태도라고 할 수 있다.

다만, 판례는 동의설명위반을 이유로 재산적 손해를 포함한 위자료의 범위를 산정하기 위하여는 일정한 요건이 충족될 것을 요구하고 있다. 즉, 동의설명위반은 진료설명위반과 동일시할 정도의 것일 것과 동의설명위반행위와 그로 인한 나쁜 결과 사이에 인과관계가 있음이 증명될 것이 필요하다고 한다.[138]

③ 검 토

문제는 동의설명위반을 이유로 한 재산적 손해의 근거와 범위에 있다고 해야 한다. 이것과 진료설명위반을 이유로 한 재산적 손해를 구별할 필요가 있기 때문이다. 재산적 손해를 적극적 손해와 소극적 손해로 구별한다면 동의설명위반을 이유로 한 재산적 손해는 소극적 손해에 국한되어야 한다는 점에서 적극적 손해까지 포함하고 있는 진료설명위반을 이유로 한 재산적 손해와 구별된다고 해야 한다.

---

136) 대법원 2015.10.29. 선고 2013다89662 판결.

137) 대법원 2015.10.29. 선고 2014다22871 판결.

138) 대법원 2015.10.29. 선고 2013다89662 판결; 대법원 2015.10.29. 선고 2014다22871 판결; 대법원 2014.12.24. 선고 2013다28629 판결; 대법원 2013.4.26. 선고 2011다29666 판결.

다만, 판결의 내용 중에서 '(동의) 설명의무 위반이 구체적 치료과정에서 요구되는 의사의 주의의무 위반과 동일시할 정도의 것'이어야 한다는 표현상의 문제를 지적하지 않을 수 없다.[139] 표현상으로는 마치 동의설명의무위반이 진료설명의무위반으로 변질되거나 진료설명의무위반과 동일시되는 듯한 혼동을 초래할 수 있기 때문이다. 따라서 판결의 표현은 예컨대 '(동의) 설명의무 위반이 구체적 치료과정에서 요구되는 의사의 주의의무 위반과 동일시할 정도의 재산적 손해가 실질적으로 발생한 것' 등으로 수정될 것이 요구된다고 해야 한다. 판결의 진정한 의미는 동의설명의무위반의 효과는 원칙적으로 위자료의 배상에 그쳐야 하지만, 동의설명의무위반으로 인하여 실질적으로 재산상의 손해가 발생한 경우에는 예외적으로 의사의 주의의무위반과 동일시할 수 있는 진료설명의무위반에서와 마찬가지로 재산적 손해도 포함하여 배상되어야 한다는 취지라고 재해석되는 것이 합당하기 때문이다.

결국, 동의설명의무위반을 이유로 한 재산적 손해는 현실적으로 발생한 손해에 국한되어야 한다. 이는 다음의 판례에 의하여도 잘 웅변되고 있다고 해석된다. 즉, "의료행위로 인하여 환자에게 나쁜 결과가 발생하였는데 의사의 진료상 과실은 인정되지 않고 설명의무 위반만 인정되는 경우, 설명의무 위반에 대한 위자료의 명목 아래 사실상 재산적 손해의 전보를 꾀하여서는 아니 된다"고 하는 판시가 그것이다.[140]

위자료의 범위에 관한 판례의 구체적 내용은 다음과 같다. 즉,

① 의사가 설명의무를 위반하고 수술 등을 하였으나 나쁜 결과가 발생한 경우에 환자가 선택의 기회를 잃고 자기결정권을 행사할 수 없었다고 하며 위자료뿐만 아니라 그 결과로 인한 재산상 손해의 배상까지 구하는 경우에는, 그 설명의무 위반이 구체적 치료과정에서 요구되는 의사의 주의의무 위반과 동일시할 정도의 것이어야 하고, 그러한 설명의무 위반행위와 나쁜 결과 사이에 인과관계가 있음을 증명하여야 한다.[141] ② 의사가 설명의무를 위반한 채 수술을 시행하여 환자에게 중대한 결과가 발생하였다는 것을 이유로 결과로 인한 모든 손해를 청구하는 경우에는, 그 중대한 결과와 의사의 설명의무 위반 내지 승낙취득 과정에서의 잘못과의 사이에 상당인과

139) 대법원 2015.10.29. 선고 2013다89662 판결; 대법원 1996.4.12. 선고 95다56095 판결 등 참조.

140) 대법원 2013.4.26. 선고 2011다29666 판결.

141) 대법원 2015.10.29. 선고 2013다89662 판결; 대법원 1996.4.12. 선고 95다56095 판결 등 참조.

관계가 존재하여야 한다. 그리고 위 경우에 의사의 설명의무 위반은, 환자의 자기결정권 내지 치료행위에 대한 선택의 기회를 보호하기 위한 설명의무의 취지에 비추어, 환자의 생명, 신체에 대한 구체적 치료과정에서 요구되는 의사의 주의의무 위반과 동일시할 정도의 것이어야 한다.[142] ③ 의사가 설명의무를 위반한 채 수술 등을 하여 환자에게 중대한 결과가 발생한 경우에 환자 측에서 선택의 기회를 잃고 자기결정권을 행사할 수 없게 된 데 대한 위자료만을 청구하는 때에는 의사의 설명 결여 내지 부족으로 인하여 선택의 기회를 상실하였다는 점만 증명하면 충분하고, 설명을 받았더라면 중대한 결과는 생기지 아니하였을 것이라는 점까지 증명하여야 하는 것은 아니지만, 그 결과로 인한 모든 손해의 배상을 청구하는 때에는 중대한 결과와 의사의 설명의무 위반 내지 승낙취득 과정에서의 잘못 사이에 상당인과관계가 존재하여야 하며, 이때의 의사의 설명의무 위반은 환자의 자기결정권 내지 치료행위에 대한 선택의 기회를 보호하기 위한 점에 비추어 환자의 생명, 신체에 대한 구체적 치료과정에서 요구되는 의사의 주의의무 위반과 동일시할 정도의 것이어야 한다.[143] ④ 의사가 설명의무를 위반한 채 수술 등을 하여 환자에게 중대한 결과가 발생한 경우에 환자 측에서 선택의 기회를 잃고 자기결정권을 행사할 수 없게 된 데 대한 위자료만을 청구하는 경우에는 의사의 설명 결여 내지 부족으로 인하여 선택의 기회를 상실하였다는 점만 입증하면 족하고, 설명을 받았더라면 중대한 결과는 생기지 않았을 것이라는 관계까지 입증하여야 하는 것은 아니지만, 그 결과로 인한 모든 손해의 배상을 청구하는 경우에는 그 중대한 결과와 의사의 설명의무 위반 내지 승낙취득 과정에서의 잘못과 사이에 상당인과관계가 존재하여야 하며, 그때의 의사의 설명의무 위반은 환자의 자기결정권 내지 치료행위에 대한 선택의 기회를 보호하기 위한 점에 비추어 환자의 생명, 신체에 대한 구체적 치료과정에서 요구되는 의사의 주의의무 위반과 동일시할 정도의 것이어야 한다.[144]

3. 설명의무위반에 대한 입증책임

(1) 학 설

설명의무의 위반에 관한 입증책임에 관하여도 의사입증설과 환자입증설이 크게 대립하고 있다. 첫째, 의사입증설이다. 의사가 설명과 승낙이 있었음을 입증할

142) 대법원 2015.10.29. 선고 2014다22871 판결; 대법원 2004.10.28. 선고 2002다45185 판결; 대법원 1996.4.12. 선고 95다56095 판결 등 참조.

143) 대법원 2014.12.24. 선고 2013다28629 판결; 대법원 2013.4.26. 선고 2011다29666 판결 등 참조.

144) 대법원 2013.4.26. 선고 2011다29666 판결.

책임을 진다는 견해이다.[145] 이 견해는 의료침습은 일단 불법행위의 구성요건에 해당되어 위법성이 추정되므로 의료침습의 적법성을 주장하는 자, 즉 의사는 의료침습의 위법성조각사유로서의 의사의 설명의무를 전제로 하고 있는 '환자의 승낙'을 입증해야 한다는 구성을 근거로 하고 있다. 따라서 의사는 승낙의 취득과 설명의무의 이행을 입증하여야 한다고 주장한다.[146] 독일의 판례의 입장이다.

둘째, 환자입증설이다. 의사의 처치는 통상 환자의 승낙 아래 이루어지는 적법한 행위이므로 그 적법성을 다투는 환자쪽에서 설명의무위반사실을 입증해야 한다는 견해이다. 그러나 이에 대하여는 의사가 환자에게 언제나 설명의무를 다한다는 일반적 경험칙을 인정하기 어렵다는 점에 대하여 문제점이 지적되고 있다.[147] 이를 주장하는 학설은 없는 것으로 파악되고 있다.

(2) 판 례

판례는 일견 의사입증설의 입장으로 해석된다. 대법원은 "설명의무는 침습적인 의료행위로 나아가는 과정에서 의사에게 필수적으로 요구되는 절차상의 조치로서, 특별한 사정이 없는 한 의사 측에 설명의무를 이행한 데 대한 증명책임이 있다"고 판시한 바 있다.[148]

다만 판례의 의하면 위자료만을 청구하는 경우에는 의사의 설명결여 내지 부족으로 선택의 기회를 상실하였다는 사실만을 입증함으로써 족하지만, 모든 손해를 청구하는 경우에는 그 중대한 결과와 의사의 설명의무 위반 내지 승낙취득과정에서의 잘못과의 사이에 상당인과관계가 존재하여야 하며, 환자의 생명 신체에 대한 의료적 침습 과정에서 요구되는 의사의 주의의무 위반과 동일시 할 정도의 것이어야 한다고 하고 있다.[149]

이에 관한 판례의 구체적 내용은 다음과 같다.

---

145) 강봉수, "의료소송에 있어서의 증명책임," 법원행정처(의료사고에 관한 제문제), 348쪽; 박일환, "의사의 설명의무와 환자의 승낙," 179쪽.

146) 강봉수, "의료소송에 있어서의 증명책임," 348쪽; 박일환, "의사의 설명의무와 환자의 승낙," 179쪽.

147) 박일환, "의사의 설명의무와 환자의 승낙," 180쪽.

148) 대법원 2020.8.13. 선고 2017다248919 판결; 대법원 2014.12.24. 선고 2013다28629 판결; 대법원 2007.5.31. 선고 2005다5867 판결.

149) 대법원 2007.5.31. 선고 2005다5867 판결; 대법원 2004.10.28. 선고 2002다45185 판결; 대법원 2002.10.25. 선고 2002다48443 판결; 대법원 2002.1.11. 선고 2001다27449 판결; 대법원 1996.4.12. 선고 95다56095 판결; 대법원 1995.2.10. 선고 93다52402 판결; 대법원 1994.4.15. 선고 93다60953 판결.

① 의사는 환자에게 수술 등 침습을 가하는 과정이나 그 후에 나쁜 결과가 발생할 개연성이 있는 의료행위를 할 때, 응급 환자인 경우 등과 같이 특별한 사정이 없는 한 진료계약상의 의무 또는 침습 등에 대한 승낙을 얻기 위한 전제로 환자나 법정대리인에게 치료방법의 내용과 필요성, 예상되는 위험이나 부작용 등에 관하여 당시의 의료수준을 고려할 때 상당하다고 판단되는 사항을 설명함으로써 환자로 하여금 필요성과 위험 등을 충분히 고려한 후 해당 의료행위를 받을지를 결정할 수 있도록 할 의무가 있다. 설명의무는 침습적인 의료행위로 나아가는 과정에서 의사에게 필수적으로 요구되는 절차상의 조치로서, 특별한 사정이 없는 한 의사 측에 설명의무를 이행한 데 대한 증명책임이 있다.[150] ② 설명의무는 침습적인 의료행위로 나아가는 과정에서 의사에게 필수적으로 요구되는 절차상의 조치로서, 특별한 사정이 없는 한 의사측에 설명의무를 이행한 데 대한 증명책임이 있다고 해석하는 것이 손해의 공평·타당한 부담을 그 지도원리로 하는 손해배상제도의 이상 및 법체계의 통일적 해석의 요구에 부합한다.[151] ③ 설명의무는 침습적인 의료행위로 나아가는 과정에서 의사에게 필수적으로 요구되는 절차상의 조치로서, 그 의무의 중대성에 비추어 의사로서는 적어도 환자에게 설명한 내용을 문서화하여 이를 보존할 직무수행상의 필요가 있다고 보일 뿐 아니라, 응급의료에 관한 법률 제9조, 같은 법 시행규칙 제3조 및 서식 1에 의하면, 통상적인 의료행위에 비해 오히려 긴급을 요하는 응급의료의 경우에도 의료행위의 필요성, 의료행위의 내용, 의료행위의 위험성 등을 설명하고 이를 문서화한 서면에 동의를 받을 법적 의무가 의료종사자에게 부과되어 있는 점, 의사가 그러한 문서에 의해 설명의무의 이행을 입증하기는 매우 용이한 반면 환자측에서 설명의무가 이행되지 않았음을 입증하기는 성질상 극히 어려운 점 등에 비추어, 특별한 사정이 없는 한 의사측에 설명의무를 이행한 데 대한 증명책임이 있다고 해석하는 것이 손해의 공평·타당한 부담을 그 지도원리로 하는 손해배상제도의 이상 및 법체계의 통일적 해석의 요구에 부합한다.[152]

(3) 검 토

입증책임은 설명의무의 성질과 종류에 따라서 각각 달리 논의하는 것이 타당하다. 설명의무의 위반에 관한 입증책임에 있어서도 '진료를 위한 설명의무'에 대한 입증책임과 '동의를 위한 설명의무'에 대한 입증책임으로 경우를 나누어서 검

---

150) 대법원 2020.8.13. 선고 2017다248919 판결; 대법원 2014.12.24. 선고 2013다28629 판결; 대법원 2007.5.31. 선고 2005다5867 판결.

151) 대법원 2010.8.19. 선고 2007다41904 판결.

152) 대법원 2007.5.31. 선고 2005다5867 판결.

토하는 것이 합당하기 때문이다.

1) 진료를 위한 설명의무의 위반

진료를 위한 설명을 의료행위로 볼 때 진료설명에 대한 위반은 계약위반 내지 불법행위를 구성하게 된다. 따라서 이를 주장하는 자가 입증해야 하므로 계약위반을 주장하는 경우라면 채무자는 채권자의 채무불이행에 대하여 입증하여야 한다. 한편, 불법행위를 주장하는 경우라는 피해자는 가해자의 고의 내지 과실에 대하여 입증책임을 진다. 요컨대, 진료를 위한 설명의무를 위반한 경우에는 의료과실로서 의사의 설명의무의 위반에 대하여 환자측이 입증책임을 진다는 결론이 도출된다. 따라서 환자는 의사의 설명의무위반에 대하여 입증해야 한다.

2) 동의를 위한 설명의무의 위반

동의를 위한 설명은 환자의 자기결정에 의한 승낙을 얻기 위한 설명이다. 독일의 통설과 판례에 의하면 환자의 승낙은 의료행위에 있어서의 위법성조각사유가 된다. 위법성조각사유에 대하여는 이를 주장하는 자, 즉 의사가 입증하여야 한다.[153] 따라서 의사는 환자의 유효한 승낙이 있었음을 입증하여야 한다.

Ⅲ. 설명의무의 위반과 형사상의 책임

1. 학 설

승낙의 유효요건으로서의 설명의무에 위반하면 승낙은 무효로 된다. 따라서 승낙이 없는 의료행위가 되고, 이 경우 법적으로 어떠한 효과가 발생하는가에 대하여는, 특히 형법상의 논의가 활발하다.

첫째, 자기결정권 침해설이다. 동의설명의무위반은 환자의 의사결정의 자유, 즉 자기결정권의 침해가 된다는 견해이다. 이에 의하면 동의를 위한 설명의무의 위반은 강요죄 내지 감금죄가 성립하게 된다고 한다. 둘째, 생명·신체 침해설이다. 동의설명의무위반은 생명·신체라는 보호법익을 침해한다는 견해이다. 이에 의하면 승낙무효의 의료행위 소위 전단적 의료행위는 상해죄 내지 업무상 과실치사상죄 등을 성립시킬 수 있다고 한다.

153) Ehlers/Broglie, Arzthaftungsrecht, S. 265 Rn. 834.

2. 판 례

판례의 입장은 아직 분명하지 않다. 다만, 다수의 판례가 생명·신체 침해설에 근거한 것으로 해석될 수 있을 뿐이다.

이에 관한 판례의 구체적 내용은 다음과 같다. 즉,

> ① 의사가 설명의무를 위반한 채 의료행위를 하였다가 환자에게 상해 또는 사망의 결과가 발생한 경우 의사에게 업무상 과실로 인한 형사책임을 지우기 위해서는 의사의 설명의무 위반과 환자의 상해 또는 사망 사이에 상당인과관계가 존재하여야 한다.[154] 의료과오사건에 있어서 의사의 과실을 인정하려면 결과 발생을 예견·회피할 수 있었는데도 이를 하지 못한 점을 인정할 수 있어야 하고, 과실의 유무는 같은 업무에 종사하는 일반적인 의사의 주의 정도를 표준으로 판단하여야 하며, 이때 사고 당시의 의학의 수준, 의료환경과 조건, 의료행위의 특수성 등을 고려하여야 한다. 또한 의사에게는 환자의 상황, 당시의 의료수준, 자신의 지식·경험 등에 따라 적절하다고 판단되는 진료방법을 선택할 폭넓은 재량권이 있으므로, 의사가 특정 진료방법을 선택하여 진료를 하였다면 해당 진료방법 선택과정에 합리성이 결여되어 있다고 볼 만한 사정이 없는 이상 진료의 결과만을 근거로 하여 그 중 어느 진료방법만이 적절하고 다른 진료방법을 선택한 것은 과실에 해당한다고 말할 수 없다.[155] ② 의료사고에 있어서 의사의 과실을 인정하기 위해서는 의사가 결과발생을 예견할 수 있었음에도 불구하고 그 결과발생을 예견하지 못하였고 그 결과발생을 회피할 수 있었음에도 불구하고 그 결과발생을 회피하지 못한 과실이 검토되어야 하고, 그 과실의 유무를 판단함에는 같은 업무와 직무에 종사하는 보통인의 주의정도를 표준으로 하여야 하며, 이에는 사고 당시의 일반적인 의학의 수준과 의료환경 및 조건, 의료행위의 특수성 등이 고려되어야 하고,[156] 이러한 법리는 한의사의 경우에도 마찬가지라고 할 것이다. 의사가 설명의무를 위반한 채 의료행위를 하였고 피해자에게 상해가 발생하였다고 하더라도, 의사가 업무상 과실로 인한 형사책임을 지기 위해서는 피해자의 상해와 의사의 설명의무 위반 내지 승낙취득 과정에서의 잘못 사이에 상당인과관계가 존재하여야 하고, 이는 한의사의 경우에도 마찬가지이다.[157]

---

154) 대법원 2011.4.14. 선고 2010도10104 판결 등 참조.

155) 대법원 2015.6.24. 선고 2014도11315 판결; 대법원 2008.8.11. 선고 2008도3090 판결 등 참조.

156) 대법원 1999.12.10. 선고 99도3711 판결 등 참조

157) 대법원 2011.4.14. 선고 2010도10104 판결.

3. 검 토

설명의무위반과 형사책임에 있어서도 설명의무를 진료설명과 동의설명으로 구분하여 검토할 필요가 있다.

(1) 진료를 위한 설명의무의 위반

진료설명위반은 직접적으로 형사책임을 발생시킨다는 점에서 간접적으로 형사책임과 관련될 수 있는 동의설명위반과 구별해야 하기 때문이다. 진료설명위반은 주의의무위반으로서 그 자체가 과실에 해당한다. 따라서 진료설명위반은 곧바로 형법상 업무상 과실치사상죄에 해당할 수 있다(형법 제268조). 물론 고의에 의한 설명의무위반은 당연히 살인죄, 상해죄 등의 구성요건에 해당할 수 있다.

한편, 진료설명위반이 업무상 과실치사상죄에 해당하기 위하여는 일반적인 범죄성립요건을 충족해야 한다. 따라서 진료설명위반행위는 구성요건해당성, 위법성 및 책임을 충족하지 않으면 안 된다. 구성요건해당성이 충족되기 위해서는 객관적 구성요건과 주관적 구성요건이 충족되어야 한다. 객관적 구성요건에 해당되기 위해서는 행위의 주체, 객체, 행위, 결과, 상황 및 행위와 결과 사이의 인과관계가 충족되어야 하고, 주관적 구성요건에 해당하기 위하여는 과실의 존재가 인정되어야 한다.

(2) 동의를 위한 설명의무의 위반

동의설명위반은 자기결정권을 침해한 경우이기 때문에 간접적으로만 경우에 따라서 형법상 강요죄(형법 제324조) 또는 감금죄(형법 제276조) 등에 위반이 문제될 수 있을 뿐이라고 하는 것이 합당하다. 다만, 과실에 의한 동의설명의무위반은 강요죄나 감금죄를 구성하지 아니한다. 형법은 과실에 의한 강요죄나 감금죄에 대하여 처벌규정을 두고 있지 아니하기 때문이다.

Ⅳ. 설명의무의 위반과 행정상의 책임

설명의무위반과 행정상의 책임에 있어서도 진료를 위한 설명의무위반과 동의를 위한 설명의무위반으로 나누어 검토할 필요가 있다.

1. 진료를 위한 설명의무의 위반

의료법은 전술한 바와 같이 진료설명의무위반에 대하여 아무런 처벌규정을 두고 있지 아니하다(의료법 제24조 참조). 다만, 진료설명의무위반에 대한 민·형사상의 책임으로 인하여 초래될 수 있는 행정상 면허정지나 면허취소의 처분은 이와는 별개의 문제라고 할 수 있다(의료법 제65조, 제66조 참조).

2. 동의를 위한 설명의무의 위반

의료법은 전술한 바와 같이 동의설명의무위반에 대하여는 300만원 이하의 과태료를 규정하여 동의설명의무에 대한 처벌상의 특례를 규정하고 있다(의료법 제24조의2, 제92조 제1항 제1호의3 참조).

제5절 설명의무의 구체적 유형

Ⅰ. 서 설

의사의 환자에 대한 설명의무는 특히 수술시에만 한정되는 것이 아니라 진단, 검사, 치료 등 진료의 모든 단계에서 각각 발생한다.[158] 아래에서는 우선, 이미 고찰한 바와 같이, 설명의무를 그 구분방법에 따라 진료를 위한 설명의무와 동의를 위한 설명로 대별하기로 한다. 그리고 진료를 위한 설명의무와 동의를 위한 설명의무는 각각 진단상의 설명의무와 치료상의 설명의무로 나누어 살펴보기로 한다.

한편, 의료기관의 개설자 또는 관리자도 지도·감독상의 책임과 관련하여 설명의무를 부담할 수 있다. 그러나 이는 의료인이 부담하는 설명의무와는 별개이기 때문에 병원책임론에서 후술하기로 한다.

158) 대법원 1995.4.25. 선고 94다27151 판결.

Ⅱ. 진료를 위한 설명의무

1. 진단상의 설명의무

(1) 문 진

문진단계에서의 진료를 위한 설명의무에 관한 판례는 다음과 같다. 즉,

① 한의사인 피고인이 피해자에게 문진하여 과거 봉침을 맞고도 별다른 이상반응이 없었다는 답변을 듣고 부작용에 대한 충분한 사전 설명 없이 환부에 봉침시술을 하였는데, 피해자가 위 시술 직후 쇼크반응을 나타내는 등 상해를 입은 사안에서, 피고인의 설명의무 위반과 피해자의 상해 사이에 상당인과관계를 인정하기 어렵다.[159] ② 의사의 설명의무 위반으로 기형아를 출산하였음을 이유로 손해배상을 구한 사안에서, 의사가 임산부의 신체나 태아의 건강상태에 관하여 이상 징후가 없는 상황에서 당시의 의료수준에서 가장 적합하다고 판단되는 검사방법을 통하여 검사를 한 결과 정상이라는 판정을 하였다면, 구체적인 이상 징후나 위험한 인자를 갖고 있는 임산부에 대하여만 한정적으로 실시하도록 되어 있는 다른 검사방법에 관하여 더 이상의 구체적인 설명과 안내를 하여 주지 않았다고 하여 의사의 설명의무를 다하지 않은 것이라고 할 수 없다.[160]

(2) 검 사

검사단계에서의 진료를 위한 설명의무에 관한 판례는 다음과 같다. 즉,

담췌관조영술 검사 후에 급성췌장염이 발생하여 사망한 사안에서, 의료진의 검사과정에서의 과실을 부정하고 설명의무 위반만을 인정하여 손해배상의 범위를 사망으로 인한 전 손해가 아니라 설명의무 위반으로 인한 위자료로 한정하였다.[161]

2. 치료상의 설명의무

수술단계에서의 진료를 위한 설명의무에 관한 판례의 구체적 내용은 다음과 같다. 즉,

159) 대법원 2011.4.14. 선고 2010도10104 판결.
160) 대법원 2002.3.29. 선고 2000다61947 판결.
161) 대법원 2007.5.31. 선고 2005다5867 판결.

① 결핵약인 '에탐부톨'이 시력약화 등 중대한 부작용을 초래할 우려가 있는 이상 이를 투약함에 있어서 그 투약업무를 담당한 보건진료원 등은 위와 같은 부작용의 발생가능성 및 구체적 증상과 대처방안을 환자에게 설명하여 줄 의료상의 주의의무가 있고, 그 설명은 추상적인 주의사항의 고지나 약품설명서에 부작용에 관한 일반적 주의사항이 기재되어 있다는 것만으로는 불충분하고 환자가 부작용의 증세를 자각하는 즉시 복용을 중단하고 보건소에 나와 상담하는 조치를 취할 수 있도록 구체적으로 이루어져야 한다.[162] ② 의사에게 당해 의료행위로 인하여 예상되는 위험이 아니거나 당시의 의료수준에 비추어 예견할 수 없는 위험에 대한 설명의무까지 부담하게 할 수는 없으며, 설명의무의 주체는 원칙적으로 당해 처치의사라 할 것이나 특별한 사정이 없는 한 처치의사가 아닌 주치의 또는 다른 의사를 통한 설명으로도 충분하다.[163]

Ⅲ. 동의를 위한 설명의무

1. 서 언

의사의 환자에 대한 설명의무가 수술시에만 한하지 않고, 검사, 진단, 치료 등 진료의 모든 단계에서 각각 발생한다 하더라도 설명의무 위반에 대하여 의사에게 위자료 등의 지급의무를 부담시키는 것은 의사가 환자에게 제대로 설명하지 아니한 채 수술 등을 시행하여 환자에게 예기치 못한 중대한 결과가 발생하였을 경우에 의사가 그 행위에 앞서 환자에게 질병의 증상, 치료나 진단방법의 내용 및 필요성과 그로 인하여 발생이 예상되는 위험성 등을 설명하여 주었더라면 환자가 스스로 자기결정권을 행사하여 그 의료행위를 받을 것인지 여부를 선택함으로써 중대한 결과의 발생을 회피할 수 있었음에도 불구하고, 의사가 설명을 하지 아니하여 그 기회를 상실하게 된 데에 따른 정신적 고통을 위자하는 것이므로, 이러한 의미에서의 의사의 설명은 모든 의료과정 전반을 대상으로 하는 것이 아니라 수술 등 침습을 과하는 과정 및 그 후에 나쁜 결과 발생의 개연성이 있는 의료행위를 하는 경우 또는 사망 등의 중대한 결과발생이 예측되는 의료행위를 하는 경우 등과 같이 환자에게 자기결정에 의한 선택이 요구되는 경우만을 대상으로 하

162) 대법원 2005.4.29. 선고 2004다64067 판결.
163) 대법원 1999.9.3. 선고 99다10479 판결.

여야 하고, 따라서 환자에게 발생한 중대한 결과가 의사의 침습행위로 인한 것이 아니거나 또는 환자의 자기결정권이 문제되지 아니하는 사항에 관한 것은 위자료 지급대상으로서의 설명의무 위반이 문제될 여지는 없다.[164)]

2. 진단상의 설명의무

(1) 문 진

문진단계에서의 동의를 위한 설명의무에 관한 판례는 다음과 같다. 즉,

> 자궁적출수술에 있어 진찰 당시 자궁외 임신에 의한 증상이라고 볼만한 사정이 있었고 진찰의사 자신도 자궁외 임신의 가능성을 생각해 보기까지 하였음에도 자궁에 혹이 만져진다고 하여 자궁근종이라고 진단하고 더 이상의 보다 정밀한 확인검사를 하지 아니한 잘못으로 자궁외 임신임을 알지 못함으로써 결과적으로 환자로 하여금 위와 같은 진단상의 과오가 없었다면 당연히 설명받았을 내용을 설명받지 못한 채 수술승낙을 하게 하였다면 의사가 설명의무를 다하지 못함으로써 환자의 승낙권을 침해한 과실이 있다.[165)]

(2) 검 사

검사단계에서의 동의를 위한 설명의무에 관한 판례는 다음과 같다. 즉,

> 기록에 의하면, 2004.2.16. 당시 원고 1은 맘모그램 및 초음파 영상에 나타난 종괴의 크기는 2.1~5cm로서 2단계이나 조직검사를 시행하지 않아 림프절 전이 및 타장기 전이 여부를 알 수 있는 의학적 근거가 전혀 없는 사실, 2004.6.29. 시행한 재검사에서 위 원고의 종괴의 크기는 2단계에 해당하나 조직검사 결과 림프절 전이가 발견되어 유방암 3기로 진단된 사실을 알 수 있는바, 그렇다면 2004.2.16. 당시 림프절 전이 및 타장기 전이가 없었다면 유방암 2기라고 볼 수 있을 것이나, 그 때에도 림프절 전이가 이루어져 이미 3기 이상으로 병기가 진행하였을 가능성도 여전히 존재하는 것이므로, 위와 같은 사실만으로 위 원고가 2004.2.16. 당시 유방암 2기에 머물러 있었다고 인정하기에는 부족하다고 할 것이고, 달리 이를 인정할 만한 증거를 찾아볼 수 없으며, 나아가 위 원고의 2004.2.16. 당시의 병기가 2기였을 가능성이 있다는 이유만으로 피고의 위 설명의무위반으로 인하여 유방암의 병기가 2기에서

---

164) 대법원 1995.4.25. 선고 94다27151 판결.

165) 대법원 1992.4.14. 선고 91다36710 판결.

3기로 진행하였다고 평가할 수는 없다.[166)]

3. 치료상의 설명의무

(1) 수 술

수술단계에서의 동의를 위한 설명의무를 긍정한 판례의 구체적 내용은 다음과 같다. 즉,

① 갑이 소음순 비대칭 교정을 위해 을이 운영하는 산부인과의원에 내원하여 상담을 마친 후, 소음순성형과 성감질성형에 동의하는 취지의 수술동의서를 작성하였는데 을이 갑에게 소음순성형술, 음핵성형술 등을 시행한 사안에서, 갑이 작성한 수술동의서 중 '소음순성형' 부분에는 소음순수술과 관련된 내용만 기재되어 있을 뿐 음핵성형술과 관련된 아무런 내용도 기재되어 있지 않은 점에 비추어 을이 갑에게 음핵성형술에 관하여 설명의무를 이행하였다고 볼 수 없다.[167)] ② 일반적으로 의사는 환자에게 수술 등 침습을 가하는 과정 및 그 후에 나쁜 결과 발생의 개연성이 있는 의료행위를 하는 경우 또는 사망 등의 중대한 결과 발생이 예측되는 의료행위를 하는 경우에 있어서 응급환자의 경우나 그 밖에 특단의 사정이 없는 한 진료계약상의 의무 내지 침습 등에 대한 승낙을 얻기 위한 전제로서 당해 환자나 그 법정대리인에게 질병의 증상, 치료방법의 내용 및 필요성, 발생이 예상되는 위험 등에 관하여 당시의 의료수준에 비추어 상당하다고 생각되는 사항을 설명하여 당해 환자가 그 필요성이나 위험성을 충분히 비교해 보고 그 의료행위를 받을 것인가의 여부를 선택할 수 있도록 할 의무가 있고, 의사의 설명의무는 그 의료행위에 따르는 후유증이나 부작용 등의 위험 발생 가능성이 희소하다는 사정만으로 면제될 수 없으며, 그 후유증이나 부작용이 당해 치료행위에 전형적으로 발생하는 위험이거나 회복할 수 없는 중대한 것인 경우에는 그 발생가능성의 희소성에도 불구하고 설명의 대상이 된다.[168)] ③ 일반적으로, 의사는 환자에게 수술을 시행하는 과정 및 그 후에 나쁜 결과가 발생할 개연성이 있는 의료행위를 하는 경우에 있어서는, 응급환자의 경우나 그 밖의 특별한 사정이 없는 한, 진료계약상의 의무로서 또는 수술에 대한 승낙을 얻기 위한 전제로서, 당해 환자나 법정대리인에게 질병의 증상, 치료 방법의 내용 및 필요성, 발생이 예상되는 위험 등에 관하여 당시의 의료수준에 비추어, 상당하다고 생각되는 사항을 설명하여 당해 환자가 그 필요성이나 위험성을 충분히 비교해

166) 대법원 2009.1.15. 선고 2008다60162 판결.
167) 대법원 2020.8.13. 선고 2017다248919 판결.
168) 대법원 2007.5.31. 선고 2005다5867 판결.

보고 그 의료행위를 받을 것인가의 여부를 선택할 수 있도록 하여야 할 의무가 있을 뿐만 아니라, 그 진료 목적의 달성을 위하여 환자 또는 그 보호자에 대하여 요양의 방법 기타 건강관리에 필요한 사항을 상세히 설명하여 후유증 등에 대비하도록 할 의무가 있다.[169] ④ 원고가 1993.10.7.경 피고 운영의 병원에 찾아와 미인대회에 출전하고자 하는데 이마와 턱을 높이고 눈 쌍꺼풀 수술을 하고 싶다며 성형수술에 관하여 상담을 한 후 1993.11.17.일 6,000,000원을 피고에게 지급하고 턱과 이마 부위에 실리콘 보형물을 삽입하는 수술과 눈 쌍꺼풀 수술을 받은 사실, 그 뒤 원고가 국제미인대회에 한국대표로 출전하는 등 별 지장 없이 활동을 하다가 피고에게 재수술을 요구하여 1994.12.13.경 쌍꺼풀의 크기를 약간 줄이고 이마와 턱에 넣었던 보형물의 크기를 보다 얇은 것으로 교체하는 추가교정수술을 받은 사실, 그런데 1997.12.경부터 원고의 턱 부위에 삽입된 실리콘이 대각선으로 이동하기 시작하여 1998.10.경에는 실리콘 보형물이 입안 내로 일부 돌출되었고, 실리콘을 삽입하면서 머리 부위에 생긴 5cm의 반흔에 부분적으로 머리털이 재생되지 않고 있는 사실을 인정한 다음, 성형수술의 경우 그 성질상 긴급을 요하지 않고 성형수술을 한다 하더라도 외관상 다소 간의 호전이 기대될 뿐이며 수술 후의 상태가 환자의 주관적인 기대치와 다른 경우가 있을 수 있으므로, 의사는 환자에게 치료의 방법 및 필요성, 치료 후의 개선 상태 및 부작용 등에 관하여 구체적인 설명을 하여 환자가 그 의료행위를 받을 것인가의 여부를 선택할 수 있도록 하여야 할 의무가 있다 할 것인데, 피고가 원고에게 위와 같은 정도의 설명을 하여 원고가 수술을 결정하였음을 인정할 만한 증거가 없고, 오히려 원심의 피고본인신문결과 등에 의하면, 피고는 위 성형수술 당시 원고에게 위 수술의 부작용으로서 출혈, 염증, 보형물의 크기가 본인이 원하는 것이 아닐 경우가 있을 수 있으며, 머리 절개 부위는 머리털이 자라서 회복이 되는데 일부 미세하게 안 자라는 부분이 있을 수 있다고 설명하였을 뿐 위 보형물이 움직일 수 있다는 점에 대하여는 충분한 설명이 없이 수술한 사실이 인정된다는 이유로, 피고는 위 수술을 함에 있어서 설명의무를 위반하여 원고가 수술을 할 것인지 여부를 결정할 수 있는 권리를 침해하였다 할 것이고 이로 인하여 원고에게 가한 정신적 손해를 배상할 책임이 있다.[170] ⑤ 대동맥판막치환 등의 개심수술 후 후유증으로 나타나는 뇌손상의 빈도는 명백한 신경학적 장해가 있는 경우는 0.5 내지 1%이나, 혼돈이나 지적기능의 장해까지 포함하면 8 내지 10%에 이르는 등 환자에게 나타난 뇌전색의 후유증은 그 발생빈도가 크지는 아니하여도 개심수술에 따르는 전형적인 부작용의 하나이고, 환자가 실제로 수술의 결과 우측상하지불완전마비, 실어증,

169) 대법원 2006.11.23. 선고 2005다11688 판결.
170) 대법원 2002.10.25. 선고 2002다48443 판결.

지능저하, 성격변화 등의 개선불가능한 장해를 입게 된 것이어서 그 위험의 정도도 회복하기 어려운 중대한 것이라면, 이와 같은 후유증 발생의 위험은 그 수술을 받지 않을 경우에 생길 것으로 예견되는 결과와 대체 가능한 차선의 치료방법 등과 함께 환자 본인에게 진지하고 자세하게 설명해 주었어야 할 사항이라고 보지 않을 수 없다.[171] ⑥ 환자가 의사로부터 올바른 설명을 들었더라도 수술에 동의하였을 것이라는 이른바 가정적 승낙에 의한 의사의 면책은 의사측의 항변사항으로서 환자의 승낙이 명백히 예상되는 경우에만 허용된다 할 것인데, 환자의 심장질환에 대한 근원적인 치료를 위하여는 가까운 장래에 대동맥판막치환, 상행대동맥확장 및 좌측주관상동맥입구확장 등의 개심수술을 시행할 수밖에 없고 또 환자가 그와 같은 개심수술을 받을 생각으로 병원에 입원하였다는 사유만으로는 환자가 수술에 수반될 지도 모르는 부작용까지 고려하여 여러 가지로 대처할 선택의 가능성을 모두 배제하고 그 수술을 승낙했을 것이 명백하다고 추정하여 환자의 자기결정권의 침해를 부정할 수는 없다.[172] ⑦ 대동맥판막치환 등의 개심수술 후 후유증으로 나타나는 뇌손상의 빈도는 명백한 신경학적 장해가 있는 경우는 0.5 내지 1%이나, 혼돈이나 지적기능의 장해까지 포함하면 8 내지 10%에 이르는 등 환자에게 나타난 뇌전색의 후유증은 그 발생빈도가 크지는 아니하여도 개심수술에 따르는 전형적인 부작용의 하나이고, 환자가 실제로 수술의 결과 우측상하지불완전마비, 실어증, 지능저하, 성격변화 등의 개선불가능한 장해를 입게 된 것이어서 그 위험의 정도도 회복하기 어려운 중대한 것이라면, 이와 같은 후유증 발생의 위험은 그 수술을 받지 않을 경우에 생길 것으로 예견되는 결과와 대체 가능한 차선의 치료방법 등과 함께 환자 본인에게 진지하고 자세하게 설명해 주었어야 할 사항이라고 보지 않을 수 없다.[173] ⑧ 산부인과 전문의 수련과정 2년차인 의사가 자신의 시진, 촉진결과 등을 과신한 나머지 초음파검사 등 피해자의 병증이 자궁외 임신인지, 자궁근종인지를 판별하기 위한 정밀한 진단방법을 실시하지 아니한 채 피해자의 병명을 자궁근종으로 오진하고 이에 근거하여 의학에 대한 전문지식이 없는 피해자에게 자궁적출술의 불가피성만을 강조하였을 뿐 위와 같은 진단상의 과오가 없었으면 당연히 설명받았을 자궁외 임신에 관한 내용을 설명받지 못한 피해자로부터 수술승낙을 받았다면 위 승낙은 부정확 또는 불충분한 설명을 근거로 이루어진 것으로서 수술의 위법성을 조각할 유효한 승낙이라고 볼 수 없다.[174] ⑨ 부정확 또는 불충분한 설명을 근거로 이루어진 유효한 승낙이 아니다. 따라서 이를 근거로 난소의 제거로 이미 임신불능 상태에 있는 피해자의 자궁

171) 대법원 1995.1.20. 선고 94다3421 판결.
172) 대법원 1995.1.20. 선고 94다3421 판결.
173) 대법원 1995.1.20. 선고 94다3421 판결.
174) 대법원 1993.7.27. 선고 92도2345 판결.

을 적출했다 하더라도 그 경우 자궁을 제거한 것이 신체의 완전성을 해한 것이 아니라거나 생활기능에 아무런 장애를 주는 것이 아니라거나 건강상태를 불량하게 변경한 것이 아니라고 할 수 없고 이는 업무상 과실치상죄에 있어서의 상해에 해당한다.[175] ⑩ 의사로서는 성형수술이 그 성질상 긴급을 요하지 아니하고 성형수술을 한다 하더라도 외관상 다소간의 호전이 기대될 뿐이며 다른 한편으로는 피부이식수술로 인한 피부제공처에 상당한 상처로 인한 후유증이 발생할 가능성이 있음을 고려하여 수술전에 충분한 검사를 거쳐 환자에게 수술중 피부이식에 필요하거나 필요하게 될 피부의 부위 및 정도와 그 후유증에 대하여 구체적인 설명을 하여준 연후에 그의 사전동의를 받아 수술에 임하였어야 할 업무상 주의의무가 있음에도 불구하고 이에 이르지 아니한 채 막연한 두피이동술 및 식피술 등의 수술에 관한 동의만 받았을 뿐 양대퇴부의 피부이식에 대한 내용 및 그 후유증등에 대하여 구체적으로 설명하여 주지 아니하고 수술에 이르렀다면 이 사건 성형수술로 피해자가 입은 상해는 의사의 위와 같은 주의의무를 다하지 아니한 과실로 인한 것이라고 할 것이다.[176]

수술단계에서의 동의를 위한 설명의무를 부정한 판례의 구체적 내용은 다음과 같다. 즉,

자연질식분만 도중 흡입분만을 실시하여 분만한 신생아가 분만 후 경막하출혈 등으로 사망하자 산모 등이 의사의 설명의무 위반을 이유로 손해배상을 구한 사안에서, 제왕절개수술을 실시할 필요가 있었다고 볼 만한 자료가 없는 이상 의사에게 흡입분만의 방법으로 질식분만을 실시할 경우 발생할 수 있는 위험 등을 설명할 의무가 있었다고 볼 수 없다.[177]

(2) 분 만

분만단계에서의 동의를 위한 설명의무에 관한 판례의 구체적 내용은 다음과 같다. 즉,

질식분만을 하게 되면 산모 또는 태아의 생명·신체 등에 중대한 위험을 초래할 개연성이 있어 제왕절개수술을 실시할 필요가 있다고 판단되는 경우에, 의사는 특별한 사정이 없는 한 산모로 하여금 제왕절개수술을 받을지 여부를 결정하도록 하기 위해 질식분만을 실시할 경우 예상되는 위험, 대체적인 분만방법으로 제왕절개수술

175) 대법원 1993.7.27. 선고 92도2345 판결.
176) 대법원 1987.4.28. 선고 86다카1136 판결.
177) 대법원 2011.3.10. 선고 2010다72410 판결.

이 있다는 점 및 제왕절개수술을 실시할 경우 예상되는 위험 등을 설명할 의무가 있다고 할 것이나, 위와 같이 제왕절개수술을 실시할 상황이 아니라면 질식분만이 가장 자연스럽고 원칙적인 분만방법이므로 의사가 산모에게 질식분만을 실시할 경우 발생할 수 있는 위험 등을 설명하지 않았다고 하여 설명의무를 위반하여 산모의 자기결정권을 침해하였다고 할 수는 없다.[178)]

(3) 수 혈

수혈과 관련하여 동의를 위한 설명의무에 관한 판례의 구체적 내용은 다음과 같다. 즉,

① 수혈에 의한 에이즈 바이러스의 감염은 수혈행위에 전형적으로 발생하는 위험이고, 그로 인하여 에이즈 바이러스에 감염되는 경우 현대의학으로는 치료 방법이 없어 결국 사망에 이르게 되는 것으로서 그 피해는 회복할 수 없는 중대한 것인 데다가 의학적으로 문외한인 환자로서는 예상할 수 없는 의외의 것이므로, 위험 발생 가능성의 희소성에도 불구하고 의사들의 설명의무가 면제될 수 없다고 보아야 하고, 수술 후 수술중의 출혈로 인하여 수혈하는 경우에는 수혈로 인한 에이즈 바이러스 감염 위험은 당해 수술과는 별개의 수혈 그 자체에 특유한 위험으로서 당해 수술 자체로 인한 위험 못지 아니하게 중대한 것이므로 의사는 환자에게 그 수술에 대한 설명, 동의와는 별개로 수혈로 인한 위험 등을 설명하여야 한다.[179)] ② 수술 후 수술중의 출혈로 인하여 수혈하는 경우에는 수혈로 인한 에이즈 바이러스 감염 위험은 당해 수술과는 별개의 수혈 그 자체에 특유한 위험으로서 당해 수술 자체로 인한 위험 못지 아니하게 중대한 것이므로 의사는 환자에게 그 수술에 대한 설명, 동의와는 별개로 수혈로 인한 위험 등을 설명하여야 한다.[180)]

(4) 투 약

투약과 관련하여 동의를 위한 설명의무에 관한 판례의 구체적 내용은 다음과 같다. 즉,

① 윌슨(Wilson)씨병을 앓는 환자의 병세가 악화된 것은 그 치료약제의 부작용 때문이 아니고 환자가 의사의 처방을 무시하고 약을 복용하지 아니하고 지정된 날짜에 진료도 받지 아니하는 등 효과적으로 치료가 이루어지지 아니하였기 때문이므로,

178) 대법원 2010.6.24. 선고 2007다62505 판결.
179) 대법원 1998.2.13. 선고 96다7854 판결.
180) 대법원 1998.2.13. 선고 96다7854 판결.

의사가 환자에게 그 병의 치료과정과 치료약제의 투약에 관하여 상세한 설명을 하지 아니한 것을 잘못이라고 볼 수 없다.[181] ② 일반적으로 의사는 환자에게 수술 등 침습을 가하는 과정 및 그 후에 나쁜 결과 발생의 개연성이 있는 의료행위를 하는 경우 또는 사망 등의 중대한 결과 발생이 예측되는 의료행위를 하는 경우에 있어서 응급환자의 경우나 그 밖에 특단의 사정이 없는 한 진료계약상의 의무 내지 침습 등에 대한 승낙을 얻기 위한 전제로서 당해 환자나 그 법정대리인에게 질병의 증상, 치료방법의 내용 및 필요성, 발생이 예상되는 위험 등에 관하여 당시의 의료수준에 비추어 상당하다고 생각되는 사항을 설명하여 당해 환자가 그 필요성이나 위험성을 충분히 비교해 보고 그 의료행위를 받을 것인가의 여부를 선택할 수 있도록 할 의무가 있고, 이와 같은 의사의 설명의무는 그 의료행위에 따르는 후유증이나 부작용 등의 위험발생 가능성이 희소하다는 사정만으로 면제될 수 없으며, 그 후유증이나 부작용이 당해 치료행위에 전형적으로 발생하는 위험이거나 회복할 수 없는 중대한 것인 경우에는 그 발생가능성의 희소성에도 불구하고 설명의 대상이 된다 할 것이다.[182]

(5) 마 취

마취와 관련된 동의를 위한 설명의무에 관한 판례의 구체적 내용은 다음과 같다. 즉,

전날에 환자의 시숙이 '수술을 함에 있어 의사의 병내용설명을 숙지하고 자유의사로 승낙하며 수술 중 및 수술 후 경과에 대하여 의사와 병원 당국에 하등 민·형사상의 책임을 묻지 아니하기로 하고 수술시행을 승인한다'는 내용의 부동문자로 인쇄된 수술승인서 용지에 서명날인한 사실만으로는, 환자에 대한 수술 및 그 준비로서의 마취를 함에 있어서 병원의 의료팀이나 마취담당 의사가 환자나 그 가족에게 수술, 특히 전신마취가 초래할 수 있는 위험성이나 부작용에 대하여 설명의무를 다하였다고 볼 수 없으며, 환자가 성인으로서의 판단능력을 가지고 있는 이상 인척에 불과한 시숙의 승낙으로써 환자의 승낙에 갈음하는 것은 허용되지 아니한다고 할 것이므로, 환자에 대한 치료행위로서 마취담당 의사의 마취는 환자에 대한 설명의무를 다하지 아니함과 아울러 환자의 승낙권을 침해하여 이루어진 위법한 행위이다.[183]

181) 대법원 2002.5.28. 선고 2000다46511 판결.
182) 대법원 2007.9.7. 선고 2005다69540 판결.
183) 대법원 1994.11.25. 선고 94다35671 판결.

제 5 장 의료광고론

제 1 절 총 설

I. 의료광고의 의의

광고의 국어사전적 의미는 '세상에 널리 알림' 또는 '상품이나 서비스에 대한 정보를 여러 가지 매체를 통하여 소비자에게 널리 알리는 의도적인 활동'이다.[1] 표시광고법에 의하면 광고란 '사업자 등이 상품 등에 해당하는 사항을 신문·인터넷신문, 정기간행물, 방송, 전기통신, 그 밖에 대통령령으로 정하는 방법으로 소비자에게 널리 알리거나 제시하는 것'을 말한다(표시광고법 제2조 제2호). 의료광고란 의료기관 개설자, 의료기관의 장 또는 의료인(의료인등)이 신문·잡지·음성·음향·영상·인터넷·인쇄물·간판, 그 밖의 방법에 의하여 의료행위, 의료기관 및 의료인등에 대한 정보를 소비자에게 나타내거나 알리는 행위를 말한다(의료법 제56조 제1항). 의료광고에 관한 입법적 정의규정은 2018년 개정 의료법이 신설한 규정이다.[2]

판례에 의하면 의료광고란 '의료에 관한 광고로서 광고의 내용이 의료행위에 관한 것'을 말한다.[3] 즉, 의료광고란 의료법인·의료기관 또는 의료인이 업무 및 기능, 경력, 시설, 진료방법 등 의료기술과 의료행위 등에 관한 정보를 신문·인터넷신문, 정기간행물, 방송, 전기통신 등의 매체나 수단을 이용하여 널리 알리는 행위를 의미한다.[4] 이러한 의미에서 의료광고는 의약품 광고나 의료기기 광고와 구별된다. 전자에 관하여는 약사법이, 후자에 대하여는 의료기기법이 각각 규정하고 있기 때문이다. 그동안 약사법에 규정되어 왔던 의료용구가 2003년 의료기기법의 제정으로 의료기기법에 규정되기 시작하였다.[5] 이러한 의미에서 의료용구에 관한 광고는 의료광고에 속하지 않는다고 했던 대법원의 판례는 아직도 유효하다

---

1) 네이버 국어사전, 검색어: 광고.
2) 의료법 2018.3.27. 일부개정 법률 제15540호 2018.9.28. 시행.
3) 대법원 2009.11.12. 선고 2009도7455 판결.
4) 대법원 2016.6.23. 선고 2014도16577 판결.
5) 의료기기법 2003.5.29. 제정 법률 제6909호. 제·개정 이유서 참조.

고 할 수 있다.[6)]

결국, 의료행위에 관한 광고가 아니면 의료광고가 아니다. 따라서 의료인이 아닌 사람이 일간지에 '키 성장 맞춤 운동법과 그 보조기구'에 관한 광고를 게재한 사안에서, 광고의 내용, 실제 피고인이 행한 영업의 내용 등에 비추어 볼 때 비정상인 혹은 질환자에 대한 진단·치료 등을 내용으로 하는 광고라기보다는 고유한 의료의 영역이라고 단정하기 어려운 체육 혹은 운동생리학적 관점에서 운동 및 자세교정을 통한 청소년 신체성장의 촉진에 관한 광고이므로, 의료법에서 금지하는 '의료에 관한 광고'에 해당하지 않는다고 할 수 있다.[7)]

Ⅱ. 의료광고규제의 연혁

1. 서　설

의료에 관한 광고는 상거래에 관한 상업광고와는 다르다는 차원에서 처음부터 철저히 금지되어 왔었다. 그러나 의료소비시대의 등장이 예고되고 있는 현재의 시점에서 소비자 선택권의 보장이라는 새로운 차원의 개념에 대비해야 하는 것도 사실이다. 1951년 국민의료법이 제정된 이래 60여년의 역사속에서 거의 전면적 금지로부터 사전심의제를 도입하기까지 의료광고법의 변화는 미온적이었다고 생각되지만, 시대의 흐름을 어느 정도 반영하고 있는 것으로 보인다.

2. 국민의료법

1951년 제정된 국민의료법은 의료업자는 누구든지 전문과목의 표방 이외의 학위·기능·약효·진료방법 또는 경력 기타에 관하여는 광고를 할 수 없다고 하여 의료광고를 전면적으로 금지하였다(국민의료법 제42조). 또 의료업자는 주무부장관의 허가없이 그 전문과목을 표방할 수 없다고 하여 전문과목의 표방도 주무부장관의 허가를 얻도록 하고 있었다(국민의료법 제41조).[8)]

---

6) 대법원 1984.4.10. 선고 84도225 판결.
7) 대법원 2009.11.12. 선고 2009도7455 판결.
8) 국민의료법 1951.9.25. 제정 법률 제221호.

3. 1961년 개정 의료법

1962년 개정된 의료법은 의사, 치과의사, 한의사 및 조산원은 그 의료업 또는 조산업에 관하여 전문과목의 표방 이외에 학위, 기능, 약효, 진료 또는 조산방법, 경력 기타의 광고를 하지 못한다고 하여 전문과목 표방 이외의 의료광고를 전면적으로 금지하였다(1962년 의료법 제37조 제1항). 또 누구든지 특정의 의사, 치과의사, 한의사 또는 조산원의 기능, 약효, 진료 또는 조산방법, 경력이나 특정의료에 관하여 인쇄물, 방송 또는 대중에 대하여 광고를 하지 못한다고 하여 광고방법에 제한을 가하였다(1962년 의료법 제37조 제2항). 그리고 의사 또는 치과의사는 보건사회부장관의 허가를 받은 전문과목 이외의 진료과목을 표방하지 못한다고 하여 전문과목의 표방도 허가받은 과목에 한하도록 하였다(1962년 의료법 제36조 제1항).[9]

4. 1965년 개정 의료법

1965년 개정된 의료법은 의사, 치과의사, 한의사 및 조산원은 그 의료업 또는 조산업에 관하여 전조의 규정에 의한 전문과목의 표방 및 진료과목의 표시 이외에 학위, 기능, 약효, 진료 또는 조산방법, 경력 기타의 광고를 하지 못한다고 하였다(1965년 의료법 제37조 제1항). 또 누구든지 특정의 의사, 치과의사, 한의사 또는 조산원의 기능, 약효, 진료 또는 조산방법, 경력이나 특정의료에 관하여 인쇄물, 방송 또는 대중에 대하여 광고를 하지 못한다고 하고(1965년 의료법 제37조 제2항), 의사 또는 치과의사는 보건사회부장관이 인정하는 전문의자격을 받은 자가 아니면 전문과목을 표방하지 못한다고 하였다(1965년 의료법 제36조 제1항).[10] 이와 같이 1965년 의료법은 진료과목의 표시를 추가적으로 허용한 것 외에는 1962년 의료법의 내용을 그대로 유지하고 있다.

5. 1973년 개정 의료법

1973년 개정된 의료법의 내용은 다음과 같다. 의료법인·의료기관 또는 의료인이 아닌 자는 의료에 관한 광고를 하지 못한다(1973년 의료법 제46조 제2항). 의료법인·의료기관 또는 의료인은 의료업무에 관하여 허위 또는 과대한 광고를 하지 못한다(1973년 의료법 제46조 제1항). 누구든지 특정의료기관이나 특정의료인의 기능·진료방법·조산방법이나 경력 또

9) 의료법 1962.3.20. 전부개정 법률 제1035호.
10) 의료법 1965.3.23. 일부개정 법률 제1690호.

는 약효 등에 관하여 대중광고·암시적 기재·사진·유인물·방송·도안 등에 의하여 광고를 하지 못한다(1973년 의료법 제46조 제3항). 의료법인·의료기관 또는 의료인이라 하더라도 학술목적 이외의 목적으로 예방의학적·임상의학적 연구결과, 기능, 약효, 진료 또는 조산방법 등에 관한 광고를 하지 못한다(1973년 의료법 제47조).[11)]

이로써 의료법은 허위·과대광고의 금지를 신설하였고, 종전의 금지규정을 그대로 유지하면서도 일정한 범위의 의료광고에 관하여는 보건사회부령으로 허용하도록 하였다. 한편, 허용되는 의료광고의 범위에 관하여는 의료법 시행규칙이 규정하고 있었다. 즉, 의료법인·의료기관 및 의료인이 행할 수 있는 의료광고의 범위는 ① 진료담당의료인의 성명·성별 및 그 면허의 종류, ② 진료과목(전문의의 경우에는 그 인정받은 전문과목으로 한다), ③ 의료기관의 명칭 및 그 소재지와 전화번호 및 ④ 진료일·진료시간에 한정되었고(1973년 의료법 시행규칙 제33조 제1항), 광고는 일간신문·의료관계전문지, 법 제39조 제1항의 규정에 의하여 허가받은 연구소등의 기관지 및 전화번호부에 한하여 할 수 있었다. 다만, 일간신문에 의한 광고는 월 1회를 초과할 수 없었다(1973년 의료법 시행규칙 제33조 제2항). 의료기관이 새로 개설되거나 휴업·폐업·재개업 또는 이전한 때에는 제2항의 규정에 불구하고 일간신문에 그 사실을 2회에 한하여 광고할 수 있었다(1973년 의료법 시행규칙 제33조 제3항).[12)]

6. 2002년 개정 의료법

2002년 개정된 의료법의 내용은 다음과 같다. 의료법인·의료기관 또는 의료인이 아닌 자는 의료에 관한 광고를 하지 못한다(2002년 의료법 제46조 제2항). 의료법인·의료기관 또는 의료인은 의료업무 또는 의료인의 경력에 관하여 허위 또는 과대한 광고를 하지 못한다(2002년 의료법 제46조 제1항). 누구든지 특정의료기관이나 특정의료인의 기능·진료방법·조산방법이나 약효등에 관하여 대중광고·암시적 기재·사진·유인물·방송·도안등에 의하여 광고를 하지 못한다(2002년 의료법 제46조 제3항). 의료업무에 관한 광고의 범위 기타 의료광고에 필요한 사항은 보건복지부령으로 정한다(2002년 의료법 제46조 제4항). 또 당시의 의료법은 의료법인·의료기관 또는 의료인이라 하더라도 학술목적 이외의 목적으로 예방의학적·임상의학적 연구결과, 기능, 약효, 진료 또는 조산방법 등에 관한 광고를 하지 못한다(2002년 의료법 제47조)고 규정하고 있었다.[13)]

11) 의료법 1973.2.16. 일부개정 법률 제2533호.
12) 의료법 시행규칙 1973.10.17. 전부개정 법률 제426호.
13) 의료법 2002.3.30. 일부개정 법률 제6686호.

2002년 개정법의 가장 큰 특징은 경력에 관한 허위 또는 과대한 광고를 제외하고는 경력광고를 허용하였다는 점이다. 그리고 보건복지부령으로 인터넷 홈페이지에 의한 광고를 포함하여 허용되는 광고의 범위를 정하고 있다는 점이다.

한편, 당시의 보건복지부령인 의료법 시행규칙의 내용은 다음과 같다. 즉, 의료법인 · 의료기관 및 의료인이 행할 수 있는 의료광고의 범위는 ① 진료담당의료인의 성명 · 성별 및 그 면허의 종류, ② 전문과목 및 진료과목, ③ 의료기관의 명칭 및 그 소재지와 전화번호, ④ 진료일 · 진료시간, ⑤ 응급의료 전문인력 · 시설 · 장비등 응급의료시설 운영에 관한 사항, ⑥ 예약진료의 진료시간 · 접수시간 · 진료인력 · 진료과목등에 관한 사항, ⑦ 야간 및 휴일진료의 진료일자 · 진료시간 · 진료인력등에 관한 사항 또는 ⑧ 주차장에 관한 사항이고(의료법 시행규칙 제33조 제1항), 광고는 텔레비젼과 라디오를 제외한 모든 매체에 의하여 할 수 있다. 다만, 일간신문에 의한 광고는 월 1회를 초과할 수 없고(의료법 시행규칙 제33조 제2항), 의료기관이 새로 개설되거나 휴업 · 폐업 · 재개업 또는 이전한 때에는 제2항 단서의 규정에 불구하고 일간신문에 그 사실을 2회에 한하여 광고할 수 있다(의료법 시행규칙 제33조 제3항)고 규정하였다.[14]

7. 2007년 개정 의료법

2007년 개정된 의료법은 2005년 헌법재판소의 의료광고에 관한 규정의 일부 위헌결정에 따라 개정된 법률이다. 그 내용은 다음과 같다.[15] 즉, 의료법인 · 의료기관 또는 의료인이 아닌 자는 의료에 관한 광고를 하지 못한다(2007년 의료법 제46조 제1항). 의료법인 · 의료기관 또는 의료인은 ① 평가를 받지 아니한 신의료기술에 관한 광고, ② 치료효과를 보장하는 등 소비자를 현혹할 우려가 있는 내용의 광고, ③ 다른 의료기관 · 의료인의 기능 또는 진료방법과 비교하는 내용의 광고, ④ 다른 의료법인 · 의료기관 또는 의료인을 비방하는 내용의 광고, ⑤ 수술장면 등 직접적인 시술행위를 노출하는 내용의 광고, ⑥ 의료인의 기능, 진료방법과 관련하여 심각한 부작용 등 중요정보를 누락하는 광고, ⑦ 객관적으로 인정되지 아니하거나 근거가 없는 내용을 포함하는 광고, ⑧ 신문, 방송, 잡지 등을 이용하여 기사(기사) 또는 전문가의 의견형태로 표현되는 광고, ⑨ 심의를 받지 아니하거나 심의받은 내용과 다른 내용의 광고 또는 ⑩ 그 밖에 의료광고의 내용이 국민건강에 중대한

14) 의료법 시행규칙 2002.7.11. 타법개정 보건복지부령 제132호.

15) 의료법 2007.1.3. 일부개정 법률 제8203호.

위해를 발생하게 하거나 발생하게 할 우려가 있는 것으로서 대통령령이 정하는 내용의 광고의 어느 하나에 해당하는 의료광고를 하지 못한다(2007년 의료법 제46조 제2항). 의료법인·의료기관 또는 의료인은 허위 또는 과대한 내용의 의료광고를 하지 못한다(2007년 의료법 제46조 제3항). 의료광고는 방송 그 밖에 국민의 보건과 건전한 의료경쟁의 질서를 유지하기 위하여 제한할 필요가 있는 경우로서 대통령령이 정하는 방법으로 하지 못한다(2007년 의료법 제46조 제4항). 금지되는 의료광고의 구체적인 기준 등 의료광고에 관하여 필요한 사항은 대통령령으로 정한다(2007년 의료법 제46조 제5항).

2007년 개정된 의료법의 가장 큰 특징은 의료광고에 관한 사전심의제를 도입한 것이다.

8. 2009년 개정 의료법

2009년 개정된 의료법의 내용은 다음과 같다.[16] 즉, 의료법인·의료기관 또는 의료인이 아닌 자는 의료에 관한 광고를 하지 못한다(2009년 의료법 제56조 제1항). 의료법인·의료기관 또는 의료인은 ① 평가를 받지 아니한 신의료기술에 관한 광고, ② 치료효과를 보장하는 등 소비자를 현혹할 우려가 있는 내용의 광고, ③ 다른 의료기관·의료인의 기능 또는 진료 방법과 비교하는 내용의 광고, ④ 다른 의료법인·의료기관 또는 의료인을 비방하는 내용의 광고, ⑤ 수술 장면 등 직접적인 시술행위를 노출하는 내용의 광고, ⑥ 의료인의 기능, 진료 방법과 관련하여 심각한 부작용 등 중요한 정보를 누락하는 광고, ⑦ 객관적으로 인정되지 아니하거나 근거가 없는 내용을 포함하는 광고, ⑧ 신문, 방송, 잡지 등을 이용하여 기사(記事) 또는 전문가의 의견 형태로 표현되는 광고, ⑨ 심의를 받지 아니하거나 심의받은 내용과 다른 내용의 광고, ⑩ 외국인환자를 유치하기 위한 국내광고 또는 ⑪ 그 밖에 의료광고의 내용이 국민건강에 중대한 위해를 발생하게 하거나 발생하게 할 우려가 있는 것으로서 대통령령으로 정하는 내용의 광고의 어느 하나에 해당하는 의료광고를 하지 못한다(2009년 의료법 제56조 제2항). 의료법인·의료기관 또는 의료인은 거짓이나 과장된 내용의 의료광고를 하지 못한다(2009년 의료법 제56조 제3항). 의료광고는 ① 방송 또는 ② 그 밖에 국민의 보건과 건전한 의료경쟁의 질서를 유지하기 위하여 제한할 필요가 있는 경우로서 대통령령으로 정하는 방법방법으로는 하지 못한다(2009년 의료법 제56조 제4항). 금지

16) 의료법 2009.1.30. 일부개정 법률 제9386호.

되는 의료광고의 구체적인 기준 등 의료광고에 관하여 필요한 사항은 대통령령으로 정한다(2009년 의료법 제56조 제5항).

2009년 개정법은 2007년 개정법과 금지되는 의료광고의 내용이 10개 항목에서 11개 항목으로 변경된 것을 제외하면 완전히 동일하다.

9. 2016년 개정 의료법

2016년 5월 개정된 의료법은 제56조 제2항 제11호를 제12호로 하고, 같은 항에 제11호를 다음과 같이 신설하였고, 같은 조에 제6항을 다음과 같이 신설하였다.[17] 즉, '소비자를 속이거나 소비자로 하여금 잘못 알게 할 우려가 있는 방법으로 제45조에 따른 비급여 진료비용을 할인하거나 면제하는 내용의 광고'(의료법 제56조 제2항 제11호)와 '보건복지부장관, 시장·군수·구청장은 제2항 제2호부터 제4호까지 및 제6호·제7호와 제3항을 위반한 의료법인·의료기관 또는 의료인에 대하여 제63조, 제64조 및 제67조에 따른 처분을 하려는 경우에는 지체 없이 그 내용을 공정거래위원회에 통보하여야 한다'(의료법 제56조 제6항)가 그것이다.

10. 2018년 개정 의료법

의료광고법은 2018년 대폭적으로 일부개정되었다.[18] 행정기관이 아닌 독립된 자율심의기구에서 의료광고에 대한 사전 심의가 이루어질 수 있도록 제도를 개선하고, 지속적인 모니터링을 통해 불법 의료광고가 난립하는 것을 방지하며, 불법 의료광고에 대해서는 보건복지부장관 등이 위반행위의 중지, 정정광고 명령 등 필요한 조치를 취할 수 있도록 함으로써 불법 의료광고로 인한 국민의 피해를 최소화한다는 것이 그 취지이다.[19] 특히 제5장에 제57조의2(의료광고에 관한 심의위원회)와 제57조의3(의료광고 모니터링)이 신설되었다.

11. 2020년 개정 의료법

2020년 개정 의료법은 의료광고심의위원회에 정신병원과 정신병원의 개설자를

17) 의료법 2016.5.29. 일부개정 법률 제14220호 2016.5.29. 시행.
18) 의료법 2018.3.27. 일부개정 법률 제15540호 2018.9.28. 시행.
19) 의료법 제정·개정이유 참조. 법제처, 국가법령정보센터 홈페이지 참조.

추가하고 있을 뿐이다(의료법 제57조의2 제2항 제1호 참조).[20]

Ⅲ. 의료광고제한의 취지

의사는 인명(人命)을 구하는 인술(仁術)을 행하는 사람이고, 의료를 광고하는 것은 비열한 행위라고 하는 것이 처음부터의 생각이었다고 한다.

그러나 의료인의 수가 늘어나고 동업자간의 경쟁도 치열해져 광고하는 의료인의 수도 증가하고 그 폐해도 무시할 수 없는 상태가 되고, 광고는 환자를 유인하기 위하여 허위·과대한 내용을 수반하는 경우가 많을 뿐만 아니라 일반인을 유혹하는 폐해가 크고 전문가로서의 의사의 품위를 훼손시키는 결과를 초래할 염려가 있어 이를 규제하기 시작하였다고 한다.

한편 의료는 사람의 생명·신체를 좌우하는 중요한 사항이므로 이를 단순한 상거래의 하나로 보아 무제한의 경쟁을 허용할 경우 국민의 건강에 심대한 위해를 초래할 위험이 있다는 점,[21] 상업광고에 의한 의료의 왜곡을 방지해야 한다는 점 및 자유경쟁의 폐해에 의하여 환자의 이익을 침해할 우려가 있다는 점 등이 규제의 필요성으로 거론되고 있다.

Ⅳ. 의료광고제한의 완화

1. 위헌결정

(1) 제1차 위헌 결정

의료광고에 관하여 일관적으로 금지의 태도를 보여왔던 의료법의 규정은 2005년 헌법재판소에 의하여 위헌결정을 받게 된다.[22] 이에 의하면 의료인의 기능과 진료방법에 대한 광고를 금지하고 이에 대하여 벌금형에 처하도록 하던 규정, 즉 의료법 제46조 제3항과 제69조는 헌법에 위반된다는 것이었다. 왜냐하면 이 부분에 대한 규제는 다른 법률, 예컨대 의료법 제46조 제1항, 표시광고법, 소비자보호법, 공정거래법, 옥외광고물법 등에 의하여도 의료인의 기능이나 진료방법에 관한

---

20) 의료법 2020.3.4. 일부개정 법률 제17069호 2020.9.5. 시행.
21) 이상완(의료사범의 이론과 실태), 97쪽.
22) 헌법재판소 2005.10.27. 선고 2003헌가3 결정.

허위, 기만 또는 과장된 광고를 통제할 수 있기 때문에 '피해의 최소성'의 원칙에 위반된다는 것이 그 이유였다.

헌법재판소는 "의료인의 기능이나 진료방법에 대한 광고가 소비자들을 기만하는 것이거나, 소비자들에게 정당화되지 않은 의학적 기대를 초래 또는 오인하게 할 우려가 있거나, 공정한 경쟁을 저해하는 것이라면, 국민의 보건과 건전한 의료경쟁 질서를 위하여 규제가 필요하다. 그러나 객관적인 사실에 기인한 것으로서 소비자에게 해당 의료인의 의료기술이나 진료방법을 과장함이 없이 알려주는 의료광고라면 이는 의료행위에 관한 중요한 정보에 관한 것으로서 소비자의 합리적 선택에 도움을 주고 의료인들 간에 공정한 경쟁을 촉진하므로 오히려 공익을 증진시킬 수 있다. 비록 의료광고가 전문적이고 기술적인 영역에 관한 것이고, 일반 국민들이 그 가치를 판단하기 어려운 측면이 있다 하더라도, 소비자로 하여금 과연 특정의료인이 어떤 기술이나 기량을 지니고 있는지, 어떻게 진단하고 치료하는지를 알 수 없게 한다면, 이는 소비자를 중요한 특정 의료정보로부터 차단시킴으로써 정보의 효율적 유통을 방해하는 것이며, 표현의 자유와 영업의 자유의 대상이 된 상업광고에 대한 규제가 입법목적의 달성에 필요한 한도 내에서 섬세하게 재단(裁斷)된 것이라 할 수 없다는 것이다"라고 판시한 바 있다.

(2) 제2차 위헌 결정

2015년에 이르러 의료광고법은 헌법재판소에 의하여 일부 위헌판결을 받게 된다. 즉, 의료법(2009. 1. 30. 법률 제9386호로 개정된 것) 제56조 제2항 제9호 중 '제57조에 따른 심의를 받지 아니한 광고' 부분은 헌법에 위반된다는 것이다.[23)]

헌법재판소는 "헌법이 특정한 표현에 대해 예외적으로 검열을 허용하는 규정을 두지 않은 점, 이러한 상황에서 표현의 특성이나 규제의 필요성에 따라 언론·출판의 자유의 보호를 받는 표현 중에서 사전검열금지원칙의 적용이 배제되는 영역을 따로 설정할 경우 그 기준에 대한 객관성을 담보할 수 없다는 점 등을 고려하면, 헌법상 사전검열은 예외 없이 금지되는 것으로 보아야 하므로 의료광고 역시 사전검열금지원칙의 적용대상이 된다. 의료광고의 사전심의는 보건복지부장관으로부터 위탁을 받은 각 의사협회가 행하고 있으나 사전심의의 주체인 보건복지부장관은 언제든지 위탁을 철회하고 직접 의료광고 심의업무를 담당할 수 있는

---

23) 헌법재판소 2015.12.23. 선고 2015헌바75 결정.

점, 의료법 시행령이 심의위원회의 구성에 관하여 직접 규율하고 있는 점, 심의기관의 장은 심의 및 재심의 결과를 보건복지부장관에게 보고하여야 하는 점, 보건복지부장관은 의료인 단체에 대해 재정지원을 할 수 있는 점, 심의기준 · 절차 등에 관한 사항을 대통령령으로 정하도록 하고 있는 점 등을 종합하여 보면, 각 의사협회는 행정권의 영향력에서 벗어나 독립적이고 자율적으로 사전심의업무를 수행하고 있다고 보기 어렵다. 따라서 이 사건 법률규정들은 사전검열금지원칙에 위배된다"고 판시한 바 있다.

2. 사전심의제의 도입

의료광고금지에 관한 의료법의 규정이 위헌결정을 받게 됨에 따라 해당 조항의 효력이 상실되었다. 그 후속조치로서 의료법은 헌법재판소의 판결취지에 부합하도록 해당조항을 보완하였다.[24]

이에 따라 2007년 개정된 의료법은 의료법인 · 의료기관 또는 의료인으로 하여금 평가되지 아니한 신의료기술에 관한 광고, 치료효과를 보장하거나 암시하여 소비자를 현혹할 우려가 있는 내용의 광고, 다른 의료기관 · 의료인의 기능 또는 진료방법과 비교하는 내용의 광고, 다른 의료법인 · 의료기관 또는 의료인을 비방하는 내용의 광고, 수술장면 등 직접적인 시술행위를 노출하는 내용의 광고 등을 하지 못하도록 하였다(2007년 의료법 제46조). 또 개정 의료법은 의료법인 · 의료기관 · 의료인으로 하여금 의료광고를 하려는 때에는 미리 광고내용 및 방법 등에 대하여 보건복지부장관의 심의를 받도록 하고, 보건복지부장관은 의료광고의 심의에 관한 업무를 의사회 등에 위탁할 수 있도록 하였다(2007년 의료법 제46조의2).

제 2 절 의료광고제한의 내용

의료법은 의료에 관한 광고를 관계자들의 자유에 방임하지 않고 광고의 주체, 내용, 방법 등에 관하여 일정한 규제를 가하고 있다.

24) 의료법 2007.1.3. 일부개정 법률 제8203호.

Ⅰ. 주체상의 제한

의료법은 의료광고를 의료인 등, 즉 의료기관 개설자, 의료기관의 장 또는 의료인에게만 허용하고 있다(의료법 제56조 제1항). 이는 의료지식이 없는 자가 의학적 전문지식을 기초로 하는 경험과 기능으로 진찰·검안·처방·투약 또는 외과적 시술을 시행하여 질병의 예방 또는 치료행위 및 그 밖에 의료인이 행하지 아니하면 보건위생상 위해가 생길 우려가 있는 행위에 해당하는 의료행위를 시행하는 내용의 광고를 함으로써 발생할 수 있는 보건위생상의 위험을 사전에 방지하기 위한 것으로 이해할 수 있다.[25] 따라서 의료인 등이 아닌 자가 한 광고가 '의료에 관한 광고'에 해당한다고 하기 위해서는 그 광고 내용이 의료행위, 의료기관 및 의료인 등에 관한 것이어야 한다.

예컨대, 의료인이 아닌 피고인이 일간지에 '키 성장 맞춤 운동법과 그 보조기구'에 관한 광고를 게재한 사안에서, 광고의 내용, 실제 피고인이 행한 영업의 내용 등에 비추어 볼 때 비정상인 혹은 질환자에 대한 진단·치료 등을 내용으로 하는 광고라기보다는 고유한 의료의 영역이라고 단정하기 어려운 체육 혹은 운동생리학적 관점에서 운동 및 자세교정을 통한 청소년 신체성장의 촉진에 관한 광고이므로, 의료법에서 금지하는 '의료에 관한 광고'에 해당하지 않는다.[26]

Ⅱ. 내용상의 제한

1. 의료광고의 금지내용

(1) 의 의

의료광고는 의료인 등에게만 허용되는 것이 원칙이다. 나아가 의료광고는 그 내용상 국민건강에 중대한 위해를 가져올 우려가 있는 경우 등에는 의료인 등에게도 허용되지 않고 있다(의료법 제56조 제2항). 2015년 위헌결정을 근거로 2018년 개정된 내용이다.[27]

---

25) 대법원 2009.11.12. 선고 2009도7455 판결.

26) 대법원 2009.11.12. 선고 2009도7455 판결.

27) 헌법재판소 2015.12.23. 선고 2015헌바75 결정; 의료법 2018.3.27. 일부개정 법률 제15540호 2018.9.28. 시행.

(2) 금지의 내용

의료인 등은 다음의 어느 하나에 해당하는 의료광고를 하지 못한다(의료법 제56조 제2항). 즉, ① 평가를 받지 아니한 신의료기술에 관한 광고, ② 환자에 관한 치료경험담 등 소비자로 하여금 치료 효과를 오인하게 할 우려가 있는 내용의 광고, ③ 거짓된 내용을 표시하는 광고, ④ 다른 의료인 등의 기능 또는 진료 방법과 비교하는 내용의 광고, ⑤ 다른 의료인 등을 비방하는 내용의 광고, ⑥ 수술 장면 등 직접적인 시술행위를 노출하는 내용의 광고, ⑦ 의료인등의 기능, 진료 방법과 관련하여 심각한 부작용 등 중요한 정보를 누락하는 광고, ⑧ 객관적인 사실을 과장하는 내용의 광고, ⑨ 법적 근거가 없는 자격이나 명칭을 표방하는 내용의 광고, ⑩ 신문, 방송, 잡지 등을 이용하여 기사(記事) 또는 전문가의 의견 형태로 표현되는 광고, ⑪ 심의를 받지 아니하거나 심의받은 내용과 다른 내용의 광고, ⑫ 외국인환자를 유치하기 위한 국내광고, ⑬ 소비자를 속이거나 소비자로 하여금 잘못 알게 할 우려가 있는 방법으로 비급여 진료비용을 할인하거나 면제하는 내용의 광고, ⑭ 각종 상장·감사장 등을 이용하는 광고 또는 인증·보증·추천을 받았다는 내용을 사용하거나 이와 유사한 내용을 표현하는 광고. 다만, ㉠ 의료기관 인증을 표시한 광고, ㉡ 중앙행정기관·특별지방행정기관 및 그 부속기관, 지방자치단체 또는 공공기관으로부터 받은 인증·보증을 표시한 광고, ㉢ 다른 법령에 따라 받은 인증·보증을 표시한 광고 또는 ㉣ 세계보건기구와 협력을 맺은 국제평가기구로부터 받은 인증을 표시한 광고 등 대통령령으로 정하는 광고는 제외한다. 및 ⑮ 그 밖에 의료광고의 방법 또는 내용이 국민의 보건과 건전한 의료경쟁의 질서를 해치거나 소비자에게 피해를 줄 우려가 있는 것으로서 대통령령으로 정하는 내용의 광고가 그것이다.

(3) 금지의 취지

소위 국민건강에 중대한 위해를 발생하게 하거나 발생하게 할 우려가 있는 광고를 금지하는 취지는 공익상의 요구 등에 의한 의료광고 규제의 필요성과 더불어 의료광고의 경우에는 그 표현내용의 진실성 여부와 상관없이 일정한 표현방식 내지 표현방법만으로도 의료서비스 소비자의 절박하고 간절한 심리상태에 편승하여 의료기관이나 치료방법의 선택에 관한 판단을 흐리게 하고 그것이 실제 국민들의 건강보호나 의료제도에 영향을 미칠 가능성이 매우 큰 점을 고려하여 일정

한 표현방식 내지 표현방법에 의한 광고를 규제하겠다는 것으로 해석된다.[28)]

또 '치료효과를 보장하는 등 소비자를 현혹할 우려가 있는 내용의 광고'를 금지하고 있는 취지는, 공익상의 요구 등에 의한 의료광고 규제의 필요성과 더불어 의료광고의 경우에는 그 표현내용의 진실성 여부와 상관없이 일정한 표현방식 내지 표현방법만으로도 의료서비스 소비자의 절박하고 간절한 심리상태에 편승하여 의료기관이나 치료방법의 선택에 관한 판단을 흐리게 하고 그것이 실제 국민들의 건강보호나 의료제도에 영향을 미칠 가능성이 매우 큰 점을 고려하여 일정한 표현방식 내지 표현방법에 의한 광고를 규제하겠다는 것으로 해석된다.[29)]

다만, 어떠한 광고가 '치료효과를 보장하는 등 소비자를 현혹할 우려가 있는 내용의 광고'에 해당하는 것인지를 판단할 때에는, 표현방식과 치료효과 보장 등의 연관성, 표현방식 자체가 의료정보 제공에서 불가피한 것인지 여부, 광고가 이루어진 매체의 성격과 그 제작·배포의 경위, 광고의 표현방식이 의료서비스 소비자의 판단에 미치는 영향 등을 종합적으로 고려하여 보통의 주의력을 가진 의료서비스 소비자가 당해 광고를 받아들이는 전체적·궁극적 인상을 기준으로 객관적으로 판단하여야 한다.[30)]

2. 금지내용의 구체적 기준

(1) 의 의

의료법은 금지되는 의료광고의 구체적인 내용 등 의료광고에 관하여 필요한 사항에 관하여는 대통령령으로 정하도록 하고 있다(의료법 제56조 제4항). 이에 따라 2018년 개정된 대통령령이 정하고 있는 의료광고의 구체적 기준은 다음과 같다(의료법 시행령 제23조).

(2) 금지의 구체적 기준

금지되는 의료광고의 구체적인 기준은 다음과 같다(의료법 시행령 제23조). 즉, ① 신의료기술평가를 받지 아니한 신의료기술에 관하여 광고하는 것, ② 특정 의료기관·의료인의 기능 또는 진료 방법이 질병 치료에 반드시 효과가 있다고 표현하거나 환자의 치료경험담이나 6개월 이하의 임상경력을 광고하는 것, ③ 의료인, 의료기관,

28) 대법원 2010.3.25. 선고 2009두21345 판결.
29) 대법원 2010.3.25. 선고 2009두21345 판결.
30) 대법원 2010.3.25. 선고 2009두21345 판결.

의료서비스 및 의료 관련 각종 사항에 대하여 객관적인 사실과 다른 내용 등 거짓된 내용을 광고하는 것, ④ 특정 의료기관 개설자, 의료기관의 장 또는 의료인(의료인등)이 수행하거나 광고하는 기능 또는 진료 방법이 다른 의료인등의 것과 비교하여 우수하거나 효과가 있다는 내용으로 광고하는 것, ⑤ 다른 의료인 등을 비방할 목적으로 해당 의료인등이 수행하거나 광고하는 기능 또는 진료 방법에 관하여 불리한 사실을 광고하는 것, ⑥ 의료인이 환자를 수술하는 장면이나 환자의 환부(患部) 등을 촬영한 동영상·사진으로서 일반인에게 혐오감을 일으키는 것을 게재하여 광고하는 것, ⑦ 의료인 등의 의료행위나 진료 방법 등을 광고하면서 예견할 수 있는 환자의 안전에 심각한 위해(危害)를 끼칠 우려가 있는 부작용 등 중요 정보를 빠뜨리거나 글씨 크기를 작게 하는 등의 방법으로 눈에 잘 띄지 않게 광고하는 것, ⑧ 의료인, 의료기관, 의료서비스 및 의료 관련 각종 사항에 대하여 객관적인 사실을 과장하는 내용으로 광고하는 것, ⑨ 법적 근거가 없는 자격이나 명칭을 표방하는 내용을 광고하는 것, ⑩ 특정 의료기관·의료인의 기능 또는 진료 방법에 관한 기사나 전문가의 의견을 신문·인터넷신문 또는 정기간행물이나 방송에 싣거나 방송하면서 특정 의료기관·의료인의 연락처나 약도 등의 정보도 함께 싣거나 방송하여 광고하는 것, ⑪ 심의 대상이 되는 의료광고를 심의를 받지 아니하고 광고하거나 심의 받은 내용과 다르게 광고하는 것, ⑫ 외국인환자를 유치할 목적으로 영리를 목적으로 환자를 의료기관이나 의료인에게 소개·알선·유인하는 행위 및 이를 사주하는 행위를 하기 위하여 국내광고 하는 것, ⑬ 비급여 진료비용의 할인·면제 금액, 대상, 기간이나 범위 또는 할인·면제 이전의 비급여 진료비용에 대하여 허위 또는 불명확한 내용이나 정보 등을 게재하여 광고하는 것 및 ⑭ 각종 상장·감사장 등을 이용하여 광고하는 것 또는 인증·보증·추천을 받았다는 내용을 사용하거나 이와 유사한 내용을 표현하여 광고하는 것(다만, 법 제56조 제2항 제14호 각 목의 어느 하나에 해당하는 경우는 제외한다)이 그것이다.

(3) 용어의 정의

신문이란 정치·경제·사회·문화·산업·과학·종교·교육·체육 등 전체 분야 또는 특정 분야에 관한 보도·논평·여론 및 정보 등을 전파하기 위하여 같은 명칭으로 월 2회 이상 발행하는 간행물로서 ① 일반일간신문이란 정치·경제·사회·문화 등에 관한 보도·논평 및 여론 등을 전파하기 위하여 매일 발행하는 간행물, ② 특수일간신문이란 산업·과학·종교·교육 또는 체육 등 특정 분야(정치를 제외한다)에 국한된 사항의 보도·논평 및 여론 등을 전파하기 위하여 매일 발행하는 간행물, ③ 일반주간신문이란 정치·경제·사회·문화 등에 관한 보도·논평 및 여론 등을 전파하기 위하여 매주 1회 발행하는 간행물(주 2회 또는 월 2회 이상 발행하는 것을 포함한다) 및 ④ 특수주간신문이란 산업·과학·종교·교육 또는 체육 등 특정 분야(정치를 제외한다)에 국한된 사항의 보도·논평 및 여론 등을 전파하기 위하여 매주 1회 발행하는 간행물(주 2회 또는 월 2회 이상 발행하는 것을 포함한다)를 말하고(신문법 제2조 제1호), 인터넷신문이란 컴퓨터 등 정보처리능력을 가진 장치와 통신망을 이용하여 정치·경제·사회·문화 등에 관한 보도·논평 및 여론·정보 등을 전파하기 위하여 간행하는 전자간행물로서 독자적 기사 생산과 지속적인 발행 등 대통령령으로 정하는 기준을 충족하는 것을 말한다(신문법 제2조 제2호).

정기간행물이란 동일한 제호로 연 2회 이상 계속적으로 발행하는 간행물로서 ① 정치·경제·사회·문화·시사·산업·과학·종교·교육·체육 등 전체분야 또는 특정분야에 관한 보도·논평·여론 및 정보 등을 전파하기 위하여 동일한 제호로 월 1회 이하 정기적으로 발행하는 책자 형태의 간행물(잡지), ② 보도·논평 또는 여론 형성의 목적 없이 일상생활 또는 특정사항에 대한 안내·고지 등 정보전달의 목적으로 발행되는 간행물(정보간행물), ③ 통신망을 이용하지 아니하고 컴퓨터 등의 정보처리장치를 이용하여 읽거나 보고 들을 수 있도록 전자적으로 발행한 간행물(전자간행물)및 ④ 월 1회 이하 발행되는 간행물 중 책자 형태가 아닌 간행물을 말한다(기타 간행물)(정기간행물법 제2조 제1호). 다만, 정치·경제·사회·문화·산업·과학·종교·교육·체육 등 전체 분야 또는 특정 분야에 관한 보도·논평·여론 및 정보 등을 전파하기 위하여 같은 명칭으로 월 2회 이상 발행하는 간행물로서 신문은 제외한다(신문법 제2조 제1호). 즉, ① 정치·경제·사회·문화 등에 관한 보도·논평 및 여론 등을 전파하기 위하여 매일 발행하는 간행물(일반일간신문), ② 산업·과학·종교·교육 또는 체육 등 특정 분야(정치를 제외한다)에 국한된 사항의 보도·논평 및 여론 등을 전파하기 위하여 매일 발행하는 간행물(특수일간신문), ③ 정치·경제·사회·문화 등에 관한 보도·논평 및 여론 등을 전파하기 위하여 매주 1회 발행하는 간행물(주 2회 또는 월 2회 이상 발행하는 것을 포함한다)(일반주간신문) 및 ④ 산업·과학·종교·교육 또는 체육 등 특정 분야(정치를 제외한다)에 국한된 사항의 보도·논평 및 여론 등을 전파하기 위하여 매주 1회 발행하는 간행물(주 2회 또는 월 2회 이상 발행하는 것을 포함한다)(특수주간신문)은 제외된다.

방송이란 방송프로그램을 기획·편성 또는 제작하여 이를 공중(시청자)에게 전기통신설비에 의하여 송신하는 것으로서 ① 정지 또는 이동하는 사물의 순간적 영상과 이에 따르는 음성·음향 등으로 이루어진 방송프로그램을 송신하는 방송(텔레비전방송), ② 음성·음향 등으로 이루어진 방송프로그램을 송신하는 방송(라디오방송), ③ 방송사업자의 채널을 이용하여 데이터, 즉 문자·숫자·도형·도표·이미지 그 밖의 정보체계를 위주로 하여 이에 따르는 영상·음성·음향 및 이들의 조합으로 이루어진 방송프로그램을 송신하는 방송으로서 인터넷 등 통신망을 통하여 제공하거나 매개하는 경우를 제외한 방송(데이터방송) 및 ④ 이동중 수신을 주목적으로 다채널을 이용하여 텔레비전방송·라디오방송 및 데이터방송을 복합적으로 송신하는 방송(이동멀티미디어방송)을 말한다(방송법 제2조 제1호). 의료법 시행령은 또한 의료법인·의료기관 또는 의료인 자신이 운영하는 인터넷 홈페이지에 의료광고를 하는 경우에 금지되는 의료광고의 세부적인 기준에 관하여는 보건복지부장관으로 하여금 고시할 수 있도록 하고 있다(의료법 시행령 제23조 제2항).

금지되는 의료광고에 관한 판례의 구체적 내용은 다음과 같다. 즉,

① 의사인 피고인이 자신이 운영하는 병원에서 VBAC(Vaginal Birth After Cesarean, 제왕절개 후 자연분만, 이하 '브이백'이라 한다) 시술을 받은 환자들이 병원 홈페이지에 그 성공소감을 게시하면 분만비를 할인해 주는 방법으로 의료광고를 하였다고 하여 의료법 위반으로 기소된 사안에서, 의료법령상 '질병'이나 '치료'에 관하여 정의를 내리고 있는 법조문이 없어 구체적 사안에 따라 사회통념에 의하여 정할 수밖에 없는데, '치료'라는 표현이 좁은 의미의 질병에 대한 의료행위만을 의미하는 용어로 사용되고 있다고 보기 어려운 점, 일반적으로 출산을 앞둔 산모의 상태를 질병으로 분류하기 어렵다고 하더라도 미용성형이나 모발이식수술 등을 받는 사람과 달리 산모는 일반적인 상태에서 벗어난 비정상적인 건강상태에 있다고 할 수 있고, 특히 제왕절개 경험이 있는 산모가 자연분만을 시도하는 경우에는 그렇지 않은 경우에 비하여 산모나 태아의 생명, 신체에 위험을 초래할 가능성이 높아 전문 의료인에 의한 특별한 관리와 검사, 시술이 요구되는 점 등을 고려하면 그러한 상태에 있는 산모의 출산을 돕는 브이백 시술은 치료에 해당하고, 그 경험담은 의료법 시행령 제23조 제1항 제2호에서 금지하는 '환자의 치료경험담'으로서 시술이 갖는 위험성과 경험담의 구체적 내용에 비추어 볼 때, 소비자를 현혹하거나 국민건강에 중대한 위해를 발생하게 할 우려가 있는 의료광고에 해당한다.[31] ② 자신의 의료기관 인터넷 홈페이지에 임플란트 시술과 관련하여 "레이저를 이용하여 치아나 잇몸을 절삭, 절개하여 통증과 출혈이 거의 없습니다"라는 내용의 광고를 한 치과의사에 대하여 보건복지가족부장관이 위 광고가 의료법에 해당한다는 이유로 치과

31) 대법원 2013.12.12. 선고 2013도8032 판결.

의사면허자격정지처분을 한 사안에서, 위 광고는 레이저 치료기에 의한 임플란트 시술이 다른 시술방법에 비해 부작용이 적다는 의료정보를 제공하는 측면이 있는 것으로 보일 뿐만 아니라, 그 표현방식 역시 치료기 제조사에서 만든 책자의 내용을 참고로 레이저 치료기에 의한 임플란트 시술의 장점을 의료서비스 소비자들에게 전달하는 차원에서 사용된 것임을 알 수 있는 점 등에 비추어, 위 광고가 곧바로 '치료효과를 보장하는 등 소비자를 현혹할 우려가 있는 내용의 광고'에 해당한다고 볼 수 없다.[32] ③ 자신의 의료기관 인터넷 홈페이지에 임플란트 시술과 관련하여 "레이저를 이용하여 치아나 잇몸을 절삭, 절개하여 통증과 출혈이 거의 없습니다"라는 내용의 광고를 한 치과의사에 대하여 보건복지가족부장관이 위 광고가 의료법 제56조 제2항 제2호에 해당한다는 이유로 치과의사면허자격정지처분을 한 사안에서, 위 광고는 레이저 치료기에 의한 임플란트 시술이 다른 시술방법에 비해 부작용이 적다는 의료정보를 제공하는 측면이 있는 것으로 보일 뿐만 아니라, 그 표현방식 역시 치료기 제조사에서 만든 책자의 내용을 참고로 레이저 치료기에 의한 임플란트 시술의 장점을 의료서비스 소비자들에게 전달하는 차원에서 사용된 것임을 알 수 있는 점 등에 비추어, 위 광고가 곧바로 '치료효과를 보장하는 등 소비자를 현혹할 우려가 있는 내용의 광고'에 해당한다고 볼 수 없다.[33]

3. 금지광고로서의 허위 · 과장 광고

(1) 서 언

금지되는 의료광고 중에서 대표적인 것 중의 하나가 허위 · 과장 광고이다. 허위 · 과장 광고의 금지는 1973년 개정 의료법이 신설한 규정이다(1973년 의료법 제46조 제1항). 이에 대하여 다음과 같이 상세히 검토하기로 한다.

(2) 허위 · 과장 광고의 의의

허위 · 과장 광고의 금지는 2018년 개정된 의료광고법에서도 여전히 내용상으로는 유지되고 있다(의료법 제56조 제2항 제3호, 의료법 시행령 제23조 제1항 제8호 참조). 다만 2018년 개정되기 이전의 의료광고법은 허위 · 과장광고에 관하여 독립된 조항으로써 금지하고 있었다. 즉, 2018년 개정 전의 의료법은 "의료법인 · 의료기관 또는 의료인은 거짓이나 과장된 내용의 의료광고를 하지 못한다"고 규정하여 허위광고와 과장광고를 금지하고 있었다

---

32) 대법원 2010.3.25. 선고 2009두21345 판결.

33) 대법원 2010.3.25. 선고 2009두21345 판결.

(2018년 개정되기 이전의 의료법 제56조 제2항). 의료법인 · 의료기관 또는 의료인에게는 이미 광고를 할 수 있도록 허용되고 있었으나(2018년 개정되기 이전의 의료법 제56조 제1항), 그렇다고 하여 거짓이나 과장된 광고를 해서는 안 된다는 의미였다.

거짓이란 객관적 사실이 아닌 것을 말하고, 허위란 근거가 없는 것을 의미한다. 표시광고법상으로 허위 · 과장의 표시 · 광고란 사실과 다르게 표시 · 광고하거나 사실을 지나치게 부풀려 표시 · 광고하는 것을 말한다(표시광고법 시행령 제3조 제1항). 의료법상의 허위 또는 과대한 광고라 함은 진실이 아니거나 실제보다 지나치게 부풀려진 내용을 담고 있어 의료지식이 부족한 일반인으로 하여금 오인 · 혼동하게 할 염려가 있는 광고를 말한다고 할 수 있다.[34]

(3) 허위 · 과장 광고의 금지취지

의료광고가 객관적인 사실에 기인한 것으로서 의료소비자에게 해당 의료인의 의료기술이나 진료방법을 과장 없이 알려주는 것이라면, 이는 소비자의 합리적 선택에 도움을 주고, 의료인들 사이에 공정한 경쟁을 촉진시켜 공익을 증진시킬 수 있으므로 허용되어야 할 것이다. 그러나 의료행위가 사람의 생명 · 신체에 직접적이고 중대한 영향을 미치는 것임에 비추어 객관적 사실이 아니거나 근거가 없는, 또는 현대의학상 안전성 및 유효성이 과학적으로 검증되지 않은 내용을 기재하여 의료서비스 소비자에게 막연하거나 헛된 의학적 기대를 갖게 하는 광고는 허위 또는 과대광고로서 금지되어야 한다는 것이 그 취지이다.[35]

(4) 허위 · 과장 광고와 형사상의 책임

허위 · 과장광고는 경우에 따라 형법상의 문제로 비화될 수 있다. 일정한 한계를 넘은 허위 · 과장광고는 형법상 사기죄를 구성할 수 있기 때문이다. 일반적으로 상품의 선전, 광고에 있어 다소의 과장, 허위가 수반되는 것은 그것이 일반 상거래의 관행과 신의칙에 비추어 시인될 수 있는 한 기망성이 결여된다고 하겠으나 거래에 있어서 중요한 사항에 관하여 구체적 사실을 거래상의 신의성실의 의무에 비추어 비난받을 정도의 방법으로 허위로 고지한 경우에는 과장, 허위광고의 한계를 넘어 사기죄의 기망행위에 해당한다.[36] 형법은 사람을 기망하여 재물의 교

---

34) 대법원 2009.2.26. 선고 2006도9311 판결.
35) 대법원 2010.5.27. 선고 2006도9083 판결.
36) 대법원 2010.4.29. 선고 2009다97864 판결; 대법원 2008.7.10. 선고 2008도1664 판결; 대법원 2002.2.5. 선고 2001도5789 판결 등.

부를 받거나 재산상의 이익을 취득한 자는 10년 이하의 징역 또는 2천만원 이하의 벌금에 처하고 있다(형법 제347조 제1항). 제삼자로 하여금 재물의 교부를 받게 하거나 재산상의 이익을 취득하게 한 때에도 이와 마찬가지이다(형법 제347조 제2항).

허위 · 과장 광고를 긍정한 판례의 구체적 내용은 다음과 같다. 즉,

① 약침의 효력으로 암의 독이 고름으로 빠져 나온다는 소위 '고름광고'를 한의원의 인터넷 홈페이지에 게재한 행위는, 일정 신체 부위에 집중적으로 주사와 쑥뜸을 반복함으로써 당해 부위에 화상을 입혀 상처를 나게 하고 그곳에 고약을 바르면 고름이 나오는 것은 당연한 현상이므로 실제와 달리 과장하여 표현한 '과대광고'에 해당한다.[37] ② 한의원의 인터넷 홈페이지에 "국내 최초 양 · 한방 협진의원 개설, 국내 최상품 청정한약재 처방, (명칭 생략) Children's Clinic, (명칭 생략) 한의원은 아이질병을 소아과가 아닌 한의원에서 치료할 수 있다는 인식을 최초로 심어 준 대표적 소아전문 한의원입니다"라고 게재한 사실을 알 수 있는 바 광고에 포함된 '국내 최초', '국내 최상품', '대표적' 등의 문구는 이를 객관적으로 조사하거나 그에 관한 결정기준을 마련하기 곤란하여 그 자체로 진실에 반하거나 실제보다 과장된 것으로 보일 뿐 아니라 스스로도 명확한 근거를 제시한 바 없으므로, 위 광고는 일반인으로 하여금 오인 · 혼동하게 할 염려가 있는 광고로서 의료법이 금지하는 '허위 또는 과대한 광고'에 해당한다.[38] ③ 건물의 1, 2층을 각각 사용하면서 독립된 의료기관을 운영하고 있고 의료장비도 각각 구입하여 비치한 관계로 각자의 의료장비를 이용하여 각 그 해당 분야에 관하여 각자 개별적으로 각종 검사와 진료를 할 수 있을 뿐 한의원과 내과의원을 하나의 의료기관으로 설립하여 공동으로 운영하는 것이 아님을 알 수 있으므로, 일방이 다른 일방에게 그의 해당 분야에 관한 검사와 진료를 받아보도록 권유하는 정도의 협조밖에 할 수 없는데도, 각자 독립된 두 개의 의료기관의 개설을 안내하는 광고전단지를 배포하면서 1장으로 된 광고지에 '양 · 한방 협진 검사 안내'라는 난을 만들고 그 곳에 '양 · 한방 종합검진' 등의 문구와 아울러 각종 진료내용과 검사 내용을 기재한 것은, 의료지식이 부족한 일반 환자로 하여금 그 두 개의 의료기관 중 어느 한 곳에만 가면 마치 병원급 의료기관에서 각 진료분야별 전문의들이 조직적이고 유기적인 협조체제 아래 각종 질병에 관하여 종합적인 검사와 진료가 행해지는 것처럼, 한의사와 내과의사의 긴밀하고 유기적인 협조 아래 한방과 양방의 종합적인 검사와 진료를 받을 수 있는 것으로 오인하게 할 염려가 있다고 할 것이므로, 이와 같은 광고행위는 의료법이 금지하는 과대광고에 해당한다고

37) 대법원 2010.5.27. 선고 2006도9083 판결.
38) 대법원 2009.2.26. 선고 2006도9311 판결.

보아야 할 것이다.[39] ④ 경력과 진료방법에 관하여 의료법에 따르지 아니한 유인물을 인쇄하여 배부하는 방법에 의하여 광고를 하였고 그 기재에 의료법 소정의 병원이 아닌 의원을 병원으로 기재하고, 진료과목인 신경외과와 전문과목인 정형외과를 따로 표시하지 아니하고 "정형외과, 신경외과 병원 원장, 전문의"라고 표시하여 마치 정형외과와 신경외과 양과의 전문의인 것처럼 오인 혼동을 일으키게 할 수 있는 기재를 하였다면 이러한 광고는 허위과대 광고에 해당한다.[40]

허위 · 과장 광고를 부정한 판례의 구체적 내용은 다음과 같다. 즉,

의학박사의 학위를 가진 자가 그의 의원 출입문 상단에 "의학박사 전문의 ○○○피부비뇨과의원"이라고 쓴 아크릴 간판을 걸어 놓은 행위는 의료법상 과대광고에 해당한다고 볼 수 없다.[41]

Ⅲ. 방법상의 제한

의료법은 의료광고에 관한 광고의 방법에 대하여도 제한하고 있다. 의료법은 의료광고를 방송(방송법 제2조 제1호)과 그 밖에 국민의 보건과 건전한 의료경쟁의 질서를 유지하기 위하여 제한할 필요가 있는 경우로서 대통령령으로 정하는 방법으로는 하지 못하도록 금지하고 있다(의료법 제56조 제3항). 방송에 대하여는 이미 전술한 바 있다.

Ⅳ. 벌 칙

1. 행정상의 제재

(1) 행정처분

보건복지부장관 또는 시장 · 군수 · 구청장은 의료인등이 의료광고에 관한 내용상의 제한과 방법상의 제한(의료법 제56조 제2항, 제3항)을 위반한 때에는 위반행위의 중지, 위반사실의 공표 또는 정정광고의 조치를 명할 수 있다(의료법 제63조 제2항). 다만, 위반사실의 공표 또는 정정광고에 따른 조치에 필요한 사항은 대통령령으로 정한다(의료법 제63조 제3항). 이에 따

39) 대법원 2003.4.11. 선고 2002두12342 판결.
40) 대법원 1983.4.12. 선고 82누408 판결.
41) 대법원 1979.1.23. 선고 78누190 판결.

른 명령을 위반 경우에는 보건복지부장관 또는 시장 · 군수 · 구청장은 의료기관의 의료업을 1년의 범위에서 정지시키거나 개설 허가의 취소 또는 의료기관 폐쇄를 명할 수 있다(의료법 제64조 제1항).

(2) 과징금처분

의료기관에 대하여 의료업의 정지를 명하는 경우에는 대통령령으로 정하는 바에 따라 의료업정지처분을 갈음하여 10억원 이하의 과징금을 부과할 수 있으며, 이 경우 과징금은 3회까지만 부과할 수 있다. 다만, 동일한 위반행위에 대하여 과징금 부과처분이 이루어진 경우에는 과징금(의료업 정지 처분을 포함한다)을 감경하여 부과하거나 부과하지 아니할 수 있다(의료법 제67조 제1항).

보건복지부장관, 시장 · 군수 · 구청장은 ① 환자에 관한 치료경험담 등 소비자로 하여금 치료 효과를 오인하게 할 우려가 있는 내용의 광고, ② 거짓된 내용을 표시하는 광고, ③ 다른 의료인 등의 기능 또는 진료 방법과 비교하는 내용의 광고, ④ 다른 의료인등을 비방하는 내용의 광고, ⑤ 의료인 등의 기능, 진료 방법과 관련하여 심각한 부작용 등 중요한 정보를 누락하는 광고, ⑥ 객관적인 사실을 과장하는 내용의 광고 또는 ⑦ 법적 근거가 없는 자격이나 명칭을 표방하는 내용의 광고에 관한 금지를 위반한 의료인등에 대하여 시정명령(의료법 제63조), 의료업의 정지나 개설허가의 취소 또는 의료기관의 폐쇄(의료법 제64조) 및 과징금(의료법 제67조)에 따른 처분을 하려는 경우에는 지체 없이 그 내용을 공정거래위원회에 통보하여야 한다(의료법 제56조 제5항).

2. 형사상의 제재

의료법상 의료광고에 관한 주체상의 제한, 내용상의 제한 및 방법상의 제한에 위반한 자에 대하여는 1년 이하의 징역이나 1천만원 이하의 벌금에 처한다(의료법 제89조 제1호).

제 3 절 의료광고의 사전심의제

Ⅰ. 서 설

의료법은 의료광고금지에 관한 일부규정의 위헌결정에 따라 헌법재판소의 판결취지에 부합하도록 2007년 개정된 의료법부터 의료광고에 관한 사전심의제도가 도입된 바 있다.[42] 이로써 의료광고에 관한 절차법적인 규제가 신설된 것으로 볼 수 있다.

한편, 보건복지부장관의 위탁을 받은 의사회, 치과의사회 또는 한의사회에 의하여 사전심의를 받도록 한 의료법 규정은 심의를 받지 아니하고 한 광고에 대하여 형사처벌하는 부분이 헌법상 사전검열금지의 원칙(헌법 제21조 제2항)에 위배된다고 하여 2015년 12월 23일 헌법재판소에 의하여 8 : 1로 위헌결정을 받은 바 있다.[43] 이에 따라 2018년 3월 27일 개정 의료법은 의료인 등이 주도하여 자율적으로 심의하는 사전자율심의제를 도입한 바 있다.[44] 이로써 헌법재판소의 결정으로 소급적으로 효력을 상실했던 의무적 사전심의제도는 개정 의료법의 시행일인 2018년 9월 28일부터 자율적인 사전심의제도로 재입법되어 재시행되고 있다.

Ⅱ. 내 용

의료법은 의료인 등으로 하여금 일정한 광고매체를 이용하여 의료광고를 하려는 경우 미리 의료광고가 의료법상 주체상의 제한, 내용상의 제한 및 방법상의 제한에 위반되는지 여부에 관하여 자율심의기구의 심의를 받도록 하고 있다(의료법 제57조 제1항).

1. 심의기구

(1) 자율심의기구

심의의 주체는 자율심의기구이다. 자율심의기구란 의료광고에 대하여 보건복지

42) 의료법 2007.1.3. 일부개정 법률 제8203호. 제 · 개정이유서 참조.
43) 헌법재판소 2015.12.23. 선고 2015헌바75 결정.
44) 의료법 2018.3.27. 일부개정 법률 제15540호 2018.9.28. 시행.

부장관에게 신고한 기관 또는 단체를 말한다(의료법 제57조 제3항). 즉, ① 의사회·치과의사회·한의사회 또는 ② 등록한 소비자단체로서 대통령령으로 정하는 기준을 충족하는 단체는 대통령령으로 정하는 바에 따라 자율심의를 위한 조직 등을 갖추어 보건복지부장관에게 신고한 후 의료광고 심의 업무를 수행할 수 있다(의료법 제57조 제2항).

자율심의기구는 의료광고를 심의하기 위하여 심의위원회를 설치·운영하여야 한다(의료법 제57조의2 제1항). 심의위원회의 종류와 심의 대상은 다음과 같다(의료법 제57조의2 제2항). 첫째, 의료광고심의위원회는 의사, 의원, 의원의 개설자, 병원, 병원의 개설자, 요양병원(한의사가 개설한 경우는 제외한다), 요양병원의 개설자, 정신병원, 정신병원 개설자, 종합병원(치과는 제외한다), 종합병원의 개설자, 조산사, 조산원, 조산원의 개설자가 하는 의료광고의 심의를 대상으로 한다. 둘째, 치과의료광고심의위원회는 치과의사, 치과의원, 치과의원의 개설자, 치과병원, 치과병원의 개설자, 종합병원(치과만 해당한다), 종합병원의 개설자가 하는 의료광고의 심의를 대상으로 한다. 셋째, 한방의료광고심의위원회는 한의사, 한의원, 한의원의 개설자, 한방병원, 한방병원의 개설자, 요양병원(한의사가 개설한 경우만 해당한다), 요양병원의 개설자가 하는 의료광고의 심의를 대상으로 한다.

한편, 기관(의료법 제57조 제2항 제1호)로서의 자율심의기구 중 의사회는 의료광고심의위원회만, 치과의사회는 치과의료광고심의위원회만, 한의사회는 한방의료광고심의위원회만 설치·운영하고, 단체(의료법 제57조 제2항 제2호)로서의 자율심의기구는 의료광고심의위원회, 치과의료광고심의위원회 또는 한방의료광고심의위원회 중에서 어느 하나에 해당하는 심의위원회만 설치·운영할 수 있다(의료법 제57조의2 제3항).

(2) 심의위원회의 구성

심의위원회는 위원장 1명과 부위원장 1명을 포함하여 15명 이상 25명 이하의 위원으로 구성한다(의료법 제57조의2 제4항 전문). 심의위원회 위원은 ① 의사, ② 치과의사, ③ 한의사, ④ 약사법 제2조 제2호에 따른 약사, ⑤ 소비자기본법 제2조 제3호에 따른 소비자단체의 장이 추천하는 사람, ⑥ 변호사법 제7조 제1항에 따라 같은 법 제78조에 따른 대한변호사협회에 등록한 변호사로서 대한변호사협회의 장이 추천하는 사람, ⑦ 민법 제32조에 따라 설립된 법인 중 여성의 사회참여 확대 및 복지 증진을 주된 목적으로 설립된 법인의 장이 추천하는 사람, ⑧ 비영리단체법 제4조에 따라 등록된 단체로서 환자의 권익 보호를 주된 목적으로 하는 단체의 장이 추천하는 사람 또는 ⑨ 그 밖에 보건의료 또는 의료광고에 관한 학식과 경험이 풍부한 사람에 해당하는 사람 중에서 자율심의기구의 장이 위촉한다(의료법 제57조의2 제5항).

심의위원회는 종류별로 다음의 구분에 따라 구성하여야 한다(의료법 제57조의2 제4항 후문). 첫째, 의료광고심의위원회는 위의 ②부터 ⑨까지의 사람을 각각 1명 이상 포함하되, ④부터 ⑨까지의 사람이 전체 위원의 3분의 1 이상이 되도록 구성하여야 한다. 둘째, 치과의료광고심의위원회는 ①과 ③부터 ⑨까지의 사람을 각각 1명 이상 포함하되, ④부터 ⑨까지의 사람이 전체 위원의 3분의 1 이상이 되도록 구성하여야 한다. 셋째, 한방의료광고심의위원회는 ①, ② 및 ④부터 ⑨까지의 사람을 각각 1명 이상 포함하되, ④부터 ⑨까지의 사람이 전체 위원의 3분의 1 이상이 되도록 구성하여야 한다. 이상의 규정 외에 심의위원회의 구성 및 운영에 필요한 사항은 자율심의기구가 정한다(의료법 제57조의2 제6항).

한편, 심의위원회 위원은 형법 제129조부터 제132조까지의 규정을 적용할 때에는 공무원으로 본다(의료법 제86조의2).

2. 심의대상

(1) 심의대상매체

의료인 등이 다음의 어느 하나의 매체를 이용하여 의료광고를 하려는 경우 미리 의료광고가 금지규정(의료법 제56조 제1항부터 제3항까지)에 위반되는지의 여부에 관하여 자율심의기구의 심의를 받아야 한다(의료법 제57조 제1항). 즉, 신문법 제2조에 따른 신문·인터넷신문 또는 정기간행물법 제2조에 따른 정기간행물, ② 옥외광고물법 제2조 제1호에 따른 옥외광고물 중 현수막(懸垂幕), 벽보, 전단(傳單) 및 교통시설·교통수단에 표시(교통수단 내부에 표시되거나 영상·음성·음향 및 이들의 조합으로 이루어지는 광고를 포함한다)되는 것, ③ 전광판, ④ 대통령령으로 정하는 인터넷 매체(이동통신단말장치에서 사용되는 애플리케이션(Application)을 포함한다) 또는 ⑤ 그 밖에 매체의 성질, 영향력 등을 고려하여 대통령령으로 정하는 광고매체가 그것이다.

(2) 심의제외대상

의료인 등은 다음과 같은 사항으로만 구성된 의료광고에 대해서는 심의대상매체에 해당하는 의료광고라 하더라도 자율심의기구의 심의를 받지 아니할 수 있다(의료법 제57조 제3항). 즉, ① 의료기관의 명칭·소재지·전화번호, ② 의료기관이 설치·운영하는 진료과목(의료법 제43조 제5항에 따른 진료과목), ③ 의료기관에 소속된 의료인의 성명·성별 및 면허의 종류 또는 ④ 그 밖에 대통령령으로 정하는 사항이 그것이다. 이는 의료광고로서의 성질보다는 의료기관에 대한 기본정보에 해당한다고 할 수 있기 때문이다.

3. 심의기준

의료법은 자율심의기구로 하여금 심의를 할 때 적용하는 심의기준을 상호 협의하여 마련하도록 하고 있다(의료법 제57조 제4항). 따라서 심의기준은 정부와 각 의료인단체의 상호 협의에 의하여 제정되고 변경될 수 있다.

4. 유효기간

심의의 유효기간은 심의를 신청하여 승인을 받은 날부터 3년으로 한다(의료법 제57조 제8항). 의료인 등이 유효기간의 만료 후 계속하여 의료광고를 하려는 경우에는 유효기간 만료 6개월 전에 자율심의기구에 의료광고 심의를 신청하여야 한다(의료법 제57조 제9항).

5. 심의절차

의료광고 심의를 받으려는 자는 자율심의기구가 정하는 수수료를 내야 한다(의료법 제57조 제5항). 자율심의기구는 의료광고 제도 및 법령의 개선에 관하여 보건복지부장관에게 의견을 제시할 수 있다(의료법 제57조 제7항). 의료법에서 정한 것(의료법 제57조 제1항부터 제9항까지) 외에 자율심의기구의 구성·운영 및 심의에 필요한 사항은 자율심의기구가 정한다(의료법 제57조 제10항). 자율심의기구는 심의 관련 업무를 수행할 때에는 공정하고 투명하게 하여야 한다(의료법 제57조 제11항).

6. 모니터링

의료법은 자율심의기구로 하여금 의료광고가 주체상의 제한, 내용상의 제한 또는 방법상의 제한의 규정(의료법 제56조 제1항부터 제3항까지)을 준수하는지 여부에 관하여 모니터링하고, 보건복지부령으로 정하는 바에 따라 모니터링 결과를 보건복지부장관에게 제출하도록 하는 모니터링제도를 도입하고 있다(의료법 제57조의3). 도입배경은 의료광고에 대한 위헌결정으로 사전심의제가 금지됨에 따라 불법의료광고가 증가할 수 있고, 이로 인하여 국민들이 피해를 볼 수 있기 때문에 의료광고에 대한 모니터링을 강화하려는 취지였다.

Ⅲ. 벌 칙

보건복지부장관 또는 시장·군수·구청장은 자율심의기구가 심의관련업무를 수행함에 있어서 공정하고 투명하게 하지 않은 때에는 일정한 기간을 정하여 그 시설·장비 등의 전부 또는 일부의 사용을 제한 또는 금지하거나 위반한 사항을 시정하도록 명할 수 있다(의료법 제63조 제1항). 시정명령에 위반한 때에는 보건복지부장관 또는 시장·군수·구청장은 의료기관이 의료업을 1년의 범위에서 정지시키거나 개설 허가의 취소 또는 의료기관 폐쇄를 명할 수 있다(의료법 제64조 제1항).

제 6 장 건강보험론

제 1 절 총 설

Ⅰ. 건강보험의 기본원리

1. 사회보장의 원리

개인의 안정은 사회의 안정이 되고, 개인의 위험은 또한 사회적 위험이 된다. 개인의 안정의 확보는 사회의 안정의 실현 또는 사회적 위험의 제거를 통해서 가능하게 된다. 사회적 위험으로부터 국민을 보호하는 것이 사회보장이다(사회보장기본법 제3조 제1호 참조). 사회보장은 사회적 위험으로서부터 건강보장과 소득보장이라는 사회보험을 통하여 실현될 수 있다(사회보장기본법 제3조 제2호 참조). 그런데 건강보험은 국민의 질병·부상에 대한 예방·진단·치료·재활과 출산·사망 및 건강증진에 대하여 보험급여를 실시함으로써 출산·양육·실업·노령·장애·질병·빈곤 및 사망 등의 사회적 위험으로부터 국민을 보호하려는 제도이다(국민건강보험법 제1조, 사회보장기본법 제3조 제1항 참조). 다시 말해서, 건강보험은 일상생활에서 우연히 발생하는 질병이나 부상으로 인한 고액의 진료비를 일시에 부담하지 못하여 가계가 파탄되는 것을 방지하기 위하여 도입된 제도이다. 건강보험은 평소에 납입한 보험료를 바탕으로 위험이 발생한 때에 보험급여를 제공하는 보험의 원리에 의하여 국민의 건강을 보장하고 이러한 건강보장을 통하여 사회적 위험을 제거하려는 사회보장방법의 하나라고 할 수 있다.

2. 보험방식의 원리

건강보험은 국민건강을 보장함으로써 사회적 위험을 극복하는 방법으로서 보험의 방식을 채택하고 있다(사회보장기본법 제3조 제2호, 국민건강보험법 제5조, 제69조 이하 등 참조). 보험의 방식이란 장래 우연히 발생할 특정한 위험으로부터 자기를 보호하기 위하여 여러 사람들이 상부상조의 정신으로 평소 일정액을 갹출하여 재원을 조성하고 그 위험이 발생한 경우에 그 재원을 통하여 급여를 받는 것을 말한다. 보험의 방식이란 장래 우연히 발생할 특정위험에 대처하기 위한 제도이기 때문에 그 위험의 발생시기가 예측되거나 예상할 수 없는 소위 '위험발생의 우연성'을 본질로 한다는 점이 가장 큰 특색이다. 건강보험은 개인의 특정위험은 예측할 수 없기 때문에 전체위험을 산정하고 이렇게 산정된 위험을 구성원 전체에게 공동으로 분산시키는 소위 '위험분산의 원리'에 근거하고 있다. 또 건강보험은 특정인에게 위험이 발생한 경우 미리 조성된 재원으로부터 급여를 받도록 되어 있기 때문에 전체 갹출금과 총재원은 서로 대가관계로서 소위 '수지균등의 원칙'이 적용되고 있다. 건강보험은 우연성의 원리에 따라 고의사고에 대하여는 급여를 제한하고 있다(국민건강보험법 제53조 제1항 제1호). 건강보험은 위험분산의 원리에 의하여 건강보험의 강제가입(국민건강보험법 제5조), 보험료납입의무(국민건강보험법 제69조 이하) 및 체납처분(국민건강보험법 제81조 제3항) 등을 실시하고 있다. 또 건강보험은 수지균형의 원리에 근거하여 보험급여수급권(국민건강보험법 제41조 이하)을 인정하고 있으며 보험료체납자에 대하여 급여를 제한하고 있다(국민건강보험법 제53조 제3항).

3. 적정수준의 원리

건강보험은 건강보장을 통한 사회보장을 도모하기 때문에 건강보험의 수준은 사회보장의 수준에 제한될 수밖에 없다. 모든 국민은 인간으로서의 존엄과 가치를 가지며, 행복을 추구할 권리를 가진다(헌법 제10조 전문). 사회보장의 기본이념은 모든 국민이 다양한 사회적 위험으로부터 벗어나 행복하고 인간다운 생활을 향유할 수 있도록 자립을 지원하는 데에 있다(사회보장기본법 제2조). 또 사회보장급여의 수준은 모든 국민이 건강하고 문화적인 생활을 유지할 수 있어야 하는 것이 요청되고 있다(사회보장기본법 제10조 제1항). 따라서 건강보험의 적정한 급여수준은 건강하고 문화적인 생활을 유지할 수 있는 정도의 수준이 되어야 한다고 할 수 있다.

Ⅱ. 건강보험의 기능

1. 사회연대의 기능

건강보험은 자신의 위험을 타인의 조력을 통해서 구조하고, 타인의 위험은 자신의 조력을 통해서 구조하게 함으로써 사회적 위험에 대처하려는 제도이다. 이와 같이 건강보험은 국민 전체를 기반으로 하는 상부상조의 정신, 즉 국민 전체를 하나의 공동체로 하여 상호간에 사회적 연대의식이 승화된 결정체라고 할 수 있다. 따라서 이러한 사회적 연대의식에 위배되는 행위에 대하여는 보험급여를 제한하는 사유가 될 수 있다.

2. 소득재분배의 기능

건강보험은 보험가입자 개인 사이의 소득재분배를 통하여 국민 전체의 건강을 보장하려는 제도이다. 소득재분배란 소득이 한 개인 또는 한 집단으로부터 다른 개인 또는 다른 집단으로 이전하는 현상을 말한다. 건강보험은 고소득층으로부터 저소득층으로의 수직적 소득재분배와 건강한 사람으로부터 건강하지 않은 사람으로의 수평적 소득재분배의 기능을 가지고 있다. 이러한 소득재분배의 측면에서 국민건강보험법상의 경제적 능력에 따른 보험료의 차등부과(국민건강보험법 제69조 제4항, 제5항), 본인부담상한액의 소득에 따른 차등 또는 필요에 따른 균등한 급여 등의 규정을 이해할 수 있다.

Ⅲ. 국민건강보험법의 특성

1. 단기보험

건강보험은 1년간의 수입과 지출을 예정하여 보험료를 계산한다는 점에서 단기보험(短期保險)이다. 보험급여의 지급기간도 보험료의 납입기간과는 상관 없이 질병의 치료시까지로 제한되어 있다.

2. 강제공보험

건강보험은 사회보험으로서 일정한 요건에 해당하는 자에 대하여는 법률에 의하여 가입이 강제된다는 점에서 강제보험(强制保險)이다(국민건강보험법 제5조, 제6조). 건강보험의 보험료는 소득능력에 따라 부담하지만(국민건강보험법 제69조 제4항, 제5항), 보험급여는 필요에 따라 균등하게 받는다는 점에서 공보험(公保險)에 속한다(국민건강보험법 제41조 이하).

3. 국민개보험

건강보험은 국내에 거주하는 전 국민(全國民)을 건강보험의 가입자로 하고 있다는 점에서 국민개보험(國民皆保險)이라고 할 수 있다(국민건강보험법 제5조 제1항). 이는 필요로 하는 모든 국민에게 적용한다는 사회보장제도의 운영원칙 중의 하나인 보편주의의 원칙에 근거한 것이다(사회보장기본법 제25조 제1항).

4. 건강의료보험

건강보험은 국민의 질병·부상에 대한 예방·진단·치료·재활과 출산·사망 및 건강증진에 대하여 보험급여를 실시한다는 점에서 건강보험(健康保險)이다(국민건강보험법 제1조). 또 건강보험은 건강증진을 위하여 의료서비스를 보장한다는 점에서 의료보험(醫療保險)에 속한다(국민건강보험법 제41조 참조).

Ⅳ. 국민건강보험제도의 역사

1. 임의보험기

임의보험기란 1963년부터 1976년까지를 말한다. 우리나라에서 사회보험으로서의 건강을 보장하는 보험은 1963년 의료보험법이 제정됨으로써 비롯되었다.[1] 의료보험법은 '근로자는 이 법에 의한 의료보험에 가입할 수 있다'고 규정하여 가입대상을 근로자에 한정한 임의보험이었으나 질병보험으로서 사회보장제도의 틀을 갖추게 하였다(1963년 의료보험법 제8조 제1항 참조). 의료보험법은 당시 사회적·경제적 여건의 미비로 그 시행이 연기되어 오다가 1976년 개정(제2차 개정)을 통하여 1977년 1월 1일부터 500인 사업장 근로자를 대상으로 우선 실시하게 되었다.[2] 당시의 의료보험조합은 직장근로자를 대상으로 하는 의료보험조합, 자영업자를 대상으로 하는 의료보험조합 및 기타 정부미인가 의료보험조합의 3종류의 의료보험조합이 설립되었다.

2. 사회보험도입기

사회보험도입기란 1977년부터 1989년까지를 말한다. 1976년 개정(제2차 개정)되어 1977년 1월 1일부터 시행된 의료보험법은 '대통령령이 정하는 사업장의 근로자는 당연히 이 법의 적용을 받는 피보험자(당연적용피보험자)가 된다'고 규정하여

---

1) 의료보험법 1963.12.16. 제정 법률 제1623호 1964.3.17. 시행.
2) 의료보험법 1976.12.22. 전부개정 법률 제2942호 1977.1.1. 시행.

500인 이상 사업장의 근로자를 대상으로 강제적용방식이 도입되었다(1976년 의료보험법 제7조 참조). 1977년 12월에는 '공무원 및 사립학교교직원 의료보험법'이 제정되어 1978년 7월 1일부터 시행되었다.[3] 의료보험법은 당연적용가입대상을 1978년 7월 1일부터는 300인 이상 사업장 근로자로, 1981년 1월 1일부터는 100인 이상 사업장 근로자로, 1981년 4월 4일부터는 의료보험의 소외계층으로 남아 있던 자영업자와 일반지역주민을 대상으로 포함하였고,[4] 1983년 1월 1일부터는 16인 이상 사업장 근로자로 확대되었고, 1987년 2월에는 한방의료보험을 실시하였고, 1988년 1월 1일부터는 농어촌지역 주민으로부터, 1989년 7월 1일부터는 도시지역주민으로까지 가입대상을 확대하면서 전국민의료보험의 길을 열게 되었다.

3. 전국민의료보험기

전국민의료보험기란 1989년부터 1998년까지를 말한다. 1989년 7월부터 전국의 도시지역주민에 대한 지역의료보험이 실시됨으로써 1977년 500인 이상 사업장에 강제적용되기 시작한 사회보험으로써의 의료보험이 실시된 지 12년 만에 전국민의료보험시대의 막을 열었다. 한편, 의료보험의 적용을 받지 못하는 생활보호대상자들에게는 의료급여의 혜택의 길을 열게 되었다.[5] 또 1989년 10월부터는 약국의료보험도 전국으로 확대하여 실시하게 되었다.

4. 통합의료보험기

통합의료보험기란 1998년 이후부터를 말한다. 관리운영주체가 다수 보험자에서 단일 보험자로 변경되기 전단계로 지역의료보험조합과 공·교의료보험공관리공단이 통합되면서 1997년 국민의료법이 제정되어 1998년 10월 1일부터 시행되게 되었다.[6] 최종적으로 1999년 국민건강보험법이 제정되고 2000년 1월 1일부터 시행됨에 따라 통합의료보험으로서의 역할을 하게 되었다.[7] 1999년 2월 국민건강보험법이 제정됨으로써 1998년 10월 국민의료보험법에 의하여 통합되기 시작한

3) 공무원 및 사립학교 교직원 의료보험법 1977.12.31. 제정 법률 제3081호 1978.7.1. 시행.

4) 의료보험법 1981.4.4. 일부개정 법률 제3415호 1981.4.4. 시행.

5) 의료보호법 1977.12.31. 제정 법률 제3076호 1977.12.31. 시행. 한편 의료보호법은 근거법률인 국민기초생활보장법에서 종전의 의료보호를 의료급여로 변경함에 따라 2001년 법의 제명을 의료급여법으로 변경한 바 있다(의료급여법 2001.5.24. 전부개정 법률 제6474호 2001.10.1. 시행).

6) 국민의료보험법 1997.12.31. 제정 법률 제5488호 1998.10.1. 시행.

7) 국민건강보험법 1999.2.8. 제정 법률 제5854호 2000.1.1. 시행.

227개의 지역의료보험조합과 1개의 공무원 및 사립학교 교직원 의료보험관리공단의 조직이 단일보험자로 통합되었다. 이로써 국민의료보험법은 폐지되게 되었지만, 직장가입자와 지역가입자의 재정은 여전히 분리운영되고 있었다. 2000년 7월 재정통합의 법적 근거가 마련되었고, 2003년 7월에 이르러 조직에 이어 재정까지 완전 통합하게 되었다. 2000년 7월 국민의료보험관리공단과 직장의료보험조합이 통합되면서 의료보험이 국민건강보험으로 명칭이 변경되었으며, 국민의료보험관리공단은 국민건강보험관리공단으로 변경되었다. 2001년 7월부터 직장가입자의 적용범위를 근로자 1인 이상의 모든 사업장에 당연 가입하는 것으로 확대하였다.

제 2 절 건강보험의 체계

Ⅰ. 서 론

1. 건강보험의 구조

국민건강보험은 가입자, 보험자로서 국민건강보험공단, 요양기관 및 건강보험심사평가원으로 구성되어 운영되고 있다.

2. 건강보험의 법원

국민건강보험법에 관련되는 법률로서는 국민건강보험법 외에도 행정소송법과 민법을 거론될 수 있다. 국민건강보험법은 9개장, 119개조 및 부칙으로 구성되어 있다. 한편, 공단이나 심사평가원의 처분에 이의가 있는 사람, 공단이나 심사평가원에 이의신청을 하여 받은 결정에 불복하는 사람 및 건강보험분쟁조정위원회에 심판을 청구하여 받은 결정에 불복하는 사람은 행정소송법에서 정하는 바에 따라 행정소송을 제기할 수 있다(국민건강보험법 제90조). 또 보험료를 과오납한 경우에는 공단을 상대로 법원에 부당이득반환청구소송을 제기할 수 있다(민법 제741조).

Ⅱ. 국민건강보험공단

국민건강보험공단은 건강보험의 보험자이다(국민건강보험법 제13조). 보험자란 보험계약자와 보험계약을 체결하는 보험계약의 당사자로서 보험사고가 발생한 경우에는 보험금지급의무를 지며 보험업을 운영하는 주체를 말한다. 건강보험에 있어서 보험자는 국민건강보험공단이며, 공단이 건강보험을 관리·운영하는 주체라는 점을 밝히고 있는 것이다.

국민건강보험공단은 다음의 업무를 수행한다. 즉, ① 가입자 및 피부양자의 자격 관리, ② 보험료와 그 밖에 이 법에 따른 징수금의 부과·징수, ③ 보험급여의 관리, ④ 가입자 및 피부양자의 질병의 조기발견·예방 및 건강관리를 위하여 요양급여 실시 현황과 건강검진 결과 등을 활용하여 실시하는 예방사업으로서 대통령령으로 정하는 사업, ⑤ 보험급여 비용의 지급, ⑥ 자산의 관리·운영 및 증식사업, ⑦ 의료시설의 운영, ⑧ 건강보험에 관한 교육훈련 및 홍보, ⑨ 건강보험에 관한 조사연구 및 국제협력, ⑩ 이 법에서 공단의 업무로 정하고 있는 사항, ⑪ 국민연금법, 고용보험 및 산업재해보상보험의 보험료징수 등에 관한 법률, 임금채권보장법 및 석면피해구제법(징수위탁근거법)에 따라 위탁받은 업무, ⑫ 그 밖에 이 법 또는 다른 법령에 따라 위탁받은 업무 및 ⑬ 그 밖에 건강보험과 관련하여 보건복지부장관이 필요하다고 인정한 업무가 그것이다(국민건강보험법 제14조 제1항).

국민건강보험공단은 그의 업무 중에서 의료시설의 운영과 관련하여 보험자 직영병원으로서 '국민건강보험 일산병원'을 운영하고 있다. 공단의 주요 사항을 심의·의결하기 위하여 공단에 이사회를 둔다(국민건강보험법 제26조 제1항). 국민건강보험법은 요양급여비용의 계약 및 결손처분 등 보험재정에 관련된 사항을 심의·의결하기 위하여 공단에 재정운영위원회를 둔다(국민건강보험법 제33조 제1항).

Ⅲ. 건강보험심사평가원

건강보험심사평가원(심사평가원)이란 요양급여비용을 심사하고 요양급여의 적정성을 평가하기 위하여 설립된 기관을 말한다(국민건강보험법 제62조). 심사평가원은 다음의 업무를 관장한다. 즉, ① 요양급여비용의 심사, ② 요양급여의 적정성 평가, ③ 심사기준 및 평가기준의 개발, ④ 위의 ①부터 ③까지의 업무와 관련된 조사연구 및 국제협력, ⑤ 다른 법률에 따라 지급되는 급여비용의 심사 또는 의료의 적정성 평가에 관하여 위탁받은 업무, ⑥ 건강보험과 관련하여 보건복지부장관이 필요하다고 인정한 업무 및 ⑦ 그 밖에 보험급여 비용의 심사와 보험급여의 적정성 평가와 관련하여 대통령령으로 정하는 업무가 그것이다(국민건강보험법 제63조 제1항). 심사평가원은 법인으로 한다(국민건강보험법 제64조 제1항). 심사평가원의 업무를 효율적으로 수행하기 위하여 심사평가원에 진료심사평가위원회(심사위원회)를 둔다(국민건강보험법 제66조 제1항).

Ⅳ. 요양기관

1. 요양기관의 의의

요양기관이란 요양급여를 행하는 곳을 말한다(국민건강보험법 제42조 제1항). 요양기관만이 적법하게 가입자 등에게 요양급여를 제공할 수 있고, 보험자인 공단으로부터 그 비용을 청구하고 수령할 수 있는 권한을 가지게 된다. 요양기관은 단순히 물적·장소적 개념에 머물지 않고 인적 요소가 포함된 개념으로 이해되어야 한다.

(1) 지정대상 요양기관

국민건강보험법에 의한 요양기관은 ① 의료법에 따라 개설된 의료기관, ② 약사법에 따라 등록된 약국, ③ 약사법 제91조에 따라 설립된 한국희귀·필수의약품센터, ④ 지역보건법에 따른 보건소·보건의료원 및 보건지소 및 ⑤ 농어촌의료법에 따라 설치된 보건진료소로 한정되어 있다(국민건강보험법 제42조 제1항 전문).

(2) 지정제외 요양기관

국민건강보험법은 보건복지부장관으로 하여금 공익이나 국가정책에 비추어 요양기관으로 적합하지 아니한 대통령령으로 정하는 의료기관 등은 요양기관에서 제외할 수 있도록 규정하고 있다(국민건강보험법 제42조 제1항 후문). 즉, ① 의료법 제35조에 따라 개설된 부속 의료기관, ② 사회복지사업법 제34조에 따른 사회복지시설에 수용된 사람의 진료를 주된 목적으로 개설된 의료기관, ③ 제19조 제1항에 따른 본인일부부담금을 받지 아니하거나 경감하여 받는 등의 방법으로 가입자나 피부양자를 유인(誘引)하는 행위 또는 이와 관련하여 과잉 진료행위를 하거나 부당하게 많은 진료비를 요구하는 행위를 하여 이 법 제98조에 따른 업무정지 또는 이 법 제99조에 따른 과징금 처분을 5년 동안 2회 이상 받은 의료기관 또는 의료법 제66조에 따른 면허자격정지 처분을 5년 동안 2회 이상 받은 의료인이 개설·운영하는 의료기관 및 ④ 이 법 제98조에 따른 업무정지 처분 절차가 진행 중이거나 업무정지 처분을 받은 요양기관의 개설자가 개설한 의료기관 또는 약국은 제외되고 있다(국민건강보험법 시행령 제18조 제1항).

2. 요양기관의 당연지정

국민건강보험법은 보험자인 공단과 요양기관의 법률관계를 계약에 의한 방식이 아니라 지정에 의한 방식에 의하여 형성하고 있다. 국민건강보험법은 '요양기관은 정당한 이유 없이 요양급여를 거부하지 못한다'고 하여 지정제도를 명문으로 규정하고 있다(국민건강보험법 제42제 제5항). 따라서 보험자인 공단과 요양기관의 법률관계는 법률의 규정에 의하여 법률상의 요건을 구비한 요양기관에 대하여는 당사자의 의사와 관계없이 자동적으로 지정되게 된다. 보험자가 요양기관을 지정하면 요양기관은 이를 정당한 이유 없이 거부할 수 없기 때문에 당연지정이라고 하는 것이다.

의료기관의 대부분이 민간소유인 상황에서 전 국민을 대상으로 요양급여를 제공해야 하는 의료기관을 안정적으로 확보하기 위한 고육책이라고 설명되고 있다. 지정은 강제성을 띤 통지를 필요로 하는 일방적 행정행위로서 단독행위에 속하고, 요양기관의 동의는 효력발생요건이 될 수 있다. 지정을 하게 되면 보험자와 요양기관 사이에는 공법적 관계가 구성되어 법정 채권·채무 관계를 구성하게 된다. 당연지정제에 의하여 민간의료기관을 포함한 전체 의료기관은 국민건강보험체계에 강제로 편입되게 된다. 그럼에도 불구하고 헌법재판소는 요양기관에 대한 당연지정제는 헌법 제15조의 직업선택의 자유, 제10조의 행복추구권, 제11조의 평등권 등 헌법상 보장된 기본권을 침해한 것은 아니라고 판시한 바 있다.[8)]

3. 요양기관의 선별급여실시조건

국민건강보험법은 선별급여 중 자료의 축적 또는 의료 이용의 관리가 필요한 경우에는 보건복지부장관으로 하여금 해당 선별급여의 실시 조건을 사전에 정하여 이를 충족하는 요양기관만이 해당 선별급여를 실시할 수 있도록 하고 있다(국민건강보험법 제42조의2 제1항). 선별급여를 실시하는 요양기관은 해당 선별급여의 평가를 위하여 필요한 자료를 제출하여야 한다(국민건강보험법 제42조의2 제2항). 보건복지부장관은 요양기관이 선별급여의 실시 조건을 충족하지 못하거나 선별급여 평가를 위하여 필요한 자료를 제출하지 아니할 경우에는 해당 선별급여의 실시를 제한할 수 있다(국민건강보험법 제42조의2 제3항). 선별급여의

8) 헌법재판소 2002.10.31. 선고 99헌바76,2000헌마505(병합) 결정.

실시 조건, 평가자료의 제출, 선별급여의 실시 제한 등에 필요한 사항은 보건복지부령으로 정한다(국민건강보험법 제42조의2 제4항).

제3절 적용대상

Ⅰ. 적용대상자

국민건강보험의 적용대상자란 국내에 거주하는 국민으로서 건강보험의 가입자와 피부양자를 말한다(국민건강보험법 제5조 제1항 본문).

1. 가입자

국민건강보험법상의 가입자는 직장가입자와 지역가입자로 구분한다(국민건강보험법 제6조 제1항). 모든 사업장의 근로자 및 사용자와 공무원 및 교직원은 직장가입자가 된다(국민건강보험법 제6조 제2항 본문). 다만, 다음의 어느 하나에 해당하는 사람은 직장가입자에서 제외한다(국민건강보험법 제6조 제2항 단서). 즉, ① 고용 기간이 1개월 미만인 일용근로자, ② 병역법에 따른 현역병(지원에 의하지 아니하고 임용된 하사를 포함한다), 전환복무된 사람 및 군간부후보생, ③ 선거에 당선되어 취임하는 공무원으로서 매월 보수 또는 보수에 준하는 급료를 받지 아니하는 사람 또는 ④ 그 밖에 사업장의 특성, 고용 형태 및 사업의 종류 등을 고려하여 대통령령으로 정하는 사업장의 근로자 및 사용자와 공무원 및 교직원이 그것이다. 지역가입자는 직장가입자와 그 피부양자를 제외한 가입자를 말한다(국민건강보험법 제6조 제3항).

2. 피부양자

피부양자는 다음의 어느 하나에 해당하는 사람 중 직장가입자에게 주로 생계를 의존하는 사람으로서 소득 및 재산이 보건복지부령으로 정하는 기준 이하에 해당하는 사람을 말한다(국민건강보험법 제5조 제2항). 즉, ① 직장가입자의 배우자, ② 직장가입자의 직계존속(배우자의 직계존속을 포함한다), ③ 직장가입자의 직계비속(배우자의 직계비속을 포함한다)과 그 배우자 또는 ④ 직장가입자의 형제·자매가 그것이다.

3. 일정한 요건을 갖춘 의료보호대상자

국민건강보험법은 후술하는 적용대상 제외자 중에서도 다음에 해당하는 사람에 대하여는 가입자 또는 피부양자가 될 수 있도록 허용하고 있다. 즉, ① 유공자등 의료보호대상자 중 건강보험의 적용을 보험자에게 신청한 사람 또는 ② 건강보험을 적용받고 있던 사람이 유공자등 의료보호대상자로 되었으나 건강보험의 적용배제신청을 보험자에게 하지 아니한 사람이 그것이다(국민건강보험법 제5조 제1항 제2호 단서).

4. 국내에 체류하는 외국인 등

국민건강보험법은 국내에 체류하는 재외국민, 외국인의 건강보험에 관하여는 특례를 규정하고 있다(국민건강보험법 제109조 참조).

Ⅱ. 적용대상 제외자

국민건강보험법은 다음에 해당하는 사람을 국민건강보험의 적용대상에서 제외하고 있다. 즉, ① 의료급여법에 따라 의료급여를 받는 사람(수급권자) 또는 ② 독립유공자 예우에 관한 법률 및 국가유공자 등 예우 및 지원에 관한 법률에 따라 의료보호를 받는 사람(유공자 등 의료보호대상자)이 그것이다(국민건강보험법 제5조 제1항 단서).

1. 수급권자

(1) 의 의

수급권자란 의료급여법에 따라 의료급여를 받을 수 있는 자격을 가진 사람을 말한다(의료급여법 제2조 제1호). 의료급여법은 다음의 자를 수급권자로 규정하고 있다. 즉, ① 기초생활보장법에 따른 의료급여 수급자, ② 재해구호법에 따른 이재민으로서 보건복지부장관이 의료급여가 필요하다고 인정한 사람, ③ 의사상자법에 따라 의료급여를 받는 사람, ④ 입양특례법에 따라 국내에 입양된 18세 미만의 아동, ⑤ 독립유공자법, 국가유공자법 및 보훈보상자법의 적용을 받고 있는 사람과 그 가족으로서 국가보훈처장이 의료급여가 필요하다고 추천한 사람 중에서 보건복지부장관이 의료급여가 필요하다고 인정한 사람, ⑥ 무형문화재법에 따라 지정된 국가무형문화재의 보유자(명예보유자를 포함한다)와 그 가족으로서 문화재청장이 의료급여가 필요하다고 추천한 사람 중에서 보건복지부장관이 의료급여가 필요하다고 인정한 사람, ⑦ 북한이탈주민법의 적용을 받고 있는 사람과 그 가족으로서 보건복지부장관이 의료급여가 필요하다고 인정한 사람, ⑧ 5·18보상법 제8조에 따라 보상금 등을 받은 사람과 그 가족으로서 보건복지부장관이 의료급여가 필요하다고 인정한 사람, ⑨ 노숙인복지법에 따른 노숙인 등으로서 보건복지부장관이 의료급여가 필요하다고 인정한 사람 및 ⑩ 그 밖에 생활유지 능력이 없거나 생활이 어려운 사람으로서 대통령령으로 정하는 사람이 그것이다(의료급여법 제3조 제1항).

(2) 급여비용

수급권자에 대한 급여비용은 대통령령으로 정하는 바에 따라 그 전부 또는 일부를 의료급여기금에서 부담하되, 의료급여기금에서 일부를 부담하는 경우 그 나머지 비용은 본인이 부담한다(의료급여법 제10조).

2. 의료보호대상자

(1) 독립유공자

1) 의 의

독립유공자(獨立有功者)는 독립유공자법에 의하여 예우대상자가 된다. 독립유공자란 일제의 국권침탈(國權侵奪) 전후로부터 1945년 8월 14일까지 국내외에서 일제의 국권침탈을 반대하거나 독립운동을 위하여 일제에 항거하다가 그 반대나 항거로 인하여 순국한 자로서, 그 공로로 건국훈장(建國勳章)·건국포장(建國褒章) 또는 대통령 표창을 받은 순국선열과 일제의 국권침탈 전후로부터 1945년 8월 14일까지 국내외에서 일제의 국권침탈을 반대하거나 독립운동을 위하여 일제에 항거한 사실이 있는 자로서, 그 공로로 건국훈장·건국포장 또는 대통령 표창을 받은 애국지사를 말한다(독립유공자법 제4조).

2) 예 우

독립유공자와 그 유족에 대한 예우로는 의전상의 예우, 보상금, 연금, 사망일시금, 생활조정수당, 교육보호, 취업보호, 의료보호, 대부, 양로보호, 양육보호, 고궁 등의 이용보호, 주택의 우선분양, 국립묘지에의 안장, 정착금 지원 등이 있다. 의료보호의 주요 내용은 다음과 같다. 즉, 국가는 독립유공자, 그 유족 또는 가족에 대하여 의료지원을 한다(독립유공자법 제17조 제1항). 독립유공자가 질병(부상을 포함한다)에 걸리면 대통령령으로 정하는 바에 따라 국가의 의료기관(한국보훈복지의료공단법 제7조에 따른 보훈병원을 포함한다) 또는 지방자치단체의 의료기관에서 진료한다(독립유공자법 제17조 제2항). 국가는 진료를 국가나 지방자치단체 외의 의료기관에 위탁할 수 있다(독립유공자법 제17조 제3항). 진료비용은 국가가 부담한다. 다만, 지방자치단체의 의료기관에서 진료한 경우에는 대통령령으로 정하는 바에 따라 지방자치단체가 그 일부를 부담할 수 있다(독립유공자법 제17조 제4항).

(2) 국가유공자

1) 의 의

국가유공자(國家有功者)는 국가유공자법에 의하여 예우를 받게 된다. 이 법의 적용대상자로서의 국가유공자란 순국선열, 애국지사, 전몰군경(戰歿軍警), 전상군경(戰傷軍警), 순직군경(殉職軍警), 공상군경(公傷軍警), 무공수훈자(武功受勳者), 보국수훈자(保國受勳者), 6·25참전 재일학도의용군인(在日學徒義勇軍人), 참전유공자, 4·19혁명사망자, 4·19혁명부상자, 4·19혁명공로자, 순직공무원, 공상공무원, 국가사회발전 특별공로순직자, 국가사회발전 특별공로상이자 및 국가사회발전 특별공로자를 말한다(국가유공자법 제4조 참조).

2) 예 우

국가유공자의 등록 및 보상받을 권리는 국가유공자의 유족 또는 가족은 국가보훈처에 등록신청을 해야만 이 법의 적용대상자가 되며, 이 법에 의한 각종 보상을 받을 권리는 등록신청한 날이 속하는 달부터 발생한다. 국가유공자, 그 유족 또는 가족에 대한 예우의 내용은 보상금, 교육보호, 취업보호, 의료보호, 대부 및 기타보호이다. 의료보호의 주요 내용은 다음과 같다. 즉, 국가는 국가유공자와 그 유족 등이 건강한 생활을 유지하고 필요한 진료 등을 받을 수 있도록 의료지원을 한다(국가유공자법 제41조). 이에 따라 진료, 보철구의 지급, 의학적 재활 및 의료시걸의 확보 비용 등의 보조가 규정되어 있다(국가유공자법 제42조, 제43조의2, 제44조 참조).

제4절 가 입 자

이미 언급한 바와 같이, 국민건강보험법상의 가입자는 직장가입자와 지역가입자로 구분된다(국민건강보험법 제6조 제1항).

Ⅰ. 가입자의 유형

1. 직장가입자

모든 사업장의 근로자 및 사용자와 공무원 및 교직원은 직장가입자가 된다(국민건강보험법 제6조 제2항 본문). 다만, 직장가입자 중에서 다음의 어느 하나에 해당하는 사람은 직장가입자에서 제외한다(국민건강보험법 제6조 제2항 단서). 즉, ① 고용 기간이 1개월 미만인 일용근로자, ② 병역법에 따른 현역병(지원에 의하지 아니하고 임용된 하사를 포함한다), 전환복무된 사람 및 군간부후보생, ③ 선거에 당선되어 취임하는 공무원으로서 매월 보수 또는 보수에 준하는 급료를 받지 아니하는 사람 또는 ④ 그 밖에 사업장의 특성, 고용 형태 및 사업의 종류 등을 고려하여 대통령령으로 정하는 사업장의 근로자 및 사용자와 공무원 및 교직원이 그것이다.

2. 지역가입자

지역가입자는 직장가입자와 그 피부양자를 제외한 가입자를 말한다고 하여 소극적으로 규정되어 있다(국민건강보험법 제6조 제3항). 또 후술하는 임의계속가입자는 임의계속 기간 동안은 직장가입자의 자격이 유지되므로 임의계속가입자와 그 피부양자도 제외한 자가 지역가입자로 된다(국민건강보험법 제110조 참조). 뿐만 아니라 전술한 바와 같이 직장가입자 중에서 적용제외자는 지역가입자의 대상이 된다(국민건강보험법 제6조 제2항 단서).

3. 임의계속가입자

(1) 의 의

국민건강보험법은 외국인 등에 관한 특례 외에도 실업자의 건강보험에 관하여도 특례를 규정하고 있다(국민건강보험법 제110조 참조).

(2) 취 지

이는 1987년 의료보험법에 의하여 임의계속피보험자라는 제명으로 도입된 제도이다.[9] 당시 잦은 직장이동에도 불구하고 중단 없는 의료보장을 받게 하기 위함이었다. 1994년에는 계속가입기간을 3개월에서 6개월로 연장하였다.[10] 재취업하게 되면 직장조합, 지역조합, 다시 직장조합으로 이동하는 불편을 해소한다는 것이 표면적인 이유였으나, 재정이 보다 안정적인 직장조합에서 계속 관리하려는 숨은 의도가 있었다고 한다.[11] 1998년 개정된 의료보험법은 IMF구제금융을 받던 시절이었기 때문에 실업자가 종전의 직장조합의 피보험자로 남아 있기를 원하는 경우에는 보험료의 50%를 1년간 경감하여 주도록 하였다.[12] 2006년 개정된 국민건강보험법은 실업으로 인하여 지역가입자로 자격이 변동되면서 증가하는 보험료를 완화하려는 취지로 변경되었다.[13] 이와 같이 임의계속가입자에 관한 제도는 일시적 실업자에 대한 계속적 의료보장을 위해서, 전국민의료보험시대에는 지역가입자의 재정부담완화를 위해서, IMF시절에는 실업자구제를 위해서 그리고 통합건강보험시대에는 지역간 보험료부담의 형평성을 위해서라고 하여 각각 그 취지를 달리하고 있다.

(3) 특례의 내용

현행법상 실업자에 대한 특례의 내용은 다음과 같다. 즉, 사용관계가 끝난 사람 중 직장가입자로서의 자격을 유지한 기간이 보건복지부령으로 정하는 기간 동안 통산 1년 이상인 사람은 지역가입자가 된 이후 최초로 지역가입자 보험료를 고지받은 날부터 그 납부기한에서 2개월이 지나기 이전까지 공단에 직장가입자로서의 자격을 유지할 것을 신청할 수 있다(국민건강보험법 제110조 제1항). 공단에 신청한 가입자(임의계속가입자)는 대통령령으로 정하는 기간 동안 직장가입자의 자격을 유지한다. 다만, 신청 후 최초로 내야 할 직장가입자 보험료를 그 납부기한부터 2개월이 지난 날까지 내지 아니한 경우에는 그 자격을 유지할 수 없다(국민건강보험법 제110조 제2항). 임의계속가입자

9) 의료보험법 1987.12.4. 일부개정 법률 제3986호 1988.1.1. 시행.
10) 의료보험법 1994.1.7. 전부개정 법률 제4728호 1994.7.8. 시행.
11) 국민건강보험, 『국민건강보험법 해설』, 국민건강보험공단 법무지원실, 2011, 164쪽.
12) 의료보험법 1998.6.3. 일부개정 법률 제5548호 1998.6.3. 시행.
13) 국민건강보험법 2006.12.30. 일부개정 법률 제8153호 2007.1.1. 시행.

의 보수월액은 보수월액보험료가 산정된 최근 12개월간의 보수월액을 평균한 금액으로 한다(국민건강보험법 제110조 제3항). 임의계속가입자의 보험료는 보건복지부장관이 정하여 고시하는 바에 따라 그 일부를 경감할 수 있다(국민건강보험법 제110조 제4항). 임의계속가입자의 보수월액보험료는 그 임의계속가입자가 전액을 부담하고 납부한다(국민건강보험법 제110조 제5항).

Ⅱ. 가입자의 자격

가입자 자격의 취득·변동 및 상실은 자격의 취득·변동 및 상실의 시기로 소급하여 효력을 발생한다. 이 경우 보험자는 그 사실을 확인할 수 있다(국민건강보험법 제11조 제1항). 가입자나 가입자이었던 사람 또는 피부양자나 피부양자이었던 사람은 확인을 청구할 수 있다(국민건강보험법 제11조 제2항).

1. 자격의 취득

자격의 취득시점은 대단히 중요할 수 있다. 보험급여를 받을 수 있는 시점이자 보험료납부의무가 발생하는 시점이기 때문이다. 자격의 취득시점을 명확히 해놓을 필요가 있는 이유이다. 가입자는 국내에 거주하게 된 날에 직장가입자 또는 지역가입자의 자격을 얻는다(국민건강보험법 제8조 제1항 본문). 다만, 다음의 어느 하나에 해당하는 사람은 그 해당되는 날에 각각 자격을 얻는다(국민건강보험법 제8조 제1항 단서). 즉, ① 수급권자이었던 사람은 그 대상자에서 제외된 날, ② 직장가입자의 피부양자이었던 사람은 그 자격을 잃은 날, ③ 유공자등 의료보호대상자이었던 사람은 그 대상자에서 제외된 날 또는 ④ 보험자에게 건강보험의 적용을 신청한 유공자등 의료보호대상자는 그 신청한 날이 그것이다. 자격을 얻은 경우 그 직장가입자의 사용자 및 지역가입자의 세대주는 그 명세를 보건복지부령으로 정하는 바에 따라 자격을 취득한 날부터 14일 이내에 보험자에게 신고하여야 한다(국민건강보험법 제8조 제2항).

2. 자격의 변동

자격변동에 따라 가입자의 종류가 달라지기 때문에 자격이 변동하는 경우 이를 신고하게 하여 원활한 자격관리를 도모하기 위한 제도라고 할 수 있다. 가입자는 다음의 어느 하나에 해당하게 된 날에 그 자격이 변동된다(국민건강보험법 제9조 제1항). 즉, ①

지역가입자가 적용대상사업장의 사용자로 되거나, 근로자·공무원 또는 교직원(근로자 등)으로 사용된 날, ② 직장가입자가 다른 적용대상사업장의 사용자로 되거나 근로자 등으로 사용된 날, ③ 직장가입자인 근로자 등이 그 사용관계가 끝난 날의 다음 날, ④ 적용대상사업장에 제7조 제2호에 따른 사유가 발생한 날의 다음 날 또는 ⑤ 지역가입자가 다른 세대로 전입한 날이 그것이다. 자격이 변동된 경우 직장가입자의 사용자와 지역가입자의 세대주는 그 명세를 보건복지부령으로 정하는 바에 따라 자격이 변동된 날부터 14일 이내에 보험자에게 신고하여야 한다(국민건강보험법 제9조 제2항).

3. 자격의 상실

자격이 상실되는 시점은 보험급여와 보험료납무의무의 종료시점이 된다. 건강보험관계가 종료되는 시점은 임의적으로 선택할 수 있는 사항이 아니라 법적 근거가 필요하다고 해야 한다. 가입자는 다음의 어느 하나에 해당하게 된 날에 그 자격을 잃는다(국민건강보험법 제10조 제1항). 즉, ① 사망한 날의 다음 날, ② 국적을 잃은 날의 다음 날, ③ 국내에 거주하지 아니하게 된 날의 다음 날, ④ 직장가입자의 피부양자가 된 날, ⑤ 수급권자가 된 날 또는 ⑥ 건강보험을 적용받고 있던 사람이 유공자등 의료보호대상자가 되어 건강보험의 적용배제신청을 한 날이 그것이다. 자격을 잃은 경우 직장가입자의 사용자와 지역가입자의 세대주는 그 명세를 보건복지부령으로 정하는 바에 따라 자격을 잃은 날부터 14일 이내에 보험자에게 신고하여야 한다(국민건강보험법 제10조 제2항).

제 5 절 보험급여

Ⅰ. 개 념

1. 보험급여의 의의

보험급여(保險給與)란 보험사고에 대하여 급여를 제공하는 것을 말한다. 사망에 대한 보험급여는 실시되고 있지 않으며, 건강증진에 관하여는 보험급여가 아니라 공단의 사업형태로 운영되고 있다.

2. 보험급여의 종류

보험급여는 형태에 따라 현물급여와 현금급여, 재량권의 여부에 따라 법정급여와 재량급여, 법령의 규정여하에 따라 기본급여와 부가급여 및 기능에 따라 예방급여, 회복급여 및 보상급여로 분류할 수 있다. 현물급여란 요양급여, 건강검진 등 요양기관에 의하여 제공되는 급여를 말한다. 현금급여란 요양비, 장애인보장구 급여비, 임신·출산 진료비 등 가입자 등의 신청 또는 보험자의 확인에 의하여 금전으로 지급되는 급여를 말한다. 법정급여란 요양급여, 요양비, 건강검진 등 일정한 요건을 충족한 가입자 등이 청구하는 경우 보험자가 거부할 수 없는 급여를 말한다. 재량급여란 장애인보장구 급여비, 임신·출산 진료비 등과 같이 보험자의 재량에 의하여 지급될 수 있는 급여를 말한다. 기본급여란 법령에 의하여 보장되도록 규정된 급여로서 모든 보험급여는 기본급여에 속한다. 부가급여란 법령이 아닌 보험자의 정관에 의하여 규정된 급여를 말한다. 예방급여란 건강검진, 질병·부상 등의 발생을 예방목적으로 지급되는 급여를 말한다. 회복급여란 요양급여, 요양비 등과 같이 질병·부상 등의 완화 및 제거를 목적으로 지급되는 급여를 말한다. 보상급여란 현재 지급하지 않고 있으나, 장제비, 상병수당 등과 같이 보험급여 지급사유의 발생으로 입게 될 경제적 손실을 보상할 목적으로 지급되는 급여를 말한다.

3. 건강보험수급권

건강보험수급권이란 가입자 등이 질병·부상 등이 발생한 경우 보험자인 공단에 대하여 건강보험급여를 청구하여 받을 수 있는 권리를 말한다. 건강보험급여청구권이라고도 한다. 건강보험수급권은 사회보장수급권의 하나로서 사회적 기본권, 개인이 공법주체로부터 일정한 행위를 요구할 수 있도록 공법에 의하여 부여된 주관적 공권으로서 공법상의 권리 및 납부한 보험료에 대한 반대급부로서 보험사고로 인한 재산상의 부담을 전보하여 주는 재산권으로서의 성질을 가지고 있다.

Ⅱ. 요양급여

1. 급 여

(1) 요양급여의 의의

요양급여란 질병·부상·출산 등의 보험사고가 발생한 경우 요양기관으로 직접 유·무형의 서비스인 요양을 제공받는 것을 말한다. 보험재정의 상태에 따라 요양급여의 대상, 내용, 방법, 절차, 범위 등이 변경될 수 있다. 요양급여는 성질상 현물급여, 기본급여 및 법정급여에 속한다.

(2) 요양급여의 내용

국민건강보험법은 '가입자와 피부양자의 질병, 부상, 출산 등에 대하여 요양급여를 실시한다'고 하여 요양급여의 내용을 규정하고 있다(국민건강보험법 제41조 제1항). 국민건강보험법은 보험사고에 대하여 제공되는 요양급여의 내용으로서 ① 진찰·검사, ② 약제(藥劑)·치료재료의 지급, ③ 처치·수술 및 그 밖의 치료, ④ 예방·재활, ⑤ 입원, ⑥ 간호 및 ⑦ 이송(移送)을 열거하고 있다(국민건강보험법 제41조 제1항 제1호부터 제7호까지).

(3) 요양급여의 범위와 기준

국민건강보험법은 요양급여의 범위(요양급여대상)를 명문으로 규정하고 있다. 즉, 약제를 제외한 요양급여는 보건복지부장관이 비급여대상으로 정한 것을 제외한 일체의 것으로 하고(국민건강보험법 제41조 제2항 제1호), 약제는 요양급여대상으로 보건복지부장관이 결정하여 고시한 것으로 한다(국민건강보험법 제41조 제2항 제2호).

국민건강보험법은 요양급여의 방법·절차·범위·상한 등의 기준은 보건복지부령으로 정하도록 하고 있다(국민건강보험법 제41조 제3항). 이에 따라 국민건강보험 요양급여의 기준에 관한 규칙이 보건복지부장관으로 하여금 요양급여대상을 급여목록표로 정하여 요양급여행위, 약제 및 치료재료로 구분하여 고시하도록 하고 있다(국민건강보험법 제41조 제2항, 국민건강보험요양급여의 기준에 관한 규칙 제8조 제2항, 의료급여수가의 기준 및 일반기준, 건강보험행위급여·비급여 목록표 및 급여 상대가치점수 참조). 요양급여기준을 초과하는 부분에 대하여는 환수하는 구조로 되어 있기 때문에 국민건강보험은 소위 '소신진료'를 못하게 하고 소위 '규격진료'를 강요하게 된다는 점에 대하여 비판이 가하여지고 있다. 이에 대하여 헌법재판소는 '건강보험 요양급여행위 및 그 상대가치 점수'(보건복지부 고시 제2005-88호)의 입법목적은 한정된 건강보험재정으로 최대한의 건강보험 혜택을 부여하고자 하는 것이므로 분류항목 중 검사종목을 제한한 부분은 위와 같은 입법목적을 달성하기 위하여 적절한 수단이라고 하여 합헌으로 결정한 바 있다.[14]

2. 비급여

국민건강보험법은 보건복지부장관으로 하여금 요양급여의 기준을 정할 때 업무나 일상생활에 지장이 없는 질환에 대한 치료 등 보건복지부령으로 정하는 사항은 요양급여대상에서 제외되는 사항(비급여대상)으로 정할 수 있도록 하고 있다(국민건강보험법 제41조 제4항). 이에 따라 국민건강보험 요양급여의 기준에 관한 규칙이 비급여대상에 관하여 상세히 규정하고 있다(국민건강보험 요양급여의 기준에 관한 규칙 제9조 제1항 별표 2 참조).

3. 선별급여

국민건강보험법은 2016년 개정을 통하여 보험급여로 등재되기에는 경제성이나 치료효과성 등이 부족한 의료서비스 등에 대하여 예비적인 요양급여인 선별급여 형태로 요양급여 체계에 포함될 수 있도록 하되 선별급여에 대한 안전성과 효과성을 확보하기 위하여 선별급여에 대한 주기적인 평가 및 선별급여 제공 요양기관에 대한 관리시스템을 마련하였다.[15]

국민건강보험법은 요양급여를 결정함에 있어 경제성 또는 치료효과성 등이 불확실하여 그 검증을 위하여 추가적인 근거가 필요하거나, 경제성이 낮아도 가입자와 피부양자의 건강회복에 잠재적 이득이 있는 등 대통령령으로 정하는 경우에는 예비적인 요양급여인 선별급여로 지정하여 실시할 수 있도록 하고 있다(국민건강보험법 제41조의4 제1항). 또한 보건복지부장관으로 하여금 대통령령으로 정하는 절차와 방법에 따라 선별급여에 대하여 주기적으로 요양급여의 적합성을 평가하여 요양급여 여부를 다시 결정하고, 요양급여의 기준을 조정하도록 하고 있다(국민건강보험법 제41조의4 제2항).

Ⅲ. 본인부담금

1. 본인부담금의 의의

본인부담금이란 가입자 등이 요양기관에서 요양급여를 받고, 그 대가인 요양급

14) 헌법재판소 2007.8.30. 선고 2006헌마417 결정.
15) 국민건강보험법 2016.3.22. 일부개정 법률 제14084호 2016.3.22. 시행.

여비용 중에서 본인이 부담하는 비용을 말한다. 본임부담금제도는 가입자측과 요양기관측의 도덕적 해이를 방지하고, 한정된 보험재정을 안정화시키기 위한 취지를 가지고 있다. 그러나 본인부담금이 과도한 경우에는 저소득 만성질환자에게는 의료보장이라는 필요악이 발생하게 된다.

2. 본인부담금의 종류

(1) 본인일부부담금

본인일부부담금이란 가입자 등이 요양급여비용 중에서 일부를 본인이 부담하는 금액을 말한다. 부담방식으로는 본인에게 일정금액을 부담하게 하는 정액제(copay-ment), 일정비율로 부담하게 하는 정률제(coin-surance), 정해진 한도 이상의 금액만 부담하게 하는 공제제(deductible) 등이 거론되고 있다. 국민건강보험법은 입원이나 외래의 경우 본인부담금의 부담방식으로서 정률제를 원칙적으로 채택하고 있다(국민건강보험법 제44조 참조).

(2) 전액본인부담금

전액본인부담금이란 본인이 부담하게 되는 요양급여비용 전액을 말한다. 비급여가 전형적인 전액본인부담금의 예이다.

Ⅳ. 요양급여비용의 산정

1. 요양급여비용의 의의

요양급여비용이란 요양기관이 가입자 등에게 실시한 요양급여의 비용을 말한다. 보험수가 또는 건강보험수가라고도 한다. 특히, 약제에 대한 비용을 약가라고도 한다. 요양급여비용은 장애인보장구급여나 건강검진에 대한 비용을 포함하지 않고 있다는 점에서 보험급여비용과 구별된다.

2. 요양급여비용의 지불방식

요양급여비용의 지불방식에는 진료에 소요되는 약제와 치료재료를 별도로 산정하고 제공된 요양급여행위를 단위로 일정한 가격을 정하여 지불하는 행위별수가제(Fee For Service), 환자 또는 주민의 수를 기준으로 일정액을 지불하는 인두제(Capitation), 매월 또는 일정기간을 단위로 보수를 지급하는 봉급제(Salary System), 질병군(DRG, Diagnosis Relate Groups)별 포괄수가제와 같이 일정한 질병을 기준으로 그와 관련된 개별 행위를 모두 포괄하여 하나의 단위로 계산하는 포괄수가제(Case Payment System) 및 보험자가 의사단체에게 보통 1년 동안의 비용총액을 지불하는 총액계약제(Negotiation System)가 거론되고 있다. 국민건강보험법은 요양급여의 내용별로 상대가치점수의 점수당 단가로 정하는 행위별 수가제를 원칙으로 하면서 보건기관은 방문당, 요양병원은 일당 또는 7종류의 질병군에 대하여는 포괄수가제를 가미하고 있다. 또 약가는 실구입가에다 고시가의 차액의 70%를 가산한 금액으로, 치료재료는 실구입가로, 한약제는 고시가로 하고 있다.

3. 요양급여비용의 산정방식

요양급여비용의 산정은 공단의 이사장과 대통령령으로 정하는 의약계를 대표하는 사람들의 계약으로 정하도록 되어 있다(국민건강보험법 제45조 제1항). 요양급여의 제공자인 의약계의 의견을 반영함으로써 경제적 현실에 상응하여 산정하게 하고 요양기관의 수용성을 제고하기 위한 방안이라고 평가되고 있다. 계약체결의 당사자는 공단의 이사장과 대통령령으로 정하는 의약계의 대표자이다.

Ⅴ. 요양비

보험급여는 요양기관에서의 요양급여를 원칙으로 한다. 다만, 보건복지부령으로 정하는 긴급하거나 그 밖에 부득이한 사유가 있는 경우에는 예외적으로 현금급여로서의 요양비를 인정하고 있다. 즉, 공단은 가입자나 피부양자가 보건복지부령으로 정하는 긴급하거나 그 밖의 부득이한 사유로 요양기관과 비슷한 기능을 하는 기관으로서 보건복지부령으로 정하는 기관(업무정지기간 중인 요양기관을 포함한다. 이하 준요양기관이라 한다)에서 질병·부상·출산 등에 대하여 요양을 받거나 요양기관이 아닌 장소에서 출산한 경우에는 그 요양급여에 상당하는 금액을 보건복지부령으로 정하는 바에 따라 가입자나 피부양자에게 요양비로 지급한다(국민건강보험법 제49조 제1항). 준요양기관은 보건복지부장관이 정하는 요양비 명세서나 요양 명세를 적은 영수증을 요양받은 사람에게 내주어야 하며, 요양을 받은 사람은 그 명세서나 영수증을 공단에 제출하여야 한다(국민건강보험법 제49조 제2항). 준요양기관은 요양을 받은 가입자나 피부양자의 위임이 있는 경우 공단에 요양비의 지급을 직접 청구할 수 있다. 이 경우 공단은 지급이 청구된 내용의 적정성을 심사하여 준요양기관에 요양비를 지급할 수 있다(국민건강보험법 제49조 제3항). 준요양기관의 요양비 지급 청구, 공단의 적정성 심사 등에 필요한 사항은 보건복지부령으로 정한다(국민건강보험법 제49조 제4항).

공단은 지급의무가 있는 요양비의 청구를 받으면 지체 없이 이를 지급하여야 한다(국민건강보험법 제56조).

Ⅵ. 부가급여

부가급여란 보험자의 정관에 근거하여 보험자의 재량에 의하여 실시되는 급여를 말한다. 보험재정의 형편에 따라 그 실시여부가 달라지기 때문에 구 의료보험법에서는 '부가급여', 국민건강보험법의 제정시에는 '임의급여', 2008년 3월 8일 국민건강보험법의 개정법에서는 다시 '부가급여'로 명칭이 변경되었다. 법률에 의한 급여 외에 부가적으로 실시되는 급여라는 의미에서 부가급여로 명명되었다고 추정된다. 공단은 부가급여의 청구를 받으면 지체 없이 이를 지급하여야 한다(국민건강보험법 제56조). 부가급여는 임신·출산(유산 및 사산을 포함한다) 진료비로 한다(국민건강보험법 제50조, 국민건강보험법 시행령 제23조 제1항).

Ⅶ. 장애인에 대한 특례

장애인에 대한 특례는 장애인 가입자 등의 신체기능을 보완하거나 개선하도록 보장구급여를 함으로써 장애인의 부상이나 질병의 위험을 방지하고 삶의 질을 향상시키며 경제적 부담을 덜어주기 위하여 도입된 규정이다. 장애인보장구급여는 재량급여로서 임의급여이고, 현금으로 지급되는 현금급여이다. 즉, 공단은 장애인복지법에 따라 등록한 장애인인 가입자 및 피부양자에게는 장애인보조기기법 제3조 제2호에 따른 보조기기에 대하여 보험급여를 할 수 있다(국민건강보험법 제51조 제1항). 보조기기에 대한 보험급여의 범위·방법·절차와 그 밖에 필요한 사항은 보건복지부령으로 정한다(국민건강보험법 제51조 제2항).

Ⅷ. 건강검진

건강검진이란 질병을 조기에 발견하여 보험급여를 함으로써 질병 또는 장애를 예방하고 사망을 감소시켜 국민의 건강한 삶을 영위하기 위한 제도이다. 건강검진은 개인 또는 지역사회의 노력에 의하여 질병발생을 방지하고 건강을 증진시키는 1차 예방사업이 아니라 개인 또는 인구집단의 질병을 조기에 발견하고 즉각적이고 효과적인 치료를 위한 2차 예방사업에 속한다. 그 동안 다양한 건강검진, 건강진단 또는 건강검사가 다종의 법률에 단편적으로 산재해 있어 그 실효성에 문제가 제기되었다. 여기서 2008년 건강검진기본법이 제정되어 국가의 체계적 종합계획에 따라 국가건강검진제도가 운영되도록 하고 있다.[16]

이에 따라 국민건강보험법도 공단으로 하여금 가입자와 피부양자에 대하여 질병의 조기 발견과 그에 따른 요양급여를 하기 위하여 건강검진을 실시하도록 하고 있다(국민건강보험법 第52조 제1항). 건강검진의 종류 및 대상은 다음과 같다(국민건강보험법 第52조 제2항). 첫째, 일반건강검진이란 직장가입자, 세대주인 지역가입자, 20세 이상인 지역가입자 및 20세 이상인 피부양자를 대상으로 한다. 둘째, 암검진이란 암관리법 제11조 제2항에 따른 암의 종류별 검진주기와 연령 기준 등에 해당하는 사람을 대상으로 한다. 셋째, 영유아건강검진이란 6세 미만의 가입자 및 피부양자를 대상으로 한다. 건강검진의 검진항목은 성별, 연령 등의 특성 및 생애 주기에 맞게 설계되어야 한다(국민건강보험법 第52조 제3항). 건강검진의 횟수·절차와 그 밖에 필요한 사항은 대통령령으로 정한다(국민건강보험법 第52조 제3항). 건강검진은 법정급여이며, 검진기관에서 검사를 받는 것이므로 현물급여에 속한다.

Ⅸ. 보험급여의 제한

보험사고의 보험원리는 우연성이다. 따라서 우연성이 없는 보험사고에 대하여는 보험적용이 당연히 배제되어야 한다. 이것이 보험급여제한제도를 두게 된 이유이다. 보험급여를 제한할 수 있는 자(주체)는 보험자인 공단이다. 보험급여가 제한되는 자(객체)는 보험급여제한사유에 해당하는 보험사고로 보험급여를 받을 수 없는 자이다.

공단은 보험급여를 받을 수 있는 사람이 다음의 어느 하나에 해당하면 보험급여를 하지 아니한다. 즉, ① 고의 또는 중대한 과실로 인한 범죄행위에 그 원인이 있거나 고의로 사고를 일으킨 경우, ② 고의 또는 중대한 과실로 공단이나 요양

16) 건강검진기본법 2008.3.21. 제정 법률 제8942호 2009.3.22. 시행.

기관의 요양에 관한 지시에 따르지 아니한 경우, ③ 고의 또는 중대한 과실로 제55조에 따른 문서와 그 밖의 물건의 제출을 거부하거나 질문 또는 진단을 기피한 경우 또는 ④ 업무 또는 공무로 생긴 질병·부상·재해로 다른 법령에 따른 보험급여나 보상(報償) 또는 보상(補償)을 받게 되는 경우가 그것이다(국민건강보험법 제53조 제1항).

공단은 보험급여를 받을 수 있는 사람이 다른 법령에 따라 국가나 지방자치단체로부터 보험급여에 상당하는 급여를 받거나 보험급여에 상당하는 비용을 지급받게 되는 경우에는 그 한도에서 보험급여를 하지 아니한다(국민건강보험법 제53조 제2항). 공단은 가입자가 대통령령으로 정하는 기간 이상 소득월액보험료 또는 세대단위의 보험료를 체납한 경우 그 체납한 보험료를 완납할 때까지 그 가입자 및 피부양자에 대하여 보험급여를 실시하지 아니할 수 있다. 다만, 월별 보험료의 총체납횟수(이미 납부된 체납보험료는 총체납횟수에서 제외하며, 보험료의 체납기간은 고려하지 아니한다)가 대통령령으로 정하는 횟수 미만이거나 가입자 및 피부양자의 소득·재산 등이 대통령령으로 정하는 기준 미만인 경우에는 그러하지 아니하다(국민건강보험법 제53조 제3항). 공단은 납부의무를 부담하는 사용자가 보수월액보험료를 체납한 경우에는 그 체납에 대하여 직장가입자 본인에게 귀책사유가 있는 경우에 한하여 제3항의 규정을 적용한다. 이 경우 해당 직장가입자의 피부양자에게도 제3항의 규정을 적용한다(국민건강보험법 제53조 제4항). 공단으로부터 분할납부 승인을 받고 그 승인된 보험료를 1회 이상 낸 경우에는 보험급여를 할 수 있다. 다만, 분할납부 승인을 받은 사람이 정당한 사유 없이 5회(승인받은 분할납부 횟수가 5회 미만인 경우에는 해당 분할납부 횟수를 말한다) 이상 그 승인된 보험료를 내지 아니한 경우에는 그러하지 아니하다(국민건강보험법 제53조 제5항). 보험급여를 하지 아니하는 기간(급여제한기간)에 받은 보험급여는 다음의 어느 하나에 해당하는 경우에만 보험급여로 인정한다(국민건강보험법 제53조 제6항). 즉, ① 공단이 급여제한기간에 보험급여를 받은 사실이 있음을 가입자에게 통지한 날부터 2개월이 지난 날이 속한 달의 납부기한 이내에 체납된 보험료를 완납한 경우 또는 ② 공단이 급여제한기간에 보험급여를 받은 사실이 있음을 가입자에게 통지한 날부터 2개월이 지난 날이 속한 달의 납부기한 이내에 분할납부 승인을 받은 체납보험료를 1회 이상 낸 경우이다. 다만, 분할납부 승인을 받은 사람이 정당한 사유 없이 5회 이상 그 승인된 보험료를 내지 아니한 경우에는 그러하지 아니하다.

Ⅹ. 보험급여의 정지

보험급여의 정지란 가입자 등의 자격은 유지하지만, 일정한 기간 동안 모든 보험급여를 하지 아니하는 것을 말한다. 이는 현실적으로 보험급여를 받을 수 없거나 국가가 특별히 관리·보호함에 따라 국가의 책임으로 국가의 비용으로 진료를 받을 수 있으므로 이중급여를 배제하기 위한 규정이다.

보험급여를 받을 수 있는 사람이 다음의 어느 하나에 해당하면 그 기간에는 보험급여를 하지 아니한다(국민건강보험법 제54조 본문). 즉, ① 국외에 체류하는 경우, ② 현역병(지원에 의하지 아니하고 임용된 하사를 포함한다), 전환복무된 사람 및 군간부후보생 또는 ③ 교도소, 그 밖에 이에 준하는 시설에 수용되어 있는 경우가 그것이다. 다만, 위의 ②와 ③의 경우에는 제60조에 따른 요양급여를 실시한다(국민건강보험법 제54조 단서).

제6절 보험료

Ⅰ. 개 념

1. 보험료의 의의

보험료란 공단이 건강보험사업에 드는 비용을 충당하기 위하여 보험료 납부의무자로부터 징수하는 금액을 말한다(국민건강보험법 제69조 제1항). 보험자인 공단은 건강보험사업을 위하여 필요한 재원을 가입자들의 보험료로 충당한다는 원칙을 밝히고 있다. 보험료는 당사자의 의사와 상관없이 부과·징수된다는 강제부과성, 수지의 등가, 즉 보험료로 조성된 총수입과 보험급여 등으로 지출된 총지출이 등가관계이어야 한다는 수지상등성, 소득재분배의 기능을 위하여 가입자의 경제적 능력에 따라 보험료를 차등부과한다는 보험료부과의 차등성을 그 특징으로 하고 있다. 보험료는 가입자가 직장가입자와 지역가입자로 이원화, 가입자별 가입기간의 상이 등의 여러 가지 변수에도 불구하고 월단위로 계산한다는 월별부과의 원칙에 근거하고 있다(국민건강보험법 제69조 제2항, 제3항 참조).

2. 보험료의 성격

보험료는 가입자와 사용자가 반반씩 부담하는 직장가입자이든 아니면 가입자가 전액 부담하는 지역가입자이든 또는 건강한 가입자이든 아니면 건강하지 않은 가입자이든 납부한 보험료에 비례하여 반대급부인 보험급여를 받는 것은 아니다. 여기서 사용자가 부담하는 보험료와 건강한 가입자가 납부하는 보험료는 기여금의 성격을 가지는 것으로 파악할 수 있다.

또 보험료는 공단으로 하여금 건강보험사업을 하게 하기 위하여 가입자들이 납부하는 부담금으로서 인적 공용부담금 또는 일종의 수익자부담금으로서의 성격을 가진다고 할 수 있다. 뿐만 아니라 보험료는 독촉을 받은 자가 납부기한까지 내지 아니하면 보건복지부장관의 승인을 받아 국세체납처분의 예에 따라 징수할 수 있으므로 공과금의 성격도 가지게 된다(국민건강보험법 제81조 제3항, 국세기본법 제2조 제8호 참조).

Ⅱ. 보험료의 산정

보험료는 전술한 바와 같이 가입자가 직장가입자와 지역가입자로 이원화되어 있는 상황에서 월별부과의 원칙에 따르기 때문에 월단위로 산정이 되어야 한다.

1. 직장가입자

(1) 월보험료

직장가입자의 월별 보험료액은 보수월액보험료(보수월액에 보험료율을 곱하여 얻은 금액)와 소득월액보험료(소득월액에 보험료율을 곱하여 얻은 금액)에 따라 산정한 금액으로 한다(국민건강보험법 제69조 제4항). 월별 보험료액은 가입자의 보험료 평균액의 일정비율에 해당하는 금액을 고려하여 대통령령으로 정하는 기준에 따라 상한 및 하한을 정한다(국민건강보험법 제69조 제6항).

(2) 보수월액

직장가입자의 월별 보험료액은 보수월액에 보험료율을 곱한 금액이므로 보수월액의 크기에 따라 월별 보험료액이 달라지게 되고(국민건강보험법 제69조 제4항), 이를 가입자와 사용자가 분담하여 부담하게 되므로 보수월액을 명확히 할 필요가 있다(국민건강보험법 제76조). 보수월액보험료는 소득발생시점과 부과시점의 시간적 간격으로 인해 원칙적으로 정산을 요한다.[17] 국민건강보험법도 직장가입자에 대한 보수월액보험료는 매년 일정한 구분에 따라 산정된 보수월액을 기준으로 하여 부과하고, 다음 해에 확정되는 해당 연도의 보수 총액을 기준으로 보수월액을 다시 산정하여 정산한다고 규정하고 있다(국민건강보험법 시행령 제34조 제1항).

직장가입자의 보수월액은 직장가입자가 지급받는 보수를 기준으로 하여 산정한다(국민건강기본법 제70조 제1항). 휴직이나 그 밖의 사유로 보수의 전부 또는 일부가 지급되지 아니하는 가입자(휴직자 등)의 보수월액보험료는 해당 사유가 생기기 전 달의 보수월액을 기준으로 산정한다(국민건강기본법 제70조 제2항). 보수는 근로자 등이 근로를 제공하고 사용자・국가 또는 지방자치단체로부터 지급받는 금품(실비변상적인 성격을 갖는 금품은 제외한다)으로서 대통령령으로 정하는 것을 말한다. 이 경우 보수 관련 자료가 없거나 불명확한 경우 등 대통령령으로 정하는 사유에 해당하면 보건복지부장관이 정하여 고시하는 금액을 보수로 본다(국민건강기본법 제70조 제3항). 보수월액의 산정 및 보수가 지급되지 아니하는 사용자의 보수월액의 산정 등에 필요한 사항은 대통령령으로 정한다(국민건강기본법 제70조 제4항).

(3) 소득월액

직장가입자의 월별 보험료액은 보수월액에 보험료율을 곱하여 산정하기도 하지만, 소득월액에 보험료율을 곱하여 얻은 금액인 소득월액보험료로 산정할 수도 있다(국민건강보험법 제69조 제4항). 국민건강보험법령이 직장가입자에 대한 보험료를 보수월액보험료와 소득월액보험료로 구분하여 별도로 산정・징수하도록 한 취지는, 보험료를 가입자의 경제적 능력인 소득에 비례하여 징수할 때에 직장가입자의 구체적인 소득원이 보수인지 또는 보수외 소득인지에 따라 그에 맞는 합리적 산정방식을 마련함으로써 가입자 간 보험료 부담의 형평과 건강보험 재정의 건전성 확보를 함께 도모하려는 데 있다.[18] 소득월액은 보수월액의 산정에 포함된 보수를 제외한 직장가입자의 소득(보수 외 소득)이 대통령령으로 정하는 금액을 초과하는 경우 다음의 계산식, 즉 (연간 보수외소득 − 대통령령으로 정하는 금액) × 1/12에 따라 산정한다(국민건강보험법 제71조 제1항). 소득월액을 산정하는 기준, 방법 등 소득월액의 산정에 필요한 사항은 대통령령으로 정한다(국민건강보험법 제71조 제2항). 소득월액은 보수월액과는 달리 확정된 금액이기

17) 대법원 2015.11.26. 선고 2014두46294 판결.

18) 대법원 2015.11.26. 선고 2015두44479 판결; 대법원 2015.11.26. 선고 2014두46294 판결.

때문에 정산을 요하지 않는다.

그 이유에 관한 판례의 구체적 내용은 다음과 같다. 즉,

> ① 소득월액의 기준이 되는 이자소득, 배당소득, 사업소득 등은 그 성격상 보수월액의 기준이 되는 근로소득에 비하여 지속적으로 발생하지 않고 변동 폭도 커서 전년도 소득월액을 기준으로 보험료를 잠정적으로 부과하는 것이 적절하지 않은 점, ② 사용자로부터 직접 통보받는 근로소득과 달리 위 보수외소득의 경우 피고로서는 국세청 등으로부터 공식적인 소득자료를 제공받기 전까지는 자체적으로 그 액수를 파악하기가 곤란한 점, ③ 이러한 사정을 고려하여 이 사건 정관 조항은 소득월액보험료에 관한 한, 소득이 실제 발생한 시점과 부과 시점 사이에 다소 시차가 발생하더라도 그 소득이 분명하게 파악된 후에 보험료를 부과하려는 취지로 보이고, 이는 피고 정관 제45조 제3항이 이러한 시차를 전제로 하여 보험료 수시조정 제도를 두고 있는 데에서도 분명히 드러나는 점, ④ 국민건강보험법령은 소득월액보험료와 부과대상 소득이 거의 같은 지역가입자의 월별 보험료에 있어서도 그 소득에 관한 보험료부과점수를 산정함에 있어 별도의 사후 정산절차를 두고 있지 않은 점 등에 비추어 보면, 국민건강보험법령 및 그 위임에 따른 이 사건 정관 조항이 소득월액보험료에 관하여 보수월액보험료와 같은 정산절차를 따로 규정하지 않은 채 국세청 등으로부터 제공받은 귀속년도가 전년도인 소득자료에 따라 그 제공된 해의 11월분부터 그 다음 해의 10월분까지의 소득월액을 산정하고 이를 월별 보험료에 반영하도록 한 것은, 보수월액보험료에서처럼 정산을 전제로 잠정적인 금액을 부과하려는 것이 아니라, 그 자체로 정산이 필요 없는 확정된 금액을 부과하는 취지라고 보아야 한다.[19]

(4) 보험료율

직장가입자의 경우 보수나 소득은 쉽게 변경되지 않는다는 사실로 볼 때 보험료는 실제로 보험료율에 의해서 결정된다고 할 수 있다. 직장가입자의 보험료율은 1천분의 80의 범위에서 심의위원회의 의결을 거쳐 대통령령으로 정한다(국민건강보험법 제73조 제1항). 국외에서 업무에 종사하고 있는 직장가입자에 대한 보험료율은 위의 보험료율의 100분의 50으로 한다(국민건강보험법 제73조 제2항).

---

19) 대법원 2015.11.26. 선고 2014두46294 판결.

2. 지역가입자

(1) 월보험료

지역가입자의 월별 보험료액은 세대 단위로 산정하되, 지역가입자가 속한 세대의 월별 보험료액은 보험료부과점수에 보험료부과점수당 금액을 곱한 금액으로 한다(국민건강보험법 제69조 제5항). 월별 보험료액은 가입자의 보험료 평균액의 일정비율에 해당하는 금액을 고려하여 대통령령으로 정하는 기준에 따라 상한 및 하한을 정한다(국민건강보험법 제69조 제6항).

(2) 보험료부과점수

보험료는 소득과 같은 단일 기준으로 부과하는 것이 가장 이상적일 것이다. 문제는 국민건강보험법이 단일보험자로 운영되고 있음에도 불구하고, 가입자를 직장가입자와 지역가입자로 분류하고, 또 양자의 소득파악률의 차이로 말미암아 전자는 소득을 기준으로, 후자는 소득과 재산을 기준으로 이원화된 기준에 의하여 보험료를 부과하는 점에 있다. 이 점에 관하여 헌법재판소는 합리적 차별로서 헌법상 평등권을 침해한 것을 아니라고 결정한 바 있다.[20]

건강보험은 사회연대의 원칙에 따라 위험을 분산하고 소득재분재의 효과를 이루기 위해서는 형평성 있는 보험료의 부과가 필수적이다. 지역가입자의 세대별 보험료액을 산정하기 위한 보험료부과점수는 지역가입자의 소득 및 재산을 기준으로 산정한다. 다만, 대통령령으로 정하는 지역가입자가 실제 거주를 목적으로 대통령령으로 정하는 기준 이하의 주택을 구입 또는 임차하기 위하여 금융실명법 제2조 제1호에 따른 금융회사등으로부터 대출을 받고 그 사실을 공단에 통보하는 경우에는 해당 대출금액을 대통령령으로 정하는 바에 따라 평가하여 보험료부과점수 산정 시 제외한다(국민건강보험법 제72조 제1항). 보험료부과점수의 산정방법과 산정기준을 정할 때 법령에 따라 재산권의 행사가 제한되는 재산에 대하여는 다른 재산과 달리 정할 수 있다(국민건강보험법 제72조 제2항). 지역가입자는 공단에 통보할 때 금융실명법 제2조 제2호에 따른 금융자산, 같은 조 제3호에 따른 금융거래의 내용에 대한 자료・정보 중 대출금액, 그 밖에 대통령령으로 정하는 자료・정보(금융정보)를 공단에 제출하여야 하며, 보험료부과점수 산정을 위하여 필요한 금융정보를 공단에 제공하는 것에 대

20) 헌법재판소 2000.6.29. 선고 99헌마289 결정; 헌법재판소 2003.10.30. 선고 2000헌마801 결정 참조.

하여 동의한다는 서면을 함께 제출하여야 한다(국민건강보험법 제72조 제3항). 보험료부과점수의 산정방법·산정기준 등에 필요한 사항은 대통령령으로 정한다(국민건강보험법 제72조 제4항).

(3) 보험료부과점수당 금액

직장가입자의 경우에도 보험료부과점수는 한 번 설정되면 쉽게 변경되지 않는다는 사실로 볼 때 보험료는 실제로 보험료부과점수당 금액에 의해서 결정된다고 할 수 있다. 지역가입자의 보험료부과점수당 금액은 심의위원회의 의결을 거쳐 대통령령으로 정한다(국민건강보험법 제73조 제3항).

Ⅲ. 보험료의 면제

보험료는 보험급여라는 반대급부를 전제로 납부하는 것이다. 본인의 귀책사유 이외의 사유로 보험급여를 받지 못하게 되는 경우에는 보험료를 면제하는 것이 타당하다고 해야 한다.

공단은 직장가입자가 보험급여의 정지사유(제54조 제2호부터 제4호까지)의 어느 하나에 해당하면 그 가입자의 보험료를 면제한다. 다만, 국외에서 업무에 종사하는 직장가입자의 경우(제54조 제2호)에는 국내에 거주하는 피부양자가 없을 때에만 보험료를 면제한다(국민건강보험법 제74조 제1항). 지역가입자가 보험급여의 정지사유의 어느 하나에 해당하면 그 가입자가 속한 세대의 보험료를 산정할 때 그 가입자의 보험료부과점수를 제외한다(국민건강보험법 제74조 제2항). 보험료의 면제나 보험료의 산정에서 제외되는 보험료부과점수에 대하여는 보험급여의 정지사유가 생긴 날이 속하는 달의 다음 달부터 사유가 없어진 날이 속하는 달까지 적용한다. 다만, 급여정지 사유가 매월 1일에 없어진 경우에는 그 달의 보험료를 면제하지 아니하거나 보험료의 산정에서 보험료부과점수를 제외하지 아니한다(국민건강보험법 제74조 제3항).

Ⅳ. 보험료의 경감

보험료는 사회연대성을 유지하기 위하여 가입자간 형평성과 부담능력을 고려하여 부과하는 것이 원칙이다. 그러나 보험료경감제도는 원칙에 대한 예외로서 보험료의 일부를 납부하지 아니하도록 허용하는 일종의 특례제도라고 할 수 있다.

그럼에도 불구하고 일시적 경제능력상실, 실제 생활수준을 정확하게 반영할 수 없는 현행 보험료부과체계의 한계 등으로 인한 의료사각지대의 발생을 미연에 방지하고 일시적 보험료미납상태를 예방하기 위한 제도라고 할 수 있다. 이와 같이 경감제도는 보험료미납으로 인한 건강보험 사각지대의 제거가 그 취지이지만, 특례에 해당하는 만큼 명확하게 규정할 필요가 있다고 하겠다.

다음의 어느 하나에 해당하는 가입자 중 보건복지부령으로 정하는 가입자에 대하여는 그 가입자 또는 그 가입자가 속한 세대의 보험료의 일부를 경감할 수 있다(국민건강보험법 제75조 제1항). 즉, ① 섬·벽지(僻地)·농어촌 등 대통령령으로 정하는 지역에 거주하는 사람, ② 65세 이상인 사람, ③ 장애인복지법에 따라 등록한 장애인, ④ 국가유공자법 제4조 제1항 제4호, 제6호, 제12호, 제15호 및 제17호에 따른 국가유공자, ⑤ 휴직자 또는 ⑥ 그 밖에 생활이 어렵거나 천재지변 등의 사유로 보험료를 경감할 필요가 있다고 보건복지부장관이 정하여 고시하는 사람이 그것이다. 보험료 경감의 방법·절차 등에 필요한 사항은 보건복지부장관이 정하여 고시한다(국민건강보험법 제75조 제3항). 또한 보험료 납부의무자가 다음 각 호의 어느 하나에 해당하는 경우에는 대통령령으로 정하는 바에 따라 보험료를 감액하는 등 재산상의 이익을 제공할 수 있다(국민건강보험법 제75조 제2항). 즉, ① 보험료의 납입 고지를 전자문서로 받는 경우 또는 ② 보험료를 자동 계좌이체의 방법으로 내는 경우가 그것이다.

Ⅴ. 보험료의 부담과 납부의무

보험료의 부담과 납부에 대한 의무주체를 명확히 할 필요가 있다. 보험재정은 보험료에 의존하고 있고, 보험료 납부의무자는 보험료납입의 고지·독촉·체납처분의 대상자가 되기 때문이다.

1. 보험료의 부담

직장가입자의 보수월액보험료는 직장가입자와 다음의 구분에 따른 자가 각각 보험료액의 100분의 50씩 부담한다(국민건강보험법 제76조 제1항 본문). 즉, ① 직장가입자가 근로자인 경우에는 제3조 제2호 가목에 해당하는 사업주, ② 직장가입자가 공무원인 경우에는 그 공무원이 소속되어 있는 국가 또는 지방자치단체 또는 ③ 직장가입자가 교직원(사립학교에 근무하는 교원은 제외한다)인 경우에는 교직원이 소속되어 있는 사립학교를 설립·운영하는 자에 해당하는 사용자가 그것이다. 다만, 직장가입자가 교직원으로서 사립학교에 근무하는 교원이면 보험료액은 그 직장가입자가 100분의 50을, 교직원이 소속되어 있는 사립학교를 설립·운영하는 자에 해당하는 사용자가 100분의 30을, 국가가 100분의 20을 각각 부담한다(국민건강보험법 제76조 제1항 단서). 직장가입자의 소득월액보험료는 직장가입자가 부담한다(국민건강보험법 제76조 제2항). 지역가입자의 보험료는 그 가입자가 속한 세대의 지역가입자 전원이 연대하여 부담한다(국민건강보험법 제76조 제3항). 직장가입자가 교직원인 경우 교직원이 소속되어 있는 사립학교를 설립·운영하는 자에 해당하는 사용자가 부담액 전부를 부담할 수 없으면 그 부족액을 학교에 속하는 회계에서 부담하게 할 수 있다(국민건강보험법 제76조 제4항).

2. 보험료의 납부의무

제1차 납부의무는 다음과 같다. 직장가입자의 보험료에 있어서 첫째, 보수월액보험료는 사용자, 이 경우 사업장의 사용자가 2명 이상인 때에는 그 사업장의 사용자는 해당 직장가입자의 보험료를 연대하여 납부한다. 둘째, 소득월액보험료는 직장가입자가 납부한다(국민건강보험법 제77조 제1항). 지역가입자의 보험료는 그 가입자가 속한 세대의 지역가입자 전원이 연대하여 납부한다. 다만, 소득·생활수준·경제활동참가율 등을 고려하여 대통령령으로 정하는 기준에 해당하는 미성년자는 납부의무를 부담하지 아니한다(국민건강보험법 제77조 제2항). 사용자는 보수월액보험료 중 직장가입자가 부담하여야 하는 그 달의 보험료액을 그 보수에서 공제하여 납부하여야 한다. 이 경우 직장가입자에게 공제액을 알려야 한다(국민건강보험법 제77조 제3항).

제2차 납부의무는 다음과 같다. 법인의 재산으로 그 법인이 납부하여야 하는 보험료, 연체금 및 체납처분비를 충당하여도 부족한 경우에는 해당 법인에게 보험료의 납부의무가 부과된 날 현재의 무한책임사원 또는 과점주주(국세기본법 제39조 각 호의 어느 하나에 해당하는 자를 말한다)가 그 부족한 금액에 대하여 제2차 납부의무를 진다. 다만, 과점주주의 경우에는 그 부족한 금액을 그 법인의 발행주식 총수(의결권이 없는 주식은 제외한다) 또는 출자총액으로 나눈 금액에 해당 과점주주가 실질적으로 권리를 행사하는 주식 수(의결권이 없는 주식은 제외한다) 또는 출자액을 곱하여 산출한 금액을 한도로 한다(국민건강보험법 제77조의2 제1항). 사업이 양도·양수된 경우에 양도일 이전에 양도인에게 납부의무가 부과된 보험료, 연체금 및 체납처분비를 양도인의 재산으로 충당하여도 부족한 경우에는 사업의 양수인이 그 부족한 금액에 대하여 양수한 재산의 가액을 한도로 제2차 납부의무를 진다. 이 경우 양수인의 범위 및 양수한 재산의 가액은 대통령령으로 정한다(국민건강보험법 제77조의2 제2항).

Ⅵ. 보험료부과제도개선위원회

1. 제도개선위원회

의료법의 개정으로 보험료 부과와 관련된 제도 개선을 위하여 보건복지부장관 소속으로 보험료부과제도개선위원회(제도개선위원회)가 설치되었다.[21] 보험료부과와 관련된 제도 개선을 위하여 보건복지부장관 소속으로 관계 중앙행정기관 소속 공무원 및 민간전문가로 구성된 보험료부과제도개선위원회를 둔다(국민건강보험법 제72조의2 제1항). 제도개선위원회는 ① 가입자의 소득 파악 실태에 관한 조사 및 연구에 관한 사항, ② 가입자의 소득 파악 및 소득에 대한 보험료 부과 강화를 위한 개선 방안에 관한 사항 및 ③ 그 밖에 보험료부과와 관련된 제도 개선 사항으로서 위원장이 회의에 부치는 사항을 심의한다(국민건강보험법 제72조의2 제2항). 보건복지부장관은 제도개선위원회 운영 결과를 국회에 보고하여야 한다(국민건강보험법 제72조의2 제3항). 제도개선위원회의 구성·운영 등에 관하여 필요한 사항은 대통령령으로 정한다(국민건강보험법 제72조의2 제4항).

2. 보험료부과제도에 대한 적정성 평가

보건복지부장관은 피부양자 인정기준(인정기준)과 보험료, 보수월액, 소득월액 및 보험료부과점수의 산정 기준 및 방법 등(산정기준)에 대하여 적정성을 평가하고, 이 법 시행일로부터 4년이 경과한 때 이를 조정하여야 한다(국민건강보험법 제72조의3 제1항). 보건복지부장관은 적정성 평가를 하는 경우에는 ① 제도개선위원회가 심의한 가입자의 소득 파악 현황 및 개선방안, ② 공단의 소득 관련 자료 보유 현황, ③ 소득세법 제4조에 따른 종합소득(종합과세되는 종합소득과 분리과세되는 종합소득을 포함한다) 과세 현황, ④ 직장가입자에게 부과되는 보험료와 지역가입자에게 부과되는 보험료 간 형평성, ⑤ 인정기준 및 산정기준의 조정으로 인한 보험료 변동 및 ⑥ 그 밖에 적정성 평가 대상이 될 수 있는 사항으로서 보건복지부장관이 정하는 사항을 종합적으로 고려하여야 한다(국민건강보험법 제72조의3 제2항). 적정성 평가의 절차, 방법 및 그 밖에 적정성 평가를 위하여 필요한 사항은 대통령령으로 정한다(국민건강보험법 제72조의3 제3항).

---

21) 국민건강보험법 2017.4.18. 일부개정 법률 제14776호 2018.7.1. 시행.

제 7 절 분쟁해결

Ⅰ. 이의신청

이의신청제도는 간이절차, 신속처리 및 저렴비용으로 사법적 권리구제제도의 단점을 극복하기 위한 취지에서 도입된 행정적 권리구제제도이다. 공단 또는 심평원의 위법·부당한 공권력의 행사 또는 불행사 등의 처분으로 인한 권리침해를 구제하기 위한 절차라고 할 수 있다.

국민건강보험법은 다음과 같이 규정하고 있다. 즉, 가입자 및 피부양자의 자격, 보험료등, 보험급여, 보험급여 비용에 관한 공단의 처분에 이의가 있는 자는 공단에 이의신청을 할 수 있다(국민건강보험법 제87조 제1항). 요양급여비용 및 요양급여의 적정성 평가 등에 관한 심사평가원의 처분에 이의가 있는 공단, 요양기관 또는 그 밖의 자는 심사평가원에 이의신청을 할 수 있다(국민건강보험법 제87조 제2항). 이의신청은 처분이 있음을 안 날부터 90일 이내에 문서(전자문서를 포함한다)로 하여야 하며 처분이 있은 날부터 180일을 지나면 제기하지 못한다. 다만, 정당한 사유로 그 기간에 이의신청을 할 수 없었음을 소명한 경우에는 그러하지 아니하다(국민건강보험법 제87조 제3항). 요양기관이 심사평가원의 확인에 대하여 이의신청을 하려면 통보받은 날부터 30일 이내에 하여야 한다(국민건강보험법 제87조 제4항). 이 외에 이의신청의 방법·결정 및 그 결정의 통지 등에 필요한 사항은 대통령령으로 정한다(국민건강보험법 제87조 제5항).

Ⅱ. 심판청구

심판청구제도는 공단 또는 심평원에 청구한 이의신청의 결과에 불복이 있을 때 건강보험분쟁조정위원회로 하여금 다시 심사를 하도록 재청구하는 제도이다. 행정심판은 상급기관으로 하여금 사법절차를 준용하여 판단하게 함으로써 처분기관의 처분이나 부작위를 시정하도록 하는 제도라는 점에서 처분기관이 스스로 판단하여 재처분하게 하는 제도인 이의신청과 구별된다. 이에 관하여 국민건강보험법에 규정되지 아니한 사항은 일반법인 행정심판법이 적용되게 된다. 심판청구제도는 사법절차에 준하는 재판의 전심절차로서의 행정심판제도라고 할 수 있다. 심판청구는 2심에 해당하기 때문에 1심에 해당하는 이의신청을 반드시 거쳐야 제기할 수 있다. 한편, 심판청구제도를 이의신청제도와 차별화하기 위하여 이의신청제도를 준행정심판제도라고 하는 경우도 있다.

국민건강보험법의 규정은 다음과 같다. 즉, 이의신청에 대한 결정에 불복하는 자는 건강보험분쟁조정위원회에 심판청구를 할 수 있다(국민건강보험법 제88조 제1항 전문). 심판을 청구하려는 자는 대통령령으로 정하는 심판청구서를 처분을 한 공단 또는 심사평가원에 제출하거나 건강보험분쟁조정위원회에 제출하여야 한다(국민건강보험법 제88조 제2항). 심판청구를 심리·의결하기 위하여 보건복지부에 건강보험분쟁조정위원회(분쟁조정위원회)를 둔다(국민건강보험법 제89조 제1항). 분쟁조정위원회는 위원장을 포함하여 60명 이내의 위원으로 구성하고, 위원장을 제외한 위원 중 1명은 당연직위원으로 한다. 이 경우 공무원이 아닌 위원이 전체위원의 과반수가 되도록 하여야 한다(국민건강보험법 제89조 제2항). 분쟁조정위원회의 회의는 위원장, 당연직위원 및 위원장이 매 회의마다 지정하는 7명의 위원을 포함하여 총 9명으로 구성하되, 공무원이 아닌 위원이 과반수가 되도록 하여야 한다(국민건강보험법 제89조 제3항). 분쟁조정위원회는 제3항에 따른 구성원 과반수의 출석과 출석위원 과반수의 찬성으로 의결한다(국민건강보험법 제89조 제4항). 분쟁조정위원회를 실무적으로 지원하기 위하여 분쟁조정위원회에 사무국을 둔다(국민건강보험법 제89조 제5항). 분쟁조정위원회의 위원 중 공무원이 아닌 사람은 형법 제129조부터 제132조까지의 규정을 적용할 때 공무원으로 본다(국민건강보험법 제89조 제7항).

Ⅲ. 행정소송

행정소송은 사법적 권리구제절차로서 법원에 의한 정식재판절차라는 점에서 행정적 권리구제절차인 이의신청 또는 심판청구와 구별된다. 또 행정소송은 사법절차이기 때문에 위법문제만을 다룬다는 점에서 부당문제까지 포함하여 다루는 행정절차와 구별된다. 따라서 공단 또는 심평원의 위법처분 또는 부작위의 부당성의 문제는 행정소송에 의하여서는 해결할 수 없게 된다. 다만, 재량권의 남용의 문제는 취소사유로 보아 위법문제로 다루고 있다. 한편, 행정소송은 전심으로서 행정절차를 요구하지 않는다는 점에서 전심으로서 이의신청을 필요로 하는 심판청구와 구별된다고 할 수 있다. 따라서 행정소송은 이의신청 또는 심판청구를 거치지 아니하고 곧바로 제기할 수 있다.

국민건강보험법은 공단 또는 심사평가원의 처분에 이의가 있는 자와 이의신청 또는 심판청구에 대한 결정에 불복하는 자는 행정소송법에서 정하는 바에 따라 행정소송을 제기할 수 있다고 규정하고 있다(국민건강보험법 제90조).

제 5 편

책 임 론

제 1 장 의료과실론

제 1 절 총 설

Ⅰ. 의료과실의 개념

1. 용어의 정의

의료과실이란 의료행위에 있어서의 과실을 말한다. 그러나 아직 의료과실, 의료과오, 의료사고 또는 의료분쟁이라는 용어가 명확한 것은 아니다. 논자에 따라 그 사용례가 일치하지 않기 때문이다. 다만, 의료분쟁과 의료사고라는 용어는 입법에 의하여 확정되었다고 볼 수 있다. 의료분쟁(醫療紛爭, medical dispute)이란 의료사고로 인한 다툼을 말하고(의료분쟁조정법 제2조 제2호), 의료사고(醫療事故, medical accident)란 보건의료인이 환자에 대하여 실시하는 진단·검사·치료·의약품의 처방 및 조제 등의 행위(의료행위 등)로 인하여 사람의 생명·신체 및 재산에 대하여 피해가 발생한 경우 말한다(의료분쟁조정법 제2조 제1호). 의료사고는 의료측에 과실이 있는 경우뿐만 아니라 의료측에 과실이 없는 소위 무과실 내지 불가항력의 경우까지 포함하는 개념이 된다. 불가항력적으로 발생한 의료사고에 대한 보상규정이 이를 말하고 있다(의료분쟁조정법 제46조 참조). 따라서 의료과실은 모두 의료사고가 되지만, 모든 의료사고가 예외없이 의료과실로 되는 것은 아니다.[1] 이는 의료행위로 해결할 수 없는 불가항력적인 부분이 현대의학에 있어서도 여전히 존재하기 때문이기도 하다.

한편, 의료과실(醫療過失, medical negligence)이란 의료행위를 행함에 있어서 선량한 관리자의 주의의무 내지 업무상 필요한 주의의무를 태만히 하여 그로 인하여 사람에 대한 사상(死傷) 내지 손해(損害)을 초래하는 경우를 말한다. 따라서 의료과실이 성립하려면 ① 의료행위가 존재할 것, ② 사람에 대한 사상 내지 손해의 결과가 발생할

---

1) 강현중, "의료사고와 피해자측의 과실," 법원행정처(의료사고에 관한 제문제), 125쪽; 김선석, "의료과오에 있어서 인과관계와 과실," 법원행정처(의료사고에 관한 제문제), 55쪽; 권광중, "의료소송의 절차상의 제문제," 법원행정처(의료사고에 관한 제문제), 357쪽.

것, ③ 사상 내지 손해의 결과에 대하여는 과실이 인정될 것 및 ④ 과실로 인한 의료행위와 사상 내지 손해의 결과 사이에는 원인과 결과로서의 인과관계가 인정될 것이라는 요건이 충족되어야 한다. 인과관계가 부정되는 경우에는 불가항력에 의한 경우로서 의료사고가 된다고 할 수 있다. 그렇다면 엄밀한 의미에서 의료과실과 의료사고는 서로 구별되는 개념이라고 할 수 있다. 그럼에도 불구하고 의료분쟁조정법에는 의료과실과 의료사고를 모두 포괄하는 넓은 의미에서의 개념으로서 의료사고를 입법적으로 정의하고 있다고 할 수 있다(의료분쟁조정법 제2조 제1호, 제46조 참조). 이와는 별개의 개념으로서 의료과오(醫療過誤, medical malpractice)란 의료과실의 경우를 제외하고 설명의무위반, 의료시설의 하자로 인한 손해 등에서와 같이 의료측이 책임을 져야 하는 경우를 말하는 의미로 사용하기로 한다.

2. 의료과실의 내용

민사상의 과실이나 형사상의 과실은 전술한 바와 같이 본질에 있어서는 다를 것이 없다. 양자 모두 과실이란 주의의무의 위반을 말하고, 주의의무란 유해한 결과를 발생시키지 않도록 정신을 집중할 의무를 말하기 때문이다.

후술하는 바와 같이 의료사고에서 의사에게 과실이 있다고 하기 위하여는 의사가 결과발생을 예견할 수 있고 또 회피할 수 있었음에도 불구하고 이를 예견하지 못하였거나 회피하지 못하였음이 인정되어야 한다.[2)] 과실의 유무를 판단할 때에는 같은 업무와 직종에 종사하는 일반적 보통인의 주의정도를 표준으로 하고, 사고 당시의 일반적인 의학의 수준과 의료환경 및 조건, 의료행위의 특수성 등을 고려하여야 한다.[3)]

Ⅱ. 의료과실의 특성

의료과실에 대하여도 과실범에 관한 일반원칙이 그대로 적용되는 것이 원칙이다. 그러나 의료행위의 여러 가지 특수성 때문에 과실범의 일반원칙을 그대로 적용하기에 적합하지 않은 경우가 있다. 따라서 의료과실의 판단에 있어서는 의료행

2) 민사상의 과실과 형사상의 과실에 관하여 자세한 것은 각각 제5편 책임론 제1장 의료과실론 제2절 의료과실과 민사책임, 제3절 의료과실과 형사책임 참조.

3) 대법원 2018.5.11. 선고 2018도2844 판결; 대법원 2014.5.29. 선고 2013도14079 판결; 대법원 2011.9.8. 선고 2009도13959 판결.

위의 특수성뿐만 아니라 의료과실의 특수성이 동시에 반영되지 않을 수 없다. 의료과실에 있어서의 특수성으로서는 다음의 사항이 흔히 거론되고 있다.[4] 즉, ① 인체는 사람마다 개인차를 가지고 있고 생체현상 또한 사람마다 상이하다는 상이성(相異性), ② 일반 형사사건과는 달리 의료과실의 경우 그 과정을 재현하는 것이 불가능하다는 일과성(一過性), ③ 의료인과 환자만이 있는 밀실에서 의료가 행하여지는 경우 의료과실의 증명을 곤란하게 한다는 밀실성(密室性), ④ 의료인 상호간의 동료 내지 동업자 의식은 불리한 정보를 전문직역내에서 외부로 제공하는 것을 꺼리는 경향이 있다는 폐쇄성(閉鎖性) 및 ⑤ 환자에 대한 검사기록, 진료기록부 등 의료소송에 있어서의 증거자료가 의료인측에 편재되어 있다는 편재성(偏在性) 등이 그것이다.

Ⅲ. 의료과실과 법적 책임

1. 서　언

의료인은 환자로부터 진료의 요구를 받은 때에는 이에 응하지 않으면 안 된다(의료법 제15조 제1항 참조). 의료인은 진료를 선량한 관리자의 주의(민법 제681조), 가장 환자의 이익에 적합한 방법(민법 제734조) 또는 업무상 필요한 주의의무(형법 제268조)에 의하여 실시하지 않으면 안 된다. 요컨대, 의사는 진료의무를 부담함과 동시에 진료를 행함에 있어서는 최선의 주의의무를 다하지 않으면 안 된다.

최선의 주의의무를 다하지 않음으로써 환자의 병상이 오히려 악화되거나 환자가 사망한 경우에는 의료과실이 문제된다. 의료과실은 3가지의 측면에서 법적 책임의 문제를 가져온다. 과실의 정도에 따라 행정상 책임과 민사상 책임 및 형사상 책임의 순으로 문제가 제기될 수 있다. 그러나 하나의 의료과실로 인하여 3가지 책임이 모두 인정되는 경우는 극히 희박하다. 또 민사책임이 인정되어도 형사책임까지 지는 경우는 극히 드물다고 할 수 있다. 그럼에도 불구하고 법적인 책임이 중요한 이유는 그것이 의료과실의 예방에 대하여 사후적 담보의 기능을 수행하고 있다는 점에 있다. 이로써 의료행위의 종료 후에 의료과실로 인하여 법적

---

4) 이상완(의료사범의 이론과 실태), 108쪽, 109쪽; 권광중, "의료소송의 절차상의 제문제," 358쪽; 김선석, "의료과오에 있어서 인과관계와 과실," 56쪽; 한경국, "의료과오에 관한 형사법적 고찰," 법원행정처(의료사고에 관한 제문제), 468쪽.

인 책임이 문제되지 않게 하기 위해서는 의료과실이 발생하기 전에 더욱 의료행위에 주의의무를 다하도록 촉진하는 기능을 가지고 있기 때문이다.

2. 법적 책임의 유형

의료과실로 인한 법적 책임에 관하여는 민사상의 책임, 형사상의 책임 및 행정상의 책임으로 나누어 검토할 필요가 있다.

(1) 민사상의 책임

1) 과실책임의 원칙

민사상의 책임은 행위자에 대하여 개인적 책임을 묻는 사법상의 제도로서 발생한 손해에 대한 공평한 분담이 그 목적이다. 따라서 주관적 사정을 중시하지 않고 고의로 한 것이냐 또는 과실로 한 것이냐를 묻지 않고 발생한 손해에 대하여 배상하는 것을 원칙으로 한다(과실책임의 원칙). 그러나 불가항력의 경우나 현실적 손해를 발생시키지 않는 미수의 경우는 이를 전혀 문제삼지 않는다.

2) 손해배상의 책임

불법행위을 이유로 하는 손해배상(민법 제750조, 제751조)과 채무불이행을 이유로 하는 손해배상(민법 제390조)의 경우가 있다. '고의 또는 과실로 인한 위법행위로 타인에게 손해를 가한 자'(민법 제750조) 또는 '타인의 신체, 자유 또는 명예를 해하거나 기타 정신상 고통을 가한 자'(민법 제751조)로서 불법행위의 책임을 지는 경우이든 또는 '채무자가 채무의 내용에 좇은 이행을 하지 아니한 때'(민법 제390조)로서 채무불이행에 해당하는 경우이든 주의의무에 위반한다는 점에서는 동일하고, 그 효과에 있어서도 손해배상의 책임이 발생한다는 점에서 하등의 차이가 없다.

(2) 형사상의 책임

1) 고의책임의 원칙

의료행위에 있어서 과실과 관련된 손해는 가해자인 의사 등의 의료관계자가 민법에 근거하여 손해배상책임을 진다는 것에 대하여는 위에서 본 바와 같다. 그러나 그것만으로 가해자의 법적 책임이 소멸하는 것은 아니다. 여기에 형법상의 책임이 과하여져 징역 등의 형사처벌에 처하여질 수도 있다. 형사상의 책임은 행위자의 사회에 대한 책임을 묻는 공법적인 제재로서 주로 행위자의 반윤리성 내지 반사회성에 대하여 책임을 묻는 것이다. 따라서 행위자의 주관적 사정을 중시하며 원칙적으로 고의범만을 처벌하고 과실범은 예외적으로 처벌한다(고의책임의 원칙). 형법상 '업무상 과실 또는 중대한 과실로 인하여 사람을 사상에 이르게 한 자는 자는 5년 이하의 금고 또는 2천만원 이하의 벌금에 처한다'는 업무상 과실치사상죄에 관한 규정이 이에 속한다(형법 제268조).

2) 형사책임과 민사책임의 구별

형사책임에 있어서의 과실과 민사책임에 있어서의 과실은 그 본질에 있어서는 이미 언급한 바와 같이 차이가 없으나, 그 관점이 다르다고 해야 한다. 형사책임은 공법적인 제재라는 점에서 사법상의 제재으로서의 민사책임과는 구별되는 개념이고, 재판절차에 있어서도 각각 형사재판과 민사재판으로 나누어져 전혀 별개의 제도로 운영되고 있다.[5] 이에 대하여는 몇 가지의 논거가 제시되고 있다. ① 목적 내지 지도원리의 차이이다. 형사재판과 민사재판은 각각 소위 '형벌은 신중하게, 손해는 공평하게' 부담하여야 한다는 합목적적 견지에서 행하여지고 있다. 전자는 범죄에 대한 형벌의 부과가 문제의 핵심이고 후자는 손해에 대한 공평한 분담이 중요하기 때문이다. 따라서 형사책임보다는 민사책임의 경우가 그 범위가 넓게 되고, 형사재판에서의 유죄판결은 민사재판에서의 배상판결에 불가피한 영향을 미치게 된다. ② 과실인정에 있어서 정도의 차이이다. 민사상의 과실은 피해자 구제라는 관점에서 비교적 경미한 형식적 부주의만 있어도 과실이 인정된다고 할 수 있으나, 형사상의 그것은 형벌로 강제할 만한 상당히 고도의 실질적 부주의가 있을 때에만 비로소 그 과실이 인정된다고 할 수 있다.[6] ③ 과실과 인과관계에 대한 증명의 정도이다. 소송절차의 면에 있어서도 형사재판에서는 모든 거증책임이 검사에게 있고 합리적인 의심이 없을 정도의 엄격한 증명을 요구하고 있음에 반하여,[7] 민사재판에서는 의사와 환자 사이에 입증책임의 분배가 행하여지고 손해의 공평한 분담을 위해 환자쪽의 입증부담이 완화되고 있다.

(3) 행정상의 책임

행정상의 책임으로는 크게 의료기관에 대한 대물처분과 의료인에 대한 대인처

5) 대법원 2008.2.1. 선고 2006다6713 판결.
6) 한경국, "의료과오에 관한 형사법적 고찰," 480쪽.
7) 대법원 2003.12.26. 선고 2003도5255 판결; 대법원 2003.2.11. 선고 2002도6110 판결; 대법원 1996.3.8. 선고 95도3081 판결.

분의 2가지로 나눌 수 있다. 의료기관에 대하여는 시정명령·개설허가취소·정지·폐쇄 등의 처분을, 의료인에 대하여는 면허의 취소·정지 등의 처분을 할 수 있다. 행정처분은 신고 또는 보고의무불이행·과대광고행위·면허증대여 등과 같이 의료행정과 관련된 것이 대부분이다. 그러나 의료행위와 관련된 행정처분도 있다. 즉, 학문적으로 인정되지 아니하는 진료행위를 하여 의료인의 품위를 손상하였을 때에는 면허자격을 정지할 수 있고(의료법 제66조 제1항 제1호, 의료법 시행령 제32조 제1항 제1호), 의료과실이 있어 형법상의 업무상 과실치사상죄로 금고 이상의 형을 받으면 면허를 취소할 수 있도록 하고 있다(의료법 제65조 제1항).

보건복지부장관 또는 시장·군수·구청장은 의료기관 개설자 또는 의료인에게 필요한 사항을 보고하도록 명할 수 있고, 관계 공무원을 시켜 그 업무 상황, 시설 또는 진료기록부·조산기록부·간호기록부 등 관계 서류를 검사하게 하거나 관계인에게서 진술을 들어 사실을 확인받게 할 수 있다. 이 경우 의료기관 개설자 또는 의료인은 정당한 사유 없이 이를 거부하지 못한다(의료법 제61조 제1항). 이에 위반하여 검사를 거부·방해 또는 기피한 자에 대하여는 1년 이하의 징역이나 1천만원 이하의 벌금에 처한다(의료법 제89조 제4호). 또 보고를 하지 아니하거나 검사를 거부·방해 또는 기피한 자에 대하여는 200만원 이하의 과태료를 부과한다(의료법 제92조 제2항). 의료법은 위와 같은 조사를 하게 하기 위하여 보건복지부, 시·도 및 시·군·구에 의료지도원을 둔다(의료법 제69조 제1항). 의료지도원은 의료범에 대한 행정감시의무만을 담당할 뿐 특별사법경찰관리로 지명받아 의료범을 수사할 수 있는 제도가 마련되어 있지 아니하다(사법경찰직무법 제5조 참조).

그런데 위의 의료법상의 행정처분, 특히 면허취소·자격정지 등 의료인에 대한 징계처분제도에는 다소의 문제점이 지적되고 있다. 즉, 징계사유가 적절하지 못하고 명료하지 않다는 점이다. 의료과실로 인한 행정처분은 민사책임 내지 형사책임과는 별개로 행하여진다. 그러나 실제에 있어서는, 행정법규위반의 일반적인 경우와는 달리, 의료과실로 인한 형사처벌 또는 민사책임이 법적으로 명확해진 경우에 부가적으로 행하여지는 것이 일반적이다.

제 2 절 의료과실과 민사책임

Ⅰ. 서 언

1. 불법행위책임의 추급

의료행위로 인하여 환자에게 손해가 발생한 경우 손해배상의 근거로서는 불법행위책임과 채무불이행책임이 거론되어 왔다. 양책임은 모두 의사측의 귀책행위에 의하여 환자측에게 발생한 손해의 배상을 목적으로 하지만, 그 요건과 효과에 있어서는 다소의 차이가 있다. 채무불이행책임이 의료계약의 존재를 전제로 하여 성립함에 반하여, 불법행위책임은 고의 또는 과실로 인한 위법행위를 전제로 한다.

의료과실에 대하여 책임을 추급하기 위한 민사상의 법리는 불법행위책임으로부터 채무불이행책임으로의 이동을 거쳐 최근에는 양책임의 경합을 인정하는 데에까지 이르고 있다. 의료과오소송이 불법행위구성으로부터 채무불이행구성으로 변경된 것은 일반적으로 입증책임의 분배 때문이라고 이해되고 있다. 불법행위로 구성하는 경우 피해자인 환자는 가해자인 의사의 과실을 주장·입증하여야 하는데 의학의 문외한인 환자가 의사의 진료내용이나 시술과정을 모르거나 이해하지 못하면서 의학의 전문가인 의사를 상대로 하여 진료과정상의 잘못을 찾아내고 증거를 수집하여 과실을 주장·입증한다는 것이 지극히 곤란하다는 것이다. 그러나 채무불이행으로 구성하는 경우에는 채권자인 환자는 채무자인 의사의 채무불이행, 즉 이행의 불완전함을 주장·입증만 하면 족하고 채무자인 의사는 불완전이행이 자기의 귀책사유에 기인한 것이 아님을 주장·입증하지 못하는 한 책임을 면할 수 없게 되기 때문이라고 한다(이행설). 따라서 의료과오소송에 있어서 의료계약이 전제된 상태라면 그 계약상의 채무이행이 불완전하였음을 이유로 손해배상을 구한다면 형식적으로는 불법행위책임추궁시의 과실의 입증책임을 상대방에게 전가(轉嫁)시키는 결과가 되므로, 일응 환자측에게 유리할 것으로 보인다. 이 점이 바로 의료과오소송에 있어서 계약책임적 구성을 증가하게 한 원인으로 해석되고 있다.

2. 청구권경합설의 채택

의료과실책임에 있어서 계약책임적 구성이 반드시 환자에게 유리한 것이라고 단언할 수는 없다는 점이 지적되고 있다. 왜냐하면 의료계약상 의사의 채무는 물건을 급부하는 결과채무와는 그 성질이 다르기 때문이다. 즉, 평균수준에 있는 의사로서 당시의 의학지식과 기술을 구사하여 환자를 진단하고 적절한 치료법을 선택하여 선량한 관리자의 주의의무를 다하면서 치유를 향하여 그때 그때의 증상에 맞는 대증요법(對症療法, symptomatic therapy)을 실시하는 이른바 '수단채무'에 불과하다는 것이 일반적으로 승인된 의사가 이행하여야 할 채무의 내용이기 때문이다.

진료채무이행의 불완전이란 의학지식의 평균미달로 인하여 또는 선량한 관리자의 주의의무의 해태로 인하여 제대로 진료하지 못하였다는 의미가 된다. 그렇다면 이것은 불법행위로 구성할 때의 의사의 과실과 차이가 다를 것이 없게 된다. 여기서 의료과오소송에 있어서 그 책임구성을 계약책임으로 할 때나 불법행위로 구성할 때나 실질적으로는 입증책임부담상 별 차이가 없게 된다. 뿐만 아니라 불법행위책임으로 구성하는 경우에도 소송상 과실의 추정 또는 표현증명 내지는 사실상의 추정 등으로 입증책임의 경감의 이론이 전개됨으로써 채무불이행책임의 구성의 실익도 상당 부분 퇴색되게 된다. 그리고 채무불이행책임의 구성에 있어서는 유아나 미성년자를 보호자가 의사에게 데려오는 경우 또는 정신장애자나 심신상실자를 친지나 행인이 데려오는 경우에는 의료계약의 당사자를 누구로 볼 것이며, 계약의 형태를 어떻게 할 것인가 하는 문제에 있어서 어려움이 발생함에 따라 채무불이행책임의 구성의 우수성은 더욱 의문시되게 되었다.

현재는 의료과실로 인한 손해배상책임은 불법행위, 채무불이행 또는 양자 모두를 이유로 추급하게 되었다. 판례도 종래부터 양책임을 경합하여 인정하는 청구권경합설의 입장을 취하고 있다.[8] 학설에 있어서도 계약관계가 있는 경우 계약책임만을 인정하는 법조경합설보다는 청구권경합설이 다수설을 차지하게 되었다.

---

8) 대법원 2015.11.27. 선고 2011다28939 판결 참조.

Ⅱ. 의료과실책임의 성립요건

1. 서 언

의료과실로 인한 손해배상청구권이 성립하기 위해서는 불법행위책임이든 채무불이행책임이든 일정한 요건이 충족되어야 한다. 전술한 바와 같이 ① 귀책사유(고의 · 과실), ② 귀책행위(위법행위 · 채무불이행), ③ 손해의 발생 및 ④ 귀책행위와 손해의 발생 사이의 인과관계가 그것이다. 대법원도 의료행위에 있어서 주의의무 위반으로 인한 불법행위 또는 채무불이행으로 인한 책임이 있다고 하기 위하여는 의료행위상의 주의의무의 위반, 손해의 발생 및 주의의무의 위반과 손해의 발생과의 사이에 인과관계의 존재가 전제되어야 한다고 판시하고 있다.[9)]

귀책사유란 고의 또는 과실을 말한다. 고의란 위법한 결과발생을 인식하고 행하는 것을 말하고, 과실은 인식하여야 할 결과발생을 부주의로 인하여 인식(예견)하지 못하고 행하는 것을 말한다. 과실에 대하여는 이를 위법한 결과발생의 예견의무위반이라고 해석되어 왔지만(구과실론), 현재에는 위법한 결과발생을 예견하거나 회피하여야 할 주의의무를 태만히 한 결과예견의무 또는 결과회피의무의 위반이라고 보고 있다(신과실론). 귀책행위란 손해배상청구권의 발생원인이 된 행위로서 각각 위법행위와 채무불이행을 의미한다. 귀책행위에는 위법성이 있을 것을 요하다. 귀책행위에 의하여 손해가 발생하여여야 하고, 귀책행위와 손해의 발생 사이에는 인과관계가 존재하여야 한다.

2. 의료과실

(1) 의 의

과실이란 법률상 요구되는 주의의무를 해태하는 것을 말한다. 의료과실이란 의료에 있어서의 과실, 즉 의료행위시에 요구되는 법률상의 주의의무를 다하지 않는 경우를 말한다. 의료인에게는 최선의 주의의무를 다하여 의료행위를 할 것이 요구

---

9) 대법원 2010.7.8. 선고 2007다55866 판결; 대법원 2010.6.24. 선고 2007다62505 판결; 대법원 2005.9.30. 선고 2004다52576 판결; 대법원 2003.11.27. 선고 2001다20127 판결; 대법원 2003.1.24. 선고 2002다3822 판결; 대법원 2000.9.8. 선고 99다48245 판결; 대법원 2000.1.21. 선고 98다50586 판결; 대법원 1999.9.3. 선고 99다10479 판결; 대법원 1999.6.11. 선고 99다3709 판결; 대법원 1999.2.12. 선고 98다10472 판결; 대법원 1995.3.10. 선고 94다39567 판결; 대법원 1995.2.10. 선고 93다52402 판결.

되고 있으나, 이에 위반하여 평균적인 의학지식과 기술을 가진 의료인이라면 누구나 예견할 수 있는 사실을 예견하지 못하였거나 예견하였더라도 회피할 수 있는 결과를 회피하지 못하여 환자에게 악결과, 즉 사망이나 후유증 등을 발생하게 한 경우가 의료과실인 것이다.

의료행위는 인간의 생명과 신체를 대상으로 하고 있어 조금만 잘못해도 중대한 위험이 초래될 수 있기 때문에 이에 종사하는 의료인에게는 직무상 위험의 가능성을 예견하고(예견의무) 그 위험의 방지에 만전을 기해야 할(회피의무) 최선의 주의의무가 요구되고 있다.[10] 따라서 의료인이 의료행위를 함에 있어서 최선의 주의의무(最善의 注意義務)에 위반하게 되면 의료과실이 존재한다고 할 수 있게 된다.[11] 이와 같이 최선의 주의의무는 또한 의료과실의 판단기준이 되기도 한다. 최선의 주의의무의 유무는 구체적인 의료인 개인의 주의의무가 아니라 일반적으로 요구되는 의료인 전체의 표준적 주의의무를 그 기준으로 하게 된다. 표준적 주의의무는 실제로 의료인이 의료행위를 할 때에는 그를 둘러싸고 있는 여러 가지의 요소, 즉 의료의 발달정도, 의료환경, 의료의 긴급성, 의료행위의 특수성 등에 의하여 수정을 받지 않을 수 없게 된다. 결국, 과실이 존재한다고 하기 위해서는 의사가 결과발생을 예견할 수 있고 또 회피할 수 있었는데도 이를 예견하지 못하였거나 회피하지 못하였음이 인정되어야 하며, 과실의 유무를 판단할 때에는 같은 업무와 직종에 종사하는 일반적 보통인의 주의정도를 표준으로 하고, 사고 당시의 일반적인 의학의 수준과 의료환경 및 조건, 의료행위의 특수성 등을 고려하여야 한다.[12] 아래에서는 실제 의료행위시에 있어서 의료과실의 판단기준에 대하여 이를 주관적 기준, 객관적 기준 및 시간적 기준으로 분류하여 상세히 검토하기로 한다.

주의의무를 요구한 판례의 구체적 내용은 다음과 같다. 즉,

① 의료과오사건에서 의사의 과실을 인정하려면 결과 발생을 예견할 수 있고 또

---

10) 대법원 2006.12.7. 선고 2006도1790 판결; 대법원 1999.12.10. 선고 99도3711 판결; 대법원 1987.1.20. 선고 86다카1469 판결.

11) 대법원 2013.1.24. 선고 2011다26964 판결; 대법원 2012.9.13. 선고 2010다76849 판결; 대법원 2010.7.8. 선고 2007다55866 판결; 대법원 2004.4.9. 선고 2003다33875 판결; 대법원 1999.3.26. 선고 98다45379,45386 판결.

12) 대법원 2014.7.24. 선고 2013도16101 판결; 대법원 2014.5.29. 선고 2013도14079 판결; 대법원 2011.9.8. 선고 2009도13959 판결; 대법원 2009.12.24. 선고 2005도8980 판결; 대법원 1996.11.8. 선고 95도2710 판결.

회피할 수 있었는데도 예견하거나 회피하지 못한 점을 인정할 수 있어야 한다. 의사의 과실이 있는지 여부는 같은 업무 또는 분야에 종사하는 평균적인 의사가 보통 갖추어야 할 통상의 주의의무를 기준으로 판단하여야 하고, 사고 당시의 일반적인 의학 수준, 의료환경과 조건, 의료행위의 특수성 등을 고려하여야 한다. 의사가 진찰·치료 등의 의료행위를 할 때는 사람의 생명·신체·건강을 관리하는 업무의 성질에 비추어 환자의 구체적 증상이나 상황에 따라 위험을 방지하기 위하여 요구되는 최선의 조치를 해야 한다. 의사에게 진단상 과실이 있는지 여부를 판단할 때는 의사가 비록 완전무결하게 임상진단을 할 수는 없을지라도 적어도 임상의학 분야에서 실천되고 있는 진단 수준의 범위에서 전문직업인으로서 요구되는 의료상의 윤리, 의학지식과 경험에 기초하여 신중히 환자를 진찰하고 정확히 진단함으로써 위험한 결과 발생을 예견하고 이를 회피하는 데에 필요한 최선의 주의의무를 다하였는지를 따져 보아야 한다. 나아가 의사는 환자에게 적절한 치료를 하거나 그러한 조치를 하기 어려운 사정이 있다면 신속히 전문적인 치료를 할 수 있는 다른 병원으로 전원시키는 등의 조치를 하여야 한다.[13] ② 제조업자 등이 합리적인 설명·지시·경고 기타의 표시를 하였더라면 해당 제조물에 의하여 발생될 수 있는 피해나 위험을 피하거나 줄일 수 있었음에도 이를 하지 아니한 때에는 그와 같은 표시상의 결함(지시·경고상의 결함)에 대하여도 불법행위로 인한 책임이 인정될 수 있고, 그와 같은 결함이 존재하는지 아닌지는 제조물의 특성, 통상 사용되는 사용형태, 제조물에 대한 사용자의 기대의 내용, 예상되는 위험의 내용, 위험에 대한 사용자의 인식 및 사용자에 의한 위험회피의 가능성 등의 여러 사정을 종합적으로 고려하여 사회통념에 따라 판단하여야 한다.[14]

(2) 주관적 기준

1) 추상적 과실

과실이 인정되기 위하여는 위법한 결과의 발생을 방지하여야 할 일정한 주의의무가 전제되어야 한다. 과실의 전제로서의 주의의무는 일정한 종류의 행위에 대하여 일정한 직업·지위·입장에 속하는 일반인에게 기대할 수 있는 정도의 주의, 즉 선량한 관리자의 주의(선관주의) 내지 업무상 주의를 기울여야 할 의무를 말한다(추상적 과실).[15]

---

13) 대법원 2018.5.11. 선고 2018도2844 판결; 대법원 2007.5.31. 선고 2007도1977 판결.
14) 대법원 2017.11.9. 선고 2013다26708, 26715, 26722, 26739 판결.
15) 대법원 2006.9.28. 선고 2004다61402 판결.

2) 평균적 의료인

① 추상적 과실과 평균인

의료의 과정에서 문제가 되는 과실은 채무불이행이든 불법행위이든 모두 추상적 과실을 의미한다. 채무불이행에 있어서 채무자의 과실은 이른바 선량한 관리자의 주의의무에 반하는 것이다(추상적 과실). 채무자의 직업·지위 등으로 보아서 일반적으로 요구되는 정도의 주의를 하지 않았기 때문에 채무불이행이 되는 것을 인식하지 못한 것을 말한다. 또 불법행위의 성립요건으로서의 과실은 원칙적으로 경과실, 즉 선량한 관리자의 주의를 결여하는 것으로 충분하다(추상적 과실). 추상적 과실의 전제가 되는 행위의무의 기준은 원칙적으로 평균인, 통상인 내지 보통인이다.[16] 한편 업무상 과실치사상이 문제되는 형법상의 주의의무기준도 객관적 표준적 기준에 의하여 업무상 정상의 주의를 태만한 것이 문제가 되기 때문에 이 역시 추상적 과실과 일치하게 된다.[17]

② 의료영역에 있어서의 추상적 과실과 평균적 의료인

추상적 과실이란, 행위자를 기준으로 판단하는 구체적 과실과는 달리, 일반인, 통상인 내지 평균인을 기준으로 하여 주의의무의 위반여부를 판단하는 과실을 말한다. 그러나 여기서 일반인은 사회의 추상적 일반인을 의미하는 것이 아니라 의료의 영역에 있어서의 구체적 일반인을 의미한다. 여기서 학설과[18] 판례의[19] 입장은 일치하고 있다. 판례는 의료과실의 유무를 판단함에 있어서는 같은 업무와 직무에 종사하는 일반적 보통인의 주의정도를 표준으로 하여야 한다고 하여 추상적 과실개념에 입각하고 있다.[20] 이는 한의사의 경우에도 마찬가지라고 판시한 바 있

---

16) 평균인의 개념에 관하여 보다 자세한 것은 권영준, “불법행위의 과실판단과 사회평균인,” 『비교사법』 제22권 제1호(통권 제68호), 한국비교사법학회, 2015.2, 91~132쪽 참조.

17) 이상완(의료사범의 이론과 실태), 128쪽; 한경국, “의료과오에 관한 형사법적 고찰,” 478쪽.

18) 업무상 과실은 통상의 과실과 달리 그 요구되는 주의의무의 정도가 높은 것이므로 그 업무에 종사하는 자의 통상인, 평균인의 주의의무가 그 기준이 된다(한경국, “의료과오에 관한 형사법적 고찰,” 478쪽). 일반인이란 의료영역에서 의료인으로서의 일반인, 통상인 내지 평균인을 의미한다(김선석, “의료과오에 있어서 인과관계와 과실,” 88쪽).

19) 대법원 2015.6.24. 선고 2014도11315 판결; 대법원 2001.1.19. 선고 2000다12532 판결.

20) 대법원 2014.7.24. 선고 2013도16101 판결; 대법원 2014.5.29. 선고 2013도14079 판결; 대법원 2011.9.8. 선고 2009도13959 판결; 대법원 2010.4.29. 선고 2009도7070 판결; 대법원 2010.3.25. 선고 2008도590 판결; 대법원 2009.12.24. 선고 2005도8980 판결; 대법원 2008.8.11. 선고 2008도3090 판결; 대법원 2007.9.20. 선고 2006도294 판결; 대법원 2006.12.7. 선고 2006도1790 판결; 대법원 2006.10.27. 선고 2004도6083 판결; 대법원 2006.10.26. 선고 2004도486 판결; 대법원 2003.1.10. 선고 2001도3292 판결; 대법원 2001.1.19. 선고 2000다12532 판결; 대법원 1999.12.10. 선고 99도3711 판결; 대법원 1999.11.23. 선고 98다21403 판결; 대법원 1997.10.10. 선고 97도

다.[21] 의료과실에서의 과실은 사회에 있어서의 일반인이 아니라 의료에 있어서의 일반인, 통상인 내지 평균인에게 요구되는 주의의무를 위반한 것을 말하기 때문이다. 이와 같이 일정한 직업과 지위에 있는 평균인에게 사회통념상 요구되는 주의의무는 의료과실의 판단기준인 주의의무, 즉 민사상으로는 소위 '선량한 관리자의 주의의무'(민법 제681조 참조)와 형사상으로는 소위 '업무상 주의의무'(형법 제268조 참조)와 다를 바가 없다는 것에 대하여는 이미 언급한 바와 같다.

③ 민사과실과 형사과실

민사상 요구되는 주의의무는 직업의 평균인을 기준으로 한 추상적 주의의무이지만, 형사상의 그것은 현장의 상황과 개인의 능력, 숙련도 등도 고려한 구체적 주의의무이다. 형사에 있어서는 형벌이라는 중대한 효과를 수반하는 것이기 때문에 민사에 비하여 일층 신중하게 인정되지 않으면 안 된다는 점에서 어느 정도의 차이가 있을 뿐이다. 여기서 동일한 의료과실에 있어서 민사상으로는 과실이 긍정되지만 형사상으로는 과실이 부정되는 경우도 충분히 가능하다고 하겠다.[22]

3) 의료인의 자격차이

① 의료인의 자격제도

평균적 의료인의 의료수준은 의료인의 자격에 따라 차이가 발생할 수 있다. 의료법은 의료인의 종별로서, 이미 언급한 바와 같이, 의사 · 치과의사 · 한의사 · 조산사 및 간호사를 규정하고 있고(의료법 제2조 제1항), 의사 · 치과의사 · 한의사에 대하여는 전문의제도를(의료법 제77조) 그리고 간호사에 대하여는 전문간호사제도를 두고 있다(의료법 제78조). 뿐만 아니라 전문의의 자격을 취득하기 위하여 인턴(일반수련의)이나 레지던트(전문수련의)라는 전공의제도를 가지고 있다(전문의수련규정 제2조 제1호, 치과의사전문의수련규정 제2조 제1호, 한의사전문의수련규정 제2조 제1호 참조).

② 일반의와 전문의

일반의와 전문의의 사이에는 주의의무의 정도에 차이가 인정되어야 한다. 일반의의 평균적 의료수준과 전문의의 평균적 의료수준은 동일할 수 없기 때문이다. 전문의에게 일반의보다 더욱 고도의 주의의무가 요구된다고 해야 한다.[23] 또 전문

1678 판결; 대법원 1996.11.8. 선고 95도2710 판결; 대법원 1987.1.20. 선고 86다카1469 판결; 대법원 1967.7.18. 선고 66다1938 판결.

21) 대법원 2011.4.14. 선고 2010도10104 판결.

22) 대법원 1998.9.4. 선고 96다11440 판결 vs. 대법원 1996.11.8. 선고 95도2710 판결.

23) 이상완(의료사법의 이론과 실태), 137쪽.

과목마다 평균적 전문의의 의료수준이 있을 것이기 때문에 일반의가 전문과목에 해당하는 의료행위를 하거나 전문의가 자신의 전문과목이 아닌 다른 전문과목의 의료행위를 하는 경우에는 해당 전문과목의 의료수준이 표준이 된다.[24] 예컨대, 일반외과 의사가 안검부 건막이식 수술을 시행하였으나 그 치료방법이 적합한 것이 아니고 그 수술방법도 적절치 못한 과실로 인하여 안검하수증을 입혔다면 의료상의 과실로 인한 손해배상책임을 져야 한다.[25] 전문의도 자신의 전문과목을 벗어나게 되면 그 해당 전문과목에 관한 한 일반의와 마찬가지의 처지가 되고, 그 해당 전문과목의 평균적 의료수준에 따를 수밖에 없기 때문이다. 따라서 자신의 의료수준을 상회하는 환자에 대하여는 응급한 환자 또는 환자의 요청 등 예외적인 상황이 존재하지 않는 한 전의의무 내지 전원의무가 발생한다.[26] 이러한 의무를 이행하지 않고 환자를 인수한 경우에는 의료인에게 인수과실을 인정하지 않을 수 없다.

③ 일반간호사와 전문간호사

전문간호사에게 일반간호사보다 더욱 높은 주의의무가 요구되어야 한다는 것은 전문의와 일반의의 경우에서와 같다. 다만, 간호사의 임무 중에서 환자의 간호요구에 대한 관찰, 자료수집, 간호판단 및 요양을 위한 간호와 같이 간호사가 독자적으로 행할 수 있는 독자적 임무영역과 의사, 치과의사, 한의사의 지도하에 시행하는 진료의 보조와 같이 의사의 지시를 받아 보조적으로 행하는 보조적 임무영역에서와 같이 각각의 주의의무의 기준에 대하여 검토할 필요가 있는 경우가 있다(의료법 제2조 제2항 제5호 참조). 전자와 같이 간호사의 독자성이 인정되는 영역에서는 간호사의 주의의무가 기준으로 되나, 후자와 같이 간호사가 보조자로서 지휘 · 감독관계에 있는 경우의 주의의무는 의사의 그것이 기준으로 된다고 해야 한다. 의사의 보조자에 대한 지시 내지 감독은 환자에 대한 위험을 사전에 방지할 수 있도록 구체적으로 이루어져야 한다. 이러한 구체성이 없는 지시나 감독으로 의료과실이 발생한 경우에는 의사가 단독으로 책임을 져야 한다.

④ 특진의와 전공의

의료법은 환자나 그 보호자에게 특정한 의사 · 치과의사 또는 한의사를 선택하

---

24) 이상완(의료사범의 이론과 실태), 137쪽.

25) 대법원 1974.5.14. 선고 73다2027 판결.

26) 김선석, "의료과오에 있어서 인과관계와 과실," 89쪽.

여 진료를 요청할 수 있는 선택진료, 소위 특진제도를 도입하고 있다(의료법 제46조). 특진의의 경우 주의의무의 판단은 특정한 의사·치과의사 또는 한의사가 보유하고 있는 특별한 의료수준이 그 기준으로 된다. 전공의가 특진의에 소속되어 있는 경우 전공의의 주의의무는 전공의가 아니라 특진의를 기준으로 판단하여야 한다. 특진의의 전공의에 대한 지시 내지 감독은 환자에 대한 위험을 사전에 방지할 수 있도록 구체적으로 이루어져야 한다. 이러한 구체성이 없는 지시나 감독으로 의료과실이 발생한 경우에는 특진의가 단독으로 책임을 져야 한다. 따라서 전공의가 보조자로서 참여하는 경우 주의의무는 그의 지휘·감독자의 그것이 기준으로 된다고 해야 한다. 다만, 전공의가 일반의로서 독립된 지위를 가지고 있는 경우에는 지휘·감독관계와는 별개의 문제가 된다.

(3) 객관적 기준

1) 서 언

① 최선의 주의의무

의료행위를 행함에 있어서는 최선의 주의의무가 요구된다. 대법원도 전술한 바와 같이 "의사가 진찰·치료 등의 의료행위를 할 때에는 사람의 생명·신체·건강을 관리하는 업무의 성질에 비추어 환자의 구체적인 증상이나 상황에 따라 위험을 방지하기 위하여 요구되는 최선의 조치를 다하여야 할 주의의무가 있다"고 판시해오고 있다.[27] 의사가 행한 의료행위가 그 당시의 의료수준에 비추어 최선을 다한 것으로 인정되는 경우에는 환자를 진찰·치료하는 등의 의료행위에 있어서 요구되는 주의의무를 위반한 과실이 있다고 할 수 없기 때문이다.

② 최선의 주의의무의 판단기준

문제는 최선의 주의의무의 기준에 있다. 그런데 여기서 최선이란 최고를 의미하는 것이 아니다. 주어진 여건하에서의 최선을 의미하는 것이다. 그렇다면 최선의 주의의무의 기준은 통상의 의료행위에서 찾아져야 한다. 따라서 최선의 주의의무는 소위 '통상의 의사에게 그 당시에 일반적으로 널리 알려져 있고 시인되고 있는 의학', 즉 의학상식이 그 기준이 된다고 해야 한다.[28] 여기서 소위 의학상식(醫

27) 대법원 2020.11.26. 선고 2020다244511 판결; 대법원 2004.10.28. 선고 2002다45185 판결.

28) 대법원 2011.7.14. 선고 2009다65416 판결; 대법원 2010.11.25. 선고 2010다51406 판결; 대법원 2010.7.8. 선고 2010다20563 판결; 대법원 2010.7.8. 선고 2007다55866 판결; 대법원 2010. 6.24. 선고 2007다62505 판결; 대법원 2010.5.27. 선고 2007다25971 판결; 대법원 2009.12.10. 선

學常識)이란 구체적으로 무엇을 의미하는가가 규명되지 않으면 안 된다. 이에는 학문으로서의 연구수준, 즉 학계수준을 말하는 의학수준과 실천으로서의 기술수준, 즉 경험수순을 말하는 의료수준의 양자 사이에는 차이가 있기 때문에 어느 것을 의미하느냐의 문제된다. 이것이 바로 후술하는 일반적 기준의 문제이다.

③ 최선의 주의의무와 의료행위의 요소

의료행위는 그것이 가지는 여러 가지의 특성에 비추어 볼 때 위험을 예측하기 어렵고 따라서 객관적 주의의무의 범위를 확정하기 곤란하다는 점이 있다는 것은 사실이다. 여기서 민·형사상의 과실개념과는 다른 의료행위만에 있어서의 독자적인 과실개념, 즉 의료행위에 고유한 주의의무의 기준을 인정하여야 한다는 견해가 있을 수 있다. 그러나 이는 문제에 문제로 답하는 격이라고 해야 한다. 구체적으로 의료에 종사하는 자라면 통상 어떠한 위험이 존재하고 어떠한 결과가 발생할 것인가를 예측할 수 있는 범위가 존재하기 때문이다. 이와 같이 의료 당시의 의학상식 내지 의료수준에 비추어 보면 위험을 예측할 수 있는 기준과 이를 회피할 수 있는 조치가 가능하기 때문에 이를 강구하지 않아 위험을 발생시킨 때에는 과실, 즉 주의의무위반이 존재한다고 해야 한다. 요컨대, 의료인의 법적인 주의의무의 범위는 의료 당시의 의학상식 내지 의료수준을 그 기준으로 판단할 수밖에 없다는 결론에 이르게 된다. 여기서 의료과실의 판단, 즉 주의의무의 유무에 관한 판단은 일반적 기준으로서의 의료수준에 따른다. 그런데 이러한 의료수준은 개별적 의료행위에 있어서 구체적으로 주의의무의 유무의 판단을 위해서는 의료행위를 둘러싼 내·외적 요소를 고려하지 않을 수 없다. 이것이 바로 후술하는 구체적 기준의 문제이다.

2) 일반적 기준

① 의료수준론

ⓘ 의료수준론의 의의 : 의료에 있어서 각 의료행위마다 그에 상응하는 주의의무가 요구되고, 의료행위의 결과가 좋지 않은 경우에는 의료행위에 요구되는 주의의무를 다하였는가가 문제된다. 여기서 주의의무를 다하였는가에 대한 판단기준을 둘러싸고 확립된 이론이 바로 의료수준론이다.

고 2008다22030 판결; 대법원 2006.11.23. 선고 2005다11688 판결; 대법원 2006.9.28. 선고 2004다61402 판결; 대법원 2005.10.28. 선고 2004다13045 판결; 대법원 2005.4.29. 선고 2004다64067 판결; 대법원 2004.10.28. 선고 2002다45185 판결; 대법원 1998.7.24. 선고 98다12270 판결.

ⓘ **의료수준론의 등장과 전개:** 의료수준론은 일본의 판례에서 논의되기 시작하여 1982년도에 확립되었다. 원래 의료에 있어서의 주의의무의 판단기준은 의료계약을 준위임계약으로 해석할 때 '선량한 관리자의 주의의무'이다. 그러나 그 구체적 기준에 대하여 일본의 판례는 첫 번째 '위험방지를 위하여 실험상 필요한 최선의 주의',[29] 두 번째 '진료당시의 의학적 지식에 근거한 만전의 주의'[30]라는 용어를 사용하기 시작하였다. 그 후 판례는 이를 상대화하고 표준적 주의의무를 나타내는 표현으로서 세 번째 '전문의로서 가지고 있어야 할 일반수준',[31] 네 번째 '의료의 수준에서 보아 당연히 다하여야 할 진솔한 의료의 노력',[32] 또는 다섯 번째 '당시의 의료수준'[33] 등을 사용하여 소위 의료수준론이 전개되기에 이르렀다.

의학과 의료의 관계나 차이를 고려하지 않고 '현저한 고도의 주의의무'를 의사에게 요구하는 위와 같은 판례의 입장에 대하여 학설의 입장에서의 비판이 제기되었다. 장래 일반화를 목표로 행하여지고 있는 연구수준인 '학문으로서의 의학수준'과 현실적으로 일반보편화된 의료의 실시 목표인 '실천으로서의 의료수준'은 구별되어야 하고, 진료에 있어서의 주의의무는 후자를 기준으로 하여야 한다고 비판되었다. 이러한 학설의 비판하에 판례는 그 동안 미숙아망막증의 치료책임을 둘러싸고 누적된 판례들을 바탕으로 1982년에 의료수준론을 확립하게 되었다. 즉, 여섯 번째 일본 최고재판소는 "사람의 생명과 건강을 관리하여야 할 업무에 종사하는 자는 그 업무에 성질에 비추어 위험방지를 위하여 실험상 필요한 최선의 주의의무가 요구되지만, 이러한 주의의무의 기준으로 되어야 하는 것은 진료 당시의 소위 '임상의학의 실천에 있어서의 의료수준'이다"라고 하여 의료수준론을 확립하게 되었던 것이다.[34]

이리하여 판례는, 예컨대 1969년 발생한 미숙아망막증에 대하여 '광응고법(光凝固法)은 선구적 연구가의 사이에서 실험적으로 시도되고 있지만 당시의 임상의학의 실천에 있어서의 의료수준에 달하고 있다고는 할 수 없기 때문에 그 치료법을 설명하지 않고 그것이 가능한 병원으로의 전의를 지시하지 않았어도 설명의무 내지 전의권고의무의 위반으로는 되지 않는다"고 하여 의사의 책임을 부정한 바

---

29) 最判昭和36.2.16. 民集 15.2, 244 東大病院輸血梅毒事件.
30) 最判昭和44.2.6. 民集 23.2, 195 水虫放射線皮膚癌事件.
31) 岐阜地判昭和49.3.25. 判時 738, 39 日赤高山病院未熟兒網膜症事件.
32) 東京地判昭和49.5.20. 判時 741, 82 在監者脳腫瘍診斷遅延事件.
33) 長崎地判昭和49.6.26. 判時 748, 29 長崎市民病院未熟兒網膜症事件.
34) 最判昭和57.3.30. 判時 1039, 66.

있다. 이에 반하여 1976년에 발생한 미숙아망막증에 대하여는 1975년 후생성연구반의 보고에 의하여 광응고법은 의료수준으로서 확립되었다는 견해의 입장에서 그 경험이 없는 본건 의사로서는 "곧바로 경험이 풍부한 다른 전문의의 진찰을 바라고 시기를 잃지 않고 적절한 치료(광응고법)을 시행하여야 하였다"고 하여 의사의 책임을 인정한 바 있다.[35)]

그 후 일본에서 의료수준론은 만약 일정한 범위의 지역에서 보급되어 있는 진료방법을 당해 지역의 의료수준으로 파악한다면 현상긍정의 결론밖에 도출되지 않는다거나 의료수준이 규범적 개념임에도 불구하고 연찬의무에 대한 충분한 논의 없이 실천의료의 수준에 과도한 비중을 두면 의사의 책임을 지나치게 협소하게 할 우려가 있다는 등의 비판을 받게 되었다.[36)] 여기서 의료수준론은 의료관행에만 집착하는 의료수준론을 벗어나 의사의 연찬의무와 전의권고의무를 고려하는 의료수준론으로 거듭나게 되었다. 나아가 의료수준론은 의료인이 놓여진 여러 가지의 조건, 예컨대 의료인의 전문과목, 근무하는 의료기관의 종별, 의료기관이 있는 지역의 특성 등을 고려하여 의료수준을 논하기에 이르렀다. 끝으로 의료수준론은 환자가 그 의료인 또는 의료기관 등에 대하여 가지는 소위 '환자의 기대'도 고려하여 의료수준을 정하여야 한다고 하고 있다. 최신의 치료법은 의료인마다 또는 의료기관마다 차이가 있는 것이 사실이고, 환자는 일정한 기대를 가지고 의료계약을 체결하기 때문이다.

우리나라에서는 '의료수준'이란 용어가 대법원 판례에 등장하기 시작한 것은 1992년부터라고 확인된다.[37)]

의료수준론을 긍정한 판례의 구체적 내용은 다음과 같다. 즉,

> ① 의사가 진찰 · 치료 등의 의료행위를 할 때에는 사람의 생명 · 신체 · 건강을 관리하는 업무의 성질에 비추어 환자의 구체적인 증상이나 상황에 따라 위험을 방지하기 위하여 요구되는 최선의 조치를 다하여야 할 주의의무가 있다. 의사의 이와 같은 주의의무는 의료행위를 할 당시 의료기관 등 임상의학 분야에서 실천되고 있는 의료행위의 수준을 기준으로 판단하여야 하고, 이때 의료행위의 수준은 통상의 의사에게 의료행위 당시 알려져 있고 또 시인되고 있는 이른바 의학상식을 뜻하므로 진

35) 最判昭和60.3.26. 判時 1178, 73.
36) 菅野耕毅, "診療に求められる医療水準論," NII-Electronic Library Service, Iwate Medical University, 89~93頁 참조.
37) 대법원 종합법률정보 참조.

료환경과 조건, 의료행위의 특수성 등을 고려하여 규범적인 수준으로 파악하여야 한다.[38] ② 의사가 진찰·치료 등의 의료행위를 함에 있어서는 사람의 생명·신체·건강을 관리하는 업무의 성질에 비추어 환자의 구체적인 증상이나 상황에 따라 위험을 방지하기 위하여 요구되는 최선의 조치를 취하여야 할 주의의무가 있고, 의사의 이와 같은 주의의무는 의료행위를 할 당시 의료기관 등 임상의학 분야에서 실천되고 있는 의료행위의 수준을 기준으로 삼되, 그 의료수준은 통상의 의사에게 의료행위 당시 일반적으로 알려져 있고 또 시인되고 있는 것을 뜻하므로 진료환경 및 조건, 의료행위의 특수성 등을 고려하여 규범적인 수준으로 파악되어야 한다.[39] ③ 의사는 진료를 행함에 있어 환자의 상황과 당시의 의료수준 그리고 자기의 지식경험에 따라 적절하다고 판단되는 진료방법을 선택할 상당한 범위의 재량을 가진다고 할 것이고, 그것이 합리적인 범위를 벗어난 것이 아닌 한 진료의 결과를 놓고 그 중 어느 하나만이 정당하고 이와 다른 조치를 취한 것은 과실이 있다고 말할 수는 없다.[40]

ⅲ **의료수준의 판단기준 :** 의료수준이란, 학문으로서의 연구수준을 의미하는 의학수준과는 달리, 실천으로서의 기술수준을 의미하는 임상의학의 수준, 즉 평균적 의료수준을 말한다.[41] 대법원도 주의의무는 의료행위를 할 당시 의료기관 등 임상의학 분야에서 실천되고 있는 의료행위의 수준을 기준으로 판단하여야 한다고 하고 있다.[42] 의학수준과 의료수준의 관계를 보면 횡축을 연도 종축을 수준으로 놓았을 때 의료수준은 우상향으로 발전하게 되고 이보다는 높은 위치에서 의학수준도 의료수준과 평행으로 우상향의 방향을 취하게 된다. 의료수준을 정하는 의료는 진료 당시의 통상의 의료인에게 일반적으로 알려져 있는 것이어야 한다. 표준적인 교과서 기타의 의학문헌을 통하여 통상의 의료인에게 일반적으로 널

---

38) 대법원 2020.11.26. 선고 2020다244511 판결; 대법원 2004.10.28. 선고 2002다45185 판결.

39) 대법원 2013.11.28. 선고 2013다44300 판결; 대법원 1999.3.26. 선고 98다45379,45386 판결; 대법원 2012.9.13. 선고 2010다76849 판결.

40) 대법원 1992.5.12. 선고 91다23707 판결.

41) 김선석, "의료과오에 있어서 인과관계와 과실," 95쪽, 183쪽; 이상완(의료사범의 이론과 실태), 129쪽, 130쪽.

42) 대법원 2015.7.9. 선고 2014다233190 판결; 대법원 2013.12.12. 선고 2013다31144 판결; 대법원 2013.11.28. 선고 2013다44300 판결; 대법원 2013.4.26. 선고 2011다29666 판결; 대법원 2010.7.8. 선고 2007다55866 판결; 대법원 2008.4.10. 선고 2007다75396 판결; 대법원 2006.11.23. 선고 2005다11688 판결; 대법원 2005.10.28. 선고 2004다13045 판결; 대법원 2005.4.29. 선고 2004다64067 판결; 대법원 2004.10.28. 선고 2002다45185 판결; 대법원 2003.11.27. 선고 2001다2013 판결; 대법원 2003.1.24. 선고 2002다3822 판결; 대법원 2002.4.26. 선고 2000다16237 판결; 대법원 1999.3.26. 선고 98다45379,45386 판결; 대법원 1998.7.24. 선고 98다12270 판결; 대법원 1998.2.27. 선고 97다38442 판결; 대법원 1997.8.29. 선고 96다46903 판결; 대법원 1997.2.11. 선고 96다5933 판결; 대법원 1994.4.26. 선고 93다59304 판결.

리 알려져 있고 또 시인되고 있는 의학, 즉 이른바 의료인들 사이의 의학상식(醫學常識)을 의미한다.[43] 일부의 대학이나 연구소, 병원 또는 의학자만이 알고 있는 것은 제외된다.[44]

따라서 의료인은 누구나 당시의 의료수준에 해당하는 일체의 의료행위를 행할 수 있는 능력을 기본적으로 갖추고 있어야 한다. 바로 여기서 의료수준에 미치지 못하는 의료인에게 연찬의무(研鑽義務)가 요구되는 이유가 있다.[45] 또 의료수준에 미치지 못하는 의료인 내지 의료기관에게, 응급상황이거나 환자의 요청이 없는 한, 전의의무 내지 전원의무가 발생할 수 있는 근거가 도출될 수 있다. 여기서 의료수준이란 평균적 의사가 현실적으로 행하고 있는 의료가 아니라 평균적 의사가 행하여야 할 의료를 의미한다는 것을 명확히 한 것이라고 할 수 있다.

한편, 새롭게 개발되어 아직 시행단계에 있는 치료법은 일반적으로 의료수준으로는 되지 않겠지만, 보건복지부장관에 의하여 안전성과 유효성의 평가를 완료한 신의료기술(의료법 제53조부터 제57조까지 참조)에 대하여 의료기관에 따라서는 이를 의료수준으로 인정해야 한다고 본다. 특히, 치료법 내지 의료행위에 대한 정보로서의 지견(知見) 또는 최신의 의료장비에 대하여 광고를 하는 의료기관의 경우에는 신의료기술은 이미 의료수준이 되어 있다고 보아야 한다. 이러한 경우에는 최신의 의료행위를 실시하기 위한 기술과 설비 등을 요구수준으로서 기대하는 것이 가능하고, 의료광고는 수단채무인 의료채무를 경우에 따라서는 결과채무화하는 것이 가능하다고 해야 하기 때문이다.

의료수준의 판단기준에 관한 판례의 구체적 내용은 다음과 같다. 즉,

임신중절을 위한 소파수술을 하였으나 자궁내에서 아무 내용물이 나오지 않은 점

---

43) 대법원 2011.7.14. 선고 2009다65416 판결; 대법원 2010.11.25. 선고 2010다51406 판결; 대법원 2010.7.22. 선고 2007다70445 판결; 대법원 2010.7.8. 선고 2010다20563 판결; 대법원 2010.7.8. 선고 2007다55866 판결; 대법원 2010.6.24. 선고 2007다62505 판결; 대법원 2009.12.10. 선고 2008다22030 판결; 대법원 2008.4.10. 선고 2007다75396 판결; 대법원 2008.3.27. 선고 2007다76290 판결; 대법원 2006.11.23. 선고 2005다11688 판결; 대법원 2005.10.28. 선고 2004다13045 판결; 대법원 2005.4.29. 선고 2004다64067 판결; 대법원 2004.10.28. 선고 2002다45185 판결; 대법원 2003.11.27. 선고 2001다2013 판결; 대법원 2003.1.24. 선고 2002다3822 판결; 대법원 2002.4.26. 선고 2000다16237 판결; 대법원 2000.1.21. 선고 98다50586 판결; 대법원 1999.3.26. 선고 98다45379 판결; 대법원 1998.7.24. 선고 98다12270 판결; 대법원 1997.2.11. 선고 96다5933 판결; 대법원 1994.4.26. 선고 93다59304 판결.

44) 이상완(의료사범의 이론과 실태), 129쪽, 130쪽; 김선석, "의료과오에 있어서 인과관계와 과실," 95쪽.

45) 김선석, "의료과오에 있어서 인과관계와 과실," 96쪽.

으로 보아 산부인과 전문의인 피고인으로서는 자궁외 임신이 아닌가 하는 판단을 내려 자궁외 임신여부를 세심히 진찰하던가, 그 진찰에 자신이 없다면 의료시설이 완비된 종합병원의 진찰을 권유할 업무상 주의의무가 있다는 점, 소파수술을 받은 후 약 20일 후에 병원을 찾아와서 임신증상이 계속된다는 사실을 알렸으므로 더욱 자궁외 임신의 우려가 농후하고, 더욱이 수란관 임신이라면 임신 3개월 정도라면 수란관 파열의 위험이 있으므로 진찰을 위하여 하복부를 누르는 등 압력을 주면 수란관 파열에 의하여 생명에 위험이 있음직한 것은 역시 산부인과 전문의로서 이를 인식할 수 있을 것임으로 이에 주의가 이르지 못하고 수술시설을 갖춘 종합병원에 가서 진찰수술 하도록 종용하지 아니하고 자신이 재진찰을 위하여 피해자의 복부를 누루는 등 압력을 가하였다는 점, 이미 피해자를 재진찰한 직후 하복통을 고하며, 얼굴이 창백해지고, 식은땀을 흘리며 혼수상태에 빠지게 되자, 비로소 인근에 있는 외과의사를 초청하여 동인의 진단에 의하여 자궁외 임신을 발견하고, 그때는 동녀가 혼수상태에 빠져있자, 이에 대한 응급조치로 수혈등을 하다가 약 2시간 후에 시립동부병원에 호송한 사실에 비추어 산부인과 전문의로서의 주의의무를 다하였다고 할 수 없다.[46]

② 의료수준의 고려요소

의료에 있어서 과실의 유무, 즉 주의의무의 위반여부를 판단하기 위하여는 일정한 기준이 필요하게 된다. 이 기준을 정하기 위한 논의가, 이미 위에서 언급한 바와 같이, 바로 의료수준론인 것이다. 의료수준은 모든 의료행위에서 준수될 것이 요구된다. 의료수준이 준수되지 않으면, 다시 말해서 수준 이하의 의료행위에 대하여는 의료과실의 문제가 제기되기 때문이다.[47]

일반적 기준으로서의 의료수준은 규범적으로 정해지지 않을 수 없고, 따라서 개별적인 의료인이나 의료기관의 구체적 상황에 따라 달라지는 것은 아니다.[48] 그러나 개별적인 의료인이나 의료기관의 구체적인 의료행위에 있어서 과실의 유무, 즉 주의의무의 위반여부를 판단하기 위하여는 의료행위를 둘러싼 여러 가지의 요소를 의료수준에 대한 수정적 요소로서 고려하지 않으면 안 된다. 왜냐하면 주의의무에 대한 위반여부를 판단하기 위하여는 예견의무의 위반여부, 특히 회피의무의 위반여부를 검토하여야 하는데, 이의 검토를 위해서는 의료행위를 둘러싼 모든

46) 대법원 1967.8.29. 선고 66도1197 판결.
47) Gerda Müller, Ärztliche Kompetenz und Patientenautonomie, MedR (2009) 27, S. 309.
48) 대법원 2003.1.24. 선고 2002다3822 판결; 대법원 2002.4.26. 선고 2000다16237 판결; 대법원 2000.1.21. 선고 98다50586 판결; 대법원 1997.2.11. 선고 96다5933 판결.

요소가 그 대상으로 되어야 하기 때문이다.[49] 의료인에게는 의료수준에 따라 예견가능한 모든 위험에 대하여 최선의 방지조치를 취할 의무가 있다. 만약 최선의 방지조치를 강구하였음에도 불구하고 여전히 위험의 발생을 저지할 수 없는 경우에는 의료행위를 단념하여 위험을 회피하는 것이 마땅하다고 해야 한다.

의료수준의 일반적 기준과 관련하여 검토의 대상으로 논의할 수 있는 것이 의료관행과 행정법규 등이다.

ⓘ **의료관행과의 관계 :** 의료수준에 따라 행하여진 의료행위에는 주의의무의 위반, 즉 과실이 존재한다고 할 수 없다. 따라서 진료 당시 일반적으로 승인된 의학상의 원칙을 준수하여 행하여진 의료행위는 정당하다. 그러나 이것이 존재하지 않을 경우 의료행위는 의료관행에 따라 행하여질 수밖에 없다. 바로 여기에서 의료관행의 문제가 발생한다. 동종의 행위가 계속·반복에 의하여 자연발생적으로 형성된 의료관행(Arztpraxis)은 법적 확신의 결여로 법적 효력을 가지지 않는다는 것이 일반적이다(법적 확신설).[50] 그럼에도 불구하고 의료관행에 따르는 경우 일단은 주의의무를 다한 것으로 볼 수 있다.[51] 유사한 의료행위를 하고 있는 다른 의료인들에 의하여 이미 승인되어 있을 것이고, 또 재판에 이르게 되는 경우에도 법원에 의하여 그대로 받아들여질 가능성이 높기 때문이다. 이러한 의미에서 의료관행은 의료수준 그 자체는 아니지만 이를 인정하기 위한 중요한 사실(fact)이라고 할 수 있다.

그러나 의료관행이 의료진의 부족 또는 경비의 절감 등에서 도입되어 객관성과 합리성 및 필요성을 결여한 경우에는 의료수준의 표현형식으로 인정할 수 없다고 해야 한다. 주의의무의 판단은 오로지 법적 판단에 의하여 결정되어야 할 사항이고, 관행은 과실의 유무가 아니라 오로지 과실의 경중과 정도를 판정함에 있어서 참작되어야 할 사항에 지나지 않기 때문이다.

의료관행을 부정한 판례의 구체적 내용은 다음과 같다. 즉,

> 인턴의 수가 부족하여 수혈의 경우 두 번째 이후의 혈액봉지는 인턴 대신 간호사가 교체하는 관행이 있었다고 하더라도, 혈액봉지가 바뀔 위험이 있는 상황에서 그

---

49) 대법원 1999.11.23. 선고 98다21403 판결; 대법원 1998.7.24. 선고 98다12270 판결.

50) 대법원 2005.7.21. 선고 2002다13850 판결; 대법원 2005.7.21. 선고 2002다1178 판결; 대법원 2003.7.24. 선고 2001다48781 판결; 대법원 1983.6.14. 선고 80다3231 판결.

51) 이상완(의료사법의 이론과 실태), 132쪽; 김선석, "의료과오에 있어서 인과관계와 과실," 97쪽.

에 대한 아무런 조치도 취함이 없이 간호사에게 혈액봉지의 교체를 일임한 것이 관행에 따른 것이라는 이유만으로 정당화될 수는 없다.[52]

ⅱ **행정법규와의 관계 :** 환자의 수만큼이나 다양한 의료행위는 그 유형화가 불가능하고, 설사 유형화가 가능하다고 하더라도 환자의 개체차로 인한 그 효과의 다양성 때문에 의료인이 취하여야 할 행위를 유형화하여 단속법규의 형식으로 만드는 것은 거의 불가능에 가깝다고 해야 한다. 따라서 의료행위를 직접적으로 규제하는 행정법규는 존재하지 않는다고 할 수 있다. 그러나 의료법은 진료거부금지의 의무(의료법 제15조), 요양방법 등의 지도의무(의료법 제24조), 진료기록부 등의 작성·보존의무(의료법 제22조) 및 의료기관이나 의료인에 대한 지도와 명령(의료법 제59조) 등에 대하여 규정하고 있기 때문에 이를 근거로 여러 가지의 행정법규가 만들어 질 수 있다. 특히, 국민건강보험법과 관련하여 만들어 지는 행정법규가 중요할 수 있다. 이에 대하여는 항을 바꾸어 건강보험과의 관계에서 후술하기로 한다.

행정지도, 고시 등의 행정법규는 일정한 범위 내에서만 의료수준의 판단에 반영된다고 할 수 있다. 행정법규는 그 내용이 의료 당시의 의료수준에 적합한 것이면 그 범위에서만 의료행위의 최저기준을 나타내는 것으로서 그 위반에 과실을 추정할 수 있기 때문이다. 이러한 의미에서만 행정법규는 법적 구속력을 가진다고 할 수 있다. 따라서 행정지도에 따르지 않고 의료행위를 한 경우에는 주의의무를 다하지 아니한 것으로 추정될 여지가 충분하다. 그렇다고 하여 행정지도에 따랐다는 사실만으로 과실이 없다고 단정할 수 있는 것도 아니다. 행정지도를 준수했다는 사실은 의료행위의 무과실을 추정하기 위한 최소한의 요건에 불과하다고 해야 하기 때문이다. 결국, 행정법규는, 의료관행에서와 마찬가지로, 그 내용에 대한 합리성이 담보될 경우에만 최저한의 의료수준을 나타내는 지표가 될 수 있다고 아니할 수 없다.

ⅲ **건강보험과의 관계 :** 건강보험과 관련된 행정법규, 즉 국민건강보험법상의 규제(국민건강보험법 제39조)와 건강보험요양급여규칙 등은 원칙적으로 요양급여의 범위 내에서 의료행위를 행하도록 하는 소위 '규격진료'를 도입하여 실시하고 있다. 규격진료 이상의 진료에 대하여는 경우에 따라 과잉진료라고 하여 보험급여를 삭감하는 등 그 영향력이 심대하다.

문제는 규격진료의 범위 내에서만 진료하면 환자에게 악결과의 발생이 우려되

52) 대법원 1998.2.27. 선고 97도2812 판결.

는 경우에 있다. 여기서 원칙을 말하자면 상황여하를 막론하고 의료인은 당시의 의료수준에 비추어 최선의 주의의무를 다하지 않으면 안 된다. 일방적으로 건강보험이 적용되는 범위 내에서 진료를 선택하는 것은 최선이 아니라고 해석된다. 환자는 생명과 건강을 모두 맡긴 채 진료를 의료인에게 위임하고 있기 때문이다. 따라서 건강보험에 의한 제한 이상의 진료가 필요한 경우에는 그 취지를 환자에게 설명하고 그의 비용부담의 의사여부를 확인하는 것이 타당하다고 해야 한다. 그랬음에도 불구하고 환자가 건강보험의 적용범위내의 진료방법만을 희망한 경우에는 당해 진료방법이 의료수준을 하회한다고 하더라도 정당한 진료방법의 선택이라고 하지 않을 수 없다고 해석된다.

3) 구체적 기준

의료수준의 구체적 기준과 관련한 검토대상으로서는 크게 의료행위의 내재적 요인과 의료행위의 외재적 요인 등이 거론되고 있다. 이 외에도 의료제도와 경제성 등도 검토의 대상에 넣고 논의할 필요성이 요청된다고 하겠다.

① 의료행위의 내재적 요인

ⓘ 특성의 문제 : 개별적 의료행위에 있어서 과실의 유무, 즉 주의의무의 유무를 판단할 수 있는 기준인 의료수준을 구체적으로 확정함에 있어서는 의료행위의 내재적 특성을 반영하여야 한다는 것이 일반적인 견해이다.[53)] 대법원도 같은 입장에서 임상의학분야에서 실천되고 있는 의료행위의 수준, 즉 의료수준은 "통상의 의사에게 의료행위 당시 일반적으로 알려져 있고 또 시인되고 있는 이른바 의학상식을 뜻하므로 진료환경 및 조건, 의료행위의 특수성 등을 고려하여 규범적인 수준으로 파악되어야" 한다고 판시하고 있다.[54)]

의료행위는, 다른 사회생활에 있어서의 행위와는 달리, ① 진단을 거쳐 치료법을 선택해야 한다는 구조의 복합성, ② 치료의 경과에 따라 진단 내지 치료법을 변경해야 한다는 동태성, ③ 인간의 생체의 복잡한 구조와 반응은 의료침습에 의

53) 한경국, "의료과오에 관한 형사법적 고찰," 469쪽 참조.

54) 대법원 2014.7.24. 선고 2013도16101 판결; 대법원 2014.5.29. 선고 2013도14079 판결; 대법원 2011.9.8. 선고 2009도13959 판결; 대법원 2011.4.14. 선고 2010도10104 판결; 대법원 2010.7.8. 선고 2007다55866 판결; 대법원 2006.10.26. 선고 2004도486 판결; 대법원 2005.10.28. 선고 2004다13045 판결; 대법원 2005.4.29. 선고 2004다64067 판결; 대법원 2004.10.28. 선고 2002다45185 판결; 대법원 2003.1.10. 선고 2001도3292 판결; 대법원 1999.12.10. 선고 99도3711 판결; 대법원 1999.11.23. 선고 98다21403 판결; 대법원 1998.7.24. 선고 98다12270 판결; 대법원 1997.10.10. 선고 97도1678 판결; 대법원 1987.1.20. 선고 86다카1469 판결.

한 위험의 예측을 어렵게 한다는 예측의 불확실성, ④ 환자에게 가장 이익이 되는 치료법을 선택하여 실행하여야 한다는 재량성, ⑤ 병상에 따라서는 극히 단시간내에 처치를 실행하지 않으면 안 된다는 단행성 및 ⑥ 예측의 불확실성에도 불구하고 인류의 미래를 위해 전진하지 않으면 안 된다는 실험성 등의 특성을 가지고 있기 때문에 이러한 특성을 모두 반영한 의료수준을 기준으로 하여 의료인이 결과를 예견하고 그 결과의 발생을 회피하는 데에 필요한 최선의 주의의무를 다하였는가의 여부를 판단하지 않으면 안 된다.

그러나 의료행위의 내재적 특성을 주의의무의 유무의 판단에 기준이 되는 의료수준에 반영하여야 한다는 견해에 대하여는 비판이 가능하다. 의료행위의 내재적 특성들은 주관적인 예견가능성으로서 주의의무의 내용을 명확하게 하는 것을 불가능하게 할 수 있기 때문이다. 따라서 의료행위의 내재적 특성이 문제되는 경우에도 의료인이 환자를 인수한 이상 의료인은 의료수준에 따른 최선의 주의의무를 다하지 않으면 안 된다고 하는 것이 타당하다. 만일, 주의의무가 완화된다고 하려면 긴급성을 전제로 하여 환자에 대한 '설명 후 동의'의 원칙을 근거로 처음부터 그 완화가 허용된다고 하지 않을 수 없다.

ⅱ **재량성의 문제** : 진단에는 문제가 없으나 처치에 문제가 있는 경우, 예컨대 현실적으로 취한 방법 이외의 다른 방법에 의하였더라면 악결과를 초래하지 않았을 것이라고 인정되는 경우에 과실을 인정할 수 있겠느냐 하는 것이 재량성의 문제이다. 인체의 신비는 현대의 의학으로도 완전한 해명이 곤란하고(의학의 한계), 환자의 신체적 조건 내지 체질은 각자 달라(환자의 개인차) 동일한 의료행위에도 환자마다 반응은 천차만별이며(효과의 다양성), 정확한 진료 자체가 어려운 경우가 많고(진료의 곤란성), 시시각각 변화하는 환자의 상태에 즉응하지 못하면 치료의 시기를 잃게 된다(의료의 단행성).[55] 여기서 그때그때의 상황에 따라 임기응변식으로 즉각즉각 대응하는 처치가 의료에 있어서 최선의 방법이 될 수 있다. 바로 여기에 의료에 있어서 재량성이 논의될 여지가 있다고 하겠다.

의료법은 의료행위에 대하여는 누구든지 간섭하지 못한다고 하여 의료에 있어서의 재량성을 명문으로 규정하고 있다(의료법 제12조 제1항). 대법원도 "의사는 진료를 행함에 있어 환자의 상황과 의료수준 그리고 자기의 지식경험에 따라 적절하다고 판단되는 진료방법을 선택할 상당한 범위의 재량을 가진다고 할 것이고, 그것이 합리적

55) 이상완(의료사범의 이론과 실태), 110쪽; 한경국, "의료과오에 관한 형사법적 고찰," 467쪽 참조.

인 범위를 벗어난 것이 아닌 한 진료의 결과를 놓고 그 중 어느 하나만이 정당하고 이와 다른 조치를 취한 것은 과실이 있다고 말할 수는 없다"고 함으로써 의료에 있어서의 재량성을 인정하고 있다.[56] 학설에 있어서도 의료행위의 재량성에 대하여는 이를 부정하는 견해는 없고, 오히려 이를 강조함으로써 의사의 주의의무의 범위를 한정하려고 하는 것이 일반적인 경향이라고 할 수 있다. 이에 의하면 설사 방법의 선택이 결과적으로 잘못되었다고 하더라도 그것이 재량의 범위 내에 있는 한 과실책임을 물어서는 안 된다고 한다. 재량의 여지를 인정하지 않으면 시의적절한 치료를 기대할 수 없다는 점, 어느 정도 재량을 허용하는 것이 환자를 위해서나 의학의 진보를 위해서 바람직하다는 점[57] 등이 그 이유로서 거론되고 있다. 다만, 재량의 범위 내에 있는 의료행위는 모두 당시의 의료수준에 미달하는 것이어서는 안 된다고 한다. 당시의 의료수준에 의하여 승인될 수 없는 의료행위는 그 자체로서 과실이라고 해야 하기 때문이다. 따라서 적절한 치료방법의 선택은 재량에 속하나,[58] 부적절한 치료방법은 과실에 해당한다고 하지 않을 수 없다.[59]

문제는 재량의 인정범위 내지 그 한계에 있다고 해야 한다. 이에 관하여는 의료의 전단성(專斷性)을 강조하여 오로지 의학적 판단만이 재량의 한계를 이룬다는 견해와 환자의 자율권(自律權)을 중시하여 의학적 판단 외에 환자의 자기결정권에 의한 재량의 한계를 인정하려는 견해가 서로 대립하고 있다.[60] 전자는 의료전단주의하에서 의사결정(醫師決定, Arzt-bestimmung)을 인정해왔던 최근까지의 견해로서 스스로의 합리적인 한계를 설정하기 전까지는 의사에게 전폭적인 자유재량을 인정하게 된다. 이에 반하여 후자는 환자중심주의 내지 환자주권주의하에서 환자결정(患者決定, Selbst-bestimmung)을 인정하는 비교적 최근에 등장한 견해로서 '설명 후 동의'의 원칙에 의거하여 의사의 자유재량의 범위가 대폭 줄어들게 된다. 생각건대, 의료행위의 재량성에 대하여

56) 대법원 2010.7.22. 선고 2007다70445 판결; 대법원 2009.12.10. 선고 2008다22030 판결; 대법원 2008.8.11. 선고 2008도3090 판결; 대법원 2008.3.27. 선고 2007다16519 판결; 대법원 2007.7.26. 선고 2005다64774 판결; 대법원 2007.5.31. 선고 2005다5867 판결; 대법원 1999.5.11. 선고 99다2171 판결; 대법원 1998.7.24. 선고 98다12270 판결; 대법원 1996.6.25. 선고 94다13046 판결; 대법원 1994.6.10. 선고 94다10955 판결; 대법원 1992.5.12. 선고 91다23707 판결.

57) 이상완(의료사범의 이론과 실태), 109쪽; 김선석, "의료과오에 있어서 인과관계와 과실," 56쪽.

58) 대법원 1996.6.25. 선고 94다13046 판결; 대법원 1994.4.26. 선고 93다59304 판결.

59) 대법원 1974.5.14. 선고 73다2027 판결.

60) 이상완(의료사범의 이론과 실태), 145쪽 참조; 김선석, "의료과오에 있어서 인과관계와 과실," 104~105쪽 참조.

이를 부정하는 견해는 찾아보기 어렵다. 재량이 문제되는 것은 어떤 판단에 관하여 다수의 선택지가 있는 경우에 한정된다. 재량성은 다수의 선택지 중에서 의사가 선택한 방법보다도 버려진 방법이 보다 더 유효한가 또는 보다 덜 위험한가가 쟁점으로 될 때에 등장하는 개념이다. 그러나 그 우열의 판단은 의사의 전권사항이기 때문에 재량의 범위에 속한다고 하는 경우에는 의사에게 과실을 인정할 수 없게 된다. 그러나 재량의 범위를 주의의무의 한계로서 기능하게 하는 것은 타당하지 않다고 해야 한다. 재량도 결국은 환자에게 최선의 방법이라고 할 수 있는가 아닌가에 의하여 한정을 받는 것이라고 해야 하기 때문이다. 여기서 재량은 최선의 주의의무와 관련을 가지게 된다. 이러한 의미에서 '재량은 의사의 의무'라고도 하는 말을 이해할 수 있게 된다. 결국, 위험도가 높은 방법의 선택은 이미 재량의 범위를 벗어난 것이 되고, 주의의무에도 위반한 것이라고 하지 않을 수 없다. 다만 아직 안전성과 유효성이 확인되지 않은 신의료기술의 사용에 대하여는 견해의 대립이 있다.[61] 그러나 안전성과 유효성이 확인되지 않은 신의료기술의 사용은 재량권의 남용이 된다고 해야 한다.[62] 자유재량의 한계는 환자 상태의 위험성과 신의료기술의 사용의 위험성 사이의 이익형량에 달려있다고 해야 하기 때문이다.[63] 다만, 환자의 승낙에 의한 신의료기술의 사용은 재량성의 인정과는 별개의 문제라고 할 수 있다.

재량성을 긍정한 판례의 구체적 내용은 다음과 같다. 즉,

> ① 특히 의사의 질병 진단 결과에 과실이 없다고 인정되는 이상 그 요법으로서 어떠한 조치를 취하여야 할 것인가는 의사 스스로 환자의 상황 기타 이에 터 잡은 자기의 전문적 지식·경험에 따라 결정하여야 할 것이고, 생각할 수 있는 몇 가지의 조치가 의사로서 취할 조치로서 합리적인 것인 한 그 어떠한 것을 선택할 것이냐는 해당 의사의 재량의 범위 내에 속하며 반드시 그중 어느 하나만이 정당하고 이와 다른 조치를 취한 것은 모두 과실이 있는 것이라고 할 수 없다.[64] ② 의사는 진료를 하면서 환자의 상황, 당시의 의료 수준과 자신의 전문적 지식·경험에 따라 적절하

61) 이상완(의료사범의 이론과 실태), 145쪽, 146쪽 참조; 김선석, "의료과오에 있어서 인과관계와 과실," 105쪽.

62) 이상완(의료사범의 이론과 실태), 146쪽; 김선석, "의료과오에 있어서 인과관계와 과실," 105쪽.

63) 이상완(의료사범의 이론과 실태), 146쪽; 김선석, "의료과오에 있어서 인과관계와 과실," 106쪽.

64) 대법원 2020.11.26. 선고 2020다244511 판결; 대법원 1999.3.26. 선고 98다45379, 45386 판결.

다고 판단되는 진료방법을 선택할 수 있다. 그것이 합리적 재량의 범위를 벗어난 것이 아닌 한 진료 결과를 놓고 그중 어느 하나만이 정당하고 이와 다른 조치를 취한 것에 과실이 있다고 할 수는 없다.[65] ③ 의료과오사건에 있어서 의사의 과실을 인정하려면 결과 발생을 예견·회피할 수 있었는데도 이를 하지 못한 점을 인정할 수 있어야 하고, 과실의 유무는 같은 업무에 종사하는 일반적인 의사의 주의 정도를 표준으로 판단하여야 하며, 이때 사고 당시의 의학의 수준, 의료환경과 조건, 의료행위의 특수성 등을 고려하여야 한다. 또한 의사에게는 환자의 상황, 당시의 의료수준, 자신의 지식·경험 등에 따라 적절하다고 판단되는 진료방법을 선택할 폭넓은 재량권이 있으므로, 의사가 특정 진료방법을 선택하여 진료를 하였다면 해당 진료방법 선택과정에 합리성이 결여되어 있다고 볼 만한 사정이 없는 이상 진료의 결과만을 근거로 하여 그 중 어느 진료방법만이 적절하고 다른 진료방법을 선택한 것은 과실에 해당한다고 말할 수 없다.[66] ④ 의사는 진료를 행할 때에 환자의 상황과 당시의 의료수준 그리고 자기의 지식경험에 따라 적절하다고 판단되는 진료방법을 선택할 상당한 범위의 재량을 가진다고 할 것이고, 그것이 합리적인 범위를 벗어난 것이 아닌 한 진료의 결과를 놓고 그중 어느 하나만이 정당하고 이와 다른 조치를 취한 것은 과실이라고 말할 수는 없다.[67] ⑤ 의사는 진료를 행함에 있어 환자의 상황과 당시의 의료수준 그리고 자기의 지식경험에 따라 적절하다고 판단되는 진료방법을 선택할 상당한 범위의 재량을 가진다고 할 것이고, 그것이 합리적인 범위를 벗어난 것이 아닌 한 진료의 결과를 놓고 그 중 어느 하나만이 정당하고 이와 다른 조치를 취한 것은 과실이 있다고 말할 수는 없다.[68] ⑥ 비록 의사의 진료행위와 환자의 사망 사이에 인과관계가 성립된다 하더라도 한밤중인 01시 10분경에 수련의로서 홀로 당직근무를 하다가 극심한 호흡곤란을 호소하는 환자를 진료함에 있어서 그가 가지고 있는 의학지식에 의하여 그 치료방법으로 우선 호흡곤란을 완화시키기 위한 대증요법을 쓰기로 하고 그 대증요법에 일반적으로 쓰이는 주사 약제를 선택한 다음 간호원에게 지시하여 적절한 방법에 따라 주사를 하였다면 그 진료방법이나 약제의 선택 및 사후의 처치과정에서 명백히 합리성을 결한 것이 아닌 한 그것은 의사의 재량에 속한다 할 것이므로 그 치료중에 환자가 사망하였다 하여 의사에게 막바로 의료과오상의 책임을 물을 수는 없다.[69]

재량성을 부정한 판례의 구체적 내용은 다음과 같다. 즉,

65) 대법원 2019.2.14. 선고 2017다203763 판결; 대법원 2007.5.31. 선고 2005다5867 판결.
66) 대법원 2015.6.24. 선고 2014도11315 판결; 대법원 2008.8.11. 선고 2008도3090 판결 등 참조.
67) 대법원 2015.1.29. 선고 2012다41069 판결; 대법원 2007.5.31. 선고 2005다5867 판결 등 참조.
68) 대법원 2007.5.31. 선고 2005다5867 판결.
69) 대법원 1986.10.28. 선고 84다카1881 판결.

의사는 의료행위에 앞서 환자나 그 법정대리인에게 질병의 증상, 치료방법의 내용 및 필요성, 발생이 예상되는 위험 등 당시의 의료 수준에 비추어 상당하다고 인정되는 사항을 설명하여 환자가 그 필요성이나 위험성을 충분히 비교해 보고 그 의료행위를 받을 것인지 여부를 선택할 수 있도록 할 의무가 있고, 특히 그러한 의료행위가 임상시험의 단계에서 이루어지는 것이라면 해당 의료행위의 안전성 및 유효성(치료효과)에 관하여 그 시행 당시 임상에서 실천되는 일반적·표준적 의료행위와 비교하여 설명할 의무가 있다. 또한 의약품 공급자는 임상시험 단계에 있는 의약품을 공급함에 있어 해당 의약품의 안전성 및 유효성(치료효과) 등 그 구입 여부의 의사결정에 영향을 줄 수 있는 중요한 사정을 수요자에게 고지할 신의칙상의 의무가 있다.[70]

② 의료행위의 외재적 요인

의료수준은 학문으로서의 의학수준이 아니라 그의 보급도와 정착도를 고려한 임상의학의 실천에 있어서의 의료수준을 의미한다. 따라서 임상에 있어서의 구체적인 의료수준을 판단하기 위하여는 행위자가 놓여진 여러 가지의 객관적 조건, 즉 전문과목, 의료시설, 지역성 및 긴급성 등이 고려되어야 한다.

ⓘ **과목차이**: 전문과목에 해당하는 진료를 하는 경우에는 해당 전문과목의 표준적인 의료수준에 적합하게 행하여야 한다. 따라서 일반의라고 하거나 전문과목이 아니라고 하여 주의의무가 경감되는 것은 아니다. 전문과목에 해당하는 전문의가 아닌 자가 전문과목의 진료를 인수한 경우에는 자신에게 그만한 능력이 있다는 것을 자인한 것으로 해석될 수 있다. 따라서 자신의 능력을 넘는 환자에 대하여는 원칙적으로 전원을 권고할 의무가 인정된다. 그럼에도 불구하고 전원을 권고하지 않고 환자를 인수한 경우에는 과실, 소위 인수과실이 인정된다고 하겠다. 다만, 전원을 적극적으로 권고하였음에도 불구하고 응급환자이라든가 또는 환자의 요청이 있다든가 하는 경우에는 이와는 별개의 문제라고 할 수 있다.

ⓘⓘ **시설차이**: 의료기관은 의료법상 그 종별에 따라 시설기준을 달리하고 있다(의료법 제36조 참조). 의료기관의 종류에 따른 시설의 차이는 주의의무의 판단에 반영되지 않을 수 없다. 물적인 시설화 내지 시설의 고도화가, 예컨대 의원급 의료기관, 병원급 의료기관, 전문병원 및 상급종합병원의 역순이라면 이와 동일한 역순으로 더 높은 의료수준 내지 주의의무가 기대되고 또 요구된다고 해야 한다.[71] 특히, 대학

70) 대법원 2010.10.14. 선고 2007다3162 판결.

병원에서와 같이 평소부터 전문의로서 연구의 기회가 많고, 인적·물적인 의료설비가 충실하고, 다른 의사의 협력을 얻기 쉬운 환경속에서 진료에 임하고 있는 의사에 대하여는 일반적인 개업의보다는 고도의 주의의무가 요구되거나 과하여질 수 있다. 물론 이는 그 사람 개인의 성격, 지식, 경험, 숙련도 등의 주관적 사정에 따라 주의의무의 정도가 완화되는 것과는 별개의 차원이라고 할 수 있다.

한편, 고도의 시설에 고도(高度)의 주의의무가 요구된다고 하여 이와는 반대로 저도의 시설에는 저도(低度)의 주의의무만으로 충분할 것이라는 궤변은 타당하지 않다고 해야 한다. 아무리 보건소나 의원급 의료기관이라고 하더라도 의료를 위한 최소한의 시설은 갖추어야 하기 때문이다. 예컨대, 보건소나 의원급 의료기관에 X선장치를 설치하는 것이 법적으로 요구되어 있지는 않지만, X선검사가 현대의학의 상식으로 되어 있는 오늘날 만일 X선검사를 한다면 일반적으로 발견될 수 있는 질환을 그것을 행하지 않았기 때문에 발견하지 못한 경우에는 의사에게 원칙적으로 과실책임을 물을 수 있다. 이것은 X선장치를 설치하지 않은 것 자체에 과실을 인정할 수는 없으나 의심이 있음에도 불구하고 그것을 설치한 다른 의료기관으로 환자를 보내지 않은 점에 과실을 인정할 수 있기 때문이다.

ⅲ 지역차이 : 의료과실의 판단기준이 되는 평균적 의료인의 의료수준은 지역적 차이에 의하여도 영향을 받을 수 있다. 지역적 차이란, 예컨대 시골의사와 도시의사 사이에는 연구기회나 시설·장비 등의 차이로 인하여 발생할 수 있는 의료수준의 차이를 말한다. 이는 19세기 의학의 진보에 즉응할 수 없었던 지방의사(country doctor)를 보호하기 위한 목적으로 미국에서 확립된 이론이라고 한다.[72] 우리나라에서도 아직 무의촌이 존재한다는 점과 지방에는 과목마다 전문의가 고루 배치되어 있지 않다는 점으로 인하여 전문외의 환자를 진료하는 경우가 있는데 이 경우에는 지역차가 인정되어야 할 것이라는 주장도 없는 것은 아니다. 그러나 교통기관의 정비, 정보·통신수단의 발달 등 오늘날 우리나라의 사회적 기반은 당시 미국의 상황과는 완전히 다르기 때문에 지역에 따라 주의의무의 판단기준을 달리 적용하여야 할 이유는 없어졌다고 판단된다.[73] 다만, 실제로 무의촌이나 벽지의료 등이 존재하는 것은 사실이지만, 이러한 경우에는 지역차이가 아니라 시설차이를

71) 이상완(의료사범의 이론과 실태), 139쪽.

72) 김선석, "의료과오에 있어서 인과관계와 과실," 99~100쪽.

73) 이상완(의료사범의 이론과 실태), 137쪽, 138쪽; 김선석, "의료과오에 있어서 인과관계와 과실," 99쪽.

주의의무의 판단기준으로 하는 것이 타당하다고 생각된다.

ⅳ 상황차이 : 주의의무의 기준은 평상시와 긴급시에 동일할 수 없다. 긴급시에는 진단이나 검사 또는 준비 등이 불충분한 상태에서 위험을 무릅쓰고라도 의료행위를 행하지 않으면 안 되기 때문이다. 긴급성에는 시간적으로 급박하다는 시간적 긴급성과 사항적으로 중요하다는 사항적 긴급성이 있다. 예컨대, 개복수술을 했는데 출혈이 너무 심하여 가제를 넣어둔 채로 봉합했다고 하는 것은 시간적 긴급성이고, 위암으로서 그대로 방치하면 생명에 지장이 있기 때문에 상당한 위험을 무릅쓰고라도 수술을 하는 것은 사항적 긴급성이다.[74)]

긴급한 의료행위의 필요성여부에 대하여는 논의의 여지가 없다. 그러나 아무런 처치를 취하지 않으면 악결과가 명확한 상황에서 위험을 이유로 한 수수방관보다는 위험을 감수하는 의료행위의 이익이 크다고 해야 한다. 예컨대, 시간적으로 급박하여 충분한 검사 없이 수혈을 한 경우 또는 사항적으로 긴박하여 성공이 불확실한 외과수술을 한 경우 등에는 과실의 인정기준은 분명히 평상시와는 달라야 한다. 이는 긴급한 치료로 인한 이익과 불충분한 준비로 인한 치료의 위험 사이의 이익형량의 문제로서 치료의 이익이 크다고 하여 긴급치료를 한 경우 그 예상외의 결과에 대하여 책임을 묻는 것은 타당하지 않다고 보이기 때문이다.[75)] 이와 같이 해석하는 것이 또한 긴급의료의 회피 내지 방어진료의 폐해를 방지하는 방법 중의 하나가 될 수 있다.[76)] 따라서 환자의 증상이 위급하면 위급할수록 주의의무는 그만큼 경감되거나[77)] 경우에 따라서는 위법성이 조각될 수도 있다고 해야 한다.[78)] 그러나 미용을 위한 성형수술에서와 같이 긴급성이 없는 의료행위의 경우에는 충분한 주의를 기울이지 않으면 안 된다.[79)]

상황차이에 관한 판례의 구체적 내용은 다음과 같다. 즉,

> ① 교통사고 응급환자가 긴장성 기흉으로 사망한 데 대하여 야간응급실의 당직근무를 하고 있던 일반의의 과실은 당시의 진료 환경 및 조건, 야간응급의료의 특수성을 고려할 때 인정하기 어렵다.[80)] ② 교통사고 환자가 복통을 호소하는 외에 다른

74) 이상완(의료사범의 이론과 실태), 140쪽; 김선석, “의료과오에 있어서 인과관계와 과실,” 101쪽.

75) 이상완(의료사범의 이론과 실태), 140쪽; 김선석, “의료과오에 있어서 인과관계와 과실,” 101쪽.

76) 김선석, “의료과오에 있어서 인과관계와 과실,” 101쪽.

77) 김선석, “의료과오에 있어서 인과관계와 과실,” 102쪽.

78) 김선석, “의료과오에 있어서 인과관계와 과실,” 102쪽.

79) 김선석, “의료과오에 있어서 인과관계와 과실,” 102쪽.

외상이 없는데도 혈압이 극히 낮아, 담당의사들로서는 수혈을 통하여 환자의 혈압을 정상으로 끌어 올림으로써 위급한 상황을 넘겨 어느 정도 시간을 확보하게 된 상태에서 내출혈을 의심하고 그 출혈원인을 규명하기 위하여 한밤중에 자택에 있던 비뇨기과 과장까지 병원으로 나와 복강천자와 방광 및 신장에 대한 특수검사를 실시하고, 그래도 이상이 발견되지 아니하자 정밀검사를 위하여 초음파검사를 하려 하였던 시점에서 환자가 갑자기 호흡곤란 증세를 일으키기 시작하여 급히 개복수술을 하여 본 결과, 하대정맥 및 총장골동맥 파열로 인한 과다출혈로 결국 사망한 것이라면, 이는 그와 같은 상황에서 통상 의사들에게 요구되는 극히 정상적인 진료활동이라 할 수 있고, 이와 달리 환자가 외형상 위독한 상태가 아닌데도 각종 검사기법을 통한 원인규명을 생략한 채 내출혈의 원인을 밝혀내기 위하여 환자나 가족의 동의도 없이 새벽 2시 30분경부터 5시 30분 경사이의 인적·물적 조건 아래에서 개복수술부터 시행하도록 요구하거나 이를 기대할 수는 없으므로, 담당의사들에게 즉시 개복수술을 시행하여 내출혈의 원인을 밝혀내고 이를 치료하지 못한 의료과실이 있다고 볼 수 없다.[81]

ⓥ **특이체질 :** 특이체질이란 정상인이라면 전혀 반응하지 않는 물질 또는 자극에 대해서 과민하게 이상반응을 보이는 체질을 말한다.[82] 이는 외부자극에 대하여 유사한 이상반응을 보이는 소인을 지닌 특이질, 과민증, 부작용 또는 과잉발현 등과는 구별되는 개념이다. 특이체질에는 음식물에 대해서 과민한 반응을 보이는 식사성 특이체질과 약물에 대해서 과민한 반응을 일으키는 약물성 특이체질이 있다.[83] 임상에서는 주로 약물성특이체질이 문제되고, 이에는 약물독성 특이체질과 약물면역성 특이체질의 경우가 있다. 환자의 특이체질로 인하여 손해가 발생한 경우에는 그 특이체질을 발견할 수 있었느냐의 여부가 주로 문제되고, 예측가능성이 있었던 경우에는 주의의무위반, 즉 과실을 인정해 왔다.[84] 그러나 특이체질이 어떤 환자에게 존재한다든지 아니면 존재할 가능성이 있다고 하더라도 그러한 소질·소인은 생체내의 조직과 기관 내에 잠재하고 있는 것으로서 그러한 요인 자체가 독립하여 의의를 갖는 것이 아니라 의료적 침습, 즉 약제의 투여 등의 의료

---

80) 대법원 1999.11.23. 선고 98다21403 판결.

81) 대법원 1995.4.25. 선고 94다27151 판결.

82) 이상완(의료사범의 이론과 실태), 152쪽; 김선석, "의료과오에 있어서 인과관계와 과실," 107쪽.

83) 이상완(의료사범의 이론과 실태), 152쪽; 김선석, "의료과오에 있어서 인과관계와 과실," 107쪽.

84) 대법원 2007.7.26. 선고 2005다64774 판결.

적 처치와 관련되는 생체의 이상반응이 문제의 중심에 있는 것이다. 여기서 이러한 상황을 도외시한 채 불가항력이라는 이유만으로 과실의 성립을 부정한다면 그것은 의료인의 책임을 흐리게 하고, 의학의 발달에도 도움이 안 될 것이라고 비판되고 있다.

따라서 특이체질이라고 하여 안이하게 불가항력으로 취급하여 과실의 인정을 포기할 것이 아니라 환자에게 특이체질이 인정되는 경우 의사의 과실판단에 있어서는 문진, 검사의 실시, 사후조치 등 의료의 전과정을 통하여 평균적 의사로서 주의의무를 다하였는가에 따라서 그 과실유무가 판정되어야 할 것이다. 단순히 특이체질이라는 이유만으로 의사로 하여금 만능의 면책사유로 삼게 할 수는 없다. 예컨대, 약제부작용으로 약제복용을 중단하였다가 재투약하는 과정에서 재투약시기의 선택에 과실이 있는 경우, 환자에게 특이체질이 있다 하더라도 이를 예견가능하였다면 사망과 원인약제의 투여 사이에 인과관계가 인정된다고 하여야 한다.[85] 따라서 의료인에게는 특이체질의 존재가능성을 항상 염두에 두고 주도 면밀하게 문진할 것이 요청된다고 하겠다. 예컨대, 투여하려는 약품에 대한 투여경험, 그 당시의 이상반응유무, 그 약품에 대한 가족의 경험 등에 대한 세심한 질문에 의하여 용이하게 특이체질의 발견이 가능하기 때문이다. 참고적으로 보면 환자의 특이체질에 대한 입증책임은 무과실의 면책을 주장하는 의료인에게 있다.

특이체질에 관한 판례의 구체적 내용은 다음과 같다.

> 약제부작용으로 약제복용을 중단하였다가 재투약하는 과정에서 재투약시기의 선택에 과실이 있는 경우, 환자에게 특이체질이 있다 하더라도 이를 예견가능하였다면 사망과 원인약제의 투여 사이에 인과관계가 인정된다.[86]

(4) 시간적 기준

의료수준을 결정하는 시점은 재판시(裁判時)가 아니라 진료시(診療時)이다.[87] 주

85) 대법원 2007.7.26. 선고 2005다64774 판결.

86) 대법원 2007.7.26. 선고 2005다64774 판결.

87) 대법원 2014.7.24. 선고 2013도16101 판결; 대법원 2014.5.29. 선고 2013도14079 판결; 대법원 2011.9.8. 선고 2009도13959 판결; 대법원 2011.7.14. 선고 2009다65416 판결; 대법원 2010.7.22. 선고 2007다70445 판결; 대법원 2010.7.8. 선고 2010다20563 판결; 대법원 2010.7.8. 선고 2007다55866 판결; 대법원 2010.6.24. 선고 2007다62505 판결; 대법원 2009.12.10. 선고 2008다22030 판결; 대법원 2008.4.10. 선고 2007다75396 판결; 대법원 2008.3.27. 선고 2007다76290 판결; 대법원 2006.11.23. 선고 2005다11688 판결; 대법원 2005.10.28. 선고 2004다13045 판결; 대법원 2005.4.29. 선고 2004다64067 판결; 대법원 2004.10.28. 선고 2002다45185 판결; 대법원 2003.

의의무의 판단기준은 진료 당시의 임상의학의 실천에 의한 의료수준에 의하여 결정되어야 하기 때문이다. 재판은 행위가 종료된 후에 행하는 사후판단이지만 의료는 행위를 개시하기 전에 행하는 사전판단이다. 아무리 명의(名醫)라고 하여도 실기(失機), 즉 치료의 시기를 놓치면 환자는 더 이상 기다려주지 않는다는 사실을 명심할 필요가 있다. 따라서 진료시에 표준적인 의료급부를 이행하기 위해서는 과거에 습득한 의료수준에 안주해서는 안 된다. 진료 당시의 의료수준에 미치지 못하는 의료행위에는 과실이 인정되기 때문이다. 바로 여기에서 의료인에게 일진월보하는 의료수준에 발맞추어야 할 의무, 즉 연찬의무(硏鑽義務)가 인정되는 근거를 찾을 수 있다는 것에 대하여는 이미 여러 번 언급한 바 있다.

시간적 기준에 관한 판례의 구체적 내용은 다음과 같다. 즉,

> ① 의사가 진찰·치료 등의 의료행위를 할 때에는 사람의 생명·신체·건강을 관리하는 업무의 성질에 비추어 환자의 구체적인 증상이나 상황에 따라 위험을 방지하기 위하여 요구되는 최선의 조치를 다하여야 할 주의의무가 있다. 의사의 이와 같은 주의의무는 의료행위를 할 당시 의료기관 등 임상의학 분야에서 실천되고 있는 의료행위의 수준을 기준으로 판단하여야 하고, 이때 의료행위의 수준은 통상의 의사에게 의료행위 당시 알려져 있고 또 시인되고 있는 이른바 의학상식을 뜻하므로 진료환경과 조건, 의료행위의 특수성 등을 고려하여 규범적인 수준으로 파악하여야 한다.[88] ② 의료과오사건에 있어서 의사의 과실을 인정하려면 결과 발생을 예견·회피할 수 있었는데도 이를 하지 못한 점을 인정할 수 있어야 하고, 과실의 유무는 같은 업무에 종사하는 일반적인 의사의 주의 정도를 표준으로 판단하여야 하며, 이때 사고 당시의 의학의 수준, 의료환경과 조건, 의료행위의 특수성 등을 고려하여야 한다. 또한 의사에게는 환자의 상황, 당시의 의료수준, 자신의 지식·경험 등에 따라 적절하다고 판단되는 진료방법을 선택할 폭넓은 재량권이 있으므로, 의사가 특정 진료방법을 선택하여 진료를 하였다면 해당 진료방법 선택과정에 합리성이 결여되어 있다고 볼 만한 사정이 없는 이상 진료의 결과만을 근거로 하여 그 중 어느 진료방법만이 적절하고 다른 진료방법을 선택한 것은 과실에 해당한다고 말할 수 없다.[89]

11.27. 선고 2001다2013 판결; 대법원 2003.1.24. 선고 2002다3822 판결; 대법원 2002.4.26. 선고 2000다16237 판결; 대법원 2000.1.21. 선고 98다50586 판결; 대법원 1999.11.23. 선고 98다21403 판결; 대법원 1999.3.26. 선고 98다45379 판결; 대법원 1998.7.24. 선고 98다12270 판결; 대법원 1997.2.11. 선고 96다5933 판결; 대법원 1994.4.26. 선고 93다59304 판결.

88) 대법원 2020.11.26. 선고 2020다244511 판결; 대법원 2020.4.9. 선고 2018다246767 판결; 대법원 2020.2.6. 선고 2017다6726 판결; 대법원 2018.11.29. 선고 2016다266606, 266613 판결; 대법원 2011.11.10. 선고 2009다45146 판결; 대법원 1999.3.26. 선고 98다45379, 45386 판결.

89) 대법원 2015.6.24. 선고 2014도11315 판결; 대법원 2008.8.11. 선고 2008도3090 판결 등 참조.

3. 위법성

귀책사유에 의한 행위는 위법해야 한다. 따라서 채무불이행의 경우 이행하지 않는 것이 위법이어야 하고, 불법행위에 있어서의 행위도 위법해야 한다. 위법행위란 환자의 생명 또는 신체를 불법하게 침해하는 행위뿐만 아니라 선량한 풍속 기타 사회질서에 위반하는 행위도 포함한다.

의료행위가 적법화되는 것은 그것이 ① 의학적으로 필요하다는 의학적 적응성, ② 의학적으로 보아 안전하고 유효한 방법으로 행하여졌다는 의술적 타당성, ③ 의사의 설명 후 환자의 동의(informed consent)라는 요건을 갖추었기 때문이다. 따라서 허위의 설명으로 환자의 승낙을 얻은 경우에는 진지하고 유효한 승낙이 존재한다고 할 수 없기 때문에 이는 결국 승낙 없이 행하여진 것으로서 불법행위 또는 채무불이행을 구성하게 된다.

행위의 위법성은 위법성조각사유에 의하여 조각된다. 민법은 위법성조각사유로서 정당방위(민법 제761조 제1항)와 긴급피난(민법 제761조 제2항)에 관하여 규정하고 있다. 그러나 위법성조각사유를 한정적으로 해석하여야 할 이유가 없기 때문에 민법이 명문으로 규정하고 있는 사유 이외에도 정당행위, 자력구제 및 피해자의 승낙에 의한 행위에 의하여도 위법성은 조각된다고 할 수 있다. 한편, 형법은 위법성조각사유로서 정당행위(형법 제20조), 정당방위(형법 제21조), 긴급피난(형법 제22조), 자구행위(형법 제23조) 및 피해자의 승낙(형법 제24조)을 명문으로 규정하고 있다.

4. 손해의 발생

손해란 가해행위가 없었다고 가정할 경우 피해자의 재산적·정신적 상태와 가해행위에 의하여 현실로 야기된 상태의 차이를 말한다(차액설).[90] 손해는 통상 재산적 손해이든 정신적 손해이든 묻지 않는다. 재산적 손해(財産的 損害)란 사람·물건에 대한 가해에 의하여 발생한 재산상의 손해로서 입원비, 치료비 등과 같이 기존재산의 감소인 적극적 손해와 부상기간중 벌지 못한 금전 등과 같이 증가해야 할 재산이 증가하지 않았기 때문에 받은 소극적 손해를 말한다. 그리고 정신적 손해(精神的 損害)란 흔히 위자료(慰藉料)로서 정신상의 불이익, 즉 정신적인 고

---

90) 대법원 1998.9.22. 선고 98다2631 판결; 대법원 1998.7.10. 선고 96다38971 판결; 대법원 1996.2.9. 선고 94다53372 판결.

통에 대한 배상을 말한다.

5. 인과관계

(1) 인과관계의 의의

의료과실에 대하여 법적인 책임을 묻기 위해서는 의료행위에 과실이 인정되는 것 외에 과실과 악결과 사이에 인과관계가 존재할 것이 요구된다. 이는 민사상 손해배상책임의 근거를 불법행위에서 구하든 아니면 채무불이행에서 구하든 마찬가지이다. 전술한 바와 같이 양자 모두 손해배상청구권의 성립요건으로서 ① 귀책사유(고의 · 과실), ② 귀책행위(불법행위의 경우는 위법행위, 채무불이행의 경우에는 불완전이행), ③ 손해의 발생, ④ 과실, 즉 주의의무위반과 손해 사이의 인과관계를 요구하고 있기 때문이다.

인과관계(因果關係)란 원인과 결과의 관계, 즉 어떤 원인이 있으면 어떤 결과가 필연적으로 발생한다는 관계를 말한다. 인과관계(Kausalität, causation)라는 용어는 여러 학문영역에서 사용되고 있으나, 통상 법학분야에서 인과관계를 말할 때는 사실적 인과관계와 법률적 인과관계가 서로 구별되는 개념으로 파악되고 있다. 사실적 인과관계란 행위(의료행위)와 결과(손해) 사이의 자연적 연쇄관계 내지 사실적 연쇄관계를 말한다. 사실적 인과관계는 그 연쇄관계를 찾는 방법에 따라서는 무한대로 확대될 가능성이 있다.

그러나 민법상 손해배상제도의 취지는 가해자와 피해자 사이에 공평한 손해의 분담에 있다. 여기서 손해배상청구권의 성립요건 중의 하나인 인과관계는 사실적 인과관계보다는 법률적 인과관계의 개념에 더욱 근접할 필요가 있다.[91] 법률적 인과관계란 사실적 인과관계의 존재를 전제로 하여 손해배상의 범위를 타당한 한도로 제한하고자 하는 규범적 인과관계를 말하는 것이다. 따라서 규범적 인과관계 내지 법률상 인과관계는 법률상 보호하여야 할 범위, 즉 보호범위에 관한 문제라고 할 수 있다. 보호범위의 문제는 손해배상의 범위를 타당하게 획정하기 위한 정책적 가치판단을 가능하게 한다. 그러나 보호범위를 획정하기 위한 인과관계의 인정기준에 관하여는 견해가 일치하지 않고 있다.

91) 대법원 2005.9.30. 선고 2004다52576 판결; 대법원 2000.3.28. 선고 99다67147 판결; 대법원 1995.3.14. 선고 94누7935 판결; 대법원 1977.8.23. 선고 77다686 판결.

(2) 인과관계의 인정기준

1) 학 설

법률적 인과관계에 관하여는 크게 조건설과 상당인과관계설로 나누어질 수 있다. 첫째, 조건설이다. 조건설(Bedingungs-theorie)에 따르면 법률적 인과관계는 행위와 결과 사이에 'A가 없다면 B도 없다'고 하는 조건관계만 있으면 충분하다고 주장한다. 이 견해에 따르면 소위 'conditio sine qua non'의 공식에 의하여 결과에 대하여 어떤 자연적 조건을 이루는 모든 경우에 대하여 인과관계가 있다고 인정하게 되기 때문에 인과관계의 범위가 지나치게 넓어진다.

둘째, 상당인과관계설이다. 상당인과관계설(Adäquanz-theorie)은 조건설에서 인과관계의 부당한 확대를 방지하기 위하여 조건관계의 존재를 전제하면서, 일반적 경험법칙에 비추어 그 행위에서 그 결과가 발생할 만하다고 보는 경우에만 법률적 인과관계를 인정하려고 한다. 또 상당인과관계설은 그 상당성(相當性)을 어떤 사정을 기초로 하여 판단하여야 하느냐에 따라 행위 당시에 행위자가 인식하였거나 인식할 수 있었던 사정을 기초로 하는 주관적 상당인과관계설(主觀的 相當因果關係說), 행위 당시에 객관적으로 존재했던 사정과 행위 후 예견가능했던 모든 사정을 포함하여 기초로 삼는 객관적 상당인과관계설(客觀的 相當因果關係說) 및 행위 당시에 일반인이 인식할 수 있었던 모든 사정과 행위자가 특히 인식할 수 있었던 사정을 기초로 하는 절충적 상당인과관계설(折衷的 相當因果關係說)로 나누어진다. 절충적 상당인과관계설이 다수설이다.

셋째, 기타의 학설이다. 기타의 학설로서는 개연성설과 원인설(Verursachungs-theorie) 등의 주장이 있었다. 이 외에도 환경사건 등 상세한 메커니즘이 과학적으로 해명되지 못한 사안에 대하여 역학적 인과관계(疫學的 因果關係), 즉 역학상의 통계적 방법에 따라 행위와 결과 사이에 일정한 개연성(蓋然性)이 인정되면 족하다는 시각도 있다. 그러나 이러한 역학적 인과관계론에 대하여 손해의 공평한 분담을 목적으로 하는 민사사건에서는 지지하는 사람이 많지만, 형사사건에 대해서는 '의심스러운 것은 피고인의 이익'이라는 기본원칙에 위배된다는 비판이 가능하다.

2) 판 례

판례는 현재 확고하게 절충적 상당인과관계설의 입장을 보이고 있다.[92] 대법원

---

92) 대법원 1995.3.14. 선고 94누7935 판결; 대법원 1994.4.15. 선고 93다60953 판결; 대법원 1990.6.26. 선고 89다카7730 판결; 대법원 1987.9.29. 선고 86다카2780 판결; 대법원 1984.7.10. 선

은 "불법행위로 인한 손해배상책임을 지우려면 위법한 행위와 피해자가 입은 손해 사이에 상당인과관계가 있어야 하고, 상당인과관계의 유무는 일반적인 결과 발생의 개연성은 물론 주의의무를 부과하는 법령 기타 행동규범의 목적과 보호법익, 가해행위의 태양 및 피침해이익의 성질 및 피해의 정도 등을 종합적으로 고려하여 판단해야 한다"고 판시한 바 있다.[93]

3) 검 토

상당인과관계설에 대해서는 구체적인 손해배상청구사건의 해결방법으로 적용하기에는 추상적이고 애매모호하여 불완전하다는 민사적인 측면에서의 비판이 있다. 또 '상당한'이라는 애매한 개념을 개입시키지 말고 단적으로 논리적 인과개념에 의하여 인과적 연관의 유무를 확정짓고는, 그러한 행위에 대하여는 정규적인 형법적 고찰, 즉 구성요건해당성, 위법성 및 책임의 3단계의 고찰을 함으로써 형사책임의 귀속 여부를 결정하는 것이 타당하다는 형사적 측면에서의 비판도 있다.

그러나 법학에 있어서의 인과관계는 자연과학적인 것과는 달리 가치적 의미의 그것으로서 규범의 타당성의 문제이기 때문에 어느 정도 상대적일 수밖에 없는 것이고, 경험적 · 사회적 · 일반적 표준에 따라 인과관계의 성립여부를 판정한다는 점에서 상당인과관계설이 법사회학적 방법으로서 타당하다고 평가되고 있다. 또 인과의 연관(Kausalzusammenhang)의 문제만 인과관계로 볼 것이 아니라, 법률상의 귀책연관(Haftungszusammenhang)의 문제도 하나의 인과관계로 본다면 어느 범위 안에서 행위자에게 귀책시킬 것인가를 합리적으로 설명하고자 하는 상당인과관계설을 크게 부당하다고 할 것은 아니라고 할 수 있다.

현행법의 해석상으로 볼 때에도 민법은 "채무불이행으로 인한 손해배상은 통상의 손해를 그 한도로 한다"(민법 제393조 제1항)고 규정한 것은 상당인과관계의 원칙을 선언한 것이며, "특별한 사정으로 인한 손해는 채무자가 그 사정을 알았거나 알 수 있을 때에 한하며 배상의 책임이 있다"(민법 제393조 제2항)고 한 규정은 절충적 상당인과관계설의 입장에서 고찰의 대상으로 삼는 사정의 범위를 규정한 것이라고 해석하는 것이 가장 합당하다고 본다. 한편, 형법의 경우에도 "어떤 행위라도 죄의 구성되는 위험발생에 연결되지 아니한 때에는 그 결과로 인하여 죄가 되지 아니한다"(형법 제17조)고 규정한 것은 비록 어떤 행위가 결과에 대한 원인이 되어 있을지라도, 즉 논리

고 84다카466 판결.

93) 대법원 2020.11.26. 선고 2018다221676 판결.

적 인과관계나 사실적 인과관계가 있을지라도 일반적으로 볼 때 그 행위가 사회통념상 범죄구성요건적 사실의 중심이 되는 부분과 연결되지 않는 것이라면 법률적 인과관계가 없는 것이므로 형사책임을 귀속시킬 수 없다는 상당인과관계설의 입장을 천명한 것이라고 해석하는 것이 타당하다고 본다.

4) 여 론

형사상 과실과 민사상의 과실에서처럼 인과관계에 있어서도 형사상 인과관계와 민사상 인과관계라고 하는 것이 별도로 존재하고 그 차이가 있느냐 하는 것이 논란될 수 있다. 물론 우리가 여기서 인과관계라고 하는 것은 과학적 인과관계가 아니고 법적인 견지에서 본 인과관계를 말하는 것이므로, 형사책임의 귀속의 문제인 형사상의 인과관계와 손해배상의 범위를 정하는 민사상의 인과관계가 그 목적 내지 가치관에 따라 달라질 수 있는 여지가 있다.

그러나 형사상의 과실과 민사상의 과실에 본질적인 차이가 있는 것이 아니듯이 형사상의 인과관계와 민사상의 인과관계도 전혀 별개의 것이 아니다. 다만, 그 입증에 있어서 형사처벌에 관한 형사재판에 있어서는 '의심스로울 때에는 피고인의 이익으로'(In dubio pro reo)라는 원칙이 전제가 되므로 '합리적인 의심이 없을 정도'의 인과관계의 증명이 필요하다고 하겠다. 그러나 개인간의 손해의 형평분담을 이상으로 하는 민사재판의 경우에 있어서는 그 증명의 대상이나 심증형성의 정도에 관하여도 보다 완화되는 경우가 있는 것뿐이라고 하겠다.

한편, 종래의 학설에 대하여 인과관계의 문제를 해결하는 데 있어서 사실적인 측면과 규범적인 측면을 혼동하여 이들을 함께 보는 잘못을 저지르고 있다고 비판하면서, 사실의 문제와 평가의 문제를 보다 명확하게 분리한다고 하려는 견해가 형법학의 분야에서 강하게 대두되었다. 인과관계와 객관적 귀속이론(Die Lehre der objektiven Zurechnung)이 그것이다. 이 이론은 자연과학적 입장에서 사실적 인과관계를 검토한 후, 그것이 인정된다면 행위자가 결과를 지배할 수 있었다거나 회피할 수 있었던 경우 또는 위험을 야기하거나 증가시킨 경우에 있어서만 법률적 인과관계를 인정하려는 견해라고 할 수 있다.

Ⅲ. 의료과실책임의 법률효과

의료과실이 인정되는 경우에는 의료측에 대하여 환자측은 손해배상청구권을 가지게 된다. 그것은 채무불이행책임을 묻든지 아니면 불법행위책임을 묻든지 마찬가지이다.

1. 손해배상의 의의

손해배상(損害賠償)이란 민사법상의 법률용어로서 불법한 원인에 의하여 손해를 입은 자가 그 원인을 제공한 자로부터 손해를 회복하는 것을 말한다. 적법한 행위에 의한 손해의 회복인 손실보상(損失補償)과는 구별되는 개념이다. 손해배상제도의 목적으로는 손해의 보전과 장래의 불법행위에 대한 억제 등이 거론되기도 한다. 민사법상의 손해배상은 크게 채무불이행에 따른 손해배상(민법 제390조 이하)과 불법행위에 근거한 손해배상(민법 제750조 이하)의 두 가지로 나누어진다. 민사법상의 손해배상에 관한 규정은 원칙적으로 의료과실에 있어서의 손해배상에 관하여도 그대로 적용된다.

2. 손해배상의 방법

(1) 금전배상의 원칙

손해배상의 방법에는 원상회복주의와 금전배상주의가 있다. 민법은 금전배상주의를 원칙으로 하고 있다(민법 제394조, 제763조). 근대 이후의 법률에서는 민사사건과 형사사건이 준별되어 있고, 인권의식도 향상되어 있기 때문이다. 그러나 법률에 다른 규정이 있거나(민법 제764조 참조) 당사자 사이에 특약이 있는 때에는 금전배상주의에 대한 예외로서 그에 의한다(민법 제343조, 제763조). 다만, 현행법상 예외적으로 원상회복주의가 인정되는 경우는 다음과 같다. 즉, ① 명예훼손의 경우로서 법원은 피해자의 청구가 있는 때에 손해배상에 갈음하거나 또는 손해배상과 함께 명예회복에 적당한 처분을 명할 수 있다(민법 제764조). ② 금전배상주의에 대한 예외로서, 이미 언급한 바와 같이, 당사자 사이에 원상회복의 방법을 특약한 경우에는 이에 따르게 된다.

(2) 금전배상의 방법

손해의 배상은 원칙적으로 금전배상의 방법에 의하여야 한다. 정신적 손해도 금전으로 평가하여 배상하여야 한다. 손해배상금의 지급방법에는 일시금배상의 방법과 정기금배상의 방법이 있다. 민법은 일시금배상의 방법을 원칙으로 하고, 경우에 따라 정기금배상의 방법을 인정하고 있다. 예컨대, 타인의 신체·자유·명예의 침해에 대한 위자료에 관하여 법원은 그것을 정기금채무로 명할 수 있고, 그 이행을 확보하기 위하여 상당한 담보의 제공을 명할 수도 있다(민법 제751조 제2항). 정기금배상을 청구하든 또는 일시금배상을 청구하든 그것은 피해자의 자유이다. 또 정기금배상을 명하느냐 또는 일시금배상을 명하느냐 하는 것은 법원의 자유재량에 속한다.

3. 손해배상의 범위

(1) 서 언

1) 전 손해

손해는 연쇄적으로 무한정하게 발생할 수 있기 때문에 배상해야 할 범위를 한정할 필요가 있다. 통설과 판례에 의하면 배상하여야 할 손해의 범위는 그 불법행위와 상당인과관계가 있는 모든 손해, 즉 의료과실로 인하여 통상 발생할 수 있는 전 손해(全損害)라고 한다(상당인과관계설). 민법은 불법행위로 인한 손해배상의 범위에 관하여는 채무불이행으로 인한 그것의 범위에 준용하고 있다(민법 제763조).

2) 통상손해의 원칙

민법은 채무불이행으로 인한 손해배상의 범위를 원칙적으로 완전배상주의에 입각하여 통상의 손해를 그 한도로 규정하고, 특별한 사정으로 인한 손해는 제한배상주의의 입장에서 채무자가 그 사정을 알았거나 알 수 있었을 때에 한하여 배상책임을 지는 것으로 규정하고 있다(민법 제393조). 다만, 청구권의 근거를 불법행위로 하는 경우에는 현실적으로 가해자가 특별한 사정을 예견한다는 것은 고의가 아닌 한 불가능할 것이므로 손해배상의 범위는 통상의 손해로 제한된다.

3) 손해의 유형

손해는 그 손해배상의 성질에 따라서 생명, 신체 및 건강 등의 침해에 의한 인적 손해와 재산권의 침해에 의한 물적 손해로 대별된다. 나아가 인적 손해와 물적 손해는 각각 재산적 손해와 정신적 손해 내지 위자료로서의 비재산적 손해로 구분될 수 있다. 재산적 손해는 다시 기존재산의 감소를 의미하는 적극적 손해와 장래의 예상이익에 대한 일실이익을 의미하는 소극적 손해로 세분된다. 다만 민법상 계약책임에서는 불법행위책임(민법 제750조, 제751조, 제752조)에서와는 달리 정신적 손해의 배상, 즉 위자료를 인정하는 규정을 두고 있지 않다. 그러나 통설과 판례는 계약책임의 경우에도 위자료의 청구를 인정하고 있다. 특히, 생명이나 신체라는 중대한 보호법익을 침해하는 의료과실에 있어서는 통상적으로 정신적 고통이 수반되므로 계약책임에 의해서도 위자료의 배상을 인정하여야 할 것이다. 따라서 의료과실에 의한 손해배상의 범위는 계약책임이나 불법행위책임 중 어느 것에 의하든 실질적인 차이가 존재하지 않는다.

요컨대, 의료과실과 같은 인신사고에 있어서의 손배배상은 재산적 손해와 정신적 손해로 나누어진다. 전자는 의료과실로 인하여 적극적으로 지출하지 않으면 안 되었던 재산상의 손실을 말하는 것으로서 이는 다시 적극적 손해와 소극적 손해로 나누어진다. 후자는 흔히 위자료라고 부르는 것으로서 정신적 고통을 말한다. 따라서 의료과실에 있어서 손해배상의 범위와 관련하여서는 적극적 손해, 소극적 손해 및 위자료의 3항목이 가장 중요하다고 할 수 있다. 다만, 아래에서는 편의상 손해배상의 범위를 생명을 침해한 경우의 그것과 신체를 침해한 경우의 그것으로 나누어 각각에 대하여 검토하기로 한다.

(2) 생명을 침해한 경우의 손해배상의 범위

의료과실로 인하여 환자가 사망한 경우의 손해배상금은 크게 재산적 손해와 정신적 손해로 나누어 검토할 필요가 있다.

1) 재산적 손해

① 적극적 손해

의료과실의 적극적 손해로서는 주로 의료관계비, 장례관계비 및 변호사비용으로 유형화하여 검토하는 것이 유익하다.

ⓘ **의료관계비** : 사망에 이르기까지의 치료비 내지 약품비 등을 말한다. 세부적으로는 치료비, 입원비, 약품비, 의료기기구입비, 온천요양비, 특별식비, 영양보급비, 통원에 필요한 교통비 및 잡비 등이 거론될 수 있을 것이다. 치료비 등과 같이 통상손해에 대하여는 당연히 그 배상의 대상이 된다고 해야 한다. 또 특실입원비, 특별식비 등과 같은 특별손해에 대하여도 의사의 지시에 의하거나 환자의 건강회복에 필요한 경우에는 배상하여야 한다고 해야 할 것이다.

물론 치료비의 범위는 의료과실로 인하여 발생하게 된 비용에 한정되는 것은 당연하다. 의료관계비는 사자(死者)가 입은 적극적인 손해로서 그 상속인이 배상을 청구할 수 있고, 부양의무자 등이 그것을 지불한 경우에는 자기의 손해로서 당연히 배상을 청구할 수 있다.

의료관계비에 관한 판례의 구체적 내용은 다음과 같다. 즉,

'입원'이라 함은 환자의 질병에 대한 저항력이 매우 낮거나 투여되는 약물이 가져오는 부작용 혹은 부수효과와 관련하여 의료진의 지속적인 관찰이 필요한 경우, 영양상태 및 섭취음식물에 대한 관리가 필요한 경우, 약물투여・처치 등이 계속적으로 이루어질 필요가 있어 환자의 통원이 오히려 치료에 불편함을 끼치는 경우 또는 환자의 상태가 통원을 감당할 수 없는 상태에 있는 경우나 감염의 위험이 있는 경우 등에 환자가 병원 내에 체류하면서 치료를 받는 것으로서, 보건복지부 고시인 '요양급여의 적용기준 및 방법에 관한 세부사항' 등의 제반 규정에 따라 환자가 6시간 이상 입원실에 체류하면서 의료진의 관찰 및 관리 아래 치료를 받는 것을 의미하나, 입원실 체류시간만을 기준으로 입원 여부를 판단할 수는 없고, 환자의 증상, 진단 및 치료 내용과 경위, 환자들의 행동 등을 종합하여 판단하여야 한다.[94]

ⓘ **장례관계비 :** 장의비용 내지 화장(火葬)비용 등과 같은 비용을 말한다. 세부적으로는 사망진단서 발급비용, 시체운반비용, 장례식비용, 화장비용, 묘지구입비용, 비석건설비용 내지 장례후 일정기간 동안의 제사비용 등이 거론될 수 있을 것이다. 비용으로 인정되는 항목과 비용의 액수는 결국 환자의 사회적 지위, 연령 및 직업 등 여러 가지 사항을 고려하여 상당하다고 인정되는 범위내에서 인정될 수 있다. 부의금(賻儀金)은 손실을 전보하는 것이 아니므로 손해액에서 공제하는 대상은 아니다. 생명보험금도 역시 손해를 전보하는 것이 아니기 때문에 그의 공제나 보험회사에 의한 대위와 같은 문제는 발생하지 않는다.

장례관계비에 관한 판례의 구체적 내용은 다음과 같다. 즉,

① 망인의 시신을 묘지에 장사지내는 것은 우리나라 고유의 풍속에 속한다 할 것이고 어느 토지가 일단 묘지로 사용된 이상 특단의 사정이 없는 한 그 토지는 상당한 기간 묘지 이외의 다른 용도로 사용할 수 없어 일반재산으로서의 교환가치를 상실한다 할 것이므로 타인의 불법행위로 인하여 사망한 자를 매장하기 위하여 묘지를 구입한 경우, 그 묘지구입비는 손해배상의 대상이 되는 장례비에 해당된다. 묘지로 사용할 수 있는 토지의 면적은 법률이 허용하는 한도를 초과할 수 없다 할 것인바, 매장 및 묘지등에 관한 법률 제4조 제1항 및 동법시행령 제2조 제1항 제1호의 규정에 의하면 1기당 묘지면적은 통상 30평방미터를 넘을 수 없도록 규제하고 있으므로 장례비에 포함시켜 지급을 소구하는 묘지구입비는 30평방미터의 매수대금을 초과하지 않는 범위에서만 가능하다.[95] ② 장례를 치루는데 소요된 관구입비, 영구

94) 대법원 2009.5.28. 선고 2008도4665 판결.

차운반비, 비석제막비, 인부잡비, 피복비, 부고발행비 및 음식비 등은 사회통념상 상당하다고 인정되는 이상 장례비 손해로서 불법행위자가 이를 배상하여야 한다.[96] ③ 망인의 영혼을 위로하기 위한 49제 비용은 특정종교에 따른 의식으로서 그것이 장례를 치르는 데 있어 필요한 절차는 아니므로 49제 비용을 통상의 장례비에 넣을 수는 없다.[97]

ⅲ **변호사비용 :** 변호사비용은 대법원규칙이 정하는 금액의 범위안에서는 소송비용으로 인정된다(민소법 제109조 제1항). 소송비용을 계산할 때에는 여러 변호사가 소송을 대리하였더라도 한 변호사가 대리한 것으로 본다(민소법 제109조 제2항). 문제는 대법원규칙이 정하는 범위를 초과하는 금액에 있다.

변호사비용에 관한 판례의 구체적 내용은 다음과 같다. 즉,

① 부당한 고소로 인하여 피고소인 등이 그에 대응하기 위하여 변호사선임비용을 지출하게 되었다면 고소인 등은 위 비용을 상당하다고 인정되는 범위 내에서 배상할 의무가 있다.[98] ② 변호사강제주의를 택하지 않고 있는 우리나라 법제하에서는 불법행위 자체와 변호사비용 사이에 상당인과관계 있음을 인정할 수 없으므로 변호사 비용을 불법행위 자체로 인한 손해배상채권에 포함시킬 수 없다.[99] ③ 피해자가 불법행위로 인한 손해배상을 소구함에 지출한 변호사비용은 피해자가 당초의 피해에 대한 손해배상에 불응하여 소가 제기되어 채무자측이 이에 응소하여 항쟁한 것이 부당시되어 피해자가 변호사에게 위임하여 소송을 수행하게 한 것이 정당시 될 수 있는 특별한 사정이 있으면 구체적 사정에 상응해서 상당시 할 수 있는 금액의 한도에서 이를 불법행위로 인한 피해라 하여 그 지급을 구할 수 있다.[100] ④ 부당한 항쟁(위법성이 있음을 전제)에 대하여 소송을 제기함으로 인하여 지출하게 된 변호사비용은 이를 배상할 의무가 있다.[101]

② 소극적 손해

생명이 침해된 경우의 일실이익을 말한다. 일실이익의 산정은 적극적 손해와는 달리 이미 지출된 비용의 배상을 문제로 하는 것이 아니라 장래 얻을 수 있는 이

95) 대법원 1984.12.11. 선고 84다카1125 판결.
96) 서울고등법원 1973.10.30. 선고 73나328 제1민사부판결.
97) 대구고등법원 1988.1.8. 선고 87나833 제4민사부판결.
98) 대법원 2009.6.23. 선고 2007다3650,3667 판결; 대법원 1977.4.12. 선고 76다2491 판결.
99) 대법원 1978.8.22. 선고 78다672 판결.
100) 대법원 1976.7.13. 선고 74다746 판결.
101) 대법원 1965.11.30. 선고 65다1707 판결.

익의 배상을 구하는 것으로서 그의 확정이 곤란하다는 점이 문제로 된다.

ⓘ 일실이익 : 생명침해로 인한 일실이익(逸失利益)이란 장래 취득할 소득임에도 불구하고 의료과실에 의한 생명침해로 인하여 상실한 소득을 말한다. 생명침해로 인하여 장래에 걸쳐 본인이 취득할 소득이 본인의 사망에 의하여 잃은 것으로 그 소득의 상실은 소극적 손해로서 본인에게 발생한 손해가 되고, 그 배상청구권이 유족에게 상속되고 유족으로부터 가해자 등에 대하여 손해배상의 청구를 할 수 있다는 것이 일반적인 구성이다. 여전히 피해자 본인에 의하여 부양되고 있던 유족은 부양청구권의 침해를 이유로 손해배상을 청구하는 것도 가능하다고 본다.

ⓘⓘ 일실이익의 산정 : 장래의 소득상실분에 대한 손해의 산정은 피해자 본인의 생전의 소득을 기초로 한다. 우선 최초로 피해자의 소득액(월급액 또는 연봉액)을 인정하고, 다음으로 가동가능기간을 조사하고 소득액과 가동가능기간으로부터 그 총수입액을 산정한다. 총수입액으로부터 지출을 면한 생활비 등을 공제한다. 이 금액은 생애에 걸쳐 매년 수득하는 금액의 합계이기 때문에 이를 현시점에서 청구하는 경우에는 중간이자를 공제하지 않으면 안 된다. 이와 같이 하여 인정되는 것이 일실이익산정의 기본적인 방법이다.

중간이자를 공제하기 위한 방식에는 호프만방식, 신호프만방식 및 라이프니츠방식이 있다. 호프만방식은 총순이익을 취로가능기간 동안의 최종시에 이득하는 것으로서 총순이익에 대한 현재부터 그 기간의 최종시까지의 이자를 계산하여 이를 공제하는 것이다(단식 호프만방식이라고도 한다). 신호프만방식은 피해자는 취로가능기간중 매년 또는 매월 정기적으로 수입을 얻는다고 추정되기 때문에 각수입기말경에 그 기분(期分)의 총순이익을 이득하는 것으로 하여 각기의 총순이익에 대한 현재부터 각수입기말까지의 이자를 공제하여 이들을 합산하는 것이다(복식 호프만방식이라고도 한다). 호프만방식은 중간이자를 단리로 계산하여 공제하기 때문에 피해자측에 유리하다. 이에 반하여 라이프니츠방식은 중간이자를 복리로 공제하는 것이기 때문에 가해자측에 유리하다. 다만, 피해자가 가해행위를 받지 않아도 장래에 취로가 불가능한 경우에는 일실이익도 인정될 수 없다. 노동능력상실률은 궁극적으로는 법관이 피해자의 연령, 교육 정도, 노동의 성질과 신체기능 장애 정도, 기타 사회적·경제적 조건 등을 모두 참작하여 경험칙에 비추어 규범적으로 결정하는 것이다. 대법원은 육체노동자의 가동연한을 55세 보아 왔었지만, 1989년 이래 60세로 높였고, 2019년에는 65세로 연장한 바 있다.[102)]

소극적 손해에 관한 판례의 구체적 내용은 다음과 같다. 즉,

① 대법원은 1989년 전원합의체 판결(대법원 1989.12.26. 선고 88다카16867 전원합의체 판결)에서 일반육체노동을 하는 사람 또는 육체노동을 주로 생계활동으로 하는 사람의 가동연한을 경험칙상 만 55세라고 본 기존 견해를 폐기하였다. 그 후부터 현재에 이르기까지 육체노동의 가동연한을 경험칙상 만 60세로 보아야 한다는 견해를 유지하여 왔다. 그런데 우리나라의 사회적·경제적 구조와 생활여건이 급속하게 향상·발전하고 법제도가 정비·개선됨에 따라 종전 전원합의체 판결 당시 위 경험칙의 기초가 되었던 제반 사정들이 아래와 같이 현저히 변하였기 때문에 위와 같은 견해는 더 이상 유지하기 어렵게 되었다. 이제는 특별한 사정이 없는 한 만 60세를 넘어 만 65세까지도 가동할 수 있다고 보는 것이 경험칙에 합당하다.[103] ② 생명에 대한 불법행위로 인하여 가동능력의 전부를 상실함으로써 일실하는 수입액은 그 피해자가 그로 인하여 상실하게 된 가동능력에 대한 총 평가액으로서 소득세 등 제세금액을 공제하지 아니한 금액이다.[104] ③ 항공기 사고로 사망한 치과의사의 일실수입 산정에서 망인이 치과의사로서 65세가 될 때까지 일할 수 있고 그 소득액의 1/3이 생계비로 소요될 것이라고 본 원심의 판단을 수긍한다.[105] ④ 외과의사가 65세까지 의료업에 종사할 수 있음은 우리사회의 일반적인 의료종사 상황에 비추어서 우리의 경험법칙에 어긋나지 아니한다.[106] ⑤ 취업자가 타인의 불법행위로 인하여 입게된 일실손해액의 산정기초는 원칙적으로 사고당시 피해자의 실제수입이며 근로기준법 제19조의 평균 임금을 그 기준으로 할 수 없다.[107]

2) 정신적 손해

정신적 손해란 재산 이외의 손해, 즉 위법한 행위에 의하여 생기는 정신적 고통을 말한다. 정신적 손해를 금전으로 평가하여 배상하는 것이 흔히 말하는 위자료이다. 위자료의 법적 성질에 대하여는 ① 위자료를 정신적 손해 내지 재산 이외의 손해의 배상이라고 하는 배상설과 ② 위자료는 손해배상이 아니라 일종의 사적 제재에 지나지 않는다는 제재설이 대립하고 있다. 그러나 위자료를 응보나 복수의 유물로 보는 후설에 대하여는 그 타당성이 없다고 비판되고 있다.

---

102) 대법원 2017.11.9. 선고 2013다26708,26715,26722,26739 판결.
103) 대법원 2019.2.21. 선고 2018다248909 전원합의체 판결.
104) 대법원 1980.9.9. 선고 79다2218 판결.
105) 대법원 2009.12.24. 선고 2008다3527 판결.
106) 대법원 1979.9.25. 선고 79다284 판결.
107) 대법원 1977.7.26. 선고 77다481 판결.

정신적 손해는 무형적인 것이어서 재산적 손해와 같이 금전적으로 평가하는 것이 불가능하고, 원상회복 또는 손해의 전보를 한다는 것도 가능성이 없다. 그렇다고 해서 정신적 손해의 배상을 부인하거나 위자료를 순수한 손해배상이 아니라고 하는 것도 옳지 않다. 위자료를 받게 함으로써 피해자에게 위안을 주고 고통을 감면할 수 있다면 금전에 의한 정신적 손해의 배상가능성은 인정된다고 할 수 있다. 이러한 관점에서 피해자가 입은 정신적 손해와 이에 상응한 가해자의 과실의 경중 등을 고려하여 가해자를 징계하는 데에 합당한 배상액을 산정하는 것이 바로 위자료라고 할 수 있다.

민법이 위자료의 배상을 인정하는 경우는 인격적 이익이 침해된 경우이다. 민법은 생명이 침해된 경우, 즉 "타인의 생명을 해한 자는 피해자의 직계존속, 직계비속 및 배우자에 대하여는 재산상의 손해 없는 경우에도 손해배상의 책임이 있다"고 규정하여 위자료의 청구를 인정하고 있다(민법 제752조). 위자료의 산정에는 재산적 손해의 경우와는 달리 명확한 기준이 없기 때문에 사회통념이나 법관의 양식에 의하여 최종적으로 확정될 수밖에 없다. 위자료액은 이를 증거에 의하여 입증할 수 없는 성질의 것이기 때문에 그 산정에 관하여는 아무런 증거도 필요로 하지 않는다. 대법원도 "비재산적 손해에 대한 위자료 액수는 사실심법원이 여러 사정을 참작하여 그 직권에 속하는 재량에 의하여 이를 확정할 수 있다"고 판시한 바 있다.[108] 구체적으로 위자료액을 산정함에 있어서는 당사자 쌍방의 사회적 지위, 직업, 자산상태, 가해의 동기나 모습 등 여러 가지 사정을 고려하여 공평의 관념에 따른다. 그러나 불법행위의 유형에 따라서는 고려요소도 달라질 수밖에 없게 된다. 예컨대, 명예나 신용이 훼손된 경우에는 피해자의 직업이나 사회적 지위 등을 충분히 고려하여야 하겠지만, 생명침해의 경우에는 사람의 직업이나 지위에 따라서 위자료액에 차별을 두어서는 안 될 것이라고 지적되고 있다.

위자료에 관한 판례의 구체적 내용은 다음과 같다. 즉,

① 불법행위로 입은 비재산적 손해에 대한 위자료 액수는 사실심법원이 여러 사정을 참작하여 직권에 속하는 재량에 의하여 이를 확정할 수 있다. 법원은 위자료 액수 결정의 근거가 되는 여러 사정을 판결 이유 중에 빠짐없이 명시해야만 하는 것

---

108) 대법원 2020.12.24. 선고 2017다51603 판결; 대법원 2020.8.13. 선고 2017다248919 판결; 대법원 2019.9.26. 선고 2018다222303, 222310, 222327 판결; 대법원 2018.12.28. 선고 2018다214142 판결; 대법원 2018.11.15. 선고 2016다244491 판결; 대법원 2018.7.26. 선고 2016다205908 판결; 대법원 2004.6.11. 선고 2003다43483 판결; 대법원 1999.4.23. 선고 98다41377 판결.

은 아니나, 이것이 위자료의 산정에 법관의 자의가 허용된다는 것을 의미하는 것은 물론 아니다. 위자료의 산정에도 시대와 일반적인 법감정에 부합될 수 있는 액수가 산정되어야 한다는 한계가 당연히 존재하므로, 한계를 넘어 손해의 공평한 분담이라는 이념과 형평의 원칙에 현저히 반하는 위자료를 산정하는 것은 사실심법원이 갖는 재량의 한계를 벗어난 것이 된다.[109] ② 위자료액을 산정함에 있어서 피해자 측과 가해자 측의 여러 사정을 참작하여 그 금액을 정하여야 하므로 피해자가 가해자로부터 당해 사고로 입은 재산상 손해에 대하여 배상을 받을 수 있는지의 여부 및 그 배상액의 다과 등과 같은 사유도 위자료액 산정의 참작 사유가 되는 것은 물론이며 특히 재산상 손해의 발생이 인정되는데도 증명곤란 등의 이유로 그 손해액의 확정이 불가능하여 그 배상을 받을 수 없는 경우에 이러한 사정을 위자료의 증액사유로 참작할 수 있다고 할 것이나, 이러한 위자료의 보완적 기능은 재산상 손해의 발생이 인정되는데도 손해액의 확정이 불가능하여 그 손해 전보를 받을 수 없게 됨으로써 피해회복이 충분히 이루어지지 않는 경우에 이를 참작하여 위자료액을 증액함으로써 손해전보의 불균형을 어느 정도 보완하고자 하는 것이므로 함부로 그 보완적 기능을 확장하여 그 재산상 손해액의 확정이 가능함에도 불구하고 편의한 방법으로 위자료의 명목 아래 사실상 손해의 전보를 꾀하는 것과 같은 일은 허용되어서는 안된다.[110] ③ 위자료액을 산정함에 있어서 피해자측과 가해자측의 제반 사정을 참작하여 그 금액을 정하여야 하므로 피해자가 가해자로부터 당해 사고로 입은 재산상 손해에 대하여 배상을 받을 수 있는지의 여부 및 그 배상액의 다과 등과 같은 사유도 위자료액 산정의 참작 사유가 되는 것은 물론이며, 특히 재산상 손해의 발생이 인정되는데도 입증곤란 등의 이유로 그 손해액의 확정이 불가능하여 그 배상을 받을 수 없는 경우에 이러한 사정을 위자료의 증액사유로 참작할 수 있다고 할 것이다.[111] ④ 일반적으로 계약상 채무불이행으로 인하여 재산적 손해가 발생한 경우, 그로 인하여 계약 당사자가 받은 정신적인 고통은 재산적 손해에 대한 배상이 이루어짐으로써 회복된다고 보아야 할 것이므로, 재산적 손해의 배상만으로는 회복될 수 없는 정신적 고통을 입었다는 특별한 사정이 있고, 상대방이 이와 같은 사정을 알았거나 알 수 있었을 경우에 한하여 정신적 고통에 대한 위자료를 인정할 수 있다. 따라서 정신적 고통에 대한 위자료 청구가 인용되기 위해서는, 정신적 고통이 재산적 손해의 배상만으로는 회복될 수 없고, 상대방이 이와 같은 사정을 알았거나 알 수 있었다는

109) 대법원 2017.11.9. 선고 2013다26708,26715,26722,26739 판결.

110) 대법원 2010.12.9. 선고 2007다42907 판결; 대법원 2004.11.12. 선고 2002다53865 판결; 대법원 1984.11.13. 선고 84다카722 판결.

111) 대법원 2010.8.26. 선고 2009다67979,67986 판결; 대법원 2007.6.1. 선고 2005다5843 판결.

사실이 인정되어야 할 것이다.[112)]

(3) 신체를 침해한 경우의 손해배상의 범위

의료과실로 인하여 환자의 신체에 장애가 발생한 경우의 손해배상금도 생명을 침해한 경우에서와 같이 재산적 손해와 정신적 손해로 나누어 검토할 필요가 있다.

1) 재산적 손해

① 적극적 손해

의료과실의 적극적 손해로서는 주로 의료관계비, 장애관련비 및 변호사비용으로 유형화하여 검토하는 것이 유익하다.

ⓘ **의료관계비** : 치료를 위하여 필요한 각종의 비용을 말한다. 생명침해의 경우와 대동소이한 편이다. 세부적으로는 입원비, 치료비, 약품비, 통원교통비 내지 간병비 등이 거론될 수 있을 것이다. 이 외에도 입원실의 특실사용료, 가족에 의한 간병비, 의료인에 대한 사례비, 입원중의 잡비, 주부입원의 경우 가사도우미 고용비 · 자녀양육위탁비, 간병을 위한 가족의 교통비, 후유증이 발생한 경우 주택개조비, 온천치료비 등이 문제될 수 있다. 이러한 비용에 대하여는 가해자인 의료인에 의한 부담의 필요성 내지 상당성 등을 감안하여 사회통념상 종합적으로 판단하여 개별적으로 결정될 수밖에 없을 것으로 보인다. 손해배상의 범위는 의료사고로 인하여 발생하게 된 부분에 한정되어야 하기 때문이다.

의료관계비에 관한 판례의 구체적 내용은 다음과 같다. 즉,

> ① 의사가 선량한 관리자의 주의의무를 다하지 아니한 탓으로 오히려 환자의 신체기능이 회복불가능하게 손상되었고, 또 손상 이후에는 후유증세의 치유 또는 더 이상의 악화를 방지하는 정도의 치료만이 계속되어 온 것뿐이라면 의사의 치료행위는 진료채무의 본지에 따른 것이 되지 못하거나 손해전보의 일환으로 행하여진 것에 불과하여 병원 측으로서는 환자에 대하여 수술비와 치료비의 지급을 청구할 수 없다. 그리고 이는 손해의 발생이나 확대에 피해자 측의 귀책사유가 없는데도 공평의 원칙상 피해자의 체질적 소인이나 질병과 수술 등 치료의 위험도 등을 고려하여 의사의 손해배상책임을 제한하는 경우에도 마찬가지이다.[113)] ② 치료비는 불법행위와 상당인과관계가 있는 범위 내에서만 배상청구가 가능한 것이므로, 상당성 여부를 판

112) 대법원 2007.12.13. 선고 2007다18959 판결; 대법원 2005.3.24. 선고 2005다213 판결; 대법원 2004.11.12. 선고 2002다53865 판결; 대법원 1994.12.13. 선고 93다59779 판결.

113) 대법원 2015.11.27. 선고 2011다28939 판결.

단함에 있어서는 당해 치료행위의 필요성, 기간과 함께 그 진료행위에 대한 보수액의 상당성이 검토되어야 할 것이며 그러기 위하여는 부상의 정도, 치료내용, 회수, 의료사회일반의 보편적인 치료비수준(특히 의료보험수가) 등 여러 사정을 고려하여 비상식적인 고액진료비나 저액진료비의 가능성을 배제하여 합리적으로 그 범위를 정해야 할 것이다. 기왕증에 대한 치료비나 과잉진료에 따른 치료비, 신체감정비용 등에 해당하는 치료비 등이 이 사건 사고와 상당인과관계가 있는 범위 내의 치료비에 해당하지 아니한다.[114] ③ 피해자가 여명기간 동안 계속 병원에 입원하여 있어야 하고 그 식대가 광의의 입원치료비에 해당되어 가해자가 이를 배상하여야 한다면 피해자의 여명기간까지의 일실수입을 산정함에 있어서는 그가 지출할 통상의 식비는 이를 공제하여야 한다.[115] ④ 불법행위로 인한 손해배상에 관하여 가해자와 피해당사자간에 피해자가 일정한 금액을 지급받고 그 나머지의 청구를 포기하기로 약정한 때에는 그 후에는 그 이상의 손해가 사후에 발생했다는 이유로 합의금액을 넘는 손해배상청구를 하는 것을 인용해 줄 수는 없다고 보는 것이 마땅하다 하겠으나 모든 손해가 확실하게 파악되지 않는 상황하에서 조급하게 적은 금액을 받고 위와 같은 합의가 이루어진 경우에는 그 합의당시 피해자가 포기한 손해배상청구권은 그 당시에 예측이 가능했던 손해에 대한 것 뿐이라고 해석해야 할 것이지 당시에 예상할 수 없었던 적극적 치료비나 후유증이 그 후에 생긴 경우의 그 손해에 대하여서까지 배상청구권을 포기했다고 해석할 것은 아니다.[116] ⑤ 불법행위로 인하여 적극적인 손해가 발생하였다 하여 그 배상을 구하는 경우 그 구하는 배상액은 실제로 발생한 손해액이어야 하며 예상손해액은 사실심의 변론종결 이전에 그 예상기간이 이미 지난 것이라면 이를 들어 실제손해액으로 삼을 수 없다고 할 것이나 사실심 변론종결시까지 예상치료비가 지출될 것이 확실히 예상되는 이상 현실적으로 지출하지 아니하였다 하여도 그 손해금의 배상을 할 의무가 있다 할 것이니, 사실심 법원으로서는 향후 치료비를 실제로 치료를 받지 아니하여 지출한 바 없더라도 그 변론종결 당시로 보아서 그같은 치료비가 앞으로도 소요될 것인지의 여부를 가려 적극적인 손해액을 산정하여야 한다.[117] ⑥ 피해자의 연령, 사회적 지위, 상해의 정도, 직업의 종류에 따라 일반입원실에 입원하는 것이 부적당한 경우 특실입원비도 사고와 상당인과 관계가 있는 손해라 할 것이다.[118]

---

114) 대법원 2006.5.11. 선고 2003다8503 판결(반소).
115) 대법원 1991.5.10. 선고 91다5396 판결.
116) 대법원 1988.4.27. 선고 87다카74 판결.
117) 대법원 1984.4.10. 선고 83다카1441 판결.
118) 서울고등법원 1981.3.13. 선고 80나3866 제5민사부판결.

ⅱ 장애관련비 : 치료 이후에도 남아 있는 장애 등을 제거, 완화, 개선 내지 악화방지 등을 위한 향후치료비는 배상되어야 한다. 또 후유장애로 인하여 간병인이 필요한 경우 사망할 때까지 간병비도 배상되어야 한다.[119] 간병이라 함은 신체적 장애를 가진 자를 위하여 타인의 노동이 직접 필요한 경우에 한정되는 것이 아니라 지적 또는 정신적 장애로 인하여 타인의 감독 내지 보호가 필요한 경우도 포함된다.[120] 간병비는 간병을 필요로 하는 기간과 기간의 일수에 해당하는 노임액을 기준으로 산정된다. 장애를 입어 혼자서는 기본적인 일상생활을 영위할 수 없는 자를 직업적인 간병인이 도와주는 것만이 간병에 해당하는 것은 아니다. 피간병인을 가족들이 수시로 도와주는 경우에도 그것은 간병에 해당한다.[121] 다만, 가족간병의 경우 간병비는 도시거주자라면 도시일용노임, 농촌거주자라면 농촌일용노임을 산정기준으로 할 수 있다.[122] 장차 사용하여야 할 의수(義手)·의족(義足) 등과 같은 보조장구구입비도 현재의 가격을 기준으로 산정해서 배상하여야 한다.[123] 참고로 보면, 향후치료비, 간병비 및 보조장구구입비 등은 다른 특별법에서도 의료지원금의 필수항목으로 규정되고 있다.[124] 한편 간병(看病)이라는 용어는 그동안 사용해왔던 개호(介護)라는 일본식 용어를 쉬운 우리말로 바꿔 쓴 것이다.[125]

장애관련비에 관한 판례의 구체적 내용은 다음과 같다. 즉,

① 인신사고 피해자에게 운동장애, 실인증, 실행증이 합병되어 있고, 뇌의 손상으로 인한 언어장애와 치매 및 정서장애, 간질발작까지 있어 혼자 둘 경우 위험한 행동을 할 우려도 있으므로, 하루 중 수면시간 8시간을 제외한 나머지 16시간을 성인 2인이 교대로 개호할 필요성이 있다.[126] ② 개호의 필요성과 상당성은 피해자의 상해 또는 후유장해의 부위·정도·연령·치료기간 등을 종합하여 판단하여야 하고, 인신사고의 피해자가 치료종결 후에도 개호가 필요한지 여부 및 그 정도에 대한 판

119) 대법원 1969.7.8. 선고 69다466 판결.

120) 대법원 2001.9.14. 선고 99다42797 판결.

121) 대법원 1996.12.20. 선고 96다41236 판결.

122) 대법원 1988.1.19. 선고 86다카2626 판결.

123) 대법원 1986.3.25. 선고 85다카2259 판결.

124) 5·18주화운동관련자보상 등에 관한 법률 시행령 제13조, 군사정전에 관한 협정체결이후납북피해자의 보상 및 지원에 관한 법률 시행령 제14조, 노근리사건 희생자심사 및 명예회복에 관한 특별법 시행령 제13조, 민주화운동관련자 명예회복 및 보상 등에 관한 법률 시행령 제12조, 제주4·3사건 진상규명 및 희생자명예회복에 관한 특별법 시행령 제15조 및 한센인피해사건의 진상규명 및 피해자생활지원 등에 관한 법률 시행령 제7조 등 참조.

125) 법제처/국립국어원, 보도자료, 2020년 10월 3일자; 법제처, 보도자료, 2021년 9월 17일자 참조.

126) 대법원 2008.2.29. 선고 2007다85973 판결.

단은 전문가의 감정을 통하여 밝혀진 후유장해의 내용에 터잡아 피해자의 연령 · 정신상태 · 교육정도 · 사회적 · 경제적 조건 등 모든 구체적인 사정을 종합하여 경험칙과 논리칙에 비추어 규범적으로 평가하여야 한다.[127] ③ 사고로 인한 피해자의 후유증이 사고와 피해자의 기왕증이 경합하여 나타난 것이라면, 사고가 후유증이라는 결과 발생에 대하여 기여하였다고 인정되는 정도에 따라 상응한 배상액을 부담케 하는 것이 손해의 공평한 부담이라는 견지에서 타당하다.[128] ④ 향후치료비와 같은 예상 손해액은 사실심의 변론종결 당시에 이미 그 예상기간이 지났다면 그 지난 부분의 손해는 실제로 발생한 손해에 한하여 배상을 받을 수 있는 것이므로, 사실심 변론종결 당시까지의 예상치료비에 대하여는 그것이 실제 치료비로 소요되었는지 만약 그렇지 않다면 변론종결 당시로 보아서도 그와 같은 치료비가 앞으로도 소요될 것인지의 여부를 가려 향후치료비 손해를 산정하여야 한다.[129] ⑤ 의사가 환자에게 부담하는 진료채무는 질병의 치료와 같은 결과를 반드시 달성해야 할 결과채무가 아니라 환자의 치유를 위하여 선량한 관리자의 주의의무를 가지고 현재의 의학 수준에 비추어 필요하고 적절한 진료조치를 다해야 할 채무 즉 수단채무라고 보아야 할 것이므로, 위와 같은 주의의무를 다하였는데도 그 진료 결과 질병이 치료되지 아니하였다면 치료비를 청구할 수 있으나, 의사가 위와 같은 선량한 관리자의 주의의무를 다하지 아니한 탓으로 오히려 환자의 신체기능이 회복불가능하게 손상되었고, 또 위 손상 이후에는 그 후유증세의 치유 또는 더 이상의 악화를 방지하는 정도의 치료만이 계속되어 온 것뿐이라면 의사의 치료행위는 진료채무의 본지에 따른 것이 되지 못하거나 손해전보의 일환으로 행하여진 것에 불과하여 병원측으로서는 환자에 대하여 그 수술비 내지 치료비의 지급을 청구할 수 없다.[130] ⑥ 목 이하 부분의 완전마비, 사지의 감각신경, 운동신경, 자율신경의 완전마비, 배뇨 및 배변의 기능마비 및 호흡기능의 약화 등 후유증으로 인하여 혼자서는 식사, 용변, 착탈의, 목욕, 위치이동, 기립, 보행의 일상거동이 불가능하고 또 호흡운동, 욕창방지, 사지관절운동, 방광처치 등을 실시하기 위하여 24시간 계속하여 성인남자의 개호가 필요한 사실을 인정한 다음 그 개호비용으로 적어도 하루에 성인남자 2인의 도시일용임금 상당액이 소요된다.[131] ⑦ 피해자가 사고로 인한 후유장애로 말미암아 개호가 필요하게 되었다 하더라도 사실심 변론종결시까지의 개호비를 청구하기 위하여는 실제로 개호를 받아 그 비용을 지출하였거나 또는 개호비를 현실로 지출하지 않았다 하더라도 적어도 피해

127) 대법원 2004.6.25. 선고 2004다6917 판결; 대법원 2000.7.28. 선고 2000다11317 판결; 대법원 1999.2.12. 선고 98다49012 판결; 대법원 1989.10.10. 선고 88다카20545 판결.

128) 대법원 2002.4.26. 선고 2000다16237 판결.

129) 대법원 2000.5.12. 선고 99다68577 판결.

130) 대법원 1993.7.27. 선고 92다15031 판결.

131) 대법원 1992.10.27. 선고 91다39368 판결.

자의 부모나 배우자 등 근친자의 개호를 실제로 받았을 것이 요구된다.[132] ⑧ 양안 실명의 경우 반드시 맹인으로서의 일상생활에 익숙하게 될 때까지만 개호비를 인정해야 되는 것은 아니며, 한편 다른 사정이나 증거에 의하여 1일 일용노임액의 일부만을 인정하는 것도 가능한 것이므로 의사의 신체감정서 중 원고(여자)가 맹인으로서의 생활에 익숙하여진 후에는 하루 3시간 정도 개호인이 필요하다는 감정결과부분에 따라 처음 3년동안은 성인여자의 1일 농촌일용노동임금을, 그 이후 여명기간 동안은 그것의 1/2에 해당하는 금액을 기초로 개호비를 산정한 것은 적법하다.[133] ⑨ 사고로 중증의 대화장애, 우측 제6뇌신경마비 등의 후유증으로 혼자서 기동할 수 없고 탈착의도 혼자 할 수 없게 되어 개호인이 필요한 경우 1일 24시간 동안 항상 환자의 옆에 붙어 있으면서 환자의 요구 또는 필요에 따라 개호하여야 하나 계속적으로 무슨 일을 하여야 하는 것은 아니고 간헐적으로 시중을 들어주는 것으로 족하다면 다른 특단의 사정이 없는 한 개호인은 1일동안 (1일 8시간씩 2교대로 두 사람의 성인여자의 개호가 필요한 것이 아니라) 성인여자 1인으로 족하다.[134] ⑩ 의학상의 치료는 병세의 호전이나 완치만을 목적으로 하는 것이 아니라 병세의 악화방지나 생명의 연장 등도 치료의 목적이라 할 것이므로 병세의 악화방지를 위하여도 향후치료의 필요성은 인정되며 이 경우에 치료비는 불법행위와의 간에 상당인과관계가 있는 범위내에서만 배상청구가 가능한 것이므로 상당성여부를 판단함에 있어서는 당해 치료행위의 필요성, 기간과 함께 그 진료행위에 대한 보수액의 상당성이 검토되어야 할 것이며 그러기 위하여는 부상의 정도, 치료, 내용, 회수, 의료사회일반의 보편적인 치료비수준(특히 의료보험수가)등 제반사정을 고려하여 비상식적인 고액진료비나 저액진료비의 가능성을 배제하여 합리적으로 그 범위를 정해야 한다.[135] ⑪ 피해자가 사고로 입은 부상으로 말미암아 개호가 필요하게 되어 부모나 배우자 등 근친자가 그 개호를 위하여 휴업한 경우에는 그 근친자가 휴업으로 인한 상실이익의 배상청구를 하거나 피해자가 개호비로서 배상청구하거나에 관계없이 개호비 상당액의 배상청구를 할 수 있다.[136] ⑫ 향후 치료비와 같이 장래에 예상되는 손해액은 실제발생한 손해액이어야 한다 할 것이므로 사실심의 변론종결당시에 이미 그 예상기간이 지났다면 그 지난 부분의 손해는 실제로 발생한 손해에 한하여 배상받을 수 있다.[137] ⑬ 개호비는 근친자가 그 개호를 위하여 휴업한 경우에는 그 근친자가 휴업으로 인한 상실이익을 배상청구를 하거나 피해자가 실제 개호비를 지출하였는지 여

132) 대법원 1991.5.14. 선고 91다8081 판결.
133) 대법원 1990.4.10. 선고 88다카21210 판결.
134) 대법원 1989.6.13. 선고 88다카24745 판결.
135) 대법원 1988.4.27. 선고 87다카74 판결.
136) 대법원 1987.12.22. 선고 87다카1577 판결.
137) 대법원 1986.3.11. 선고 85다카2013 판결.

부와 관계없이 개호비 상당액의 배상청구를 할 수 있다.[138)]

ⅲ 변호사비용 : 신체침해에 있어서의 변호사비용은, 이미 언급한 바와 같이, 생명을 침해한 경우의 손해배상 범위에서의 변호사비용과 다르지 않다고 생각된다.

② 소극적 손해

ⅰ 일실이익 : 신체침해로 인한 일실이익이란 상해로 인하여 입원·치료를 받는 동안 휴업을 함으로써 발생한 수입의 감소 또는 후유증으로 인하여 노동능력이 상실됨으로써 발생한 소득의 감소를 말한다. 일실이익은 당연히 보상의 대상이 된다. 따라서 치료기간 중 업무를 계속할 수 없어 수입이 줄었거나 잃은 경우 그 손해의 배상을 청구할 수 있다. 그리고 후유장애로 노동능력이 낮아지거나 이를 잃은 경우에도 그러한 일이 없었더라면 얻었을 순수익의 배상을 청구할 수 있다.

ⅱ 일실이익의 산정 : 신체침해로 인한 일실이익의 경우에도 장래의 소득상실설·차액설에 의하면 사고전의 수입과 사고후의 수입(후유증 고정 후의 소득감소를 포함한다)의 차액을 가지고 이를 산정한다. 그러나 후유증이 남은 경우의 일실이익의 인정에 있어서는 곤란한 문제가 많다. 후유증이 남아도 소득감소가 증명될 수 없는 경우 또는 후유증이 회복되어 종래보다 소득이 많아지는 경우도 있다. 후유증의 정도도 노동능력의 제로상태로부터 노동능력상실률의 제로상태까지 다양한 스펙트럼이 존재한다. 대법원은 "노동능력상실률을 적용하는 방법에 의하여 일실이익을 산정하는 경우 그 노동능력상실률은 단순한 의학적 신체기능장애율이 아니라 피해자의 연령, 교육 정도, 종전 직업의 성질과 직업경력, 기능숙련 정도, 신체기능장애 정도 및 유사직종이나 다른 직종에의 전업가능성과 그 확률 기타 사회적·경제적 조건을 모두 참작하여 경험칙에 따라 정한 수익상실률로서 합리적이고 객관성이 있는 것이어야 한다. 또한 노동능력상실률을 정하기 위한 보조자료의 하나인 의학적 신체기능장애율에 대한 감정인의 감정결과는 사실인정에 관하여 특별한 지식과 경험을 요하는 경우에 법관이 그 특별한 지식·경험을 이용하는 것에 불과하며, 궁극적으로는 앞서 열거한 피해자의 여러 조건과 경험칙에 비추어 법관이 규범적으로 결정하여야 한다"고 판시한 바 있다.[139)]

소극적 손해에 관한 판례의 구체적 내용은 다음과 같다. 즉,

---

138) 대법원 1986.3.11. 선고 85다카2013 판결.

139) 대법원 2009.2.12. 선고 2008다73830 판결; 대법원 2002.9.4. 선고 2001다80778 판결.

① 가해자측이 피해자 주장의 후유장해가 기왕증에 의한 것이라고 다투는 경우 가해자측의 그 주장은 소송법상의 인과관계의 부인이고 따라서 피해자가 적극적으로 그 인과관계의 존재 즉, 당해 사고와 상해 사이에 인과관계가 있다거나 소극적으로 기왕증에 의한 후유장해가 없었음을 입증하여야 한다.[140] ② 노동능력상실률을 적용하는 방법에 의하여 일실이익을 산정할 경우 그 노동능력상실률은 단순한 의학적 신체기능장애율이 아니라 피해자의 연령, 교육 정도, 종전 직업의 성질과 직업경력, 기능숙련 정도, 신체기능장애 정도 및 유사직종이나 타직종의 전업가능성과 그 확률 기타 사회적, 경제적 조건을 모두 참작하여 경험칙에 따라 정한 수익상실률로서 합리적이고 객관성이 있는 것이어야 하고, 노동능력상실률을 정하기 위한 보조자료의 하나인 의학적 신체기능장애율에 대한 감정인의 감정결과는 사실인정에 관하여 특별한 지식과 경험을 요하는 경우에 법관이 그 특별한 지식, 경험을 이용하는데 불과한 것이며, 궁극적으로는 앞서 열거한 피해자의 제조건과 경험칙에 비추어 규범적으로 결정되어질 수밖에 없다.[141] ③ 일실수익은 피해자의 노동능력이 가지는 재산적 가치를 정당하게 반영하는 기준에 의하여 산정하여야 하는 것으로, 사고 당시 일정한 직업에 종사하여 소득을 얻고 있었던 사람은 특별한 사정이 없는 한 그 소득이 일실수익 산정의 기초가 되는 것이고, 특히 피해자가 세무당국에 신고한 소득이 있을 때에는 그 신고소득이 실제로 얻고 있었던 것과 다르다거나 아니면 그것이 일시적 · 우연적 사정에 의한 것으로 통상 얻을 수 있는 소득이 될 수 없다는 등의 특별한 사정이 없는 한, 그 소득을 사고 당시의 소득으로 보고 이를 기초로 하여 일실수익을 산정하여야 한다.[142] ④ 불법행위의 피해자가 의사면허를 취득하고 공중보건의로서 근무해 오는 등 여러 가지 사정을 종합하여 그 불법행위가 없었다면 그 보건의 근무기간을 마치고 의사로서의 경력을 더하여 갈 것임이 상당한 정도로 확실시되는 경우, 그 일실수입을 임금구조기본통계조사보고서상의 생명과학 및 보건전문가의 평균통계소득을 기준으로 산정하면서 나아가 그 통계소득에서의 경력의 상승에 따라 증가할 것으로 조사된 소득액을 증가수익으로 보고 산정할 수 있다.[143] ⑤ 정형외과 전문의로서 지방공사 의료원의 원장으로 재직하는 피해자의 급여가 특별히 다액이었다는 반증이 없는 한, 피해자는 의료원장으로서의 임기가 만료된 후에도 그 가동연한인 65세에 이를 때까지 위 의료원장으로서의 수입 정도를 얻을 수 있다고 봄이 합리적이다.[144] ⑥ 변호사인 피해자의 일실수입손해를, 피해자의 직업, 나이, 경력

140) 대법원 2002.9.4. 선고 2001다80778 판결.
141) 대법원 2002.9.4. 선고 2001다80778 판결.
142) 대법원 1999.5.25. 선고 98다5661 판결.
143) 대법원 1999.4.9. 선고 98다61807 판결.
144) 대법원 1998.4.24. 선고 97다58491 판결.

등에 비추어, 피해자가 세무서에 신고한 소득액을 기준으로 하지 아니하고, 변호사회를 경유하여 선임한 수임사건수에 국세청과의 협의를 거친 종류별 단가를 곱한 다음, 소정의 소득표준율을 적용하여 산출해 낸 금액을 피해자의 소득으로 인정하여 이를 기준으로 산정한다.[145] ⑦ 기왕증이 있는 피해자의 사망 당시의 노동능력상실액을 평가함에 있어서 맥브라이드 불구평가표에 의한 장애율은 단순히 장애증상이 고정된 후에 그 증상에 상응하는 장애율을 산정한 것에 불과하여 의족의 착용이나 재활의학적 적응훈련의 유무 등의 다른 요소는 참작되지 아니하는 것인데, 피해자가 오른쪽 무릎절단 이후에 선원으로 종사해 오다가 해기사면허를 취득한 후에는 소형선박의 선장으로 종사해 왔다면 위 무릎절단상 이후 이 사건 사고에 이르기까지 이미 6년여의 세월이 경과된 점과 의수, 의족의 발달을 고려해 볼 때 피해자는 의족의 장착으로 이 사건 교통사고 무렵에는 기왕증으로 상실된 노동능력을 상당정도 회복하였을 개연성이 높다고 볼 것이므로, 법원으로서는 마땅히 이 점과 함께 의족이 장착된 상태에서의 노동능력의 상실정도에 대한 심리를 하여, 이에 터잡아서 상실된 노동력의 가치를 산정하여야 한다.[146] ⑧ 직종별임금실태조사보고서는 상용근로자 10인 이상의 사업체에서 실제로 근로하는 자의 실제 소득을 조사한 것을 기초로 한 것임에 비추어 보면, 무직자의 경우나 실제로 종사하던 직업의 소득이 있었으나 그것이 특수한 사정으로 너무 낮아 그 실제 소득에 의하여 그 피해자의 장래의 소득을 평가할 수 없어 위 조사보고서상의 통계소득으로 평가하는 경우에 있어서, 사고 당시의 연령계층에 따른 소득으로 평가하는 외에 더 나아가 장차 나이가 증가됨에 따라 속하게 될 연령계층의 소득으로 평가하는 것은 적절하지 않다.[147] ⑨ 불법행위로 인한 일실이익손해를 피해자의 노동능력상실률을 인정평가하는 방법에 의하여 산정할 경우 피해자가 후유증에도 불구하고 종전과 같은 직장에서 종전과 다름없이 수입을 얻고 있다고 하더라도 달리 특별한 사정이 없는 한 피해자가 신체적인 기능의 장애로 인하여 아무런 재산상 손해도 입지 않았다고 단정할 수는 없고, 또한 피해자가 사실심의 변론종결시까지 종전 직장으로부터 종전과 같은 보수를 지급받았다고 하더라도 그것이 사고와 상당인과관계에 있는 이익이라고는 볼 수 없어 가해자가 배상하여야 할 손해액에서 그 보수액을 공제할 것은 아니다.[148] ⑩ 피해자의 신체장해율의 인정이 정당하다면 피해자는 보통 그 정도의 가동능력을 상실했다고 봄이 우리의 경험칙에 합치되고, 피해자가 사고로 인한 증상이 고정된 후에 종전과 같은 직장에서 종전과 다름없는 수입을 얻고 있더라도 당해 직장이 피해자의 가동능력의 정상적 한

---

145) 대법원 1994.9.30. 선고 93다37885 판결.
146) 대법원 1994.4.12. 선고 93다52372 판결.
147) 대법원 1994.2.8. 선고 93다49024 판결.
148) 대법원 1993.7.27. 선고 92다15031 판결.

계에 알맞는 것이었다는 사정까지 나타나지 않는 한 피해자가 신체훼손에 불구하고 재산상 아무런 손해를 입지 않았다고 단정할 수 없다.[149] ⑪ 피해자가 여명기간 동안 계속 병원에 입원하여 있어야 하고 그 식대가 광의의 입원치료비에 해당되어 가해자가 이를 배상하여야 한다면 피해자의 여명기간까지의 일실수입을 산정함에 있어서는 그가 지출할 통상의 식비는 이를 공제하여야 한다.[150] ⑫ 우리 사회의 일반적인 의료종사상황에 비추어 보면 외과의사는 65세까지 의료업에 종사할 수 있다.[151]

2) 정신적 손해

신체침해로 인한 정신적 손해는, 이미 언급한 바가 있는, 생명침해로 인한 정신적 손해의 경우와 본질적으로 다르지 않다.

위자료에 관한 판례의 구체적 내용은 다음과 같다. 즉,

① 분만중인 태아에 대하여는 사람으로서의 권리능력을 인정할 수 없지만, 의료과오로 인한 태아의 부모의 위자료를 산정함에 있어서 분만과정에서 사망한 신생아의 손해에 대한 법적 평가액을 아울러 참작함이 상당하다.[152] ② 신체감정촉탁 결과에 의하면 발기부전은 90% 정도의 발기력 장애로 성생활에 지장이 있다고 하나 경구용 발기보조제나 음경해면체 주사제의 사용 등으로 발기가 가능하므로, 그와 같은 경우 성행위를 전혀 할 수 없는 경우에 비하여 성기능 장애가 심리적·정신적인 면은 물론 육체활동 전반에 걸친 욕망과 의지 및 기질에 미치는 부정적 영향이 감소하고 따라서 노동능력상실의 정도도 줄어들 가능성이 높다고 보는 것이 상식에 부합하는 점, 위 경구용 발기보조제 또는 음경해면체 주사제를 향후치료로 인정하는 점 등에 비추어 위 발기부전으로 인한 노동능력상실은 도시일용노동자로서의 가동능력의 평가에 있어서는 제외하고 위자료를 정함에 있어 참작함이 상당하다.[153] ③ 의료과실로 인한 신체장애와 상당인과관계있는 일실수입, 개호비, 약제비 등의 산정이 극히 곤란하여 그 청구를 기각하는 경우에는 이를 위자료 산정에 있어서 참작사유로 함이 상당하다.[154]

149) 대법원 1992.9.25. 선고 91다45929 판결.
150) 대법원 1991.5.10. 선고 91다5396 판결.
151) 대법원 1987.11.10. 선고 87다카376 판결.
152) 서울고등법원 2007.3.15. 선고 2006나56833 판결.
153) 인천지방법원 2006.11.1. 선고 2005가합15235 판결.
154) 서울지방법원 북부지원 1989.2.22. 선고 87가합400 제2민사부판결 항소.

4. 손해배상액의 산정

(1) 손익상계

손익상계(損益相計)란 가해행위가 손해와 이익을 동시에 가져올 때 이익을 손해액에서 공제하는 조작을 말한다. 손익상계는 손해배상액을 합리적으로 조절하는 제도라는 점에서 과실상계와 공통점을 갖는다. 예컨대, 생명침해에 의한 일실이익을 산정하는 경우에 생존하면 얻을 수 있는 총수익에서 생존중 지출하여야 하는 총생활비를 공제하는 것과 같다. 공제되는 이익은 배상의 원인과 상당인과관계를 가지는 것에 한한다. 따라서 사회보험금이나 산재보험금은 공제할 수 있으나, 생명보험금이나 상해보험금은 공제대상이 되지 않는다. 생명보험금은 이미 불입된 보험료의 대가로서 지불되는 것이며, 상해보험금은 손해액의 적립을 목적으로 하는 피해자의 의사적 행위에 근거한 것이기 때문이다.

손익상계에 관한 판례의 구체적 내용은 다음과 같다. 즉,

> ① 불법행위로 인한 손해배상사건에서 피해자에게 손해의 발생이나 확대에 관하여 과실이 있거나 가해자의 책임을 제한할 사유가 있는 경우에는 배상책임의 범위를 정할 때 당연히 이를 참작하여야 할 것이나, 과실상계 또는 책임제한사유에 관한 사실인정이나 그 비율을 정하는 것은 그것이 형평의 원칙에 비추어 현저히 불합리하다고 인정되지 아니하는 한 사실심의 전권사항에 속한다.[155] ② 손해배상액의 산정에 있어 손익상계가 허용되기 위해서는 손해배상책임의 원인이 되는 행위로 인하여 피해자가 새로운 이득을 얻었을 뿐만 아니라 그 이득은 배상의무자가 배상하여야 할 손해의 범위에 대응하는 것이어야 한다.[156] ③ 불법행위 또는 채무불이행에 관하여 채권자의 과실이 있고 채권자가 그로 인하여 이익을 받은 경우에 손해배상액을 산정함에 있어서는 과실상계를 한 다음 손익상계를 하여야 하고, 이는 과실상계뿐만 아니라 손해부담의 공평을 기하기 위한 책임제한의 경우에도 마찬가지이다.[157] ④ 손해배상액의 산정에 있어 손익상계가 허용되기 위해서는 손해배상책임의 원인이 되는 행위로 인하여 피해자가 새로운 이득을 얻었고, 그 이득과 손해배상책임의 원인인 행위 사이에 상당인과관계가 있어야 한다.[158]

---

155) 대법원 2017.11.29. 선고 2016다244743 판결; 대법원 2014.2.27. 선고 2013다66911 판결.

156) 대법원 2011.4.28. 선고 2009다98652 판결; 대법원 2008.9.25. 선고 2006다18228 판결; 대법원 2007.11.16. 선고 2005다3229 판결.

157) 대법원 2008.5.15. 선고 2007다37721 판결; 대법원 1996.1.23. 선고 95다24340 판결; 대법원 1990.5.8. 선고 89다카29129 판결.

158) 대법원 2007.11.30. 선고 2006다19603 판결.

(2) 과실상계

1) 서 언

① 과실상계의 의의

과실상계(過失相計)란 손해의 발생과 확대에 대하여 피해자(측)에 과실이 있었던 경우에 이를 참작하는 것을 말한다. 요컨대, 가해자의 과실에 피해자의 과실도 중첩되었기 때문에 손해가 초래되거나 증대된 경우 손해의 공평한 부담이라는 견지에서 손해의 일부를 피해자에게도 분담시켜 가해자가 부담하는 배상액을 경감시키는 제도이다. 채무불이행에 있어서의 과실상계에 관한 규정(민법 제396조)은 불법행위에 관하여도 준용된다(민법 제763조). 따라서 채권자 또는 피해자에게 과실이 있을 때에는 법원은 손해배상의 책임의 유무와 금액을 정하는 데 이를 참작하여야 한다. 채권자 또는 피해자의 과실이 인정되는 경우에 법원은 반드시 이를 직권으로 조사하여야 한다. 그러나 법원이 어느 정도로 채권자 또는 피해자의 과실을 인정할 것인가 하는 것은 법원이 재량에 속한다. 채권자 또는 피해자의 과실이 더 크면 채무자 또는 가해자에 대한 면책도 불가능한 것은 아니라고 하겠다. 문제는 후술하는 바와 같이 환자측의 과실에 있다.

② 과실의 성립요건

과실상계에 있어서의 과실에 대하여는 불법행위의 성립요건으로서의 주의의무위반과는 달라서 단순한 부주의를 의미한다는 견해와 신의칙상의 의무위반이라는 견해가 대립하고 있다. 피해자의 과실을 고려하는 것은 사회공동생활에 있어서 베풀어야 할 주의를 하지 않았다는 것이라고 한다면 그 전제로서 신의칙상의 주의의무가 있게 되나, 그 정도는 불법행위의 성립요건으로서의 과실, 즉 가해자의 과실보다는 가벼운 것이라도 상관없다. 또 피해자의 과실은 가해자의 그것보다 낮아도 좋다고 하는 입장에서는 판단능력에 있어서도 피해자의 판단능력은 가해자의 그것만큼 요구되는 것은 아니라고 한다. 따라서 미성년자의 경우에도 손해의 발생을 피하는 데 필요한 주의를 할 능력 내지 위험변식능력만 있으면 과실상계를 인정한다. 한편, 복수관여자의 과실이 경합하여 결과가 발생한 경우 민법에서는 과실상계에 의하여 손해배상액을 결정함에 반하여, 형법에서는 과실범을 성립시킬 만한 과실이 행위자에게 인정되느냐 만이 문제되며 과실상계는 인정되지 않는다.

과실상계에 관한 판례의 구체적 내용은 다음과 같다. 즉,

① 불법행위에서 과실상계는 공평 또는 신의칙의 견지에서 손해배상액을 정하는 데 피해자의 과실을 참작하는 것으로, 가해자와 피해자의 고의·과실의 정도, 위법행위의 발생과 손해의 확대에 관하여 피해자의 과실이 어느 정도의 원인이 되어 있는지 등의 여러 사정을 고려하여 배상액의 범위를 정하는 것이다. 그러나 과실상계 사유에 관한 사실인정이나 그 비율을 정하는 것은 그것이 형평의 원칙에 비추어 현저히 불합리하다고 인정되지 않는 한 사실심의 전권사항에 속한다.[159] ② 민법상 과실상계 제도는 채권자가 신의칙상 요구되는 주의를 다하지 아니한 경우 공평의 원칙에 따라 손해배상액을 산정함에 있어서 채권자의 그와 같은 부주의를 참작하게 하려는 것이므로 사회통념상, 신의성실의 원칙상 또는 공동생활상 요구되는 약한 의미의 부주의라도 그로 말미암아 손해가 발생하거나 확대된 원인을 이루었다면 채권자에게 과실이 있는 것으로 보아 과실상계를 할 수 있고, 채무불이행으로 인한 손해배상책임의 범위를 정함에 있어서의 과실상계 사유의 유무와 정도는 개별 사례에서 문제된 계약의 체결 및 이행 경위와 당사자 쌍방의 잘못을 비교하여 종합적으로 판단하여야 하며, 이 때에 과실상계 사유에 관한 사실인정이나 그 비율을 정하는 것은 그것이 형평의 원칙에 비추어 현저히 불합리한 것이 아닌 한 사실심의 전권사항이라고 할 수 있다.[160] ③ 불법행위에 있어서 과실상계는 공평 내지 신의칙의 견지에서 손해배상액을 정함에 있어 피해자의 과실을 참작하는 것으로서, 그 적용에 있어서는 가해자와 피해자의 과실의 정도, 위법행위의 발생 및 손해의 확대에 관하여 어느 정도의 원인이 되어 있는가 등의 제반 사정을 고려하여 배상액의 범위를 정하는 것이며, 불법행위에 있어서의 가해자의 과실이 의무위반의 강력한 과실임에 반하여 과실상계에 있어서 과실이란 사회통념상, 신의성실의 원칙상, 공동생활상 요구되는 약한 부주의까지를 가리키는 것이다.[161]

2) 환자측 과실의 의의

과실상계를 하기 위하여는 채권자 또는 피해자에게 과실이 있어야 한다. 바꾸어 말하면, 환자에게 과실이 있는 경우에는 과실상계가 가능하다. 의료행위는 그 효력의 발생을 위해서는 환자측의 협력을 필요로 한다. 의료행위의 과정에서 환자측의 과실이 개입하여 나쁜 결과가 발생하거나 확대된 경우에는 의사의 과실을 정함에 있어서 환자측의 과실의 태양과 정도 등을 고려하는 것이 공평의 요청에

159) 대법원 2018.2.13. 선고 2015다242429 판결; 대법원 2000.6.9. 선고 98다54397 판결.

160) 대법원 2007.1.25. 선고 2004다51825 판결; 대법원 2001.3.23. 선고 99다33397 판결; 대법원 2000.6.13. 선고 98다35389 판결; 대법원 1995.2.10. 선고 93다52402 판결.

161) 대법원 2004.7.22. 선고 2001다58269 판결.

부합한다고 해야 한다.[162)]

환자측의 과실에 관한 판례의 구체적 내용은 다음과 같다. 즉,

① 의사의 의료행위에 주의의무 위반이 있어 불법행위로 인한 손해배상책임이 인정되더라도 손해가 의료행위의 과오와 피해자 측의 요인이 경합하여 손해가 발생하거나 확대된 경우에는 피해자 측의 요인이 체질적인 소인 또는 질병의 위험도와 같이 피해자 측의 귀책사유와 무관한 것이라고 할지라도, 질환의 태양·정도 등에 비추어 가해자에게 손해의 전부를 배상하게 하는 것이 공평의 이념에 반하는 경우에는, 법원은 손해배상액을 정하면서 과실상계의 법리를 유추적용하여 손해의 발생 또는 확대에 기여한 피해자 측의 요인을 참작할 수 있다. 다만 책임제한에 관한 사실인정이나 비율을 정하는 것이 형평의 원칙에 비추어 현저하게 불합리하여서는 아니 된다. 그러나 질병의 특성, 치료방법의 한계 등으로 의료행위에 수반되는 위험을 감내해야 한다고 볼 만한 사정도 없이, 의료행위와 관련하여 일반적으로 요구되는 판단능력이나 의료기술 수준 등에 비추어 의사나 간호사 등에게 요구되는 통상적인 주의의무를 소홀히 하여 피해가 발생한 경우에는 단지 치료 과정에서 손해가 발생하였다는 등의 막연한 이유만으로 손해배상책임을 제한할 것은 아니다.[163)] ② 불법행위로 인한 손해의 발생 또는 확대에 관하여 피해자에게도 과실이 있는 때에는 가해자의 손해배상의 범위를 정함에 있어 당연히 이를 참작하여야 하고, 배상의무자가 피해자의 과실에 관하여 주장을 하지 아니한 경우에도 소송자료에 의하여 과실이 인정되는 경우에는 이를 법원이 직권으로 심리·판단하여야 한다.[164)]

3) 환자측 과실의 유형

환자측의 과실은 진료에 있어서 환자측의 협력의무와 관련하여 크게 진단에 있어서의 과실과 치료에 있어서의 과실로 나누어 검토할 필요가 있다.

① 진단에 있어서 환자측의 과실

ⓘ **문진에 대한 불고지 :** 진단은 문진으로부터 시작된다. 문진은 의사에 의한 질문과 환자에 의한 대답으로 이루어진다. 조속한 진단의 확정을 위해서는 문진단계에서부터 결정적인 단서를 포착하는 것이 중요하다. 필요한 정보를 수집할 수 있도록 의사에게는 문진사항을 잘 정비하여야 할 의무가 발생하고, 환자에

162) 강현중, "의료사고와 피해자측의 과실," 125쪽.

163) 대법원 2016.6.23. 선고 2015다55397 판결.

164) 대법원 2016.4.12. 선고 2013다31137 판결; 대법원 2009.8.20. 선고 2008다51120 판결; 대법원 1996.10.25. 선고 96다30113 판결.

게는 의사의 질문에 정확하게 답변해야 할 의무가 생긴다. 기왕증, 과민반응경험, 체질적 소인 또는 가족력 등을 찾아내기 위하여 의료인은 주도 면밀하게 질문을 할 필요가 있으며, 환자에게는 이에 협력하여 숨김없이 고지할 의무가 있다.[165)]

정확한 문진의 성부(成否)에는 의료인과 환자측, 양측 모두에게 책임이 있다. 따라서 문진에 소홀하였다면 의료인에게는 오진(誤診)(치료의 단계라면 오료(誤療)에 해당)이라는 과실이 인정될 것이고, 고지에 불고지(不告知), 불충분, 부정확, 익비(秘匿) 또는 허위 등이 있었다면 환자측의 (기여)과실(寄與過失)이 될 것이다.[166)] 다만, 환자의 대답이 적절하지 않았다고 하여 바로 과실을 인정할 것은 아니라고 본다. 환자의 대답에 대한 의료적 측면에서의 해석은 의료인의 판단사항에 속하기 때문이다.[167)] 따라서 정확한 대답이 아니라는 판단이 설 때에 의료인에게는 잘못이 바로 잡힐 때까지 질문을 계속하여야 할 의무가 있다고 하겠다.[168)]

문진불고지에 관한 판례의 구체적 내용은 다음과 같다. 즉,

> 의사의 문진에 대하여 임신중이라는 사실을 고지하지 아니한 환자에게 답변상의 과실이 있다고 보고, 또한 임신중이라는 환자의 신체적 소인이 질병의 발생에 기여하였다고 보아서 이를 과실상계의 법리를 유추·적용함으로써 피고의 손해배상책임을 80%로 제한한 원심의 판단을 정당하다.[169)]

ⓘ 검사결과에 대한 무응답 : 진단방법에는 문진 이외에도 각종의 검사방법이 있다. 의료인은 진단을 확정하기 위하여 필요한 경우 검사를 실시하고 그 결과와 이에 대한 환자의 응답을 가지고 일정한 판단을 하게 된다. 이 때 환자에게는 당연히 적절하게 응답을 할 의무가 인정된다. 환자의 무응답이나 잘못된 응답은 그 정도에 따라 과실상계에 있어서의 과실에 해당할 수 있다.[170)]

ⓘⓘ 증상변화 등의 미보고 : 진단이 일응 확정되면 치료에 들어갈 수 있고, 치료 개시 후 환자에게 불측의 사태가 발생할 수도 있다. 이러한 이상사태의 발생은 환자의 입원중에 한하지 않으며 퇴원 후에도 돌발될 수도 있다. 이상사태에 대하여 적절한 응급처치 등을 적용하거나 이를 근거로 진단을 변경하기 위해서는 적시에 이상사태를 감지하는 것이 중요하다. 일체의 증상변화에 대하여 환자로 하

165) 강현중, "의료사고와 피해자측의 과실," 126쪽.
166) 강현중, "의료사고와 피해자측의 과실," 127쪽 참조.
167) 이상완(의료사범의 이론과 실태), 147쪽.
168) 강현중, "의료사고와 피해자측의 과실," 127쪽.
169) 대법원 1998.9.4. 선고 96다11440 판결.
170) 강현중, "의료사고와 피해자측의 과실," 128쪽 참조.

여금 보고하게 할 필요가 있는 이유이다.[171] 환자는 의사의 설명에 대응하여 예상된 증후가 지각될 경우에는 즉시 의사에게 보고함으로써 의사가 판단을 시정할 수 있도록 할 의무가 있다. 보고의무를 환자측이 태만히 한 경우에는 이에 관하여 환자측의 과실이 없다고 할 수 없다. 이는 퇴원후통원중인 경우에도 같다. 환자가 용태변화 등의 사실을 인식하면서도 이를 방치하고 의사에게 아무런 보고를 하지 않는 경우에는 환자측에게 명백한 과실이 있다고 할 수 있다.[172]

② 치료에 있어서 환자측의 과실

ⓘ 치료의 거부 : 의사가 환자에 대하여 어떤 질환에 관한 치료효과 내지 그 필요성을 설명하고 절개수술에 의한 병소부의 절제를 받도록 권유하였음에도 불구하고 환자가 수술준비로서의 마취의 위험 혹은 침습에 의한 일정한 범위의 기능상실 등을 이유로 이를 거부한 경우에 의사는 그 의료에 관한 의무의 이행을 할 수 없기 때문에 수술의 불실시에 관하여 책임이 없다.[173] 문진 이외의 검사에 있어서도 의사가 필요하다고 판단하여 환자에게 그 실시를 지시할 경우에 그것이 예상된 병상 · 환자의 신체조건 · 다른 검사방법과의 관계에서 적절하고 또 특단의 위험이 예상되지 않을 때에는 환자는 어느 정도의 고통과 불편이 있더라도 원칙적으로 의사의 지시에 따르지 않으면 안 된다.[174]

치료의 거부에 관한 판례의 구체적 내용은 다음과 같다. 즉,

> 불법행위의 피해자인 환자에게는 그로 인한 손해의 확대를 방지하거나 감경하기 위하여 노력하여야 할 일반적인 의무가 있으므로, 수술과 같이 신체를 침해하는 의료행위가 위험 또는 중대하지 않아 결과가 불확실하지 아니하고 관례적이며 상당한 결과의 호전을 기대할 수 있는 경우에, 피해자가 합리적인 이유 없이 자기결정권을 행사하여 이와 같은 의료행위를 거부함으로써 손해가 확대된 때에는 손해의 공평한 부담이라는 견지에서 그 확대된 손해 부분을 공제한 나머지 부분으로 가해자의 배상 범위를 제한하거나 확대된 손해 부분은 피해자가 이를 부담하여야 한다.[175]

ⓘⓘ 지시사항의 불이행 : 의사로부터 입원을 포함하여 의료처치에 관한 지시 · 권고가 있었음에도 불구하고 이를 따르지 아니한 경우 혹은 진료에 유해한

171) 강현중, "의료사고와 피해사측의 과실," 128쪽 참조.
172) 강현중, "의료사고와 피해자측의 과실," 129쪽.
173) 강현중, "의료사고와 피해자측의 과실," 133쪽.
174) 강현중, "의료사고와 피해자측의 과실," 132쪽.
175) 대법원 2010.3.25. 선고 2009다95714 판결.

것이 사회상규상 명백한 데도 이를 반복한 경우에는 환자의 유책한 행위의 질, 정도에 따라서 의사의 책임범위를 결정하여야 할 것이다.[176] 그러나 이러한 결론은 의사의 지시 내지 처치가 적정하다는 것을 전제로 한 것이기 때문에 그 전제가 존립할 수 없다면 사정은 달라질 수밖에 없게 된다. 환자는 의사의 전원권고에 응할 의무가 있다. 환자가 약제의 복용, 안정유지 또는 수면시간 등 의사의 요양에 관한 지시사항을 충실하게 지킬 의무가 있는 것도 당연하다. 따라서 환자가 의사의 요양에 관한 지시사항을 이행하지 않아 소기의 치료효과를 얻을 수 없거나 지연된 경우 이는 손해의 발생 내지 확대에 기여한 것으로써 의사의 책임부정 혹은 과실상계의 확실한 사유가 된다.[177] 다만, 환자로서는 어떠한 사항이 진료에 있어서 중요성을 가지는가를 판단하지 못하므로 의사는 설명의무를 충실히 이행하여 환자를 적절하게 지도·교양할 의무가 있고 환자측의 과실문제는 의사의 선행의무가 이행된 다음의 문제임은 말할 것도 없다.[178]

지시사항 불이행에 관한 판례의 구체적 내용은 다음과 같다. 즉,

> 피해자가 1979년 5월 7일 타병원에서 절개수술까지 권유받았으나 경제적인 이유로 이에 불응하고 퇴원하여 민간요법치료를 하다가 같은 달 10일 피고인의 진찰을 받고 일단 종합병원에 가서 진단과 치료를 받을 것을 권고받았으나 경제적 사정을 호소하면서 치료를 요구하여 피해자의 병상에 비추어 봉과직염으로 진단하고 우측슬하부 절개수술을 하였으나 밤톨만한 응고된 혈괴만 이 검출되어 혈관질환에 의한 증상으로 판단하고 세균감염에 대비한 조치를 취하고 아울러 즉시 혈관촬영이 가능하고 수술시설이 갖추어진 종합병원으로 갈 것을 강력히 제시하고 괴사의 위험성이 있음을 경고하였으나 피해자는 이에 불응하고 민간요법으로 치료를 계속하다가 같은 달 21일 타병원에서 괴사로 진행되고 있는 우측하지를 절단받기에 이른 경우라면 치료시술상 요구되는 주의의무를 해태하였다고 볼 수 없다.[179]

③ 위험 또는 위법한 의료의 의뢰

ⓘ 위험한 의료행위 : 위험이 따르는 의료행위 또는 성공률에 의문이 있는 의료행위의 경우에 의사는 환자에게 그 점에 관하여 더욱 숙고하도록 촉구할 필요가 있다. 그럼에도 불구하고 환자가 그 처치의 실시를 요구하여 그 결과로서

---

176) 강현중, "의료사고와 피해자측의 과실," 136쪽.
177) 이상완(의료사범의 이론과 실태), 148쪽; 강현중, "의료사고와 피해자측의 과실," 135쪽.
178) 이상완(의료사범의 이론과 실태), 149쪽.
179) 대법원 1983.5.24. 선고 82도289 판결.

외모변화 내지 육체의 기능상실 등의 부작용이 발생하였다면 그 악결과에 대하여 의사에게는 치료상의 과실이 없는 한 책임을 물을 수 없다고 해야 한다.[180] 환자가 스스로 위험을 인수하여 환자에게 인수과실이 인정되기 때문이다.

위험한 의료행위에 관한 판례의 구체적 내용은 다음과 같다. 즉,

> 제왕절개 수술을 받은 후 이상증세를 보인 임산부를 방치하여 폐전색증으로 사망케 한 경우, 의료과실을 인정하면서도 폐전색증의 진단이나 사전 예방이 용이하지 않은 점 등을 참작하여 손해배상책임을 40%로 제한한다.[181]

ⅱ **위법한 의료행위 :** 법률상 적법하지 않은 의료행위에 관하여는 그것이 환자의 의뢰나 승낙에 의한 것이더라도 법률상 의사표시로서의 효력을 인정할 수 없기 때문에 그에 의하여 이루어진 의료행위의 위법성은 조각되지 않는다. 따라서 의사로서는 그와 같은 신청을 거부하여야 하고 만약 부득이 하게 환자의 희망에 따라서 의료처치에 들어간 이상 적정한 처치를 다함으로써 환자의 치료에 최선을 다해야 할 것이다. 그런데 이와 같은 경우 환자는 의료행위에 직접 관여할 수 없기 때문에 의사의 지시에 따르는 한 그 침습에 의한 악결과에 관하여 과실이 있다고 할 수는 없다. 그러나 환자가 위법한 의료행위를 신청함으로써 위법행위에 가공한 사실은 인정할 수 있기 때문에 이러한 사실에 대하여는 어떠한 형태로든 고려할 필요가 있다고 판단된다.[182]

④ 환자의 과실에 준하는 사항

환자의 과실에 속하는 것은 아니지만 그에 준하는 사항으로서는 동행인의 과실, 환자의 기왕증 및 환자의 체질적 소인에 대하여 검토할 필요가 있다.

ⅰ **동행인의 과실 :** 과실상계는 피해자 본인의 과실을 고려하는 것이다. 문제는 과실상계는 피해자 자신에게 과실이 있는 경우 이외에 피해자 본인과 신분상 또는 생활관계상 일체로 보이는 관계에 있는 자에게 과실이 있는 경우에 있다. 예컨대, 감독의무자나 피용자의 경우처럼 피해자 이외의 자의 과실을 과실상계에서 고려할 수 있는냐가 문제된다. 감독의무자의 과실이나 피용자의 과실도 피해자 본인의 과실에 반영하여 고려할 필요가 있다고 하겠다. 가해자에 대한 관계에 있어서 가해자측의 과실을 모두 고려하는 것이 공평의 이념에 합당하다고 할

---

180) 강현중, "의료사고와 피해자측의 과실," 137쪽.
181) 대법원 2000.1.21. 선고 98다50586 판결.
182) 강현중, "의료사고와 피해자측의 과실," 140쪽.

수 있기 때문이다. 따라서 환자의 보호자나 동행인 또는 환자측이 선임한 간병인에게 과실이 있는 때에는 과실상계의 사유가 된다.[183)]

ⅱ **환자의 기왕증** : 사고로 인한 피해자의 후유증이 사고와 피해자의 기왕증이 경합하여 나타난 것이라면, 사고가 후유증이라는 결과 발생에 대하여 기여하였다고 인정되는 정도에 따라 상응한 배상액을 부담하게 하는 것이 손해의 공평한 부담이라는 견지에서 타당하다.[184)] 중복장애의 일부에 기왕증이 있는 경우, 당해 사고로 인한 노동능력상실의 정도를 산정하기 위하여는 기왕에 존재하고 있던 장애와 당해 사건 사고로 인한 장애를 합쳐 현재의 노동능력상실의 정도를 알아내고 여기에서 기왕의 장애로 인한 노동능력상실의 정도를 감하는 방법으로 산정함이 타당하다.[185)]

기왕증에 관한 판례의 구체적 내용은 다음과 같다. 즉,

> ① 손해배상청구소송에서 기왕증과 관련하여 일실수입 손해를 계산하기 위한 노동능력상실률을 산정함에 있어 기왕증의 기여도를 참작하였다면 특별한 사정이 없는 한 치료비, 개호비 등의 손해를 산정함에 있어서도 그 기왕증의 기여도를 참작하여야 하며, 가해자 측이 피해자가 주장하는 후유장해가 기왕증에 의한 것이라고 다투는 경우에 가해자 측의 그와 같은 주장은 소송법상 인과관계의 부인에 해당하므로 피해자가 적극적으로 그 인과관계의 존재, 즉 당해 사고와 상해 사이에 인과관계가 있다거나 소극적으로 기왕증에 의한 후유장해가 없었음을 증명하여야 한다.[186)] ② 피해자가 기왕의 장해로 인하여 이미 노동능력의 일부를 잃고 있는 경우 당해 사고로 인한 노동능력 상실의 정도를 산정하기 위하여는 기왕에 있던 장해와 당해 사건 사고로 인한 장해를 합하여 현재의 노동능력 상실의 정도를 알아내고 여기에서 기왕의 장해로 인한 노동능력 상실의 정도를 감하는 방법에 의할 것이다.[187)] ③ 손해배상청구소송에서 기왕증과 관련하여, '기왕의 장해율' 즉 사고 이전에 이미 기왕증이 있었던 경우에 그 기왕증으로 인한 노동능력상실의 정도와, '기왕증의 기여도' 즉 사고와 피해자의 기왕증이 경합하여 피해자에게 후유증이 나타난 경우에 기왕증이 후유증이라는 결과 발생에 기여한 정도는 구분되어야 하고, 일실수입 손해를 계산하기 위한 노동능력상실률을 산정함에 있어 기왕증의 기여도를 참작하였다면 특별한 사정

183) 강현중, "의료사고와 피해자측의 과실," 142쪽.

184) 대법원 2002.4.26. 선고 2000다16237 판결.

185) 대법원 1996.8.23. 선고 94다20730 판결.

186) 대법원 2019.8.9. 선고 2017다20159 판결; 대법원 2016.8.18. 선고 2016다14775 판결; 대법원 2008.7.24. 선고 2007다52294 판결.

187) 대법원 2009.2.12. 선고 2008다73830 판결.

이 없는 한 개호비를 산정함에 있어서도 그 기왕증의 기여도를 참작하여야 한다.[188) ④ 불법행위로 인한 손해배상청구사건에 있어서 피해자의 후유장해가 사고로 인한 부상을 유일한 원인으로 하는 것이 아니고 피해자의 지병과 사고로 인한 부상이 함께 경합하여 초래된 것이라면 그 후유장해로 인한 전손해를 당해 사고로 인한 부상에만 기인한 것으로 단정함은 불법행위책임에 있어서의 손해의 공평한 부담이라는 견지에서 부당한 것이라 할 것이므로 이와 같은 경우에는 피해자의 전손해 중 기왕증이 기여한 정도에 상응한 손해액을 감한 나머지 손해액만을 가해자에게 부담시키는 것이 타당하다 할 것이다.[189)]

ⅲ **환자의 체질적 소인 :** 종래는 환자에게 특이체질 등이 있는 경우에는 오로지 그것이 예견가능한가를 묻고 의사 과실의 인정 문제로서 논하여져 왔다. 문제는 손해액의 산정에 있어서 환자의 체질적 소인을 고려하는 것이 타당한가 또는 이를 어떻게 고려하여야 하는가에 있다. 민사교통사고소송에서는 피해자의 체질적 소인과 교통사고가 경합하여 손해가 발생 내지 확대된 경우에는 체질적 소인의 기여도를 평가하고 손해액에 대한 비율을 인정하는 등에 의하여 이들을 참작하는 경우가 많다. 이러한 논거에서 의료과실에 근거한 손해배상청구소송에 있어서도 환자의 체질적 소인을 고려하는 것이 합당하다고 하겠다. 이와 관련하여 의사에게는 특이체질의 발견을 위한 문진 등의 의무가 중요하게 되고, 환자에게는 고지의무가 강조되지 않을 수 없다고 하겠다.

환자의 체질적 소인에 관한 판례의 구체적 내용은 다음과 같다. 즉,

① 가해행위와 피해자 측 요인이 경합하여 손해가 발생하거나 확대된 경우에는 피해자 측 요인이 체질적인 소인 또는 질병의 위험도와 같이 피해자 측 귀책사유와 무관한 것이라고 할지라도, 그 질환의 모습이나 정도 등에 비추어 가해자에게 손해의 전부를 배상하게 하는 것이 공평의 이념에 반하는 경우에는 법원은 손해배상액을 정하면서 과실상계의 법리를 유추적용하여 손해의 발생 또는 확대에 기여한 피해자 측 요인을 고려할 수 있다. 손해배상청구 사건에서 책임감경사유에 관한 사실인정이나 그 비율을 정하는 것은 그것이 형평의 원칙에 비추어 현저히 불합리하다고 인정되지 않는 한 사실심의 전권사항에 속한다.[190)] ② 의사가 선량한 관리자의 주의의무를 다하지 아니한 탓으로 오히려 환자의 신체기능이 회복불가능하게 손상되었고, 또

188) 대법원 2008.7.24. 선고 2007다52294 판결; 대법원 1999.6.11. 선고 99다7091 판결.

189) 대법원 1992.4.28. 선고 91다31517 판결; 대법원 1991.5.28. 선고 90다17972 판결; 대법원 1980.10.14. 선고 80다1213 판결.

190) 대법원 2020.4.9. 선고 2018다246767 판결; 대법원 1998.7.24. 선고 98다12270 판결.

손상 이후에는 후유증세의 치유 또는 더 이상의 악화를 방지하는 정도의 치료만이 계속되어 온 것뿐이라면 의사의 치료행위는 진료채무의 본지에 따른 것이 되지 못하거나 손해전보의 일환으로 행하여진 것에 불과하여 병원 측으로서는 환자에 대하여 수술비와 치료비의 지급을 청구할 수 없다. 그리고 이는 손해의 발생이나 확대에 피해자 측의 귀책사유가 없는데도 공평의 원칙상 피해자의 체질적 소인이나 질병과 수술 등 치료의 위험도 등을 고려하여 의사의 손해배상책임을 제한하는 경우에도 마찬가지이다.[191] ③ 가해행위와 피해자 측 요인이 경합하여 손해가 발생하거나 확대된 경우에는 피해자 측 요인이 체질적인 소인 또는 질병의 위험도와 같이 피해자 측 귀책사유와 무관한 것이라고 할지라도, 그 질환의 모습이나 정도 등에 비추어 가해자에게 손해의 전부를 배상하게 하는 것이 공평의 이념에 반하는 경우에는, 법원은 손해배상액을 정하면서 과실상계의 법리를 유추적용하여 그 손해의 발생 또는 확대에 기여한 피해자 측 요인을 고려할 수 있다.[192] ④ 가해행위와 피해자측의 요인이 경합하여 손해가 발생하거나 확대된 경우 그 피해자측의 요인이 체질적인 소인 또는 질병의 위험도와 같이 피해자측의 귀책사유와 무관한 것이라고 할지라도 그 질환의 태양·정도 등에 비추어 가해자에게 손해의 전부를 배상하게 하는 것이 공평의 이념에 반하는 때에는 과실상계의 법리를 유추적용하여 그 손해의 발생 또는 확대에 기여한 피해자측의 요인을 참작할 수 있으나, 이 경우 과실상계사유 또는 책임제한사유에 관한 사실인정이나 그 비율을 정하는 것은 그것이 형평의 원칙에 비추어 현저히 불합리하다고 인정되지 않는 한 사실심의 전권에 속하는 사항이다.[193] ⑤ 가해행위와 피해자측의 요인이 경합하여 손해가 발생하거나 확대된 경우에는 그 피해자측의 요인이 체질적인 소인 또는 질병의 위험도와 같이 피해자측의 귀책사유와 무관한 것이라고 할지라도, 그 질환의 종류·정도 등에 비추어 가해자에게 손해의 전부를 배상하게 하는 것이 공평의 이념에 반하는 경우에는, 법원은 손해배상액을 정하면서 과실상계의 법리를 유추적용하여 그 손해의 발생 또는 확대에 기여한 피해자측의 요인을 참작할 수 있다.[194] ⑥ 약제부작용으로 약제복용을 중단하였다가 재투약하는 과정에서 재투약시기의 선택에 과실이 있는 경우, 환자에게 특이체질이 있다 하더라도 이를 예견가능하였다면 사망과 원인약제의 투여 사이에 인과관계가 인정된다.[195] ⑦ 가해행위와 피해자측의 요인이 경합하여 손해가 발생하거나 확대된 경우

191) 대법원 2019.4.3. 선고 2015다64551 판결; 대법원 2015.11.27. 선고 2011다28939 판결; 대법원 1993.7.27. 선고 92다15031 판결.

192) 대법원 2018.11.15. 선고 2016다244491 판결; 대법원 2005.6.24. 선고 2005다16713 판결.

193) 대법원 2010.7.8. 선고 2010다20563 판결; 대법원 2005.6.24. 선고 2005다16713 판결; 대법원 2000.1.21. 선고 98다50586 판결.

194) 대법원 2010.2.25. 선고 2009다75574 판결; 대법원 1998.7.24. 선고 98다12270 판결.

195) 대법원 2007.7.26. 선고 2005다64774 판결.

에는 그 피해자측의 요인이 체질적인 소인 또는 질병의 위험도와 같이 피해자측의 귀책사유와 무관한 것이라고 할지라도, 그 질환의 태양·정도 등에 비추어 가해자에게 손해의 전부를 배상하게 하는 것이 공평의 이념에 반하는 경우에는, 법원은 손해배상액을 정하면서 과실상계의 법리를 유추적용하여 그 손해의 발생 또는 확대에 기여한 피해자측의 요인을 참작할 수 있다.[196] ⑧ 사망원인이 된 녹농균에 의한 패혈증의 치사율과 신체저항력이 낮았던 환자의 신체적 소인을 참작하여 손해배상책임을 40%로 제한한 것은 타당하다.[197] ⑨ 눈의 망막박리증세의 발생원인이 외부적 충격으로 인한 경우는 16 내지 18%에 불과하고 그 50 내지 60%가 근시라는 체질적 소인으로 발생하는데 피해자의 시력이 0.2 내지 0.6으로 사고 이전에 고도의 근시라는 체질적 소인을 가지고 있었다면, 피해자의 위와 같은 고도근시라는 체질적 소인이 사고로 인한 실명의 원인이 된 망막박리증세의 한 요인 내지는 악화요인이 되었다 할 것이므로, 이러한 경우에는 손해의 공평한 부담이라는 견지에서 가해자측의 손해배상액을 정함에 있어 체질적 소인의 기여도를 참작, 감액하여야 한다.[198]

4) 환자측 과실의 효과

환자측의 과실은 과실상계의 대상이 된다. 따라서 환자측에게 인정되는 과실은 그 비율만큼 의료측이 부담하여야 할 배상액을 감경시킨다. 이렇게 하는 것이 손해의 공평한 분담의 이념에 합당하기 때문이다.

(3) 배상액의 감액청구

배상의무자는 일정한 경우 배상액의 경감을 법원에 청구할 수 있다(민법 제765조 제1항). 감액청구가 있으면 법원은 당사자의 경제상태와 손해의 원인 등을 참작하여 배상액을 경감할 수 있다(민법 제765조 제2항). 민법은 배상액의 감액청구 요건으로서 고의 또는 중대한 과실에 의한 것이 아닐 것과 배상으로 인하여 배상자의 생계에 중대한 영향을 미치게 될 경우일 것을 규정하고 있다. 입법취지는 경제적으로 넉넉하지 못한 자가 가벼운 과실로 배상의무를 부담하게 되고, 그 배상액이 그의 능력을 초과하는 경우에는 가해자에게 그의 생활근거마저 잃게 하는 가혹한 결과가 될 수 있다는 데에 있다. 이는 손해의 공평한 분담이라는 불법행위제도의 취지에 어긋난다는 것이다. 그러나 이에 대하여는 피해자의 보호가 가해자의 보호보다는 우선이라는 비판이 제기되고 있다.

196) 대법원 2000.1.21. 선고 98다50586 판결.
197) 대법원 1998.7.24. 선고 98다12270 판결.
198) 대법원 1991.5.28. 선고 90다17972 판결.

(4) 손해액 및 지연이자의 산정시기

불법행위로 인한 손해배상의무는 최고를 하지 않더라도 불법행위 당시부터 당연히 시제에 빠지게 되므로 손해액과 지연이자의 산정시기는 원칙적으로 불법행위시를 기준으로 한다. 그러나 채무불이행에 기한 손해배상청구권에 있어서는 채무자가 이행기가 도래함을 안 다음 날 또는 이행청구를 받은 다음 날부터 지연손해가 발생한다(민법 제387조 참조). 금전채무의 불이행에 관하여는 채권자는 그 손해의 증명을 하지 않고, 채무자에게 손해배상을 청구할 수 있고, 채무자는 과실 없음을 항변하지 못한다(민법 제397조 제2항). 그러므로 금전채권에는 이행지체는 있으나 이행불능은 없고, 채무자는 책임없는 사유로 인한 이행지체에 대해서도 책임을 진다. 그 손해배상액은 법정이율에 의하며 이를 지연이자라고 한다(민법 제379조 제1항).

5. 손해배상의 청구

(1) 청구권의 경합

현행 민법상 손해배상을 발생시키는 원인으로서 가장 중요한 것에는 위법행위, 즉 채무불이행과 불법행위가 있다. 채무불이행책임은 계약으로 인해 채권·채무관계에 있는 사람 사이의 문제임에 반하여 불법행위책임은 그와 같은 특별한 관계의 유무와 관계없이 누구나와의 사이에서 발생하는 문제이다. 넓은 의미에서는 채무불이행도 채무자에 의한 채권의 침해라는 점에서 불법행위와 차이가 없으며, 이러한 의미에서 채무불이행은 불법행위의 특수한 형태라고도 할 수 있다. 따라서 채무불이행책임이 발생하는 경우는 동시에 불법행위책임이 발생할 수 있고 또 불법행위에 의한 손해배상책임을 물을 수도 있다(청구권경합설).

(2) 손해배상청구권자

손해배상청구권은 환자 본인에 의하여 행하여지는 것이 원칙이다. 계약책임으로 구성하는 경우에는 채권자가, 불법행위책임으로 구성하는 경우에는 피해자가 환자 본인에 해당한다. 태아는 손해배상청구권에 관하여는 이미 출생한 것으로 보는 특칙이 있다(민법 제762조).

(3) 청구권의 소멸시효

불법행위로 인한 손해배상청구권은 피해자나 그 법정대리인이 그 손해 및 가해자를 안 날로부터 3년간 이를 행사하지 아니하면 시효로 인하여 소멸한다(민법 제766조 제1항). 불법행위를 한 날로부터 10년을 경과한 때에도 같다(민법 제766조 제2항). 여기서 3년은 시효기간이고, 10년은 제척기간이다. 3년의 단기소멸시효를 정한 것은 빠른 시기가 아니면 요건의 증명이나 손해액의 산정이 곤란하게 된다는 점과 세월이 흐르면 피해자의 감정도 가라앉으므로 그 후에 다시 분쟁을 일으키는 것은 바람직하지 않다는 점 등을 고려한 것이다. 채무불이행으로 인한 손해배상청구권은 본래의 이행청구권과 동일성이 인정되는 까닭에 본래의 청구권과 같이 소멸시효기간은 10년이다(민법 제162조 제1항).

한편, 손해배상청구권의 소멸시효는 3년의 소멸시효를 가지는 가칭 '진료비채권'의 그것과는 구별되어야 한다(민법 제163조 제2호 참조). 진료비채권에 있어서는 특약이 없는 한 그 개개의 진료가 종료될 때마다 각각의 당해 진료에 필요한 비용의 이행기가 도래하여 그에 대한 소멸시효가 진행된다고 해석함이 상당하고, 장기간 입원 치료를 받는 경우라 하더라도 다른 특약이 없는 한 입원 치료 중에 환자에 대하여 치료비를 청구함에 아무런 장애가 없으므로 퇴원시부터 소멸시효가 진행된다고 볼 수는 없다고 한다.[199)]

소멸시효에 관한 판례의 구체적 내용은 다음과 같다. 즉,

> ① 소멸시효는 권리를 행사할 수 있는 때부터 진행한다(민법 제166조 제1항). 채무불이행으로 인한 손해배상청구권은 현실적으로 손해가 발생한 때에 성립하고, 현실적으로 손해가 발생하였는지 여부는 사회통념에 비추어 객관적이고 합리적으로 판단하여야 한다.[200)] ② 불법행위로 인한 손해배상청구권의 단기소멸시효의 기산점이 되는 민법 제766조 제1항 소정의 '손해 및 가해자를 안 날'이라고 함은 손해의 발생, 위법한 가해행위의 존재, 가해행위와 손해의 발생 사이에 상당인과관계가 있다는 사실 등 불법행위의 요건사실에 대하여 현실적·구체적으로 인식하였을 때를 의미한다. 피해자가 언제 불법행위의 요건사실을 현실적·구체적으로 인식하였는지는 개별사건에서 여러 객관적 사정을 참작하고 손해배상청구가 사실상 가능한 상황을 고려하여 합리적으로 인정하여야 한다.[201)] ③ 불법행위에 기한 손해배상채권에서 민법 제766조 제2항에 의한 소멸시효의 기산점이 되는 '불법행위를 한 날'이란 가해행위가 있었던 날이 아니라 현실적으로 손해의 결과가 발생한 날을 의미한다. 그런데 감염의

199) 대법원 2001.11.9. 선고 2001다52568 판결; 대법원 1998.2.13. 선고 97나47675 판결.

200) 대법원 2020.6.11. 선고 2020다201156 판결; 대법원 2011.1.27. 선고 2009다10249 판결; 대법원 2001.7.13. 선고 2001다22833 판결.

201) 대법원 2018.9.13. 선고 2018다241403 판결; 대법원 2008.4.24. 선고 2006다30440 판결.

잠복기가 길거나, 감염 당시에는 장차 병이 어느 단계까지 진행될 것인지 예측하기 어려운 경우, 손해가 현실화된 시점을 일률적으로 감염일로 보게 되면, 피해자는 감염일 당시에는 장래의 손해 발생 여부가 불확실하여 청구하지 못하고, 장래 손해가 발생한 시점에서는 소멸시효가 완성되어 청구하지 못하게 되는 부당한 결과가 초래될 수 있다. 따라서 위와 같은 경우에는 감염 자체로 인한 손해 외에 증상의 발현 또는 병의 진행으로 인한 손해가 있을 수 있고, 그러한 손해는 증상이 발현되거나, 병이 진행된 시점에 현실적으로 발생한다고 볼 수 있다.[202] ④ 불법행위로 인한 손해배상청구권의 단기소멸시효의 기산점이 되는 민법 제766조 제1항 소정의 "손해 및 가해자를 안 날"이라 함은 손해가 가해자의 불법행위로 인한 것임을 안 때라고 할 것이므로 가해행위와 손해의 발생 사이에 인과관계가 있으며 위법하고 과실이 있는 것까지도 안 때이다.[203] ⑤ 불법행위로 인한 손해배상청구권의 소멸시효는 불법행위시가 아니라 그로 인한 손해의 발생 및 가해자를 안 때로부터 진행한다 할 것이므로 사고당시 예견할 수 없었던 재입원으로 인한 치료비 및 향후 성형수술비 등은 새로운 손해로서 재입원시에 비로소 알게 되었다 할 것이고 그 때부터 시효가 진행된다.[204]

6. 손해배상의 지불의무자

(1) 불법행위책임

불법행위에 의한 손해배상에 있어서 지불의무자는 가해자인 의료인이 된다. 의료기관에 개설자가 따로 있는 경우에는 개설자가 사용자로서 사용자책임을 지게 되어 지불의무자가 된다. 다만, 의료기관이 국·공립인 경우와 같이 개설자가 국가인 경우 국가가 국가배상책임의 주체로서 지불의무자가 된다. 이 외에도 의료기관 개설자는 당연히 건물·설비 등의 설치·관리 등의 하자로 인한 공작물책임과 의료기관 등이 조직체로서 진료기능 및 환자의 수용기능을 수행하여야 하는 것으로부터 손해배상을 하여야 하는 조직편성책임 등도 직접 부담하지만, 이는 여기서 말하는 불법행위에 의한 손해배상책임과는 별개의 문제이다.

한편, 여러 명의 의사가 공동으로 진료한 경우 배상의무자가 문제된다. 원인행위자가 밝혀지면 원인행위자가 지불의무자로 되고 과실이 없는 행위자에게는 당연히 배상의무가 부정된다. 그러나 행위자 모두에게 과실이 있거나 어느 행위자의

---

202) 대법원 2017.11.9. 선고 2013다26708,26715,26722,26739 판결.
203) 대법원 1994.4.26. 선고 93다59304 판결.
204) 대법원 1985.4.9. 선고 84다552 판결.

행위가 손해를 가한 것인지 알 수 없는 경우에는 연대하여 그 손해를 배상할 의무가 있다(민법 제760조 참조).

(2) 채무불이행책임

계약위반으로 인한 손해배상에 있어서 지불의무자는 계약당사자인 의료기관의 개설자이다. 의료인은 의료기관의 개설자에 대한 이행보조자로서 책임을 지게 된다.

Ⅳ. 의료과실책임의 입증

1. 서 언

(1) 입증책임의 의의

입증책임이란 민사소송상 일정한 사실의 존부가 명확하지 않을 때 당사자 일방이 받게 되는 위험 내지 불이익을 말한다. 입증책임은 누가 부담하느냐에 따라 소송의 승패가 좌우되는 만큼 입증책임의 분배는 매우 중요하다. 입증책임이 명확한 경우, 예컨대 이전의 증거에 의하여 사실관계의 존재여부가 확정될 수 있는 때 또는 입증책임의 소재에 관하여 당사자 사이에 특약이 있는 때[205] 등의 경우에는 입증책임의 분배의 문제는 발생하지 않는다.

입증책임의 분배가 문제되는 경우 그 분배의 기준에 관하여는 법률요건분류설이 통설과 판례의 지지를 받고 있다. 법률요건분류설이란 입증책임의 분배는 개개의 법규의 구성요건의 규정과 법규적용의 논리적 순서에 의하여 결정된다는 견해이다. 이에 의하면 소송의 각 당사자는 자기에게 유리한 법률효과를 규정하는 법규의 요건사실에 대한 입증책임을 진다고 한다. 따라서 권리의 존재를 주장하는 자는 그 발생원인을 규정하는 법규(권리근거규정)의 요건사실에 대한 입증책임을 지고, 권리의 부존재를 주장하는 자는 그 발생을 방해하는 사유를 규정하는 법규(권리장애규정) 또는 권리의 소멸원인을 규정하는 법규(권리소멸규정)의 요건사실에 대한 입증책임을 진다고 한다.

한편 민사소송에 있어서의 입증책임은 무죄추정의 원칙 내지 '의심스러울 때에는 피고인의 이익으로'(in dubio pro reo)라는 법언(法諺)으로 인하여 원고인 검사측에게 고정되어

205) 대법원 1997.10.28. 선고 97다33089 판결.

있는 형사소송상의 거증책임과는 구별되는 개념이라고 할 수 있다.

(2) 입증책임의 부담

의료과실을 원인으로 한 손해배상청구소송에서 가장 중요한 요증사실은 첫째는 과실이고, 둘째는 과실과 손해 사이의 인과관계이다. 과실과 인과관계에 대한 입증책임을 법률요건분류설에 의하여 살펴보면 다음과 같은 결론에 이르게 된다.

1) 과실의 입증

① 불법행위에 있어서 과실의 입증

불법행위란 고의 또는 과실로 타인에게 손해를 가하는 위법한 행위이기 때문에 고의 또는 과실, 즉 귀책사유에 대한 입증책임은 피해자인 환자측에 있다는 것에 대하여는 견해가 일치되어 있다.

② 채무불이행에 있어서 과실의 입증

채무불이행에 관하여는 민법이 “채무자가 채무의 내용에 좇은 이행을 하지 아니한 때에는 채권자는 손해배상을 청구할 수 있다. 그러나 채무자의 고의나 과실없이 이행을 할 수 없게 된 때에는 그러하지 아니하다”(민법 제390조)고 규정하고 있기 때문에 견해가 일치하지 않고 있다. 통설과 판례는 민법 제390조는 단서의 형식으로 채무자의 무과실을 면책사유로 규정하고 있다고 한다(민법 제390조 참조). 민법 제391조가 금전채무불이행에 관하여 채무자는 무과실항변을 할 수 없다는 특칙임에 반하여(예외규정), 금전 이외의 일반적인 채무불이행에 있어서의 민법 제390조는 채무자가 무과실의 항변을 할 수 있다고 규정한 입증책임분배에 관한 원칙규정이라는 것이다.[206] 따라서 채권자는 과실을 입증할 책임이 없으며 채무자는 채무불이행책임이 있으므로 불이행이 있으면 자기책임이 아니라는 변명을 하게 하는 것이 공평하다는 견지에서 채무자의 귀책사유의 부존재에 관한 입증책임이 있다고 한다.[207] 따라서 통설과 판례에 따르는 한 채무의 내용에 좇은 이행을 하였다는 사실은 채무자인 의사측의 입증사항이 되고, 채권자인 환자는 이를 입증할 책임이 없게 된다. 바로 이 점에서 채무불이행적 구성이 의사의 과실을 환자가 입증해야 하는 불법행위적 구성보다 환자에게 유리하게 보인다. 이러한 점 때문에 의료과실에 대한 법률적 구성이 불법행위로부터 채무불이행으로 옮아가게 되었다고 지적

---

206) 이보환, “의료과오로 인한 민사책임의 법률적 구성,” 41쪽.
207) 이보환, “의료과오로 인한 민사책임의 법률적 구성,” 42쪽.

되고 있다.[208)]

그런데 채무불이행은 그 내용을 보면 이행지체 · 이행불능 · 불완전이행의 세 종류로 나누어진다. 이행지체와 이행불능에서는 이행 자체가 존재하지 않기 때문에 이행의 완료를 주장하는 채무자에게 그 입증책임이 있다고 하여도 문제는 없다. 그러나 불완전이행이란 이행 그 자체가 존재하지 않는 것이 아니라 이행은 있으되 불완전한 것에 지나지 않는다. 불완전이행을 이유로 손해배상을 청구하는 자는 이행의 부존재를 주장하는 것이 아니라 이행된 급부의 불완전을 주장하는 것이다. 이행된 급부의 불완전성은 손해배상청구에 있어서 청구원인을 이루게 된다. 그런데 의료채무의 불완전이행사실의 유무, 즉 청구원인은 의사에게 요구되는 주의의무의 위반사실의 유무와 분리해서 확인하기가 곤란하다. 왜냐하면 의료채무의 내용은 당시의 의학지식과 의료기술의 원칙에 따라 의사에게 요구되는 선량한 관리자의 주의의무위반을 과실, 즉 추상적 내지 객관적 과실이라고 한다면 의료채무의 불완전이행과 과실 또한 불가분의 관계에 있고, 어떠어떠한 점에서 불완전하였다는 점을 구체적으로 지적하지 아니하면 특정되었다고 볼 수 없기 때문이다. 따라서 의료채무의 불완전이행사실에 대한 입증책임을 부담하는 자는 선량한 관리자의 주의의 내용을 밝히고 그 위반사실, 즉 과실을 입증하여야 한다.[209)] 이렇게 보면 의료과실에 있어서 의사측의 과실은 이행채무의 불완전성의 내용임과 동시에 귀책사유의 내용을 이루는 것이다. 전자는 채권자에게 입증책임이 있고, 후자는 채무자에게 입증책임이 있다. 결국 하나의 사실에 관하여 쌍방이 입증책임을 부담하는 것이 되고 따라서 후자는 항변사유이므로 그 입증책임은 사실상 면제되는 결과가 된다. 이것은 의료채무가 수단채무이기 때문에 생기는 현상이다.[210)] 즉, 의료채무는 수단채무이기 때문에, 물건의 급부와 같은 결과채무와는 달리, 선관주의를 다해서 치료했다는 것만 입증하게 되면 그 결과가 발생하지 않았더라도 완전하게 채무를 이행한 것이 되고 과실도 인정할 수 없게 된다. 따라서 귀책사유의 부존재에 대한 입증책임이 채무자에게 있다고 하여도 귀책사유의 존재, 즉 과실의 존재는 이행채무의 불완전성의 주장 · 입증과정에서 드러나게 되고 불완전성의 입증은 채권자에게 지워져 있다. 따라서 과실을 포함한 불완전성에 대한 입증책임도 채권자인 환자측에 있다는 것을 알 수 있다. 결국, 채무이행사실의 입증책

208) 이보환, “의료과오로 인한 민사책임의 법률적 구성,” 41쪽, 43쪽 참조.
209) 이보환, “의료과오로 인한 민사책임의 법률적 구성,” 42쪽.
210) 이보환, “의료과오로 인한 민사책임의 법률적 구성,” 43쪽.

임이 채무자에게 있다는 원칙론은 이행지체나 이행불능에서는 타당하지만 불완전이행 특히 의료채무의 불완전이행에 와서는 수정되어 채권자인 환자측이 이를 주장·입증하여야 한다고 보지 않을 수 없다. 그렇게 되면 불법행위상의 과실과 불완전이행에 있어서의 불완전성과 내용이 같은 이상 환자측의 입증부담은 양책임의 구성상 차이가 없어지게 된다.[211)]

과실의 입증책임에 관한 판례의 구체적 내용은 다음과 같다. 즉,

> ① 의료행위의 속성상 환자의 구체적인 증상이나 상황에 따라 위험을 방지하기 위하여 요구되는 최선의 조치를 취하여야 할 주의의무를 부담하는 의료진이 환자의 기대에 반하여 환자의 치료에 전력을 다하지 아니한 경우에는 그 업무상 주의의무를 위반한 것이라고 보아야 할 것이지만, 그러한 주의의무 위반과 환자에게 발생한 악결과(악결과) 사이에 상당인과관계가 인정되지 않는 경우에는 그에 관한 손해배상을 구할 수 없다. 다만 그 주의의무 위반의 정도가 일반인의 처지에서 보아 수인한도를 넘어설 만큼 현저하게 불성실한 진료를 행한 것이라고 평가될 정도에 이른 경우라면 그 자체로서 불법행위를 구성하여 그로 말미암아 환자나 그 가족이 입은 정신적 고통에 대한 위자료의 배상을 명할 수 있으나, 이때 그 수인한도를 넘어서는 정도로 현저하게 불성실한 진료를 하였다는 점은 불법행위의 성립을 주장하는 피해자들이 이를 증명하여야 한다.[212)] ② 주의의무 위반의 정도가 일반인의 처지에서 보아 수인한도를 넘어설 만큼 현저하게 불성실한 진료를 행한 것이라고 평가될 정도에 이른 경우라면 그 자체로서 불법행위를 구성하여 그로 말미암아 환자나 그 가족이 입은 정신적 고통에 대한 위자료의 배상을 명할 수 있으나, 이때 그 수인한도를 넘어서는 정도로 현저하게 불성실한 진료하였다는 점은 불법행위의 성립을 주장하는 피해자들이 이를 입증하여야 한다.[213)] ③ 의료진의 주의의무 위반으로 인한 불법행위의 책임을 묻기 위해서는 의료행위상 주의의무의 위반, 손해의 발생 및 그 양자 사이에 인과관계가 존재한다는 점이 각 입증되어야 할 것인바, 의료행위의 속성상 환자의 구체적인 증상이나 상황에 따라 위험을 방지하기 위하여 요구되는 최선의 조치를 취하여야 할 주의의무를 부담하는 의료진이 환자의 기대에 반하여 환자의 치료에 전력을 다하지 아니한 경우에는 그 업무상 주의의무를 위반한 것이라고 보아야 할 것이지만, 그러한 주의의무 위반과 환자에게 발생한 악결과(惡結果) 사이에 상당인과관계가 인정되지 않는 경우에는 그에 관한 손해배상을 구할 수 없다. 다만, 그 주의의무

211) 이보환, "의료과오로 인한 민사책임의 법률적 구성," 42쪽.

212) 대법원 2014.2.13. 선고 2013다77294 판결; 대법원 2009.11.26. 선고 2008다12545 판결; 대법원 2006.9.28. 선고 2004다61402 판결 등 참조.

213) 대법원 2006.9.28. 선고 2004다61402 판결.

위반의 정도가 일반인의 처지에서 보아 수인한도를 넘어설 만큼 현저하게 불성실한 진료를 행한 것이라고 평가될 정도에 이른 경우라면 그 자체로서 불법행위를 구성하여 그로 말미암아 환자나 그 가족이 입은 정신적 고통에 대한 위자료의 배상을 명할 수 있으나, 이때 그 수인한도를 넘어서는 정도로 현저하게 불성실한 진료하였다는 점은 불법행위의 성립을 주장하는 피해자들이 이를 입증하여야 한다.[214)]

2) 인과관계의 입증

의료과실에 있어서 손해배상청구권이 발생하기 위하여는 의료인측의 과실 이외에도 의료인측의 과실행위와 환자측이 입은 손해 사이에 인과관계가 존재하여야 한다. 그런데 인과관계에 대한 입증책임은 손해배상을 불법행위 또는 채무불이행 어느 것에 의하여 청구하든 법률요건분류설에 의하는 한 원고인 환자측이 부담하게 된다. 한편, 의료과오사건에 있어서는 손해배상책임요건으로서의 인과관계와 과실은 서로 밀접한 관계를 맺고 있다. 그것은 인과관계는 원인행위와 결과와의 관련을 묻는 것이고, 과실은 그 원인행위에 대한 법적 평가이다. 과실은 주의의무를 전제로 하고 있고, 주의의무는 대부분의 경우 인과관계를 전제로 하고 있다. 즉, 인과관계의 인정은 과실의 존부에 대한 전제가 되고, 반대로 과실의 태양·정도가 인과관계존부의 판단에 사실적인 영향을 미치고 있기 때문에 양자는 매우 밀접하게 관계를 맺고 있고 또 양자의 인정은 혼합되어 동시에 논하여지고 있는 것이 일반적이다.[215)] 통상적으로 인과관계의 의학적 해명도 및 개연성이 높을수록 그것을 전제로 하는 주의의무도 보다 높게 요구된다고 할 것이므로 그 위반으로 되는 과실의 추인도 보다 용이하게 된다. 이에 반하여 인과관계의 개연성이 낮을수록 주의의무도 완화되고 따라서 그에 위반할지라도 과실을 인정하기 어렵게 된다.[216)] 그러나 의료과실에 있어서의 과실과 인과관계의 견연하는 문제에 관하여는 아직 그 이론적 해명이 충분하다고는 할 수 없다. 여기서 과실과 인과관계의 견연성은 의료행위의 특수성을 이유로 하는 이들의 일체적 인정경향과 문제의 중요성이 시사되고 있음에 지나지 않는 것으로 평가되고 있다. 그럼에도 불구하고 과실과 인과관계는 그 견연성으로 인하여 실무에서는 함께 논의되고 그 인정여부도 불가분적으로 다루어지고 있다고 한다.

인과관계의 입증에 관한 판례의 구체적 내용은 다음과 같다. 즉,

---

214) 대법원 2006.9.28. 선고 2004다61402 판결.
215) 김선석, "의료과오에 있어서 인과관계와 과실," 73쪽.
216) 김선석, "의료과오에 있어서 인과관계와 과실," 75쪽.

손해부담을 공평의 원칙에서 결정하려는 민사분쟁에 있어서의 인과관계는 과학적 인과관계를 의미하는 것이 아니므로 학설상 일반적으로 코레라 예방접종의 피접종자가 유혈환자등인 경우 약 0.004프로의 치명률이 있다는 의학상보고가 있고 사체부검결과 사망자가 비특이성 뇌의울혈부종 및 출혈반점이 있어 그 출혈이 예방접종으로 인한 가능성이 있다고 인정되는 이상 달리 피해자에게 사인인 뇌출혈상을 일으킬만한 특별한 사정이 있음을 인정할 자료가 인정될 수 없다면 법적견지에서 예방접종과 피접종자의 사망간에는 인과관계가 있다고 해석하는 것이 타당하다.[217)]

(3) 무기대등의 필요성

의료과실이 발생한 경우 의료측에게 책임을 묻기 위해서는 의료측의 과실 이외에 의료측의 과실과 환자에게 발생한 악결과(손해) 사이의 인과관계를 증명하여야 한다. 일반적으로 요건사실 내지 요증사실(과실 · 인과관계)은 이를 주장하는 원고인 환자 또는 검사가 증명하여야 하는 것이 원칙이다. 그런데 의료는 의학이라고 하는 전문영역에서 일어나는 것이므로 의료과실에 대한 책임을 묻기 위해서 요건사실을 주장 · 입증함에도 고도의 전문성이 요구된다.

그런데 환자측은 의료에 대하여 문외한인데다가 의료의 밀실적 성격으로 말미암아 대부분의 증거방법을 가지고 있지 못하다. 감정인 역시 의료인인 경우가 대부분이어서 직업적 동료의식 등으로 인하여 진실이 은폐될 가능성도 없지 않아 그 입증이 극히 곤란한 상태에 빠지게 된다. 그리하여 어떻게 하면 책임법상의 공평한 손해의 분담과 증거법상의 이른바 무기평등성(Waffen-gleichkeit)을 실현하느냐 하는 것이 중요한 관심사로 대두된다. 그러나 현대의학으로도 충분히 해명할 수 없는 병리현상이 많아 의료측에게 모든 사실해명의 책임을 지우기도 곤란하다. 따라서 의료과실사건에 있어서 입증책임의 문제는 결국 의료측에게 부당한 피해를 입히지 않는 범위 안에서 어떻게 하면 환자측의 입증부담을 경감시켜 손해를 공평하게 분담시키느냐 하는 점에 귀착하게 된다. 여기서 입증책임의 일반원칙에 대한 예외를 인정하려는 이론들이 제시되어 왔다. 입증책임의 완화 내지 입증책임의 전환에 관한 이론이 그것이다.

무기대등에 관한 판례의 구체적 내용은 다음과 같다. 즉,

① 의료행위상의 주의의무 위반으로 인한 손해배상청구에서 피해자측에서 일련의

217) 대법원 1977.8.23. 선고 77다686 판결.

의료행위 과정에 있어서 저질러진 일반인의 상식에 바탕을 둔 의료상의 과실 있는 행위를 입증하고 그 결과와 사이에 일련의 의료행위 외에 다른 원인이 개재될 수 없다는 점, 이를테면 환자에게 의료행위 이전에 그러한 결과의 원인이 될 만한 건강상의 결함이 없었다는 사정을 증명한 경우에는 의료상 과실과 결과 사이의 인과관계를 추정하여 손해배상책임을 지울 수 있도록 입증책임을 완화하는 것이 손해의 공평·타당한 부담을 그 지도원리로 하는 손해배상제도의 이상에 맞는다.[218] ② 환자가 전신마취 도중에 갑작스런 기관지 경련이 일어나고 이로 인한 심정지가 발생하여 뇌손상으로 인하여 결국 사망에 이른 경우에 있어서는, 피해자 측에서 일련의 의료행위 과정에 있어 저질러진 일반인의 상식에 바탕을 둔 의료상의 과실 있는 행위를 입증하고 그 결과와의 사이에 일련의 의료행위 외에 다른 원인이 개재될 수 없다는 점, 이를테면 환자에게 의료행위 이전에 그러한 결과의 원인이 될 만한 건강상의 결함이 없었다는 사정을 증명한 경우에 있어서는, 의료행위를 한 측이 그 결과가 의료상의 과실로 말미암은 것이 아니라 환자의 특이체질 등 전혀 다른 원인으로 말미암은 것이라는 입증을 하지 아니하는 이상, 의료상 과실과 결과 사이의 인과관계를 추정하여 손해배상책임을 지울 수 있도록 입증책임을 완화하는 것이 손해의 공평·타당한 부담을 그 지도원리로 하는 손해배상제도의 이상에 맞는다고 할 것이다.[219]

2. 입증책임의 완화

(1) 의 의

의료과실 소송에 있어서의 입증책임은 환자에게 대단히 불리하게 부담이 되고 있는 실정이다. 각국에서는 의료과실 소송에서 환자의 입증곤란을 경감시키기 위한 이론들이 활발히 전개되고 있다. 물론 이러한 경향에 대하여는 단지 환자측의 입증경감이라는 측면만을 강조한 결과 의사에 대해 사실상의 결과책임 또는 절대적 책임을 과하는 셈이 되고, 결국 의사들로 하여금 책임을 두려워한 나머지 방어적 진료나 위축진료 또는 불필요한 검사 등의 과잉진료로 나아가게 함으로서 의학과 의료기술의 발전을 기대할 수 없게 되고 그로 인한 피해는 다시 환자에게 되돌아가는 악순환의 고리가 만들어질 우려가 있다는 비판도 없는 것은 아니다.

---

218) 대법원 2003.11.27. 선고 2001다20127 판결; 대법원 2000.1.21. 선고 98다50586 판결; 대법원 1996.6.11. 선고 95다41079 판결; 대법원 1995.3.10. 선고 94다39567 판결; 대법원 1995.2.10. 선고 93다52402 판결.

219) 대법원 2001.3.23. 선고 99다48221 판결; 대법원 1996.6.11. 선고 95다41079 판결; 대법원 1995.3.10. 선고 94다39567 판결; 대법원 1995.2.10. 선고 93다52402 판결.

(2) 학 설

입증책임의 완화에 관하여는 학설상 다툼이 있다. 예컨대, 개연성의 이론, 간접반증의 이론, 표현증명의 이론, 과실추론의 법칙, 일응 추정의 이론 및 사실상 추정의 이론 등이 그것이다.

1) 개연성의 이론

개연성의 이론이란 인과관계의 증명에 있어서 개연성의 증명만 있으면 그것으로 족하다는 견해를 말한다. 공해소송에서 인과관계의 입증의 곤란을 해결하기 위하여 제시된 것을 의료소송에 적용하자는 이론이라고 할 수 있다. 이에 의하면 공해소송에 있어서의 인과관계의 증명은 과학적으로 엄밀한 증명까지 요구하는 것이 아니라 인과관계가 존재한다는 상당한 정도의 개연성의 증명만으로도 족하다고 한다. 그러나 개연성이론에 대하여는 개연성의 개념이 불명확하다는 점이 가장 큰 맹점으로 비판되고 있다.

2) 간접반증의 이론

간접반증이란 상대방이 주장하는 사실에 대하여 사실상의 추정이 생긴 경우에 그 추정의 전제가 되는 간접사실과 모순되지 않는 별개의 간접사실을 증명하여 사실상의 추정을 방해하기 위한 입증활동을 말한다.

증명의 대상이 되는 사실의 증명에 직접 이용되는 증거를 직접증거, 간접사실을 증명하는 증거를 간접증거 또는 정황증거라고 한다. 또 자기가 입증책임을 지는 사실을 증명하기 위한 증거를 본증, 그것을 다투는 상대방이 제출하는 증거를 반증이라고 한다. 반증에는 본증의 대상을 직접 반박하는 직접반증과 별개의 간접사실을 증명하여 반박하는 간접반증이 있다. 예를 들면, 원고가 본증으로 신체감정을 통하여 의료과실로 인한 노동능력상실을 입증한 경우 피고는 노동능력의 상실 자체를 다투는 반증을 제출할 수도 있고, 아니면 노동능력의 상실의 사실은 인정하면서도 원고에게 기왕증이 있었다는 별개의 간접사실을 입증하여 의료과실과 노동능력의 상실과는 인과관계가 없다는 것을 입증할 수도 있다. 여기서 전자를 직접반증, 후자를 간접반증이라고 한다.

간접반증은 상대방이 주장하는 주요사실 또는 간접사실과는 별개의 간접사실의 존재를 입증하여 사실상의 추정력을 배제하려는 것이므로 다른 간접사실의 존재에 관하여 법관에게 확신을 일으키게 하는 정도의 증거여야 한다. 이 점에서 간접반증은 주요사실 또는 간접사실의 존재여부를 불분명한 상태에 빠뜨리는 정도의 단순한 반증으로 족한 직접반증과 구별된다. 간접반증의 이론은 법률요건분류설에 입각한 것으로서 과실이나 인과관계 등과 같은 입증이 곤란한 주요사실을 입증함에 있어서 간접사실에 대한 입증책임을 원고와 피고 양자에게 분담시켜 입증책임의 분담을 도모하고자 하는 취지이다. 결국, 간접반증은 환자측보다는 의사측의 입증책임을 완화하는 경향이 더 강한 이론이라고 할 수 있다.

3) 표현증명의 이론

표현증명(Anscheinsbeweis)의 이론이란 경험칙(Erfahrungsgrundsatz)상 어떤 사실이 있으면 어떤 다른 사실이 생기게 되는 정형적 사상경과(typischer Geschehensbeweis)가 인정되는 경우에 어떤 사실(간접사실)로부터 다른 사실(요증사실)을 추정하는 증명방법이다. 이는 독일의 판례가 후술하는 영미법상의 과실추론의 법칙(Res ipsa loquitur)의 영향을 받아 발전시켜온 이론이다. 표현증명은 고도의 개연성을 가지는 하나의 간접사실과 그에 따른 하나의 경험칙에 의하여 사실을 추정하는 것으로서 일종의 간접증거라고 할 수 있다. 이 점에서 표현증명은 여러 개의 간접사실과 각각에 따른 여러 개의 경험칙에 따라 사실을 추정하는 정황증거(Indizienbeweis)와는 구별되는 개념이다.

표현증명은 간접사실에 의한 추정이 번복되지 않는 한, 구체적으로 입증할 필요가 없이, 간접사실의 증명만으로 입증을 다하는 셈이어서 입증책임의 감경 내지 완화의 한 형태가 된다. 그러나 인체의 생리학적 복잡성으로 인하여 고도의 개연성이 있는 경험칙을 발견하기가 어려워 의료소송에서는 표현증명에 의한 추정을 주저하는 경향이 있고, 표현증명에 의하여 얻어진 추정도 의사측이 제출하는 다른 원인의 가능성에 의하여 쉽게 번복될 수 있어서 표현증명에 의한 입증책임의 경감에도 한계가 있다고 지적되고 있다.[220] 또한 표현증명을 쉽게 인정한다면 의료행위의 여러 가지의 특성에서 오는 입증의 곤란을 의사에게 일방적으로 부담시키는 결과가 되고, 그로 말미암아 의료의 기피 또는 위축진료의 현상이 나타날 우려가 있다고 지적되고 있다.

4) 과실추론의 법칙

과실추론의 법칙, 소위 Res ipsa loquitur란 사실은 그 자체가 말한다(the thing speaks for itself)는 의미의 라틴어이다. 이는 1863년 영국의 Byrne v. Boadle사건에서 최초로 불

220) 강봉수, "의료소송에 있어서의 증명책임," 법원행정처(의료사고에 관한 제문제), 316쪽.

법행위소송에 사용되기 시작하여 1900년대 초기에 미국의 의료과오소송에도 도입되기 시작하였다고 한다.[221] Res ipsa loquitur란 원고가 피고의 과실을 입증하는 것이 무기대등의 원칙에 어울리지 않는 사건의 경우 피고의 과실을 추론하는 법칙, 즉 과실추론법칙이다. 원고가 피고의 과실을 입증하지 않더라도 피고의 과실이 추론되려면 일정한 요건이 전제되어야 한다.[222] 즉, ① 손해가 누군가의 과실이 없이는 통상 발생하지 않는 것일 것, ② 손해가 피고의 배타적 지배하에 있는 사람 또는 시설에 의하여 발생된 것일 것, ③ 원고의 과실경합이 없을 것이 그 요건이다. 이 외에도 경우에 따라서는 ④ 사건의 설명가능성이 원고보다 피고에게 더 있을 것이라는 요건이 요구되는 경우도 있다.

Res ipsa loquitur라는 과실추론법칙은 주로 영국과 미국의 불법행위로 인한 손해배상청구소송에서부터 판례법상 인정되기 시작한 이론으로서 과실의 입증을 원고가 하는 일반원칙에 대한 예외적인 상황에 적용되는 법칙이다. 과실의 입증에 대한 일반원칙은 직접증거에 의한 것이지만, Res ipsa loquitur는 정황증거(circumstancial evidence)에 의하여 과실을 추론하는 것이다. Res ipsa loquitur의 전형적인 예는 수술부위에 가제, 바늘, 주사침, 수술도구 등 이물질을 잔류시킨 경우이다.[223] 이러한 경우 누군가의 과실이 없는 정상적인 경우라면 수술부위에 이물질이 잔류하지 않는다는 것이 일반적인 상식이므로 이물질이 남아 있는 경우에는 Res ipsa loquitur를 적용하면 의사의 과실이 추정된다는 것이다. 이에 대하여 의사측이 추정을 번복시키기는 대단히 어렵다. 다만, 의외의 대출혈을 막기 위하여 대량의 가제를 사용하였는데 갑작스런 혈압강하로 위독해진 생명을 구하기 위해 가제회수작업을 포기할 수밖에 없었다는 사정이 입증되는 경우 등에는 추정이 번복된다.

Res ipsa loquitur는 의료과오소송에서 환자측의 입증경감이라는 목적으로 그 요건이 점차 완화되어 왔다.[224] 즉, 먼저 위의 ①의 요건에서 판단의 주체를 일반인에서 감정인으로 변경하였다. 종래에는 일반상식적으로 누군가의 과실이 없이는 통상 발생하지 않았을 것이라는 판단이 가능한 경우에 한하여 Res ipsa loquitur를 적용하던 것을 감정인의 감정에 의한 경우까지 확대하였다. 이로써 환자는 감정에 의하여 용이하게 Res ipsa loquitur를 적용할 수 있게 되었다. 다음으로 ②

221) 강봉수, "의료소송에 있어서의 증명책임," 343~345쪽 참조.
222) 강봉수, "의료소송에 있어서의 증명책임," 343쪽 참조.
223) 강봉수, "의료소송에 있어서의 증명책임," 345쪽 이하 참조.
224) 강봉수, "의료소송에 있어서의 증명책임," 346~347쪽.

의 요건에서 수술에 관여한 여러 사람 중 누구에게 과실이 있었는지 밝혀지지 않은 경우에 여러 사람 모두가 연대책임을 지도록 하였다. 이로써 피고들에게는 모두 과실이 있는 것으로 추정되었다. 그러나 Res ipsa loquitur의 요건의 완화는 의사에게 결국 무과실책임을 지우는 것이라고 비판이 가해졌고, 1970년대의 의료과오위기(malpractice crisis)에 이르자 의료과오소송에서 Res ipsa loquitur의 적용을 입법적으로 제한 내지 금지하려는 움직임까지 생겼다고 한다.[225)]

5) 일응 추정의 이론

일응 추정의 이론이란 고도의 개연성을 가진 경험칙에 의한 사실의 추정을 말한다. 예컨대, 수술 후 복강 내에 수술도구를 유류한 사실(간접사실)이 인정되면 그 사실만으로 과실 내지 인과관계라는 주요사실에 대하여 일응의 추정이 가능하기 때문에 더 이상 입증할 필요가 없어진다.

일응 추정의 이론은 일본에서 판례상 나타난 사실인정의 방법이 독일의 표현증명의 이론의 영향을 받아 발전된 이론이다. 여기서 표현증명과 일응의 추정을 동일시하여 일응의 추정은 통상의 사실상 추정보다 고도의 개연성이 있는 경험칙에 의하여 사실을 추인하는 것이라고 보는 것이 일반적이다.[226)] 그러나 이에 대하여는 성질상 고도의 개연성을 가진 경험칙의 인정이 곤란하고, 의사측의 추정번복이 용이하므로 일응의 추정을 통한 환자측의 입증경감은 크게 기대할 수 없다고 지적되고 있다.[227)]

6) 사실상 추정의 이론

사실상 추정의 이론이란 입증책임을 부담하는 자가 주요사실의 증명에 갈음하여 일반적인 경험칙에 의하여 간접사실을 증명한 경우에 그 간접사실로부터 주요사실을 추인하는 것을 말한다. 어느 사실에서 다른 사실을 추인하는 추정은 일반경험칙을 적용하여 행하는 사실상의 추정과 이미 법규화된 경험법칙, 즉 추정규정을 적용하여 행하는 법률상의 추정으로 나누어진다.

사실상의 추정은 반증으로 추정력이 번복되지만 법률상의 추정은 상대방이 본증으로 반대사실을 입증하여야 한다. 사실상 추정의 이론은 여러 개의 간접사실을 인정한 다음 일반적인 경험칙에 의하여 주요사실을 추인한다는 점에서 한 가지의

225) 강봉수, "의료소송에 있어서의 증명책임," 347~348쪽.
226) 강봉수, "의료소송에 있어서의 증명책임," 340쪽.
227) 강봉수, "의료소송에 있어서의 증명책임," 340쪽 참조.

정형적인 행위만을 간접사실로 인정한 다음 고도의 개연성을 가진 경험칙에 의하여 주요사실을 추인하는 일응의 추정의 이론과 구별된다. 또한 사실상 추정의 이론은 경험칙에 의하여 간접사실을 증명하여 주요사실을 추정한다는 점에서 표현증명의 이론과 유사하나, 표현증명의 이론이 정형적인 사상경과를 요구하고 있다는 점에서 사실상 추정의 이론과 다르다고 할 수 있다.

그러나 사실상의 추정이론에 대하여는 ① 의료측에게는 거의 불가능한 반증을 하여야 할 부담을 지게 하여 입증책임이 전환되는 효과를 가져오고 이는 의료측에게 지나치게 불리하다는 점, ② 의사의 과실로 인한 결과발생을 추정할 수 있을 정도의 개연성이 담보되지 않는 사정들을 가지고 막연하게 중한 결과에서 의사의 과실과 인과관계를 추정함으로써 결과적으로 의사에게 무과실의 증명책임을 지울 수 있다는 점[228) 및 ③ 의료행위와 악결과 사이의 시간적 근접성, 의료행위의 시행부위와 악결과 발생부위의 근접성, 타원인의 불개입성, 통계적 빈발성 등의 간접사실들만으로는 의료행위에 과실을 추정할 수 없다는 점[229) 등에서 비판이 가하여지고 있다.

(3) 판 례

판례는 사실상 추정의 법리에 근거하고 있다고 해석된다. 판례는 1995년 이른바 다한증 사안에서 의료상 과실과 결과 사이의 인과관계를 추정하여 손해배상책임을 지울 수 있도록 입증책임을 완화한 바 있다.[230) 이로부터 사실상 추정의 법리는 대법원의 확립된 태도가 되었다고 할 수 있다.

대법원은 "의료행위상 주의의무 위반으로 인한 손해배상청구 사건에서 피해자측이 일련의 의료행위 과정에서 저질러진 일반인의 상식에 바탕을 둔 의료상 과실 있는 행위를 증명하고 그 결과 사이에 일련의 의료행위 외에 다른 원인이 개재될 수 없다는 점을 증명한 경우에는 의료상 과실과 결과 사이의 인과관계를 추정하여 손해배상책임을 지울 수 있도록 증명책임을 완화하는 것이 대법원의 확립된 판례이다"라고 판시한 바 있다.[231)

---

228) 대법원 2010.8.19. 선고 2007다41904 판결.

229) 서울지방법원 2003.10.29. 선고 2002가합15080 판결.

230) 대법원 1995.2.10. 선고 93다52402 판결.

231) 대법원 2020.4.9. 선고 2018다246767 판결; 대법원 2020.2.6. 선고 2017다6726 판결; 대법원 2018.11.29. 선고 2016다266606, 266613 판결; 대법원 2012.1.27. 선고 2009다82275, 82282 판결; 대법원 1995.2.10. 선고 93다52402 판결.

다만, 판례는 사실상의 추정을 하기 위해서는 피해자인 환자측에서 일련의 의료행위 과정에 있어서 저질러진 일반인의 상식에 바탕을 둔 의료상의 과실 있는 행위를 입증할 것과 과실 있는 행위와 결과 사이에 일련의 의료행위 외에 다른 원인이 개재될 수 없다는 점을 그 전제로서 요구하고 있다. 이러한 전제요건의 충족하에 대법원은 의료상의 과실과 결과 사이의 인과관계를 추정하고 있는 것이다.[232)]

사실상 추정을 긍정한 판례의 구체적인 내용은 다음과 같다. 즉,

① 의료행위는 고도의 전문적 지식을 필요로 하는 분야로서 전문가가 아닌 일반인으로서는 의사의 의료행위 과정에 주의의무 위반이 있는지 여부나 그 주의의무 위반과 손해발생 사이에 인과관계가 있는지 여부를 밝혀내기가 매우 어려운 특수성이 있으므로 환자에게 발생한 나쁜 결과에 관하여 의료상의 과실 이외의 다른 원인이 있다고 보기 어려운 간접사실들을 증명함으로써 그와 같은 손해가 의료상의 과실에 기한 것이라고 추정하는 것도 가능하지만, 그 경우에도 의사의 과실로 인한 결과 발생을 추정할 수 있을 정도의 개연성이 담보되지 않는 사정들을 가지고 막연하게 중한 결과에서 의사의 과실과 인과관계를 추정함으로써 결과적으로 의사에게 무과실의 증명책임을 지우는 것까지 허용되지는 아니한다.[233)] ② 갑이 뇌동맥류 파열에 따른 뇌지주막하출혈 치료를 위해 을 병원에 입원하여 뇌동맥류 결찰술을 받고 합병증 관리를 위하여 중환자실에 있다가 방사선학적 뇌혈관연축 상태에서 일반병실로 옮겨졌는데, 그 후 사지가 뻣뻣하게 굳으며 혼수상태에 빠져들었고 자극에도 제대로 반응하지 않는 등 이상증세를 보여 다음 날 두개 감압술 등 수술을 받았으나 식물인간 상태에 이른 사안에서, 을 병원이 방사선학적 뇌혈관연축 상태를 확인하고서도 칼슘길항제의 투여를 중단하고 갑을 중환자실에서 일반병실로 옮긴 점 및 갑의 이상증세에도 불구하고 즉시 필요한 조치를 취하지 않은 점은 을 병원의 의료상 과실이고, 이러한 의료상 과실과 갑의 상태 사이에 일련의 의료행위 외에 개재될 만한 다른 원인이 없었으므로 의료상 과실과 현재 갑의 상태 사이의 인과관계도 추정되는데도, 이와 달리 본 원심판단에 심리미진 등의 잘못이 있다.[234)] ③ 의약품의 결함으로 인

232) 대법원 2007.5.31. 선고 2005다41863 판결. 이 외에도 대법원 2006.10.27. 선고 2004다2342 판결; 대법원 2005.9.30. 선고 2004다52576 판결; 대법원 2004.10.28. 선고 2002다45185 판결; 대법원 2003.11.27. 선고 2001다20127 판결; 대법원 2003.1.24. 선고 2002다3822 판결; 대법원 2002.8.27. 선고 2001다19486 판결; 대법원 2001.3.23. 선고 99다48221 판결; 대법원 2000.9.8. 선고 99다48245 판결; 대법원 2000.7.7. 선고 99다66328 판결; 대법원 2000.1.21. 선고 98다50586 판결; 대법원 1999.9.3. 선고 99다10479 판결; 대법원 1999.6.11. 선고 99다3709 판결; 대법원 1999.2.12. 선고 98다10472 판결; 대법원 1996.12.10. 선고 96다28158,28165 판결; 대법원 1996.6.11. 선고 95다41079 판결; 대법원 1995.12.5. 선고 94다57701 판결; 대법원 1995.3.10. 선고 94다39567 판결; 대법원 1995.2.10. 선고 93다52402 판결 등 참조.

233) 대법원 2020.11.26. 선고 2020다244511 판결; 대법원 2007.5.31. 선고 2005다5867 판결.

한 손해배상책임이 성립하기 위해서는 의약품의 결함 또는 제약회사의 과실과 손해 사이에 인과관계가 있어야 한다. 그런데 의약품 제조과정은 대개 제약회사 내부자만이 알 수 있고, 의약품의 제조행위는 고도의 전문적 지식을 필요로 하는 분야로서 일반인들이 의약품의 결함이나 제약회사의 과실을 완벽하게 증명한다는 것은 극히 어렵다. 따라서 환자인 피해자가 제약회사를 상대로 바이러스에 오염된 혈액제제를 통하여 감염되었다는 것을 손해배상책임의 원인으로 주장하는 경우, 제약회사가 제조한 혈액제제를 투여받기 전에는 감염을 의심할 만한 증상이 없었고, 혈액제제를 투여받은 후 바이러스 감염이 확인되었으며, 혈액제제가 바이러스에 오염되었을 상당한 가능성이 있다는 점을 증명하면, 제약회사가 제조한 혈액제제의 결함 또는 제약회사의 과실과 피해자의 감염 사이의 인과관계를 추정하여 손해배상책임을 지울 수 있도록 증명책임을 완화하는 것이 손해의 공평·타당한 부담을 지도 원리로 하는 손해배상제도의 이념에 부합한다. 여기서 바이러스에 오염되었을 상당한 가능성은, 자연과학적으로 명확한 증명이 없더라도 혈액제제의 사용과 감염의 시간적 근접성, 통계적 관련성, 혈액제제의 제조공정, 해당 바이러스 감염의 의학적 특성, 원료 혈액에 대한 바이러스 진단방법의 정확성의 정도 등 여러 사정을 고려하여 판단할 수 있다. 한편 제약회사는 자신이 제조한 혈액제제에 아무런 결함이 없다는 등 피해자의 감염원인이 자신이 제조한 혈액제제에서 비롯된 것이 아니라는 것을 증명하여 추정을 번복시킬 수 있으나, 단순히 피해자가 감염추정기간 동안 다른 회사가 제조한 혈액제제를 투여받았거나 수혈을 받은 사정이 있었다는 것만으로는 추정이 번복되지 않는다. 이는 피해자가 감염추정기간 동안 투여받은 다른 혈액제제가 바이러스에 오염되었을 가능성이 더 높다거나 투여받은 기간이 더 길다고 하더라도 마찬가지이다.[235] ④ 의료행위는 고도의 전문적 지식을 필요로 하는 분야로서 전문가가 아닌 일반인으로서는 의사의 의료행위의 과정에 주의의무 위반이 있는지의 여부나 그 주의의무 위반과 손해 발생 사이에 인과관계가 있는지 여부를 밝혀내기가 매우 어려운 특수성이 있으므로 수술 도중 환자에게 중한 결과의 원인이 된 증상이 발생한 경우 그 증상 발생에 관하여 의료상의 과실 이외의 다른 원인이 있다고 보기 어려운 간접사실들을 증명함으로써 그와 같은 증상이 의료상의 과실에 기한 것이라고 추정하는 것도 가능하다고 하겠으나, 그 경우에도 의사의 과실로 인한 결과 발생을 추정할 수 있을 정도의 개연성이 담보되지 않는 사정들을 가지고 막연하게 중한 결과에서 의사의 과실과 인과관계를 추정함으로써 결과적으로 의사에게 무과실의 증명책임을 지우는 것까지 허용되는 것은 아니다.[236] ⑤ 의사의 의료행위가 그 과정에 주의의무 위

234) 대법원 2020.2.6. 선고 2017다6726 판결.

235) 대법원 2017.11.9. 선고 2013다26708,26715,26722,26739 판결.

236) 대법원 2016.9.23. 선고 2015다66601,66618 판결; 대법원 2015.2.26. 선고 2013다27442 판

반이 있어 불법행위가 된다고 하여 손해배상을 청구하는 경우에도 일반의 불법행위와 마찬가지로 의료행위상의 과실과 손해발생 사이에 인과관계가 있어야 하고, 이에 대한 증명책임은 환자 측에서 부담하지만, 의료행위는 고도의 전문적 지식을 필요로 하는 분야로서 전문가가 아닌 일반인으로서는 의사의 의료행위 과정에 주의의무 위반이 있었는지 여부나 그 주의의무 위반과 손해발생 사이에 인과관계가 있는지 여부를 밝혀내기가 극히 어려운 특수성이 있으므로, 수술 도중이나 수술 후 환자에게 중한 결과의 원인이 된 증상이 발생한 경우 그 증상의 발생에 관하여 의료상의 과실 이외의 다른 원인이 있다고 보기 어려운 간접사실들이 증명되면 그와 같은 증상이 의료상의 과실에 기한 것이라고 추정할 수 있다.[237] ⑥ 뇌성마비는 대부분의 경우 그 원인을 밝혀내기 어렵고 분만 중의 원인은 6~8%에 불과하다고 할지라도 뇌성마비의 가능한 원인 중 하나가 될 수 있는 분만 도중 발생한 저산소성-허혈성 뇌손상을 표상하는 간접사실들이 인정되는 반면 선천적 또는 후천적인 다른 요인의 존재를 추인하게 할 만한 사정은 발견되지 않는다면, 뇌성마비가 분만 중 저산소성-허혈성 뇌손상으로 인하여 발생하였다고 추정함이 상당하다.[238] ⑦ 심장수술 도중 발생한 대동맥박리현상으로 인하여 환자가 사망한 경우, 그 대동맥박리는 심장수술을 위한 캐뉼라 삽관 직후에 나타나 그 수술 이외에는 다른 원인이 개재하였을 가능성이 없고, 그 발생 부위도 캐뉼라 삽관과 연관하여 볼 수 있는 부위로 보이고, 환자에게 심장수술 전후를 통하여 대동맥박리를 초래할 만한 특별한 질환이나 증상이 관찰되지 아니하였으며, 또 대동맥에 캐뉼라를 삽입하는 과정에서 부적절한 시술로도 대동맥박리가 나타날 수 있는데다가, 심장수술 과정에서의 잘못 이외의 합병증으로 대동맥박리가 발생할 수 있는 확률도 극히 미미하게나마 있지만 그 경우도 주로 혈관질환을 보유하고 있는 환자들에게서 나타난 것이라는 사정 등에 비추어, 그 대동맥박리는 결국 대동맥박리가 일어날 수 있는 원인 중에서 부적절한 캐뉼라 삽관에 의하여 초래된 것이라고 추정할 수밖에 없다.[239] ⑧ 원래 의료행위에 있어서 주의의무 위반으로 인한 불법행위 또는 채무불이행으로 인한 책임이 있다고 하기 위하여는 다른 경우와 마찬가지로 의료행위상의 주의의무의 위반, 손해의 발생 및 주의의무의 위반과 손해의 발생과의 사이의 인과관계의 존재가 전제되어야 한다고 할 것이다. 그러나 의료행위가 고도의 전문적 지식을 필요로하는 분야이고, 그 의료의 과정은 대개의 경우 환자본인이 그 일부를 알 수 있는 외에 의사만이 알 수 있을 뿐이며,

---

결.

237) 대법원 2015.2.12. 선고 2012다6851 판결; 대법원 2012.5.9. 선고 2010다57787 판결; 대법원 2000.7.7. 선고 99다66328 판결 등 참조.

238) 대법원 2010.5.27. 선고 2006다79520 판결.

239) 대법원 2000.7.7. 선고 99다66328 판결.

치료의 결과를 달성하기 위한 의료기법은 의사의 재량에 달려 있기 때문에 손해발생의 직접적인 원인이 의료상의 과실로 말미암은 것인지 여부는 전문가인 의사가 아닌 보통인으로서는 도저히 밝혀낼 수 없는 특수성이 있어서 환자측이 의사의 의료행위상의 주의의무위반과 손해의 발생과 사이의 인과관계를 의학적으로 완벽하게 입증한다는 것은 극히 어려우므로, 이 사건에 있어서와 같이 환자가 치료도중에 사망한 경우에 있어서는 피해자측에서 일련의 의료행위 과정에 있어서 저질러진 일반인의 상식에 바탕을 둔 의료상의 과실있는 행위를 입증하고 그 결과와 사이에 일련의 의료행위외에 다른 원인이 개재될 수 없다는 점, 이를테면 환자에게 의료행위 이전에 그러한 결과의 원인이 될 만한 건강상의 결함이 없었다는 사정을 증명한 경우에 있어서는, 의료행위를 한 측이 그 결과가 의료상의 과실로 말미암은 것이 아니라 전혀 다른 원인으로 말미암은 것이라는 입증을 하지 아니하는 이상, 의료상 과실과 결과 사이의 인과관계를 추정하여 손해배상책임을 지울 수 있도록 입증책임을 완화하는 것이 손해의 공평·타당한 부담을 그 지도원리로 하는 손해배상제도의 이상에 맞는다고 하지 않을 수 없다.[240] ⑨ 복강경에 의한 난관불암수술을 받은 사람이 다시 임신하는 경우는 의사의 시술상의 잘못에 그 원인이 있는 것만이 아니고 시술상의 잘못 이외의 알 수 없는 원인으로 임신하는 율이 0.1% 정도 된다고 하여도 이 사건에서는 다른 원인으로 볼 만한 특별한 사정을 인정할 수 없으니 그 원인을 의사의 시술상의 잘못으로 봄이 상당하다고 하여 일단 사실상의 추정을 하고 의사가 책임을 면하려면 사고발생이 그 과실에 기인하지 아니한 것이라는 반대사실을 증명하여야 한다.[241]

사실상 추정을 부정한 판례의 구체적인 내용은 다음과 같다. 즉,

① 의료행위는 고도의 전문적 지식을 필요로 하는 분야로서 전문가가 아닌 일반인으로서는 의사의 의료행위의 과정에 주의의무 위반이 있는지 여부나 그 주의의무 위반과 손해발생 사이에 인과관계가 있는지 여부를 밝혀내기 매우 어려운 특수성이 있으므로, 수술 도중이나 수술 후 환자에게 중한 결과의 원인이 된 증상이 발생한 경우에, 그 증상 발생에 관하여 의료상의 과실 이외의 다른 원인이 있다고 보기 어려운 간접사실들을 증명함으로써 그와 같은 증상이 의료상의 과실에 기한 것이라고 추정하는 것도 가능하지만, 그 경우에도 의사의 과실로 인한 결과 발생을 추정할 수 있을 정도의 개연성이 담보되지 않는 사정들을 가지고 막연하게 중한 결과에서 의사의 과실과 인과관계를 추정함으로써 결과적으로 의사에게 무과실의 증명책임을 지우

240) 대법원 1995.2.10. 선고 93다52402 판결.
241) 대법원 1980.5.13. 선고 79다1390 판결.

는 것까지 허용되지는 아니한다.[242] ② 의료행위는 고도의 전문지식을 필요로 하는 분야에서 이루어지는 것으로서 전문가가 아닌 일반인이 의사의 의료행위의 과정에 주의의무 위반이 있는지, 그 주의의무 위반과 손해의 발생 사이에 인과관계가 있는지를 밝혀내는 것이 매우 어려운 특수성이 있으므로, 수술 도중이나 수술 후 환자에게 중한 결과의 원인이 된 증상이 발생한 경우 그 증상의 발생에 관하여 의료상의 과실 이외의 다른 원인이 있다고 보기 어려운 간접사실들이 증명되면 그러한 증상이 의료상의 과실에 기한 것이라고 추정할 수 있다. 다만 그 경우에도 의사의 과실로 인한 결과 발생을 추정할 수 있을 정도의 개연성이 담보되지 않는 사정들을 가지고 막연하게 중한 결과에 대하여 의사의 과실과 인과관계를 추정함으로써 결과적으로 의사에게 무과실의 증명책임을 지우는 것까지 허용되는 것은 아니다.[243] ③ 의료행위는 고도의 전문적 지식을 필요로 하는 분야로서 전문가가 아닌 일반인으로서는 의사의 의료행위의 과정에 주의의무 위반이 있는지 여부나 그 주의의무 위반과 손해발생 사이에 인과관계가 있는지 여부를 밝혀내기 매우 어려운 특수성이 있으므로, 수술 도중이나 수술 후 환자에게 중한 결과의 원인이 된 증상이 발생한 경우에, 그 증상 발생에 관하여 의료상의 과실 이외의 다른 원인이 있다고 보기 어려운 간접사실들을 증명함으로써 그와 같은 증상이 의료상의 과실에 기한 것이라고 추정하는 것도 가능하지만, 그 경우에도 의사의 과실로 인한 결과 발생을 추정할 수 있을 정도의 개연성이 담보되지 않는 사정들을 가지고 막연하게 중한 결과에서 의사의 과실과 인과관계를 추정함으로써 결과적으로 의사에게 무과실의 증명책임을 지우는 것까지 허용되지는 아니한다.[244] ④ 과거에 받았던 쌍꺼풀 수술 등의 후유증으로 양안에 의인성 안검하수 증상이 발생한 환자가 이를 교정하고 자연스러운 쌍꺼풀의 선을 만들기 위해 쌍꺼풀 재수술 등을 받은 후 토안 증상이 발생한 사안에서, 원심이 추정한 의사의 과실 중 눈둘레근의 섬유조직화는 수차례에 걸친 수술의 결과일 뿐 의사의 수술상 과실로 볼 수 없고, 눈둘레근을 지나치게 올려 결찰하였다는 점에 관한 간접사실들도 쌍꺼풀 재수술과 토안 발생 사이의 인과관계를 추정할 수 있는 사정은 될지언정 토안이 의사의 과실에 기한 것이라고 추정할 수 있을 정도의 개연성을 갖춘 사정들이라고 보기 어려움에도 원심이 이와 같이 개연성이 담보되지 않는 사정들을 가지고 막연하게 의사의 과실을 추정하여 손해배상책임을 인정한 것은 위법하다.[245]

---

242) 대법원 2015.10.29. 선고 2015다13843 판결; 대법원 2015.1.29. 선고 2012다41069 판결; 대법원 2007.5.31. 선고 2005다5867 판결 등 참조.

243) 대법원 2015.10.15. 선고 2015다21295 판결; 대법원 2012.10.11. 선고 2011다100138 판결 등 참조.

244) 대법원 2015.1.29. 선고 2012다41069 판결; 대법원 2007.5.31. 선고 2005다5867 판결; 대법원 2004.10.28. 선고 2002다45185 판결 등 참조.

245) 대법원 2010.8.19. 선고 2007다41904 판결.

⑤ 의료행위는 고도의 전문적 지식을 필요로 하는 분야로서 전문가가 아닌 일반인으로서는 의사의 의료행위의 과정에 주의의무 위반이 있는지의 여부나 그 주의의무 위반과 손해발생 사이에 인과관계가 있는지 여부를 밝혀내기가 극히 어려운 특수성이 있으므로 수술 도중 환자에게 사망의 원인이 된 증상이 발생한 경우 그 증상 발생에 관하여 의료상의 과실 이외의 다른 원인이 있다고 보기 어려운 간접사실들을 입증함으로써 그와 같은 증상이 의료상의 과실에 기한 것이라고 추정하는 것도 가능하다고 하겠으나, 그 경우에도 의사의 과실로 인한 결과발생을 추정할 수 있을 정도의 개연성이 담보되지 않는 사정들을 가지고 막연하게 중한 결과에서 의사의 과실과 인과관계를 추정함으로써 결과적으로 의사에게 무과실의 입증책임을 지우는 것까지 허용되는 것은 아니다.[246]

(4) 검 토

의료과실사건에 있어서 입증경감을 위한 이론들은 위에서 고찰한 바와 같다. 간접반증의 이론은 의사측의 입증경감을 위한 측면도 있다는 점에서 환자측의 입증경감을 위한 개연성의 이론, 표현증명의 이론, 과실추론의 법칙, 일응 추정의 이론 및 사실상 추정의 이론과는 구별된다고 할 수 있다. 또 사실상 추정의 이론을 제외한 나머지 이론들은 외국의 법체계하에서 형성된 이론들이라는 점에서 국내에서 형성된 이론인 사실상 추정의 이론과 구별되고 있다고 할 수 있다.

환자측의 입증경감을 위한 이론으로서는 표현증명의 이론, 과실추론의 법칙, 일응 추정의 이론 및 사실상 추정의 이론으로 압축할 수 있다. 개연성의 이론은 개연성의 의미내용과 적용기준이 다소 명확하지 않고, 간접반증의 이론은 의사측의 입증경감을 위한 측면을 가지고 있다고 할 수 있기 때문이다. 또 사실상 추정의 이론을 제외한 나머지 이론들은 외국의 법체계하에서 형성된 이론들이기 때문에 우리의 법체계와 완전히 부합하지 않는 점도 없지 않다고 하지 않을 수 없다. 뿐만 아니라 외국의 법체계하에서 형성된 이론들은 전체로서 하나의 체계하에 정립된 것이 아니어서 어떤 특정한 경우에는 적합하고 다른 경우에는 적합하지 않는 부분적 타당성을 가지고 있다고 하지 않을 수 없다.

그러나 판례의 의하여 확립된 사실상 추정의 이론은 외국의 이론들에서 장점을 취하고 단점을 버리는 취장사단(取長捨短)을 통하여 자생적으로 형성된 고유한 이론이라고 하지 않을 수 없다. 사실상 추정의 이론은 민사소송에 있어서의 일반

246) 대법원 2004.10.28. 선고 2002다45185 판결.

원칙인 주장자 입증책임의 원칙을 유지하면서도 환자측의 입증부담을 완화시켜 두 마리의 토끼를 동시에 모두 잡았다고 평가할 수 있기 때문이다. 이러한 의미에서 사실상 추정의 이론이 타당하다고 하지 않을 수 없다.

다만, 사실상 추정의 이론은 사실상의 추정을 위해 일정한 전제조건의 충족을 요구하고 있음에 유의할 필요가 있다. 사실상 추정의 이론은 환자측이 일련의 의료행위 과정에서 저질러진 일반인의 상식에 바탕을 둔 의료상 과실 있는 행위를 증명한다는 필요조건과 그 결과 사이에 일련의 의료행위 외에 다른 원인이 개재될 수 없다는 점을 증명한다는 충분조건이 충족되는 경우에만 의료상 과실과 결과 사이의 인과관계를 추정하여 손해배상책임을 지울 수 있도록 증명책임을 완화한다는 구조로 분석되는 이론이라고 하지 않을 수 없다. 결국 인과관계에 관한 증명책임이 완화되기 위해서는 필요조건으로서 과실의 증명과 충분조건으로서 의료행위 외에 다른 원인이 개재될 수 없다는 점의 증명이 선행요건으로서 충족될 것이 요구된다.

한편 의료에 관한 민사사건은 사실상 추정의 법리를 통하여 과실과 인과관계에 대한 환자측의 입증책임을 완화하고 있다는 점에서 이러한 완화가 인정되지 아니하는 형사사건과는 구별된다고 하겠다. 후술하는 바와 같이 의료에 관한 형사사건에서는 검사가 법관으로 하여금 합리적 의심의 여지가 없을 정도로 공소사실이 진실이라는 확신을 가지게 하는 증명력을 가진 증거로써 범죄사실을 입증하여야 하기 때문이다.

3. 입증책임의 전환

(1) 서 언

1) 의 의

법률요건분류설에 따르는 한 의료과실에 대한 입증책임은 원고인 환자에게 있다. 다만, 통설과 판례는 의료사건의 특수성에 비추어 의료과실소송에서는 원고측의 입증책임을 완화하여 상당부분 경감시켜 주고 있다. 그럼에도 불구하고 원고인 환자측의 입증책임 자체가 면제되는 것은 아니다.

의료과실소송에 있어서 입증책임을 피고인 의료인측에 부담시키려는 시도가 있다. 이러한 시도를 입증책임전환론이라고 한다. 이에 의하면 과실과 인과관계의 입증책임이 원고인 환자측에 있다는 입증책임에 관한 일반원칙에 수정을 가하여 의료과실소송에 있어서는 그 예외를 인정한다는 것이다. 의료과실사건과 같이 전문적 내용을 포함하고 있는 소송의 경우에는 피해자인 원고가 상대방의 고의나 과실 또는 인과관계를 입증한다는 것이 곤란할 경우가 많기 때문에 일반적인 소송의 경우와는 달리 피고측에 그러한 사실이나 인과관계가 없음을 입증하도록 요구하는 것이다.

2) 유 형

입증책임의 전환(Umkehr der Beweislast)은 그 방법에 따라 입법에 의한 입증책임의 전환과 해석에 의한 입증책임의 전환으로 나누어볼 수 있다. 또 의료과실사건에서의 입증책임전환은 과실에 있어서 입증책임의 전환과 인과관계에 있어서 입증책임의 전환으로 나누어볼 수 있다. 과실에 대한 입증책임의 전환은 청구원인을 불법행위가 아니라 채무불이행으로 구성할 때의 문제이다. 인과관계에 관한 입증책임전환은 후술하는 바와 같이 독일에서 상당한 기간 인정되어 온 것이다. 의료과실책임의 청구원인으로는 보통 불법행위가 주장되지만 환자측과 의사간에 의료계약이 체결되는 일이 보통일 것이므로 이 경우에는 계약법상의 채무불이행에도 청구의 근거를 둘 수 있다. 의료과실을 채무불이행으로 본다면 채무불이행에 있어서 귀책사유에 관한 입증책임이 채무자에게 있으므로 채권자인 환자는 의사의 과실을 입증할 필요가 없게 된다. 오히려 의사가 자기에게 과실이 없음을 입증하여야 한다.

3) 독일에 있어서 인과관계에 관한 입증책임의 전환

의료과실사건에서 인과관계에 대한 입증책임을 전환시키는 것은 독일에서 지난 약 40년간 주로 판례에 의하여 발전되어온 상당히 독특한 이론이다. 최초의 라이히법원 판례는 구체적 사건에서의 '공평한 이익고량'(gerechte Interessenabwägung), '신의성실의 원칙' 등을 이유로 고의 또는 경솔한 무관심으로 환자를 위험에 처하게 한 경우에 인과관계의 입증책임을 해석에 의하여 전환함으로써 개개의 경우에 개별적인 해결을 시도했던 것이다.

그러나 연방대법원에 이르러 점차로 그 요건이 정형화되어 현재는 판례상 완전히 이 이론이 정립되기에 이르렀다. 즉, 의사가 중대한 과실을 범하고(schuldhaften großen Behandlungsfehler), 그 과실이 당해 사안에서 실제로 발생된 상해를 야기하는 데에 일반적으로 적합(Schadensgeeignetheit)할 때에는 과실과 손해발생 사이의 인과관계에 관한 입증책임이 전환되어 의사가 자기의 과실이 손해발생의 원인이 아니었음을 입증할 책임을 지게 된다는 것이다.

결국, 인과관계에 대한 입증책임이 전환되기 위하여서는 먼저 의사의 중대한 진료상의 과실이 입증될 것이 필요하므로 이 점에서 환자측의 입증상 곤란은 그대로 남지만 인과관계에 관하여서는 입증책임이 전환되어 표현증명보다 더 강하게 환자의 입증이 경감된다. 일단 입증책임이 전환된 경우 의사로서는 자기의 치료가 적절한 것이었더라도 손해발생은 방지되지 못했을 것이라는 점을 입증하여야 하는데 이러한 입증은 실제로 성취되기 어렵기 때문에 의사가 패소할 가능성이 높게 된다.

4) 의료분쟁조정법상 입증책임의 전환

의료분쟁조정법은 의료행위 등을 둘러싼 과실과 인과관계의 유무를 의료사고감정단으로 하여금 규명하도록 규정하고 있다(의료분쟁조정법 제25조 제3항).[247] 이는 입법에 의해서 제3자에게 입증책임을 전환시킨 명문의 규정이라고 해석될 수 있다.

(2) 학 설

의료과실소송에 있어서 공평성을 실현하기 위하여는 크게 입증책임에 대한 전환이 필요하다는 필요설과 입증책임의 전환을 입법화하는 것은 부당하다는 불요설이 대립하고 있다.

첫째, 필요설이다. 필요설(必要說)은 입법에 의한 입증책임의 전환이 불가능하더라도 해석에 의하여 입증책임의 전환을 인정할 수 있다는 견해로서 의료인의 중과실에 의하여 환자에게 손해가 발생하고 중과실과 손해 사이에 고도의 개연성이 존재하는 경우 공평한 손해의 분담을 위해서는 입증책임의 전환이 고려되어야 한다는 점 또는 손해발생의 원인이 가해자의 위험영역으로부터 발생된 것이라면 가해자는 그 손해발생에 대하여 자신의 과실이 없고, 자신의 행위와 손해의 발생 사이에 인과관계가 존재하지 않는다는 점에 대하여 입증책임을 부담한다고 한다. 즉, 가해자의 위험영역에서 발생한 사실에 대하여는 피해자가 입증하기는 어려운 반면 가해자가 보다 증거에 가까이 있기 때문에 입증책임을 전환하여 가해자로 하여금 인과관계를 증명하도록 하는 것이 형평의 요청에 합치된다는 점 등을 근거로 하고 있다.

---

247) 의료사고피해구제 및 의료분쟁조정 등에 관한 법률 2011.4.7. 제정 법률 제10566호 2012. 4.8. 시행.

둘째, 불요설이다. 불요설(不要說)은 소송의 적정성 내지 공평성을 위하여 입증책임의 완화의 필요성은 주장할 수 있지만, 입증책임의 전환까지 입법화하는 것은 소송의 기본원칙 및 이념에 반하여 부당하다는 점을 근거로 하고 있다. 이에 의하면 입증책임을 의료측에 전환하려는 것은 의료행위의 특수성을 이유로 환자측의 입증책임을 경감 내지 완화하려는 목적을 넘어서는 것으로 이는 입증책임에 있어 의사와 환자의 형평성을 깨는 것이고, 이에 관한 사회적 합의도 부족한 상태라고 한다.

(3) 판 례

판례의 입장은 확인할 수 없다. 다만, 판례에 의하면 인과관계의 입증책임이 전환되어 있다고 해석하는 견해가 있다. 판례는 과실이 추정되는 경우 인과관계까지도 추정된다고 하기 때문에 인과관계의 입증은 결국 전환된 것과 같은 결과로 된다는 것이다. 추정을 깨뜨리기 위해서는 의료측이 반대로 입증을 할 수밖에 없기 때문이다. 이 견해는 대법원이 1995년에 내린 판결을 그 근거로 하고 있다.

대법원은 1995년 "환자가 치료 도중에 사망한 경우에 있어서는 피해자측에서 일련의 의료행위 과정에 있어서 저질러진 일반인의 상식에 바탕을 둔 의료상의 과실 있는 행위를 입증하고 그 결과와 사이에 일련의 의료행위 외에 다른 원인이 개재될 수 없다는 점, 이를테면 환자에게 의료행위 이전에 그러한 결과의 원인이 될 만한 건강상의 결함이 없었다는 사정을 증명한 경우에 있어서는, 의료행위를 한 측이 그 결과가 의료상의 과실로 말미암은 것이 아니라 전혀 다른 원인으로 말미암은 것이라는 입증을 하지 아니하는 이상, 의료상 과실과 결과 사이의 인과관계를 추정하여 손해배상책임을 지울 수 있도록 입증책임을 완화하는 것이 손해의 공평·타당한 부담을 그 지도원리로 하는 손해배상제도의 이상에 맞는다고 하지 않을 수 없다"고 판시한 바 있다.[248)]

(4) 검 토

민사법상의 일반원칙에 따라 의료과실소송에서 환자측이 입증책임을 지는 것은 과실과 인과관계가 그 핵심이다. 따라서 입증책임의 전환론에 따르면 입증책임의 전환의 대상이 되는 것은 과실과 인과관계 둘 다이다. 그럼에도 불구하고 위에서와 같은 해석론에 의하면 판례는 인과관계에 대한 입증책임만을 전환하고 있

248) 대법원 1995.2.10. 선고 93다52402 판결.

다는 것이다. 이러한 해석론은 입법에 의한 전환론이 아니라 해석에 의한 전환론에 속한다고 할 수 있다.

그동안 논의되어 왔던 과실과 인과관계에 대하여 입증책임을 완화하거나 또는 인과관계에 대한 입증책임만이라도 전환하려는 주장은 소위 전문가소송이라는 의료과실소송에서 비전문가인 환자측의 입증부담을 덜어주기 위한 노력이라고 할 수 있고 또 실제로 상당 정도 성과도 있었다고 할 수 있다. 그러나 해석론에 의한 입증책임의 전환은 한계가 있다고 하지 않을 수 없다. 주장자 입증책임의 원칙에 대한 명문규정에 대하여 예외를 인정하기 위해서는 입법에 의한 또 다른 명문규정이 필요하다고 하는 것이 논리적이기 때문이다. 따라서 경우에 따라 입증책임의 전환이 필요하다는 필요설에 의하는 경우에도 방법론상 입법에 의한 입증책임의 전환만이 논리적이라고 하지 않을 수 없다.

그럼에도 불구하고 전술한 바와 같이 필요조건으로서 과실의 증명과 충분조건으로서 의료행위 외에 다른 원인이 개재될 수 없다는 점의 증명이 선행요건으로서 충족된 경우에는 인과관계가 추정된다는 것이 판례의 확립된 입장이기 때문에 입증책임이 전환되는 것과 같은 결과에 이른다고 하지 않을 수 없다. 실질적인 의미에서 입증책임의 전환이라는 표현도 전혀 근거가 없는 것은 아니라고 할 수 있다.

4. 입증방해의 이론

(1) 입증방해의 의의

입증방해(Beweis-vereitelung)란 입증책임을 부담하는 사람의 입증이 그 상대방의 유책한 방해행위로 인하여 곤란 또는 불가능하게 된 경우 그 상대방에 대하여 증거법상 일정한 불이익을 주려는 이론을 말한다. 입증방해행위에 대하여 일정한 불이익을 줌으로써 일방이 상대방의 입증행위에 대하여 방해하는 것을 미리 예방할 수 있게 되고, 소송당사자 사이에 공평을 도모하고자 하는 이론이라고 할 수 있다.

통상 방해행위는 본증에 대한 방해를 말하는 것이지만 상대방의 반증을 방해하는 것을 제외할 이유는 없다. 또 입증방해는 적극적으로 상대방의 입증행위를 좌절시키는 경우뿐만 아니라 소극적으로 상대방의 입증활동에 협조하지 않는 것도 포함한다. 상대방의 증인을 협박하여 법정에 나오지 못하게 하거나 상대방의 증거방법을 훼손하는 경우와 같이 상대방의 입증활동을 적극적으로 방해하는 행위는 전자의 예이지만, 상대방이 조사를 원하는 것으로서 자신이 가지고 있는 증거방법을 제출하지 않거나 검증대상물을 보여주지 않는 경우 등의 소극적 방법에 의한 방해행위는 후자의 예이다.

민사소송법은 입증방해행위에 대한 일반적인 규정을 두지 않고 개별적인 규정만을 두고 있다. 따라서 민사소송법이 규정하지 않고 있는 입증방해행위에 대하여는 그 요건과 제재가 학설과 판례에 맡겨져 있다고 할 수 있다.

(2) 민사소송법의 규정에 해당하는 경우

민사소송법은 입증방해에 관하여 개별적으로 규정하고 있다. 즉, 당사자가 문서제출명령에 따르지 아니한 때에는 법원은 문서의 기재에 대한 상대방의 주장을 진실한 것으로 인정할 수 있고(민소법 제349조), 당사자가 상대방의 사용을 방해할 목적으로 제출의무가 있는 문서를 훼손하여 버리거나 이를 사용할 수 없게 한 때에는 법원은 그 문서의 기재에 대한 상대방의 주장을 진실한 것으로 인정할 수 있으며(민소법 제350조), 문서를 대조하기 위해 문자를 손수 쓰도록 명령을 받은 당사자가 그 명령에 따르지 아니한 때에는 법원은 문서의 진정여부에 관한 확인신청자의 주장을 진실한 것으로 인정할 수 있고(민소법 제361조), 당사자가 정당한 사유 없이 당사자 신문기일에 출석하지 아니하거나 선서 또는 진술을 거부한 때에는 법원은 신문사항에 관한 상대방의 주장을 진실한 것으로 인정할 수 있다(민소법 제369조). 이와 같이 민사소송법은 당사자가 위의 각규정에 해당되는 행위를 하였을 경우 법원은 문서의 기재(민소법 제349조, 제350조), 문서의 진정여부(민소법 제361조), 신문사항(민소법 제369조)에 관한 상대방의 주장을 진실한 것으로 인정할 수 있다고 규정하고 있다.

그런데 여기에서 '상대방의 주장을 진실한 것으로 인정할 수 있다'는 의미에 관하여는 다툼이 있다. 첫째, 자유심증설이다. 법원이 그 문서의 성질, 내용에 관한 상대방의 주장을 진실한 것으로 인정할 수 있다는 취지이지 그 문서에 의해 상대방이 입증하고자 하는 사실(요증사실) 자체를 진실이라고 인정할 수 있다는 취지는 아니라고 한다. 둘째, 법정증거설이다. 요증사실 자체를 진실한 것으로 인정할 수 있다고 한다. 셋째, 절충설이다. 예컨대, 피고가 피고의 치료상의 과실이 있음을 명백히 나타내주는 진료기록부의 해당 기재부분을 고의적으로 훼손하여 폐기한 경우 또는 위와 같은 진료기록부를 피고가 잘 보관하지 아니하고 함부로 방치한 과실로 청소부가 이를 쓰레기로 알고 폐기하여 멸실된 경우와 같이 요건사실의 증명과 직접 관계가 있는 증명력이 높은 증거에 대한 입증방해의 경우에는 방해받는 쪽의 주장사실이 입증된 것으로 하고 그렇지 않은 증거에 대한 입증방해의 경우에는 법관의 자유심증에 따른다고 한다. 판례는 자유심증설의 입장에 있다.[249]

(3) 민사소송법의 규정에 해당하지 않는 경우

1) 인정근거

민사소송법에 규정이 없더라도 일반적으로 입증방해행위가 있는 경우 이에 대한 제재를 인정함에는 이론이 없다. 다만, 그 근거에 관하여는 견해가 일치하지 않고 있다. 크게 자신이 불리하기 때문에 입증방해행위를 하는 것으로 보는 것이 경험칙에 부합하므로 이러한 경험칙을 적용하여 입증방해행위를 평가하고자 하는 경험칙적용설과 민사소송의 일반원칙인 신의칙위반을 그 근거로 보는 신의칙위배설이 대립하고 있다. 이외에도 소송상 협력의무(소송촉진의무)위배설, 입증에 대한 기대가능성설, 증거와의 거리에서 본 위험영역설 및 형평설 등이 주장되고 있다.

생각건대, 신의칙위배설이 타당하다고 해석된다. 당사자는 일반적으로 상대방의 입증활동에 협력할 의무는 없으나 신의칙에 반하는 행위로 상대방의 입증을 방해함으로써 사실인정상 유리한 입장에 서는 것은 허용될 수 없기 때문이다.

2) 입증방해의 요건

① 객관적 요건

입증방해의 객관적 요건으로서는 신의칙에 반하는 입증방해행위가 존재해야 한다. 그런데 입증방해행위의 존부는 상대방의 입증활동에 대한 협력의무의 존부에 따라 달라질 수 있다.

먼저, 상대방의 입증활동에 협력의무가 없는 경우 당사자는 일반적으로 상대방의 입증활동에 협력할 의무가 없다. 따라서 당사자에게 협력의무가 없는 경우에는 외형상 입증방해행위로 보일지라도 그것이 신의칙에 위배되는 것으로 평가되지 않는 이상 입증방해행위에 해당한다고 볼 수 없다.

다음으로, 상대방의 입증활동에 협력의무가 있는 경우에는 그것이 법률상의 의무이든 아니면 신의칙상의 의무이든 무관하게 협력의무를 위반한 때에는 입증방해가 된다고 할 수 있다. 진료기록부를 작성·보존해야 할 의무는 전자의 예이고(의료법 제22조 참조), 의사가 수술시 잘못으로 탈지면을 체내에 남겨주었다가 후에 다시 수

249) 대법원 1998.7.24. 선고 96다42789 판결; 대법원 1993.11.23. 선고 93다41938 판결.

술해서 이를 적출한 경우, 탈지면의 크기, 성상은 의료과실의 증명에 중요한 의의를 가지므로 의사는 이것을 보존하든가 적어도 진료기록부에 기재해야 할 의무는 후자의 예이다.

이 외에도 문제된 증거방법을 자신이 소송에서 인용한 경우와 문제된 증거방법이 분쟁이 된 법률관계와 관련하여 만들어진 경우에는 이에 관한 조사에 협력할 의무가 있다고 할 것이다.

② 주관적 요건

입증방해의 주관적 요건으로서는 고의뿐만 아니라 과실도 포함된다. 입증방해의 근거를 신의칙에서 구하는 한 과실에 의한 경우를 제외할 필요가 없기 때문이다.

3) 입증방해의 효과

① 학 설

입증방해의 효과에 관하여 민사소송법에 명문의 규정이 없는 경우 종래에는 입증책임의 전환을 인정하는 입증책임전환설과 입증방해를 증거자료의 하나로 평가하려는 자유심증설이 크게 대립하여 왔다. 그러나 최근에는 이 외에도 자유심증의 정도를 경감하여 확신에 이르는 정도의 심증은 불필요하고 증거의 우월정도의 심증으로 충분하다는 심증정도경감설과 입증방해를 받는 당사자의 주장사실을 진실이라고 의제하여야 한다는 사실의제설이 주장되고 있다.

② 판 례

판례는 자유심증설의 입장을 취하고 있다. 일반 민사소송과 의료과오소송을 구별하지 않고 모두 법원의 자유심증에 따라 방해자측에 불리한 평가를 내릴 수 있다는 것이다.

입증방해에 관한 판례의 구체적 내용은 다음과 같다. 즉,

> ① 의료분쟁에 있어서 의사 측이 가지고 있는 진료기록 등의 기재가 사실인정이나 법적 판단을 함에 있어 중요한 역할을 차지하고 있는 점을 고려하여 볼 때, 의사 측이 진료기록을 변조한 행위는 그 변조이유에 대하여 상당하고도 합리적인 이유를 제시하지 못하는 한, 당사자 간의 공평의 원칙 또는 신의칙에 어긋나는 입증방해행위에 해당한다 할 것이고, 법원으로서는 이를 하나의 자료로 하여 자유로운 심증에 따라 의사 측에게 불리한 평가를 할 수 있다고 할 것이다.[250] ② 의사 측이 진료기

250) 대법원 2014.11.27. 선고 2012다11389 판결; 대법원 1995.3.10. 선고 94다39567 판결 등

록을 사후에 가필·정정한 행위는, 그 이유에 대하여 상당하고도 합리적인 이유를 제시하지 못하는 한, 당사자 간의 공평의 원칙 또는 신의칙에 어긋나는 증명방해행위에 해당하나, 당사자 일방이 증명을 방해하는 행위를 하였더라도 법원으로서는 이를 하나의 자료로 삼아 자유로운 심증에 따라 방해자 측에게 불리한 평가를 할 수 있음에 그칠 뿐 증명책임이 전환되거나 곧바로 상대방의 주장 사실이 증명된 것으로 보아야 하는 것은 아니며, 그 내용의 허위 여부는 의료진이 진료기록을 가필·정정한 시점과 그 사유, 가필·정정 부분의 중요도와 가필·정정 전후 기재 내용의 관련성, 다른 의료진이나 병원이 작성·보유한 관련 자료의 내용, 가필·정정 시점에서의 환자와 의료진의 행태, 질병의 자연경과 등 제반 사정을 종합하여 합리적 자유심증으로 판단하여야 한다.[251] ③ 당사자 일방이 입증을 방해하는 행위를 하였더라도 법원으로서는 이를 하나의 자료로 삼아 자유로운 심증에 따라 방해자측에게 불리한 평가를 할 수 있음에 그칠 뿐 입증책임이 전환되거나 곧바로 상대방의 주장 사실이 증명된 것으로 보아야 하는 것은 아니다.[252] ④ 증거자료에의 접근이 훨씬 용이한 일방 당사자가 상대방의 증명활동에 협력하지 않는다고 하여 상대방의 입증을 방해하는 것이라고 단정할 수 없으며, 민사소송법 제1조에서 규정한 신의성실의 원칙을 근거로 하여 대등한 사인간의 법률적 쟁송인 민사소송절차에서 일방 당사자에게 소송의 승패와 직결되는 상대방의 증명활동에 협력하여야 할 의무가 부여되어 있다고 할 수 없으므로, 일방 당사자가 요증사실의 증거자료에 훨씬 용이하게 접근할 수 있다고 하는 사정만으로는 상대방의 증명활동에 협력하지 않는다고 하여 이를 민사소송법상의 신의성실의 원칙에 위배되는 것이라고 할 수 없다.[253] ⑤ 의료분쟁에 있어서 의사측이 가지고 있는 진료기록 등의 기재가 사실인정이나 법적 판단을 함에 있어 중요한 역할을 차지하고 있는 점을 고려하여 볼 때, 의사측이 진료기록을 변조한 행위는, 그 변조이유에 대하여 상당하고도 합리적인 이유를 제시하지 못하는 한, 당사자간의 공평의 원칙 또는 신의칙에 어긋나는 입증방해행위에 해당한다 할 것이고, 법원으로서는 이를 하나의 자료로 하여 자유로운 심증에 따라 의사측에게 불리한 평가를 할 수 있다.[254]

③ 검 토

입증책임전환설은 입증방해행위를 한 당사자에 대하여 확실한 제재가 된다는

참조.

251) 대법원 2010.7.8. 선고 2007다55866 판결.
252) 대법원 1999.4.13. 선고 98다9915 판결.
253) 대법원 1996.4.23. 선고 95다23835 판결.
254) 대법원 1995.3.10. 선고 94다39567 판결.

장점을 가지나 획일적이어서 경미하거나 과실에 의한 입증방해의 경우에는 방해자에게 가혹하다는 단점이 지적되고 있다. 또 자유심증설에 대하여는 입증방해행위의 대상이 된 증거방법의 중요성의 정도, 다른 증거자료에 의한 심증 등을 종합적으로 고려하여 구체적 사안에 따라 신축성 있게 사실을 인정할 수 있다는 장점이 거론되고 있다. 생각건대, 민사소송법상의 규정으로 볼 때 자유심증설이 타당하다고 해석된다.

(4) 환자측의 입증방해

의료과실소송에 있어서는 의사가 자신의 과실이 드러날 진료기록부를 멸실 또는 변조하는 경우와 같이 주로 의사측의 입증방해의 경우에 관하여 논의가 되고 있다. 그런데 반대로 환자측이 사인규명을 위한 부검을 거부하는 등 요건사실의 입증에 협력하지 않거나 방해하였을 경우 환자측의 과실에 준하는 경우로 보아 손해배상액을 산정함에 있어서 책임제한 또는 면책사유로 삼을 수 있는지가 문제될 수 있다.

V. 복수의 관여자의 책임

1. 공동불법행위와 연대책임

(1) 공동불법행위

1) 의 의

공동의 불법행위로 인하여 타인에게 손해를 가한 자는 연대하여 그 손해를 배상할 책임이 있다(민법 제760조). 이것이 바로 공동불법행위자책임이다. 피해자를 두텁게 보호하기 위하여 공동의 불법행위자 상호간에는 부진정 연대책임을 지도록 한 것이다.

의료제공형태가 달라지고 의료의 내용 역시 복잡해짐에 따라 한 사람의 환자의 진료에 여러 명의 의사 또는 여러 명의 의료관계자가 참여하게 된다. 같은 병원 속에서 내과에서 신경외과로, 피부과에서 성형외과로 옮기는 등으로 전과하는 경우도 많고, 수술에 있어서도 일반외과와 마취과 의사가 협동하게 되고 간호사와 의료기사 등도 이에 참여하게 된다.

문제는 여러 사람이 관여한 의료행위로 인하여 악결과가 초래되었을 때 어느 관여자를 그 원인제공자로 보아 법적 책임을 지울 것인가에 있다.

2) 유 형

공동불법행위는 협의의 공동불법행위, 가해자불명의 공동불법행위 및 교사·방조자의 공동불법행위로 나누어질 수 있다.

첫째, 협의의 공동불법행위이다. 여러 사람이 공동의 불법행위에 의하여 타인에게 손해를 가한 경우이다. 이를 '협의의 공동불법행위'라고 한다. 민법은 "수인이 공동의 불법행위로 타인에게 손해를 가한 때에는 연대하여 그 손해를 배상할 책임이 있다"고 하여 이른바, 협의의 공동불법행위에 관하여 규정하고 있다(민법 제760조 제1항). 각각 행위자의 행위는 각각 일반적 불법행위의 성립요건을 충족할 것이 필요하다. 또 각자의 위법행위가 객관적으로 서로 관련·공동하여 손해의 원인을 이루어야 한다. 그러나 관련·공동에는 행위자들의 공모 내지 의사의 공통이나 공동의 인식은 요하지 않는다.[255] 다시 말해서, 수인이 공동하여 타인에게 손해를 가하는 민법 제760조의 공동불법행위에 있어서는 행위자 상호간의 공모는 물론 공동의 인식을 필요로 하지 아니하고 객관적으로 그 공동행위가 관련 공동되어 있기만 하면 되며, 그 관련 공동성 있는 행위에 의하여 손해가 발생함으로써 공동불법행위가 성립한다.

둘째, 가해자불명의 공동불법행위이다. 공동 아닌 여러 사람의 행위 중 어느 사람의 행위가 그 손해를 가한 것인지를 알 수 없는 경우이다(민법 제760조 제2항). 소위 '가해자불명의 공동불법행위'라고 할 수 있다. 민법은 "공동 아닌 수인의 행위 중에서 어느 자의 행위가 그 손해를 가한 것인지를 알 수 없는 때에도 전항과 같다"고 하여 이른바, 가해자불명의 공동불법행위에 관하여도 규정하고 있다(민법 제760조 제2항). 후술하는 바와 같이 공동 아닌 수인의 행위중 어느 자의 행위가 그 손해를 가한 것인지를 알 수 없는 때에 의료과실을 야기한 의사, 간호사 등이 동일한 병원에 근무하고 있고 동일한 사용자 관계가 인정되면 사용자책임의 적용으로 병원개설자의 책임이 문제되는 것으로 되기 때문에 정밀한 공동불법행위이론은 필요가 없다고도 말할 수 있다. 그러나 병원개설자가 다른 경우 과실의 경합이 있는 경우나 또는 다른 의료기관과의 사이에서도 공동불법행위의 성립이 고려된다.

셋째, 교사·방조자의 공동불법행위이다. 교사자나 방조자를 공동행위자로 보

---

255) 대법원 2007.6.14. 선고 2006다78329 판결; 대법원 2006.1.26. 선고 2005다47014,47021, 47038 판결; 대법원 1998.6.12. 선고 96다55631 판결 등 참조.

는 경우이다(민법 제760조 제3항). 소위 '교사 · 방조자의 공동불법행위'를 말한다. 민법은 "교사자나 방조자는 공동행위자로 본다"고 규정하여 교사자나 방조자에게 연대책임을 과하고 있나(민법 제760조 제3항). 교사자란 타인을 교사하여 불법행위를 행할 의사를 가지게 하고 이를 행하게 한 자를 말하고, 방조자란 타인의 불법행위를 보조한 자를 말한다. 그리고 "방조라 함은 불법행위를 가능하게 하거나 용이하게 하는 직접 · 간접의 모든 행위를 가리키는 것으로서 작위에 의한 경우뿐만 아니라 작위의무 있는 자가 그것을 방지하여야 할 제반 조치를 취하지 아니하는 부작위로 인하여 불법행위자의 실행행위를 가능하게 하거나 용이하게 하는 경우도 포함하고 과실에 의한 방조도 가능하며, 이 경우의 과실이란 불법행위에 도움을 주지 않아야 할 주의의무가 있음을 전제로 하여 이 의무에 위반하는 것을 말하고, 방조자에게 공동불법행위자로서의 책임을 지우기 위해서는 방조행위와 피방조자의 불법행위 사이에 상당인과관계가 있어야 한다"[256] 이들은 가해행위 자체를 공동으로 행한 자는 아니지만 민법은 이들에게도 연대책임을 부담시켜 피해자의 보호를 도모하고 있는 것이다.

3) 성립요건

공동불법행위는 그 유형마다 가지는 특성에도 불구하고 그 상위개념으로서 불법행위의 성립요건은 공통되고 있다. 첫째, 각자의 행위는 각각 독립하여 불법행위의 요건을 구비하여야 한다. 요컨대, 각 행위자에게 고의 · 과실, 책임능력, 위법성이 인정될 것, 각자의 행위와 손해의 사이에 인과관계의 존재가 인정되어야 한다. 둘째, 각 행위에 객관적인 관련공동성이 인정되어야 한다. 관련공동성은 행위자 사이에 공모나 공동의 인식은 요하지 않지만, 그 행위가 객관적으로 관련 · 공동하고 있으면 족하다고 하는 것이 통설과 판례의 입장이다. 복수의 자의 행위가 객관적으로 관련 · 공동하고 있고 공모 기타 공동의 의사를 요하지 않기 때문에 과실의 경우에도 공동불법행위의 성립을 인정할 수 있게 된다.

공동불법행위의 성립요건에 관한 판례의 구체적 내용은 다음과 같다. 즉,

> ① 민법상 공동불법행위는 객관적으로 관련공동성이 있는 수인의 행위로 타인에게 손해를 가하면 성립하고, 행위자 상호 간에 공모는 물론 의사의 공통이나 공동의 인식을 필요로 하는 것이 아니다. 또한, 그러한 공동의 행위는 불법행위 자체를 공

256) 대법원 2007.6.14. 선고 2006다78329 판결; 대법원 2005.4.29. 선고 2003다53558,53565,53572 판결; 대법원 2003.1.10. 선고 2002다35850 판결 등 참조.

동으로 하거나 교사·방조하는 경우는 물론 횡령행위로 인한 장물을 취득하는 등 피해의 발생에 공동으로 관련되어 있어도 인정될 수 있다.[257] ② 교통사고로 인하여 상해를 입은 피해자가 치료를 받던 중 치료를 하던 의사의 과실로 인한 의료사고로 증상이 악화되거나 새로운 증상이 생겨 손해가 확대된 경우, 의사에게 중대한 과실이 있다는 등의 특별한 사정이 없는 한 확대된 손해와 교통사고 사이에도 상당인과관계가 있고, 이 경우 교통사고와 의료사고가 각기 독립하여 불법행위의 요건을 갖추고 있으면서 객관적으로 관련되고 공동하여 위법하게 피해자에게 손해를 가한 것으로 인정되면 공동불법행위가 성립한다.[258] ③ 임산부가 예정내원일보다 앞당겨 단기간에 2회에 걸쳐 내원하여 심한 부종 등을 호소하면서 임신중독증을 염려하는 것을 듣고도 기본적인 검사인 체중측정과 소변검사조차 시행하지 아니하고 별 이상이 없다는 진단을 내린 의사와, 급격한 체중증가와 혈압상승에도 불구하고 즉시 입원치료를 하게 하지 않고 앞서 진찰한 의사의 부실한 진단결과와 당일 1회의 간단한 검사결과만에 의존하여 저염, 고단백식사만을 권유한 채 만연히 귀가케 한 병원장에게 태반조기박리로 인한 신생아의 사망에 대하여 공동불법행위책임이 인정된다.[259] ④ 사고로 인하여 상해를 입은 피해자가 치료를 받던 중 치료를 하던 의사의 과실 등으로 인한 의료사고로 증상이 악화되거나 새로운 증상이 생겨 손해가 확대된 경우에는, 의사에게 중대한 과실이 있다는 등의 특별한 사정이 없는 한 확대된 손해와 최초의 사고 사이에도 상당인과관계가 있다고 할 것이고, 위와 같은 특별한 사정의 존재에 관한 입증책임은 최초의 사고를 야기한 자에게 있다.[260] ⑤ 수인이 공동하여 타인에게 손해를 가하는 민법 제760조 제1항의 공동불법행위가 성립하려면 각 행위가 독립하여 불법행위의 요건을 갖추고 있으면서 객관적으로 관련되고 공동하여 위법하게 피해자에게 손해를 가한 것으로 인정되어야 한다.[261]

4) 효 과

민법은 공동불법행위자는 "연대하여 그 손해를 배상할 책임이 있다"고 규정하고 있다(민법 제760조 제1항). 이는 공동불법행위의 모든 유형에 공통적으로 적용되는 효과이다. 연대하여 책임을 진다는 것은 각 행위자는 손해에 대한 자신의 기여정도에 관계없이 단독으로 전손해액의 배상의무를 진다는 것을 의미한다. 이와 같이 민법

257) 대법원 2016.4.12. 선고 2013다31137 판결; 대법원 2013.4.11. 선고 2012다44969 판결; 대법원 2001.5.8. 선고 2001다2181 판결.

258) 대법원 2014.11.27. 선고 2012다11389 판결; 대법원 1998.11.24. 선고 98다32045 판결; 대법원 1997.8.29. 선고 96다46903 판결 등 참조.

259) 대법원 2003.11.27. 선고 2001다2013 판결.

260) 대법원 2000.9.8. 선고 99다48245 판결.

261) 대법원 1998.2.13. 선고 96다7854 판결.

은 공동행위자에 대하여 연대책임을 과하고 피해자의 구제를 도모하고 있다는 점에 큰 특색이 있다. 연대책임은 채무자 사이에 인적 주관적 관계가 없는 것이 통상이기 때문에 이를 부진정연대채무라고 해석하고 있다. 법률적으로는 부진정연대채무로 해석하는 것이 피해자보호의 관점에서 타당하다고 보여진다.[262] 피해자는 공동불법행위자 어느 누구에 대하여도 배상액의 전부를 청구할 수 있다. 물론 그 중 1인이 배상하면 다른 자의 배상의무도 당연히 소멸한다. 그리고 전부의 배상을 한 자는 다른 자에 대하여 본래 부담하여야 할 책임의 비율에 따른 구상권을 가지게 된다. 부담부분의 비율은 원칙적으로 평등하다고 해석된다.

공동불법행위의 효과에 관한 판례의 구체적 내용은 다음과 같다. 즉,

> ① 산재사고로 인하여 상해를 입은 피해자가 치료를 받던 중 치료를 하던 의사의 과실 등으로 인한 의료사고로 증상이 악화되거나 새로운 증상이 생겨 손해가 확대된 경우에는, 다른 특별한 사정이 없는 한 그와 같은 손해와 산재사고 사이에도 상당인과관계가 있다고 보아야 하므로, 산재사고와 의료사고가 각기 독립하여 불법행위의 요건을 갖추고 있으면서 객관적으로 관련되고 공동하여 위법하게 피해자에게 손해를 가한 것으로 인정된다면, 공동불법행위가 성립되어 공동불법행위자들이 연대하여 그 손해를 배상할 책임이 있다.[263] ② 교통사고로 인하여 상해를 입은 피해자가 치료를 받던 중 치료를 하던 의사의 과실 등으로 인한 의료사고로 증상이 악화되거나 새로운 증상이 생겨 손해가 확대된 경우에는, 다른 특별한 사정이 없는 한 그와 같은 손해와 교통사고 사이에도 상당인과관계가 있다고 보아야 하므로, 교통사고와 의료사고가 각기 독립하여 불법행위의 요건을 갖추고 있으면서 객관적으로 관련되고 공동하여 위법하게 피해자에게 손해를 가한 것으로 인정된다면, 공동불법행위가 성립되어 공동불법행위자들이 연대하여 그 손해를 배상할 책임이 있다.[264] ③ 교통사고로 인하여 상해를 입은 피해자가 치료를 받던 중 의사의 과실 등으로 인한 의료사고로 증상이 악화되거나 새로운 증상이 생겨 사망에 이르는 등 손해가 확대된 경우, 특별한 사정이 없는 한 그와 같은 손해와 교통사고 사이에도 상당인과관계가 있다고 보아야 하므로, 교통사고와 의료사고가 각기 독립하여 불법행위의 요건을 갖추고 있으면서 객관적으로 관련되고 공동하여 위법하게 피해자에게 손해를 가한 것으로 인정된다면 공동불법행위가 성립되므로 이들은 연대하여 손해를 배상할 책임이 있다.[265]

262) 대법원 2001.1.19. 선고 2000다33607 판결; 대법원 1982.1.19. 선고 80다3075 판결; 대법원 1971.2.9. 선고 70다2508 판결.

263) 대법원 2005.9.30. 선고 2004다52576 판결.

264) 대법원 1997.8.29. 선고 96다46903 판결.

(2) 조직의료와 신뢰의 원칙

조직의료 또는 팀의료의 개념은 아직 분명한 것은 아니다. 그러나 조직의료란, 예컨대 수술부, 수혈부, 집중의료부, 검사부, 각과의 진료부 또는 간호부 등 몇 몇의 기관이 각각의 기능을 분담하고 그들이 유기적으로 연대하여 실시되는 의료를 말한다. 팀의료란 의사를 중심으로 하여 의사 또는 의사 이외의 각종의 전문직을 포함하는 구성원이 집합을 형성하고 각각의 역할을 분담하여 협동하는 의료를 의미하는 것으로 해석되고 있다. 그렇다면 조직의료에서는 각각의 전문의료기관이 기관으로서 그 기능을 분담하는 것이 됨에 반하여 팀의료에서는 개인인 전문팀구성원이 각각의 기능과 역할을 분담하는 것이 된다.

문제는 의료가 분업의 형태에 의하여 행하여질 때에는 환자에게 발생한 손해를 누가 부담할 것인가에 있다. 소위 신뢰의 원칙의 적용의 문제라고 할 수도 있다. 다만, 신뢰의 원칙을 적용하기 위하여는 상대방을 신뢰할 수 있다는 요건이 전제되어야 한다. 따라서 다른 의료인에게 무자격, 경험부족, 시설의 불비 등의 사유는 신뢰의 원칙에 대한 적용배제사유가 될 수 있다.[266] 여기에 신뢰의 원칙을 수평적 분업과 수직적 분업으로 나누어 검토할 필요가 있는 이유가 있다.

신뢰의 원칙에 관한 판례의 구체적 내용은 다음과 같다. 즉,

> ① 신뢰의 원칙이란 교통사고의 발생에 있어서 피해자나 제3자에 의한 교통법규 위반 등의 이상행동이 개재되었을 때에 당시의 제반사정에 비추어 그와 같은 이상행동은 없을 것이라고 신뢰하는 것이 상당한 경우에는 가해차량의 운행공용자 내지 운전자의 책임이 부정된다는 사고방식을 의미하는 것이므로 그것을 적용할 수 있으려면 교통사고에 관여되었던 피해자나 제3자의 정상적인 행동을 신뢰할 수 있을 상당성이 있어야 한다.[267] ② 상대방 차량이 신호 대기선을 넘어 피고인 차량의 전면을 가로질러 네거리를 횡단하려는 의도아래 계속 진행하여 올 것을 사전에 예견하고 이에 대한 사전조치를 강구할 것을 기대할 수 없다 할 것이다.[268]

1) **수평적 분업과 신뢰의 원칙**

집도의와 마취의의 관계에서와 같이 대등한 관계의 복수의 의사가 공동으로 진료하는 경우에는 각각의 의사는 각각 자신의 행위에 대하여만 책임을 지는 것

265) 대법원 1994.11.25. 선고 94다35671 판결.
266) 한경국, "의료과오에 관한 형사법적 고찰," 482쪽.
267) 대법원 1988.10.11. 선고 87다카1130 판결.
268) 대법원 1972.2.22. 선고 71도2354 판결.

이 원칙이다. 신뢰의 원칙이 적용되기 때문이다. 신뢰의 원칙이란 행위자는 특별한 사정이 없는 한 타인이 적절한 행동으로 나올 것을 신뢰하여 행동하면 되고, 타인이 예상외의 부적절한 행동으로 나왔기 때문에 발생한 손해(법익침해)에 대하여는 신뢰한 자에게 과실의 성립을 부정하는 법이론을 말한다. 신뢰의 원칙은 1930년대 독일의 교통사고 판례에서 확립된 이론을 우리나라 판례가 받아들인 것이다. 신뢰의 원칙은 오늘날 교통사고에 그치지 않고, 조직의료 또는 팀의료와 같은 분업·협동관계에 있는 자 상호간에도 적용되기에 이르렀다.

수평적 분업과 신뢰의 원칙에 관한 판례의 구체적 내용은 다음과 같다. 즉,

> ① 다수의 의사가 의료행위에 관여한 경우 그 중 누구의 과실에 의하여 의료사고가 발생한 것인지 분명하게 특정할 수 없는 때에는 일련의 의료행위에 관여한 의사들 모두에 대하여 민법 제760조 제2항에 따라 공동불법행위책임을 물을 수 있다고 봄이 상당하다.[269] ② 임산부가 예정내원일보다 앞당겨 단기간에 2회에 걸쳐 내원하여 심한 부종 등을 호소하면서 임신중독증을 염려하는 것을 듣고도 기본적인 검사인 체중측정과 소변검사조차 시행하지 아니하고 별 이상이 없다는 진단을 내린 의사와, 급격한 체중증가와 혈압상승에도 불구하고 즉시 입원치료를 하게 하지 않고 앞서 진찰한 의사의 부실한 진단결과와 당일 1회의 간단한 검사결과만에 의존하여 저염, 고단백식사만을 권유한 채 만연히 귀가케 한 병원장에게 태반조기박리로 인한 신생아의 사망에 대하여 공동불법행위책임을 인정한다.[270] ③ 환자가 병원에 처음 내원하여 진료를 받을 때 이미 화농성 폐렴 증세를 보이고 있었으나 그 증상이 뚜렷하지 아니하여 이를 위염과 신경증으로 진단하여 그에 대한 처방을 하였고, 그 후 상복부 통증이라는 새로운 증상까지 나타나 다시 병원에 찾아오게 된 경우, 진료의사로서는 처음의 진단과는 다른 질환일 가능성에 대한 의심을 갖고 좀 더 정밀한 진단을 하여야 함은 물론, 과민성이 있는 환자에게는 부작용으로 인한 쇼크나 호흡억제를 일으킬 수 있는 약물을 투여할 경우에도 사후 세심한 주의와 관찰이 필요함에도 불구하고, 만연히 앞서 진단하였던 결과에 따라 별다른 검진도 없이 약물을 투여하였고, 약물을 투여한 후에도 안정하도록 하여 부작용이 없는지를 확인하지도 아니함으로 인하여 과민성 쇼크가 발생하여 환자가 사망하였다면, 진료의사는 이로 말미암아 발생한 모든 손해를 배상할 책임이 있다.[271] ④ 갑 의사가 수술지원 요청에 의하여 수술(결석을 제거하고 난 뇨관의 협착부위를 절단하여 방광측부에 이식하는)을

---

269) 대법원 2005.9.30. 선고 2004다52576 판결.
270) 대법원 2003.11.27. 선고 2001다2013 판결.
271) 대법원 1997.5.9. 선고 97다1815 판결.

한 후에 다른 의사들이 한 이형수혈의 부작용으로 인하여 환자가 사망한 경우에는 갑 의사에게는 손해배상책임이 없다.[272] ⑤ 갑 의사가 수술지원 요청에 의하여 수술(결석을 제거하고 난 뇨관의 협착부위를 절단하여 방광측부에 이식하는)을 한 후에 다른 의사들이 한 이형수혈의 부작용으로 인하여 환자가 사망한 경우에는 갑 의사에게는 손해배상책임이 없다.[273]

2) 수직적 분업과 신뢰의 원칙

의사와 간호사, 의사와 의료기사 등의 관계에서와 같이 지시·감독이라는 상명하복관계에서 공동으로 진료하는 경우에는 지시·감독자만이 책임을 지는 것이 원칙이다.

수직적 분업과 신뢰의 원칙에 관한 판례의 구체적 내용은 다음과 같다. 즉,

> 염화카리를 주사하기 전에 환자의 혈액검사를 하여 보충되어야 할 염화카리의 양을 측정하지 않고, 점적형식의 주사방법에 의하지 않고, 의사가 주사하거나 입회하지도 않고 간호원으로 하여금 주사케 하고, 간호원의 주사 중 부작용 반응이 나타났음에도 주사를 중단하지 아니하는 등의 과실로 그 주사 부작용으로 인한 심장마비로 환자를 사망케 하였다.[274]

2. 타인의 불법행위와 사용자책임

의사·간호사 등의 직원을 사용함으로 인하여 발생하는 손해는 병원개설자인 사용자가 배상한다. 민법은 타인을 사용하여 어느 사무에 종사하게 한 자(사용자)는 피용자가 그 사무집행에 관하여 제3자에게 가한 손해를 배상할 책임이 있다고 규정하여 사용자책임에 대하여 규정하고 있다(민법 제756조 제1항 본문). 그러나 사용자가 피용자의 선임 및 그 사무감독에 상당한 주의를 한 때 또는 상당한 주의를 하여도 손해가 있을 경우에는 그러하지 아니하도록 하고 있다(민법 제756조 제1항 단서). 뿐만 아니라 민법은 사용자를 대신하여 그 사무를 감독하는 자(대리감독자)도 사용자와 동일하게 책임을 지도록 규정하고 있다(민법 제756조 제2항). 나아가 사용자 또는 대리감독자가 책임을 진 경우에는 피용자에 대하여 구상권을 행사할 수 있도록 하고 있다(민법 제756조 제3항).

타인을 사용하여 사업활동을 행하는 자는 그 타인을 지배하여 이익을 얻기 때

272) 대법원 1970.1.27. 선고 67다2829 판결.
273) 대법원 1970.1.27. 선고 67다2829 판결.
274) 대법원 1981.6.23. 선고 81다413 판결.

문에 그로 인한 책임도 또한 부담하여야 한다는 것이 사용자책임규정의 존재이유이다. 이익을 얻지 않는 사업에 대하여도 타인을 사용하는 것에 의하여 자기의 사회적 활동의 범위를 확대하는 것이기 때문에 그 사업활동과 관련한 손해를 부담하여야 하는 것이다. 뿐만 아니라 피용자는 통상 급여소득자이므로 자력도 없지만 사용자는 자본을 가지고 있고 배상능력도 가지고 있기 때문에 사용자에게 책임을 부담시키는 것이 피해구제에도 기여한다는 정책적 고려도 작용하고 있다. 병원개설자는 의사, 간호사, 의료기사 및 약사 등 많은 종사자를 사용하고 있기 때문에 이들의 자가 야기한 사고에 대하여 사용자책임을 부담하는 것이다. 병원이 사용자책임을 지는 경우의 사용자란 병원개설자이고 대리감독자란 객관적으로 보아 실제상 현실적으로 사용자를 대신하여 사업을 감독할 지위에 있는 자를 말하고, 통상 병원의 관리자, 예컨대 병원장이 이에 해당한다고 할 수 있다. 이 외의 사용자책임에 관하여 구체적인 것은 병원책임론에서 다시 검토하기로 한다.

제 3 절 의료과실과 형사책임

I. 서 언

의료과실에 대한 책임추급은 민사책임의 추급이 압도적으로 많고, 형사책임이 추급되는 사례는 매우 적은 것으로 나타나고 있다. 그 이유에 대하여는 몇 가지의 점이 거론되고 있다. 첫째, 형사상의 과실은 국가형벌권의 발동의 전제이기 때문에 형벌을 과할 가치가 있을 정도의 주의의무위반이 없으면 과실이 있다고 할 수 없다는 점이다. 이에 반하여 민사상의 과실은 금전적 손해배상의 근거이기 때문에 가해자와 피해자 사이에 공평을 기하기 위하여 가해자에게 배상책임을 지게 하는 것에 대하여 합리적 타당성이 인정되면 족하다. 둘째, 의료는 전문영역에 속하고 있어 상대적으로 수사가 곤란하다는 점이다. 셋째, 과실과 인과관계의 입증이 곤란하다는 점이 추가적으로 거론되고 있다.

의료과실에 대한 형사처벌에 관한 입장은 2가지로 나타나고 있다. 형사처벌을 적극적으로 고려하자는 적극설과 형사처벌의 무한한 확대경향에 제어가 필요하다는 소극설이 그것이다. 적극설에 의하면 형사처벌을 확대하는 것이 국민의 정서에 부합하고 진정한 의미에서 의학의 발전을 촉진할 수 있는 방안이라고 한다. 그러나 소극설에 의하면 형사처벌을 억제하는 것이 방어진료의 폐단을 없앨 수 있고 궁극적으로 환자의 이익을 가져올 수 있는 길이라고 한다.

생각건대, 형법의 기본원칙 중의 하나인 최후수단주의는 언제나 존중되어야 한다고 볼 때 형사처벌의 억제필요성을 강조하는 소극설이 타당하다고 본다(보충성의 원칙). 한편, 의료과실과 관련하여 형사책임이 추급되는 사례가 극히 적을 뿐만 아니라 형사처벌을 억제할 필요성이 있다고는 하지만, 그럼에도 불구하고 형법은 의료과실의 방지를 목적으로 현장에서 시행되고 있는 여러 가지의 대책에 대하여 형법의 입장에서 그것을 최후적으로 담보하는 기능을 수행하고 있기 때문에 그것만으로도 형법의 존재의의는 충분하다고 할 수 있을 것이다.

Ⅱ. 업무상 과실치사상죄

의료인도 다른 사람과 마찬가지로 타인의 신체·건강·생명에 대하여 과실로 침해를 가하였다면 이에 대하여 책임을 지는 것은 당연하다. 의료인에게 과실이 인정될 때에는 형사상으로 업무상 과실치사상죄가 문제된다(형법 제268조). 의료과실의 경우에는 의료법에 이를 처벌하는 규정을 별도로 두고 있지 않기 때문에 형법의 규정에 의하여 처벌하고 있는 것이다. 형법 제268조는 "업무상 과실 또는 중대한 과실로 인하여 사람을 사상에 이르게 한 자는 5년 이하의 금고 또는 2천만원 이하의 벌금에 처한다"고 규정하고 있다. 이것이 바로 업무상 과실치사상죄라고 하는 것이다.

1. 구성요건

의료과실에 대하여 형사책임이 추급되기 위하여는 의료행위가 업무상 과실치사상죄의 구성요건에 해당하고 위법하고 유책하여야 한다. 뿐만 아니라 의료행위를 원인으로 하여 환자에게 악결과가 발생하였다는 인과관계가 입증되어야 한다.

(1) 과 실

형법은 업무상 과실치사상죄(형법 제268조)에 대하여는 과실치상죄(형법 제266조) 또는 과실치사죄(형법 제267조)에 비하여 가중하여 무겁게 처벌하고 있다. 업무자에게는 특별한 주의의무가 부과되고 있다는 점에서 가중처벌의 근거가 설명되고 있다. 업무상 과실은 업무상 객관적으로 필요한 주의의무를 태만히 하여 사람에게 사싱의 결과를 실현시킨 때에 성립하는 신분범이기 때문에 행위자의 개별적인 주의능력의 결여는 문제되지 않는다고 한다. 이 점이 일반의 과실범과 구별되는 점이다. 이것은 업무종사자에게 특별히 중한 주의의무를 과하여 단속의 목적을 달성하려는 것이라고 할 수 있다.

업무상 과실이란 업무상 요구되는 주의의무에 대한 위반을 말한다. 과실은 의료인이라면 누구든지 예견할 수 있는 사실을 예견하지 못하거나 예견은 하였더라도 회피할 수 있는 결과를 회피하지 못하여 환자에게 악결과가 발생한 경우에 인정될 수 있다. 업무란 사람의 사회생활면에서 하나의 지위로서 계속·반복적으로 종사하고, 타인의 생명 또는 신체에 위해를 가할 위험성을 가지는 사무를 말한다.[275] 업무는 성질상 사람의 생명·신체에 대한 위험을 내포하고 있기 때문에 사회생활상의 지위에 근거하여 계속하여 행하는 사무로 충분하다. 따라서 업무는 생계의 수단으로서의 직업일 필요도 없고 더욱이 영리를 목적으로 하는 영업일 필요도 없다. 업무가 적법한가 아닌가도 묻지 않는다. 따라서 무면허의료행위도 여기의 업무에 해당된다. 또 그것이 본무인가 겸무인가 또는 본인에게 있어서 주된 업무인가 종된 업무인가를 묻지 않는다. 오락을 위하여 하는 행위에 있어서도 반복적·계속적으로 행하는 때는 업무라고 해야 한다. 또 업무는 의료인의 의료행위에만 인정되는 것이 아니라 사람의 생명·신체에 대한 위험을 포함하여 특별한 주의의무가 요구되는 모든 의료종사자의 행위에도 인정된다.

대법원도 다음과 같이 판시한 바 있다. 즉, "의사의 과실을 인정하려면 결과발생을 예견할 수 있고 또 회피할 수 있었는데도 예견하거나 회피하지 못한 점을 인정할 수 있어야 한다"[276] 또 "의사의 과실이 있는지 여부는 같은 업무 또는 분야에 종사하는 평균적인 의사가 보통 갖추어야 할 통상의 주의의무를 기준으로 판단하여야 하고, 사고 당시의 일반적인 의학 수준, 의료환경과 조건, 의료행위의 특수성 등을 고려하여야 한다"[277]

275) 대법원 2009.5.28. 선고 2009도1040 판결; 대법원 2007.5.31. 선고 2006도3493 판결; 대법원 2002.5.31. 선고 2002도1342 판결; 대법원 1988.10.11. 선고 88도1273 판결.

276) 대법원 2018.5.11. 선고 2018도2844 판결; 대법원 2011.9.8. 선고 2009도13959 판결; 대법원 2009.12.24. 선고 2005도8980 판결; 대법원 1996.11.8. 선고 95도2710 판결.

277) 대법원 2018.5.11. 선고 2018도2844 판결; 대법원 2015.12.10. 선고 2015도8165 판결; 대법원 2011.9.8. 선고 2009도13959 판결; 대법원 2009.12.24. 선고 2005도8980 판결; 대법원 1996.

업무상 과실에 관한 판례의 구체적 내용은 다음과 같다. 즉,

① 병원 인턴인 피고인이, 응급실로 이송되어 온 익수 환자 갑을 담당의사 을의 지시에 따라 구급차에 태워 다른 병원으로 이송하던 중 산소통의 산소잔량을 체크하지 않은 과실로 산소 공급이 중단된 결과 갑을 폐부종 등으로 사망에 이르게 하였다는 내용으로 기소된 사안에서, 을에게서 이송 도중 갑에 대한 앰부 배깅(ambu bagging)과 진정제 투여 업무만을 지시받은 피고인에게 일반적으로 구급차 탑승 전 또는 이송 도중 구급차에 비치되어 있는 산소통의 산소잔량을 확인할 주의의무가 있다고 보기는 어렵고, 다만 피고인이 갑에 대한 앰부 배깅 도중 산소 공급 이상을 발견하고도 구급차에 동승한 의료인에게 기대되는 적절한 조치를 취하지 아니하였다면 업무상 과실이 있다고 할 것이나, 피고인이 산소부족 상태를 안 후 취한 조치에 어떠한 업무상 주의의무 위반이 있었다고 볼 수 없는데도, 피고인에게 산소잔량을 확인할 주의의무가 있음을 전제로 업무상과실치사죄를 인정한 원심판단에 응급의료행위에서 인턴의 주의의무 범위에 관한 법리오해 또는 심리미진의 위법이 있다.[278] ② 의료과오사건에 있어서 의사의 과실을 인정하려면 결과 발생을 예견할 수 있고 또 회피할 수 있었음에도 이를 하지 못한 점을 인정할 수 있어야 하고, 위 과실의 유무를 판단함에는 같은 업무와 직무에 종사하는 일반적 보통인의 주의 정도를 표준으로 하여야 하며, 이때 사고 당시의 일반적인 의학의 수준과 의료환경 및 조건, 의료행위의 특수성 등을 고려하여야 한다.[279] ③ 산후조리원의 주된 업무는 입소한 산모들에게 적절한 음식과 운동방법 등을 제공하여 몸을 회복할 수 있도록 하고, 산모가 대동한 신생아를 대신 관리하여 줌으로써 산모가 산후조리에 집중할 수 있도록 도와주는 것이고, 산모와 신생아의 집단관리는 산후조리서비스 제공에 필연적으로 부수되는 업무로서 그 자체가 치료행위는 아니다. 하지만, 면역력이 취약하여 다른 사람과 접촉이 바람직하지 아니한 신생아를 집단으로 수용하여 관리함으로써 질병의 감염으로 인한 생명 · 신체에 대한 위해가능성이 높아지는 특성상 보건분야 업무로서의 성격을 갖고 있으므로, 일반인에 의해 제공되는 산후조리 업무와는 달리 신생아의 집단관리 업무를 책임지는 사람으로서는 신생아의 건강관리나 이상증상에 관하여 일반인보다 높은 수준의 지식을 갖추어 신생아를 위생적으로 관리하고 건강상태를 면밀히 살펴 이상증세가 보이면 의사나 한의사 등 전문가에게 진료를 받도록 하는 등 적절한 조치를 취하여야 할 업무상 주의의무가 있다. 산후조리원에 입소한 신생아가 출생 후 10일 이상이 경과하도록 계속하여 수유량 및 체중이 지나치게 감소하고 잦은

11.8. 선고 95도2710 판결.

278) 대법원 2011.9.8. 선고 2009도13959 판결.

279) 대법원 2008.8.11. 선고 2008도3090 판결; 대법원 2007.9.20. 선고 2006도294 판결.

설사 등의 이상증세를 보임에도 불구하고, 산후조리원의 신생아 집단관리를 맡은 책임자가 의사나 한의사 등의 진찰을 받도록 하지 않아 신생아가 탈수 내지 괴사성 장염으로 사망한 사안에서, 위 집단관리 책임자가 산모에게 신생아의 이상증세를 즉시 알리고 적절한 조치를 구하여 산모의 지시를 따른 것만으로는 업무상 주의의무를 다하였다고 볼 수 없다.[280] ④ 임산부의 해산을 조력함에 있어 동인의 골반이 태아에 비하여 협소할 뿐만 아니라 분만진통의 통증이 극심하고 또 양수가 파수되고 대변이 나오는 등 난산으로 정상분만이 어려운 상태임에도 불구하고 정상분만 할 수 있으리라고 경신하여 지도 내지 전문의사의 지시나 진찰을 받게 하지 아니하고 수십회에 걸쳐 산모의 배를 훑어 내리고 자궁수축제를 10여회 시주한 결과 분만 중인 태아를 질식사에 이르게 한 경우에는 업무상 과실치사죄가 성립한다.[281] ⑤ 난소의 제거로 이미 임신불능 상태에 있는 피해자의 자궁을 적출했다 하더라도 그 경우 자궁을 제거한 것이 신체의 완전성을 해한 것이 아니라거나 생활기능에 아무런 장애를 주는 것이 아니라거나 건강상태를 불량하게 변경한 것이 아니라고 할 수 없고 이는 업무상 과실치상죄에 있어서의 상해에 해당한다.[282]

(2) 인과관계

업무상 과실치사상죄가 성립하기 위해서는 반드시 인과관계의 증명이 요구된다. 따라서 환자의 용태에 악결과가 발생하여도 의료행위와 인과관계가 증명되지 않는 한 업무상 과실치사상죄가 성립하지 않는다.

인과관계에 대하여는 행위와 결과의 사이에 조건관계가 있으면 된다는 조건설과 어느 행위에서 그와 같은 결과가 발생하는 것이 경험법칙상 통상 인정된다는 상당인과관계설이 크게 대립하고 있다. 이 외에도 합법칙적 조건설과 객관적 귀속론을 주장하는 견해도 늘어나고 있다. 판례는 상당인과관계설의 입장을 취하고 있다.[283] 또 의료과실에 대한 형사사건에서 그 인과관계의 존재는 합리적인 의심을 품지 않을 정도로 증명하지 않으면 안 된다. 이들에 관한 내용은 이미 의료과실과 민사책임에서 상세히 살펴본 바 있다.

인과관계에 관한 판례의 구체적 내용은 다음과 같다. 즉,

① 의사의 설명의무 위반을 이유로 한 형사상 책임을 묻기 위해서는 의사가 시

280) 대법원 2007.11.16. 선고 2005도1796 판결.

281) 대법원 1982.10.12. 선고 81도2621 판결.

282) 대법원 1993.7.27. 선고 92도2345 판결.

283) 대법원 2010.4.29. 선고 2009도7070 판결; 대법원 2002.4.9. 선고 2001도6601 판결; 대법원 2001.12.11. 선고 2001도5005 판결; 대법원 1982.11.23. 선고 82도1446 판결.

술의 위험성에 관하여 설명을 하였더라면 환자가 시술을 거부하였을 것이라는 점이 합리적 의심의 여지가 없이 증명되어야 한다.[284] ② 한의사인 피고인이 피해자에게 문진하여 과거 봉침을 맞고도 별다른 이상반응이 없었다는 답변을 듣고 알레르기 반응검사(skin test)를 생략한 채 환부인 목 부위에 봉침시술을 하였는데, 피해자가 위 시술 직후 아나필락시 쇼크반응을 나타내는 등 상해를 입은 사안에서, 피고인에게 과거 알레르기 반응검사 및 약 12일 전 봉침시술에서도 이상반응이 없었던 피해자를 상대로 다시 알레르기 반응검사를 실시할 의무가 있다고 보기는 어렵고, 설령 그러한 의무가 있다고 하더라도 제반 사정에 비추어 알레르기 반응검사를 하지 않은 과실과 피해자의 상해 사이에 상당인과관계를 인정하기 어렵다.[285]

2. 위법성조각사유

업무상 과실치사상죄의 두 번째 성립요건은 의료적 침습행위가 위법한 것이다. 구성요건에 해당하는 행위는 통상 위법이지만, 특별한 사유가 있으면 위법성이 부정된다. 이와 같이 위법성이 부정되는 경우를 위법성조각사유라고 한다. 형법은 위법성조각사유로서 정당행위(형법 제20조), 정당방위(형법 제21조), 긴급피난(형법 제22조) 및 피해자의 승낙(형법 제24조)을 명문으로 규정하고 있다.

3. 책임조각사유

업무상 과실치사상죄의 세 번째 성립요건은 의료적 침습행위자에 대하여 비난이 가능하여야 한다. 비난가능성은 행위자에게 책임능력이 있고, 고의 또는 과실이 있고, 위법성의 인식이 있고, 적법행위에 대한 기대가능성이 있을 것을 그 요건으로 한다. 따라서 책임무능력, 위법성의 불인식 또는 그 인식불가능성 및 기대불가능성은 책임조각사유가 된다고 해석된다.

Ⅲ. 주의의무의 제한원리

업무상 주의의무를 다한 의료행위에는 과실이 성립하지 않게 된다. 업무상 주의의무를 다한 의료행위란 당시의 의료수준에 따른 의료행위를 말한다. 당시의 의

284) 대법원 2018.5.15. 선고 2016도13089 판결; 대법원 2015.6.24. 선고 2014도11315 판결.
285) 대법원 2011.4.14. 선고 2010도10104 판결.

료수준은, 전술한 바와 같이, 주의의무의 판단기준이 된다. 당시의 의료수준에 따르지 않은 의료행위는 예외 없이 과실, 즉 주의의무에 위반한 것인가가 문제된다. 의료행위는 생명 내지 신체에 대한 중대한 위험 속에서 행하여지는 것이기 때문에 경우에 따라서는 과실의 성립을 부정하여야 할 필요성이 존재하는 것도 사실이다. 법적인 요건, 즉 허용요건 또는 신뢰의 요건을 갖추는 한 결과회피의무는 부정되고 과실의 성립도 부정된다. 이와 관련하여 허용된 위험, 신뢰의 원칙에 대하여 검토할 필요가 있다.

1. 허용된 위험

(1) 의 의

주의의무, 즉 결과예견의무 내지 결과회피의무에 대한 위반이 과실이라는 과실이론을 그대로 적용하는 한 과실범을 범하지 않기 위해서는 위험을 수반하는 일체의 행위는 금지되어야 한다. 그러나 위험행위에 관한 일체의 금지는 곧 현대기술사회의 마비와 원시사회로의 회귀를 의미하게 된다. 여기서 예견가능하고 회피가능한 위험이라 하더라도 이를 전적으로 금지하는 것이 불가능하게 되었다. 따라서 위험을 수반하는 행위일지라도 사회적으로 유용하고 필요한 행위는 적절한 안전조치를 강구하는 범위 내에서 허용될 수 있다는 이론이 등장하였다. 이것이 바로 허용된 위험(erlaubtes Risiko)의 이론이다.

(2) 근 거

허용된 위험의 이론은 의료에 있어서 특히 중요한 의미를 가진다. 이는 결과예견가능성이 있다고 할지라도 주의의무위반으로 되는 과실의 성립을 부정하는 경우이기 때문이다. 의료행위는 그 본질적으로 신체에 대한 침습을 수반하여 항상 위험이 내재되어 있지만, 의료는 실천될 수 있다는 것이다. 예컨대 의사가 극히 곤란한 대수술을 시도함에 있어서 최대한 신중을 기하면서 수술을 한다고 하더라도 혹시나 환자가 사망하거나 병세가 악화되는 경우에 대하여 예외적인 경우가 아니라면 예견가능성과 회피가능성이 존재한다고 할 수 있다. 이러한 경우 수술의 실패가 곧 주의의무위반이라는 공식이 항상 성립한다고 한다면 의사는 대수술을 포기하지 않으면 안 된다는 결과가 된다.

그러나 의료효과에 의한 가치와 반가치, 즉 환자에게 발생하는 이익과 손실을 고려하여 전자가 더 크다는 것이 의학적으로 증명되는 한 비록 위험이 수반된다고 하더라도 실천될 수 있다는 것이다. 만일 의사가 실패를 하였을 때 그 위험을 범했다고 책임을 묻는다면 의사에게 부당한 부담을 줄 뿐만 아니라 나아가서는 의학의 진보에 방해가 될 수 있다는 것이다. 여기서 허용된 위험의 인정근거를 찾을 수 있다. 물론, 이익과 손실에 대한 이익형량의 판단주체는 의사이고, 이익형량이 합리성을 가지는 한 위험이 현실적으로 발생하더라도 의료는 허용되어야 하고 적법행위로 되어야 한다. 다만, 의료수준으로 보아 일정한 위험을 수반하는 것이 명확한 이상 위험에 대한 환자측의 인수를 의사의 전단사항으로 해서는 안 된다고 해야 한다. 이러한 경우에는 환자의 자기결정권에 우선순위를 두어 환자에게 설명하고 승낙을 얻지 않으면 안 된다고 해야 한다. 특히, 전문외라거나 시설미비 등의 경우에는 다른 병원으로서의 전원 등 특별한 결과회피의무를 다하여야 한다.

(3) 적용요건

허용된 위험이라 하더라도 그러한 위험행위에서 나오는 모든 법익침해행위가 적법한 것으로 허용되는 것은 아니다. 예컨대, 의사의 수술행위가 그 유익성 · 필요성 때문에 적법하다고 해서 그로 인하여 환자의 생명이 침해된 모든 경우를 허용된 위험이라고 보아 적법하다고 할 수는 없는 것이다.

문제는 허용된 위험이 허용될 수 있는 요건에 있다고 하지 않을 수 없다. 허용된 위험은 일정한 요건, 예컨대 사회적 유용성 등이 충족된 경우에만 허용된다고 할 수 있을 것이다. 따라서 환자에 대하여 수술을 하는 경우 의사는 악결과를 회피하기 위하여 요구되는 통상의 주의의무를 다하지 않으면 안 된다. 허용된 위험도 결국은 사회생활상 필요한 주의에 의하여 구속당하게 되는 것이기 때문이다. 따라서 나아가 허용된 위험이 되느냐의 여부는 개개의 구체적인 의료행위에 대하여 실질적으로 검토하여 결정되어야 한다.

의료행위가 허용된 위험에 의하여 과실의 성립이 부정되기 위하여는 그 전제요건으로서 예견된 위험에 대한 결과회피조치가 강구되어 있지 않으면 안 된다. 허용된 위험의 이론은 통상의 의료행위에는 적용되지 아니한다. 이미 언급하였듯이, 통상의 의료행위는 이미 그 안정성과 유효성에 대하여 검증을 완료하였기 때문에 확인되지 않은 위험이 존재하지 않기 때문이다. 따라서 허용된 위험의 이론이 적용될 수 있는 의료는 안정성이나 유효성이 검증되지 않은 의료, 다시 말해서 위험의 예견이 가능하나 이에 대한 회피가 불확실한 실험의료, 임상시험, 고도로 위험한 수술 등의 경우에만 적용된다고 해야 한다. 물론 이 경우 허용된 위험은 위험방지조치의 강구를 전제로 하고 있음은 당연하다. 허용된 위험이 실현된 경우 그에 대한 책임은 승낙자에게 있다. 바로 여기에 '설명 후 동의'가 요구되는 이유가 있다.

(4) 효 과

허용된 위험이 실현된 경우 그 법적 효과에 대하여는 견해가 일치하지 않고 있다. 첫째, 위법성조각사유설이다. 위법성의 실질을 사회윤리규범에 반하는 법익침해·위험이라고 해석하는 입장(행위반가치론)에서는 사회윤리규범에 비추어 사회적으로 상당한 범위 내의 행위이기 때문에 위법성이 조각된다고 한다(사회적 상당성설). 둘째, 구성요건해당성조각설이다. 사회적으로 상당하고 따라서 허용된 위험은 사회에서 요구되는 주의의무의 기준을 제시하는 것이므로 구성요건해당성 자체를 조각하는 것이라고 한다.

생각건대 허용된 위험의 이론으로 인하여 과실범의 회피의무의 내용은 결과발생 방지의무로부터 결과발생 회피조치의무로 이동한다고 해석된다. 따라서 결과발생 회피조치만 강구하면 결과가 발생하더라도 과실은 부정되어 적법한 것으로 평가된다고 할 수 있다. 결국 허용된 위험의 법리란 주의의무 중 회피의무를 회피조치로 대체시킴으로써 과실범의 객관적 구성요건요소인 과실행위의 존재를 부정하여 과실범의 구성요건해당성을 조각하게 하는 이론이라고 하지 않을 수 없다.

허용된 위험에 관한 판례의 구체적 내용은 다음과 같다. 즉,

> ① 30대 중반의 산모가 제왕절개 수술 후 폐색전증으로 사망한 경우 담당 산부인과 의사에게 형법 제268조의 업무상 과실이 없다.[286] ② 스트렙토마이신은 그로 인한 쇼크사는 매우 드물기는 하지만 당시의 의학수준에 비추어 객관적인 견지에서 쇼크사에 대한 인식이 가능했다할 것이므로 만일에 일어날지 모르는 쇼크에 대비하여 쇼크시에 사용할 에피네프린 등을 준비하는 등 응급처치수단을 강구한 후 주사하여야 하고 특히 주사 후에 쇼크가 발생할 수 있는 시간인 수분 내지 1시간 동안 환자를 안정시키고 그 용태를 관찰하여 쇼크가 나타날 경우에는 기도확보, 약물투여 등의 응급조치를 취할 주의의무가 있다고 할 것임에도 불구하고 쇼크방지를 위한 사전의 준비조치 없이 스트렙토마이신을 환자에게 주사하고 주사 후의 안정조치와 용

286) 대법원 2006.10.26. 선고 2004도486 판결.

태관찰 등을 게을리 하여 사망에 이르게 방치한 과실이 있다 할 것이며, 스트렙토마이신이 국가결핵관리 체계에서 표준조치로 처방에 포함되어 있다거나 쇼크가 매우 드물다는 것만으로는 이를 주사하는 자에게 주의의무가 없다고 볼 수 없다.[287)]

2. 신뢰의 원칙

(1) 의 의

신뢰의 원칙이란 행위자가 행위를 함에 있어서 피해자 또는 제3자가 적절한 행동을 하는 것을 신뢰하는 것이 상당한 경우에는, 예컨대 피해자 또는 제3자의 부적절한 행동에 의하여 나쁜 결과가 발생하더라도 그 결과에 대하여 책임을 지지 않는다는 원칙을 말한다.

신뢰의 원칙은 사회생활상 유용한 행위에 대하여는 법익침해의 위험이 있어도 필요한 주의를 기울여 행해지는 경우에는 일정한 범위에서 허용된다고 하는 점에서 허용된 위험의 법리와도 그 기반을 같이한다. 이러한 의미에서 신뢰의 원칙을 허용된 위험의 원칙의 특별한 경우라고 할 수 있고, 사회생활상 요구되는 객관적 주의의무에 대한 한계를 분명히 함으로써 과실범의 구성요건해당성을 조각하는 기능을 수행하게 된다.

(2) 적용범위의 확대

신뢰의 원칙은 원래 도로교통에 있어서의 책임분배의 원칙으로서 1930년대 독일의 판례상 형성되어 발전해온 이론이다. 자동차교통의 증대에 수반하는 교통사고의 격증이라는 근대사회의 피하기 어려운 현상을 전제로 도로교통의 원활화 내지 능률화라고 하는 사회적 요청을 받아들여 행위자에 대한 주의의무의 부담을 합리적으로 한정하여 사고의 모든 책임을 행위자의 단독 부담으로 하는 것의 불합리성을 시정하려는 것이었다. 독일의 판례가 의료분야에서 신뢰의 원칙을 최로로 적용한 것은 1932년 6월 6일의 일이었다. 독일의 제국법원(Reichs-gericht)은 "의사가 수술 등의 준비에 있어서 일상의 보조와 처리에 있어서 그의 간호사와 조무사가 거기에 맞게끔 양성·채용되었고 또 알맞은 범위 안에서 일반적으로 감독되었으면 그들을 신뢰하여도 좋을 것이다"라고 판시한 바 있다.[288)]

---

287) 대법원 1990.1.23. 선고 87다카2305 판결.

288) 이상완(의료사범의 이론과 실태), 150쪽 참조.

신뢰의 원칙은 처음에는 도로교통에 적용되기 시작하여 의료, 산업 등 과실 일반, 특히 피해자 또는 제3자의 행동이 결과야기에 관련되는 모든 영역에까지 그 범위를 확대하여 적용되고 있다. 신뢰의 원칙은 교통사고 특유의 법리가 아니고 위험방지에 대하여 협력·분담관계에 있는 모든 분야에서 문제되는 법리가 된 것이다. 분업적 협력이란 본질적으로 분업을 담당하는 각자가 서로 상대방을 신뢰함으로써 비로소 가능한 것이다. 상호간의 신뢰가 결여되거나 어느 일방이 상대방의 신뢰에 어긋나는 행위를 한 때에는 공동의 목적을 달성하기 어렵게 된다. 여기서 다른 공동작업자가 주의 깊게 행동하리라고 신뢰한 자의 법적 책임이 문제되며, 이것이 바로 신뢰의 원칙(Vertrauens-grundsatz)의 적용의 문제인 것이다.[289]

(3) 적용요건

신뢰의 원칙은 팀 내의 다른 공동행위자의 행위를 신뢰하는 것이 상당하다는 것이 이 원칙의 적용요건이다. 이와는 반대로 신뢰할 수 없는 특별한 사정이 존재하는 경우에는 신뢰의 원칙은 그 적용이 배제되거나 제한되게 된다.[290] 따라서 ① 행위자 자신에게 사고의 원인이 된 규칙의 위반이 있는 경우, ② 상대방의 규칙위반을 용이하게 예견할 수 있는 경우, ③ 제반상황으로 보아 사고빈도가 높아 그것을 고려하지 않으면 안 될 경우에는 신뢰의 원칙의 적용이 배제되게 된다.[291]

(4) 효 과

신뢰의 원칙이란 다른 관여자가 적절한 행동을 취하는 것을 신뢰하는 것이 상당한 경우에는 예견의무는 없고, 이를 신뢰하고 행위한 결과 위험이 발생하여도 책임을 지지 않는다는 원칙을 말한다.

신뢰의 원칙의 법적 성질에 대하여는 다툼이 있다. 첫째, 회피의무제한설은 신뢰의 원칙을 구성요건적 과실의 내용을 이루는 결과회피의무를 제한하는 기준이라고 본다. 과실범의 주의의무의 내용에 있어서 결과회피의무를 중시하는 신과실론의 입장에서 신뢰의 원칙은 국민의 자유로운 행동을 보장하고 과실범의 처벌범위를 한정하려는 데에 그 취지가 있다는 점을 근거로 한다. 둘째, 예견의무제한설은 신뢰의 원칙을 예견가능성을 한정하거나 제한하는 기준으로 파악한다. 결과에

289) 이상완(의료사범의 이론과 실태), 149쪽.

290) 대법원 2003.4.11. 선고 2003다3607, 3614 판결.

291) 이상완(의료사범의 이론과 실태), 150쪽.

견의무를 중시하는 구과실론과 신뢰의 원칙은 자연적 예견가능성으로부터 형법상의 예견가능성을 추출하기 위한 원칙이고 형법상의 예견가능성이 있는 경우에 그 예견한 결과회피의무가 발생한다는 신과실론으로부터 주장되었다. 셋째, 주의의무제한설은 신뢰의 원칙을 결과예견의무와 결과회피의무를 모두 제한하는 기능을 가진다고 본다. 신뢰의 원칙은 다른 관여자의 비이성적인 행위를 예견하고 방어조치를 취할 필요가 없다는 점을 그 근거로 하고 있다.

생각건대 신뢰의 원칙은 객관적 주의의무에 의하여 과실의 위법성을 한정하려는 신과실론과 결합하여 신뢰가 상당하면 형법상의 예견가능성이 없거나 결과회피의무를 결한다고 하는 형태로 과실책임을 제약하는 역할을 수행하는 이론이라고 할 수 있다. 따라서 허용된 위험의 법리가 결과회피의무만을 완화시키는 이론이라면, 신뢰의 원칙은 결과예견의무와 결과회피의무의 양자 모두를 감면시키는 이론이라고 할 수 있다.

(5) 의료행위와 신뢰의 원칙

의료분업의 경우 분담행위는 전체적으로 평가되거나 개별적으로 평가될 수 있다. 즉, 분담행위가 전체행위 중 일부로서 평가될 때에는 과실범의 공동정범의 문제로 되지만, 개별적인 단독행위로 평가될 때에는 다른 경우에 있어서의 단독행위와는 달리 분업 내지 협력에 의한 특수성이 고려되지 않으면 안 된다. 단독행위의 경우 오로지 행위자의 부주의만을 고려하면 그것으로 충분하지만, 공동작업의 경우에는 다른 관여자의 부주의의 가능성을 고려하지 않은 것이 본인의 과실로 될 수 있는가라는 부수적인 문제가 추가적으로 발생한다. 이에 관하여는 수평적 분업과 수직적 분업의 경우로 나누어 검토할 필요가 있다.

1) 수평적 분업

수평적 분업관계에서는 신뢰의 원칙을 적용할 수 있다. 예컨대, 의사 상호간, 의사와 간호사 사이에는 스스로의 능력과 판단에 따라서 행위하고 그 결과에 대하여 각자가 책임을 진다. 다만, 간호사의 경우에는 요양상의 간호와 같이 독점적 임무를 수행하는 경우에는 신뢰의 원칙을 적용할 수 있다. 진료의 보조는 간호사의 독점적 임무가 아니라는 것에 대하여는 이미 언급한 바 있다. 간호직의 독자성을 확립하기 위하여는 간호직의 독점적 임무의 범위를 확대하고, 이에 상응하여 책임의 문제도 명확하게 할 필요가 있다. 그렇더라도 요양상의 간호는 진료행위를 포함하지 않는다고 보는 입장이라면 진료행위에 관한 한 의사와 간호사 사이에 신뢰의 원칙을 적용할 여지는 존재하지 않는다고 하겠다.

수평적 분업에 관한 판례의 구체적 내용은 다음과 같다. 즉,

① 피고인들이 신경과 전문의에 대한 협의진료 결과 피해자의 증세와 관련하여 신경과 영역에서 이상이 없다는 회신을 받았고, 그 회신 전후의 진료 경과에 비추어 그 회신 내용에 의문을 품을 만한 사정이 있다고 보이지 않자 그 회신을 신뢰하여 뇌혈관계통 질환의 가능성을 염두에 두지 않고 내과 영역의 진료 행위를 계속하다가 피해자의 증세가 호전되기에 이르자 퇴원하도록 조치한 점 등에 비추어 볼 때, 내과 의사들이 피해자를 진료함에 있어서 지주막하출혈을 발견하지 못한 데 대하여 업무상과실이 있었다고 단정하기는 어렵다.[292] ② 정신과질환인 조증으로 입원한 환자의 주치의사는 환자의 건강상태를 사전에 면밀히 살펴서 그 상태에 맞도록 조증치료제인 클로르포르마진을 가감하면서 투여하여야 하고, 클로르포르마진의 과다투여로 인하여 환자에게 기립성저혈압이 발생하게 되었고 당시 환자의 건강상태가 갑자기 나빠지기 시작하였다면 좀 더 정확한 진찰과 치료를 위하여 내과전문병원 등으로 전원조치를 하여야 할 것이고, 그러지 못하고 환자의 혈압상승을 위하여 포도당액을 주사하게 되었으면 그 과정에서 환자의 전해질이상 유무를 확인하고 투여하여야 함에도 의사에게 요구되는 이러한 일련의 조치를 취하지 아니한 과실이 있다면, 그러한 과실로 환자가 전해질이상 · 빈혈 · 저알부민증 등으로 인한 쇼크로 사망하였음을 인정할 수 있고, 그 치료 과정에서 야간당직의사의 과실이 일부 개입하였다고 하더라도 그의 주치의사 및 환자와의 관계에 비추어 볼 때 환자의 주치의사는 업무상과실치사죄의 책임을 면할 수는 없다.[293]

2) 수직적 분업

의료진이 팀을 이루는 경우 팀을 이끄는 의사에게는 다른 보조의사, 간호사 및 의료기사 등을 지시 · 감독하여야 할 의무가 있다. 이러한 경우에 의료과실에 대하여는 우선 지시 · 감독자인 의사가 지시 · 감독상의 소홀(과실)에 대하여 원칙적으로 책임을 지게 된다. 다만, 행위자인 보조자도 본인의 고의 또는 과실이 있는 경우 그 범위 내에서만 책임을 지게 되는 것은 당연하다. 수직적 분업관계의 대표적인 예로서는 의사와 간호사의 관계를 들 수 있다. 다만, 여기서의 간호사는 진료를 보조할 때의 간호사만을 의미한다. 요양상의 간호를 행할 때의 간호사와

---

292) 대법원 2003.1.10. 선고 2001도3292 판결.

293) 대법원 1994.12.9. 선고 93도2524 판결.

의사는 수평적 분업관계로 파악되어야 하기 때문이다. 한편, 이미 본 바와 같이, 민사책임에서 보조자의 과실은 사용자로서의 의료기관개설자의 책임 또는 채무불이행책임이 추급되게 된다.

수직적 분업에 관한 판례의 구체적 내용은 다음과 같다. 즉,

> ① 의사는 전문적 지식과 기능을 가지고 환자의 전적인 신뢰하에서 환자의 생명과 건강을 보호하는 것을 업으로 하는 자로서 그 의료행위를 시술하는 기회에 환자에게 위해가 미치는 것을 방지하기 위하여 최선의 조치를 취할 의무를 지고 있으므로, 의사가 다른 의사와 의료행위를 분담하는 경우에도 자신이 환자에 대하여 주된 의사의 지위에 있거나 다른 의사를 사실상 지휘 감독하는 지위에 있다면, 그 의료행위의 영역이 자신의 전공과목이 아니라 다른 의사의 전공과목에 전적으로 속하거나 다른 의사에게 전적으로 위임된 것이 아닌 이상, 의사는 자신이 주로 담당하는 환자에 대하여 다른 의사가 하는 의료행위의 내용이 적절한 것인지의 여부를 확인하고 감독하여야 할 업무상 주의의무가 있고, 만약 의사가 이와 같은 업무상 주의의무를 소홀히 하여 환자에게 위해가 발생하였다면, 의사는 그에 대한 과실 책임을 면할 수 없다.[294] ② 간호사가 의사의 처방에 의한 정맥주사(Side Injection 방식)를 의사의 입회 없이 간호실습생(간호학과 대학생)에게 실시하도록 하여 발생한 의료사고에 있어서 여러 가지 사정을 종합하여 볼 때 의사는 그 스스로 직접 주사를 하거나 또는 직접 주사하지 않더라도 현장에 입회하여 간호사의 주사행위를 직접 감독할 업무상 주의의무가 있다고 보기 어렵다.[295] ③ 의료행위가 환자에게 위해가 미칠 위험이 있는 이상 간호사가 과오를 범하지 않도록 충분히 지도·감독을 하여 사고의 발생을 미연에 방지하여야 할 주의의무가 있고, 이를 소홀히 한 채 만연히 간호사를 신뢰하여 간호사에게 당해 의료행위를 일임함으로써 간호사의 과오로 환자에게 위해가 발생하였다면 의사는 그에 대한 과실책임을 면할 수 없다.[296] ④ 일반적으로 대학병원의 진료체계상 과장은 병원행정상의 직급으로서 다른 교수나 전문의가 진료하고 있는 환자의 진료까지 책임지는 것은 아니고, 소속 교수 등이 진료시간을 요일별 또는 오전, 오후 등 시간별로 구분하여 각자 외래 및 입원 환자를 관리하고 진료에 대한 책임을 맡게 된다. 그러한 사정을 감안하면, 피고인에게 피해자를 담당한 의사가 아니어서 그 치료에 관한 것이 아님에도 불구하고 구강악안면외과 과장이라는 이유만으로 외래담당의사 및 담당 수련의들의 처치와 치료결과를 주시하고 적절한 수술방법을 지

294) 대법원 2007.2.22. 선고 2005도9229 판결; 대법원 1998.2.27. 선고 97도2812 판결; 대법원 1990.5.22. 선고 90도579 판결.

295) 대법원 2003.8.19. 선고 2001도3667 판결.

296) 대법원 1998.2.27. 선고 97도2812 판결.

시하거나 담당의사 대신 직접 수술을 하고, 농배양을 지시·감독할 주의의무가 있다고 단정할 수 없다.[297)]

3. 의환간 신뢰의 원칙

의료인과 환자 사이에서도 신뢰의 원칙을 적용할 수 있겠는가가 문제될 수 있다. 의료행위는 의료인의 일방적 행위보다는 환자의 협력을 포함한 공동의 행위로서 나타날 때 그 효과가 극대화될 수 있기 때문이다. 이에 대하여는 긍정설과 부정설의 대립이 있을 수 있다.[298)]

그러나 의학상의 전문적 지식과 기술을 의료인측이 독점적으로 보유하고 있음에 반하여 환자측은 질병으로 인하여 자신의 생명 내지 신체의 모든 것을 의료인측에 위탁하지 않으면 안 되는 상황에 있고 또 질병 내지 의료행위로 인하여 심신상실 내지 심신미약의 상태에 있는 경우도 적지 않다. 뿐만 아니라 "3시간 대기 3분 진료"라고 표현되는 의료현장에서 볼 수 있듯이 설명과 동의의 원칙도 철저히 지켜진다고는 할 수 없는 상황이다. 따라서 의료인과 환자 사이에 존재하는 현재의 상황을 고려할 때 신뢰의 원칙을 적용할 수 있는 여건은 아니라고 보인다. 그렇다면 환자의 과실에 대하여는 신뢰의 원칙을 적용하는 것은 타당한 해결책이 아니라고 해야 한다. 결국, 환자의 과실은 정상참작시 고려하면 그것으로 충분한 사유가 되지만, 신뢰의 원칙을 적용하지 않으면 해결될 수 없는 문제라고는 해석되지 않는다.

제4절 의료과실과 행정상 책임

I. 서 설

의료는 사람의 건강을 보호·증진하기 위하여 필수적인 효용을 가지고 있는 반면 항상 생명·신체의 안전에 대한 침해의 위험을 동반하고 있다. 따라서 의료

---

297) 대법원 1996.11.8. 선고 95도2710 판결.

298) 이상완(의료사범의 이론과 실태), 152쪽; 한경국, "의료과오에 관한 형사법적 고찰," 482쪽 참조.

에 있어서의 기본적 정책방향은 그것에 부과된 사회적 효용을 증대시키면서 생명·신체에 대한 위험을 방지하는 것이다. 현대국가는 각종 행정법규를 마련하여 의료활동으로부터 야기되는 사람의 생명·신체에 대한 위험이 있는 일정한 행위들을 유형화하여 그 작위 또는 부작위를 명함으로써 1차적으로 그러한 위험을 방지하고 있다. 따라서 사람의 생명·신체의 안전을 침해하는 결과가 발생하지 않은 단계에서의 일정한 위험한 행위들은 이러한 행정법규에 의하여 규제받게 된다. 이와 같이 행정법규상의 규정은 사전예방적 성격을 가진다는 점에서 사후진압적 성격을 가지는 민·형사법상의 규정과 구별된다고 하겠다.

의료행위와 관련하여 의료관련법규에서는 각 위반행위에 대하여 면허취소, 자격정지, 업무정지 등의 행정처분을 부과할 수 있도록 규정하고 있다. 의료법상 행정처분은 크게 시정명령, 개설허가취소, 과징금처분, 면허취소, 자격정지가 있다. 시정명령과 개절허가취소 및 과징금처분은 의료기관에 대한 행정처분임에 반하여 면허취소와 자격정지는 의료인에 대한 행정처분이다. 여기에서는 의료인에 대한 처분에 관하여만 검토하고자 한다. 의료기관에 대한 처분에 관하여는 후술하는 병원책임론에서 별도로 살펴보기로 한다.

Ⅱ. 면허의 취소

의료과실로 인하여 민사책임 또는 형사책임의 추급과는 별개로 행정상의 책임이 추급되는 경우가 있다. 의료인에 대한 행정처분으로서는 의료법상 면허취소(의료법 제65조)와 자격정지(의료법 제66조)를 들 수 있다.

의료법은 보건복지부장관으로 하여금 의료인이 ① 결격사유에 해당하게 된 경우, ② 자격 정지 처분 기간 중에 의료행위를 하거나 3회 이상 자격정지처분을 받은 경우, ③ 면허의 조건을 이행하지 않은 경우, ④ 면허를 대여한 경우, ⑤ 일회용 의료기기를 한 번 사용한 후 다시 사용하여 사람의 생명 또는 신체에 중대한 위해를 발생하게 한 경우 및 ⑥ 의료인이 아닌 자에게 의료행위를 하게 하거나 의료인에게 면허 사항 외의 의료행위를 하게 하여 사람의 생명 또는 신체에 중대한 위해를 발생하게 할 우려가 있는 수술, 수혈, 전신마취를 의료인 아닌 자에게 하게 하거나 의료인에게 면허 사항 외로 하게 한 경우에는 면허를 취소할 수 있도록 하고 있다(의료법 제65조 제1항). 특히, 결격사유에 해당하게 된 경우에는 면허를 반드시 취소하도록 필요적 취소를 규정하고 있다.

면허의 취소에 대한 판례의 구체적 내용은 다음과 같다. 즉,

> 의료법에서 금지하고 있는 "면허증 대여"라 함은 "타인이 그 면허증을 이용하여 의료인으로 행세하면서 의료행위를 하려는 것을 알면서도 면허증 자체를 빌려 주는 것"이라고 해석함이 상당하다. 의료인이 무자격자가 자금을 투자하여 시설을 갖추고 그 의료인 명의로 의료기관 개설신고를 하는 데에 자신의 면허증을 이용하도록 하였다고 하더라도 그 개설 후 의료인 자신이 그 의료기관에서 의료행위를 할 의사로 그리하였고, 또 실제로 개설 후 의료인이 의료행위를 계속하여 왔으며 무자격자가 의료행위를 한 바 없다면, 면허증을 대여한 것으로 볼 수 없다.[299]

Ⅲ. 자격의 정지

의료법은 보건복지부장관으로 하여금 의료인이 다음에 해당하는 경우에는 1년의 범위에서 면허자격을 정지시킬 수 있도록 하고 있다. 즉, ① 의료인의 품위를 심하게 손상시키는 행위를 한 때, ② 의료기관 개설자가 될 수 없는 자에게 고용되어 의료행위를 한 때, ③ 일회용 의료기기를 한 번 사용한 후 다시 사용한 경우, ④ 진단서·검안서 또는 증명서를 거짓으로 작성하여 내주거나 진료기록부등을 거짓으로 작성하거나 고의로 사실과 다르게 추가기재·수정한 때, ⑤ 태아의 성감별금지행위에 해당하는 때, ⑥ 의료기사가 아닌 자에게 의료기사의 업무를 하게 하거나 의료기사에게 그 업무 범위를 벗어나게 한 때, ⑦ 관련 서류를 위조·변조하거나 속임수 등 부정한 방법으로 진료비를 거짓 청구한 때, ⑧ 부당한 경제적 이익 등의 취득금지에 위반하여 경제적 이익 등을 제공받은 때 또는 ⑨ 그밖에 의료법을 위반하거나 의료법에 따른 명령을 위반한 때가 그것이다(의료법 제66조 제1항 본문). 이 경우 의료기술과 관련한 판단이 필요한 사항에 관하여는 관계전문가의 의견을 들어 결정할 수 있다(의료법 제66조 제1항 단서). 한편, 각 중앙회의 장은 의료인이 의료인의 품위를 심하게 손상시키는 행위를 한 때에는 각 중앙회의 윤리위원회의 심의·의결을 거쳐 보건복지부장관에게 자격정지 처분을 요구할 수 있다(의료법 제66조의2).

의료법은 의료인의 품위손상행위의 범위에 관하여 대통령령으로 규정하도록 하고 있다(의료법 제66조 제2항). 즉, ① 학문적으로 인정되지 아니하는 진료행위(조산업무와 간호업무를 포함한다), ②

299) 대법원 1994.12.23. 선고 94도1937 판결.

비도덕적 진료행위, ③ 거짓 또는 과대 광고행위, ④ 방송, 신문・인터넷신문, 정기간행물 또는 인터넷 매체(이동통신단말장치에서 사용되는 애플리케이션(Application)을 포함한다)에서 ㉠ 식품에 대한 건강・의학정보, ㉡ 건강기능식품에 대한 건강・의학정보, ㉢ 의약품, 한약, 한약제제 또는 의약외품에 대한 건강・의학정보, ㉣ 의료기기에 대한 건강・의학정보 또는 ㉤ 화장품, 기능성화장품 또는 유기농화장품에 대한 건강・의학정보(의학, 치의학, 한의학, 조산학 및 간호학의 정보를 말한다)에 대하여 거짓 또는 과장하여 제공하는 행위, ⑤ 불필요한 검사・투약(投藥)・수술 등 지나친 진료행위를 하거나 부당하게 많은 진료비를 요구하는 행위, ⑥ 전공의(專攻醫)의 선발 등 직무와 관련하여 부당하게 금품을 수수하는 행위, ⑦ 다른 의료기관을 이용하려는 환자를 영리를 목적으로 자신이 종사하거나 개설한 의료기관으로 유인하거나 유인하게 하는 행위 또는 ⑧ 자신이 처방전을 발급하여 준 환자를 영리를 목적으로 특정 약국에 유치하기 위하여 약국개설자나 약국에 종사하는 자와 담합하는 행위가 그것이다(의료법 시행령 제32조 제1항). 의료기관은 그 의료기관의 개설자가 관련 서류를 위조・변조하거나 속임수 등 부정한 방법으로 진료비를 거짓 청구한 때에 해당되어 자격정지 처분을 받은 경우에는 그 자격정지 기간 중 의료업을 할 수 없다(의료법 제66조 제3항). 나아가 의료법은 보건복지부장관으로 하여금 의료인이 최초로 면허를 받은 후부터 3년마다 그 실태와 취업상황 등을 보건복지부장관에게 신고를 하지 아니한 때에는 신고할 때까지 면허의 효력을 정지할 수 있도록 하고 있다(의료법 제66조 제4항).

Ⅳ. 과태료

과태료(過怠料)란 행정기관이 법규위반자에 대하여 과하는 금전적 제재를 말한다. 금전적 제재이지만, 벌금이나 과료(科料)와는 그 성질이 달라서 형벌에는 해당하지 않는다. 과태료는 행정상의 질서유지를 위한 행정질서벌에 해당할 뿐 형벌이라고 할 수 없어 죄형법정주의의 규율대상에 해당하지 아니한다.[300] 과태료는 형벌이 아니기 때문에 형법총칙과 형사소송법도 적용되지 않는다. 따라서 과태료납부자는 수형자로 되지 아니할 뿐만 아니라 전과자로도 되지 않는다. 과태료의 납부에 관하여는 형사사건에 적용되는 일사부재리의 원칙도 적용되지 않는다.[301]

300) 헌법재판소 1998.5.28. 선고 96헌바83 결정.
301) 대법원 1992.2.11. 선고 91도2536 판결.

의료법은 과태료 부과 대상에 대하여도 상세히 규정하고 있다. 과태료는 경우에 따라서 300만원 이하의 과태료를 부과하는 경우(의료법 제92조 제1항)와 200만원 이하의 과태료를 부과하는 경우(의료법 제92조 제2항) 및 100만원 이하의 과태료를 부과하는 경우(의료법 제92조 제3항)로 나누어 규정되어 있다. 또 과태료는 대통령령으로 정하는 바에 따라 보건복지부장관 또는 시장·군수·구청장이 부과·징수하도록 하고 있다(의료법 제92조 제4항).

제5절 의료과실의 구체적 유형

Ⅰ. 서 설

의료과실이란 의료행위에 있어서의 과실을 의미한다고 하는 것에 관하여는 이미 전술한 바 있다. 의료과실에 대한 법적 책임으로서는 민사상의 책임, 형사상의 책임 및 행정상의 책임이 거론될 수 있다. 의료행위의 내용에 따라 단계별 주의의무의 내용과 그 위반으로서의 과실의 구체적 유형에 관하여는 이미 검토한 바 있다.[302]

Ⅱ. 민사상의 책임

민사상의 책임이란 의료과실에 대하여 손해배상으로써 책임을 지는 경우를 말한다. 의료과실에 대한 일반적인 책임으로서 형사상의 책임이나 행정상의 책임에 비하면 1차적으로 지는 책임이라고 할 수 있다. 민사상의 책임에 관련하여서는 의료, 치과의료 및 한방의료로 나누어 고찰하기로 한다. 또 의료에 있어서는 각전문과목별로 살펴보기로 한다.

1. 의 료

(1) 내 과

과실을 긍정한 판례의 구체적 내용은 다음과 같다. 즉,

302) 제4편 제4절 의료행위에 있어서 주의의무의 구체적 유형 참조.

① 진찰 결과 장파열, 복강내출혈 및 비장손상 등의 가능성이 있어 응급개복술의 시행이 필요한 부상자를 그 처의 요청으로 집 근처 병원으로 이송시키던 중 부상자가 복강내출혈 등으로 사망한 경우, 다른 사망원인이나 의사가 즉시 개복수술을 시행하였어도 사망하였을 것이라는 점에 대한 입증이 없는 이상 의사가 수술을 실시하지 아니한 채 만연히 부상자를 다른 병원으로 이송하도록 한 과실로 수술이 지연되어 부상자가 사망하였다고 추정함이 상당하다.[303] ② 현재의 의학적 수준과 경제적 사정 및 혈액 공급의 필요성 측면에서 항체 미형성 기간 중에 있는 에이즈 감염자가 헌혈한 혈액은 에이즈 바이러스 검사를 시행하더라도 감염 혈액임을 밝혀내지 못하게 되어 이러한 혈액의 공급을 배제할 적절한 방법이 없으므로 위와 같은 경로로 인한 수혈에 따른 에이즈 감염의 위험에 대하여는 무방비 상태에 있다 할 것인데, 수혈로 인한 에이즈 감염이라는 결과와 그로 인한 피침해이익의 중대성에 비추어 볼 때, 혈액원의 업무를 수행하는 대한적십자사로서는 사전에 동성연애자나 성생활이 문란한 자 등 에이즈 감염 위험군으로부터의 헌혈이 배제될 수 있도록 헌혈의 대상을 비교적 건강한 혈액을 가졌다고 생각되는 집단으로 한정하고, 헌혈자가 에이즈 바이러스에 감염되어 있을 위험이 높은 자인지를 판별하여 그러한 자에 대하여는 스스로 헌혈을 포기하도록 유도하기 위하여 그의 직업과 생활관계, 건강 상태 등을 조사하고 필요한 설명과 문진을 하는 등 가두 헌혈의 대상이나 방법을 개선하여야 할 의무가 있음에도 불구하고, 에이즈 감염 위험군을 헌혈 대상에서 제외하기는커녕, 오히려 헌혈시 에이즈 바이러스 감염 여부의 검사를 무료로 해준다고 홍보함으로써 에이즈 감염 위험자들이 헌혈을 에이즈 바이러스 감염 여부를 확인할 기회로 이용하도록 조장하였을 뿐만 아니라, 에이즈 바이러스 감염자로부터 헌혈받을 당시 헌혈자의 직업이나 생활관계 등에 대하여는 아무런 조사를 하지 아니하고 에이즈 감염 여부에 대하여는 설문사항에 포함시키지도 아니하였으며 전혀 문진을 하지 아니하여 동성연애자인 위 감염자의 헌혈을 무방비 상태에서 허용함으로써 감염자가 헌혈한 혈액을 수혈받은 피해자로 하여금 에이즈 바이러스에 감염되게 하였다는 이유로, 대한적십자사에게 혈액원의 업무를 수행하는 자로서의 주의의무를 다하지 아니한 과실이 있다.[304] ③ 간질환으로 치료받던 환자에게 진균증 감염 사실이 발견되어 항진균제인 니조랄을 투약한 후 반복적인 흉통, 발작, 일시적인 혼수상태 등의 현상이 있었으나, 그것이 니조랄과 관련된 것인지 여부를 판단하여 투약을 중단시키거나 심장계통 등의 이상을 의심하여 이에 적절히 대처하는 등의 조치를 취하지 아니하고 방치한 의사의 과실과 환자의 사망 사이에는 인과관계가 있다고 추정하여 이를 인정함

303) 대법원 2000.9.8. 선고 99다48245 판결.
304) 대법원 1998.2.13. 선고 96다7854 판결.

이 상당하다.[305]

과실을 부정한 판례의 구체적 내용은 다음과 같다. 즉,

① 내과전문의가 기관지폐렴환자로 진단한 환자에 대하여 그 요법으로 일반적으로 통용되고 있는 “엠피시린”주사액을 피부반응검사를 거쳐 음성인 경우에 한하여 그 주사액을 시주케 한 행위에는 내과전문의로서의 과실이 있다고 보기 어렵다.[306] ② 청신경초종 제거술을 받은 환자에게 수술중의 감염으로 인한 뇌막염이 발생하였지만 집도의사가 사고 당시 일반적인 의학수준에 비추어 볼 때 수술로 인한 감염을 막기 위하여 필요한 조치를 다하였다고 볼 여지가 있는 반면 환자는 위 감염으로 인한 뇌막염과는 무관하게 원인을 알 수 없는 뇌실내출혈 및 이와 병발한 수두증 등의 합병증으로 사망하였다면, 막연하게 망인에게 수술중의 감염으로 뇌막염이 발생하였다는 사실만 가지고 사망이라는 중한 결과에 대하여 집도의사에게 감염방지의무를 게을리 한 과실을 인정할 수 없다.[307] ③ 내과의사가 신경과 전문의에 대한 협의진료 결과 피해자의 증세와 관련하여 신경과 영역에서 이상이 없다는 회신을 받았고, 그 회신 전후의 진료 경과에 비추어 그 회신 내용에 의문을 품을 만한 사정이 있다고 보이지 않자 그 회신을 신뢰하여 뇌혈관계통 질환의 가능성을 염두에 두지 않고 내과 영역의 진료 행위를 계속하다가 피해자의 증세가 호전되기에 이르자 퇴원하도록 조치한 경우, 피해자의 지주막하출혈을 발견하지 못한 데 대하여 내과의사의 업무상과실이 있었다고 단정하기는 어렵다.[308] ④ 내과전문의가 기관지폐렴환자로 진단한 환자에 대하여 그 요법으로 일반적으로 통용되고 있는 “엠피시린”주사액을 피부반응검사를 거쳐 음성인 경우에 한하여 그 주사액을 시주케 한 행위에는 내과전문의로서의 과실이 있다고 보기 어렵다.[309]

(2) 외 과

과실을 긍정한 판례의 구체적 내용은 다음과 같다. 즉,

① 미용성형을 시술하는 의사로서는 고도의 전문적 지식에 입각하여 시술 여부, 시술의 시기, 방법, 범위 등을 충분히 검토한 후 그 미용성형 시술의 의뢰자에게 생리적, 기능적 장해가 남지 않도록 신중을 기하여야 할 뿐 아니라, 회복이 어려운 후

305) 대법원 1999.2.12. 선고 98다10472 판결.
306) 대법원 1984.6.12. 선고 82도3199 판결.
307) 대법원 2003.11.27. 선고 2001다20127 판결.
308) 대법원 2003.1.10. 선고 2001도3292 판결.
309) 대법원 1984.6.12. 선고 82도3199 판결.

유증이 발생할 개연성이 높은 경우 그 미용성형 시술을 거부 내지는 중단하여야 할 의무가 있다.[310] ② 원고가 1993.10.7.경 피고 운영의 병원에 찾아와 미인대회에 출전하고자 하는데 이마와 턱을 높이고 눈 쌍꺼풀 수술을 하고 싶다며 성형수술에 관하여 상담을 한 후 1993.11.17.일 6,000,000원을 피고에게 지급하고 턱과 이마 부위에 실리콘 보형물을 삽입하는 수술과 눈 쌍꺼풀 수술을 받은 사실, 그 뒤 원고가 국제미인대회에 한국대표로 출전하는 등 별 지장 없이 활동을 하다가 피고에게 재수술을 요구하여 1994.12.13.경 쌍꺼풀의 크기를 약간 줄이고 이마와 턱에 넣었던 보형물의 크기를 보다 얇은 것으로 교체하는 추가교정수술을 받은 사실, 그런데 1997.12.경부터 원고의 턱 부위에 삽입된 실리콘이 대각선으로 이동하기 시작하여 1998.10.경에는 실리콘 보형물이 입안 내로 일부 돌출되었고, 실리콘을 삽입하면서 머리부위에 생긴 5cm의 반흔에 부분적으로 머리털이 재생되지 않고 있는 사실을 인정한 다음, 성형수술의 경우 그 성질상 긴급을 요하지 않고 성형수술을 한다 하더라도 외관상 다소 간의 호전이 기대될 뿐이며 수술 후의 상태가 환자의 주관적인 기대치와 다른 경우가 있을 수 있으므로, 의사는 환자에게 치료의 방법 및 필요성, 치료 후의 개선 상태 및 부작용 등에 관하여 구체적인 설명을 하여 환자가 그 의료행위를 받을 것인가의 여부를 선택할 수 있도록 하여야 할 의무가 있다 할 것인데, 피고가 원고에게 위와 같은 정도의 설명을 하여 원고가 수술을 결정하였음을 인정할 만한 증거가 없고, 오히려 원심의 피고본인신문결과 등에 의하면, 피고는 위 성형수술 당시 원고에게 위 수술의 부작용으로서 출혈, 염증, 보형물의 크기가 본인이 원하는 것이 아닐 경우가 있을 수 있으며, 머리 절개 부위는 머리털이 자라서 회복이 되는데 일부 미세하게 안 자라는 부분이 있을 수 있다고 설명하였을 뿐 위 보형물이 움직일 수 있다는 점에 대하여는 충분한 설명이 없이 수술한 사실이 인정된다는 이유로, 피고는 위 수술을 함에 있어서 설명의무를 위반하여 원고가 수술을 할 것인지 여부를 결정할 수 있는 권리를 침해하였다 할 것이고 이로 인하여 원고에게 가한 정신적 손해를 배상할 책임이 있다.[311] ③ 피해자가 다른 병원으로 전원할 당시 이미 후복막에 농양이 광범위하게 형성되어 있었고 췌장이나 십이지장과 같은 후복막 내 장기 등 조직의 괴사가 진행되어 이미 회복하기 어려운 상태에 빠져 있었다면, 피해자가 다른 병원으로 전원하여 진료를 받던 중 사망하였다는 사실 때문에 피고인의 진료상의 과실과 피해자의 사망과의 사이의 인과관계가 단절된다고 볼 수는 없다.[312] ④ 일반외과 의사인 피고가 원고에게 안검부 건막이식 수술을 시행하였으나 그 치료방법이 적합한 것이 아니고 그 수술방법도 적절치 못한 과실로 인하여 원고가 안검하

310) 대법원 2007.5.31. 선고 2007도1977 판결.
311) 대법원 2002.10.25. 선고 2002다48443 판결.
312) 대법원 1996.9.24. 선고 95도245 판결.

수증을 입었다면 피고는 의료상의 과실로 인한 손해배상책임을 져야 한다.[313)]

과실을 부정한 판례의 구체적 내용은 다음과 같다. 즉,

① 고혈압의 병력을 가진 환자이지만 입원일부터 수술 직전까지 마취과 의사와의 협의진료를 통하여 혈압이 잘 조절되는 것을 확인하고 전신마취하에 의사가 척추관협착증 등을 치료하기 위한 수술을 시행하였으나 환자가 수술 후 제대로 의식이 돌아오지 못하며 뇌경색 증세를 보인 경우, 의사의 수술상의 과실로 인하여 환자에게 뇌경색이 발생하였다고 추정하기 어렵다.[314)] ② 요추 척추후궁절제 수술도중에 수술용 메스가 부러지자 담당의사가 부러진 메스조각(3×5㎜)을 찾아 제거하기 위한 최선의 노력을 다하였으나 찾지 못하여 부러진 메스조각을 그대로 둔 채 수술부위를 봉합한 경우, 같은 수술과정에서 메스 끝이 부러지는 일이 흔히 있고, 부러진 메스가 쉽게 발견되지 않을 경우 수술과정에서 무리하게 제거하려고 하면 부가적인 손상을 줄 우려가 있어 일단 봉합한 후에 재수술을 통하여 제거하거나 그대로 두는 경우가 있는 점에 비추어 담당의사의 과실을 인정할 수 없다.[315)] ③ 교통사고 환자가 복통을 호소하는 외에 다른 외상이 없는데도 혈압이 극히 낮아, 담당의사들로서는 수혈을 통하여 환자의 혈압을 정상으로 끌어 올림으로써 위급한 상황을 넘겨 어느 정도 시간을 확보하게 된 상태에서 내출혈을 의심하고 그 출혈원인을 규명하기 위하여 한밤중에 자택에 있던 비뇨기과 과장까지 병원으로 나와 복강천자와 방광 및 신장에 대한 특수검사를 실시하고, 그래도 이상이 발견되지 아니하자 정밀검사를 위하여 초음파검사를 하려 하였던 시점에서 환자가 갑자기 호흡곤란 증세를 일으키기 시작하여 급히 개복수술을 하여 본 결과, 하대정맥 및 총장골동맥 파열로 인한 과다출혈로 결국 사망한 것이라면, 이는 그와 같은 상황에서 통상 의사들에게 요구되는 극히 정상적인 진료활동이라 할 수 있고, 이와 달리 환자가 외형상 위독한 상태가 아닌데도 각종 검사기법을 통한 원인규명을 생략한 채 내출혈의 원인을 밝혀내기 위하여 환자나 가족의 동의도 없이 새벽 2시 30분경부터 5시 30분 경사이의 인적·물적 조건 아래에서 개복수술부터 시행하도록 요구하거나 이를 기대할 수는 없으므로, 담당의사들에게 즉시 개복수술을 시행하여 내출혈의 원인을 밝혀내고 이를 치료하지 못한 의료과실이 있다고 볼 수 없다.[316)]

313) 대법원 1974.5.14. 선고 73다2027 판결.
314) 대법원 2002.8.23. 선고 2000다37265 판결.
315) 대법원 1999.12.10. 선고 99도3711 판결.
316) 대법원 1995.4.25. 선고 94다27151 판결.

(3) 소아청소년과

과실을 부정한 판례의 구체적 내용은 다음과 같다. 즉,

> 대학병원 신생아집중치료실에 있던 신생아 갑에게 발열증상과 무호흡·서맥 등 패혈증으로 의심되는 증상이 나타났는데, 당직의사 피고인 을, 주치의 피고인 병, 전임의 피고인 정이 적절한 조치를 취하지 않아 갑을 병원 내 감염에 의한 패혈증으로 사망에 이르게 하였다는 내용으로 기소된 사안에서, 당직의사인 피고인 을(레지던트 1년차)이 갑을 진찰한 다음 패혈증 발현이 아닌 일시적 현상이라고 판단하여 혈액검사 등을 즉시 시행하지 않은 것 등에 과실이 없고, 당직 인수한 주치의 피고인 병(레지던트 2년차)은 약제선택과 투약시점과 관련하여 갑에게 항생제를 조기에 처방하지 않은 것 등에 과실이 없으며, 전임의(펠로우)인 피고인 정은 갑을 직접 진단하고 투약지시를 하거나 피고인 병을 감독할 위치에 있지 않으므로 항생제 조기투여에 관한 지시·감독의 주의의무 위반이 없다고 하여 피고인들에게 무죄를 선고하였다.317)

(4) 산부인과

가장 복잡한 문제를 야기하는 것은 분만과 임신중절 등 임신과 관련된 분야이다. 분만은 항상 산모의 건강에 많은 위험을 수반하고 있으며 의료사고의 상당부분을 점하고 있다. 이러한 사정은 특히 정상분만이 어려운 경우에 뚜렷이 나타난다.

자궁외임신에 대한 오진은 임신중절수술에 대한 시기를 놓치게 되어 생명의 위험이 초래되기 때문에 대부분이 법적인 문제로 파급된다. 판례의 경향도 자궁외임신에 대한 오진은 의사의 과실로 판시하고 있다. 그 이유는 이의 오진은 결과적으로는 인체·생명의 위험이 초래되는 중대한 결과가 야기되기 때문에 의사에 대하여도 고도의 주의의무를 요구하고 있기 때문이다.

한편, 인공임신중절은 자연분만에 앞서 태아를 인공적으로 모체외로 배출하는 것이다. 특히 임신을 긴급히 중절하지 않으면 임부의 생명이 위험하거나 임부나 태아의 질병이 더욱 나빠져 생명의 위험을 초래할 위험이 있는 경우에 시행되는 치료적 인공임신중절에 있어서는 그 출발부터 상당한 위험을 내포하고 있는 것이다. 분만이나 임신중절에서 가장 많이 법적인 문제로 되고 있는 것은 마취사고·자궁출혈 및 손상감염(패혈증) 등이라고 한다.

과실을 긍정한 판례의 구체적 내용은 다음과 같다. 즉,

---

317) 서울북부지방법원 2014.2.13. 선고 2012고단2026 판결.

① 병원에서 조산사가 분만을 관장하여 출생한 신생아가 뇌성마비 상태가 된 사안에서, 분만과정에 태변착색 등 이상 징후를 발견하였음에도 산부인과 전문의 등에게 보고를 지연함으로써 신생아가 의사로부터 적시에 기관 내 삽관을 통한 태변제거 및 인공호흡 등 응급조치를 받을 기회를 상실시켰을 뿐만 아니라 분만실에서 호흡을 하지 않는 신생아의 코에 산소가 나오는 고무관을 대주었을 뿐 마스크와 백을 이용한 인공호흡을 시키지 않는 등 조산사 스스로 가능한 범위 내의 심폐소생술도 제대로 하지 않은 조산사에게 의료과실이 있다.[318] ② 야간 당직간호사가 담당 환자의 심근경색 증상을 당직의사에게 제대로 보고하지 않음으로써 당직의사가 필요한 조치를 취하지 못한 채 환자가 사망한 경우, 병원의 야간당직 운영체계상 당직간호사에게 환자의 사망을 예견하거나 회피하지 못한 업무상 과실이 있고, 당직의사에게는 업무상 과실을 인정하기 어렵다.[319] ③ 뇌성마비는 대부분의 경우 그 원인을 밝혀내기 어렵고 분만 중의 원인은 6~8%에 불과하다고 할지라도 뇌성마비의 가능한 원인 중 하나가 될 수 있는 분만 도중 발생한 저산소성-허혈성 뇌손상을 표상하는 간접사실들이 인정되는 반면 선천적 또는 후천적인 다른 요인의 존재를 추인하게 할 만한 사정은 발견되지 않는다면, 뇌성마비가 분만 중 저산소성-허혈성 뇌손상으로 인하여 발생하였다고 추정함이 상당하다.[320] ④ 산부인과 의사인 피고인이 약물에 의한 유도분만의 방법으로 낙태시술을 하였으나 태아가 살아서 미숙아 상태로 출생하자 그 미숙아에게 염화칼륨을 주입하여 사망하게 한 사안에서 피고인에게 살해의 범의가 인정된다.[321] ⑤ 산부인과 의사가 산모의 태반조기박리에 대한 대응조치로서 응급 제왕절개 수술을 시행하기로 결정하였다면 이러한 경우에는 적어도 제왕절개 수술 시행 결정과 아울러 산모에게 수혈을 할 필요가 있을 것이라고 예상되는 특별한 사정이 있어 미리 혈액을 준비하여야 할 업무상 주의의무가 있다고 보아야 한다.[322] ⑥ 정상분만의 방법으로 출산한 신생아가 거대아로서 좌상완신경총마비 증세가 나타날 경우, 분만 직전까지 산모와 태아 모두 정상 상태였던 점, 위 증세는 정상분만에 의하여 거대아를 출산할 때 나타날 확률이 높은 점, 위 증세 발생에 다른 원인이 개재되었을 가능성이 없는 점 등에 비추어 위 증세는 담당 의사가 임신 당시 정기진찰 및 산전검사를 통하여 태아가 거대아인 점과 산모의 골반 크기를 예측하고 제왕절개수술 등 적절한 대비책을 강구하지 못한 과실로 인하여 발생한 것으로 추정된다.[323] ⑦ 정상분만의 방법으로 출산한 신생아가 거대아로서 좌상완신경총마비 증

318) 대법원 2010.5.27. 선고 2006다79520 판결.
319) 대법원 2007.9.20. 선고 2006도294 판결.
320) 대법원 2005.10.28. 선고 2004다13045 판결.
321) 대법원 2005.4.15. 선고 2003도2780 판결.
322) 대법원 2000.1.14. 선고 99도3621 판결.

세가 나타난 경우, 위 증세는 담당 의사가 임신 당시 정기진찰 및 산전검사를 통하여 태아가 거대아인 점과 산모의 골반 크기를 예측하고 적절한 대비책을 강구하지 못한 과실로 인하여 발생한 것으로 추정된다.[324] ⑧ 정기검사 시기에 맞추어 자궁암 검사를 의뢰하기 위하여 처음 찾아온 의뢰인에게 세포진검사와 질확대경검사를 실시하였을 뿐 아니라 조직검사로 인하여 발생할지도 모르는 후유증에 대하여 아무런 설명도 없이 조직검사까지 실시한 의사의 행위가 과잉진료 내지 설명의무 위반의 불법행위에 해당할 여지가 있다.[325] ⑨ 담당 의사가 양수과다증 및 태반유착 증세가 있는 환자의 분만수술 후 그 상태로 보아 합병증인 산후출혈 등을 예견할 수 있었음에도 불구하고 그에 대비한 관찰과 검사를 태만히 한 채 수련의 등에게 합병증에 대비하라는 말만 하고서 구체적인 지시 없이 바로 퇴근한 경우, 담당 의사에게는 환자가 신속하고 적절한 조치를 받지 못함으로써 사망에 이르게 한 과실이 인정된다.[326] ⑩ 정상분만의 방법으로 출산한 신생아가 거대아로서 좌상완신경총마비 증세가 나타나 경우, 분만 직전까지 산모와 태아 모두 정상 상태였던 점, 위 증세는 정상분만에 의하여 거대아를 출산할 때 나타날 확률이 높은 점, 위 증세 발생에 다른 원인이 개재되었을 가능성이 없는 점 등에 비추어 위 증세는 담당 의사가 임신 당시 정기진찰 및 산전검사를 통하여 태아가 거대아인 점과 산모의 골반 크기를 예측하고 제왕절개수술 등 적절한 대비책을 강구하지 못한 과실로 인하여 발생한 것으로 추정된다.[327] ⑪ 의사가 최초에 검사한 결과 계류유산임을 확인하였으므로 환자가 그 이전 병원에서의 진단 결과 등을 이유로 소파수술을 반대하더라도 태아가 사망한 사실과 그에 따른 소파수술의 필요성 및 발생이 예상되는 위험 등에 관하여 당시의 의료수준에 비추어 상당하다고 생각되는 사항을 설명하여 줌으로써 수술의 시기를 놓치지 않도록 하여야 하고, 또 패혈증의 가능성을 예견하였으므로 소파수술 이전에 미리 예방조치로서 항생제를 투여함과 아울러 혈액을 채취하여 패혈증의 감염 여부를 알아보기 위한 기본적인 검사를 하여야 하고, 소파수술 후에도 그 확인된 사체아의 상태에 따라 다시 고단위의 항생제를 투여하는 등의 조치를 취하여야 하며, 소파수술 이후 패혈증에 대비한 관찰 및 검사를 시행하면서 그 증세에 따라 신속한 처치를 하였어야 함에도 불구하고 이러한 조치를 일체 취하지 아니하였을 뿐 아니라, 소파수술 이후 수련의나 간호원들에게도 환자에게 패혈증이 일어날 가능성이 있다는 점과 그에 대비하라는 말만 하였을 뿐 환자의 상태에 대하여 계속적으로 세심한 관찰을 하고

323) 대법원 1999.6.11. 선고 99다3709 판결.
324) 대법원 1999.6.11. 선고 99다3709 판결.
325) 대법원 1998.3.27. 선고 97다56761 판결.
326) 대법원 1997.8.22. 선고 96다43164 판결.
327) 대법원 1997.4.8. 선고 96도3082 판결.

증상에 따라 신속하고 적절한 처치를 할 것과 그 구체적 방법 등에 대하여 아무런 지시도 하지 않고 그들을 통하여 환자의 상태를 점검하지도 아니하여, 환자의 패혈증에 대비하여 반드시 취하여야 할 여러 조치들이 제대로 이루어질 수 없게 된 결과 그 패혈증의 발생을 신속히 감지하지 못하고, 따라서 신속하고 적절한 조치 또한 취할 수 없도록 하여 환자로 하여금 패혈증 및 그로 인한 미만성혈액응고장애로 사망하게 한 의료상의 과실이 있다.[328] ⑫ 원고 2는 1985.9.20. 출산을 위해 피고 산하 의료원에 입원하였고 그 당시 원고 2는 임신기간 40주 6일로서 분만예정일인 같은 달 14.을 훨씬 지나 있었으나 입원하기 전 임신기간 중 매월 정기적으로 받은 검진과 분만예정일인 1985.9.14.에 받은 검진에서도 원고 2와 태아가 정상이었으며, 위 의료원에 입원직후 위 병원의 1년차 전공의인 소외 1이 원고 2를 진찰한 결과 분만을 앞둔 위 원고의 신체조건은 비숍.에스.스코어(Bishop. S. Score)가 11점으로서 전반적으로 양호한 상태였고 골반검진결과는 골반의 대각 결합선이 정상치인 11.5센티미터를 초과하는 12.5센티미터이며 골반협부에 돌출부위나 골반벽 부분에 폭주도 없었고 천골부위에도 이상이 없어 정상이었고 태아 역시 정상이었으며 그 몸무게는 3.8킬로그램으로 예상되었다. 원고 2는 위 입원일인 9.20. 09 : 20경부터 본격적으로 진통이 시작되어 13 : 00경 자궁입구에 태아의 머리가 보이자 산실로 옮겨져 위 병원의 2년차 전공의인 소외 2가 원고 2의 분만을 담당하게 되었고 소외 1의 진찰결과를 토대로 자연분만을 시도하였으나 산모의 미약진통과 태아의 머리가 커서 분만이 지연되자 흡입기(Vacuum)를 사용하여 소외 1, 같은 전공의인 소외 3과 번갈아 가며 태아를 뽑아내는 소위 흡입분만을 시도하였으나 태아의 머리가 커서 머리만 약간 나오고 완전히 분만되지 않았다. 그런데 위 원고의 골반크기가 정상이긴 하였지만 태아의 머리가 예상보다 커서 이와 같이 분만이 지연되는 경우 난산으로 인해 태아와 산모의 생명과 신체에 위험이 따를 여지가 있으므로, 원고 2의 분만을 담당하는 의사인 소외 2로서는 태아를 안전하게 분만할 수 있는 방법으로서 즉시 전문의에게 보고하여 그의 지시에 따르던가 제왕절개술을 시행하거나, 그것이 여의치 않아 부득이 심슨겸자(Simpson forceps)를 이용하여 태아의 두부를 집어 끌어내는 방법으로 분만을 시킬 경우에도 태아의 두부는 아직 발육중으로 약하고 연하여 분만이라는 특수상황 때문에 약간의 물리적 충격에 의해서도 쉽게 손상될 가능성이 있으므로(충격부위에 따라서는 치명적인 결과가 초래될 수 있다) 이러한 손상이 발생되지 않도록 고도의 주의를 하면서 심슨겸자를 사용해야 할 의무가 있음에도 전문의에게 보고하거나 제왕절개술을 시행하지 않았고, 또한 같은 날 14 : 30경 소외 1, 소외 3, 같은 전공의인 소외 4의 도움을 받아 심슨겸자를 사용 흡입기와 교대로 태아의 머리를 집어 끌어냄에 있어서 위

328) 대법원 1995.12.5. 선고 94다57701 판결.

와 같은 주의의무를 게을리 한 채 분만 직전 약 5분 동안 심슨겸자로 태아의 머리를 꽉 집어 무리하게 끌어낸 과실로 같은 날 15 : 05경 원고 1이 분만되었으나 머리가 보기 흉할 정도로 일그러져 있었고 그 당시 머리 양쪽 부위에 겸자에 눌린 흔적이 있었으며 원고 1의 두개골 부분이 직경 2센티미터 정도 함몰되었고, 원고 1은 출생 직후 자기 호흡을 하지 못하여 소외 2가 원고 1의 구강내 분비물을 제거하고 산소마스크로 산소를 주입하였으나 여전히 호흡하지 못하여 산소주입튜브를 기관지에 삽입 산소를 주입한 결과 2~3분 후에야 호흡을 시작하였으나 전혀 울지 못하였고 온 몸에 청색증 등의 증세로 상태불량하자 즉시 소아과병동으로 옮겨져 입원가료하게 되었다. 그 다음날인 9.21. 원고 1의 머리 오른쪽에 큰 두개혈종이 발견되었고 원고 1이 안정을 못하고 설치고 불규칙한 호흡을 하며 잦은 발작과 발작하는 동안 사지가 강직되는 등으로 뇌성마비증세를 보이자 당일 원고 1에 대한 두부 엑스레이(X-ray) 촬영과 그 다음 날인 9.22. 영남대학교 영남의료원에서 뇌전산화단층촬영을 한 결과 원고 1에게 좌측측두골 두개골골절, 전반적인 뇌부종, 우측전후두정골부근과 좌측후두정골의 두혈종 및 두개내출혈이 있었으며, 원고 1은 위 증세에 대한 치료를 위해 1개월간 보육기(인큐베이터)에서 산소공급 및 투약과 치료를 받고 같은 해 10.21. 퇴원하였지만 그 증세가 크게 호전되지 않고 발육이 부진하는 등 뇌성마비의 증세가 완연히 나타나 1986.6. 20. 고려대학교 의과대학 혜화병원에서 검진결과 원고 1의 증세는 뇌성마비로 밝혀졌다. 원고 1은 생후 만 24개월이 지났어도 말은 물론 혼자서 일어나 앉지도 못하고 비트는 등의 뇌성마비증세를 보이고 있는데, 신생아의 뇌성마비의 발생원인으로서는 출산 전 모체의 감염(특히 임신초 3개월간에 있어서의 풍진, 기타 바이러스 감염 등), 방사선조사, 출혈, 중독증, 제대의 이상, 태반의 이상, 모체의 산소결핍상태 등에 기인한 임신중의 무산소증, 모체와 태아의 혈액형 부적합으로 인한 핵황달, 태아의 미성숙(특히 미숙아에 있어서는 분만외상을 받기 쉽고 두개내출혈을 일으키기 쉬우며 또한 산소결핍을 일으키기 쉽다) 등이 있고 출산시의 원인으로 비정상분만, 특히 난산 등의 경우 기계적 요인(특히 본건과 같이 겸자 등 기계조작으로 생긴 분만외상으로 인한 두개내출혈 등), 기도의 폐색, 호흡마비양수흡인에 기인한 신생아가사(저산소증) 등이 있고 출산 후의 원인으로서는 두부외상감염, 뇌종양을 들 수 있다는 것이다. 위 사실관계에 비추어 보면 원고 1의 출산 직후 발견된 비정상적으로 큰 두개혈종과 뇌부종 및 두개내출혈 등 두부손상은 원고 1의 분만 당시 소외 2가 위 인정과 같은 주의의무를 게을리하여 심슨겸자로 무리하게 태아의 머리를 집어 끌어내는 과정에서 가한 물리적 충격과 압박에 기인한 것으로 보이고, 원고 2와 태아가 모두 출산 직전까지 극히 정상인 것으로 진단되었을 뿐 아니라 출산 전후를 통하여 달리 뇌성마비의 원인이 될 만한 모체 또는 태아의 감염이나 이상이 있었음을 인정할 자료가 없는 이 사건에 있어서는, 소외 2의 무리한 겸자사용으로 인한 두개내출혈 등이 원고 1의 뇌성마비의 원인이 된 것으로 추정된다고 하겠다.[329] ⑬ 제대권락현상이 뇌손상에 기여를 한 바가 있다고 하여도 태아가 뇌손상을 입고 두개강내출혈이 생긴 것은 주로 임산부의 장시간의 분만지연이나 아두골반불균형 또는 이와 유사한 상태의 경우 피하여야 할 흡인분만시술을 무리하게 계속한 것에 기인한 것이라고 볼 것이다.[330] ⑭ 분만중 태아가 뇌손상을 입고 두개강내출혈이 생겨 뇌성마비가 발생한 경우에 있어 출산을 담당한 의사에게, 통상의 주의력을 가진 산부인과 의사라면 아두골반불균형상태 또는 경계아두골반불균형상태의 가능성이 있음을 의심할 수 있다고 보이는데도 이러한 가능성을 전혀 예상하지 아니하여 이에 대한 대비를 하지 아니하였고, 분만 2기에 있어 5분마다 한번씩 측정하여야 할 태아심음측정을 4회나 하지 아니한 채 만연히 통상의 질식분만의 방법으로 분만을 진행시키다가 뒤늦게 아두골반불균형 또는 이와 유사한 상태의 경우에는 피하여야 할 시술방법인 흡인분만의 방법을 무리하게 계속하여 태아를 만출시킨 의료상의 과실이 있다.[331] ⑮ 소파수술을 받은 후 약 20일 후에 환자가 병원을 찾아와서 임신증상이 계속된다는 사실을 알렸으므로 더욱 자궁외 임신의 우려가 농후하고, 더욱이 수란관 임신이라면 임신 3개월 정도라면 수란관 파열의 위험이 있으므로 진찰을 위하여 하복부를 누르는 등 압력을 주면 수란관 파열에 의하여 생명에 위험이 있음직한 것은 역시 산부인과 전문의로서 이를 인식할 수 있을 것임으로 이에 주의가 이르지 못하고 수술시설을 갖춘 종합병원에 가서 진찰수술 하도록 종용하지 아니하고 자신이 재진찰을 위하여 피해자의 복부를 누르는 등 압력을 가하였다는 점, 이미 환자를 위와 같이 재진찰한 직후 하복통을 고하며, 얼굴이 창백해지고, 식은땀을 흘리며 혼수상태에 빠지게 되자, 비로소 인근에 있는 외과의사를 초청하여 동인의 진단에 의하여 자궁외 임신을 발견하고, 그 때는 동녀가 혼수상태에 빠져있자, 이에 대한 응급조치로 수혈 등을 하다가 약 2시간 후에 시립동부병원에 호송한 사실에 비추어, 산부인과 전문의로서의 주의의무를 다하였다고 할 수 없다.[332] ⑯ 일반적인 개업의사가 감당하기 어려운 이상분만환자가 자궁출혈이 기하고 일반적인 조산술로는 분만이 어려웠다면 시설이 좋은 종합병원에 이송해야 할 것인데 장시간에 걸쳐 일반적인 조산술로 분만시키려다 산모가 기진하고 다량의 출혈로 산모를 사망에 이르게 하였다면 의사에게 치환상의 과실로 환자를 사망케 한 위법이 있다고 할 것이다.[333]

---

329) 대법원 1992.12.8. 선고 92다29924 판결.
330) 대법원 1992.5.12. 선고 91다23707 판결.
331) 대법원 1992.5.12. 선고 91다23707 판결.
332) 대법원 1967.8.29. 선고 66도1197 판결.

과실을 부정한 판례의 구체적 내용은 다음과 같다. 즉,

① 자연질식분만 도중 흡입분만을 실시하여 분만한 신생아가 분만 후 경막하출혈, 골막하출혈 등으로 사망한 사안에서, 진료기록부 중 흡입분만 기재 부분이 다른 부분과 글씨체 등에서 서로 달라 보이나 이는 분만 직후 간호사 등이 망아의 몸무게 등을 먼저 기재하고 의사가 산모 등에 대한 산후처치 후 분만 과정에 대한 설명을 추가로 기재했기 때문으로 볼 여지가 충분하고, 흡입분만 기재 부분의 내용대로 의사가 흡입분만을 시도할 당시 이미 망아의 머리가 보일 정도로 분만이 진행된 상태였다면 망아의 두정부가 아닌 측두부나 좌측이마에 흡입컵을 부착시키는 것이 오히려 용이하지 않았을 것으로 보일 뿐만 아니라, 설령 망아의 좌측이마 윗부분에 흡입컵을 부착한 사실이 있다 하더라도 그로 인해 경막하출혈 등의 위험이 높아진다고 볼 만한 뚜렷한 자료도 없는 점 등을 고려하면 의사가 흡입분만을 실시하면서 망아의 좌측이마 윗부분에 흡입컵을 부착한 것이 의료상 과실에 해당한다고 보기 어렵고, 나아가 골막하출혈의 경우 자연질식분만에서도 발생할 수 있는 합병증이므로 망아에게 골막하출혈이 있었다는 사정만으로 의사가 흡입컵의 음압과 그 증가속도를 제대로 살피지 아니하여 망아의 머리에 무리한 힘이 가해지도록 한 과실이 있다고 단정하기 어려움에도, 위 흡입분만 기재 부분을 믿을 수 없다고 판단한 후 흡입분만 시술과정에 의사의 과실이 있었고 그 과실과 망아에게 생긴 경막하출혈 등 사이의 인과관계도 추정된다고 단정한 원심판단을 파기한 사례이다.[334] ② 복강경에 의한 질식 자궁적출술 등을 시행하는 경우 일반적 합병증으로 요관손상이 따를 수 있으므로, 위 수술 시행 과정에서 환자의 요관이 손상되는 결과가 발생한 것에 대하여 바로 수술의사의 과실을 인정할 수 없고, 이를 추정하기 위해서는 위 손상 결과가 일반적인 합병증의 범위를 벗어난 것으로 볼 만한 사정이 인정되어야 한다.[335] ③ 산모의 태아가 역위로 조기분만 되면서 태아가 난산으로 인하여 분만 후 사망한 사안에서, 비록 조산 위험이 있기는 하였으나 산모에게 분만진통이 있었다고 단정하기 어려워 그와 같은 상황에서 내진이나 초음파검사 없이 경과를 관찰하기로 한 산부인과 의사의 행위를 진료행위에 있어서 합리적인 재량의 범위를 벗어난 것이라고 보기 어려울 뿐만 아니라 일반적으로 산부인과 의사에게 요구되는 주의의무를 위반한 것이라고 보기는 어렵다.[336] ④ 30대 중반의 산모가 제왕절개 수술 후 폐색전증으로 사망한 사안에서, 담당 산부인과 의사에게 형법 제268조의 업무상 과실이 없다.[337]

333) 대법원 1967.7.11. 선고 67다848 판결.
334) 대법원 2011.3.10. 선고 2010다72410 판결.
335) 대법원 2008.3.27. 선고 2007다76290 판결.
336) 대법원 2006.12.7. 선고 2006도1790 판결.
337) 대법원 2006.10.26. 선고 2004도486 판결.

⑤ 임산부에 대한 상담과 각종 검사 등을 통하여 태아의 기형을 의심할 만한 아무런 징후가 발견되지 아니하였고, 초음파검사상으로도 태아의 왼쪽 손목 이하 발육부전을 발견하는 것이 용이하지 아니한 점 등에 비추어 의사가 태아의 위와 같은 기형을 발견하지 못하였다고 하여 곧바로 의사에게 어떠한 주의의무 위반이 있다고 단정하기 어렵다.[338] ⑥ 산부인과 개업의들이 매 분만마다 수혈용 혈액을 준비한다 하더라도 이를 사용하지 아니한 경우(대부분의 분만에서 사용하지 아니한다)에는 혈액원에 반납할 수 없고, 산부인과 의원에서는 이를 보관하였다가 다른 산모에게 사용할 수도 없기 때문에 결국 사용하지 못한 혈액은 폐기하여야 하고, 헌혈 부족으로 충분한 혈액을 확보하지 못하고 있는 당시 우리 나라의 실정상 만약 산부인과 개업의들이 매 분만마다 수혈용 혈액을 미리 준비하고, 이를 폐기한다면 혈액 부족이 심화될 우려가 있음을 알 수 있는바, 제왕절개분만을 함에 있어서 산모에게 수혈을 할 필요가 있을 것이라고 예상할 수 있었다는 사정이 보이지 않는 한, 산후과다출혈에 대비하여 제왕절개수술을 시행하기 전에 미리 혈액을 준비할 업무상 주의의무가 있다고 보기 어렵다.[339] ⑦ 이완성 자궁출혈은 급성대출혈로서 30분 내외에서 3시간 사이에 2,000내지 3,000씨씨 이상의 출혈을 하게 된다는 것인 바 임신부가 낙태수술 후 계속 출혈이 된 것이 아니라 간헐적으로 3회에 걸쳐 출혈이 있은 경우에 산부인과 전문의가 1차 출혈시에 이완성 자궁출혈임을 미리 알아 차려 조치하지 아니하여 임신부가 사망하게 된데 대해 그 진료상 과실이 있다고 하려면 적어도 1차 출혈현상이 위와 같은 급성대출혈임을 짐작케 할 정도의 것임이 전제되어야 할 것이므로 1차 출혈의 상황에 관하여 다만 통상보다 과도한 출혈이 있었다는 것만으로는 1차 출혈이 급성대출혈을 짐작케 할 정도의 것임을 수긍할 수 없으니 진료상 과실을 인정할 수 없다.[340] ⑧ 의사가 인공분만기인 “샥숀”을 사용하면 통상 약간의 상해정도가 있을 수 있으므로 그 상해가 있다하여“샥숀”을 거칠고 험하게 사용한 결과라고는 보기 어려워 의사의 정당업무의 범위를 넘은 위법행위라고 할 수 없다.[341] ⑨ 임신의 지속이 모체의 건강을 해칠 우려가 현저할 뿐더러 기형아 내지 불구아를 출산할 가능성마저도 없지 않다는 판단하에 부득이 취하게 된 산부인과 의사의 낙태 수술행위는 정당행위 내지 긴급피난에 해당되어 위법성이 없는 경우에 해당된다.[342]

---

338) 대법원 1999.6.11. 선고 98다33062 판결.
339) 대법원 1997.4.8. 선고 96도3082 판결.
340) 대법원 1984.7.10. 선고 84다카466 판결.
341) 대법원 1978.11.14. 선고 78도2388 판결.
342) 대법원 1976.7.13. 선고 75도1205 판결.

(5) 정신건강의학과

정신병원에 입원중인 정신질환자가 치료 중 사망하거나 자살한 경우에 흔히 문제가 발생한다. 특히 자살의 경우가 문제인데, 정신질환자에 대하여 어느 정도 감시·통제를 하여야 할 것인가 하는 것은 개방병동사용과 관련하여 어려운 문제가 된다. 정신과 의사의 전문적인 판단에 맡기지 않을 수 없다. 이 경우에도 입원동기·자살시도의 전력유무 등을 고려하여 합리적으로 판단할 수밖에 없다.

과실을 긍정한 판례의 구체적 내용은 다음과 같다. 즉,

① 정신분열증 환자가 안전장치 없는 폐쇄병실의 창문을 열고 투신하여 신체에 중대한 기질적 상해를 수반하는 후유증이 남게 되자 이를 비관하여 자살한 사안에서, 위 투신사고와 자살 사이에 상당인과관계가 인정된다.[343] ② 정신과질환인 조증으로 입원한 환자의 주치의사는 환자의 건강상태를 사전에 면밀히 살펴서 그 상태에 맞도록 조증치료제인 클로르포르마진을 가감하면서 투여하여야 하고, 클로르포르마진의 과다투여로 인하여 환자에게 기립성저혈압이 발생하게 되었고 당시 환자의 건강상태가 갑자기 나빠지기 시작하였다면 좀 더 정확한 진찰과 치료를 위하여 내과전문병원 등으로 전원조치를 하여야 할 것이고, 그러지 못하고 환자의 혈압상승을 위하여 포도당액을 주사하게 되었으면 그 과정에서 환자의 전해질이상 유무를 확인하고 투여하여야 함에도 의사에게 요구되는 이러한 일련의 조치를 취하지 아니한 과실이 있다면, 그러한 과실로 환자가 전해질이상·빈혈·저알부민증 등으로 인한 쇼크로 사망하였음을 인정할 수 있고, 그 치료 과정에서 야간당직의사의 과실이 일부 개입하였다고 하더라도 그의 주치의사 및 환자와의 관계에 비추어 볼 때 환자의 주치의사는 업무상과실치사죄의 책임을 면할 수는 없다.[344] ③ 원고가 1987.7.1. 정신질환으로 피고경영의 의과대학부속병원(이하 피고병원이라 한다)의 신경정신과에 입원하여 진찰을 받은 결과 그 질환이 전환장애로 진단되어 치료를 받던 중 같은 달 31. 보호병동에서 피고병원 직원의 감시가 소홀한 틈을 타서 자해행위로 부상을 당한 왼쪽 손목부위의 봉합부위를 감싸기 위하여 피고병원 직원이 감아 둔 탄력붕대를 창문 철망에 묶고 목을 매달아 자살을 하려다가 피고병원 직원에게 발견되어 그 생명은 구조되었으나 이로 인하여 저산소성 뇌손상을 입은 사실, 그런데 원고는 위 사고 이틀 전인 같은 달 29. 유리컵을 깨서 병원직원에게 행패를 부리고 주사맞기를 거부하며 플라스틱 쟁반을 입으로 물어 깨는 등 평소와는 달리 매우 공격적인 행동을 하였고, 또한 혀를 깨물려고 하였으며 침대의 쇠붙이를 물고 바둑알을 깨서 자신의 손목에 상처를

343) 대법원 2007.1.11. 선고 2005다44015 판결.

344) 대법원 1994.12.9. 선고 93도2524 판결.

내는 등 여러 가지 형태의 자해행위를 함과 아울러 자살을 감행할 것을 암시하는 말을 하고 위 사고 하루 전인 같은 달 30.에는 보호병동에서 개방병동으로 옮겨 달라는 자신의 요구를 들어 주지 않는다는 이유로 대화와 식사를 거부하였을 뿐만 아니라 위 사고당시까지도 위와 같은 자해적 태도를 포기하지 아니한 상태에 있었는데도 사고당시 담당 간호사 등이 다른 환자들을 데리고 단체산책을 나가 버림으로써 원고로 하여금 자살도구로 손쉽게 사용될 수 있는 탄력붕대를 감은 채 병실에 혼자 남아 있게 한 사실, 피고병원의 신경정신과 병실은 개방병동과 보호병동으로 구분되어 있는데 보호병동에는 근접관찰이 필요한 중환자를 수용하고 이들에 대하여는 외부인의 감호가 배제된 채 피고병원의 의사나 간호사 및 간호보조사 등의 직원에 의하여 그들의 책임하에 환자의 관찰, 보호 및 감독이 이루어지는 사실, 전환장애환자가 자살기도를 시위하는 것은 그 증상의 하나에 해당하지만 드물게는 실제로 자살을 하는 경우도 있는 사실 등을 인정한 다음 원고에 대한 치료 및 감호를 담당하는 피고병원의 의사, 간호사 등으로서는 위와 같은 정황으로 미루어 자살을 감행할 수도 있을 것으로 예상되는 위험한 상태에 있는 원고의 동태를 계속 주의깊게 관찰 감독하는 등의 조치를 취함으로써 전환장애환자인 원고의 자살기도를 미리 방지하여야 할 주의의무가 있음에도 이를 게을리한 과실로 인하여 이 사건 사고가 발생하였다.[345)]

과실을 부정한 판례의 구체적 내용은 다음과 같다. 즉,

① 정신병원에서 입원치료받던 고령의 정신병환자가 병원 의사의 관리소홀로 넘어져 두부외상을 입고 그 후 치매증상을 보이게 되었으나, 그 환자에게 사고 이전에 이미 치매를 표상하는 기질적 정신장애의 증세가 있었으므로 의사에게 진료상의 과실이 있다고 하더라도 현재 환자의 치매증세와 사이에서 인과관계가 추정되지 않는다.[346)] ② 정신병 전문의사가 평소 상당한 주의를 하였었고 망상형 정신분열환자의 자상 내지 자살과 같은 자해행위는 의학상 이례에 속한 예측을 기대하지 못하는 것인데 피해자가 감시 소홀한 틈을 타서 자살하였다면 그에게 사고발생의 원인이 된 과실이 있었다고 할 수 없다[347)]

(6) 예방의학과

과실을 긍정한 판례의 구체적 내용은 다음과 같다. 즉,

① 전염병예방법(2009.12.29. 법률 제9847호 감염병의 예방 및 관리에 관한 법률로 전부 개정되기 전의 것, 이하 '구 전염병예방법'이라 한다) 제54조의2의 규정에 의한 국

345) 대법원 1991.5.10. 선고 91다5396 판결.
346) 대법원 2002.8.27. 선고 2001다19486 판결.
347) 대법원 1970.12.22. 선고 70도2304 판결.

가의 보상책임은 무과실책임이기는 하지만, 책임이 있다고 하기 위해서는 질병, 장애 또는 사망(이하 '장애 등'이라 한다)이 당해 예방접종으로 인한 것임을 인정할 수 있어야 한다. 그러나 위와 같은 국가의 보상책임은 예방접종의 실시 과정에서 드물기는 하지만 불가피하게 발생하는 부작용에 대해서, 예방접종의 사회적 유용성과 이에 따른 국가적 차원의 권장 필요성, 예방접종으로 인한 부작용이라는 사회적으로 특별한 의미를 가지는 손해에 대한 상호부조와 손해분담의 공평, 사회보장적 이념 등에 터 잡아 구 전염병예방법이 특별히 인정한 독자적인 피해보상제도인 점, 구 전염병예방법 시행령(2010.3.15. 대통령령 제22075호로 개정되기 전의 것) 제19조의2에 예방접종으로 인한 피해에 대한 보상기준이 항목별로 구체적으로 정해져 있는데 액수가 그리 크지 않은 점, 예방접종으로 인한 부작용으로 사망이라는 중대한 결과까지 초래될 가능성이 있는 반면, 장애 등의 발생 기전은 명확히 밝혀져 있지 않고 현재의 의학수준에 의하더라도 부작용을 완전히 방지할 수는 없는 점 등에 비추어, 구 전염병예방법 제54조의2의 규정에 의한 보상을 받기 위한 전제로서 요구되는 인과관계는 반드시 의학적·자연과학적으로 명백히 증명되어야 하는 것은 아니고, 간접적 사실관계 등 제반 사정을 고려할 때 인과관계가 있다고 추단되는 경우에는 증명이 있다고 보아야 한다. 인과관계를 추단하기 위해서는 특별한 사정이 없는 한 예방접종과 장애 등의 발생 사이에 시간적·공간적 밀접성이 있고, 피해자가 입은 장애 등이 당해 예방접종으로부터 발생하였다고 추론하는 것이 의학이론이나 경험칙상 불가능하지 않으며, 장애 등이 원인불명이거나 당해 예방접종이 아닌 다른 원인에 의해 발생한 것이 아니라는 정도의 증명이 있으면 족하다.[348] ② 손해부담을 공평의 원칙에서 결정하려는 민사분쟁에 있어서의 인과관계는 과학적 인과관계를 의미하는 것이 아니므로 학설상 일반적으로 코레라 예방접종의 피접종자가 유혈환자등인 경우 약 0.004프로의 치명률이 있다는 의학상보고가 있고 사체부검 결과 사망자가 비특이성 뇌의울혈부종 및 출혈반점이 있어 그 출혈이 예방접종으로 인한 가능성이 있다고 인정되는 이상 달리 피해자에게 사인인 뇌출혈상을 일으킬만한 특별한 사정이 있음을 인정할 자료가 인정될 수 없다면 법적 견지에서 예방접종과 피접종자의 사망간에는 인과관계가 있다고 해석하는 것이 타당하다.[349]

(7) 특 과

과실을 긍정한 판례의 구체적 내용은 다음과 같다. 즉,

미용성형술은 외모상의 개인적인 심미적 만족감을 얻거나 증대할 목적에서 이루

348) 대법원 2014.5.16. 선고 2014두274 판결.
349) 대법원 1977.8.23. 선고 77다686 판결.

어지는 것으로서 질병 치료 목적의 다른 의료행위에 비하여 긴급성이나 불가피성이 매우 약한 특성이 있으므로 이에 관한 시술 등을 의뢰받은 의사로서는 의뢰인 자신의 외모에 대한 불만감과 의뢰인이 원하는 구체적 결과에 관하여 충분히 경청한 다음 전문적 지식에 입각하여 의뢰인이 원하는 구체적 결과를 실현시킬 수 있는 시술법 등을 신중히 선택하여 권유하여야 하고, 당해 시술의 필요성, 난이도, 시술 방법, 당해 시술에 의하여 환자의 외모가 어느 정도 변화하는지, 발생이 예상되는 위험, 부작용 등에 관하여 의뢰인의 성별, 연령, 직업, 미용성형 시술의 경험 여부 등을 참조하여 의뢰인이 충분히 이해할 수 있도록 상세한 설명을 함으로써 의뢰인이 필요성이나 위험성을 충분히 비교해 보고 시술을 받을 것인지를 선택할 수 있도록 할 의무가 있다. 특히 의사로서는 시술하고자 하는 미용성형 수술이 의뢰인이 원하는 구체적 결과를 모두 구현할 수 있는 것이 아니고 일부만을 구현할 수 있는 것이라면 그와 같은 내용 등을 상세히 설명하여 의뢰인에게 성형술을 시술받을 것인지를 선택할 수 있도록 할 의무가 있다.[350)]

2. 치과의료

치과의료에 있어서도 의료과실은 양방의료에 있어서의 그것과 다를 것이 없다.

3. 한방의료

한방의료에 있어서의 의료과실은 양방의료에 있어서의 그것과 별개의 것이 아니다. 대법원은 "의료사고에서 의사에게 과실이 있다고 하기 위하여는 의사가 결과 발생을 예견할 수 있고 또 회피할 수 있었는데도 이를 예견하지 못하거나 회피하지 못하였음이 인정되어야 하며, 과실의 유무를 판단할 때에는 같은 업무와 직종에 종사하는 일반적 보통인의 주의정도를 표준으로 하고, 사고 당시의 일반적인 의학의 수준과 의료환경 및 조건, 의료행위의 특수성 등을 고려하여야 한다. 이러한 법리는 한의사의 경우에도 마찬가지라고 할 것이다"고 판시한 바 있다.[351)]

또 대법원은 "의료사고에서 의사의 과실을 인정하기 위해서는 의사가 결과발생을 예견할 수 있었음에도 이를 예견하지 못하였고 결과발생을 회피할 수 있었음에도 이를 회피하지 못한 과실이 검토되어야 하고, 과실의 유무를 판단할 때에

350) 대법원 2013.6.13. 선고 2012다94865 판결.

351) 대법원 2014.7.24. 선고 2013도16101 판결; 대법원 2011.4.14. 선고 2010도10104 판결 등 참조.

는 같은 업무와 직무에 종사하는 보통인의 주의정도를 표준으로 하여야 하며, 여기에는 사고 당시의 일반적인 의학의 수준과 의료환경 및 조건, 의료행위의 특수성 등이 고려되어야 하고, 이러한 법리는 한의사의 경우에도 마찬가지이다"라고 판시한 바 있다.[352)]

Ⅲ. 형사상의 책임

형사상의 책임이란 의료과실에 대하여 업무상 과실치사상죄의 책임을 지는 경우를 말한다(형법 제268조 참조). 그러나 의료과실에 대한 형사처벌은 강도사건과 같은 형사사건과는 다르고 복잡한 문제를 가지고 있다. 의료과실에 대한 형사처벌에 있어서는 과실의 본질과 한계를 명백히 하고, 환자에 대한 피해구제뿐만 아니라 의료인의 직업상의 문제와 그 외의 사회적 파장까지 종합적으로 고려하여 판단해야 하기 때문이다.

또 형사과실과 민사과실은 그 내용과 기준에 있어서는 다를 수 없지만, 그 판단에 있어서는 각각 형사제재와 손해배상으로 직결되기 때문에 양자는 동일할 수 없다. 형사과실에 대한 판단은 민사과실의 그것에 비하면 훨씬 엄격하다고 해야 한다. 형사사건이 전체 의료사건 중에서 차지하는 비중이 전 세계적으로 1% 안팎이라는 것이 현실이기도 하다. 한편, 형사사건의 결과는 민사사건에서도 그대로 수용될 수 있지만, 민사사건의 결과는 형사사건에서 반드시 수용될 것이라는 보장은 없다.

형사과실에 관한 판례의 구체적 내용은 다음과 같다. 즉,

① 형사재판에서 범죄사실의 인정은 법관으로 하여금 합리적인 의심을 할 여지가 없을 정도의 확신을 가지게 하는 증명력을 가진 엄격한 증거에 의하여야 하므로, 검사의 증명이 위와 같은 확신을 가지게 하는 정도에 충분히 이르지 못한 경우에는 비록 피고인의 주장이나 변명이 모순되거나 석연치 않은 면이 있는 등 유죄의 의심이 간다고 하더라도 피고인의 이익으로 판단하여야 한다.[353)] ② 소아외과 의사가 5세의 급성 림프구성 백혈병 환자의 항암치료를 위하여 쇄골하 정맥에 중심정맥도관을 삽입하는 수술을 하는 과정에서 환자의 우측 쇄골하 부위를 주사바늘로 10여 차례 찔러 환자가 우측 쇄골하 혈관 및 흉막 관통상에 기인한 외상성 혈흉으로 인한

352) 대법원 2011.4.14. 선고 2010도10104 판결.
353) 대법원 2012.6.28. 선고 2012도231 판결.

순환혈액량 감소성 쇼크로 사망한 사안에서, 담당 소아외과 의사에게 형법 제268조의 업무상 과실이 없다.[354)]

Ⅳ. 행정상의 책임

행정상의 책임이란 의료과실자에게 형사상의 책임과 민사상의 책임 외에 행정상으로 묻는 책임을 말한다. 면허의 취소, 면허의 정지 또는 과태료 등으로 행하여지며, 일반적으로 행정처분이라고 한다.

행정처분을 부정한 판례의 구체적 내용은 다음과 같다. 즉,

① 의료법인이 운영하는 한방병원의 한의사가 방사선사로 하여금 전산화단층촬영장치(CT기기)로 촬영하게 하고 이를 이용하여 방사선진단행위를 한 것이 의료법 제25조에서 정한 '면허된 이외의 의료행위'를 한 경우에 해당한다는 이유로 구 보건소장이 의료법인에 대하여 3월의 의료업정지처분을 한 경우, CT기기 사용이 한의사의 면허 범위를 벗어나는지 여부에 관하여 명확한 법규정이 없는 상황에서 구보건소장이 의료법인에게 CT기기 설치 및 사용 신고필증을 교부함으로써 의료법인도 면허된 이외의 의료행위를 하게 한다는 점에 관하여 명확한 인식이 없었던 점, 구보건소장으로서는 의료법인이 CT기기를 사용하지 못하도록 사용중지명령을 내리는 등으로 소기의 목적을 달성할 수 있고, 의료업정지처분 외에 과징금부과와 같은 처분도 가능한 데 의료기관의 업무를 3개월 동안이나 정지시킴으로써 CT기기와 관련이 없는 진료행위까지도 전면적으로 할 수 없게 하는 것은 그 위반행위에 비하여 지나치게 가혹한 처분인 점 등에 비추어, 위 의료업정지처분이 재량권의 범위를 넘거나 재량권을 남용하여 위법하다.[355)]

---

354) 대법원 2008.8.11. 선고 2008도3090 판결.

355) 서울고등법원 2006.6.30. 선고 2005누1758 판결.

제 2 장 병원책임론

제 1 절 개 관

Ⅰ. 책임주의

종래의 신분제로 상징되는 구체제(舊體制, Ancien Régime)를 청산하고, 새롭게 확립된 근대법의 책임주의는 현대법에 그대로 계승되고 있다. 근대법은 구체제하에서의 연좌제로 통칭되는 집단의 소속원 전원이 책임지는 단체책임을 극복하고 개인이 책임지는 개인책임(個人責任), 타인의 행위에도 책임을 지는 타인책임을 극복하고 자기의 행위에만 책임지는 자기책임(自己責任) 및 결과에 대하여 책임을 지는 결과책임을 극복하고 고의 또는 과실에 대하여만 책임을 지고 불가항력에 대하여는 책임을 지지 아니하는 주관적 책임(主觀的 責任)을 확립한 바 있다. 이러한 내용의 근대법의 책임주의는 현대법의 책임주의로 그대로 이어지고 있다.

Ⅱ. 책임주체

병원책임에 있어서도 현대법의 책임주의를 그대로 따르고 있다. 병원책임에 있어서의 책임의 주체는 병원의 개설자이다. 따라서 병원책임이란 병원개설자의 책임을 말한다. 이 책에서의 용어로 표현하여 병원개설자란 의료시설의 개설자를 의미한다. 주지하는 바와 같이 의료시설에서 대표적인 것은 의료기관이다. 아래에서는 병원책임을, 의료과실에 대한 책임에 있어서의 구조와 같이 민사상 책임, 형사상 책임 및 행정상 책임으로 분류하여 검토하기로 한다.

제2절 민사상의 책임

Ⅰ. 서 설

병원은 타인의 과실에 대하여도 책임을 지지만, 자신의 행위에 대하여도 스스로 책임을 진다. 전자는 사용자책임의 형태로 나타나는 반면, 후자는 자기책임의 형태로 나타난다. 병원이 의료인의 행위과실에 대하여 책임을 지는 것은 전자의 예이며, 시설물의 하자나 직원에 대한 조직편성상의 과실로 인하여 책임을 지는 것은 후자의 예이다. 전자를 의료과실이라고 하고, 이를 포함하여 후자를 의료과오라고 하기로 한 것은 이미 언급한 바 있다.

Ⅱ. 자기책임

1. 자기책임의 의의

병원의 자기책임이란 병원 내에서 의료사고가 발생한 경우 병원 자체, 즉 병원개설자가 타인의 책임을 대신하여 부담하는 것이 아니라 자기 고유의 책임으로서 손해배상책임을 부담하는 것을 말한다. 사용자책임은 그 피용자의 과실책임에 대하여 그의 피용자에 대신하여 책임을 진다는 성격을 생각할 수 있다. 이러한 의미에서 사용자책임을 대체책임 내지 대위책임이라고도 한다. 병원의 자기책임이란 자신이 스스로 지는 책임으로서 직접 배상책임을 지게 된다. 건물·설비 등의 관리책임도 병원 자체의 책임이지만 조직의료로부터 발생하는 책임도 병원 자체의 책임이라고 하는 것이 타당하기 때문이다. 이는 원내감염사고에 있어서도 마찬가지라고 해석된다.

2. 자기책임의 유형

(1) 진료계약상의 책임

주지하는 바와 같이, 진료계약의 당사자는 환자와 병원개설자이다. 진료를 담당하는 개개의 의료인은 계약당사자가 아니다. 따라서 의료사고와 같은 채무불이행이 발생하게 되면 계약의 당사자로서 계약책임을 부담하는 병원개설자가 당연히 책임을 지게 되는 것이다.

(2) 시설물 관리상의 책임

시설물 관리상의 책임이란 병원의 건물이나 병원에 설치된 공작물로 인하여 발생한 손해에 관한 책임을 말한다. 민법은 공작물의 설치 또는 보존의 하자로 인하여 타인에게 손해를 가한 때에는 공작물점유자가 손해를 배상할 책임이 있다고 하여 공작물책임에 대하여 규정하고 있다(민법 제758조 제1항 본문). 그러나 점유자가 손해의 방지에 필요한 주의를 해태하지 아니한 때에는 그 소유자가 손해를 배상할 책임이 있다고 규정하고 있다(민법 제758조 제1항 단서). 소유자의 책임에는 아무런 면책사유가 인정되지 않으므로 무과실책임이라고 할 수 있다. 또 공작물의 점유자 또는 소유자가 손해를 배상한 경우에는 그 손해의 원인에 대하여 책임 있는 자에 대하여 구상권을 행사할 수 있도록 하고 있다(민법 제758조 제3항). 공작물이란 인공적으로 만들어진 설비이다. 병원 등의 건물뿐만 아니라 그 내부구조, 예컨대 천정, 계단, 엘리베이터 또는 창 등도 모두 이에 포함된다. 또 건물 자체와 실질적으로 일체로 되어 있는 각종 의료설비, 예컨대 X선장치나 CT스캐너 등도 여기서 말하는 공작물이라고 할 수 있다.

공작물책임은 사회생활에 있어서 위험한 물건을 점유 또는 소유하는 자에게 그 물건으로부터 발생하는 손해도 부담시키는 것이 공평하다고 하는 소위 위험책임주의에 근거한 것이다. 따라서 의료과오에 대하여도 그 과오가 의료시설의 설치 또는 보존상의 하자에 의하여 야기된 것인 경우에는 위의 시설의 점유자 또는 소유자인 병원경영자 등이 그 손해의 배상책임을 지게 된다. 따라서 병원의 시설이나 의료기기 등으로부터 환자에게 손해가 발생한 경우에는 병원이 책임을 져야 한다. 치료나 요양의 목적을 달성하기 위하여는 환자의 원내생활환경과 제반설비의 정비에 힘써 환자의 안전을 도모해야 하는 것은 의료시설관리자 또는 의사의 당연한 의무이다. 사람의 생명과 건강의 유지를 목적으로 하는 병원에서는 환자는 물론 환자의 가족과 문병객 등 관계자의 신체와 생명의 안전을 확보하는 데에 최선의 노력을 다하지 않으면 안 된다. 병원의 건물이나 병원에 설치된 공작물로 인하여 타인에게 손해를 가한 때에는 공작물의 점유자는 그 손해를 배상할 책임이 있다(민법 제758조 제1항 본문). 그러나 점유자가 손해의 방지에 필요한 주의를 해태하지 아니한 때에는 그 소유자가 손해를 배상할 책임이 있다(민법 제758조 제1항 단서).

시설물 관리상의 과실을 긍정한 판례의 구체적 내용은 다음과 같다. 즉,

정신분열증 환자가 안전장치 없는 폐쇄병실의 창문을 열고 투신하여 신체에 중대한 기질적 상해를 수반하는 후유증이 남게 되자 이를 비관하여 자살한 사안에서, 위 투신사고와 자살 사이에 상당인과관계가 인정된다.[1)]

(3) 동물점유자의 책임

동물의 점유자 또는 이에 갈음하여 동물을 보관하는 자는 그 동물이 타인에게 가한 손해를 배상할 책임이 있다(민법 제759조 제1항 본문, 제2항). 다만, 동물의 점유자가 동물의 종류와 성질에 따라 그 보관에 상당한 주의를 해태하지 아니한 때에는 손해를 배상할 책임이 없다(민법 제759조 제1항 단서).

(4) 조직편성상의 책임

병원, 즉 의료기관의 개설자는 병원건물이나 설비 등의 하자로 인하여 발생한 손해에 대하여 책임을 진다. 이는 이미 언급한 바 있는 공작물책임에 속한다. 또 병원은 조직의료의 실시로 인하여 발생하는 손해에 대하여도 책임을 져야 한다. 이러한 경우에는 책임을 개인에게 귀속시키는 것이 타당하지 않기 때문이다. 이것이 바로 본래 의미에서의 조직편성상의 책임이다. 여기서 발생하는 책임추급에 대한 법형식은 주로 불법행위책임의 형태가 될 것이지만, 채무불이행책임도 전혀 불가능한 것은 아니다. 병원이 유기적 조직체로서 활동하고 그 기능을 발휘하여야 하는 경우에는 조직체 자신의 과실을 인정하지 않으면 안 된다. 조직편성상의 책임은 진료체제, 간호체제, 응급의료체제, 당직의료체계, 시간외근무체제 등 인적인 면에서의 불비 또는 결함을 문제로 한다. 이는 인적인 측면에서의 관리를 문제로 한다는 점에서 전술한 바와 같이 건물·설비 등 물적인 측면에서의 관리를 문제로 하는 시설물 관리상의 책임과 구별된다고 하지 않을 수 없다.

한편 개개의 의료종사자에게는 과실이 없지만, 팀원의 과실이 누적되어 팀전체로서의 과실이 존재하는 것으로 판단되는 경우가 있다. 또 팀의료에 있어서 시스템 자체에 문제가 있는 경우가 있을 수 있다. 이러한 경우를 시스템 에러(system error)라고 한다. 시스템 에러가 발생한 경우 개개의 의료종사자는 책임을 지지하지 아니한다. 그러나 팀전체로서의 과실, 즉 병원에게는 과실이 인정되지 않을 수 없게 된다. 병원, 즉 의료기관 개설자에게는 소위 '조직편성상의 과실'이 인정된다고 해

1) 대법원 2007.1.11. 선고 2005다44015 판결.

야 하기 때문이다. 예컨대 병원의 경영주도 그 병원에 근무중인 의사에게 환자에 대한 완전하고도 포괄적인 설명의무를 다하도록 지도·감독할 의무를 진다. 따라서 각과의 과장 등에게 일반적인 설명의무에 대한 교시(敎示)를 하는 것만으로는 경영주로서의 의무를 다하였다고 할 수 없다.[2)]

조직편성상의 책임을 부정한 판례의 구체적 내용은 다음과 같다. 즉,

> 야간 당직간호사가 담당 환자의 심근경색 증상을 당직의사에게 제대로 보고하지 않음으로써 당직의사가 필요한 조치를 취하지 못한 채 환자가 사망한 경우, 병원의 야간당직 운영체계상 당직간호사에게 환자의 사망을 예견하거나 회피하지 못한 업무상 과실이 있고, 당직의사에게는 업무상 과실을 인정하기 어렵다.[3)]

Ⅲ. 타인의 사용에 따른 책임

1. 사용자책임

타인을 사용하여 어느 사무에 종사하게 한 자(사용자) 또는 사용자에 갈음하여 그 사무를 감독하는 자(대리감독자)는 피용자가 그 사무집행에 관하여 제3자에게 가한 손해를 배상할 책임이 있다(민법 제756조 제1항 본문, 제2항). 그러나 사용자가 피용자의 선임 및 그 사무감독에 상당한 주의를 한 때 또는 상당한 주의를 하여도 손해가 있을 경우에는 그러하지 아니하다(민법 제756조 제1항 단서).

사용자책임은 타인을 사용함에 의하여 자기의 활동범위를 확장하여 경제적 이익을 얻고 있는 자에게 그 피용자가 제3자에게 준 손해를 부담시키는 것이 공평하다고 하는 소위 보상책임주의에 근거한 것이다. 따라서 의료사고에 대하여도 사고가 피용자인 의사나 간호사 등의 의료종사자의 불법행위에 의하여 야기된 것인 경우에는 사용자인 병원경영자 등이 그 손해의 배상책임을 부담하게 된다. 다만, 사용자 또는 대리감독자가 배상을 한 경우 사용자 또는 감독자는 피용자에 대하여 구상권을 행사할 수 있다(민법 제756조 제3항).

---

2) 박일환, "의사의 설명의무와 환자의 승낙," 165쪽.
3) 대법원 2007.9.20. 선고 2006도294 판결.

2. 사용자책임에 준하는 책임

(1) 국가배상법상의 책임

공무원 또는 공무를 위탁받은 사인(공무원)이 직무를 집행하면서 고의 또는 과실로 법령을 위반하여 타인에게 손해를 입히거나, 자동차손해배상 보장법에 따라 손해배상의 책임이 있을 때에는 국가나 지방자치단체가 그 손해를 배상할 책임을 진다(국가배상법 제2조 제1항 본문). 국가배상책임은 사용자책임의 특별규정이라고 할 수 있다. 다만, 국가배상책임은 공무원에게 고의 또는 중대한 과실이 있는 경우에만 그 공무원에게 구상권(求償權)을 행사할 수 있다는 점에서 사용자책임과 구별된다(국가배상법 제2조 제2항 참조). 의료인이 공무원인 경우에는 사용자책임이 아니라 국가배상책임을 지게 된다.

(2) 자동차손해배상보장법상의 책임

자동차손해배상보장법은 자기를 위하여 자동차를 운행하는 자의 자동차사고에 의한 인사사고만의 손해배상책임에 관하여 규정하고 있다(자동차손해배상보장법 제3조). 대물사고 등에 관한 손해배상은 민법의 규정에 의한다(자동차손해배상보장법 제4조). 자기를 위하여 자동차를 운전하는 자와 운전자가 사용자와 피용자의 구도에서의 자동차에 의한 인사사고에 대한 사용자책임은 자동차손해배상보장법이 적용되게 된다.

제 3 절 형사상의 책임

Ⅰ. 책임주의

근대법상 자기책임의 원칙은 형사책임에 있어서도 그대로 적용된다. 따라서 형사책임의 주체는 행위자이다. 개설자 자신이 스스로 행위자로서 범죄행위를 한 경우에는 당연히 형사책임을 면할 수 없다. 다만, 구성원의 행위에 대하여 개설자도 책임을 지는 경우가 있다. 바로 양벌규정에 의하여 행위자 외에 개설자가 책임을 지는 경우이다. 개설자는 문제된 행위의 행위자는 아니지만, 이 행위자에 대한 지시·감독 행위자로서 지시·감독 행위에 대한 책임을 스스로 지지 않을 수 없다. 의료법은 양벌규정에 의하여 행위자의 형사책임과는 별개로 병원, 즉 개설자가 형사책임을 지는 구조를 가지고 있다.

Ⅱ. 양벌규정

1. 양벌규정의 의의

양벌규정(兩罰規定)이란 행위자를 벌하는 외에 그 법인 또는 개인에게도 해당 조문의 벌금형을 과(科)함으로써 사업주의 그 종업원 등에 대한 감독태만을 처벌하려는 규정을 말한다.[4] 의료법은 법인의 대표자나 법인 또는 개인의 대리인, 사용인, 그 밖의 종업원이 그 법인 또는 개인의 업무에 관하여 일정한 위반행위를 하여 형사처벌을 하는 경우(의료법 제87조, 제88조, 제88조의2, 제89조 또는 제90조 참조) 그 행위자를 벌하는 외에 그 법인 또는 개인에게도 해당 조문의 벌금형을 과(科)한다라고 하여 양벌규정을 규정하고 있다(의료법 제91조 본문). 다만, 법인 또는 개인이 그 위반행위를 방지하기 위하여 해당 업무에 관하여 상당한 주의와 감독을 게을리하지 아니한 경우에는 그러하지 아니하다(의료법 제91조 단서).

양벌규정을 따로 둔 취지는, 이 사건 법률조항이 적용되는 위반행위는 통상 개인적인 차원보다는 법인의 업무와 관련하여 반복적·계속적으로 이루어질 가능성이 크다는 점을 감안하여, 법인의 대표자가 그 업무와 관련하여 위반행위를 저지른 경우에는 그 법인도 형사처벌 대상으로 삼음으로써 위와 같은 위반행위 발생을 방지하고 위 조항의 규범력을 확보하려는 데 있다.[5]

2. 법인 또는 개인 책임의 성질

양벌규정상의 형사책임은 각각 자기책임의 원칙에 의한다. 개인은 자기의 행위에 대하여 책임을 지는 것이고, 법인은 개인에 대한 지휘 또는 감독상의 고의 또는 과실 행위에 대하여 책임을 지는 것이기 때문에 각자가 자기책임을 지게 되는 것이다. 판례의 입장도 마찬가지이다.

법인은 기관을 통하여 행위하므로 법인이 대표자를 선임한 이상 그의 행위로 인한 법률효과는 법인에게 귀속되어야 하고, 법인 대표자의 범죄행위에 대하여는 법인 자신이 책임을 져야 하는 바, 법인 대표자의 법규위반행위에 대한 법인의

---

4) 대법원 2007.11.29. 선고 2007도7920 판결; 대법원 1977.5.24. 선고 77도412 판결.
5) 대법원 2010.9.30. 선고 2009도3876 판결.

책임은 법인 자신의 법규위반행위로 평가될 수 있는 행위에 대한 법인의 직접책임으로서, 대표자의 고의에 의한 위반행위에 대하여는 법인 자신의 고의에 의한 책임을, 대표자의 과실에 의한 위반행위에 대하여는 법인 자신의 과실에 의한 책임을 지는 것이다.[6] 따라서 법인의 대표자 관련 부분은 대표자의 책임을 요건으로 하여 법인을 처벌하는 것이므로 위 양벌규정에 근거한 형사처벌이 형벌의 자기책임원칙에 반하여 헌법에 위배된다고 볼 수 없다.[7] 의료법도 "법인 또는 개인이 그 위반행위를 방지하기 위하여 해당 업무에 관하여 상당한 주의와 감독을 게을리하지 아니한 경우에는 그러하지 아니하다"고 규정하여 법인의 경우에도 자기책임의 원칙을 확인하고 있다고 해석된다(의료법 제91조 단서).

3. 처벌대상으로서의 법인 또는 개인의 의의

처벌의 대상으로서의 법인 또는 개인은 형식적인 의미에서의 법인 또는 개인이 아니라 실질적인 의미에서의 그것을 말한다. 따라서 양벌규정상의 형사책임은 형식상의 경영자가 아니라 실질상의 경영자가 지게 된다.[8]

처벌대상을 긍정한 판례의 구체적 내용은 다음과 같다. 즉,

> ① 형벌의 자기책임원칙에 비추어 보면, 위반행위가 발생한 그 업무와 관련하여 법인이 상당한 주의 또는 관리감독 의무를 게을리한 때에 한하여 양벌규정이 적용된다고 보아야 하며, 구체적인 사안에서 법인이 상당한 주의 또는 관리감독 의무를 게을리하였는지 여부는 당해 위반행위와 관련된 모든 사정 즉, 당해 법률의 입법 취지, 처벌조항 위반으로 예상되는 법익 침해의 정도, 그 위반행위에 관하여 양벌규정을 마련한 취지 등은 물론 위반행위의 구체적인 모습과 그로 인하여 실제 야기된 피해 또는 결과의 정도, 법인의 영업 규모 및 행위자에 대한 감독가능성 또는 구체적인 지휘감독 관계, 법인이 위반행위 방지를 위하여 실제 행한 조치 등을 전체적으로 종합하여 판단하여야 한다.[9] ② 양벌규정에 의한 영업주의 처벌은 금지위반행위자인 종업원의 처벌에 종속하는 것이 아니라 독립하여 그 자신의 종업원에 대한 선임감독상의 과실로 인하여 처벌되는 것이므로 종업원의 범죄성립이나 처벌이 영업주 처벌의 전제조건이 될 필요는 없다.[10]

6) 헌법재판소 2010.7.29. 선고 2009헌가25 · 29 · 36, 2010헌가6 · 25(병합) 결정.
7) 대법원 2010.9.30. 선고 2009도3876 판결.
8) 대법원 2000.10.27. 선고 2000도3570 판결.
9) 대법원 2010.9.9. 선고 2008도7834 판결.
10) 대법원 2006.2.24. 선고 2005도7673 판결; 대법원 1987.11.10. 선고 87도1213 판결 참조.

제 4 절 행정상의 책임

Ⅰ. 서 설

의료기관에 대한 행정처분으로서는 의료법상 시정명령(의료법 제63조), 개설허가취소와 업무정지(의료법 제64조) 및 업무정지에 갈음하는 과징금처분(의료법 제67조)을 들 수 있다.

Ⅱ. 시정명령

시정명령(是正命令, correction order)이란 시정을 명령하는 것, 즉 위법한 상태를 시정하는 조치를 강제하는 것을 말한다. 시정명령을 이행하지 아니하게 되면 후술하는 개설허가의 취소사유가 된다(의료법 제64조 제1항 제6호 참조).

의료법은 보건복지부장관 또는 시장 · 군수 · 구청장으로 하여금 의료기관이 일정한 사항에 위반한 때에는 일정한 기간을 정하여 그 시설 · 장비 등의 전부 또는 일부의 사용을 제한 또는 금지하거나 위반한 사항을 시정하도록 명할 수 있도록 규정하고 있다(의료법 제63조).

Ⅲ. 개설허가의 취소 등

의료법은 의료기관에 대한 행정적 제재로서 업무정지, 허가취소 및 폐쇄명령에 대하여도 규정하고 있다. 의료법은 보건복지부장관 또는 시장 · 군수 · 구청장으로 하여금 의료기관이 다음의 어느 하나에 해당하면 그 의료업을 1년의 범위에서 정지시키거나 개설 허가의 취소 또는 의료기관 폐쇄를 명할 수 있도록 규정하고 있다. 즉, ① 개설 신고나 개설 허가를 한 날부터 3개월 이내에 정당한 사유 없이 업무를 시작하지 아니한 때, ② 제4조 제2항을 위반하여 의료인이 다른 의료인 또는 의료법인 등의 명의로 의료기관을 개설하거나 운영한 때, ③ 제27조 제5항을 위반하여 무자격자에게 의료행위를 하게 하거나 의료인에게 면허 사항 외의 의료행위를 하게 한 때, ④ 제61조에 따른 관계 공무원의 직무 수행을 기피 또는 방해하거나 제59조 또는 제63조에 따른 명령을 위반한 때, ⑤ 제33조 제2항 제3

호부터 제5호까지의 규정에 따른 의료법인·비영리법인, 준정부기관·지방의료원 또는 한국보훈복지의료공단의 설립허가가 취소되거나 해산된 때, ⑥ 제33조 제2항을 위반하여 의료기관을 개설한 때, ⑦ 제33조 제8항을 위반하여 둘 이상의 의료기관을 개설·운영한 때, ⑧ 제33조 제5항·제7항·제9항·제10항, 제40조, 제40조의2 또는 제56조를 위반한 때. 다만, 의료기관 개설자 본인에게 책임이 없는 사유로 제33조 제7항 제4호를 위반한 때에는 그러하지 아니하다, ⑨ 정당한 사유 없이 제40조 제1항에 따른 폐업·휴업 신고를 하지 아니하고 6개월 이상 의료업을 하지 아니한 때, ⑩ 제63조에 따른 시정명령(제4조 제5항 위반에 따른 시정명령을 제외한다)을 이행하지 아니한 때, ⑪ 약사법 제24조 제2항을 위반하여 담합행위를 한 때, ⑫ 의료기관 개설자가 거짓으로 진료비를 청구하여 금고 이상의 형을 선고받고 그 형이 확정된 때 또는 ⑬ 제36조에 따른 준수사항을 위반하여 사람의 생명 또는 신체에 중대한 위해를 발생하게 한 때가 그것이다(의료법 제64조 제1항 본문).

다만, 위의 ⑫에 해당하는 경우에는 의료기관 개설 허가의 취소 또는 의료기관 폐쇄를 명하여야 하며, 의료기관 폐쇄는 제33조 제3항과 제35조 제1항 본문에 따라 신고한 의료기관에만 명할 수 있다(의료법 제64조 제1항 단서). 개설 허가를 취소당하거나 폐쇄 명령을 받은 자는 그 취소된 날이나 폐쇄 명령을 받은 날부터 6개월 이내에, 의료업 정지처분을 받은 자는 그 업무 정지기간 중에 각각 의료기관을 개설·운영하지 못한다(의료법 제64조 제2항 본문). 다만, 위의 ⑫에 따라 의료기관 개설 허가를 취소당하거나 폐쇄 명령을 받은 자는 취소당한 날이나 폐쇄 명령을 받은 날부터 3년 안에는 의료기관을 개설·운영하지 못한다(의료법 제64조 제2항 단서). 보건복지부장관 또는 시장·군수·구청장은 의료기관이 제1항에 따라 그 의료업이 정지되거나 개설 허가의 취소 또는 폐쇄 명령을 받은 경우 해당 의료기관에 입원 중인 환자를 다른 의료기관으로 옮기도록 하는 등 환자의 권익을 보호하기 위하여 필요한 조치를 하여야 한다(의료법 제64조 제3항).

Ⅳ. 과징금처분

과징금(課徵金)이란 일정한 행정법상의 의무를 위반한 자에게 부과하는 금전적 제재조치를 말한다. 과징금은 형벌과는 본질적으로 다른 법적 성질을 갖는 것으로서 행정법상의 의무이행확보수단으로서의 '행정제재적 요소'와 '부당이득환수적 요소'를 동시에 지니고 있다.

의료법은 보건복지부장관이나 시장 · 군수 · 구청장은 의료기관이 제64조 제1항 각 호의 어느 하나에 해당할 때에는 대통령령으로 정하는 바에 따라 의료업 정지 처분을 갈음하여 10억원 이하의 과징금을 부과할 수 있으며, 이 경우 과징금은 3회까지만 부과할 수 있도록 규정하고 있다(의료법 제67조 제1항 본문).[11] 다만, 동일한 위반행위에 대하여 표시광고법 제9조에 따른 과징금 부과처분이 이루어진 경우에는 과징금(의료업 정지 처분을 포함한다)을 감경하여 부과하거나 부과하지 아니할 수 있도록 규정하고 있다(의료법 제67조 제1항 단서). 과징금을 부과하는 위반 행위의 종류와 정도 등에 따른 과징금의 액수와 그 밖에 필요한 사항은 대통령령으로 정한다(의료법 제67조 제2항). 보건복지부장관이나 시장 · 군수 · 구청장은 과징금을 기한 안에 내지 아니한 때에는 지방세 체납처분의 예에 따라 징수한다(의료법 제67조 제3항).

11) 의료법 2019.8.27. 일부개정 법률 제16555호 2020.2.28. 시행에서 과징금의 상한이 5천만원에서 10억원으로 상향되었다.

제 6 편

분쟁해결론

제 1 장 총 설

제 1 절 의료분쟁의 개관

I. 의료분쟁의 의의

의료분쟁(醫療紛爭, medical dispute)이란 의료측과 환자측의 다툼을 말한다. 법률적으로 의료분쟁이란 '의료사고로 인한 다툼'을 말한다(의료분쟁조정법 제2조 제2호). 의료사고란 '보건의료인이 환자에 대하여 실시하는 진단·검사·치료·의약품의 처방 및 조제 등의 행위(의료행위 등)로 인하여 사람의 생명·신체 및 재산에 대하여 피해가 발생한 경우'를 말한다(의료분쟁조정법 제2조 제1호).

II. 의료분쟁의 증가

의료가 인술(仁術)로 인식되던 의료부권주의(醫療父權主義, Medizinischer Paternalismus, medical paternalism)의 시대가 가고 환자주권주의(患者主權主義, Patientenautonomie, patient sovereignty)의 시대가 도래하면서부터 오늘날의 개념으로서의 의료분쟁이 시작된 것으로 추측된다. 왜냐하면 의료를 인술로 인식하던 시대에는 의사의 진료행위를 신뢰했고, 사고가 발생하더라도 주의의무위반으로 인식하여 손배배상을 청구하여 사회문제로 되는 경우를 거의 없었다. 그러나 민주주의 보급으로 개인의 권리의식이 높아지게 되었고, 사회생활관계에서도 권리와 의무관계로 인식하는 경향이 강하게 되었을 뿐만 아니라 권리실현의 방법으로서 소송을 선택하는 경향도 증대하게 되었기 때문이다. 여기서 의료제공의 양적 확대, 환자측의 권리의식의 고양, 의사와 환자간의 신뢰관계의 상실, 의료인의 의료법리에 대한 무지, 환자측의 의료에 관한 기대의 고도화 및 사회적 보장제도의 불비 등이 의료분쟁의 증가원인으로 진단되고 있다.

Ⅲ. 의료분쟁의 부작용

의료분쟁의 결과 그 부작용으로서는 여러 가지의 문제가 거론되고 있다.[1] 첫째, 방어진료의 경향이다. 방어진료(防禦診療, defensive medicine)란 의료과실 등으로 인하여 법적 책임에 노출될 위험을 줄이기 위한 대응으로서 의료측이 행하는 의료행위를 말한다. 경우에 따라서 방어진료는 의학적으로 타당한 의료행위도 소송 등의 위험이 두려워 행하지 않는 소위 '위축의료'(萎縮醫療) 또는 환자에게 유익한 의료행위도 위험을 회피하기 위하여 행하지 않는 소위 '보신의료'(保身醫療)의 경향을 초래할 수도 있다. 예컨대, 잦은 통원요구, 분만기피와 제왕절개의 선호, 완치의 가능성도 있지만, 실패할 경우 조기사망에 이를 수 있는 환자에 대한 수술기피를 대표적인 사례로 거론할 수 있을 것이다. 이 외에도 방어진료의 폐해로서는 승낙하지 않는 환자에 대한 진료의 거부, 환자에 대한 방사선피폭량의 증가 등도 거론될 수 있을 것이다.

둘째, 의료비용의 상승이다. 위험이 있는 환자에 대한 진료를 회피하기 위하여 다른 병원으로 이송하거나 종래에는 불필요하다고 인정되던 검사도 위험을 회피하기 위하여 망라적으로 행하기 때문이다. 또 의료과실로 인한 손해배상비용이나 보험료 등 경제적 손실이 환자에게 전가되기 때문이다.

셋째, 응급의료의 기피이다. 응급환자에게 불행한 결과가 발생한 경우 그 결과에 대하여 병원이 연루될 가능성이 존재하기 때문에 응급의료에 관한 충분한 시설과 인력이 확보되지 않은 병원에서는 응급환자에 대한 수진이 곤란하게 되고 결과적으로 응급의료에 대한 기피현상으로 나타나기 때문이다. 이 외에도 의료분쟁의 부작용 또는 방어진료의 결과로서는 병원 밖에서 선의의 치료에 대한 기피 등이 거론될 수 있다.

넷째, 인력수급불균형과 의료전달체계의 왜곡이다. 의료분쟁에 대한 우려로 인하여 의료사고의 발생가능성이 높은 진료과목은 기피되기 때문이다. 실제로 전통적인 분야인 내과, 외과, 산부인과 및 소아청소년과가 기피순위로 그대로 반영되어 나타나기도 하였다. 또 1차 의료기관에서 입원실, 수술실 등을 없앤 결과 1차 의료기관에서 행하여야 할 의료행위가 2차 또는 3차 의료기관으로 넘어가 의료전달체계가 왜곡되는 현상이 나타나고 있기 때문이다.

---

1) 권광중, "의료소송의 절차상의 제문제," 법원행정처(의료사고에 관한 제문제), 357쪽 참조.

제 2 절 의료분쟁의 원인

Ⅰ. 서 설

의료분쟁의 원인은 여러 가지 측면에서 분류할 수 있지만, 편의상 발생원인의 위치를 기준으로 의료측의 원인, 환자측의 원인 및 불가항력상의 원인으로 분류하고자 한다. 또 의료측의 원인은 다시 진료상의 요인과 진료외의 요인으로 나누어 고찰하고자 한다.

Ⅱ. 의료측의 원인

1. 진료상의 요인

의료분쟁의 진료상의 요인으로는 크게 주의의무의 위반, 설명의무의 위반 및 동의취득의 위반이 거론될 수 있다.

(1) 주의의무의 위반

의료행위는 당시의 의료수준에 상응하여 행하여져야 한다. 의료행위 당시의 의료수준에 비추어 예견의무나 회피의무를 다하지 못한 경우에는 주의의무의 위반으로서 과실이 인정되게 된다. 따라서 현재의 의료수준으로 보아 진단이 가능하였음에도 불구하고 진단을 하지 못하였거나 치료가 가능하였음에도 불구하고 치료를 하지 못한 경우에는 의료인에게 과실이 인정되게 된다. 물론 의료수준을 판단함에 있어서는 주관적 기준, 객관적 기준 및 시간적 기준이 고려되고 있다고 하는 것에 대하여는 전술한 바와 같다.

(2) 설명의무의 위반

의료행위에 관하여 의료인은 환자에게 충분히 설명해야 한다. 전술한 바와 같이 설명의무는 진료설명과 동의설명으로 대별될 수 있다. 진료설명에 위반한 경우에는 의료과실이 되어 재산적 손해와 정신적 손해를 모두 포함한 전손해를 배상하여야 할 뿐만 아니라 의료과실을 주장하는 환자측에서 입증하여야 한다. 이에 반하여 동의설명에 위반한 경우에는 자기결정권에 대한 침해가 되어 손해배상의 범위가 정신적 손해, 즉 위자료에 한정되게 될 뿐만 아니라 설명의무의 이행을 주장하는 의사측에서 입증하여야 한다.

동의설명은 다시 진단설명, 경과설명, 위험설명 및 비용설명으로 나누어진다고 하는 것에 대하여도 전술한 바와 같다. 설명의무의 주체는 원칙적으로 처치의사이나, 특별한 사정이 있는 경우 다른 의사에게 위임하는 것도 가능하다. 따라서 의사가 아닌 다른 보조자에 대하여 위임하는 것은 허용되지 않는다.[2] 설명의무의 상대방은 환자 본인이 원칙이다. 다만, 진료설명의 경우에는 환자의 보호자에게, 동의설명의 경우에는 환자동의의 대리권자에게 설명하는 것도 당연히 허용될 수 있다.[3] 설명의무는 전술한 바와 같이 충분히 그리고 적시(適時)에 이루어져야 한다. 물론 전술한 바와 같이 설명의무가 배제 또는 감면되는 경우가 있을 수 있다.

(3) 동의취득의 위반

의료행위에 대한 환자의 자기결정권을 보장하기 위하여는 환자의 동의가 요구되고 있다.[4] 환자는 본인의 생명과 신체의 기능을 어떻게 유지할 것인가에 관하여 스스로 결정할 권리를 가지고 있기 때문에 의료행위를 선택할 수 있도록 해야 하기 때문이다. 의료행위에 대하여 설명을 하지 않거나 동의를 받지 아니하면 민법상 의료계약의 위반 또는 불법행위에 해당할 수 있다. 의료행위에 대한 동의권자는 원칙적으로 환자 본인이다. 환자가 동의할 수 없는 경우에는 대리권자가 동의권을 가진다. 다만, 응급의료의 경우에는 환자측의 동의권보다는 의료인의 생명유지의무를 선순위로 하고 있다. 이러한 의미에서 설명과 동의 절차로 인하여 응급의료가 지체되면 환자의 생명이 위험하여지거나 심신상의 중대한 장애를 가져오는 경우에는 설명과 동의가 배제되는 것을 이해할 수 있다(응급의료법 제9조 제1항 제2호 참조).

2. 진료외의 요인

의료분쟁은 진료상의 요인으로 발생하는 것이 일반적이라고 할 수 있으나, 진료외의 요인에 의하여도 발생할 수 있다. 전자의 경우에는 의료인에게 책임이 발

2) 대법원 1999.9.3. 선고 99다10479 판결.
3) 대법원 1994.11.25. 선고 94다35671 판결.
4) 대법원 2009.5.21. 선고 2009다17417 전원합의체 판결.

생할 수 있음에 반하여 후자의 경우에는 병원, 즉 경영자에게 책임이 발생하게 된다. 전형적인 병원책임은 바로 후자이다. 물론 전자의 경우에도 양벌규정이 있는 경우에는 의료인 외에 병원도 책임을 지게 된다.

Ⅲ. 환자측의 원인

이미 알고 있는 바와 같이 의료행위는 그 효력의 발생을 위해서 환자측의 협력을 필요로 하게 된다. 의료행위의 과정에서 환자측의 과실이 개입하여 나쁜 결과가 발생하거나 확대된 경우에는 의사의 과실을 정함에 있어서 환자측의 과실의 태양과 정도 등을 고려하는 것이 공평의 요청에 적합하다고 해야 한다.[5] 환자측의 과실은 의사과실을 정함에 있어서 과실상계의 원인이 되는 이유이다.

과실상계에 관하여 되새겨보면 다음과 같다. 과실상계(過失相計)란 손해의 발생 및 확대에 대하여 피해자(측)에 과실이 있었던 경우에 이를 참작하는 제도이다. 요컨대, 가해자의 과실에 피해자의 과실도 중첩되었기 때문에 손해의 발생이나 확대를 초래한 경우 손해의 공평한 부담이라는 견지에서 손해의 일부를 피해자에게도 분담시켜 가해자가 부담하는 배상액을 경감시키는 제도이다. 채무불이행에 있어서의 과실상계에 관한 규정(민법 제396조)은 불법행위에 관하여도 준용된다(민법 제763조). 따라서 채권자 또는 피해자에게 과실이 있을 때에는 법원은 손해배상의 책임의 유무와 금액을 정하는 데 이를 참작하여야 한다. 채권자 또는 피해자의 과실이 인정되는 경우에 법원은 반드시 이를 직권으로 조사하여야 한다. 그러나 법원이 어느 정도로 채권자 또는 피해자의 과실을 인정할 것인가 하는 것은 법원이 재량에 속한다. 채권자 또는 피해자의 과실이 더 크면 채무자 또는 가해자에 대한 면책도 가능하다고 하겠다.

과실상계에 있어서의 과실에 대하여는 불법행위의 성립요건으로서의 주의의무 위반과는 달라서 단순한 부주의를 의미한다는 견해와 신의칙상의 의무위반이라는 견해가 대립하고 있다. 피해자의 과실을 고려하는 것은 사회공동생활에 있어서 베풀어야 할 주의를 하지 않았다는 것이라고 한다면 그 전제로서 신의칙상의 주의의무가 있게 되나, 그 정도는 불법행위의 성립요건으로서의 과실, 즉 가해자의 과실보다는 가벼운 것이라도 상관없다(판례). 또 피해자의 과실은 가해자의 그것보

5) 강현중, "의료사고와 피해자측의 과실," 125쪽.

다 낮아도 좋다고 하는 입장에서는 판단능력에 있어서도 피해자의 판단능력은 가해자의 그것만큼 요구되는 것은 아니라고 한다. 따라서 미성년자의 경우에도 손해의 발생을 피하는 데 필요한 주의를 할 능력 내지 위험변식능력만 있으면 과실상계를 인정한다(판례).

한편, 복수관여자의 과실이 경합하여 결과가 발생한 경우 민법에서는 과실상계에 의하여 손해배상액을 결정함에 반하여, 형법에서는 과실범을 성립시킬 만한 과실이 행위자에게 인정되느냐만이 문제되며 과실상계는 인정되지 않는다.

Ⅳ. 불가항력상의 원인

고의 또는 과실이 없는 경우, 즉 불가항력에 의한 경우에는 행위자는 책임을 지지 않는다는 것이 근대법이 확립한 책임주의의 내용이다. 이것이 바로 민사법의 경우 과실책임의 원칙이다. 이는 거꾸로 보면 고의 또는 과실이 없는 경우, 즉 불가항력에 대하여는 책임을 지지 않는다는 것이 그 반대해석의 결과이다. 그러나 현대의 고도화된 기계문명과 복잡한 인적·물적 설비하에 경제활동을 영위함에 있어서 발생된 손해의 경우 가해자의 고의·과실의 존재를 입증하거나 증명하기가 매우 어렵다. 따라서 과실책임주의를 완화해 일정한 경우에는 손해발생에 있어서 고의 또는 과실이 없는 경우에도 배상책임을 지게 하고 있다.

무과실책임을 인정하는 근거에 대하여는 다툼이 있다. 위험한 시설의 소유자는 이로 인하여 발생하는 손해에 대하여 절대적 책임을 져야 한다는 위험책임론(危險責任論), 큰 이익이 돌아가는 데에는 손실까지도 돌아가게 해야 한다는 보상책임론(報償責任論), 손해의 원인을 준 자에게 그 배상책임을 지워야 한다는 원인책임주의(原因責任主義) 및 불법행위에 의한 배상책임은 손해의 공평한 분담을 주장하는 사상에 의해 정하여야 한다는 구체적 공평주의(具體的 公平主義) 등이 그것이다.

현행법상 공작물의 점유 또는 소유자에 대한 책임이 무과실책임을 규정한 전형적인 예이다(민법 제758조). 이 외에도 특별법상의 제조물책임, 근로자 재해보상제도, 광해배상제도, 국가배상법상의 국가 또는 공공단체의 영조물(營造物) 설치 및 관리의 하자에 대한 배상책임 등에서 무과실책임을 인정하는 예가 증가하고 있다.

한편, 의료분쟁조정법은 분만사고의 경우 무과실배상책임을 도입하고 있다. 즉, “조정중재원은 보건의료인이 충분한 주의의무를 다하였음에도 불구하고 불가항력적으로 발생하였다고 의료사고보상심의위원회에서 결정한 분만(分娩)에 따른 의료사고로 인한 피해를 보상하기 위한 사업(의료사고 보상사업)을 실시한다"고 규정하고 있다(의료분쟁조정법 제46조 제1항).

제 2 장 의료분쟁의 해결

제 1 절 서 설

의료분쟁의 해결 방식은 크게 법원의 개입을 통한 사법적 해결과 분쟁 당사자 사이의 합의를 통하여 해결하는 비사법적 해결로 구분할 수 있다. 사법적 해결방식은 다시 민사적 해결과 형사적 해결이 있으며, 비사법적 해결 방식은 화해, 조정 및 중재가 거론되고 있다. 먼저 분쟁발생시의 조치부터 살펴보기로 한다.

제 2 절 분쟁발생시의 조치

Ⅰ. 입증자료의 확보

본인의 주장을 입증하려면 증거가 필요하다. 증거(證據, evidence)란 어느 명제의 진위 또는 존부를 판단할 수 있는 근거로 되는 자료를 말한다. 법률용어로서의 증거란 증거방법과 증거자료를 의미한다. 그러나 일상용어로서의 증거란 법률용어로서의 증거방법과 유사한 개념이라고 할 수 있다. 증거방법이란 사실인정의 자료가 되는 유형물 자체를 말한다. 증거는 증거방법이 사람인 경우를 인증(人證), 물건인 경우를 물증(物證)이라고 한다. 형사소송에서는 증거재판주의의 원칙상 사실의 인정을 위해서는 증거가 반드시 필요하게 된다. 민사소송에 있어서도 당사자 사이에 다툼이 있는 사실의 경우에는 증거에 의한 입증이 필요하게 된다. 의료분쟁의 경우에도 궁극적으로는 소송으로 발전할 가능성을 염두에 둔다면 의료분쟁의 원인을 입증해줄 중요한 자료가 될 수 있는 물증과 인증이 확보될 필요가 있다고 하겠다.

1. 증거의 확보

(1) 물증의 확보

의료분쟁의 원인을 밝혀줄 가장 중요한 자료는 의무기록이라고 해도 과언이 아니다. 의료사고가 의심되는 경우 의무기록은 가능한 한 조속하게 확보할 것이 필요하다. 의무기록은 열람하거나 사본의 교부를 요청함으로써 확보할 수 있다(의료법 제21조). 의무기록의 열람이나 사본의 교부를 요청할 수 있는 사람은 환자, 환자의 배우자, 환자의 직계존비속, 배우자의 직계존속 또는 환자가 지정한 대리인에 한정된다(의료법 제21조 제1항, 제2항). 의무기록은 법정보존기간이 경과하면 이를 파기하는 의료기관이 많기 때문에 향후 의료분쟁이 예상되거나 예상될 수 있는 상황이라면 반드시 의무기록의 사본을 요청하여 보관하여야 한다.

이 외에도 기억력이 더 떨어지기 전에 의료과실을 입증한 자료를 빠짐없이 확보할 필요가 있다. 의료행위의 단계별로 입증자료를 최대한 확보해 놓는 것이 안전한 방법이 될 수 있기 때문이다. 경우에 따라서는 메모, 녹음, 녹화, 사진촬영, 장애의 확인, 사실관계확인서 또는 사고경위서의 작성, 부검 등이 필요할 수도 있다. 물론 이러한 자료들은 의료분쟁 발생 초기에 확보해 놓는 것이 더욱 중요하다. 의료분쟁 발생 초기에 입수한 자료들은 상대적으로 위·변조의 가능성이 낮기 때문에 증거로서의 신빙성이 높을 수 있기 때문이다. 따라서 정보수집시마다 사진촬영 또는 녹화 등을 해놓는 것도 좋은 방법이 될 수 있다. 사실관계확인서의 경우 시간적 순서에 따라 육하원칙으로 정리하여 작성하는 것이 자료로서의 가치를 높일 수 있는 방법이 된다. 또 의료사고라고 판단되는 시점에서 사고경위서를 작성해 놓은 경우 이는 추후의 다툼에서 사실관계를 확정하는 데에 있어서 중요한 실마리가 될 수 있다.

(2) 인증의 확보

인증(人證)이란 증인 또는 감정인을 말한다. 담당의사의 설명을 청취할 때에 다른 가족이나 친분이 있는 의료인을 동행하게 되면 증인을 확보할 수 있게 된다. 이러한 경우 담당의사의 설명을 녹취하게 되면 물증도 확보할 수 있게 된다. 다만, 가족의 경우에는 환자측에 우호적인 만큼 신뢰도는 그 반대일 수 있다고 하겠다.

2. 증거의 보전

증거의 보전(證據의 保全, Sicherung des Beweisses)이란 공판기일에서의 정상적인 증거조사를 기다려서는 증거방법의 사용이 불가능하게 되거나 현저히 곤란하게 될 염려가 있는 경우에 청구에 의하여 미리 증거를 조사하여 그 결과를 보전하여 두는 제도를 말한다(민사소송법 제375조 이하). 의료분쟁에 있어서 증거의 보전은 진료내용의 조기파악과 진료기록의 위·변조를 방지하기 위해서 필요하다.

Ⅱ. 환자안전의 확보

의료분쟁이 발생하게 되면 경우에 따라서는 환자에 대한 치료가 지연되거나 원활하지 않을 가능성이 있다. 이러한 경우에는 환자를 다른 병원으로 전원하여 안정적이고 지속적인 치료를 받게 할 필요가 있다. 혹시 모를 2차 의료사고를 예방하는 유용한 방법이 될 수 있기 때문이다. 전원을 하는 경우 전원할 병원은 환자측에서 물색하는 편이 낫다. 분쟁병원이 추천하는 병원은 분쟁병원과 우호적인 관계에 있을 수 있기 때문이다.

Ⅲ. 전문가조력의 확보

의료사고가 의심되는 경우에는 가능한 한 신속하게 전문가의 조력을 받아 사건해결방안을 모색하는 것이 중요하다. 환자측이 일반적인 상식만으로 전문가인 의료인측을 상대하여 의료분쟁을 해결하는 것에는 한계가 있을 수밖에 없기 때문이다, 또 전문가의 조력이 늦어지면 늦어질수록 기억은 흐려지게 되고, 필요한 입증자료의 확보에 적절한 시기를 상실할 가능성도 있기 때문이다. 전문가란 의료행위, 의료과실 및 의료분쟁 등에 관하여 전문적인 지식과 경험을 가지고 있을 뿐만 아니라 의무기록의 번역과 분석, 관련법령의 해석과 판례의 내용에 관하여 정통하여 의료분쟁의 해결에 조력할 수 있는 사람 또는 단체를 말한다. 전문가로서의 조력을 줄 수 있는 사람 또는 단체로는 소비자단체, 한국소비자원, 의료전문변호사, 대한변호사협회 또는 대한법률구조공단 등이 거론될 수 있다. 물론 전문가의 조력을 받는 경우 그에 대한 비용은 사람 또는 단체에 따라 동일하지 않을 수 있다. 한편 전문가를 물색할 경우 무늬만 전문가인 소위 표현전문가(表見專門家)를 식별해낼 수 있는 능력과 여유가 필요하다고 하겠다. 이들은 경우에 따라 사건해결에 장애가 될 뿐만 아니라 비용만 축낼 수 있기 때문이다.

Ⅳ. 해결방안의 결정

분쟁은 당사자들에 의하여 해결되는 것이 가장 중요하다. 이것이 바로 결자해지(結者解之)의 원칙이다. 당사자들 사이에서 해결이 불가능하게 되는 경우에는 제3자의 개입이 불가결하게 되며, 제3자에 개입에 의하여도 해결되지 않는다면 법관의 개입에 의하여 강제적으로 해결될 수밖에 없다. 따라서 분쟁해결의 순서는 합의, 조정 및 소송의 순으로 진행하게 되는 것이 일반적이다.

의료분쟁이 발생한 경우에도 당사자, 즉 환자와 의료인은 첫째, 스스로 합의하거나(민법 제731조), 둘째 소비자단체 또는 한국소비자원에 피해구제신청을 하거나(소비자기본법 제28조 제1항 제5호, 제55조), 셋째 한국소비자원(소비자기본법 제60조 이하), 한국의료분쟁조정중재원(의료분쟁조정법 제27조 이하) 또는 법원(민사조정법 제2조)에 조정을 신청할 수 있다. 뿐만 아니라 위의 과정에서 합의나 조정이 성립되지 않으면 민사소송 또는 형사소송을 제기하여 분쟁을 종국적으로 해결할 수도 있다.

다만, 한국소비자원에 의한 분쟁조정절차는 피신청인의 동의가 없어도 진행할 수 있다. 분쟁조정신청을 한국의료분쟁조정중재원과 한국소비자원에 동시에 신청할 수는 없고, 둘 중의 하나를 선택해서 신청해야 한다. 한국소비자원에 의한 분쟁조정절차도 한국의료분쟁조정중재원에 의한 분쟁조정절차와 유사하다. 한국의료분쟁조정중재원이나 한국소비자원은 양자 모두 사법기관은 아니다. 신청인과 피신청인 모두 양기관의 조정권고결정에 동의해서 합의가 성립한 경우에만 분쟁이 종국적으로 해결된다. 만약, 어느 한쪽이 조정권고결정에 승복하지 아니하면 조정권고결정은 효력을 잃게 된다. 그러면 신청인은 다시 법원에 소송을 제기해야 하는 불편이 있다. 그러나 한국의료분쟁조정중재원이나 한국소비자원의 조정권고결정은 향후 재판에서도 유력한 증거자료가 될 수 있기 때문에 분쟁조정철차가 결코 무의미한 것은 아니다. 분쟁조정신청은 주로 환자측에서 먼저 하지만, 환자측에서 분쟁조정신청을 하지 아니한 경우 의료기관에서 먼저 조정신청을 할 수도 있다. 결국, 의료분쟁에 대한 해결방법은 사안의 중대성, 손해액의 크기, 해결에 필요한 비용, 당사자 사이의 신뢰관계 및 피해자측의 감정 등이 종합적으로 고려되어 결정된다. 다만, 감정과 같은 비이성적 요소를 개입시키는 경우에는 의료분쟁의 해결이 순탄하지 않을 수 있다.

제3절 사법적 해결

Ⅰ. 서 설

1. 사법적 해결의 의의

사법적 해결(司法的 解決)이란 법원에 의한 강제적 해결방법을 의미한다. 분쟁해결에 관하여 당사자들이 합의에 이르지 못한 경우에는 부득이 사법적 해결에 의존할 수밖에 없다. 비사법적 해결은 예외 없이 당사자들이 합의를 전제로 한 경우에만 분쟁해결이 가능하기 때문이다.

2. 사법적 해결의 유형

의료사고가 발생한 경우 민사책임을 물을 것인지 아니면 형사책임을 물을 것인지 결정하여야 한다. 의료인에 대하여 손해배상을 청구하기 위해서는 민사소송을 제기하여야 하고, 의료인에 대한 처벌이 필요한 경우에는 고소 또는 고발을 통한 형사소송에 의하여야 한다. 이 외에도 공법상의 권리관계에 관한 쟁송을 그 대상으로 하는 행정소송을 포함시킬 수 있다.

Ⅱ. 민사소송에 의한 해결

1. 민사책임의 개관

(1) 민사책임의 의의

민사소송을 제기한다는 것은 환자측이 입은 재산상의 손해나 기타 피해에 대하여 의료인측에게 손해배상을 청구하는 것이다. 의료분쟁을 해결하기 하기 위한 대표적인 방식은 민사소송이다. 민사소송은 법원의 판결에 의하여 분쟁을 궁극적으로 해결하는 방식이다.

(2) 민사책임의 내용

의료사고로 인한 민사책임을 묻는 경우 그 원인에 따라 채무불이행책임(민법 제390조) 또는 불법행위책임(민법 제750조)을 묻는 것이 모두 가능하다. 전자는 의료인이 환자에게 이행하기로 한 의료계약을 충실히 이행하지 않아 계약을 위반하였다는 이유로 손해배상을 청구하는 것이다. 이에 반하여 후자는 의료행위 중에 의료인이 마땅히 취하였어야 할 주의의무를 다하지 않았다는 과실을 이유로 손해배상을 청구하는 것이다. 다만, 채무불이행책임을 추급하는 경우에도 의료채무의 수단채무성으로 인하여 환자는 의료인의 과실을 입증하지 않으면 안 되게 된다. 결국 채무불이행책임을 추급하든 불법행위책임을 추급하든 환자측은 의료인측의 과실을 입증하지 않으면 안 된다.

2. 민사소송의 절차

(1) 소의 제기

의료사고로 인한 손해를 배상받으려면 환자는 의료인을 상대로 민사소송을 제기해야 한다. 소(訴)는 소장(訴狀)을 법원에 제출함으로써 제기된다(민소법 제248조). 소장에는 당사자와 법정대리인, 청구의 취지와 원인을 적어야 한다(민소법 제249조). 소장이 접수되면 법원은 소장의 부분을 피고인에게 송달한다(민소법 제255조 제1항). 의료인이 환자의 청구를 다투는 경우에는 소장의 부본을 송달받은 날부터 30일 이내에 답변서를 제출하여야 한다(민소법 제256조 제1항). 의료인이 답변서를 제출하지 아니한 때에는 청구의 원인이 된 사실을 자백한 것으로 보고 변론 없이 판결을 할 수 있다(민소법 제257조 제1항). 이를 소위 의제자백(擬制自白)이라고 한다. 의료인이 답변서를 제출한 경우에는 재판장은 바로 변론기일을 정하여야 한다(민소법 제258조).

(2) 재 판

변론기일이 지정되면 이로부터 양측의 공방이 시작된다(민소법 제134조 이하). 변론은 집중되어야 하며, 당사자는 변론을 서면으로 준비하여야 한다(민소법 제272조). 재판장은 사건분류 또는 제1회 변론기일 이후 해당 사건을 준비절차에 회부할 수 있다(민소법 제273조 참조).

준비절차란 변론이 효율적이고 집중적으로 이루어질 수 있도록 답변서를 제출한 후 변론기일에 앞서 쟁점과 증거를 정리하기 위한 절차를 말한다. 의료인이 답변서를 제출하지 않아 부변론판결대상사건으로 분류된 경우 또는 재판장이 지정한 제1회 변론기일에 의료인이 출석하지 않은 경우에는 환자승소판결을 내리게 된다. 양당사자 사이에 다툼이 있는 경우에는 변론절차를 거쳐야 한다. 변론절차에서는 증거조사가 이루어진다. 증거조사는 증거신청, 증거결정 및 증거조사의 순으로 진행된다. 여기서 증거조사의 방법으로서는 사실조회, 증인신청, 신체감정, 진료기록감정, 필름감정 등이 거론되고 있다. 당사자의 주장과 입증이 끝나면 변론절차도 종결되게 된다. 변론절차가 종결되게 되면 재판장은 판결을 내리게 된다(민소법 제198조 이하). 판결에는 '원고 전부승소', '원고 일부승소' 및 '원고 전부패소'의 3가지가 있다. 1심 재판결과에 승복할 수 없는 경우에는 항소(抗訴)하여 2심 재판을 청구할 수 있고, 2심 재판결과에 승복할 수 없는 경우에는 상고(上告)하여 3심 재판을 청구할 수 있다(민소법 제390조 이하).

(3) 재판의 집행

의료소송에서 환자가 승소한다고 하더라도 환자가 주장하는 손해배상금의 전부가 인정되는 것은 아니다. 재판장이 환자의 과실비율 등을 고려하여 전체 손해배상금액을 조정하기 때문이다. 손해배상금에는 전술한 바와 같이 재산적 손해와 정신적 손해가 모두 포함된다. 재산적 손해는 다시 적극적 손해와 소극적 손해로 나누어진다. 적극적 손해란 의료사고로 인하여 없어지거나 감소한 이익을 말한다. 대표적으로 치료비, 간병비, 장례비, 변호사비용 등이 이에 속한다. 소극적 손해란 의료사고로 인하여 얻을 수 없게 된 장래의 예상수익을 말한다. 일실소득이라고도 한다. 일실소득은 의료사고 당시의 소득을 기준으로 하여 노동능력상실률을 고려하여 산정한다.

문제는 의료인이 손해배상금을 임의로 이행하지 않는 경우에 있다. 환자가 재판에서 확정적으로 승소하거나 가집행선고 있는 판결을 받았음에도 불구하고 채무자인 의료인이 임의로 채무내용, 즉 손해배상금을 지불하지 않는 경우에는 국가권력에 의하여 강제로 이행을 받을 수밖에 없다. 이러한 절차를 강제집행절차(強制執行節次)라고 한다. 강제집행의 대상이 되는 채무자의 재산으로서는 부동산, 선박, 자동차, 중기, 항공기, 유체동산, 채권 등이다. 이 중에서 집행관이 실시하는 유체동산에 대한 강제집행 이외에는 집행법원이 강제집행을 실시한다. 강제집행 중에서 가장 이용도가 높은 것은 금전채권의 실현을 위한 부동산에 대한 경매와 입찰이다. 경매와 입찰은 채무자 소유의 부동산을 압류한 후 이를 강제로 매각하여 그 대금을 채권자에게 배당하는 집행절차를 말한다.

Ⅲ. 형사소송에 의한 해결

1. 형사책임의 개관

(1) 형사책임의 의의

형사책임을 묻는다는 것은 피해자인 환자측이 국가에 대하여 가해자인 의료인측의 위법행위로 인한 처벌을 요구하는 것이다. 통계에 의하면 의료사고를 원인으로 하여 형사책임을 묻는 경우는 의료소송 전체건수 중에서 1% 내지 2% 이내에 그치고 있는 것이 세계적인 경향이라고 할 수 있다. 1980년대에는 의료분쟁과 관련하여 형사소송이 민사소송에 비하여 10배 정도에 이르른 적도 있었으나, 민사소송이 증가하면서 형사기소의 비율이 상대적으로 감소하게 되었다.[1] 과거 환자측에서 형사적 해결 방식을 선호하였던 이유로는 우선 경찰이나 검찰에서 사고의 사실에 대해 조사하게 되어 이러한 과정에서 환자 측이 얻어내기 어려운 사고 관련 자료를 얻어 민사소송에 활용할 수 있으리라는 막연한 기대, 형사 기소가 이어진 조사 과정에서 의사와 의료기관이 부담하게 되는 시간적, 재정적 손실이 합의과정에서 환자 측에 유리한 요인이 될 수 있을 것이라는 판단 등을 들 수 있다.[2]

(2) 형사책임의 내용

의료사고로 인한 형사책임을 묻는 대표적인 경우로서는 업무상 과실치사상죄의 책임을 거론할 수 있다(형법 제268조). 업무상 과실치사상죄가 인정되기 위해서는 의료인측의 과실이 민사소송에 있어서의 과실보다는 명백해야 한다. 왜냐하면 민사소송의 경우에는 입증책임이 경감되지만 형사소송의 경우에는 무죄추정의 원칙이 적용되기 때문에 의료인의 과실이 합리적 의심이 없을 정도로 명백하게 입증되어야 하기 때문이다. 이러한 이유에서 형사소송에서 승소할 경우 민사소송에서 승소

1) 한국보건산업진흥원, 『외국인환자의 의료분쟁예방 및 해결방안』 정책-보건의료-2008-97, 한국보건산업진흥원, 2008.12, 8쪽 참조.
2) 한국보건산업진흥원, 『외국인환자의 의료분쟁예방 및 해결방안』 정책-보건의료-2008-97, 한국보건산업진흥원, 2008.12, 8쪽 참조.

할 가능성은 매우 높다고 할 수 있다. 물론 의료분쟁의 경우 형사고소와 함께 민사소송을 동시에 진행하는 것은 가능하다. 다만, 형사소송에서 패소하는 경우 민사소송에서의 승소는 장담할 수 없게 될 가능성이 있다. 형사소송의 경우 업무상 과실치사상죄 외에도 의료인측에 형사책임을 물을 수 있는 경우로서는 다음의 원인이 열거될 수 있다. 예컨대, 허위진단서 등의 작성죄(형법 제233조), 업무상 비밀누설죄(형법 제317조 제1항) 또는 허위로 진료비를 청구하여 환자나 진료비를 지급하는 기관이나 단체를 속이는 사기죄(형법 제347조) 등이 거론될 수 있을 것이다.

2. 형사소송의 절차

(1) 고소 · 고발

의료인의 위법행위로 환자가 사상(死傷)에 이른 경우 의료인에 대한 형사처벌이 문제될 수 있다. 의료인의 범죄행위로 인한 형사처벌의 중요한 단서로서는 고소 또는 고발을 거론될 수 있다. 고소(告訴) 또는 고발(告發)이란 수사기관에 대하여 범죄를 신고하여 처벌을 구하는 의사표시를 말한다. 다만, 신고자가 피해자 등과 같이 고소권자인 경우를 고소(형소법 제223조 이하), 제3자인 경우를 고발이라고 한다(형소법 제234조 이하).

(2) 수사 · 공소제기

의료사고에 대하여 환자측의 고소가 있거나 또는 제3자의 고발이 있는 경우에는 수사기관에 의하여 즉시 수사가 개시된다. 고소 또는 고발은 서면 또는 구술로써 검사 또는 사법경찰관에게 하여야 한다(형소법 제237조 제1항). 검사 또는 사법경찰관이 구술에 의한 고소 또는 고발을 받은 때에는 조서를 작성하여야 한다(형소법 제237조 제2항). 사법경찰관은 고소 또는 고발사건에 대하여 수사한 후 그 기록과 증거물을 검사에게 송부하여야 한다(형소법 제238조). 이를 '송치'(送致)라고 한다. 검사는 경찰로부터 송치받는 사건에 대하여 피의자인 의료인이 재판을 받아야 하는가에 관하여 판단하여야 한다. 재판을 받는 것이 마땅하다고 판단되는 경우에는 이를 법원의 재판에 회부하게 된다(형소법 제246조 참조). 이를 '공소제기'(公訴提起) 또는 '기소'(起訴)라고 한다. 피의자의 범죄가 무겁고, 피의자에게 도망 또는 증거인멸의 염려가 있는 경우에는 피의자를 구속할 수 있다(형법 제201조 참조).

(3) 재 판

검사가 기소한 사건에 관하여 법원은 공판(公判)을 열어 재판을 하게 된다. 재판과정에서 피고인은 자기의 억울함이나 정당함을 주장할 수 있고 변호인의 조력을 받을 수 있다. 재판장은 피고사건이 범죄로 되지 아니하거나 범죄사실의 증명이 없는 때에는 판결로써 무죄를 선고하여야 한다(형소법 제325조). 유죄를 판결하는 때에도 피고인에게 형의 집행을 받지 않으면서 스스로 사회에 복귀할 필요성이 인정되는 경우에는 집행유예를 선고할 수 있다(형소법 제321조 참조). 다만, 집행유예는 피고인이 3년 이하의 징역이나 금고 또는 500만원 이하의 벌금의 형을 선고할 경우 그 정상에 참작할 사유가 있는 경우에 한정된다(형법 제62조). 재판은 공정성과 정확성을 확보하기 위하여 3심제로 운영하고 있다. 따라서 재판결과를 승복할 수 없는 경우에는 상급법원에 대한 상소(上訴)가 허용되고 있다(형소법 제338조 참조). 1심 법원의 재판결과에 불복하여 2심법원에 소를 제기하는 것을 항소(抗訴), 2심법원의 재판결과에 불복하여 3심법원인 대법원에 소를 제기하는 것을 상고(上告)라고 한다.

(4) 재판의 집행

재판의 집행이란 재판의 의사표시내용을 국가권력에 의하여 강제적으로 실현하는 것을 말한다. 재판은 이 법률에 특별한 규정이 없으면 확정한 후에 집행한다(형소법 제459조). 재판의 집행은 원칙적으로 그 재판을 한 법원에 대응한 검찰청검사가 지휘한다. 단, 재판의 성질상 법원 또는 법관이 지휘할 경우에는 예외로 한다(형소법 제460조 제1항). 2이상의 형을 집행하는 경우에 자격상실, 자격정지, 벌금, 과료와 몰수 외에는 무거운 형을 먼저 집행한다. 다만, 검사는 소속 장관의 허가를 얻어 무거운 형의 집행을 정지하고 다른 형의 집행을 할 수 있다(형소법 제462조).

제 4 절 비사법적 해결

Ⅰ. 서 설

1. 비사법적 해결의 의의

비사법적 해결(非司法的 解決)이란 소송을 통하지 아니한 해결방법을 말한다.

비사법적 해결은 당사자 쌍방의 자율적 의사에 기한 자주적 해결방법이라는 점에서 국가권력에 의한 강제적 해결방법인 사법적 해결과 구별된다고 할 수 있다. 비사법적 해결방법은 흔히 대체적 해결방법(ADR, Alternative Dispute Resolution)이라고도 불리어진다.

2. 비사법적 해결의 특성

비사법적 해결은 사법적 해결에 비하여 여러 가지의 장점을 가지고 있다. 첫째, 유연성이다. 소송에 의한 해결은 당사자간의 인간관계에 손상을 가져오는 경우가 많다. 소송의 결과 당사자의 명예나 신뢰도가 폄하될 뿐만 아니라 승자와 패자가 발생한다는 점에서 양측이 모두 만족할 가능성이 낮다. 그러나 비사법적 수단에 의한 해결에 의하는 경우에는 분쟁과 관련된 문제를 포괄적으로 해결할 수 있을 뿐만 아니라 감정적인 문제도 해결할 수 있기 때문에 지속적인 인간관계와 신뢰관계를 유지할 수 있게 된다. 이러한 의미에서 비사법적 해결을 대체적 해결방법(ADR, Alternative Dispute Resolution)이 아니라 적절한 해결방법(ADR, Appropriate Dispute Resolution)이라고 하는 견해를 이해할 수 있다. 둘째, 신속성이다. 비사법적 해결은 소송에 의하는 경우보다 분쟁을 신속하게 해결할 수 있다. 소송은 흔히 장기화되기 때문에 양당사자에게 부담이 될 수 있다. 셋째, 경제성이다. 비사법적 해결에 의한 분쟁의 해결은 소송에 의한 그것에 비하여 그 비용이 거의 들지 않는다. 넷째, 비밀성이다. 비사법적 해결에 의하여 분쟁을 해결하는 경우에는 공개를 원칙으로 하고 있는 소송과는 달리 비공개로 진행할 수 있고 비밀이 유지될 수 있기 때문에 의료인과 의료기관에 대한 불신과 불명예에 대한 염려를 최소화할 수 있다. 다섯째, 전문성이다. 비사법적 해결의 경우에도 분야별 전문가가 직접 참여함으로써 전문성을 확보할 수 있다.

3. 비사법적 해결의 유형

소송만이 분쟁해결의 유일한 수단은 아니다. 화해(conciliation), 조정(mediation) 및 중재(arbitration) 등이 비사법적 해결의 대표적인 예로서 거론될 수 있다. 이 외에도 협상(negotiation)이 유용한 방법으로 제시되고 있다.

Ⅱ. 화해에 의한 해결

1. 화해의 의의

화해(和解, conciliation)란 당사자가 상호 양보하여 분쟁을 종지할 것을 약정하는 계약을 말한다(민법 제731조). 화해는 당사자에 의한 분쟁의 자주적 해결방식에 속한다. 화해에는 재판외의 화해와 재판상의 화해가 있다.

2. 재판외의 화해

재판외의 화해(裁判外의 和解)란 민법상 전형계약 중의 하나이다(민법 제731조). 이러한 의미에서 민법상의 화해(民法上의 和解) 또는 사법상의 화해(私法上의 和解)라고도 한다. 일상적으로는 합의라는 용어가 사용되고 있지만, 화해는 상호 양보가 요건이라는 점에서 일방의 전면적 양보도 가능한 합의와 구별된다고 할 수 있다. 다시 말해서, 합의(合意)는 원래 법률상의 용어는 아니지만, 재판에 의하지 않고 '상호 양보하여 당사자간의 분쟁을 끝내는 것'을 요건으로 한다는 점에서 민법상의 화해의 일종이라고 할 수 있다.

화해가 성립되면 서로 양보한 바에 따라 법률관계가 확정된다. 당사자의 일방 또는 쌍방은 화해로써 확정된 의무를 이행하여야 하므로 양보한 쪽의 권리는 소멸하고, 상대방은 화해로써 그 권리를 취득하는 효력이 생긴다(민법 제732조). 이로써 당사자는 화해 이전의 법률관계를 주장할 수 없게 되며 화해계약의 의사표시에 착오가 있어도 화해계약을 취소하지 못한다(민법 제733조 본문). 그것은 화해로 법률관계가 창설적 효력을 지니기 때문이나 화해 당사자의 자격 또는 화해의 목적인 분쟁 이외의 사항에 착오가 있을 때에는 취소할 수 있다(민법 제733조 단서). 화해는 분쟁을 끝내기 위하여 당사자 쌍방이 자기의 주장을 부분적으로 변경 또는 포기할 채무를 부담하고 양보로써 서로 손해를 보게 되므로 유상(有償)·쌍무계약(雙務契約)이며, 화해계약은 형식이 필요없는 낙성계약(諾成契約)이다. 화해계약에는 계약자유의 원칙상 내용과 방식에 있어서 하등의 제한이 존재하지 않는다. 실제 불법행위 등 사고가 발생한 경우 소위 '합의'라는 이름으로 해결되고 있다. 이 때 '민·형사상 일체의 책임을 묻지 아니하기로 합의한다'라고 하여 부제소특약(不提訴特約) 또는 권리포기계약(權利抛棄契約)을 하는 것이 통례이다. 다만, 이러한 경우 강자의 우월적 지위를 이용한 부당한 내용일 경우에는 공서양속위반(민법 제103조) 내지 불공정한 법률행위(민법 제104조)

로서 무효로 될 수 있다는 것은 당연하다. 의료분쟁해결의 수단으로서 화해는 소송외적 방법이라는 장점과 다툼이 없는 명백한 의료사고의 경우 의사에게는 대외적으로 병원의 공신력을 보호함에 있어서 커다란 장점이 되고 환자로서는 명백한 의료과실을 시인하고 환자측에 정중한 정신적 육체적 피해를 위자하는 즉 소송의 복잡한 절차를 생략한다는 의미에서 양자 모두에게 실익이 있다고 할 수 있다.

한편, 합의의 효력에 관한 판례를 보면 다음과 같다. 불법행위로 인한 손해배상에 관하여 가해자와 피해자 사이에 피해자가 일정한 금액을 지급받고 그 나머지의 청구를 포기하기로 약정한 때에는 그 후에 그 이상의 손해가 사후에 발생하였다는 이유로 합의금액을 넘는 손해배상 청구를 하는 것을 인용해 줄 수 없으나, 모든 손해가 확실하게 파악되지 않는 상황 아래서 조급하게 적은 금액을 받고 합의를 한 경우에는 합의 당시 피해자가 포기한 손해배상청구권은 그 당시에 예측이 가능했던 손해에 대한 것뿐이라고 해석해야 할 것이지 당시에 예상할 수 없었던 손해가 그 후에 생긴 경우 그 손해에 대하여서까지 배상청구권을 포기했다고 해석할 것은 아니다.[3]

3. 재판상의 화해

재판상의 화해(裁判上의 和解)란 법원이 관여하는 화해를 말한다. 재판상의 화해는 제소전의 화해와 소송상의 화해로 대별된다. 재판상의 화해는 집행력을 가지고 있다는 점에서 집행력을 가지고 있지 않은 재판외의 화해와 구별될 수 있다. 제소전의 화해(提訴前의 和解)란 민사소송의 대상으로 되는 법률관계의 분쟁에 관하여 지방법원에 신청하여 해결하는 것을 말한다(민소법 제385조). 제소전의 화해는 장차 소송의 예방을 목적으로 하여 소송이 제기되기 전에 법원의 관여하에 행하여진다는 점에서 소송이 제기된 후에 소송을 종료시키기 위해서 행하여지는 소송상의 화해와 구별된다.

소송상의 화해(訴訟上의 和解)란 소송계속중에 당사자가 소송상의 청구에 관하여 쌍방의 주장을 양보하여 구두변론기일 등에서 권리관계에 관한 합의와 소송종료에 관한 합의를 행하는 것을 말한다(민소법 제145조). 재판상의 화해는 법원의 관여하에 성립되기 때문에 재판외의 화해와 달리 확정판결과 동일한 효력이 발생한다. 제소전의 화해는 분쟁당사자의 일방이 지방법원(또는 시군법원)의 단독판사에게 화해신

3) 대법원 1997.8.29. 선고 96다46903 판결.

청을 하여 단독판사의 주재하에 행하는 것으로 화해가 이루어지면 소송상의 화해와 동일한 효력이 있다.

Ⅲ. 조정에 의한 해결

1. 조정의 의의

조정(調停, mediation)이란 분쟁 당사자 사이에 제3자가 개입하여 분쟁을 해결하는 방식을 말한다. 주로 법령에 의하여 제도화되어 있는 경우를 말한다. 조정은 제3자가 개입한다는 점에서 당사자만이 참여하는 화해와 구별되고, 또 조정은 그의 성립에 있어서 당사자의 합의를 필요로 한다는 점에서 소송과도 본질적으로 구별되고 있다. 조정은 전통적으로 제3자가 당사자의 말을 들으면서 법적 기준에 따라 합의를 성립시키는 경우였지만, 제3자가 당사자의 자주적인 대화를 지원하고 촉진하여 합의를 성립시키는 경우도 가능하다. 다만, 후자의 경우 합의의 내용이 분쟁의 사안에 법규범을 적용한 결과와 다르더라도 사적 자치의 원칙이 타당한 범위 내에서는 여전히 유효하다고 해석될 수 있다. 왜냐하면 제3자는 분쟁의 해결에 관한 권한을 가지고 있는 것이 아니라 합의에 이르도록 도와주는 역할만 할 뿐이고, 합의의 당사자는 어디까지나 당사자에 제한되어 있기 때문이다. 현행법은 의료분쟁과 관련한 조정제도를 마련해 놓고 있다. 예컨대, 민사조정법상의 조정, 소비자기본법상의 조정 및 의료분쟁조정법상의 조정이 대표적인 경우라고 할 수 있다.

2. 민사조정법상의 조정

민사조정(民事調停, civil mediation)이란 민사에 관한 분쟁을 법원의 판결이 아니라 법관이나 조정위원의 권유에 의하여 양당사자가 서로 양보하여 당사자간의 합의로써 해결하는 것을 말한다(민사조정법 제1조 참조). 조정은 당사자 사이에 합의된 사항을 조서에 기재함으로써 성립한다(민사조정법 제28조). 조정이 성립하게 되면 화해와 동일한 효력이 인정된다(민사조정법 제29조). 다시 말해서, 확정판결과 같은 효력이 발생하게 되는 것이다. 확정판결이란 대법원판결과 같다는 의미이기 때문에 이의제기가 불가능하게 된다(민사조정법 제34조).

3. 소비자기본법상의 조정

(1) 해결방법의 유형

소비자기본법에 의한 의료분쟁의 해결방법은 두 가지이다. 하나는 소비자단체 또는 한국소비자원를 통한 피해구제신청절차이고(소비자기본법 제28조 제1항 제5호, 제55조 이하), 다른 하나는 한국소비자원의 소비자분쟁조정위원회(조정위원회)의 심의를 통한 분쟁조정절차이다(소비자기본법 제60조 이하). 피해구제신청이 있을 경우 한국소비자원의 원장은 전자의 절차에 따라 전문가의 자문 등을 거쳐 양당사자에게 피해보상에 관한 합의를 권고할 수 있다(소비자기본법 제57조).

(2) 분쟁조정의 절차

조정신청이 있을 경우 조정위원회는 후자의 절차에 따라 지체 없이 분쟁조정 절차를 개시하여야 한다(소비자기본법 제65조 제2항). 조정위원회는 분쟁조정을 위하여 필요한 경우에는 전문위원회에 자문할 수 있다(소비자기본법 제65조 제3항). 조정위원회는 분쟁조정절차에 앞서 이해관계인, 소비자단체 또는 관계기관의 의견을 들을 수 있다(소비자기본법 제65조 제4항). 조정위원회의 위원장은 분쟁조정을 마친 때에는 지체 없이 당사자에게 그 분쟁조정의 내용을 통지하여야 한다(소비자기본법 제67조 제1항). 통지를 받은 당사자는 그 통지를 받은 날부터 15일 이내에 분쟁조정의 내용에 대한 수락여부를 조정위원회에 통보하여야 한다. 이 경우 15일 이내에 의사표시가 없는 때에는 수락한 것으로 본다(소비자기본법 제67조 제2항). 당사자가 분쟁조정의 내용을 수락하거나 수락한 것으로 보는 경우 조정위원회는 조정조서를 작성하고 조정위원회의 위원장 및 각 당사자가 기명 날인하거나 서명하여야 한다. 다만 수락한 것으로 보는 경우에는 각 당사자의 기명 날인 또는 서명을 생략할 수 있다(소비자기본법 제67조 제3항).

(3) 분쟁조정의 효력

당사자가 분쟁조정내용을 수락하거나 수락한 것으로 보는 때에는 그 분쟁조정내용은 재판상 화해와 동일한 효력을 갖는다(소비자기본법 제67조 제4항).

4. 의료분쟁조정법상의 조정

(1) 한국의료분쟁조정중재원의 설치

의료사고로 인한 피해를 신속 · 공정하게 구제하고 보건의료인의 안정적인 진료환경을 조성하기 위하여 의료분쟁조정법이 2011년 4월 제정되어 2012년 4월부터 시행되고 있다(의료분쟁조정법 제1조).[4] 의료분쟁을 신속 · 공정하고 효율적으로 해결하기 위하여 한국의료분쟁조정중재원(조정중재원)이 설립되었다(의료분쟁조정법 제6조).

1) 의료분쟁조정중재원의 구성

한국의료분쟁조정중재원은 의료분쟁의 해결을 위한 조정과 중재를 담당하는 의료분쟁조정위원회와 의료행위에 있어서의 과실의 유무와 인과관계 등을 규명하기 위하여 사실조사와 감정을 담당하는 의료사고감정단을 두고 있다(의료분쟁조정법 제6조, 제19조, 제25조). 의료분쟁조정위원회는 업무를 효율적으로 수행하기 위하여 5명의 조정위원으로 구성된 분야별, 대상별 또는 지역별 조정부를 둘 수 있다(의료분쟁조정법 제19조, 제23조 제1항). 의료사고감정단은 업무를 효율적으로 수행하기 위하여 상임감정위원과 비상임감정위원으로 구성된 분야별, 대상별 또는 지역별 감정부를 둘 수 있다(의료분쟁조정법 제25조, 제26조 제1항).

2) 의료분쟁조정중재원의 업무

조정중재원은 주로 의료분쟁의 조정 · 중재 및 상담, 의료사고의 감정, 손해배상금의 대불, 의료분쟁과 관련된 제도와 정책의 연구 · 통계작성 · 교육 및 홍보, 의료사고의 예방에 관한 업무, 불가항력적 의료사고의 보상재원 등 자산의관리 · 운영, 의료분쟁에 관한 국제협력 등의 업무를 행한다(의료분쟁조정법 제8조, 의료분쟁조정법 시행령 제3조).

조정중재원의 특징적 업무로서는 손해배상금에 대한 대불제도(의료분쟁조정법 제47조)와 불가항력에 의한 분만시 의료사고에 대한 보상제도(의료분쟁조정법 제46조)가 대표적으로 예시될 수 있다. 대불금에 대한 청구원인으로서는 첫째, 조정이 성립되거나 중재판정이 내려진 경우 또는 제37조 제1항에 따라 조정절차 중 합의로 조정조서가 작성된 경우, 둘째, 소비자기본법 제67조 제3항에 따라 조정조서가 작성된 경우 및 셋째, 법원이 의료분쟁에 관한 민사절차에서 보건의료기관개설자, 보건의료인, 그 밖의 당사자가 될 수 있는 자에 대하여 금원의 지급을 명하는 집행권원을 작성한 경우이다(의료분재조정법 제47조 제1항 본문). 다만, 세 번째의 경우 국내 법원에서의 판결이 확정된 경우에 한정하

4) 의료사고 피해구제 및 의료분쟁 조정 등에 관한 법률 2011.4.7. 제정 법률 제10566호 2012. 4.8. 시행.

여 재원의 안정적 운영기반을 확보하고 있다(의료분쟁조정법 제47조 제1항 단서).

또 조정중재원은 보건의료인이 충분한 주의의무를 다하였음에도 불구하고 불가항력적으로 발생하였다고 의료사고보상심의위원회에서 결정한 분만에 따른 의료사고로 인한 피해를 보상하기 위한 소위 의료사고보상사업을 실시하도록 되어 있다(의료분쟁조정법 제46조 제1항). 보상금은 3천만원의 범위에서 뇌성마비의 정도 등을 고려하여 보상심의위원회에서 정하도록 되어 있다(의료분쟁조정법 시행령 제23조).

(2) 한국의료분쟁조정중재원의 조정

1) 조정의 신청

조정의 신청권자는 당사자 또는 대리인이다(의료분쟁조정법 제27조 제1항). 당사자에 의하여 대리인으로 선임될 수 있는 사람은 첫째, 당사자의 법정대리인, 배우자, 직계존비속 또는 형제자매, 둘째 당사자인 법인 또는 보건의료기관의 임직원, 셋째 변호사, 넷째 당사자로부터 서면으로 대리권을 수여받은 자이다(의료분쟁조정법 제27조 제2항 본문). 다만, 네 번째의 당사자로부터 서면으로 대리권을 수여받은 자는 첫번째에 해당하는 사람이 없거나 외국인 등 보건복지부령으로 정하는 경우에 한한다(의료분쟁조정법 제27조 제2항 단서).

조정의 신청은 의료사고의 원인된 행위가 종료된 날부터 10년, 피해자나 그 법정대리인이 그 손해 및 가해자를 안 날부터 3년 내에 하여야 한다(의료분쟁조정법 제27조 제13항). 조정의 신청은 이미 해당 분쟁조정사항에 대하여 법원에 소(訴)가 제기된 경우, 이미 해당 분쟁조정사항에 대하여 소비자기본법상의 소비자분쟁조정위원회에 분쟁조정이 신청된 경우, 조정신청 자체로서 의료사고가 아닌 것이 명백한 경우, 신청인이 조사에 응하지 않거나 2회 이상 출석요구에 응하지 않은 때, 신청인이 조정신청 후에 의료사고를 이유로 의료법상의 진료방해행위 등(의료법 제12조 제2항) 또는 형법상의 업무방해행위(형법 제317조 제1항)를 한 때, 조정신청이 있은 후에 소가 제기된 때, 피신청인이 조정신청서를 송발받은 날부터 14일 이내에 조정절차에 응하고자 하는 의사를 통지하지 아니한 경우에는 각하된다(의료분쟁조정법 제27조 제3항, 제7항, 제8항).

2) 조정의 절차

① 조정의 신청

조정신청이 접수되면 조정위원회와 감정단에 각각 통지되고 조정신청을 한 자(신청인)의 상대방(피신청인)에게 신청서가 송달된다(의료분쟁조정법 제27조 제4항). 조정절차는 조정신청서를 송달받은 피신청인이 조정에 응하고자 하는 의사를 조정중재원에 통지함으로써 개시된다(의료분쟁조정법 제27조 제8항 전문). 피신청인이 조정신청서를 송달받은 발부터 14일 이내에 조정절차에 응하고자 하는 의사를 통지하지 아니한 경우에는 조정신청은 각하된다(의료분쟁조정법 제27조 제8항 후문).

다만, 조정신청의 대상인 의료사고가 사망, 1개월 이상의 의식불명 또는 장애인복지법 제2조에 따른 장애인 중 장애 정도가 중증에 해당하는 경우로서 대통령령으로 정하는 경우에는 피신청인이 조정절차에 응하지 아니하더라도 각하되지 아니하고 지체없이 조정이 개시된다(의료분쟁조정법 제27조 제9항 전문).[5] 이 경우 피신청인이 조정신청서를 송달받은 날을 조정절차 개시일로 본다(의료분쟁조정법 제27조 제9항 후문).

② 의료사고의 감정

감정부는 의료사고의 감정을 위하여 필요하다고 인정하는 경우 신청인, 피신청인, 분쟁 관련 이해관계인 또는 참고인(조정당사자 등)으로 하여금 출석하게 하여 진술하게 하거나 조사에 필요한 자료 및 물건 등의 제출을 요구할 수 있다(의료분쟁조정법 제28조 제1항). 감정부는 의료사고가 발생한 보건의료기관의 보건의료인 또는 보건의료기관개설자에게 사고의 원인이 된 행위 당시 환자의 상태 및 그 행위를 선택하게 된 이유 등을 서면 또는 구두로 소명하도록 요구할 수 있다(의료분쟁조정법 제28조 제2항). 감정부는 의료사고의 발생 원인이 2개 이상의 진료과목과 관련이 있는 경우 정확한 감정을 위하여 관련 진료과목을 담당하는 감정위원 또는 자문위원의 의견을 들어야 한다(의료분쟁조정법 제28조의2). 감정부는 조정절차가 개시된 날부터 60일 이내에 의료사고의 감정결과를 감정서로 작성하여 조정부에 송부하여야 한다(의료분쟁조정법 제29조 제1항). 그럼에도 불구하고 감정부가 필요하다고 인정하는 때에는 그 기간을 1회에 한하여 30일까지 연장할 수 있다. 이 경우 그 사유와 기한을 명시하여 조정부에 통지하여야 한다(의료분쟁조정법 제29조 제2항).

③ 의료사고의 조정

조정부는 신청인, 피신청인 또는 분쟁 관련 이해관계인으로 하여금 조정부에 출석하여 발언할 수 있게 하여야 한다(의료분쟁조정법 제30조 제1항). 감정부에 소속된 감정위원은 조정부의 요청이 있는 경우 조정부에 출석하여 해당 사건에 대한 감정결과를 설명하여야 하고, 조정부는 조정위원 과반수의 찬성이 있는 경우 그 사유와 기한을 명시하여 재감정을 요구할 수 있다(의료분쟁조정법 제30조 제2항). 조정부가 재감정을 요구한 경우 단

5) 이 규정이 소위 말하는 '신해철법'으로서 자동개시에 관한 규정이다. 이 규정은 가수 신해철씨가 2014년 비만 수술을 받고 숨진 사건이 발단이 되어 신설된 것이다. 의료사고 피해구제 및 의료분쟁 조정 등에 관한 법률 2016.5.29. 일부개정 법률 제14221호 2016.11.30. 시행.

장은 기존 감정절차에 참여하지 아니한 감정위원으로 새로이 감정부를 구성하여야 한다(의료분쟁조정법 제30조 제3항). 출석기일은 이를 당사자에게 통지하여야 한다(의료분쟁조정법 제31조 제1항). 조정부의 조정절차는 공개하지 아니한다(의료분쟁조정법 제32조 본문). 다만, 조정부의 조정위원 과반수의 찬성이 있는 경우 이를 공개할 수 있다(의료분쟁조정법 제32조 단서).

④ 조정의 결정

조정부는 사건의 조정절차가 개시된 날부터 90일 이내에 조정결정을 하여야 한다(의료분쟁조정법 제33조 제1항). 그럼에도 불구하고 조정부가 필요하다고 인정하는 경우 그 기간을 1회에 한하여 30일까지 연장할 수 있다. 이 경우 그 사유와 기한을 명시하여 신청인에게 통지하여야 한다(의료분쟁조정법 제33조 제2항). 조정부는 해당 사건에 대한 감정부의 감정의견을 고려하여 조정결정을 한다(의료분쟁조정법 제33조 제3항). 조정부는 조정결정을 하는 경우 의료사고로 인하여 환자에게 발생한 생명・신체 및 재산에 관한 손해, 보건의료기관개설자 또는 보건의료인의 과실 정도, 환자의 귀책사유 등을 고려하여 손해배상액을 결정하여야 한다(의료분쟁조정법 제35조).

3) **조정의 효력**

의료분쟁의 당사자 쌍방이 동의하여 성립된 조정은 재판상의 화해와 동일한 효력을 가진다(의료분쟁조정법 제36조 제4항). 또 조정절차 중에 합의한 경우에도 조정이 성립한 경우와 동일한 효력이 부여되고 있다. 즉, 조정을 신청한 후 신청인은 조정절차의 진행중에 피신청인과 합의할 수 있다. 합의가 이루어진 경우 의료분쟁조정위원회의 조정부는 조정절차를 중단하고 의료분쟁 당사자의 의사를 확인할 수 있도록 합의한 내용에 따라 조정조서를 작성하여야 한다(의료분쟁조정법 제37조 제1항, 제2항, 제3항). 이와 같이 조정절차의 진행중에 당사자의 합의에 의하여 작성된 조정조서도 재판상의 화해와 동일한 효력을 가지도록 하고 있다(의료분쟁조정법 제37조 제4항).

Ⅳ. 중재에 의한 해결

1. 중재의 의의

중재(仲裁)란 당사자의 합의에 의하여 선출된 중재인의 중재판정에 의하여 당사자간의 분쟁을 해결하는 절차를 말한다. 중재의 본질은 그것이 사적 재판이라는 데에 있으며, 이러한 점에서 당사자의 호양에 의한 자주적 해결인 재판상의 화해나 조정과 구별되고 있다. 중재제도는 단심제이기 때문에 법원의 재판에 비하여 분쟁이 신속히 해결되고 비용이 저렴하다는 이점이 있다. 뿐만 아니라 관련분야의 전문가를 중재인으로 선정함으로써 실정에 맞는 분쟁해결을 할 수 있고 비공개 심리이기 때문에 업무상 비밀의 유지에 유리하다. 그러나 중재제도는 중재인을 당사자가 선정하기 때문에 중재인이 흔히 중립성을 잃고 당사자의 이익대변인의 구실을 할 수 있으며 법률지식을 갖춘 자가 선정된다는 보장이 없다는 단점이 거론되고 있다.

2. 의료분쟁조정법상의 중재

당사자는 분쟁에 간하여 조정부의 종국적 결정에 따르기로 서면으로 합의하고 중재를 신청할 수 있다(의료분쟁조정법 제43조 제1항). 중재의 신청은 조정절차의 계속중에도 할 수 있고, 이 경우 조정절차에 제출되었던 서면 또는 주장 등은 중재절차에서 제출한 것으로 본다(의료분쟁조정법 제43조 제2항). 당사자는 합의에 따라 조정부를 선택할 수 있다(의료분쟁조정법 제43조 제3항).

중재판정은 확정판결과 동일한 효력을 가진다(의료분쟁조정법 제44조 제1항). 의료분쟁 당사자가 중재판정에 불복하는 경우 의료분쟁 당사자가 중재판정의 정본을 받은 날부터 3개월 이내에 의료분쟁조정위원회의 조정부에 중재판정의 취소를 요구할 수 있다(의료분쟁조정법 제44조 제2항, 중재법 제36조 제1항, 제3항). 다만, 중재판정의 취소는 중재합의의 의료분쟁 당사자가 중재합의 당시 무능력자였던 경우, 중재판정의 취소를 요구하는 의료분쟁 당사자가 중재인의 선정 또는 중재절차에 관하여 적절한 통지를 받지 못하였거나 그 밖의 이유로 본안에 관한 변론을 할 수 없었던 경우, 중재판정이 중재합의의 대상이 아닌 의료분쟁을 다루었거나 중재판정이 중재합의의 범위를 벗어난 사항을 다룬 경우, 중재판정부의 구성 또는 중재절차가 의료분쟁 당사자 간의 합의에 따르지 않았거나 그런 합의가 없는 경우에는 의료분쟁조정법에 따르지 않은 경우, 중재판정의 대상이 된 의료분쟁이 대한민국의 법에 따라 중재로 해결될 수 없는 경우 또는 중재판정을 승인하거나 집행하는 것이 대한민국의 선량한 풍속이나 그 밖의 사회질서에 위배되는 경우에만 가능하다(중재법 제36조 제2항).

판례색인

[대 법 원]

[하급심]

사항색인

ㄱ

ㅂ

ㅈ

ㅊ

[저자 약력]

경복고등학교
경희대학교 법과대학(법학사)
경희대학교 대학원(법학석사)
경희대학교 대학원(법학박사, Ph.D.)
독일 Marburg대학교(Dr. jur., 법학박사)

(전)
대한민국 육군 중위
경희대학교 강사
고려대학교 의료법학연구소 연구교수
연세대학교 의과대학 의료법윤리학과 연구교수
보건복지부 장기등이식에 관한 법률 제정추진협의회 위원
소방방재청 규제심사위원회 위원
(사)한국의료법학회 회장
보건복지부 국가호스피스연명의료위원회 위원

(현)
경희대학교 법학전문대학원 교수
경희법학연구소 생명공학법연구센터장
보건복지부 장기등이식윤리위원회 위원
한국의료분쟁조정중재원 의료분쟁조정위원회 비상임조정위원
식품의약품안전평가원 의료기기 허가·심사 자문 등을 위한 임상전문위원
국가생명윤리정책원 공용기관 생명윤리위원회 위원
국립 장기이식관리기관(KONOS) 운영위원회 운영위원
법무부 인권강사

〈주요 논저〉
형법총론 제2판(법문사, 2022)
법학원론 제3판(퍼플, 2022)
의사법총론(법문사, 2012)
한국 장기이식법(석필, 2008)
Organtransplantation und Strafrecht(Peter Lang, 2005)
축조해설 장기등이식에 관한 법률(육법사, 2000)
뇌사와 장기이식의 법률학(동림, 1997)

의사보조인력(PA)의 법적 지위에 대한 비교법적인 고찰(국제법무, 2021); 개정 낙태죄법의 내용과 특징 및 과제(의생명과학과 법, 2020); 통합 장기등이식법의 핵심쟁점과 기본방향(한국의료법학회지, 2018); 현행법상 존엄사의 허용요건과 과제(한국의료법학회지, 2018); 형법에 있어서의 기본원칙(경희법학, 2016); 외국인범죄에 있어서 통역을 받을 권리(경희법학, 2014); 약속에 의한 자백의 증거능력(경희법학, 2014); 변호인선임권과 접견교통권에 관한 비교법적 고찰(경희법학, 2014); The Organ Transplantation Act and Recent Trends in Korea(Asia Pacific Journal of Public Health, 2013); 존엄사의 법제화에 관한 최근동향(한국의료법학회지, 2013); 존엄사의 허용요건과 법제화의 방향(한국의료법학회지, 2013); 독일에 있어서 존엄사의 법제화와 향후과제(경희법학, 2013); 사형제도의 폐지와 그 대안에 관한 소고(경희법학, 2012); 낙태에 관한 규정의 현황과 모자보건법의 합리적 개정방안(한국의료법학회지, 2012); The use of immunosuppressive drugs and legal implications in xenotransplantation(Molecular & Cellular Toxicology, 2010); 소년의 형사책임에 관한 연구(법조, 2010) 외 다수

의사법학론 [제3판]

2017년 3월 20일 초판 발행
2019년 7월 10일 제2판 발행
2022년 3월 10일 제3판 1쇄 발행

저 자 주 호 노

발 행 인 배 효 선

발행처 도서출판 法 文 社

주 소 10881 경기도 파주시 회동길 37-29
등 록 1957년 12월 12일 / 제2-76호 (윤)
전 화 (031)955-6500~6 FAX (031)955-6525
E-mail (영업) bms@bobmunsa.co.kr
(편집) edit66@bobmunsa.co.kr
홈페이지 http://www.bobmunsa.co.kr

정가 49,000원 ISBN 978-89-18-91293-6